4.ª EDICIÓN

Evaluación musculoesquelética

Amplitud de movimiento articular, pruebas musculares y función

Guía práctica basada en la evidencia

4.ª EDICIÓN

Evaluación musculoesquelética

Amplitud de movimiento articular, pruebas musculares y función

Guía práctica basada en la evidencia

Hazel M. Clarkson, MA, BPT

Formerly Assistant Professor
Department of Physical Therapy
Faculty of Rehabilitation Medicine
University of Alberta
Edmonton, Alberta, Canada

Fotografías de **Jacques Hurabielle**, PhD, **Sandra Bruinsma** y **Thomas Turner**
Ilustraciones de **Heather K. Doy,** BA, BFA., **Joy D. Marlowe,** MA., CMI., y **Kimberly Battista**

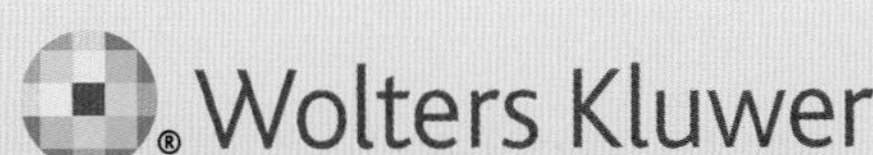

Philadelphia • Baltimore • New York • London
Buenos Aires • Hong Kong • Sydney • Tokyo

Av. Carrilet, 3, 9.ª planta, Edificio D - Ciutat de la Justícia
08902 L'Hospitalet de Llobregat, Barcelona (España)
Tel.: 93 344 47 18 Fax: 93 344 47 16 e-mail: consultas@wolterskluwer.com

Revisión científica
Marcelo Milano
Médico Especialista en Medicina del Deporte. Lic. en Kinesiología y Fisiatría.
Posgrado en Farmacología, Nutrición y Suplementación en el Deporte.
Docente universitario. Argentina.

Traducción
Mónica Ayala
Traductora profesional. México.

Dirección editorial: Carlos Mendoza
Editora de desarrollo: Núria Llavina
Gerente de mercadotecnia: Pamela González
Cuidado de la edición: Doctores de Palabras
Adaptación de portada: Alberto Sandoval
Impresión: QUAD / Impreso en México

ISBN de la edición en español: 978-84-19284-83-9
Depósito legal: M-28427-2023
Edición en español de la obra original en lengua inglesa *Musculoskeletal Assessment. Joint Range of Motion, Muscle Testing, and Function*, 4.ª edición, editada por Hazel M. Clarkson y publicada por Wolters Kluwer

Two Commerce Square
2001 Market Street
Philadelphia, PA 19103
ISBN de la edición original: 978-1-9751-1242-4

QUADM1123

A mi familia
Cada espíritu que me ha conmovido e inspirado.

Revisores

Morris "Rick" Beato, PT, DPT, GCS, NCS, CEEAA
Clinical Assistant Professor/Director of Neurologic Residency
School of Kinesiology and Physical Therapy
University of Central Florida
Orlando, Florida

Debra A Belcher, PT, DPT
Professor, ACCE
Sinclair Community College
Dayton, Ohio

Dan MacLennan, BSc, MSc, MSc Physical Therapy
Professor
Mohawk College
Hamilton, Ontario, Canada

Mary Matteliano, PhD, OTR/L
Clinical Assistant Professor
University of Buffalo
Buffalo, New York

Stephanie Muth, PT, PhD
Assistant Professor
Thomas Jefferson University
Philadelphia, Pennsylvania

Tricia R. Prokop, PT, EdD, MS, CSCS
Clinical Assistant Professor
University of Hartford
West Hartford, Connecticut

Carey E. Rothschild, PT, DPT, OCS, SCS
Associate Instructor
University of Central Florida
Orlando, Florida

Marcia Spoto, PT, DC
Board-Certified Clinical Specialist in Orthopaedic Physical Therapy
Nazareth College (Professor Emerita)
Rochester, New York

Prefacio

Me complace presentar la 4.ª edición del libro de texto *Evaluación musculoesquelética: amplitud de movimiento articular, pruebas musculares y función. Guía práctica basada en la evidencia* y, al hacerlo, me gustaría destacar algunas de las *novedades* más significativas de esta edición. Al pasar las páginas, ahora verá un **libro de texto a todo color** para facilitar el uso y el aprendizaje, con más de 1000 fotografías e ilustraciones.

Evaluación musculoesquelética: amplitud de movimiento articular, pruebas musculares y función. Guía práctica basada en la evidencia ha evolucionado en respuesta a la necesidad de contar con un libro de texto completo que contenga tanto los principios como la metodología de la amplitud de movimiento (AdM) articular, la longitud muscular y la evaluación manual de la fuerza muscular en un solo volumen. La 4.ª edición continúa con la misión de transmitir información y metodologías nuevas a los estudiantes así como a los profesionales de la salud. Los métodos que facilitan el aprendizaje y el dominio de las técnicas presentadas en este libro de texto elevan el estatus actual de este título como una importante herramienta educativa y como un recurso clínico.

Guía práctica basada en la evidencia: la 4.ª edición se ha **actualizado** con los últimos resultados de la investigación, condensados e incorporados al texto con el fin de proporcionar una guía práctica basada en la evidencia para la evaluación de la AdM articular y de la longitud muscular y las pruebas musculares junto con su aplicación a la función.

Navegación por el libro: para familiarizarse con este libro y facilitar la navegación por él, el índice de contenido es un buen lugar para comenzar y obtener un panorama general de cómo está organizada la información. Navegar por el libro nunca ha sido tan sencillo como en esta 4.ª edición. Poder acceder rápidamente a contenidos específicos en el aula y en el contexto clínico es importante tanto para los estudiantes como para el profesorado y el personal clínico. Para ello, se han incorporado al diseño del libro las siguientes características.

Capítulos codificados por colores: los capítulos están codificados por colores para acceder de manera rápida a las partes principales del libro.

«Búsqueda rápida»: además del índice de contenido situado al principio del libro, en la primera página de cada capítulo aparece un breve índice denominado «Búsqueda rápida». Estos apartados son precisamente eso, una lista de los principales títulos de contenido, subtítulos seleccionados, tablas de resumen y figuras, así como de todas las técnicas de evaluación y medición de la AdM articular, la longitud muscular y la fuerza muscular, incluido el número correspondiente de *formulario de resumen y evaluación «La práctica hace al maestro»* (PHM) junto a cada técnica.

Formularios de resumen y evaluación «La práctica hace al maestro»: el medio más inmediato para fomentar el dominio y mejorar la fiabilidad al efectuar las técnicas de evaluación y medición de la AdM articular, la longitud muscular y la fuerza muscular es garantizar que los médicos estén bien formados y tengan práctica en las técnicas. La importancia de la práctica se refuerza a lo largo del libro con recordatorios de «La práctica hace al maestro» y la inclusión de **71 formularios de resumen y evaluación**, específicos para cada una de las técnicas de la AdM articular, la longitud muscular y las pruebas musculares presentadas en esta 4.ª edición de *Evaluación musculoesquelética: amplitud de movimiento articular, pruebas musculares y función. Guía práctica basada en la evidencia.* Estos formularios se incluyen para ayudar a practicar y evaluar su destreza al efectuar las técnicas de evaluación y medición de la AdM articular y de la fuerza muscular, y pueden utilizarse como herramienta de estudio para hacer un repaso.

Los *formularios de resumen y evaluación* proporcionan un conjunto completo de formularios de exámenes prácticos que facilitan al profesorado llevar a cabo la calificación objetiva de la competencia del alumno en cuanto a las técnicas clínicas cuando realizan los exámenes prácticos.

Un nuevo **apéndice E** ofrece una descripción de cómo pueden emplearse los *formularios de resumen y evaluación*, así como un índice y ejemplos representativos de los 71 formularios. Se puede acceder fácilmente a estos formularios para usarlos de forma interactiva, ya sea en línea o impresos.

Recursos para profesores y estudiantes: para el profesorado, esta 4.ª edición ofrece recursos adicionales para facilitar la preparación de las conferencias y presentaciones prácticas en el aula. Se puede personalizar, para su uso, un **conjunto de diapositivas de PowerPoint®** que resumen el contenido del libro por capítulos. Un **banco de imágenes** que contiene todas las fotografías e ilustraciones a todo color de *Evaluación musculoesquelética: amplitud de movimiento articular, pruebas musculares y función. Guía práctica basada en la evidencia*, 4.ª edición, también está disponible para los profesores. Asimismo, hay una selección de **videoclips** de técnicas presentadas en el libro de texto para llevar a cabo las presentaciones didácticas. Como se mencionó anteriormente, los **formularios de resumen y evaluación PHM** facilitan al profesorado determinar la calificación objetiva del rendimiento de los estudiantes respecto a las técnicas clínicas durante los exámenes prácticos. Los estudiantes también tienen acceso a los videoclips y a los formularios. Todo el contenido en línea es en inglés.

Confío en que esta 4.ª edición de *Evaluación musculoesquelética: amplitud de movimiento articular, pruebas musculares y función. Guía práctica basada en la evidencia*, con todas las características recién incorporadas, mejorará aún más y continuará sirviendo a estudiantes, profesores y médicos como un valioso recurso en el aula y en los contextos clínicos para promover un alto nivel de estandarización y competencia en la evaluación clínica de la AdM articular, la longitud muscular y la fuerza muscular. Esta nueva edición de *Evaluación musculoesquelética. Amplitud de movimiento articular, pruebas musculares y función. Guía práctica basada en la evidencia* también debe facilitar a usted experiencias de aprendizaje agradables y productivas y continuar sirviendo como una valiosa referencia clínica en su camino hacia el logro de la excelencia profesional en beneficio de sus pacientes.

Hazel M. Clarkson, MA, BPT

Agradecimientos

Deseo dar las gracias a todos aquellos, aunque sin nombrarlos, que han ayudado a continuar un camino que ha culminado con la publicación de la 4.ª edición de *Evaluación musculoesquelética: amplitud de movimiento articular, pruebas musculares y función. Guía práctica basada en la evidencia.*

Los recursos gráficos creados para este libro de texto no habrían sido posibles sin las contribuciones fotográficas de Jacques Hurabielle, Sandra Bruinsma y Thomas Turner, así como los modelos de Troy Lorenson y Ron Clarkson. Kim Battista, Heather Doy y Joy Marlowe crearon excelentes ilustraciones para poder «visualizar» la anatomía profunda durante la aplicación de las técnicas clínicas.

La crítica del propio trabajo es esencial para promover la excelencia. Doy las gracias a todos los que han aportado revisiones atentas y útiles, sugerencias y ánimos que han culminado en esta 4.ª edición de *Evaluación musculoesquelética: amplitud de movimiento articular, pruebas musculares y función. Guía práctica basada en la evidencia.*

Gracias a mis colegas clínicos y compañeros de la Universidad de Alberta que apoyaron mi trabajo, así como a la Facultad de Medicina de Rehabilitación, donde se sentaron las bases de este trabajo en colaboración con mi estimada colega y amiga, Gail Gilewich, MSc, BSc OT, y a los estudiantes de fisioterapia y terapia ocupacional que tuve la suerte de tener en mi aula o en mi entorno clínico, y de quienes aprendí tanto en lo que respecta a la enseñanza y el aprendizaje.

Mi agradecimiento también al equipo de Wolters Kluwer. Este trabajo no habría sido posible sin ellos. He sido afortunado de tener la oportunidad de trabajar con una editorial tan respetada.

Doy las gracias a mi marido, Hans Longerich, por su paciencia y apoyo durante la producción de este libro y por servir de modelo, ayudante de fotografía y revisor de ilustraciones. Y por último, pero no por ello menos importante, agradezco a mi familia por los ánimos y el apoyo que me han brindado en los momentos en que lo he necesitado.

Gracias a todos ustedes.
Hazel M. Clarkson

Contenido

Sección I

Principios y métodos

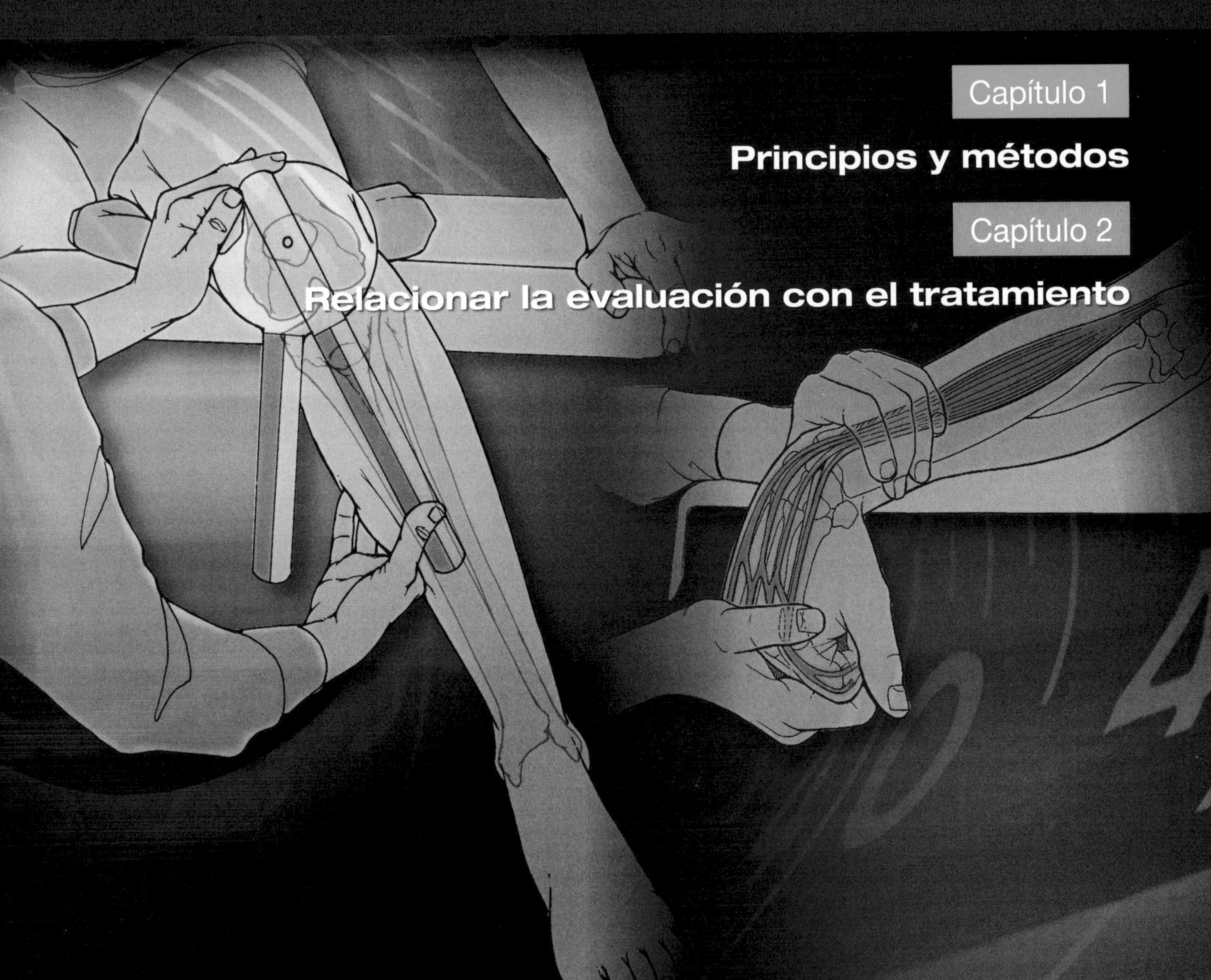

Capítulo 1

Principios y métodos

Capítulo 2

Relacionar la evaluación con el tratamiento

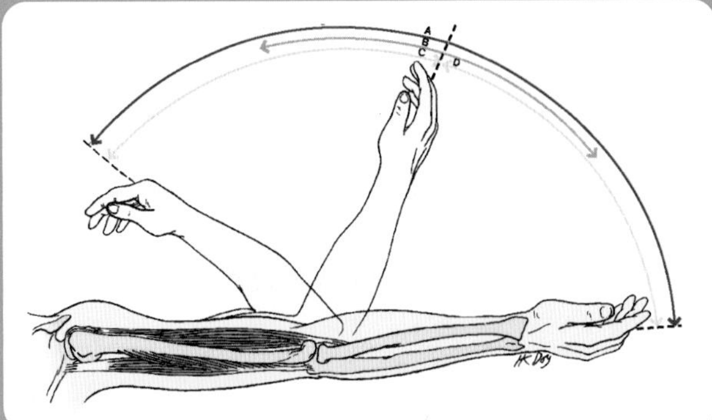

Principios y métodos 1

BÚSQUEDA RÁPIDA

(*continúa*)

BÚSQUEDA RÁPIDA *(continuación)*

Introducción a los principios y métodos

Un requisito fundamental para el estudio de la evaluación de la amplitud de movimiento (AdM) articular y de la fuerza muscular es conocer los principios y la metodología para hacer la evaluación. Los métodos utilizados para valorar la AdM y la fuerza muscular se basan en los principios de evaluación, función articular, función muscular y movimiento. En este capítulo se analizan los factores pertinentes para evaluar la AdM articular y la fuerza muscular. Una base sólida sustentada en los principios, los métodos y la terminología asociada, como la que se muestra en este capítulo, es necesaria para comprender las técnicas específicas que se presentan en los capítulos siguientes.

Comunicación

Al comunicarse con el paciente:

- Hable despacio.
- Utilice términos comprensibles.
- Proporcione explicaciones concisas y fáciles de entender.
- Aliente al paciente a realizar preguntas en cualquier momento.
- Escuche atentamente al paciente.
- Confirme con el paciente que este ha entendido lo que se le ha comunicado.

Al hacer una evaluación física, explique al paciente los motivos para realizarla y las partes del proceso de evaluación a medida que esta se lleva a cabo.

Es esencial que el paciente comprenda la necesidad de hacer lo siguiente en el orden dado:

1. Exponer regiones específicas del cuerpo y adoptar diferentes posiciones corporales para la prueba.
2. Comunicar cualquier cambio en sus signos y síntomas, durante y después de los procedimientos. Informe al paciente que podría experimentar un aumento temporal de los síntomas tras la evaluación, pero que estos deben remitir en un breve período.

Inspección visual

La inspección visual forma parte de la evaluación de la AdM articular y de la fuerza muscular. El segmento del cuerpo que se evalúa debe estar adecuadamente expuesto para hacer esta inspección. A lo largo de la evaluación inicial del paciente, el terapeuta recopila información visual que contribuye a formular un plan de evaluación adecuado y a determinar cuáles son los problemas que experimenta la persona. La información obtenida de la inspección visual incluye factores como la expresión facial, la postura corporal, el movimiento simétrico o compensatorio en actividades funcionales, los contornos musculares, las proporciones corporales y la coloración, el estado y los pliegues de la piel.

Palpación

La *palpación* es la evaluación de la superficie corporal mediante el tacto. Se realiza para evaluar los contornos óseos y de los tejidos blandos, la consistencia de dichos tejidos y la temperatura y la textura de la piel. Se recurre a la inspección visual y la palpación para «visualizar» las características anatómicas profundas.[1]

La palpación es una habilidad esencial para evaluar y tratar a los pacientes. Es necesario dominarla para realizar lo siguiente:

- Localizar los puntos de referencia anatómicos para alinear correctamente un goniómetro, llevar a cabo una medición con cinta métrica o colocar un inclinómetro, en el momento de evaluar la AdM articular.
- Ubicar los segmentos óseos que componen una articulación, de modo que se pueda estabilizar una superficie articular y mover la superficie articular opuesta, aislando el movimiento, al evaluar la AdM articular o movilizar una articulación.
- Localizar los puntos de referencia anatómicos óseos que se utilizan cuando se evalúa el perímetro de la extremidad o el tronco.
- Determinar la presencia o ausencia de contracción muscular al evaluar la fuerza o al realizar ejercicios de reeducación.
- Identificar las irregularidades óseas o de los tejidos blandos.
- Ubicar las estructuras que requieren un tratamiento directo.

El dominio de la palpación se adquiere con la práctica y la experiencia. Practíquela en tantos individuos como le sea posible para familiarizarse con las variaciones individuales de la anatomía humana.

Técnica de palpación

- Asegúrese de que el paciente esté cómodo, con una temperatura corporal cálida, y que el cuerpo o el segmento del cuerpo esté bien apoyado para relajar los músculos. Esto permite palpar estructuras profundas o inertes (no contráctiles), como ligamentos y bolsas.
- Inspeccione visualmente la zona a palpar y registre cualquier deformidad o anomalía.
- Palpe con las yemas de los dedos índice y medio. Mantenga sus uñas cortas.
- Ponga los dedos en contacto directo con la piel. No debe intentarse la palpación a través de la ropa.
- Utilice un tacto sensible pero firme para infundir una sensación de seguridad. La palpación es incómoda y puede causar tensión en los músculos, lo que puede dificultar la palpación de estructuras profundas.
- Indique al paciente que contraiga un músculo de forma isométrica, contra resistencia, y luego lo relaje para palpar los músculos o los tendones. Palpe el músculo o tendón durante la contracción y la relajación.
- Coloque las puntas de los dedos índice y medio sobre el eje largo del tendón y desplácelas suavemente hacia delante y hacia atrás para palparlo.

Postura del terapeuta

Aplique los principios biomecánicos de postura y levantamiento de peso al realizar las técnicas de evaluación. A continuación se describe la postura que debe tener el terapeuta y cómo se debe apoyar la extremidad del paciente.

Postura

Colóquese de pie con la cabeza y el tronco erguidos, los pies separados a lo ancho de los hombros y las rodillas ligeramente flexionadas. Con un pie por delante del otro, el apoyo está alineado con la dirección del movimiento. *Mantenga una base de apoyo amplia* para conservar el equilibrio y permitir un cambio de peso eficaz entre una pierna y otra. Al realizar movimientos que son:

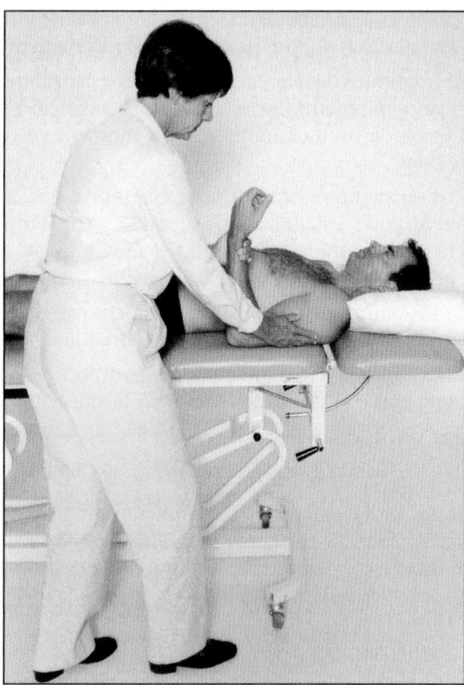

Figura 1-1 Postura del terapeuta cuando hace movimientos paralelos a la camilla de exploración.

- Paralelos a la camilla de exploración, colóquese al lado de la camilla con la pierna más alejada por delante de la otra pierna (fig. 1-1).
- Perpendiculares a la camilla, colóquese de cara a la camilla, con un pie ligeramente por delante del otro (fig. 1-2).
- Diagonales, adopte una postura que esté alineada con el movimiento diagonal, con un pie ligeramente por delante del otro.

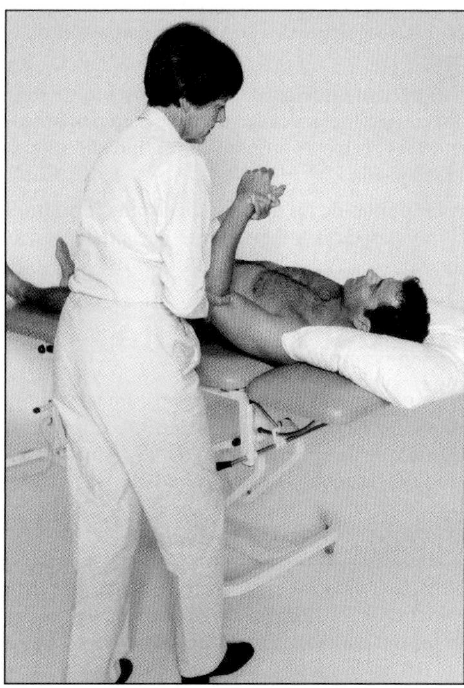

Figura 1-2 Postura del terapeuta cuando realiza movimientos perpendiculares a la camilla de exploración.

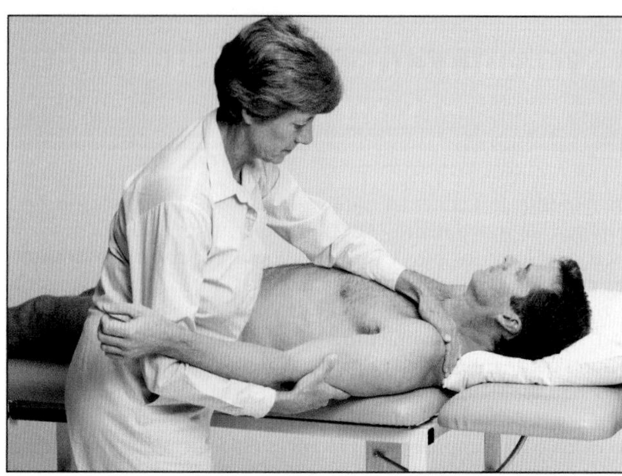

Figura 1-3 Extremidad apoyada en el centro de gravedad usando una sujeción manual relajada.

Proteja su columna lumbar adoptando una postura lordótica neutra (la postura exacta varía en función de la comodidad y la practicidad), evitando la flexión o la extensión extremas de la columna.[2] Obtenga protección adicional mediante lo siguiente:

- Manténgase lo más cerca posible del paciente.
- Evite la rotación de la columna vertebral moviendo los pies para girar.
- Utilice los músculos de las piernas para realizar el trabajo, flexionando y extendiendo las articulaciones del miembro inferior.

Ajuste la altura de la camilla para adoptar una postura lordótica neutra, mantenerse cerca del paciente y evitar el cansancio.

Sujeción de la extremidad del paciente

Para mover fácilmente una extremidad o un segmento de esta, realice lo siguiente:

- Apoye el área corporal de interés a la altura de su centro de gravedad, situado aproximadamente en la unión de los tercios medio y superior del segmento (fig. 1-3).[3]
- Utilice una sujeción relajada, con la mano adaptada al contorno, y sostenga o levante la parte del cuerpo (*véase* fig. 1-3).[3]
- Proporcione apoyo adicional acunando la parte del cuerpo con el antebrazo (*véase* fig. 1-3).
- Asegúrese de que todas las articulaciones están adecuadamente apoyadas cuando levante o mueva una extremidad o segmento de extremidad.

AMPLITUD DE MOVIMIENTO ARTICULAR

Descripción del movimiento: osteocinemática

La *cinemática* se refiere al estudio del movimiento.[4] La *osteocinemática*, por su parte, es el estudio del movimiento del hueso en el espacio.[4] El movimiento del hueso se evalúa, mide y registra para obtener la AdM articular. La *AdM articular* es la cantidad de movimiento que ocurre en una articulación, necesaria para producir el movimiento de un hueso en el espacio. Para que tenga lugar

TABLA 1-1 Clasificación de las articulaciones anatómicas[6]

Enartrosis (articulación esferoidea)

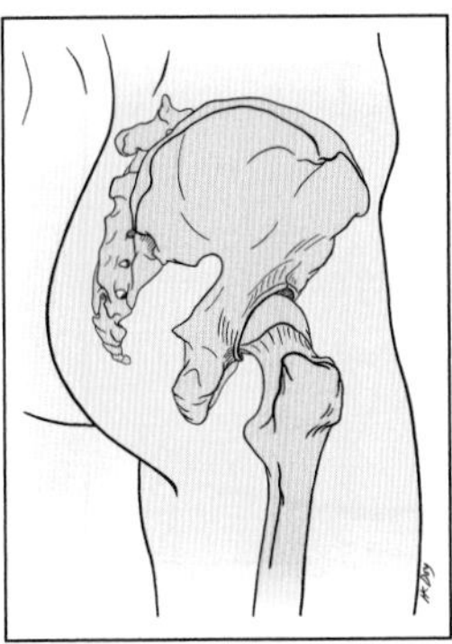

Figura 1-4 Enartrosis (articulación de la cadera). Una superficie en forma de esfera se articula con otra en forma de copa; el movimiento es posible en torno a innumerables ejes.

Bisagra (troclear o gínglimo)

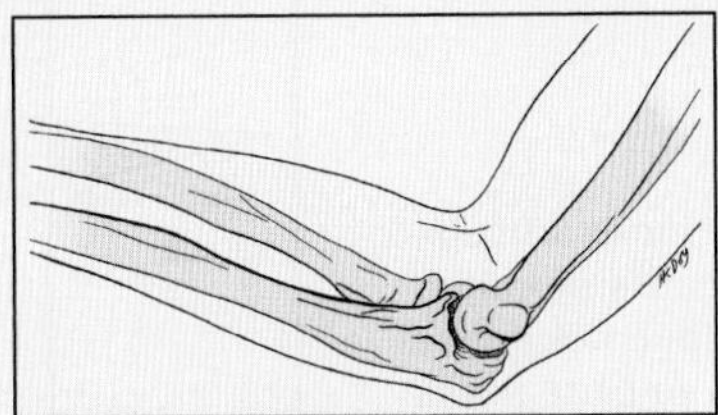

Figura 1-5 Bisagra o troclear (articulación humerocubital). Dos superficies articulares que restringen el movimiento principalmente a un eje; suelen tener ligamentos colaterales fuertes.

Plana

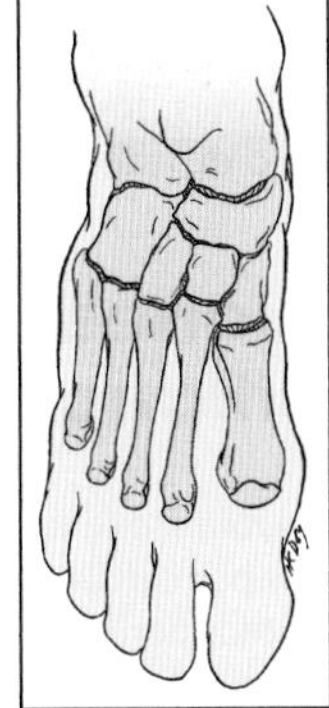

Figura 1-6 Articulación plana (articulaciones intertarsianas). Esta articulación está formada por la aposición de dos superficies relativamente planas; en estas articulaciones se producen movimientos de deslizamiento.

Condílea (articulación elipsoide)

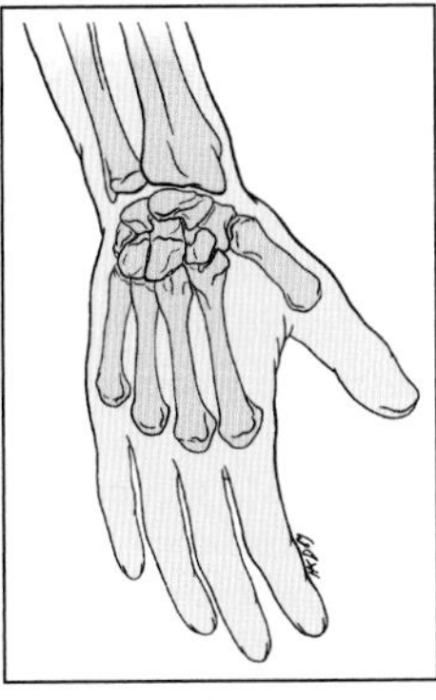

Figura 1-7 Articulación condílea (articulación radiocarpiana). Esta articulación está formada por una superficie convexa ovalada, en aposición a una superficie cóncava elíptica; el movimiento es posible alrededor de dos ejes.

En silla de montar (selar)

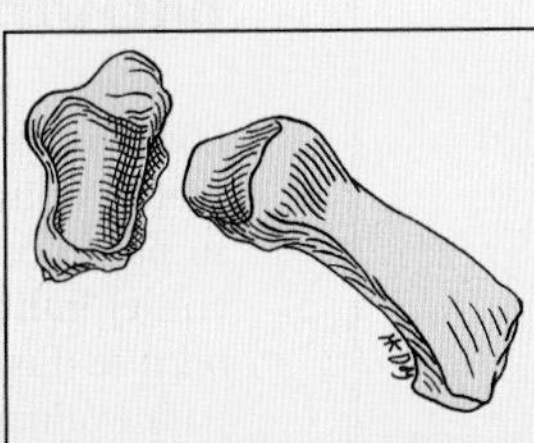

Figura 1-8 Articulación en silla de montar (primera articulación carpometacarpiana). Cada superficie articular tiene una convexidad perpendicular a una superficie cóncava; el movimiento es posible alrededor de dos ejes.

Bicondílea

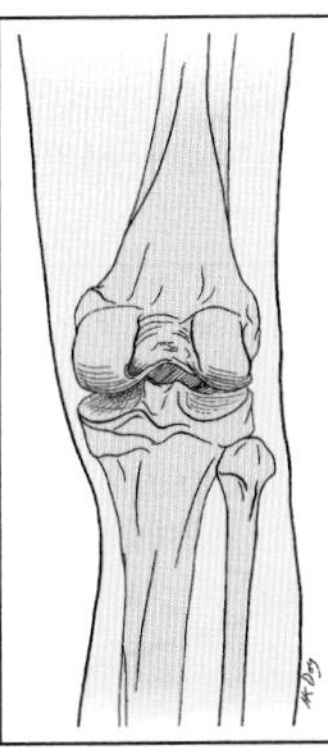

Figura 1-9 Articulaciones bicondíleas (articulación femorotibial). Formadas por dos cóndilos convexos que se articulan con otras dos superficies recíprocas cóncavas. La mayor parte del movimiento se produce alrededor de un eje; también es posible cierto grado de rotación, rodeando a un eje situado a 90° con respecto al primero.

Trocoide

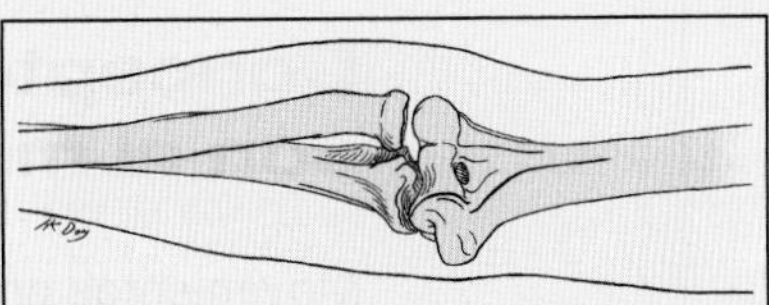

Figura 1-10 Articulación trocoide (articulación radiocubital superior). Formada por un pivote óseo central rodeado por un anillo osteoligamentoso; el movimiento se limita a la rotación.

una *amplitud de movimiento activo* (AdMA), el paciente contrae los músculos para mover voluntariamente y sin ayuda el segmento del cuerpo a lo largo de la AdM. Para realizar una *amplitud de movimiento pasivo* (AdMP), el terapeuta u otra fuerza externa mueve el segmento del cuerpo a lo largo de la AdM.

Para evaluar la AdM de una articulación, es necesario tener un buen conocimiento de la anatomía. Esto incluye conocer con precisión las articulaciones, los movimientos y los factores limitantes normales. Cada uno de estos temas se trata por separado.

Articulaciones y su clasificación

Una *articulación anatómica* se forma cuando dos superficies articulares óseas, revestidas por cartílago hialino, se encuentran[5] y permiten que se produzca movimiento en su unión. Los movimientos que se producen en una articulación vienen determinados en parte por la forma de sus superficies articulares. Las articulaciones anatómicas se clasifican tal y como se describe e ilustra en la tabla 1-1 (*véanse* figs. 1-4 a 1-10).

Además de clasificar una articulación de acuerdo con la relación anatómica de sus superficies articulares, la articulación también puede identificarse como una sindesmosis o una articulación fisiológica o funcional. Una *sindesmosis* es una articulación en la que las superficies óseas opuestas están relativamente separadas y unidas por ligamentos (fig. 1-11).[7] El movimiento es posible alrededor de un eje. Una articulación *fisiológica*[5] o *funcional*[8] consta de dos superficies, músculo y hueso (p. ej., la articulación escapulotorácica) o músculo, hueso y bolsa (p. ej., la articulación subdeltoidea), que se mueven una con respecto a la otra (fig. 1-12).

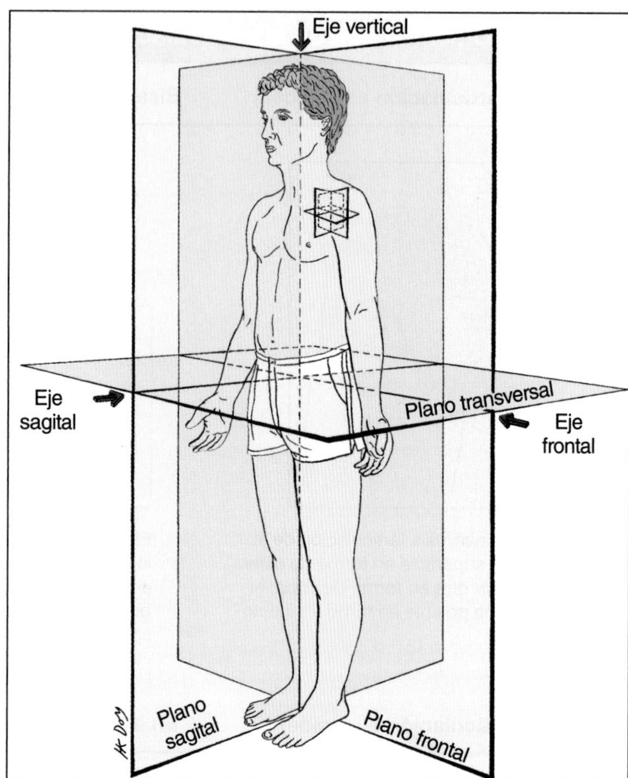

Figura 1-13 Planos y ejes ilustrados en posición anatómica.

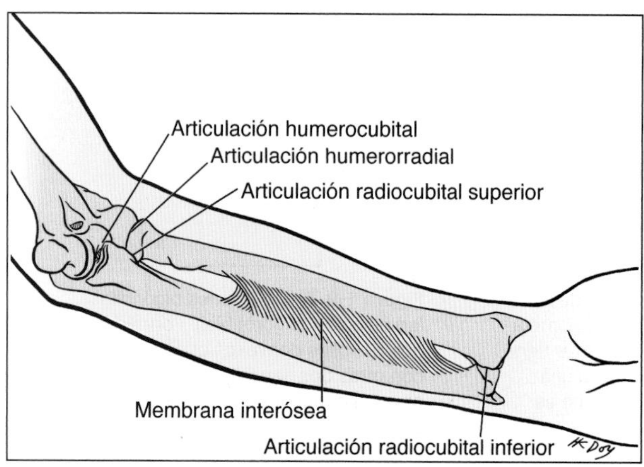

Figura 1-11 Sindesmosis radiocubital.

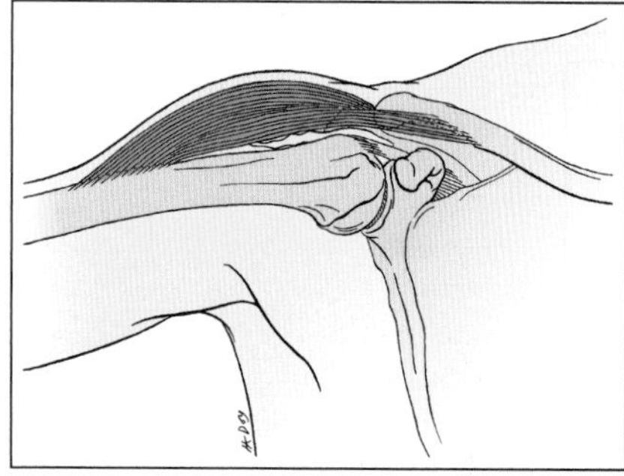

Figura 1-12 Articulación fisiológica o funcional (articulación subdeltoidea).

Movimientos: planos y ejes

Los movimientos articulares se describen y comprenden más fácilmente utilizando un sistema de coordenadas (fig. 1-13) que tiene su punto central situado justo anterior a la segunda vértebra sacra, con el individuo de pie en posición anatómica. La *posición anatómica* se ilustra en las figuras 1-14 a 1-16. Las posiciones «iniciales» para evaluar las AdM descritas en este texto se entienden como la posición anatómica de la articulación, a menos que se indique lo contrario.

El sistema de coordenadas consta de tres planos cardinales y ejes imaginarios (*véase* fig. 1-13). Este mismo sistema de coordenadas puede trasladarse, de modo que su punto central se sitúe en el centro de cualquier articulación del cuerpo. El movimiento en los planos cardinales, o paralelo a ellos, se produce alrededor del eje perpendicular al plano de movimiento. En la tabla 1-2 se describen los planos y ejes del cuerpo. Muchos movimientos funcionales se producen en planos diagonales, situados entre los planos cardinales.

Conceptos relacionados con el movimiento

Movimientos angulares

Los *movimientos angulares* se refieren a los movimientos que producen un aumento o una disminución del ángulo entre los huesos adyacentes e incluyen la flexión, la extensión, la abducción y la aducción (fig. 1-17).[6]

Flexión: los segmentos corporales se pliegan de modo que las superficies anteriores se aproximan.

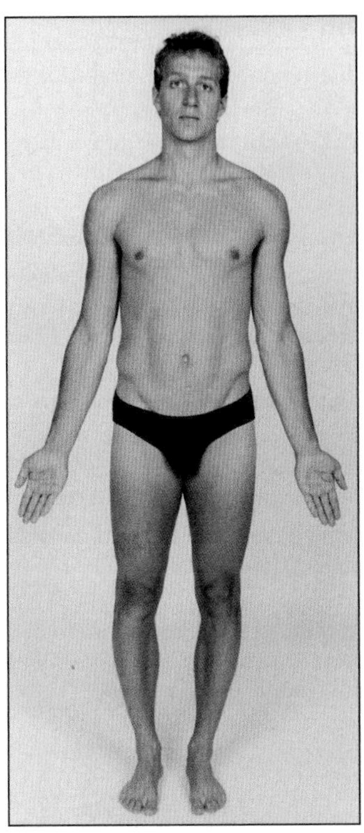

Figura 1-14 Posición anatómica: vista anterior. El individuo está de pie, erguido, con los brazos a los lados; los dedos de los pies, las palmas de las manos y los ojos viendo hacia delante; y los dedos de las manos extendidos.

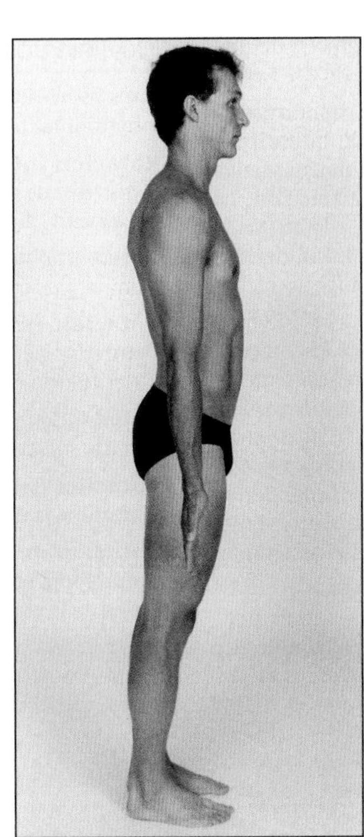

Figura 1-15 Posición anatómica: vista lateral.

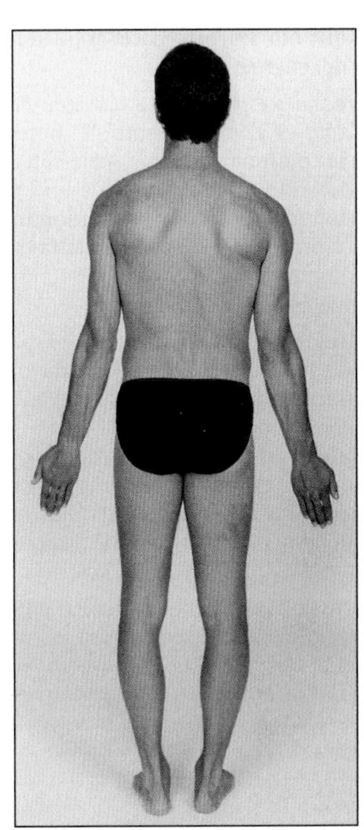

Figura 1-16 Posición anatómica: vista posterior.

TABLA 1-2 **Planos y ejes del cuerpo**

Plano	Descripción del plano	Eje de rotación	Descripción del eje	Movimiento más frecuente
Frontal (coronal)	Divide el cuerpo en secciones anterior y posterior	Sagital	Corre anterior/posterior	Abducción, aducción
Sagital	Divide el cuerpo en secciones derecha e izquierda	Frontal (transversal)	Corre transversal/lateral	Flexión, extensión
Transversal (horizontal)	Divide el cuerpo en secciones superior e inferior	Longitudinal (vertical)	Corre superior/inferior	Rotación interna, rotación externa

Consideraciones especiales. Flexión del pulgar: el pulgar se desplaza por la palma de la mano. Flexión de la rodilla y de los dedos del pie: las superficies posterior o plantar de los segmentos corporales respectivos se acercan. Flexión del tobillo: cuando la superficie dorsal del pie se acerca a la cara anterior de la pierna, el movimiento se denomina *dorsiflexión*. Flexión lateral del cuello y el tronco: movimientos que se producen en dirección lateral, hacia el lado derecho o izquierdo.

Extensión: es el enderezamiento de un segmento corporal; el movimiento se produce en sentido contrario a los movimientos de flexión.

Consideración especial. Extensión del tobillo: cuando la cara plantar del pie se extiende hacia la cara posterior de la pierna, el movimiento se denomina *flexión plantar*.

Hiperextensión: movimiento que sobrepasa la posición articular anatómica de extensión normal.

Abducción: movimiento que se aleja de la línea media del cuerpo o de una parte del cuerpo. La línea media de la mano pasa por el tercer dedo y la línea media del pie pasa por el segundo dedo.

Consideraciones especiales. La *abducción de la escápula* se denomina *protracción* y consiste en el alejamiento del borde vertebral de la escápula de la columna vertebral. Abducción del pulgar: el pulgar se desplaza en dirección anterior en un plano perpendicular a la palma de la mano. La abducción de la muñeca se denomina *desviación radial de la muñeca*. Eversión del pie: la planta del pie se gira hacia fuera; no es un movimiento de abducción puro porque incluye la abducción y la pronación del antepié.

Aducción: movimiento hacia la línea media del cuerpo o de una parte del cuerpo.

Consideraciones especiales. La *aducción de la escápula*, denominada *retracción*, es el movimiento del borde vertebral de la escápula hacia la columna vertebral. Aducción del pulgar: el pulgar vuelve a su posición anatómica desde una posición de abducción. La aducción de la muñeca se denomina *desviación cubital de la muñeca*. Inversión del pie: la planta del pie se gira hacia dentro; no es un movimiento de aducción puro porque incluye aducción y supinación del antepié.

Elevación del hombro: movimiento del brazo por encima del nivel del hombro (es decir, 90°) hasta una posición vertical paralela a la cabeza (es decir, 180°). Se puede llegar a la posición vertical moviendo el brazo a través del plano sagital (es decir, flexión del hombro) o del plano frontal (es decir, abducción del hombro), y el movimiento se denomina *elevación del hombro mediante flexión* o *elevación del hombro mediante abducción*, respectivamente. En el ámbito clínico, estos movimientos pueden denominarse simplemente *flexión* y *abducción del hombro*.

El plano de la escápula se sitúa 30° a 45° anterior al plano frontal[9] y es el plano de referencia para los movimientos diagonales de elevación del hombro. La *elevación parcial del hombro*[10] es el término que se atribuye a esta elevación de medio plano (fig. 1-18).

Movimientos de rotación

Estos movimientos se producen generalmente alrededor de un eje longitudinal o vertical.

Rotación interna (medial, hacia dentro): giro de la superficie anterior de un segmento corporal hacia la línea media del cuerpo (*véase* fig. 1-17).

Consideración especial. La rotación interna del antebrazo se denomina *pronación*.

Rotación externa (lateral, hacia fuera): giro de la superficie anterior de un segmento corporal, alejándose de la línea media del cuerpo (*véase* fig. 1-17).

Consideración especial. La rotación externa del antebrazo se denomina *supinación*.

Rotación del cuello o del tronco: giro alrededor de un eje vertical hacia el lado derecho o izquierdo (*véase* fig. 1-17).

Rotación de la escápula: se describe en función de la dirección que toma el movimiento del ángulo inferior o de la fosa glenoidea de la escápula (fig. 1-19).

Rotación medial (hacia abajo) de la escápula: movimiento del ángulo inferior de la escápula hacia la línea media y movimiento de la fosa glenoidea en dirección caudal o hacia abajo.

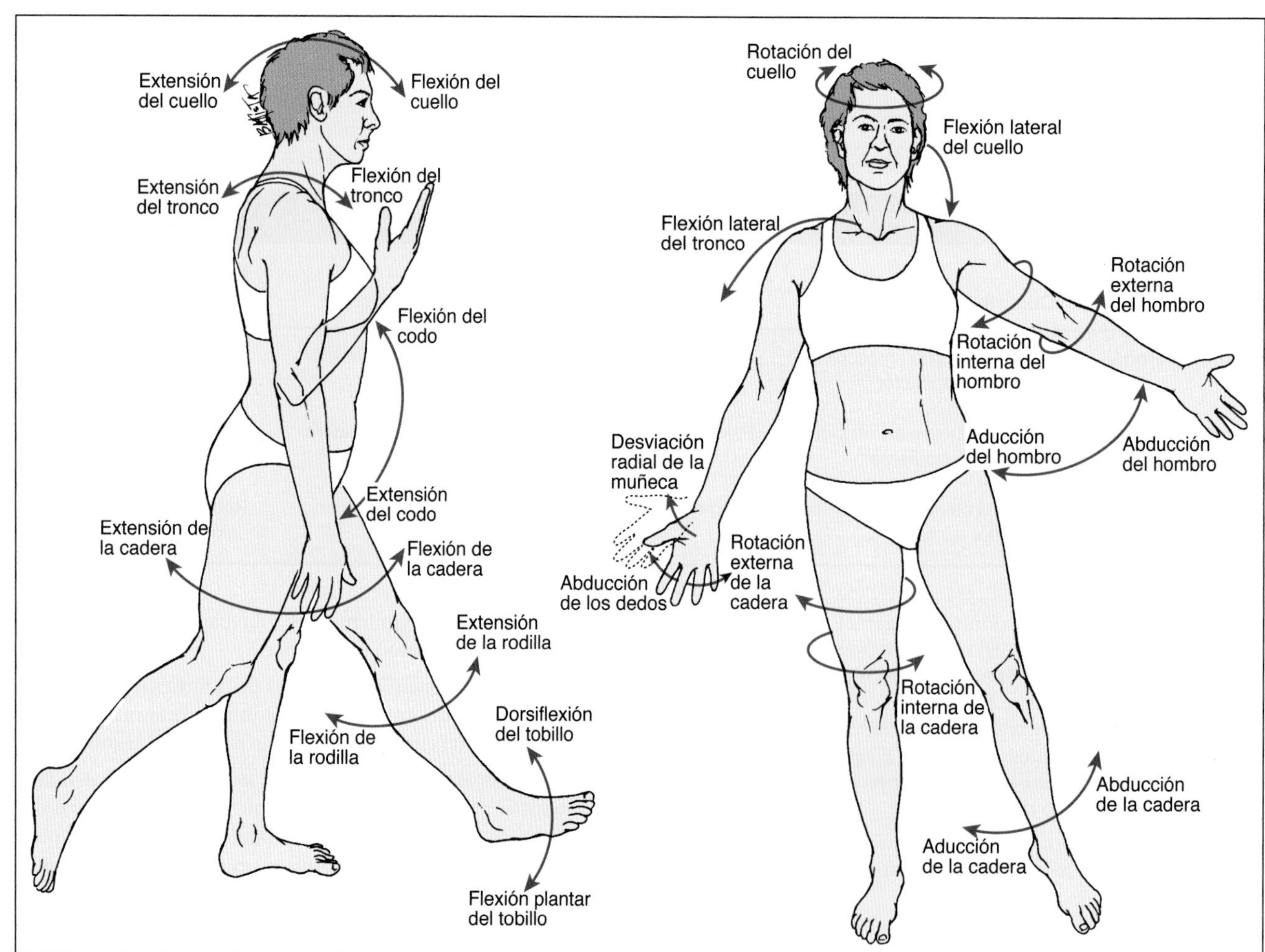

Figura 1-17 Conceptos del movimiento osteocinemático.

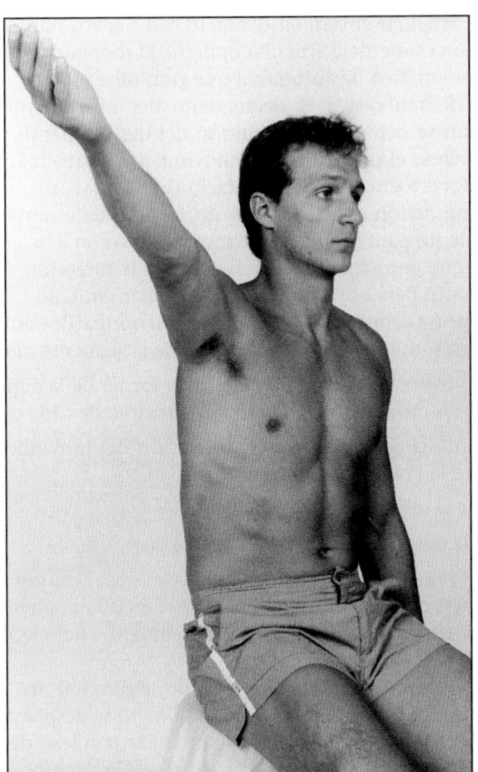

Figura 1-18 Elevación del hombro: plano de la escápula.

Rotación lateral (hacia arriba) de la escápula: movimiento del ángulo inferior de la escápula alejándose de la línea media y movimiento de la cavidad glenoidea en dirección craneal o hacia arriba.

Circunducción: combinación de los movimientos de flexión, extensión, abducción y aducción.

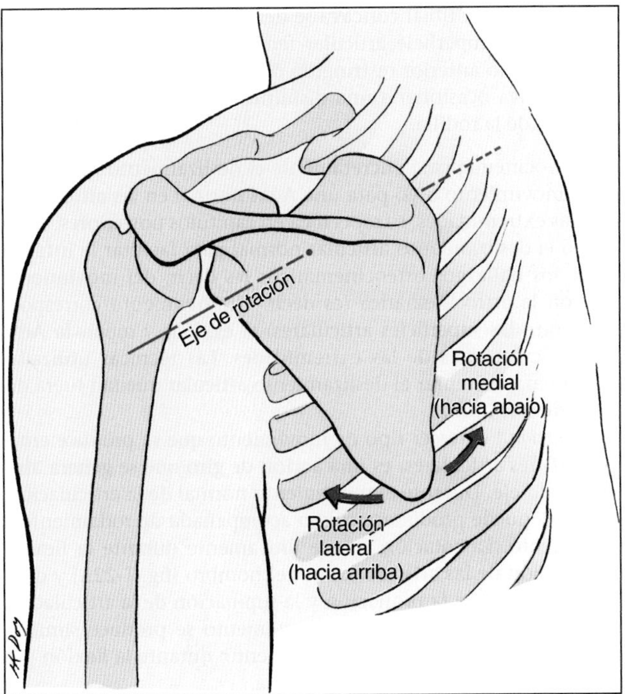

Figura 1-19 Rotación de la escápula.

Oposición del pulgar y el meñique: las puntas de los dedos pulgar y meñique se juntan.

Reposición del pulgar y el meñique: el pulgar y el meñique vuelven a su posición anatómica, desde una posición de oposición.

Abducción horizontal (extensión): se produce en las articulaciones del hombro y de la cadera. Con la articulación del hombro en 90° de abducción o flexión, o la articulación de la cadera en 90° de flexión, el brazo o el muslo, respectivamente, se mueven en una dirección que se aleja de la línea media del cuerpo o en dirección posterior.

Aducción horizontal (flexión): se produce en las articulaciones del hombro y de la cadera. Con la articulación del hombro en 90° de abducción o flexión, o la articulación de la cadera en 90° de flexión, el brazo o el muslo, respectivamente, se mueven hacia la línea media del cuerpo o en dirección anterior.

Inclinación: describe el movimiento de la escápula o de la pelvis.

Inclinación anterior de la escápula: el proceso (apófisis) coracoides se desplaza en dirección anterior y caudal, mientras que el ángulo inferior lo hace en dirección posterior y craneal.[11 (p. 303)]

Inclinación posterior de la escápula: el proceso coracoides se desplaza en dirección posterior y craneal, mientras que el ángulo inferior de la escápula se desplaza en dirección anterior y caudal.

Inclinación anterior de la pelvis: las espinas ilíacas anterosuperiores de la pelvis se mueven en dirección anterior y caudal.

Inclinación posterior de la pelvis: las espinas ilíacas anterosuperiores de la pelvis se mueven en dirección posterior y craneal.

Inclinación lateral de la pelvis: movimiento de la cresta ilíaca ipsilateral (hacia el mismo lado) en el plano frontal, ya sea en dirección craneal (subir la pelvis) o caudal (bajar la pelvis).

Elevación de la cintura escapular: movimiento de la escápula y del extremo lateral de la clavícula en dirección craneal.

Descenso de la cintura escapular: movimiento de la escápula y del extremo lateral de la clavícula en dirección caudal.

Hipermovilidad: amplitud excesiva de movimiento; AdM articular superior a la AdM normal esperada en la articulación.

Hipomovilidad: amplitud reducida de movimiento; AdM articular inferior a la AdM normal esperada en la articulación.

La **insuficiencia pasiva** de un músculo se produce cuando la longitud de este impide la AdM completa en la articulación o las articulaciones que el músculo atraviesa (fig. 1-20).[12]

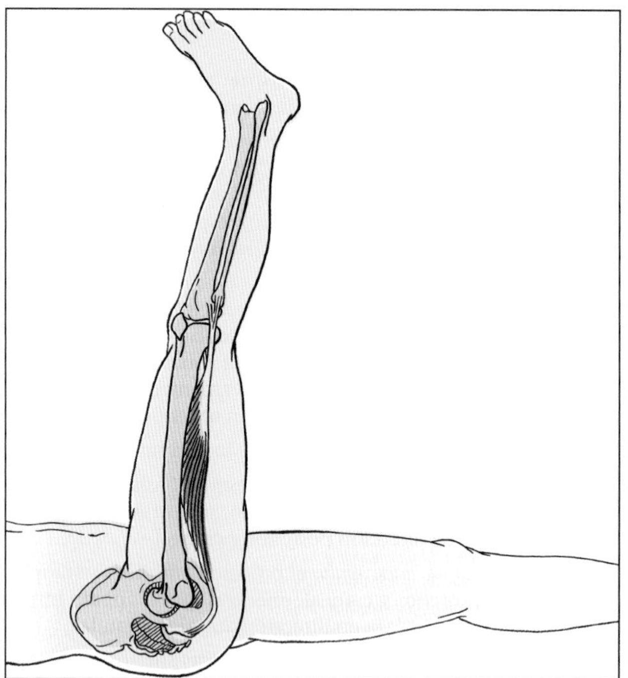

Figura 1-20 Insuficiencia pasiva de los músculos isquiotibiales. La amplitud de movimiento en flexión de la cadera está limitada por la longitud de los músculos isquiotibiales cuando la articulación de la rodilla se mantiene en extensión.

Descripción del movimiento: artrocinemática

El estudio del movimiento que se produce dentro de las articulaciones, entre las superficies articulares de los huesos, se denomina *artrocinemática*.[4] El movimiento artrocinemático puede observarse y determinarse indirectamente al evaluar la AdM articular activo y pasivo, conociendo la forma de las superficies articulares y observando la dirección del movimiento del hueso.

Las articulaciones se clasifican en función de su forma general (*véase* tabla 1-1). Independientemente de la clasificación de las articulaciones, la forma de todas las superficies articulares de las articulaciones sinoviales es, en mayor o menor grado, cóncava o convexa, incluso en aquellas clasificadas como planas.[4] Las superficies articulares pueden ser cóncavas o convexas en todas direcciones, como en la articulación de la cadera (*véase* fig. 1-4) (es decir, el acetábulo es cóncavo y la cabeza del fémur es convexa), o tener forma de silla de montar (es decir, selares). La superficie en silla de montar presenta una convexidad perpendicular a una superficie cóncava, como en la primera articulación carpometacarpiana (formada por la superficie distal del trapecio y la base del primer metacarpiano) (*véase* fig. 1-8). En todas las articulaciones, las superficies articulares cóncavas se acoplan con las superficies convexas correspondientes.

Cuando se produce movimiento en una articulación, este puede ser de dos tipos: deslizamiento y rodamiento.[4] Tanto el deslizamiento como el rodamiento se producen conjuntamente en proporciones variables para permitir el movimiento normal de la articulación. El *deslizamiento* es un movimiento de traslación que se produce cuando un único punto de una superficie articular entra en contacto sucesivamente con nuevos puntos de la superficie opuesta. El deslizamiento en una articulación es análogo al de un neumático de automóvil sobre una superficie congelada cuando se aplican los frenos. El *rodamiento* se produce cuando puntos de una superficie articular entran en contacto con nuevos puntos equidistantes de una superficie articular opuesta. El rodamiento es análogo al de un neumático de automóvil que gira sobre el piso.

Según Kaltenborn,[13] el decremento del movimiento en una articulación se debe a una reducción del deslizamiento y el rodamiento, siendo el primer tipo de movimiento el que más se ve restringido. En presencia de una limitación en la AdM articular, debida a una disminución del deslizamiento, se debe determinar un plan de tratamiento para restablecer el movimiento con base en el conocimiento que el terapeuta tiene respecto a la dirección normal de deslizamiento para este movimiento articular limitado.

El terapeuta debe determinar la dirección normal de deslizamiento articular para un movimiento específico de la siguiente manera:

1. Con el conocimiento que tiene de la forma de la superficie articular en movimiento (descrita al principio de cada capítulo).
2. Mediante la observación de la dirección del movimiento óseo, durante la evaluación de la AdMP.
3. Aplicar la regla cóncavo-convexa.

   La regla cóncavo-convexa[13] establece que:

   a. Cuando una superficie articular convexa se mueve sobre una superficie cóncava fija, la superficie articular convexa se desliza en sentido contrario al movimiento del eje del hueso (fig. 1-21A).

      Ejemplo: durante la AdM de abducción de la articulación glenohumeral, el eje del húmero se desplaza en dirección superior, y la superficie articular convexa del húmero se mueve en dirección inferior sobre la superficie cóncava fija de la fosa glenoidea escapular. El deslizamiento inferior restringido de la cabeza humeral convexa daría lugar a una disminución de la AdM de abducción de la articulación glenohumeral.

   b. Cuando una superficie articular cóncava se desplaza sobre una superficie convexa fija, la superficie articular cóncava se desliza en la misma dirección que el movimiento del eje del hueso (fig. 1-21B).

      Ejemplo: durante la AdM de extensión de la rodilla, el eje de la tibia se desplaza en dirección anterior y la superficie articular tibial cóncava se desplaza en dirección anterior sobre la superficie articular femoral convexa fija. El deslizamiento anterior restringido de la superficie articular tibial cóncava ocasionaría una disminución de la AdM de extensión de la rodilla.

La artrocinemática, concretamente el deslizamiento que acompaña al movimiento óseo para una AdM normal en las articulaciones de las extremidades, se especifica en capítulos posteriores. Se ha incluido el deslizamiento articular normal para facilitar la integración de los hallazgos osteocinemáticos (es decir, del movimiento óseo) con la artrocinemática (es decir, el movimiento correspondiente entre las superficies articulares) al evaluar y medir la AdM de las articulaciones de las extremidades. Las técnicas utilizadas para evaluar y restaurar el deslizamiento articular quedan fuera del alcance de este libro.

La *rotación*,[4] el tercer tipo de movimiento que se produce entre las superficies articulares, es una acción de giro que se genera alrededor de un eje. Durante el movimiento normal de la articulación, la rotación puede producirse sola o acompañada de rodamiento y deslizamiento. La rotación ocurre únicamente durante la flexión y la extensión de las articulaciones del hombro (fig. 1-22A) y de la cadera, así como en la pronación y la supinación de la articulación humerorradial (fig. 1-22B). Este movimiento se produce simultáneamente al rodamiento y el deslizamiento, durante la flexión y la extensión en la articulación de la rodilla.

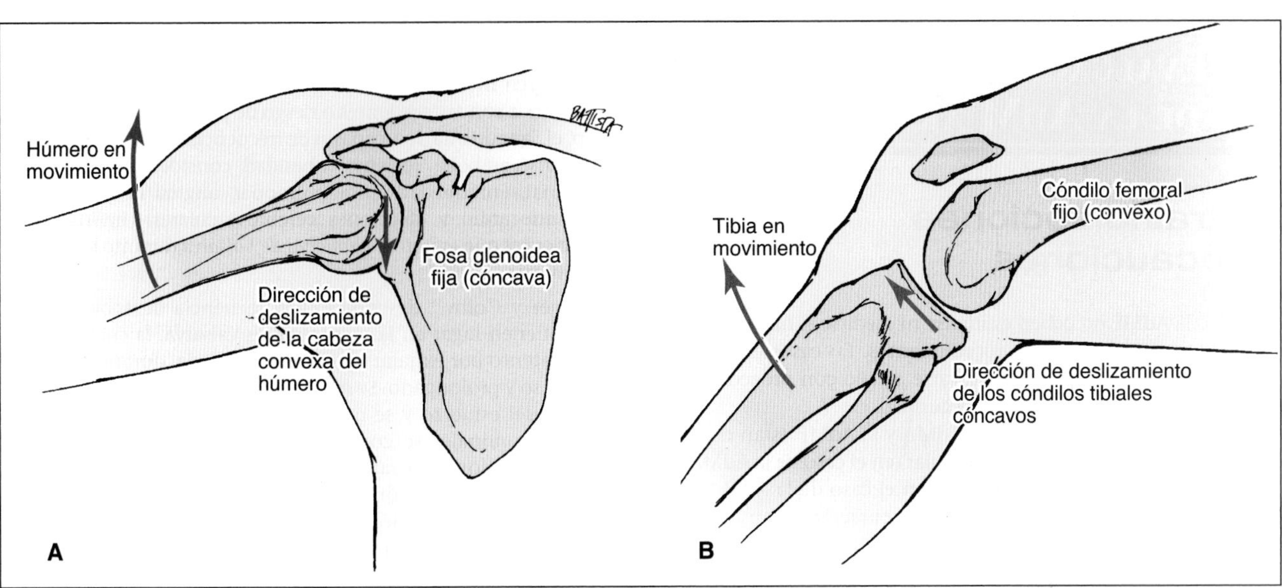

Figura 1-21 Movimiento artrocinemático: regla cóncavo-convexa. **A.** Una superficie articular convexa se desliza sobre una superficie cóncava fija, en dirección opuesta al movimiento del eje del hueso. **B.** Una superficie articular cóncava se desliza sobre una superficie convexa fija, en la misma dirección que el movimiento del eje del hueso.

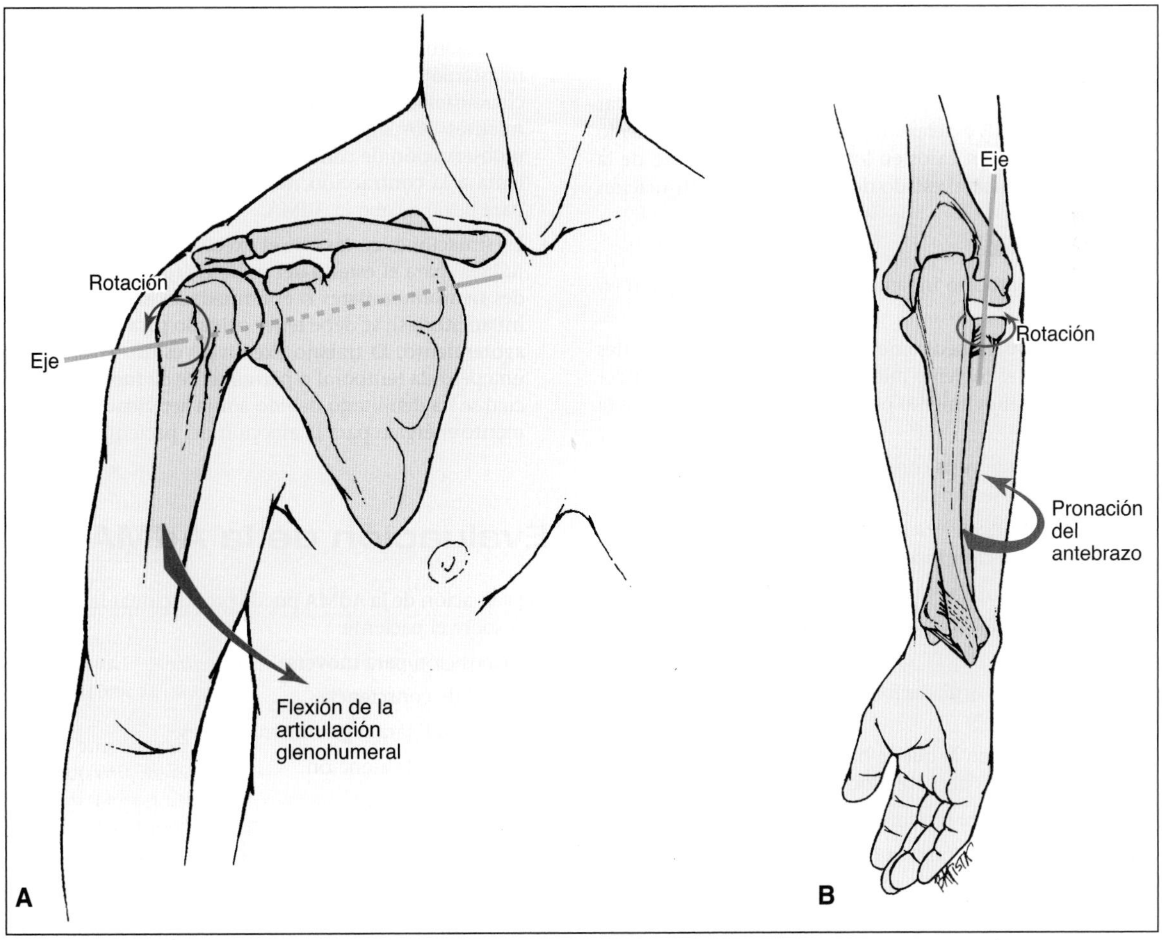

Figura 1-22 Movimiento artrocinemático. **A.** Rotación en la articulación glenohumeral cuando el hombro está flexionado o extendido. **B.** Rotación en la articulación humerorradial cuando el antebrazo está en supinación o pronación.

Evaluación y medición de la AdM articular

Contraindicaciones y precauciones

La AdMA o la AdMP no deben evaluarse ni medirse si hay contraindicaciones para realizar estos procedimientos. En casos especiales, las técnicas de evaluación deben llevarse a cabo con procedimientos modificados, para hacerlas con seguridad.

Las técnicas de evaluación de la AdMA y la AdMP están contraindicadas cuando la contracción muscular (en el caso de la AdMA) o el movimiento del segmento corporal (en el caso de la AdMA o la AdMP) pudieran interrumpir el proceso de curación o causar lesiones o la alteración del estado del paciente. Algunos ejemplos son los siguientes:

- Si se piensa que el movimiento causará más daños o interrumpirá el proceso de curación, inmediatamente después de una lesión o intervención quirúrgica.
- Si el terapeuta sospecha una subluxación, luxación o fractura.
- Si se sospecha o se presenta una miositis osificante o una osificación ectópica, no debe realizarse la AdMA ni la AdMP sin antes asegurarse de que el paciente sea evaluado por un profesional experto en el tratamiento de estas afecciones.[14]

Tras asegurarse de que no existen contraindicaciones para llevar a cabo la AdMA o la AdMP, el terapeuta debe tener especial cuidado al hacer las evaluaciones en casos en los que el movimiento de la extremidad pudiera agravar el estado del paciente. A continuación algunos ejemplos:

- En afecciones dolorosas.
- En presencia de un proceso inflamatorio en la articulación o en la zona circundante.
- En pacientes que toman medicamentos para el dolor o relajantes musculares, porque el paciente puede no ser capaz de responder adecuadamente y el movimiento puede realizarse con demasiada fuerza.
- En presencia de osteoporosis considerable o en afecciones en las que la fragilidad ósea sea un factor, la AdMP se debe realizar con sumo cuidado o no realizarse.
- Al evaluar una articulación hipermóvil.
- En pacientes con hemofilia.
- En la zona de un hematoma, especialmente en el codo, la cadera o la rodilla.
- En la evaluación de las articulaciones si se sospecha una anquilosis ósea.
- Después de una lesión en la que se ha producido una alteración de los tejidos blandos (es decir, tendones, músculos, ligamentos).
- En la zona de una fractura recientemente consolidada.
- Tras la inmovilización prolongada de un segmento.

Tras asegurarse de que no existen contraindicaciones para la AdMA o la AdMP, el terapeuta debe tener especial cuidado en el momento de evaluar la AdMA, ya que los movimientos extenuantes y contra resistencia podrían agravar el estado del paciente. He aquí algunos ejemplos:

- Después de una neurocirugía[15] o una cirugía reciente del abdomen, el disco intervertebral o el ojo;[16] en pacientes con afecciones del disco intervertebral[15] o hernia de la pared abdominal; o en personas con antecedentes o riesgo de problemas cardiovasculares (p. ej., aneurisma, marcapasos de frecuencia fija, arritmias, tromboflebitis, embolia reciente, obesidad considerable, hipertensión arterial, enfermedad cardiopulmonar, angina de pecho, infarto de miocardio y afecciones cerebrovasculares). Indique a estos pacientes que eviten la *maniobra de Valsalva* durante la evaluación de fuerza.

  Kisner y Colby[15] describieron la secuencia de acontecimientos que tienen lugar en la maniobra de Valsalva, la cual consiste en un intento por exhalar con la glotis cerrada, durante un esfuerzo intenso y prolongado. Se realiza una respiración profunda al principio del esfuerzo y se mantiene cerrando la glotis. Los músculos abdominales se contraen, lo que ocasiona un incremento de las presiones intraabdominal e intratorácica, y la sangre es expulsada del corazón, lo que genera un aumento temporal y repentino de la presión arterial. La contracción de los músculos abdominales también puede someter a la pared abdominal a una tensión peligrosa.

  Para evitar la maniobra de Valsalva, indique al paciente que no contenga la respiración durante la evaluación de la AdMA. Si le resulta difícil, se le puede pedir que exhale[17] o que hable durante la prueba.[15]
- Si el cansancio puede perjudicar o agravar el estado del paciente (p. ej., debilidad extrema, desnutrición, neoplasia maligna, enfermedad pulmonar obstructiva crónica, enfermedad cardiovascular, esclerosis múltiple, poliomielitis, síndrome pospoliomielítico, miastenia grave, enfermedad de la motoneurona inferior o claudicación intermitente), no deben realizarse pruebas extenuantes. Los signos de cansancio incluyen quejas del paciente u observación de cansancio, dolor, espasmo muscular, respuesta lenta a la contracción, temblor y disminución de la capacidad para llevar a cabo la AdMA.
- En situaciones en las que el exceso de trabajo pueda resultar perjudicial para el estado del paciente (p. ej., en ciertas enfermedades neuromusculares o enfermedades sistémicas, metabólicas o inflamatorias), se debe tener cuidado para evitar el cansancio o el agotamiento. El trabajo excesivo[15] es un fenómeno que genera una pérdida temporal o permanente de fuerza en un músculo, el cual se ha debilitado debido a una actividad o ejercicio excesivamente enérgico para la afección del paciente.

Evaluación de la AdMA

La evaluación de la AdMA puede proporcionar la siguiente información sobre el paciente:

- Disposición para moverse.
- Grado de consciencia.
- Capacidad para seguir instrucciones.
- Capacidad de atención.
- Coordinación.
- AdM articular.
- Movimientos que causan o intensifican el dolor.
- Fuerza muscular.
- Capacidad para realizar actividades funcionales.

La AdMA puede disminuir debido a los siguientes factores del paciente:

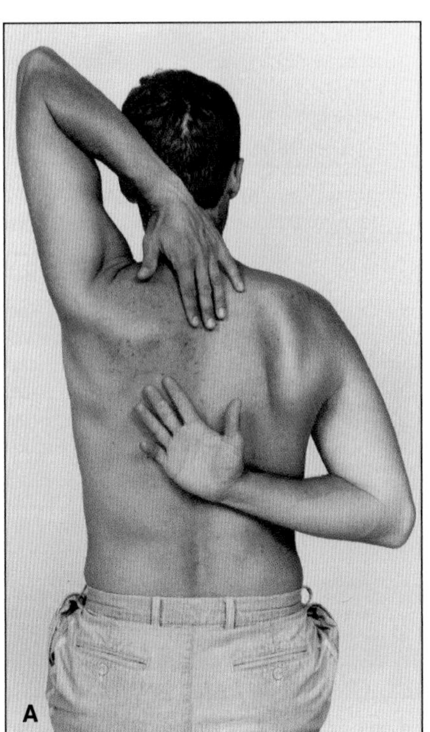

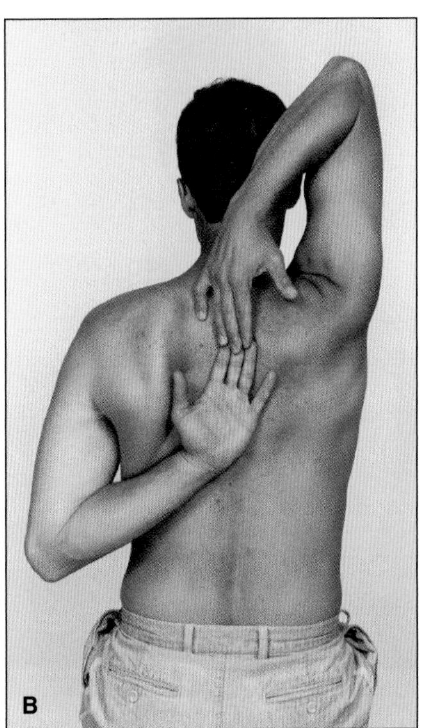

Figura 1-23 A y B. Posiciones finales: exploración de la amplitud de movimiento activo de los miembros superiores.

- Falta de voluntad para desplazarse.
- Incapacidad para seguir instrucciones.
- Movilidad articular restringida.
- Debilidad muscular.
- Dolor.

Para realizar una exploración de la AdMA de las articulaciones de los miembros superiores e inferiores, indique al paciente que realice actividades que incluyan movimientos simultáneos en varias articulaciones. En este texto se describen e ilustran las exploraciones de la AdMA para las articulaciones de los miembros superiores e inferiores.

Ejemplo: en la figura 1-23A y B se ilustra una exploración de la AdMA de la articulación del miembro superior; para ello, indique al paciente que intente tocar las puntas de los dedos de cada mano por detrás de la espalda.

- A medida que la mano desciende por la espalda, observe la AdMA de abducción y rotación lateral (hacia arriba) de la escápula, de elevación y rotación externa del hombro, de flexión del codo, de supinación del antebrazo, de desviación radial de la muñeca y de extensión de los dedos.
- Mientras la mano sube por la espalda, observe la AdMA de aducción y rotación medial (hacia abajo) de la escápula, de extensión y rotación interna del hombro, de flexión del codo, de pronación del antebrazo, de desviación radial de la muñeca y de extensión de los dedos.
- La extensión del codo se observa a medida que el paciente pasa de la posición A a la posición B. Si es necesario, para explorar la AdMA de la muñeca, los dedos y el pulgar, indique al paciente que cierre la mano y, a continuación, la abra y separe al máximo los dedos.

Los resultados de la exploración se utilizan para orientar la necesidad de procedimientos de evaluación posteriores.

Para llevar a cabo una evaluación más detallada de la AdMA, indique al paciente que realice todos los movimientos activos que se producen por lo general en la(s) articulación(es) afectada(s) y en las articulaciones inmediatamente proximales y distales a la(s) articulación(es) afectada(s). Cuando sea posible, observe la capacidad del paciente para realizar cada movimiento activo de forma bilateral y simétrica (fig. 1-24A). El movimiento bilateral y simétrico permite comparar la AdMA de una articulación con la del lado no afectado. Cuando el paciente se mueva activamente a través de la amplitud, insista en que lleve a cabo con exactitud el movimiento para evitar movimientos sustitutos de otras articulaciones. La AdMA puede medirse utilizando un goniómetro universal (fig. 1-24B) o un goniómetro de «Myrin» OB, los cuales brindan una medida objetiva de la capacidad del paciente para hacer una actividad funcional.

En presencia de movimiento articular completo (es decir, AdMP completa) y debilidad muscular, el efecto de la gravedad en la extremidad podría afectar la AdMA. Cuando la extremidad se desplaza en un plano vertical contra la gravedad, en lugar de en un plano horizontal (en el cual la gravedad no es un factor), la AdMA puede ser menor. Tenga en cuenta la posición del paciente y el efecto de la gravedad en el movimiento para interpretar los resultados de la evaluación.

Al evaluar manualmente la fuerza muscular, se asigna un grado o calificación para indicar la fuerza de un músculo o un grupo muscular. El grado indica la fuerza de una contracción muscular voluntaria y la AdMA posible en relación con la AdMP existente, disponible en la articulación. El grado muscular asignado para indicar la fuerza muscular proporciona una indicación general de la AdMA, a partir de la cual se puede extrapolar la capacidad funcional del paciente. La evaluación de la fuerza muscular se trata posteriormente con mayor detalle en este capítulo.

La evaluación de la AdMA va seguida de una evaluación de la AdMP y de la fuerza muscular.

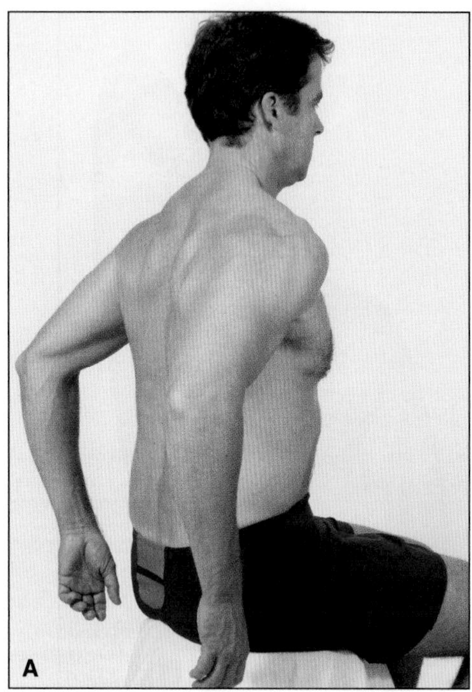

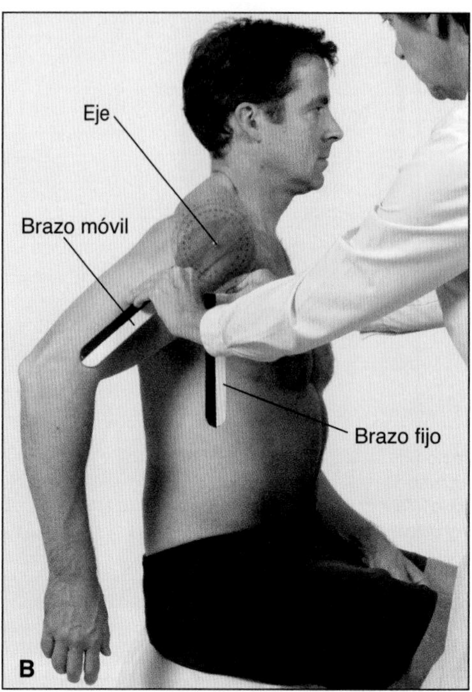

Figura 1-24 Evaluación y medición de la amplitud de movimiento activo (AdMA), utilizando como ejemplo la extensión de la articulación glenohumeral. **A.** Observe y evalúe la AdMA. **B.** Utilice un instrumento, como un goniómetro universal, para medir la AdMA.

Medición de la AdMA

Los procedimientos de medición con el goniómetro universal y el goniómetro de «Myrin» OB se describen en la sección «Medición de la AdM», más adelante en este capítulo. La medición de la AdMA puede emplear las mismas o distintas posiciones a las usadas para la AdMP; por ejemplo, pueden utilizarse posiciones o actividades funcionales para medir la AdMA. Cuando el paciente se mueva activamente a través de la amplitud, insista en que realice con exactitud el movimiento para evitar movimientos sustitutos de otras articulaciones.

Evaluación de la AdMP

La evaluación de la AdMP proporciona información sobre los siguientes aspectos:

- AdM posible en la articulación.
- Factores que limitan el movimiento.
- Movimientos que causan o aumentan el dolor.

La AdMP suele ser ligeramente superior a la AdMA, debido al ligero estiramiento elástico de los tejidos y, en algunos casos, a la disminución del volumen de los músculos relajados. Sin embargo, la AdMP también puede ser mayor que la AdMA en presencia de debilidad muscular.

Se debe evaluar la AdMP articular antes de evaluar la fuerza muscular, ya que la AdMP completa disponible en la articulación determina la amplitud en la que se puede esperar que los músculos muevan la extremidad. Por lo tanto, la *AdMP completa disponible* se define como la AdM completa disponible a efectos de la calificación de la fuerza muscular.

Para evaluar la AdMP en una articulación, para cada movimiento articular estabilice el (los) segmento(s) articular(es) proximal(es) y mueva el (los) segmento(s) articular(es) distal(es) a través de la AdMP completa (fig. 1-25) y haga lo siguiente:

- Estime visualmente la AdMP.
- Defina la calidad del movimiento a lo largo de la AdMP.
- Determine tanto la sensación de tope como los factores que limitan la AdMP.
- Observe la presencia de dolor.
- Determine si el patrón de movimiento es capsular o no capsular.

Si la AdMP es inferior o superior a lo normal, mida la AdMP con un goniómetro y regístrela.

Los siguientes conceptos y términos son importantes para comprender la restricción del movimiento articular en el momento de evaluar la AdMP.

Factores limitantes y sensación de tope normales

La estructura anatómica única de cada articulación determina la dirección y la magnitud de su AdMP. Los factores que suelen limitar el movimiento y determinar la AdMP en una articulación incluyen:

- El estiramiento de los tejidos blandos (es decir, los músculos, la fascia y la piel)
- El estiramiento de los ligamentos o de la cápsula articular
- La aposición de los tejidos blandos
- Un hueso en contacto con otro

Al evaluar la AdMP de una articulación, observe si la amplitud es completa, restringida o excesiva, y mediante el tacto determine qué estructura o estructuras limitan el movimiento. La *sensación de tope* es la sensación transmitida a la mano del terapeuta en el extremo final de la AdMP, que indica las estructuras que limitan el movimiento articular.[18] La sensación de tope puede ser normal (fisiológica) o anómala (patológica).[19]

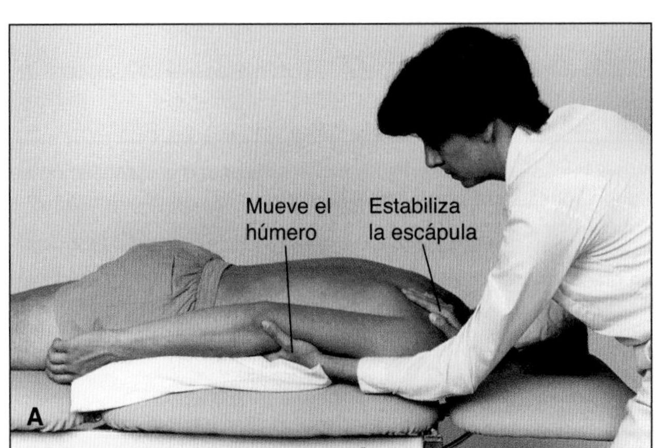

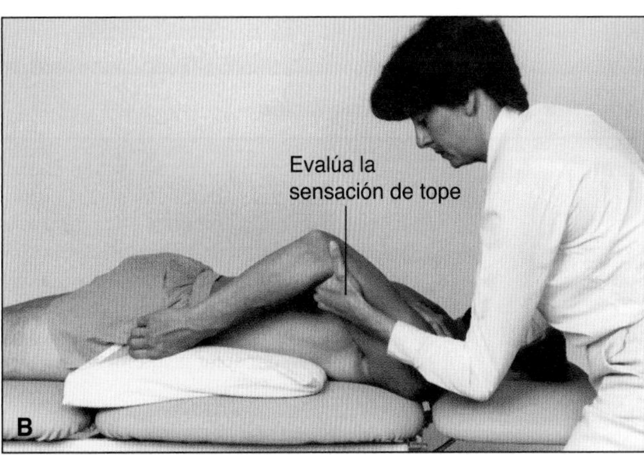

Figura 1-25 Evaluación de la amplitud de movimiento pasivo (AdMP) utilizando como ejemplo la extensión de la articulación glenohumeral. **A.** El paciente está cómodo, bien apoyado y relajado con la articulación en posición anatómica. El terapeuta estabiliza manualmente el segmento articular proximal (p. ej., la escápula) y mueve el segmento articular distal (p. ej., el húmero). **B.** El segmento articular distal se desplaza hasta el final de la AdMP y se aplica una suave sobrepresión para determinar la sensación de tope.

Existe una sensación de tope normal cuando hay una AdMP completa en la articulación y las características anatómicas normales de la articulación detienen el movimiento. La sensación de tope es anómala cuando hay una AdMP articular disminuida o aumentada, o cuando hay una AdMP normal, pero estructuras distintas de la anatomía habitual detienen el movimiento. Las sensaciones de tope normales y anómalas se presentan en las tablas 1-3 y 1-4, respectivamente. La(s) sensación(es) de tope de los movimientos articulares se documentan en capítulos posteriores con base en el conocimiento de las características anatómicas de la zona, la experiencia clínica y las referencias disponibles. Aunque pueden existir varias sensaciones de tope diferentes para un movimiento articular concreto, solo estará presente una sola sensación de tope. Cuando en una articulación son posibles varias sensaciones de tope diferentes, esto se indicará utilizando «/» entre cada sensación de tope posible. Por ejemplo, la sensación de tope para la flexión del codo puede ser suave/firme/dura (es decir, suave, firme o dura).

Método para evaluar la sensación de tope

El movimiento se aísla en la articulación evaluada (fig. 1-25A). Con el paciente relajado, estabilice el segmento articular proximal y mueva el segmento articular distal hasta el final de su AdMP, a fin de realizar el movimiento de prueba (fig. 1-25B). Aplique una ligera sobrepresión al final de la AdMP y observe la sensación de tope.

Al evaluar la AdMP en una articulación, además de determinar la sensación de tope, se debe estimar visualmente la AdMP disponible para cada movimiento en la articulación y establecer la presencia o ausencia de dolor.

Patrones capsulares y no capsulares

Si hay una AdMP reducida, evalúe el *patrón de restricción del movimiento articular.* La descripción de los patrones capsulares y no capsulares procede de los trabajos de Cyriax.[18]

Patrón capsular

Si existe una lesión de la cápsula articular o una reacción articular total, se producirá un patrón de restricción característico en la AdMP: el patrón capsular. Solo las articulaciones controladas por los músculos presentan patrones capsulares. Cuando los estímulos dolorosos de la zona de la articulación ocasionan un espasmo muscular involuntario, se produce una restricción del movimiento en la región capsular de la articulación. Cada cápsula articular resiste el estiramiento de forma selectiva; por lo tanto, con el tiempo, ciertas

TABLA 1-3 Sensaciones de tope normales (fisiológicas)[18-20]

Terminología general (terminología específica) de la sensación de tope	Descripción
Dura (ósea)	Cese indoloro, repentino y duro del movimiento cuando el hueso entra en contacto con otro hueso; por ejemplo, en la extensión pasiva del codo, el proceso del olécranon entra en contacto con la fosa del olécranon
Suave (aposición de tejidos blandos)	Cuando dos superficies corporales se juntan, se siente una compresión suave del tejido; por ejemplo, en la flexión pasiva de la rodilla, los tejidos blandos de las caras posteriores de la pantorrilla y el muslo se juntan
Firme (estiramiento del tejido blando)	Sensación de firmeza o elasticidad que cede cuando se estira el músculo; por ejemplo, la dorsiflexión pasiva del tobillo realizada con la rodilla en extensión se detiene debido a la tensión en el músculo gastrocnemio
(estiramiento capsular)	Detención dura del movimiento, con cierta cesión cuando se estiran la cápsula articular o los ligamentos. La sensación es similar a estirar un trozo de cuero; por ejemplo, la rotación externa pasiva del hombro

TABLA 1-4 Sensaciones de tope anómalas (patológicas)[18-20]

Sensación de tope	Descripción
Dura	Cese repentino y duro del movimiento, cuando el hueso entra en contacto con otro hueso, o una sensación de chirrido óseo, cuando las superficies articulares rugosas se mueven entre sí; por ejemplo, en una articulación que contiene cuerpos sueltos, una enfermedad articular degenerativa, una luxación o una fractura
Suave	Sensación de empantanamiento que indica la presencia de sinovitis o edema de tejidos blandos
Firme	Sensación de elasticidad o de cese duro del movimiento con cierta cesión, lo que indica un acortamiento muscular, capsular o ligamentoso
Bloqueo elástico	Se ve o se siente un rebote que indica la presencia de una alteración interna; por ejemplo, una rodilla con un menisco roto
Vacío	Si hay un dolor considerable y no se percibe ninguna sensación de tope antes de llegar al final de la amplitud de movimiento pasivo, cuando el paciente solicita que se detenga el movimiento, esto indica una afección como un absceso extraarticular, una neoplasia, una bursitis aguda, una inflamación articular o una fractura
Espasmódica	Un cese abrupto y duro del movimiento pasivo, a menudo acompañado de dolor, indica una artritis aguda o subaguda, la presencia de una lesión activa grave o una fractura. Si no hay dolor, la sensación de tope espasmódica puede indicar una lesión del sistema nervioso central, con el consiguiente aumento del tono muscular

caras de la cápsula se contraen más que otras. El patrón capsular se manifiesta como una limitación proporcional de los movimientos articulares característicos de cada articulación; por ejemplo, el patrón capsular de la articulación del hombro difiere del patrón de restricción de la articulación de la cadera. El patrón capsular en cada articulación es similar entre individuos. Las articulaciones que dependen principalmente de los ligamentos para su estabilidad no presentan patrones capsulares, y el grado de dolor ocasionado cuando se tensa la articulación al final del movimiento indica la gravedad de la reacción articular total o de la artritis. El patrón capsular de cada articulación se detalla en los siguientes capítulos, con los movimientos enumerados en orden de restricción (del más al menos restringido). Sin embargo, se debe tener en cuenta que las investigaciones[21-23] indican que los patrones capsulares pueden no ser tan fiables como se pensaba.

Patrón no capsular

Existe un patrón no capsular cuando hay limitación del movimiento en una articulación, pero no hay restricción en el patrón capsular. Un patrón no capsular indica la ausencia de una reacción articular total. Los esguinces o las adherencias de los ligamentos, las afecciones internas o las lesiones extraarticulares pueden dar lugar a un patrón no capsular en la articulación.

Los esguinces o las adherencias de los ligamentos afectan regiones específicas de la articulación o la cápsula. El movimiento está restringido y se produce dolor cuando se mueve la articulación en una dirección que estira el ligamento afectado. Los demás movimientos de la articulación suelen ser completos y sin dolor.

La afección interna se produce cuando hay fragmentos de cartílago o hueso sueltos dentro de una articulación. Cuando el fragmento suelto impacta entre las superficies articulares, el movimiento se bloquea repentinamente y puede haber dolor localizado. Todos los demás movimientos articulares son completos y no producen dolor. Las alteraciones internas se producen en articulaciones como la rodilla, la mandíbula y el codo.

Las lesiones extraarticulares que afectan estructuras no articulares, como las adherencias, los espasmos o las distensiones musculares, los hematomas y los quistes, pueden limitar la AdM articular en una dirección, mientras que en todas las demás direcciones existe una AdMP completa e indolora.

Medición de la AdM

Instrumentación

Un *goniómetro* es un aparato que se utiliza para medir ángulos articulares.[7] El goniómetro elegido para evaluar la AdM articular dependerá del grado de precisión que se requiera en la medición, del tiempo disponible, de los recursos con que cuente el profesional de la salud, así como de la comodidad y bienestar del paciente. Las radiografías, las imágenes digitales, las fotografías, las fotocopias y el uso del electrogoniómetro, el flexómetro o la plomada pueden proporcionar medidas objetivas, válidas y fiables de la AdM, pero no siempre son prácticas o están disponibles en el ámbito clínico. Al realizar una investigación clínica, el terapeuta debe contar con instrumentos alternativos que ofrezcan una evaluación más rigurosa de la AdM articular.

En el ámbito clínico, el goniómetro universal (figs. 1-26 y 1-27) es el más utilizado para medir la AdM de las articulaciones de las

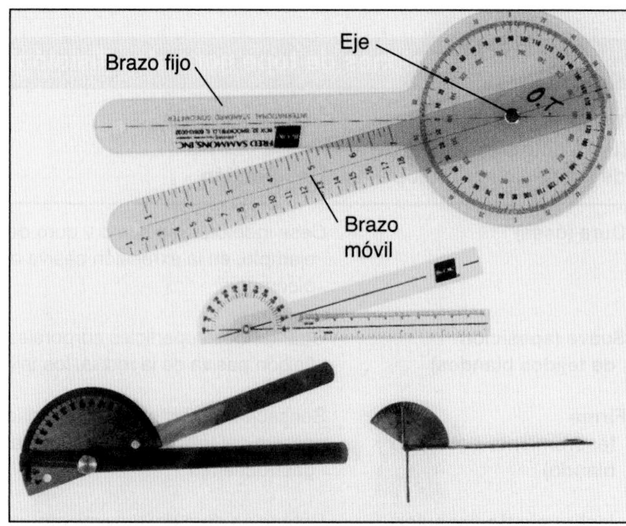

Figura 1-26 Diferentes tamaños de goniómetros universales de 180° y de 360°.

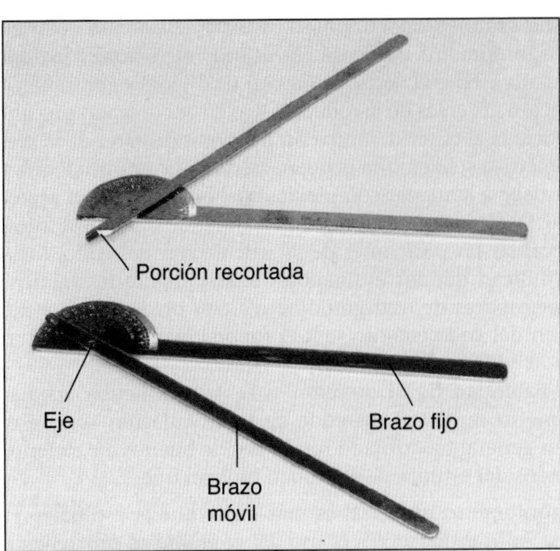

Figura 1-27 Goniómetro universal con transportador de 180°. *Arriba*: la amplitud de movimiento (AdM) no puede ser leída porque la parte recortada del brazo móvil está fuera de la escala. *Abajo*: con la parte recortada del brazo móvil sobre la escala, se puede leer la AdM.

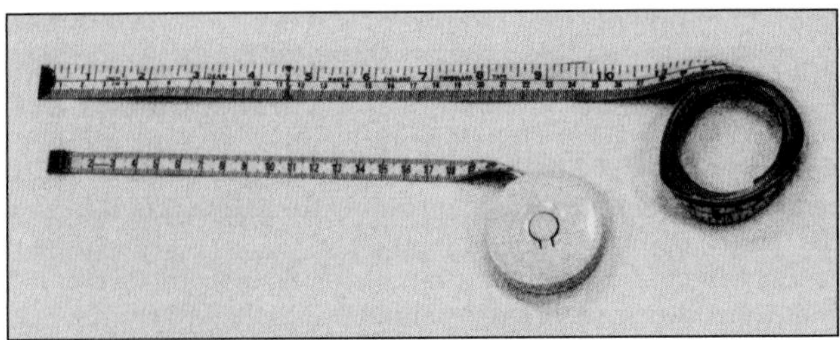

Figura 1-29 Cintas métricas empleadas para medir la amplitud de movimiento articular.

extremidades. En este texto se describe e ilustra el goniómetro universal para la medición de la AdM articular de las extremidades y de la columna vertebral. El goniómetro de «Myrin» OB[24] (OB Rehab, Solna, Suecia) (fig. 1-28), aunque menos empleado en la clínica, es una herramienta útil y se describe e ilustra para la medición de la AdM en el antebrazo, la cadera, la rodilla y el tobillo.

El goniómetro universal, la cinta métrica (fig. 1-29), el inclinómetro estándar (fig. 1-30) y el instrumento para medir la amplitud de movimiento cervical (AdMC)[25] (Performance Attainment Associates, Roseville, MN) (fig. 1-31) son las herramientas utilizadas para medir la AdMA de la columna vertebral, tal como se presenta en este texto. Las mediciones de la AdMA de las articulaciones temporomandibulares (ATM) se llevan a cabo con un calibrador de profundidad o un compás calibrador. En el capítulo 9 se describen e ilustran estos instrumentos y los procedimientos de medición empleados para medir la AdMA de la columna vertebral y la ATM.

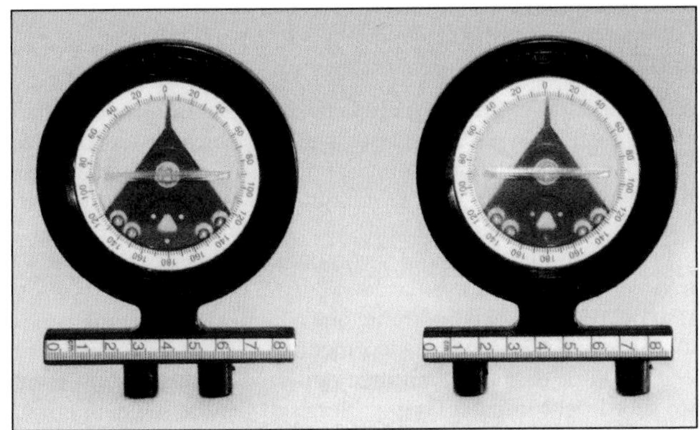

Figura 1-30 Inclinómetros estándar con puntos de contacto ajustables para facilitar su colocación sobre la superficie corporal.

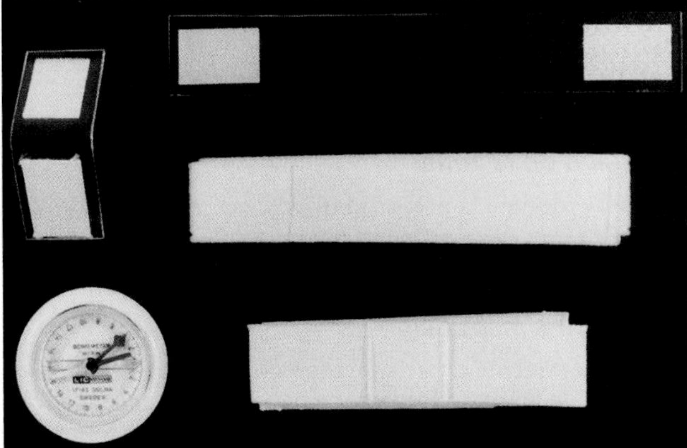

Figura 1-28 Goniómetro OB, un compás/inclinómetro, que incluye correas de velcro y placas plásticas de extensión para sujetar el goniómetro a la parte del cuerpo que se está evaluando.

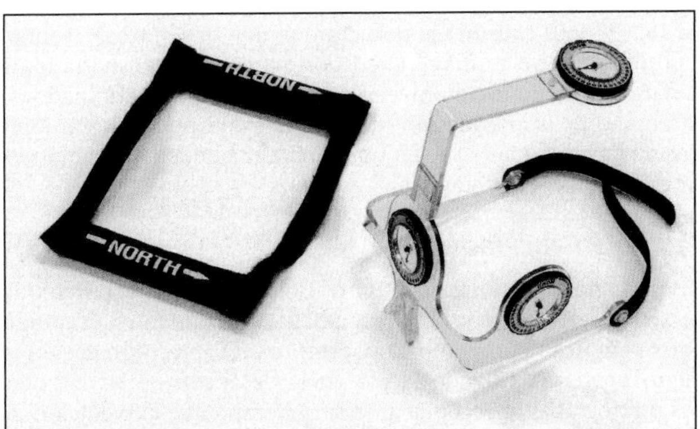

Figura 1-31 El instrumento para medir la amplitud de movimiento cervical consta de dos inclinómetros de gravedad, un inclinómetro de brújula magnética y un yugo magnético.

Validez y fiabilidad

Validez

La *validez* es «el grado en el que un instrumento mide lo que se supone que debe medir».[26 (p. 171)] La validez indica la precisión de una medición. Un goniómetro, un inclinómetro o una cinta métrica se usan para proporcionar mediciones de los grados o la distancia en centímetros del movimiento o la posición de una articulación. Las mediciones deben ser precisas porque los resultados, considerados como representaciones válidas de los ángulos articulares reales, se usan para planificar el tratamiento y para determinar su eficacia, la evolución del paciente y el grado de discapacidad.

La validez relacionada con el criterio es un medio para valorar la precisión de los instrumentos al evaluar los ángulos o las posiciones articulares. Para establecer esta validez, las medidas obtenidas con el instrumento se comparan con cifras recopiladas de otros instrumentos que constituyan un estándar aceptado (criterio) para la medición de ángulos articulares, por ejemplo, una radiografía. Cuando la evidencia de apoyo del estándar aceptado se recopila al mismo tiempo que la medición del instrumento de prueba, se evalúa la validez concurrente. Si se encuentra una relación estrecha entre las medidas obtenidas con el instrumento y la norma aceptada, las medidas del instrumento son válidas.

Fiabilidad

La *fiabilidad* es «el grado en el que el instrumento proporciona la misma medida en usos repetidos, ya sea por el mismo operador (fiabilidad intraevaluador) o por diferentes operadores (fiabilidad entre evaluadores)».[27 (p. 49)] La fiabilidad indica la uniformidad o repetibilidad de una medición.

El terapeuta mide la AdM y compara las medidas tomadas a lo largo del tiempo para evaluar la eficacia del tratamiento y el progreso del paciente. Es importante que el terapeuta sepa que la posición articular y la AdM pueden medirse de manera uniforme (es decir, con una desviación mínima por error de medición). Cuando esto sucede, al comparar las mediciones de la AdM se puede confiar en la similitud o la divergencia entre medidas para saber cuándo se ha producido un verdadero cambio que no se deba a un error de medición o a la ausencia de uniformidad.

A continuación se describe el funcionamiento del goniómetro universal y el goniómetro de «Myrin» OB, así como la validez y la fiabilidad del primero de estos instrumentos. La validez y la fiabilidad de la cinta métrica/calibrador de profundidad, el inclinómetro y el instrumento para medir la AdMC se tratan en el capítulo 9, junto con la descripción y la aplicación de estos instrumentos.

Goniómetro universal

El *goniómetro universal* (*véanse* figs. 1-26 y 1-27) es un transportador de 180° o 360° con un eje o fulcro que une dos brazos. Un brazo está fijo y el otro es móvil alrededor del eje del transportador. El tamaño del goniómetro universal a emplear viene determinado por el tamaño de la articulación que se está evaluando. Los goniómetros de mayor tamaño suelen usarse para medir la amplitud articular en articulaciones grandes.

Validez y fiabilidad

Las radiografías, «el medio más preciso para evaluar el movimiento articular»,[28 (p. 116)] y las fotografías son estándares aceptados que se emplean para comparar y determinar la precisión del goniómetro universal. Cuando la evidencia de apoyo de las radiografías o fotografías se recopila al mismo tiempo que la medición del goniómetro universal, puede evaluarse la validez concurrente.

Se ha estudiado poco sobre la validez relacionada con el criterio del goniómetro universal. Al utilizar mediciones radiográficas del ángulo óseo en comparación con mediciones goniométricas de la posición articular de la rodilla,[29,30] se ha encontrado una alta validez asociada al criterio, junto con hallazgos dispares de la precisión goniométrica solo en una pequeña parte de la amplitud, que se cree que se debe a la mayor complejidad del movimiento al acercarse al final de la extensión. Al tener un estándar de referencia fotográfico para evaluar las posiciones de la articulación del codo, los «resultados indican que los evaluadores relativamente inexpertos deberían ser capaces de usar goniómetros con precisión para medir la posición del codo cuando se les proporcionan métodos estandarizados».[31 (p. 1666)]

La fiabilidad de la posición y la AdM articular mediante el goniómetro universal depende de la articulación que se evalúe, pero en general ha arrojado resultados de buenos a excelentes. Los resultados del estudio de fiabilidad indican que:

- El goniómetro universal es más fiable que la estimación visual de la AdM articular.[32-37] El uso del goniómetro se vuelve incluso más crítico cuando el evaluador no cuenta con la suficiente experiencia.[36,38]
- La fiabilidad de la medición goniométrica varía en función de la articulación y el movimiento evaluados.[34,39-42]
- La fiabilidad intraevaluador es mejor que la fiabilidad entre evaluadores; por lo tanto, el mismo terapeuta debe realizar todas las mediciones siempre que sea posible.[32,33,39,40,43-45] Las mediciones de la AdM no deben ser llevadas a cabo indistintamente por diferentes terapeutas en un mismo paciente, a menos que se conozca la fiabilidad entre evaluadores.[46]
- El tamaño del goniómetro seleccionado para evaluar la AdM en una articulación no afecta la fiabilidad de la medición.[47,48]
- Los resultados son contradictorios en cuanto a si tomar el promedio de mediciones repetidas mejora[33,44,49] o no influye en[41,42,47,50] la fiabilidad de las mediciones goniométricas.
- Las investigaciones[50-56] acerca de la fiabilidad de la medición con el goniómetro en presencia de espasticidad no parecen ser concluyentes.

La AdM articular puede medirse de forma fiable mediante un goniómetro universal cuando, idealmente, el mismo terapeuta realiza mediciones repetidas usando un «protocolo de medición estandarizado riguroso»,[43 (p. 57)] en ausencia de espasticidad. Miller[28] proporciona un método para que los profesionales de la salud determinen la fiabilidad intraevaluador y entre evaluadores dentro de su propio consultorio. Conocer el factor de error en la medición permite a los terapeutas determinar mejor el progreso del paciente.

Procedimiento de evaluación y medición de la AdM articular

Exposición de la zona

Explique al paciente la necesidad de exponer la zona que se va a evaluar. Exponga adecuadamente la zona y cubra al paciente según la necesidad.

Explicación e instrucción

Explique brevemente al paciente el procedimiento de evaluación y medición de la AdM. Describa y muestre el movimiento a realizar, o mueva pasivamente la extremidad no implicada a través de la AdM.

Evaluación de la AdM normal

Inicialmente evalúe y registre la AdM de la extremidad no afectada para determinar la AdM y las sensaciones de tope normales del paciente y para mostrar físicamente a la persona las características del movimiento, antes de realizarlo en el lado afectado. Si existe una afectación bilateral de las extremidades, utilice sus conocimientos clínicos y su experiencia para juzgar la AdMP normal del paciente, teniendo en cuenta que esta suele ser ligeramente superior a la AdMA.

Utilice las tablas de valores, proporcionadas por la American Academy of Orthopaedic Surgeons,[57] y los valores de AdMA sugeridos por Berryman Reese y Bandy, derivados de una evaluación de la literatura médica de investigación,[58] como guías para la AdMA normal. Estos valores de AdMA «normales» se presentan en forma de tabla al principio de cada capítulo.

Estas amplitudes pueden inducir a error, ya que la AdM articular puede variar de una persona a otra en función del sexo, la edad, la ocupación y el estado de salud.[59] Por lo tanto, las amplitudes «normales» solo deben usarse como guía a la hora de evaluar y tratar a los pacientes. Lo que es más importante, determine la AdM funcional que resulta imprescindible para que el paciente pueda realizar sus actividades de la vida diaria (AdVD), así como la capacidad que actualmente tiene para cumplir con estos requisitos.

Procedimiento de evaluación y medición

Posición del paciente. Asegúrese de que el paciente se encuentre:

- Cómodo
- Bien apoyado

Coloque al paciente de modo que:

- La articulación que se va a evaluar esté en posición anatómica.
- El segmento proximal de la articulación pueda estabilizarse para permitir únicamente el movimiento deseado.
- El movimiento pueda producirse a través de toda la AdM sin restricciones.
- El goniómetro pueda colocarse de manera correcta para medir la AdM.

Si la posición del paciente varía de la posición de evaluación estándar descrita en este texto, regístrelo de forma especial en el formulario de evaluación de la AdM.

Movimientos sustitutos. Al evaluar y medir la AdMA y la AdMP, asegúrese de que solo se produce el movimiento deseado en la articulación que se está evaluando. Los movimientos sustitutos pueden adoptar la forma de movimientos adicionales en la articulación que se está evaluando o en otras, dando así la apariencia de tener una AdM articular mayor que la realmente presente. En la figura 1-32 se ilustra un ejemplo de movimientos sustitutos utilizados al efectuar una actividad funcional.

Al evaluar y medir la AdMA y la AdMP, intente eliminar los movimientos sustitutos. En el caso de la AdMA, esto puede lograrse mediante una explicación y una instrucción adecuadas al paciente sobre el movimiento que debe realizar y el movimiento o movimientos sustitutos que debe evitar. Además, al evaluar la AdMA y la AdMP, se pueden evitar los movimientos sustitutos mediante lo siguiente:

- Colocando de manera adecuada al paciente.
- Estabilizando adecuadamente el segmento proximal de la articulación, según la necesidad.
- Adquiriendo una práctica sustancial en la evaluación de la AdMA y la AdMP.

Para evaluar con precisión la AdM articular, el terapeuta debe conocer y reconocer los posibles movimientos sustitutos. Si la presencia de movimientos sustitutos da lugar a una evaluación y una medición inexactas de la AdMA o la AdMP, el plan de tratamiento puede ser inadecuado.

Estabilización. Estabilice el segmento proximal de la articulación para limitar el movimiento de la articulación que se está evaluando o midiendo y evite el movimiento sustituto por falta de amplitud articular haciendo uso de lo siguiente:

1. El peso corporal del paciente.
   Por ejemplo:
   - Para medir la elevación del hombro a través de la AdMP de flexión, coloque al paciente en decúbito supino sobre

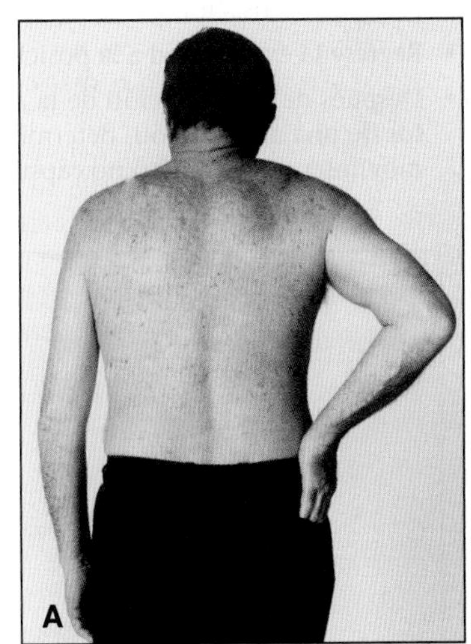

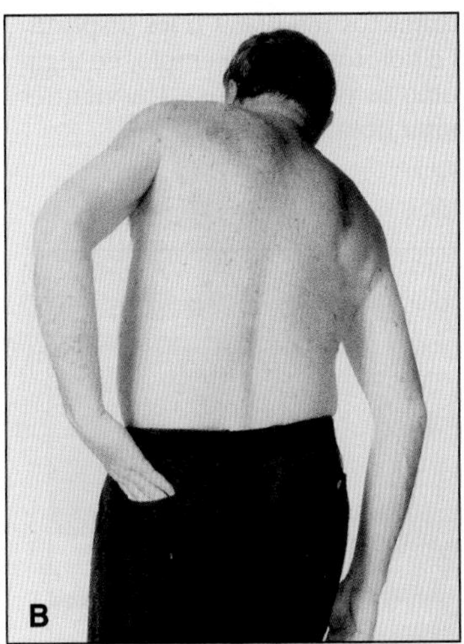

Figura 1-32 A. El paciente introduce la mano en un bolsillo trasero usando el miembro superior derecho sano. **B.** Los movimientos sustitutos en la cintura escapular izquierda y del tronco compensan la restricción de la amplitud de movimiento de la articulación del hombro izquierdo cuando el paciente intenta introducir la mano en el bolsillo trasero.

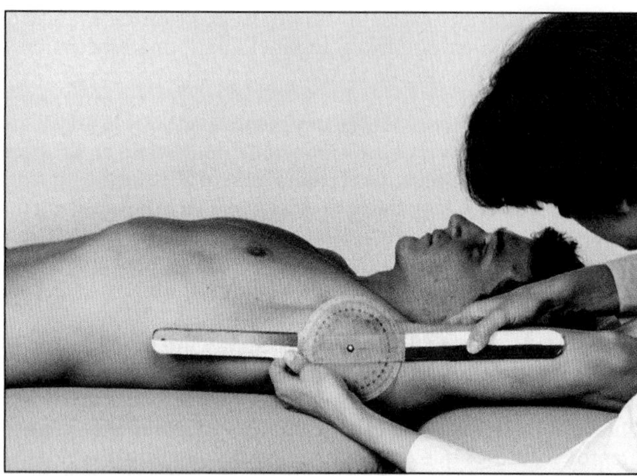

Figura 1-33 El peso del tronco sobre una superficie firme, como la camilla de exploración, sirve para estabilizar la escápula mientras el terapeuta mide la amplitud de movimiento pasivo de elevación del hombro mediante flexión.

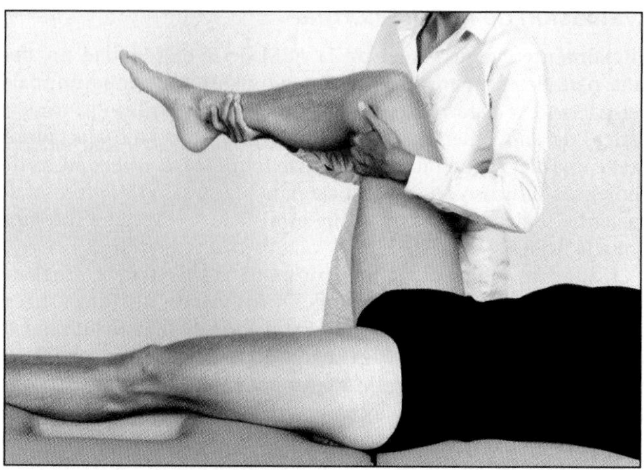

Figura 1-34 El peso del tronco y la posición de la pelvis sobre una superficie firme sirven para estabilizar la pelvis mientras el terapeuta evalúa la amplitud de movimiento pasivo de rotación interna de la cadera y la sensación de tope.

una camilla de exploración firme, de forma que el peso del tronco estabilice la cintura escapular (fig. 1-33).

- Para evaluar la AdMP de rotación interna de la cadera, coloque al paciente en decúbito supino sobre una camilla de exploración firme, de forma que el peso del cuerpo estabilice la cintura pélvica (fig. 1-34).

2. La posición del paciente.
   Por ejemplo:
   - Para evaluar la AdM de abducción de la cadera (fig. 1-35), coloque al paciente en decúbito supino sobre una camilla firme, con la pierna contralateral sobre el lado opuesto de la camilla y el pie descansando sobre un taburete. Esta posición de las piernas evita la inclinación o el desplazamiento de la pelvis hacia el lado de la prueba, lo que produciría la apariencia de una AdMP de abducción de la cadera mayor de la que realmente existe.
3. Las fuerzas externas en forma de presión aplicada directamente por el terapeuta y dispositivos como cinturones o bolsas de arena. Asegúrese de que los contactos manuales o los dispositivos eviten las zonas sensibles o dolorosas; por ejemplo, en algunas enfermedades virales (como la poliomielitis), los vientres musculares pueden experimentar dolor al tacto.
   Por ejemplo:
   - Estabilice manualmente la pelvis para evaluar la AdMP de extensión de la cadera (fig. 1-36) o emplee un cinturón cuando exista la necesidad de tener ambas manos libres para utilizar el goniómetro (fig. 1-37).
   - Estabilice manualmente la tibia y el peroné para evaluar la dorsiflexión de la articulación supraastragalina (es decir, del tobillo) y la AdMP de flexión plantar (fig. 1-38).

Evaluación de la AdMP y de la sensación de tope. Con el paciente relajado, colocado cómodamente sobre una superficie firme y la articulación en posición anatómica:

- Estabilice el segmento articular proximal (fig. 1-39A).
- Mueva el segmento distal de la articulación hasta el final de la AdMP para llevar a cabo un movimiento de prueba (fig. 1-39B) y aplique una ligera (es decir, suave) sobrepresión al final de la AdMP.
- Estime visualmente la AdMP.
- Perciba la sensación de tope y la presencia de dolor.
- Regrese la extremidad a la posición inicial.
- Después de la evaluación de la AdMP para todos los movimientos de una articulación, determine la presencia de un patrón de movimiento capsular o no capsular.

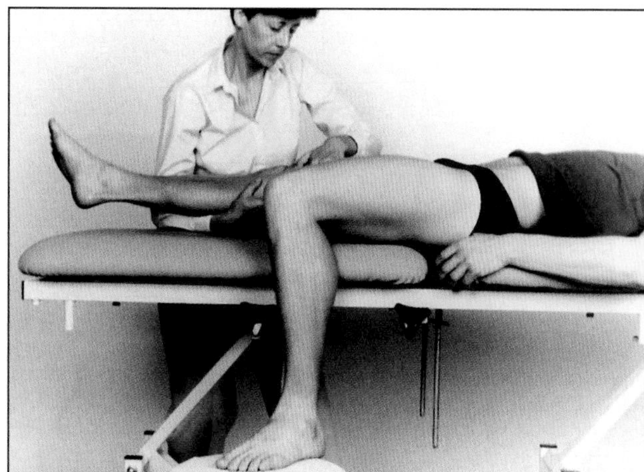

Figura 1-35 La posición de la pierna no evaluada del paciente estabiliza la pelvis cuando se prueba la amplitud de movimiento pasivo de abducción de la cadera.

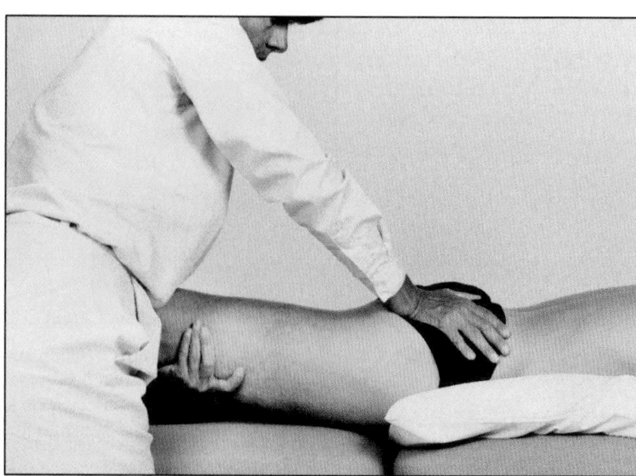

Figura 1-36 El terapeuta aplica presión externa para estabilizar la pelvis y evaluar la amplitud de movimiento pasivo en la extensión de la cadera.

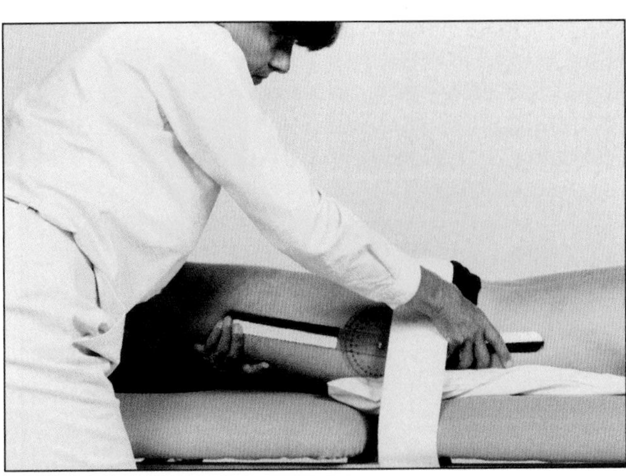

Figura 1-37 Se puede usar un cinturón para estabilizar la pelvis y medir la amplitud de movimiento pasivo de extensión de la articulación de la cadera.

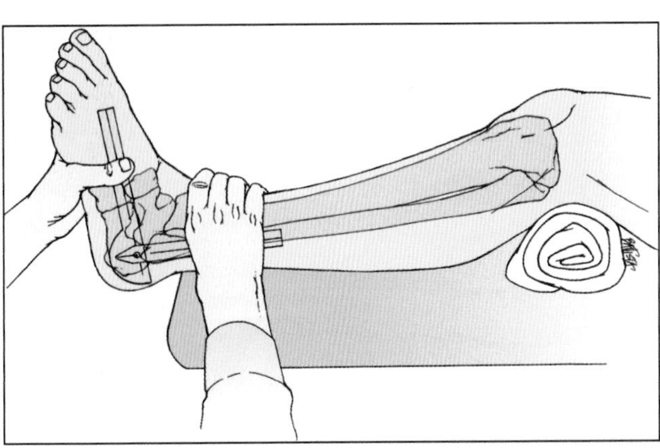

Figura 1-38 El terapeuta estabiliza manualmente la tibia y el peroné proximales a la articulación del tobillo para medir la amplitud de movimiento pasivo de dorsiflexión y flexión plantar del tobillo.

Medición. No es necesario medir la AdM articular cuando la articulación afectada presenta una AdMA y una AdMP completas. Registre la AdM como completa (C), normal (N) o dentro de los límites normales (DLN).

Método del cero neutro[57]

El método del cero neutro es el más empleado para evaluar y medir la AdM articular. Todos los movimientos articulares se miden a partir de una posición cero definida, ya sea la posición anatómica (*véanse* figs. 1-14 a 1-16) o una posición especificada como tal. Cualquier movimiento a ambos lados del cero es positivo y se mueve hacia 180°.

Goniómetro universal: procedimiento de medición

- *Colocación del goniómetro*: la colocación preferida del goniómetro es lateral a la articulación, justo por fuera de la superficie de la extremidad (fig. 1-40), pero también puede colocarse sobre la articulación (fig. 1-41) con solo un ligero contacto entre el goniómetro y la piel. Si hay inflamación articular, la colocación del aparato sobre la articulación puede producir resultados erróneos, ya que el grado de inflamación es variable.
- *Eje*: el eje del goniómetro se coloca sobre el eje de movimiento de la articulación. Se puede usar una prominencia ósea específica o un punto de referencia anatómico para representar el eje de movimiento, aunque es posible que este punto no represente la ubicación exacta del eje de movimiento a lo largo de toda la AdM.
- *Brazo fijo*: el brazo fijo del goniómetro por lo general se sitúa paralelo al eje longitudinal del segmento articular proximal fijo o apunta hacia una prominencia ósea distante en el segmento proximal.
- *Brazo móvil*: el brazo móvil del goniómetro por lo regular se sitúa paralelo al eje longitudinal del segmento articular distal móvil o apunta hacia una prominencia ósea distante en el segmento distal.

Si se presta especial atención a la colocación correcta de ambos brazos del goniómetro y se mantienen las posiciones a medida que la articulación se desplaza por la AdM, el eje del goniómetro se alineará de manera aproximada con el eje de movimiento.[59]

El goniómetro se alinea primero para medir la posición cero definida para la AdM en una articulación (figs. 1-40A y 1-41A). Si no es posible alcanzar la posición cero previamente definida, la articulación se coloca lo más cerca posible de dicha posición, y la distancia a la que se coloca el brazo móvil, en relación con la posición inicial de 0° en el transportador, se registra como la posición inicial.

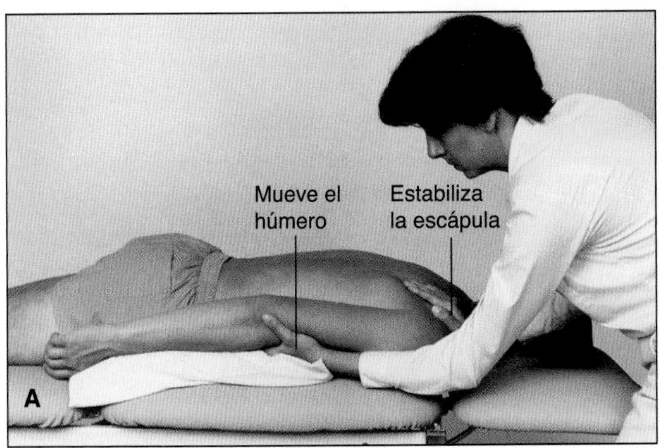

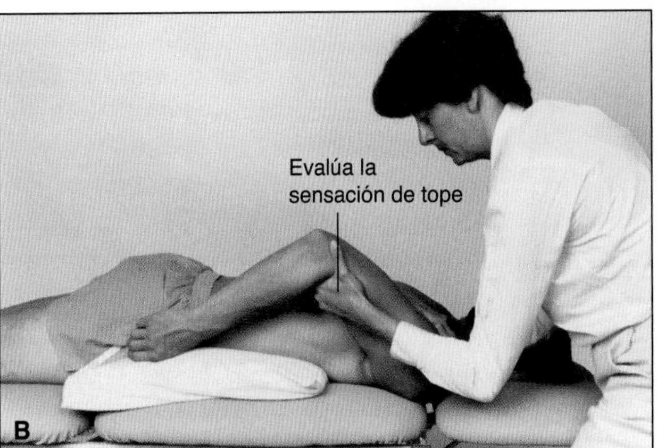

Figura 1-39 Evaluación de la amplitud de movimiento pasivo (AdMP) utilizando como ejemplo la extensión de la articulación glenohumeral. **A.** El paciente está cómodo, bien apoyado y relajado con la articulación en posición anatómica. El terapeuta estabiliza manualmente el segmento articular proximal (p. ej., la escápula) y mueve el segmento articular distal (p. ej., el húmero). **B.** El segmento articular distal se desplaza hasta el final de la AdMP articular y se aplica una suave sobrepresión para determinar la sensación de tope.

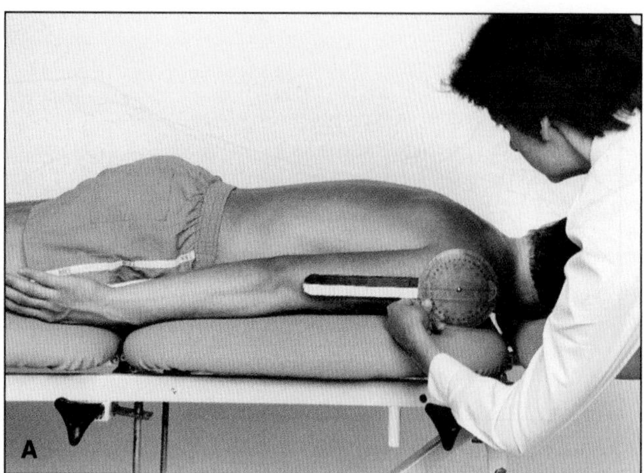

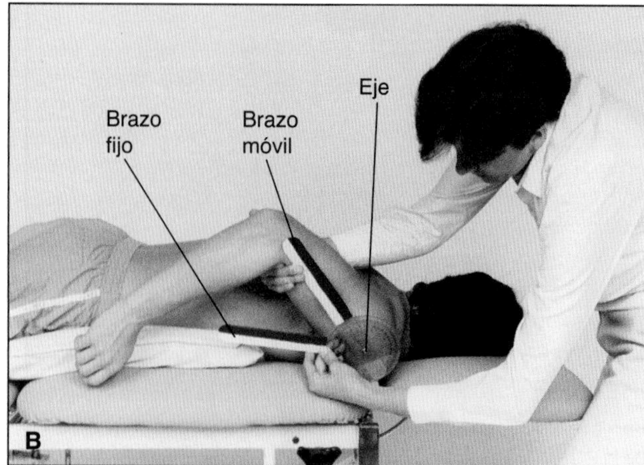

Figura 1-40 Medición de la amplitud de movimiento pasivo (AdMP) utilizando como ejemplo la extensión de la articulación glenohumeral. **A.** Posición inicial: el goniómetro universal se alinea con la articulación en posición anatómica (0°). **B.** Posición final: medición de la AdMP de extensión del hombro (60°).

Medición de la AdMA. Para medir la AdMA, haga que el paciente se mueva activamente a lo largo de toda la AdMA y mueva el brazo móvil del goniómetro junto con la extremidad a lo largo de toda la AdM o realinee el goniómetro al final de la AdMA (*véase* fig. 1-24B).

Medición de la AdMP. Para medir la AdMP en una articulación se emplea alguna de las dos técnicas siguientes:

1. Haga que el paciente se mueva activamente a través de la AdM articular y vuelva a alinear el goniómetro al final del AdMA. Haga que el paciente se relaje y mueva pasivamente el goniómetro y el segmento de la extremidad hasta llegar a los últimos grados de la AdMP.
2. Mueva de manera pasiva el brazo móvil del goniómetro y el segmento de la extremidad a través de toda la AdM hasta el final de la AdMP.

Con cualquiera de las dos técnicas, la distancia que el brazo móvil se aleje de la posición inicial de 0° en el transportador se registra como la AdM de la articulación. Cuando utilice un goniómetro con un transportador de 180° (*véase* fig. 1-27), asegúrese de que el instrumento esté colocado de forma que la parte recortada del brazo móvil permanezca sobre el transportador para que pueda llevarse a cabo la lectura al final de la AdM evaluada.

Para evitar el paralaje al leer un goniómetro, mire directamente a la escala y visualícela con los dos ojos abiertos o cerrando un ojo. Sea constante y utilice la misma metodología en las lecturas subsecuentes.

El dominio de la evaluación y la medición de la AdM articular se adquiere a través de la PRÁCTICA. Es importante practicar las técnicas con el mayor número posible de personas para familiarizarse con las variaciones entre individuos.

Goniómetro de «Myrin» OB

El *goniómetro de «Myrin» OB* (*véase* fig. 1-28) es un inclinómetro de brújula que consiste en un recipiente giratorio lleno de líquido montado sobre una placa.[24] El recipiente cuenta con lo siguiente:

- Una aguja de brújula que reacciona al campo magnético terrestre y mide los movimientos en el plano horizontal.
- Una aguja de inclinación que se ve influida por la gravedad y mide los movimientos en los planos frontal y sagital.
- Una escala en el piso del contenedor que está marcada en incrementos de 2°.

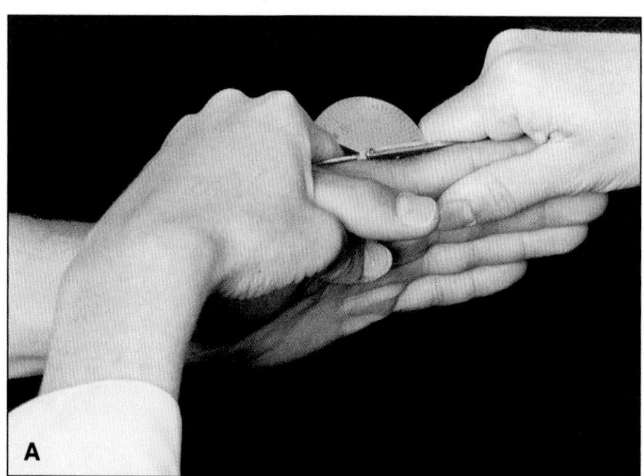

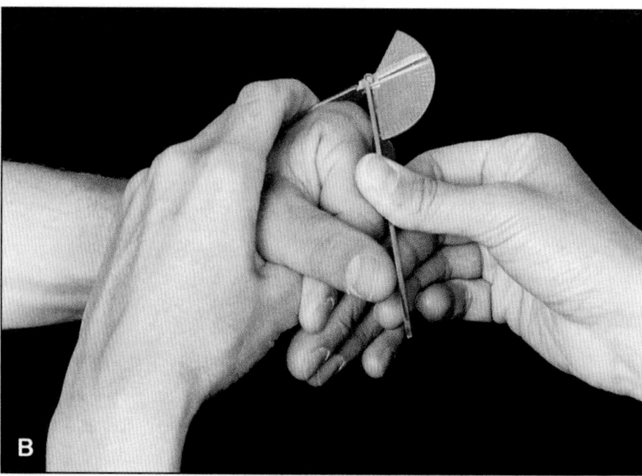

Figura 1-41 A. Posición inicial (0°) para la flexión de la articulación metacarpofalángica (MCF), con el goniómetro universal colocado sobre el dorso de la articulación MCF. **B.** Posición final: AdMP de flexión MCF (90°) con el goniómetro alineado sobre la articulación.

Se proveen dos correas con cierre de velcro para fijar el goniómetro al segmento corporal; también se incluyen dos placas plásticas de extensión para posicionarlo en ciertas mediciones de articulaciones.[24] Al utilizar el goniómetro OB, los campos magnéticos distintos a los de la Tierra causan la desviación de la aguja de la brújula y, por lo tanto, deben evitarse.

Las *ventajas* de usar el goniómetro OB para medir la AdM articular son las siguientes:

- No hay necesidad de alinear el inclinómetro con el eje de la articulación.
- Con un inclinómetro de brújula, los movimientos de rotación se miden con facilidad.
- Simplifica la evaluación de la AdM del tronco y del cuello.
- Hay pocos cambios en la alineación del goniómetro a lo largo de la AdM.
- La AdMP se evalúa más fácilmente utilizando este tipo de goniómetro, ya que el terapeuta no tiene que sujetarlo y puede estabilizar el segmento articular proximal con una mano y mover de forma pasiva el segmento distal con la otra.

Las *desventajas* del goniómetro OB son las siguientes:

- Tiene un alto costo y es voluminoso en comparación con el goniómetro universal.
- No puede utilizarse para medir las pequeñas articulaciones de la mano y del pie.
- Los campos magnéticos que son distintos a los de la Tierra ocasionan la desviación de la aguja de la brújula y por ello deben evitarse.

Goniómetro de «Myrin» OB: procedimiento de medición

- *Correa de velcro o placa plástica de extensión*: coloque la cinta de velcro en el segmento de la extremidad, proximal o distal a la articulación que se está evaluando. Para algunas mediciones de la AdM, coloque la placa plástica de extensión en la correa de velcro.
- *Goniómetro OB*: fije el disco del goniómetro a la cinta de velcro o a la placa plástica de extensión. El goniómetro se coloca en relación con los puntos de referencia óseos y en el mismo sitio en las mediciones sucesivas.[60]
- Con el paciente en posición inicial, gire el recipiente lleno de líquido hasta que la flecha de 0° se alinee directamente por debajo de la aguja de inclinación si el movimiento se produce en un plano vertical (es decir, los planos frontal o sagital) (fig. 1-42A) o por debajo de la aguja de la brújula si el movimiento se produce en el plano horizontal (fig. 1-43).[24]
- Asegúrese que la aguja pueda oscilar libremente durante la medición.[24] No desvíe el goniómetro durante la medición tocando la correa o el disco ni ejerciendo presión con la mano, pues esto cambiaría el contorno del tejido blando cerca del goniómetro.
- Al final de la AdMA o de la AdMP, el número de grados que la aguja de inclinación (fig. 1-42B) o la aguja de la brújula (fig. 1-44) se aleje de los 0° del disco de la brújula se registra como la AdM de la articulación.
- El goniómetro OB es en especial útil para medir la supinación y la pronación del antebrazo, la rotación tibial y la longitud de los músculos isquiotibiales y gastrocnemios. Las mediciones de la AdM de estos movimientos se describen e ilustran en este texto a manera de ejemplos para comprender el uso del goniómetro OB.

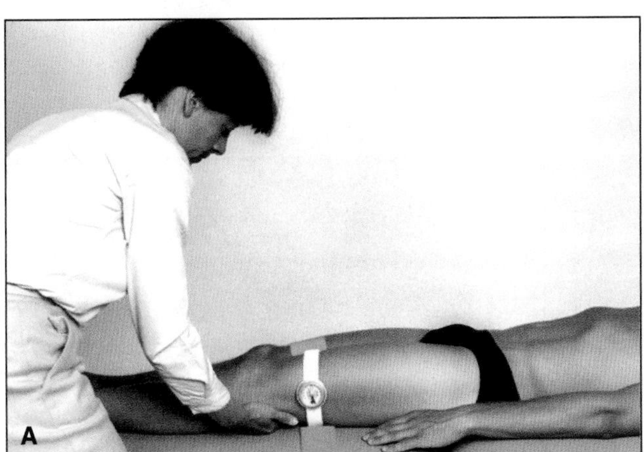

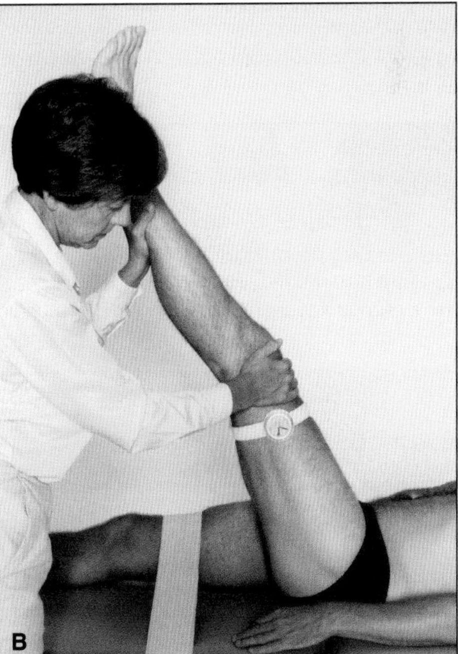

Figura 1-42 A. Posición inicial: medición de la longitud de los isquiotibiales utilizando el goniómetro OB. **B.** Posición final: medición con el goniómetro OB del ángulo de flexión de la cadera, que representa indirectamente la longitud de los isquiotibiales.

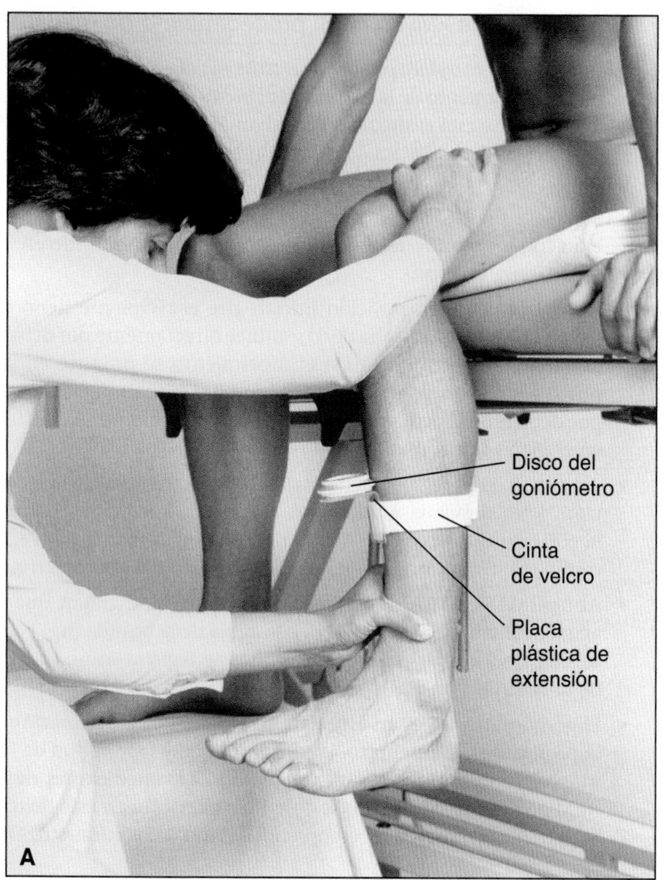

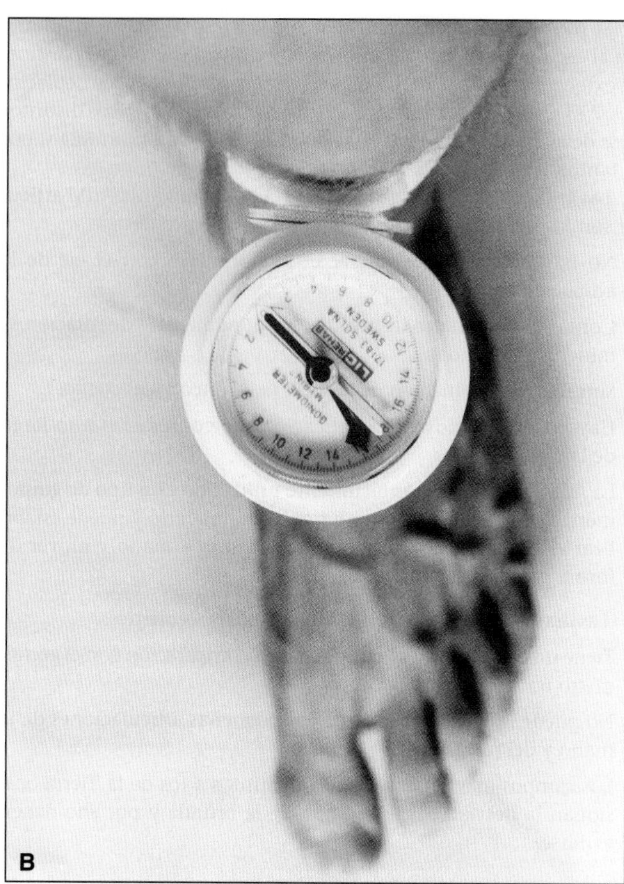

Figura 1-43 A y B. Posición inicial para la rotación tibial total: rotación tibial interna.

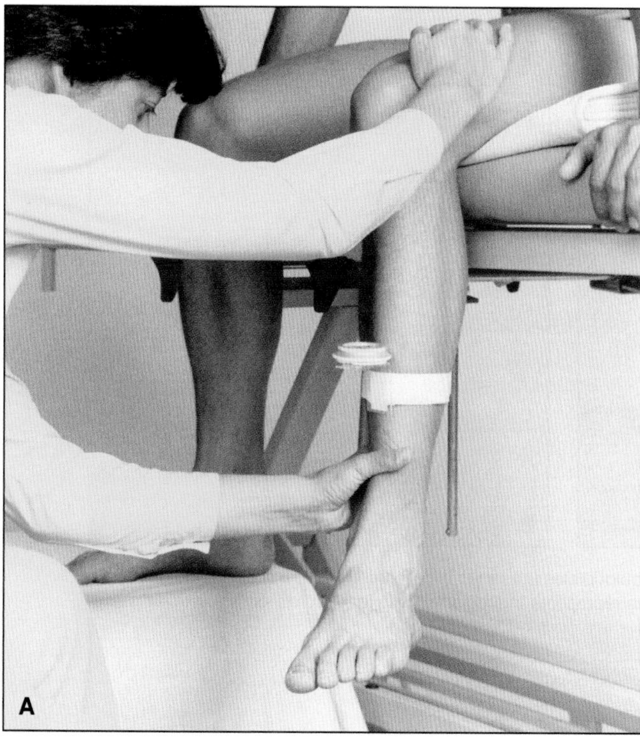

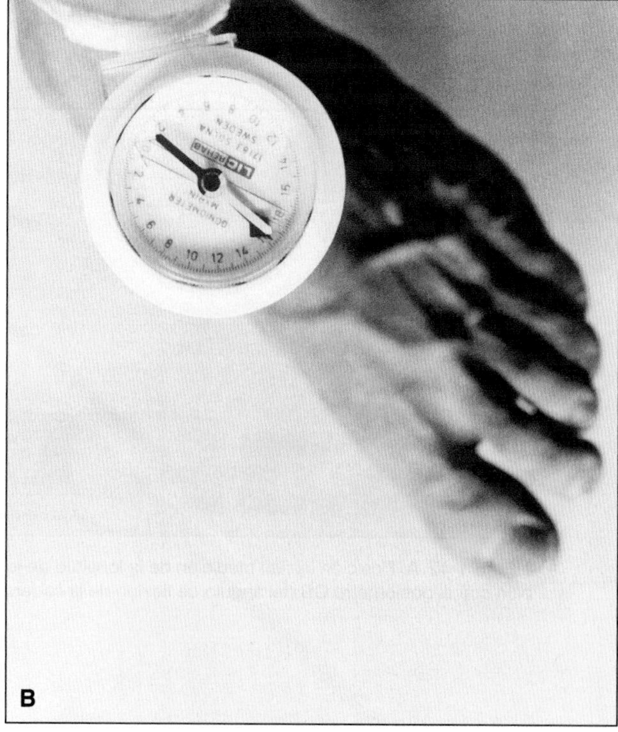

Figura 1-44 A y B. Posición final para la rotación tibial total: rotación tibial externa.

Evaluación y medición de la AdM articular con un músculo biarticular o poliarticular en la zona

Si durante la evaluación de la AdM articular el movimiento alargara o estirara un músculo biarticular o poliarticular, mueva la articulación no sujeta a evaluación, atravesada por el músculo, a su posición original, de forma que el músculo biarticular o poliarticular quede libre de tensión. Esto evita que el músculo se vuelva pasivamente insuficiente y restrinja la AdM articular evaluada.

Por ejemplo: cuando se flexiona la cadera para evaluar la AdM de este movimiento (fig. 1-45), la rodilla se coloca también en flexión para dejar a los músculos isquiotibiales biarticulares libres de tensión y evitar la restricción de la AdM de flexión de la cadera debido a la insuficiencia pasiva de estos músculos, como se ilustra en la figura 1-46.

Fuentes de error en la medición de la AdM articular

Lea atentamente la escala del goniómetro para evitar mediciones erróneas de la AdM. Las fuentes de error que deben evitarse al medir la AdM articular son[61] las siguientes:

- Lectura del lado equivocado de la escala en el goniómetro (p. ej., cuando el puntero del goniómetro está situado a medio camino entre 40° y 50°, lectura del valor de 55° en lugar de 45°).
- Tendencia a leer valores que terminan en un dígito concreto, como el cero (es decir, «_0°»).
- Tener expectativas de lo que «debería ser» la lectura y dejar que esto influya en el resultado registrado. Por ejemplo, el paciente lleva 2 semanas en tratamiento y el terapeuta espera y observa una mejoría en la AdM que en realidad no se produce.
- Cambio en la motivación del paciente para realizar la medición.
- Realización de mediciones sucesivas de la AdM en diferentes momentos del día.
- Error en el procedimiento de medición: asegúrese de que no se produzcan fuentes de error o de que estas se reduzcan al mínimo, de modo que las mediciones de la AdM sean fiables y se pueda hacer un seguimiento preciso de la evolución del paciente.

Para obtener mediciones fiables de la AdM, es esencial lo siguiente:

- La evaluación de la AdM debe hacerla el mismo terapeuta.
- Evalúe la AdM a la misma hora cada día.
- Use la misma herramienta de medición.
- Utilice la misma posición del paciente.
- Siga un protocolo de medición estándar.[59]
- El tratamiento puede afectar la AdM; por lo tanto, evalúe la AdM de manera uniforme mediante la aplicación de las técnicas terapéuticas.
- «La práctica hace al maestro»: la fiabilidad mejora cuando los profesionales de la salud están bien preparados y tienen práctica llevando a cabo las técnicas.

Registro de la AdM medida

La información estándar para un formulario de registro de la AdM incluye lo siguiente:

- Nombre del paciente.
- Edad.
- Diagnóstico.
- Fecha de la exploración: se utilizan diferentes convenciones a nivel internacional cuando se coloca la fecha numéricamente (ya sea día/mes/año o mes/día/año); para garantizar una comunicación clara cuando se registran fechas, escriba el mes de forma completa o abreviada, como se muestra en las figuras 1-47 y 1-48.
- Nombre, firma y acreditación del terapeuta evaluador.

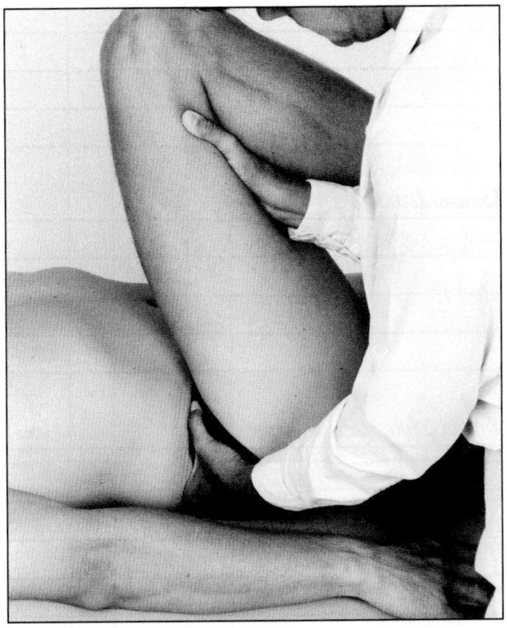

Figura 1-45 La flexión de la rodilla hace que los músculos isquiotibiales de las dos articulaciones estén laxos, de modo que la amplitud de movimiento de flexión de la cadera no está restringida por la longitud de los isquiotibiales.

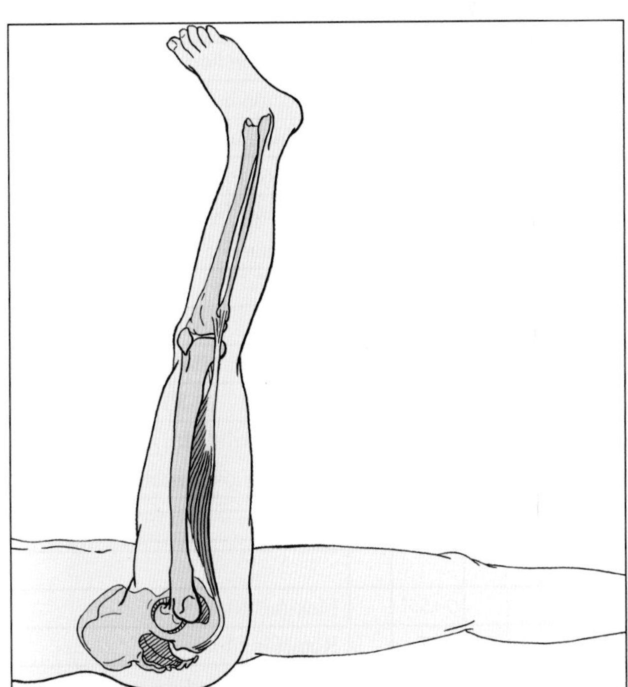

Figura 1-46 Insuficiencia pasiva de los músculos isquiotibiales. La amplitud de movimiento de flexión de la cadera está limitada por la longitud de los músculos isquiotibiales cuando la articulación de la rodilla se mantiene en extensión.

Medición de la amplitud de movimiento

Nombre del paciente *Juan Domínguez* — Edad *31 años*

Diagnóstico *# Ⓓ eje del húmero distal deprimido # Ⓓ meseta tibial* — Fecha de inicio *10 de julio del 2011*

Terapeuta *Tom Becker* — AdMA o AdMP *AdMP*

Firma *T Becker BPT, MA*

Registro:

1. Para la medición y el registro se usa la técnica del cero neutro definida por la American Academy of Orthopaedic Surgeons.[1]
2. Las amplitudes promedio, definidas por la American Academy of Orthopaedic Surgeons,[1] se muestran entre paréntesis.
3. Las columnas marcadas con asterisco (*) se usan para indicar la limitación de la amplitud de movimiento y como referencia para el resumen.
4. Se deja un espacio a la izquierda de cada sección para registrar amplitudes hipermóviles o comentarios en relación con la posición del paciente o del segmento corporal, y presencia de edema, dolor y sensación de tope.

Lado izquierdo					Lado derecho			
	*	*Oct 8/11*	*	**Fecha de medición**	*	*Oct 8/11*	*	

				Complejo articular del hombro				
		0-180°		Elevación a través de la flexión (0-180°)	*	*0-160°*		
		N		Elevación a través de la abducción (0-180°)		*N*		
				Articulación glenohumeral del hombro				
				Extensión (0-60°)				
				Abducción horizontal (0-45°)				
				Aducción horizontal (0-135°)				
				Rotación interna (0-70°)				
		↓		Rotación externa (0-90°)		↓		
				Hipermovilidad: Comentarios: *sensación de tope: Ⓓ flexión del hombro firme*				
				Codo y antebrazo				
		0-150°		Flexión (0-150°)	*	*10-120°*		
		N		Supinación (0-80°)		*N*		
		↓		Pronación (0-80°)		↓		
				Hipermovilidad: *Ⓘ hiperextensión del codo 5°* Comentarios: *sensación de tope: Ⓓ extensión del codo firme; flexión firme*				

				Rodilla				
		0-135°		Flexión (0-135°)	*	*0-75°*		
		NE		Rotación tibial		*NE*		
				Hipermovilidad: Comentarios: *sensación de tope: Ⓓ flexión de rodilla firme*				

Figura 1-47 Ejemplo del registro de la amplitud de movimiento mediante un formulario de registro numérico. AdMP: amplitud de movimiento pasivo; D: derecha; I: izquierda; N: normal; NE: no evaluado.

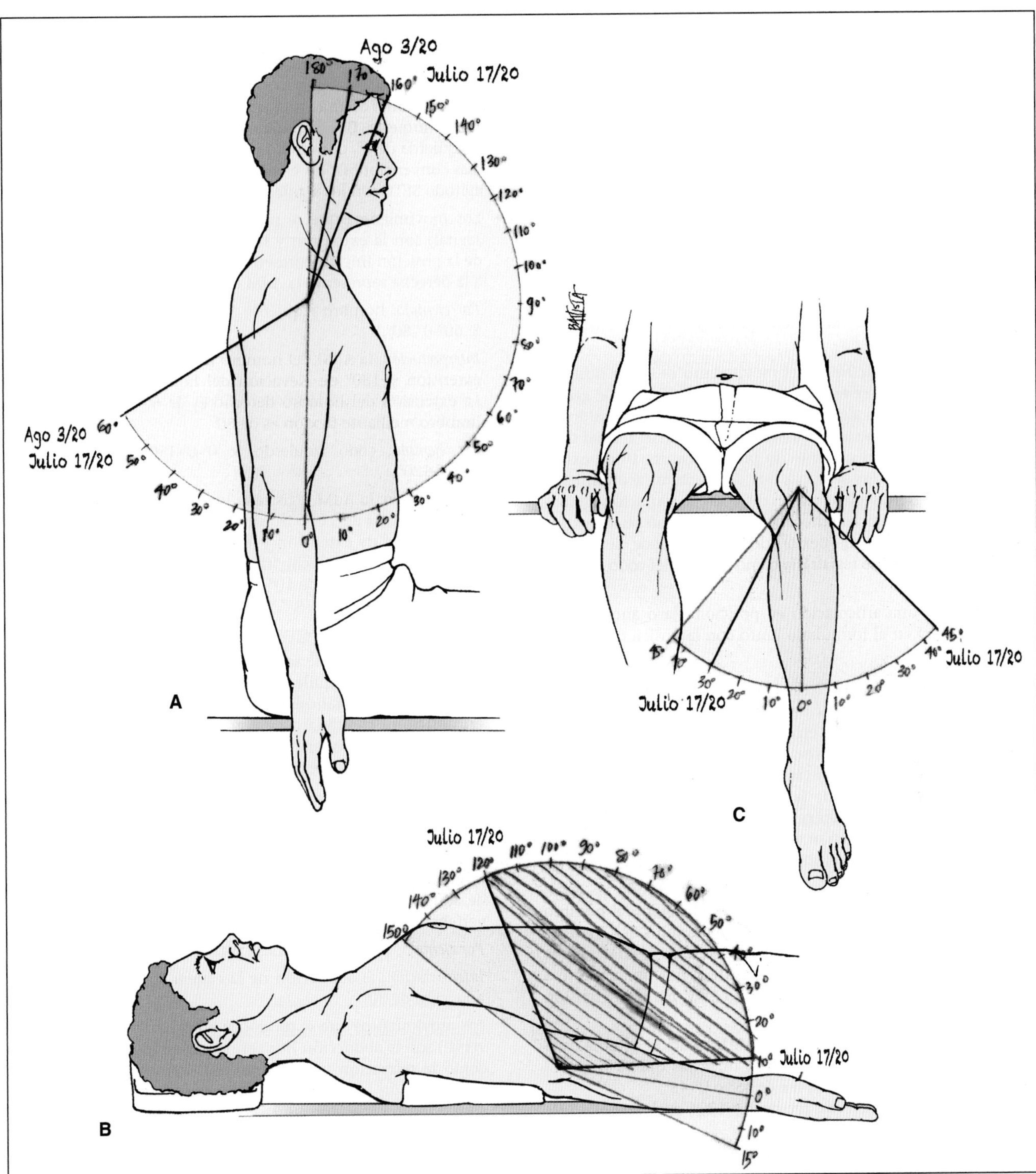

Figura 1-48 Ejemplos del registro de la amplitud de movimiento (AdM) por medio de un formulario de registro pictórico. **A.** Flexión y extensión del hombro derecho. **B.** Rotaciones interna y externa de la cadera izquierda. **C.** Flexión y extensión/hiperextensión del codo derecho. El uso del *sombreado* para mostrar la AdM disponible de flexión del codo se ilustra en **C**.

- Tipo de AdM que se está registrando, es decir, AdMA o AdMP.
- Tipo de goniómetro o instrumento utilizado para medir la AdM.

Para registrar la AdM, se utilizan gráficos numéricos o pictóricos. En la figura 1-47 y en el apéndice A se muestran ejemplos de un formulario de registro numérico; en la figura 1-48 se ofrecen ejemplos de registros de algunos movimientos articulares, a partir de un formulario de registro pictórico.

Si la AdMA y la AdMP están completas, no es necesario efectuar la medición de la AdM articular con un goniómetro o una cinta métrica y la AdM se puede registrar como completa (C), normal (N), dentro de los límites normales (DLN), o bien representarse de forma numérica.

Si la AdM es inferior o superior a la AdM normal, se puede indicar mediante un formulario pictórico o registrar los grados de movimiento empleando un formulario numérico.

Cada espacio del formulario de registro de la AdM debe incluir una entrada.[8] Si no se ha realizado la medición, debe marcarse como «NE» (no evaluado) y puede trazarse una línea desde la primera entrada de este tipo hasta el final de las adyacentes, de modo que no sea necesario registrar NE en cada espacio.[8]

Cualquier cambio respecto al método estándar de evaluación de la AdM articular presentado en este texto deberá anotarse en el formulario de registro.

Las AdM se registran en el *formulario numérico* de la siguiente manera (*véase* fig. 1-47):

- Cuando es posible iniciar el movimiento en la posición inicial de 0°, la AdM se registra escribiendo el número de grados que la articulación se ha alejado de 0°; por ejemplo, elevación del hombro derecho mediante flexión (es decir, flexión del hombro) 160° o 0°-160°, flexión de la rodilla derecha 75° o 0°-75°, extensión de la rodilla derecha 0°.
- Cuando no es posible iniciar el movimiento desde la posición inicial de 0°, la AdM se registra escribiendo el número de grados que la articulación se aleja de 0° al inicio de la AdM seguido del número de grados que la articulación se aleja de 0° al final de la AdM. Por ejemplo, el paciente no puede alcanzar 0° de extensión del codo derecho debido a una contractura (acortamiento anómalo) de los músculos flexores del codo; la sensación de tope es firme. Más específicamente, el codo derecho no puede extenderse más allá de 10° de flexión del codo y puede flexionarse hasta 120°. La AdM se registraría como flexión del codo derecho 10°-120°.
- En el caso de una articulación en posición fija o anquilosada, esto se registra en el formulario junto con la posición fija de la articulación.

En los *formularios pictóricos* (*véase* fig. 1-48), el terapeuta extiende líneas que van desde el eje articular en el diagrama hasta el número adecuado de grados marcados en el arco del movimiento (posiciones inicial y final). La zona entre las dos líneas puede sombrearse para proporcionar una imagen visual de la AdM (*véase* fig. 1-48C). La fecha se registra al final de la línea trazada en cada marca de grado en el arco del movimiento.

En la figura 1-48 se muestran algunos ejemplos de AdM registradas mediante formularios pictóricos para los siguientes casos:

- La elevación del hombro derecho a través de la flexión (es decir, flexión del hombro) de 160° o 0°-160° y extensión del hombro derecho de 60° o 0°-60°, evaluadas el 17 de julio del 2020. El paciente fue reevaluado el 3 de agosto del 2020; la AdM para la elevación del hombro derecho a través de la flexión aumentó a 170° o 0°-170° y no hubo cambios en la AdM para la extensión del hombro derecho.
- La valoración del 17 de julio del 2020 de la rotación externa de la cadera izquierda fue de 30° o 0°-30°, mientras que la rotación interna de la cadera izquierda fue de 45° o 0°-45°.
- La flexión del codo derecho fue de 10°-120°, evaluada el 17 de julio del 2020.

El *método SFTR*[62] es un procedimiento menos utilizado para registrar la AdM articular; sin embargo, se ha incluido en este texto para ofrecer un panorama general. Las letras S, F y T representan el plano de movimiento (sagital, frontal y transversal, respectivamente; *véase* fig. 1-13) de la AdM articular evaluada; la R representa los movimientos de rotación. Para registrar la AdM, se anota la letra que identifica el plano de movimiento o el movimiento de rotación. La letra va seguida de tres números que representan la posición inicial (0° con movimiento normal) y la AdM presente a ambos lados de la posición inicial. La posición inicial se registra como el número de en medio. La AdM presente a cada lado de la posición de inicio se registra utilizando las convenciones indicadas a continuación.[62] Si una articulación está anquilosada, solo se registran dos números, 0° y la posición de la articulación a la derecha o a la izquierda de 0°, usando las convenciones.

Las convenciones y los ejemplos de registro de la AdM mediante el método SFTR son los siguientes:

- Los movimientos que se producen en S (es decir, en el plano sagital) son la extensión y la flexión. El número a la izquierda de la posición inicial representa la AdM de extensión; el número a la derecha representa la AdM de flexión.

  Por ejemplo: hombro izquierdo S: 60°-0°-180°, hombro derecho S: 60°-0°-80°.

  Interpretación: la AdM del hombro izquierdo es DLN, con 60° de extensión y 180° de elevación del hombro mediante flexión. La extensión del hombro derecho es de 60° y la elevación del hombro mediante flexión es de 80°.

  Por ejemplo: codo izquierdo S: 0°-0°-150°, codo derecho S: 0°-10°-120°.

  Interpretación: la AdM registrada indica movimiento en el plano sagital. La AdM del codo izquierdo es DLN, con una posición inicial de 0°, 0° de extensión y 150° de flexión. La extensión y la flexión del codo derecho tienen una posición inicial de 10°, la flexión del codo es de 10° a 120° o la flexión del codo derecho es de 120°.

  Por ejemplo: rodilla derecha S: 0°-15°.

  Interpretación: el uso de solo dos cifras indica que la articulación de la rodilla está anquilosada. La S indica que la posición anquilosada está en el plano sagital; por lo tanto, la articulación está en posición extendida o flexionada. El número está a la derecha del 0 y por convención representa la flexión. Así, la rodilla está anquilosada en flexión de 15°.
- Los movimientos que se producen en F (es decir, en el plano frontal) son la abducción y la aducción. El número a la izquierda de la posición inicial representa la AdM de abducción, eversión o flexión lateral izquierda de la columna vertebral, en tanto que el número a la derecha de la posición inicial representa la AdM de aducción, inversión o flexión lateral derecha de la columna vertebral.

  Por ejemplo: cadera derecha F: 45°-0°-30°.

  Interpretación: la abducción de la cadera derecha es de 45° y la aducción de 30°.
- Los movimientos que se producen en el plano T (es decir, transversal) son la abducción horizontal y la aducción horizontal, así como la retracción y la protracción. El número a la izquierda de la posición inicial representa la amplitud de movimiento de abducción o retracción horizontal, mientras que el número a la derecha de la posición inicial representa la AdM de aducción o protracción horizontal.

  Por ejemplo: hombro izquierdo T (F90): 35°-0°-90°.

  Interpretación: el «(F90)» a continuación de la T indica plano frontal de 90°, lo que se traduce como que los movimientos de abducción y aducción horizontales se hicieron con el hombro izquierdo en una posición de abducción inicial de 90°. La abducción horizontal del hombro izquierdo es de 35° y la aducción horizontal es de 90°.

- Una R indica movimiento de rotación. El número a la izquierda de la posición inicial representa la rotación externa, la supinación del antebrazo o la rotación de la columna hacia la izquierda. El número a la derecha de la posición inicial representa la rotación interna, la pronación del antebrazo o la rotación de la columna hacia la derecha.

  Por ejemplo: cadera derecha R (S90): 45°-0°-30°.

  Interpretación: el «(S90)» después de la R indica que la rotación de la cadera se midió con la cadera en el plano sagital a 90° (es decir, con la cadera flexionada a 90°). La AdM de rotación externa de la cadera derecha es de 45° y la de rotación interna es de 30°.

Guía del progreso

Si la AdM del miembro superior o del inferior es medida por el mismo terapeuta, un aumento de 3° o 4° en la AdM indica mejoría.[42] *Si diferentes terapeutas miden la AdM, se necesitaría un aumento de más de 5° para el miembro superior y de 6° para el miembro inferior para que resulte indicativo de progreso.*[42]

Evaluación y medición de la longitud muscular

Para evaluar y medir la longitud de un músculo, estírelo pasivamente (es decir, alárguelo) a través de la articulación o articulaciones que atraviesa. Cuando el músculo está totalmente estirado, la sensación de tope será de firmeza, y el paciente referirá sentir un tirón o una molestia en la zona muscular. Utilice un goniómetro universal, un inclinómetro (p. ej., un goniómetro OB) o una cinta métrica para medir la AdMP posible en la última articulación movida para colocar el músculo en estiramiento completo, o anote cualquier limitación observada en la AdMP articular debida a la tensión muscular. La medición de la AdMP representa indirectamente la longitud del músculo acortado. La repetición de la prueba de la AdMP con la articulación o articulaciones no evaluadas cruzadas por el músculo colocado en posición, de forma que el músculo biarticular o poliarticular se encuentre libre de tensión, por lo general dará lugar a una mayor AdMP en la articulación. Los procedimientos empleados para evaluar y medir la longitud muscular específica se describen e ilustran para cada complejo articular en los capítulos 3 a 9.

Músculo monoarticular

Para evaluar y medir la longitud de un músculo que atraviesa una articulación, la articulación atravesada por el músculo se coloca de forma que el músculo se estire a través de la articulación. Se mide la posición de la articulación, lo que representa una medida indirecta de la longitud del músculo. La sensación de tope será firme.

Por ejemplo: para evaluar y medir la longitud de los músculos aductores de la cadera (monoarticulares), estabilice la pelvis ipsilateral y abduzca pasivamente la cadera hasta el límite de la amplitud para estirar los aductores. Si los músculos aductores de la cadera limitan el movimiento (fig. 1-49A), la sensación de tope será firme. Para medir la longitud de los músculos aductores de la cadera, utilice un goniómetro universal y mida la AdMP de abducción de la cadera (fig. 1-49B). Esta medición sirve como medida indirecta de la longitud del músculo aductor de la cadera.

Músculo biarticular

Para evaluar y medir la longitud de un músculo biarticular, coloque una de las articulaciones atravesadas por el músculo de forma que este se estire a través de la articulación. A continuación, mueva la segunda articulación atravesada por el músculo, por medio de una AdMP, hasta que el músculo se estire por completo e impida que se siga moviendo la articulación. Si el músculo está acortado, la sensación de tope será firme y el paciente experimentará un tirón o molestia sobre el músculo estirado. Evalúe y mida la posición final de la segunda articulación; la posición de la articulación representa una medida indirecta de la longitud del músculo.

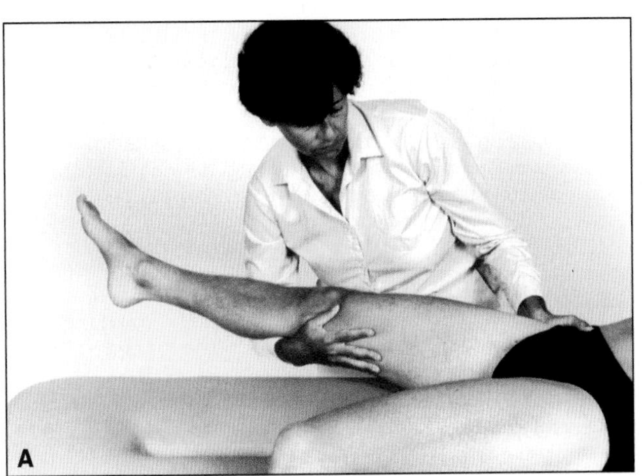

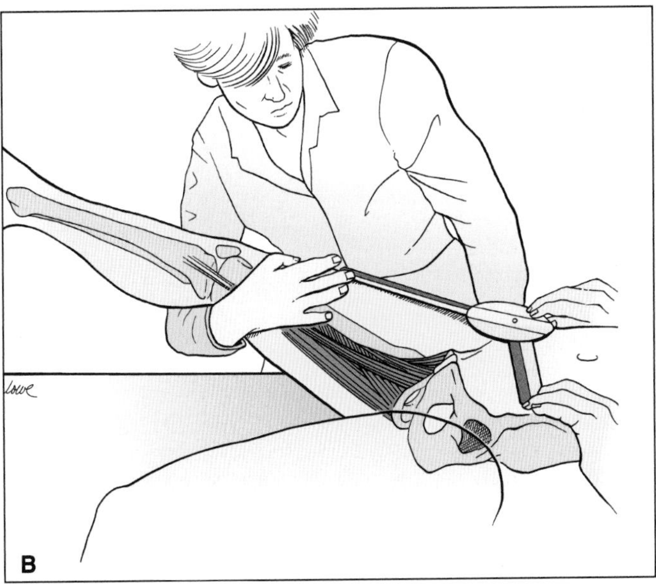

Figura 1-49 A. La abducción de la cadera estira los músculos aductores de la cadera. **B.** Medición con goniómetro: longitud de los aductores de la cadera, a medida que los músculos limitan la amplitud de movimiento pasivo de abducción de la cadera.

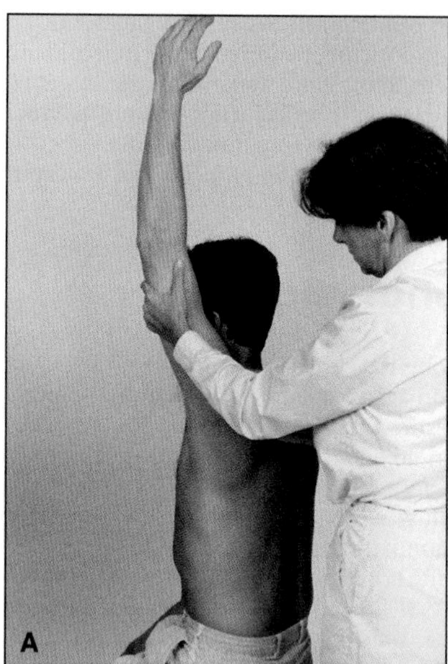

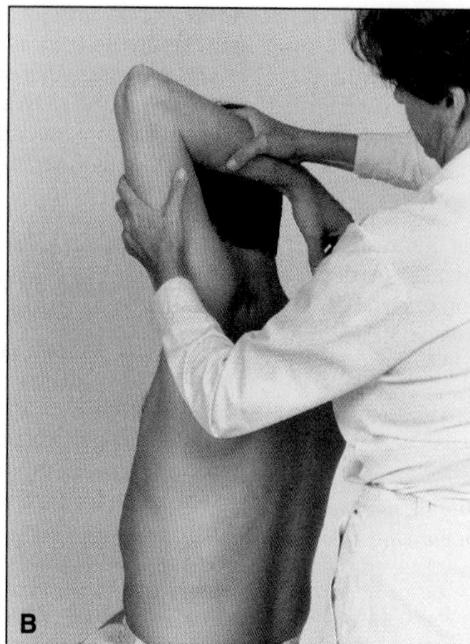

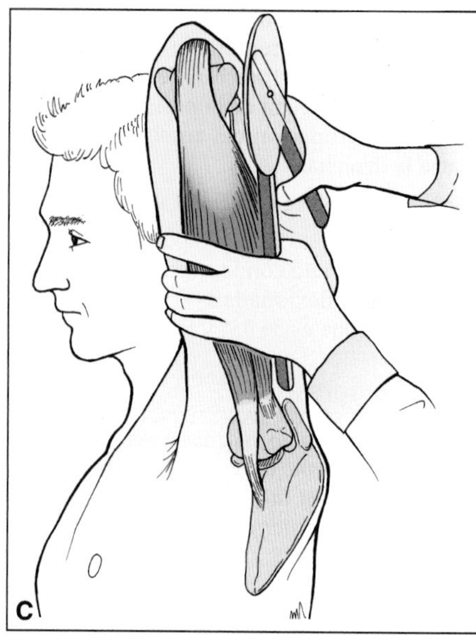

Figura 1-50 **A.** Posición inicial: longitud del tríceps; el músculo se estira a través de la articulación del hombro. **B.** Se flexiona el codo para estirar al máximo el tríceps. **C.** Medición con goniómetro: longitud del tríceps a medida que el músculo limita la amplitud de movimiento de flexión del codo.

Por ejemplo: para realizar la evaluación y la medición de la longitud del músculo tríceps biarticular, coloque el hombro en elevación completa para estirar el tríceps a través de la articulación del hombro y estabilice el húmero (fig. 1-50A). A continuación, flexione el codo para estirar completamente el tríceps (fig. 1-50B). Si el músculo tríceps limita el movimiento, la sensación de tope será firme. La AdMP de flexión del codo medida con un goniómetro universal (fig. 1-50C) representa indirectamente la longitud del músculo tríceps.

Músculo poliarticular

Para evaluar y medir la longitud de un músculo poliarticular, coloque sucesivamente todas, menos una, de las articulaciones atravesadas por el músculo, de modo que el músculo se estire a través de todas ellas. A continuación, mueva la única articulación restante atravesada por el músculo por medio de una AdMP, hasta que el músculo esté totalmente estirado e impida el movimiento adicional en la articulación. Evalúe y mida la posición final de la articulación; la posición de la articulación representa una medida indirecta de la longitud del músculo.

Por ejemplo: para efectuar la evaluación y la medición de la longitud de los músculos flexores poliarticulares de los dedos, estabilice el húmero y el antebrazo y coloque sucesivamente el codo y los dedos en extensión completa para estirar los músculos a través de estas articulaciones (fig. 1-51A). Extienda la muñeca para estirar completamente los flexores (fig. 1-51B y C). La sensación de tope será firme si los flexores de los dedos limitan la AdMP de extensión de la muñeca. La posición final de la AdMP de extensión de la muñeca puede medirse utilizando un goniómetro universal para representar de manera indirecta la longitud muscular de los flexores de los dedos.

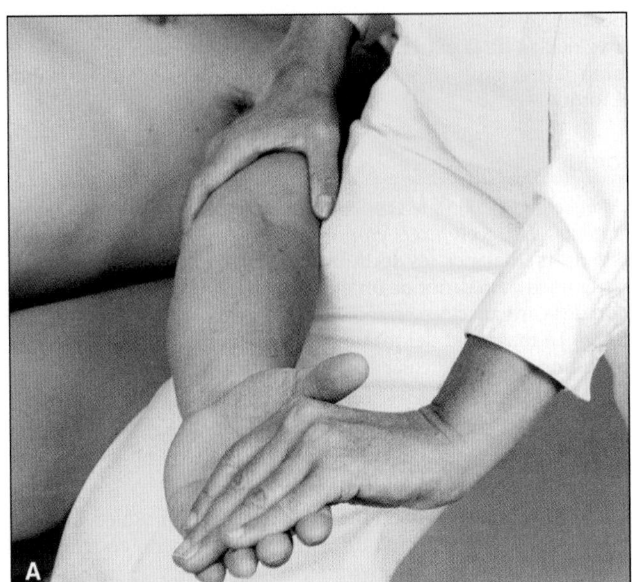

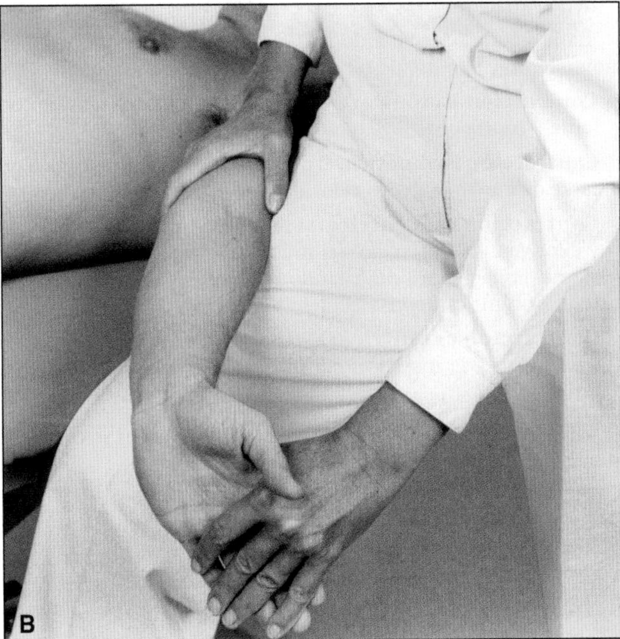

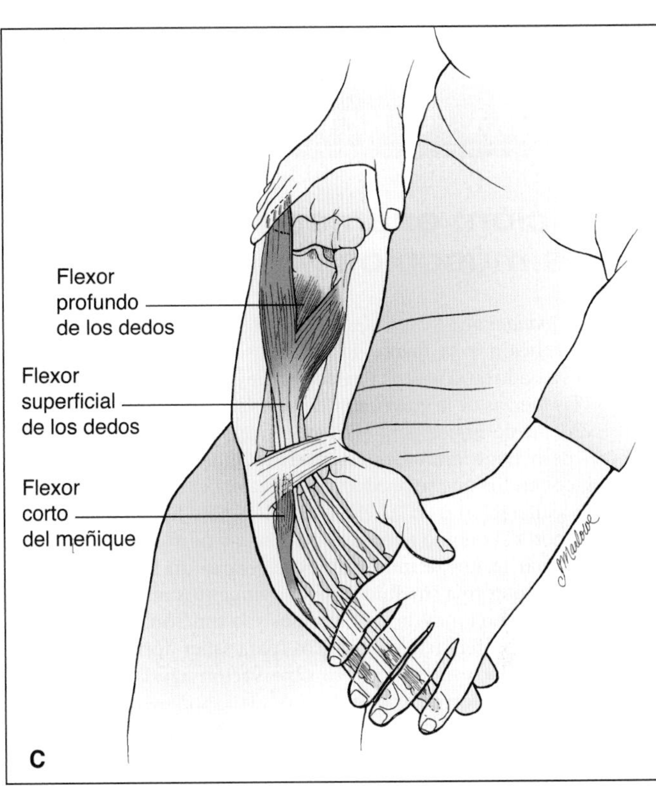

Figura 1-51 **A.** Posición inicial: longitud de los flexores poliarticulares de los dedos (es decir, flexor superficial de los dedos, flexor profundo de los dedos y flexor corto del meñique). La extensión de las articulaciones del codo y de los dedos pone los músculos en tensión a través de estas articulaciones. **B.** La muñeca se extiende para estirar al máximo los flexores de los dedos. **C.** El terapeuta observa la amplitud de movimiento pasivo (AdMP) y valora una sensación de tope firme en el límite de la AdMP de extensión de la muñeca.

Evaluación manual de la fuerza muscular

Definición: examen manual de los músculos

«El *examen manual de los músculos* (EMM) es un procedimiento para evaluar la función y la fuerza de músculos individuales y grupos musculares basado en la realización efectiva de un movimiento en relación con las fuerzas de la gravedad y de la resistencia manual».[63 (p. 466)]

El EMM puede usarse para evaluar la mayoría de las afecciones médicas, pero tiene limitaciones en el tratamiento de trastornos neurológicos en los que se produce una afectación del tono muscular debido a alteraciones en la actividad refleja[64] o si hay una pérdida de control cortical debido a lesiones del sistema nervioso central.[65]

Para evaluar la fuerza muscular, es necesario un buen conocimiento de la anatomía (incluidos los movimientos articulares, los orígenes y las inserciones de los músculos y la función muscular) y de los puntos de referencia anatómicos (para saber dónde se palpa mejor un músculo o su tendón). La observación aguda y la experiencia en la realización de exámenes musculares son esenciales para detectar el desgaste muscular, la contracción muscular mínima, el movimiento y los movimientos sustitutos. Es importante aplicar siempre el mismo método de examen manual de la fuerza muscular para determinar con precisión el estado actual y la evolución del paciente, así como la eficacia del programa terapéutico.

Conceptos propios de los exámenes musculares

Fuerza muscular

La *fuerza* es la cantidad máxima de tensión que un músculo o un grupo muscular puede ejercer voluntariamente en un esfuerzo máximo[66] y de la cual se puede especificar el tipo de contracción, la velocidad de la extremidad y el ángulo articular.[67] El uso del término *fuerza muscular* en el ámbito clínico representa en realidad el torque.[68]

Torque

El *torque* (fig. 1-52) es la tendencia de una fuerza (es decir, la tensión muscular, la tracción o el empuje de un terapeuta o de la gravedad) al girar una palanca (es decir, una extremidad o un segmento de la extremidad), alrededor de un eje de rotación (es decir, el eje de rotación de la articulación) en sentido horario (SH) o sentido antihorario (SAH). La magnitud del torque (T) es el producto de la fuerza (F) y la distancia perpendicular (d) entre el eje de rotación y la fuerza: $T = F \times d$. En la figura 1-52, $T_{SH} = F_1 \times d_1$ y $T_{SAH} = F_2 \times d_2$.

Tipos de contracción muscular

- **Contracción isométrica (estática):** se produce una contracción isométrica cuando se desarrolla tensión en el músculo pero no se produce movimiento, el origen y la inserción del músculo no cambian de posición y la longitud del músculo no tiene variación.[66]

En la figura 1-52, cuando la $T_{SAH} = T_{SH}$, no se produce ningún movimiento y el músculo bíceps se contrae isométricamente.

- **Contracción isotónica:** el músculo desarrolla una tensión constante [69] contra una carga o resistencia.
- **Contracción isocinética:** el músculo se contrae a un ritmo constante de movimiento[70] o velocidad.
- **Contracción concéntrica:** se desarrolla tensión en el músculo, y el origen y la inserción del músculo se acercan; el músculo se acorta. En la figura 1-52, cuando la T_{SAH} es $< T_{SH}$, el bíceps se contrae concéntricamente y el codo se flexiona.
- **Contracción excéntrica:** se desarrolla tensión en el músculo, y el origen y la inserción del músculo se alejan; el músculo se estira.

En la figura 1-52, cuando la T_{SAH} es $> T_{SH}$, el bíceps se contrae de manera excéntrica y el codo se extiende lentamente.

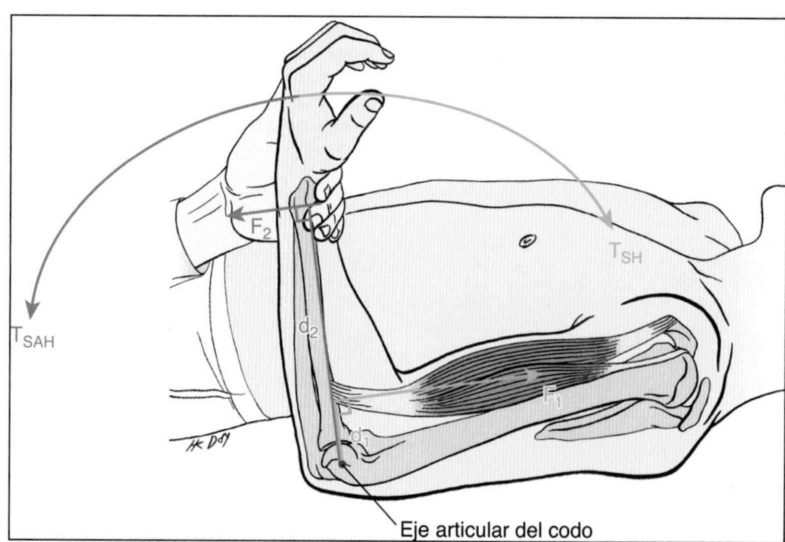

Figura 1-52 Evaluación manual de la fuerza del músculo bíceps. El terapeuta aplica una fuerza de resistencia (F_2) en el extremo distal del antebrazo (palanca) que actúa para girar el antebrazo alrededor del eje de la articulación del codo (eje de rotación) en sentido antihorario (T_{SAH}) para extender el codo, y se opone a la fuerza de contracción del músculo bíceps (F_1) que actúa para girar el antebrazo (palanca) en sentido horario (T_{SH}) alrededor del eje de la articulación del codo (eje de rotación) para flexionar el codo.

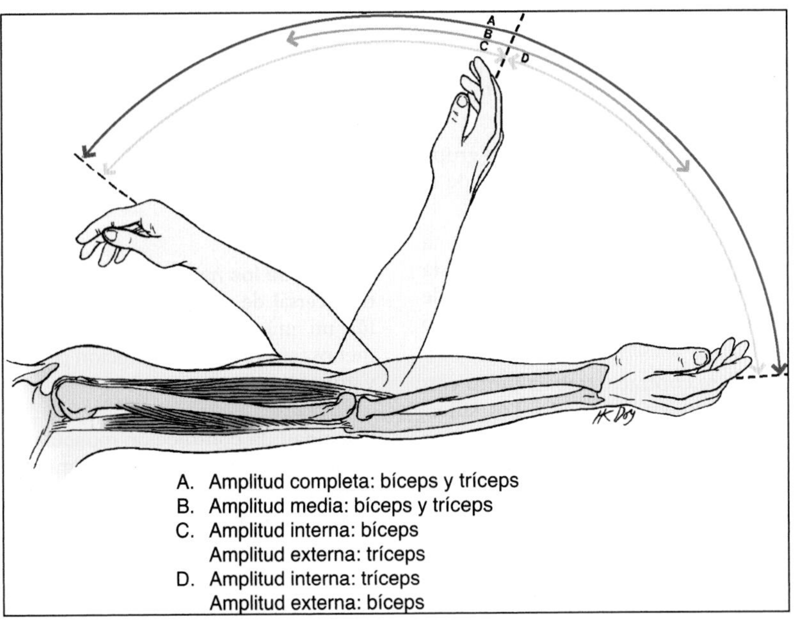

Figura 1-53 Amplitud del trabajo muscular.

Resistencia muscular

La *resistencia muscular* es la capacidad de un músculo o un grupo muscular para hacer contracciones repetidas contra una fuerza o para mantener una contracción isométrica durante un período.[66]

Cansancio muscular[16]

El *cansancio muscular* consiste en una disminución de la respuesta del músculo para generar fuerza que puede deberse a una falta de reservas energéticas o de oxígeno, a una acumulación de ácido láctico, a influencias inhibidoras protectoras del sistema nervioso central o a una disminución de los impulsos de conducción en la unión neuromuscular.

Trabajo excesivo[15]

El *trabajo excesivo* es un fenómeno que genera una pérdida temporal o permanente de fuerza en un músculo ya debilitado debido a una actividad o ejercicio excesivamente vigoroso en relación con el estado del paciente. Se debe evitar el cansancio o el agotamiento en pacientes con ciertas enfermedades neuromusculares o enfermedades sistémicas, metabólicas o inflamatorias que aumentan la susceptibilidad al cansancio muscular. Los pacientes con ciertas enfermedades neuromusculares son más susceptibles de padecer esta alteración debido a que carecen de la sensación normal de malestar que acompaña al cansancio y que pone fin de forma natural a la realización de la actividad o el ejercicio antes de que se produzca el daño.

Amplitud del trabajo muscular[71]

La **amplitud total** en la que trabaja un músculo se refiere a que el músculo pasa de una posición de estiramiento total a una contracción total con una posición de acortamiento máximo. La amplitud completa puede describirse con mayor precisión si se divide en partes: amplitudes externa, interna y media (fig. 1-53).

- La **amplitud externa** va de una posición en la que el músculo está totalmente estirado a una posición a medio camino de la amplitud total.
- La **amplitud interna** va desde una posición a medio camino de la amplitud completa hasta una posición en la que el músculo está totalmente acortado.
- La ***amplitud media*** es la parte de la amplitud completa comprendida entre el punto medio de la amplitud externa y el punto medio de la amplitud interna.

Utilice esta terminología para transmitir claramente la posición o las posiciones utilizadas para comprobar la fuerza muscular.

Insuficiencia activa

La insuficiencia activa de un músculo que cruza dos o más articulaciones se ocasiona cuando el músculo produce un movimiento simultáneo en todas las articulaciones que cruza y adopta una posición tan acortada que ya no tiene la capacidad para desarrollar una tensión efectiva (fig. 1-54).[12] Cuando un músculo se coloca en una posición acortada de insuficiencia activa, se dice que *se libera de tensión.*[72]

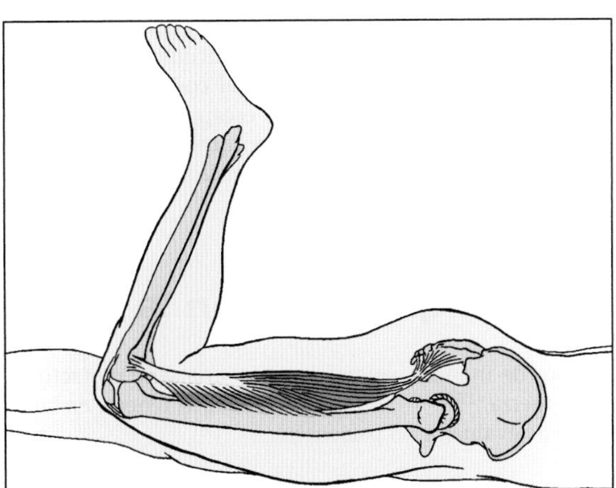

Figura 1-54 Insuficiencia activa de los músculos isquiotibiales. La flexión de rodilla realizada con la cadera en extensión causa un acortamiento de los músculos isquiotibiales, lo que, a su vez, disminuye la capacidad de los isquiotibiales para desarrollar tensión.

Clasificación funcional de los músculos

Los músculos trabajan en grupos para llevar a cabo el movimiento. Y de acuerdo con su función principal en la producción del movimiento pueden clasificarse de la siguiente manera:

- **Motor principal o agonista:** se trata de un músculo o un grupo muscular que contribuye en gran medida al movimiento de la articulación.
- **Antagonista:** es un músculo o un grupo muscular que tiene una acción opuesta a la del motor principal o agonista. El antagonista se relaja para permitir que el agonista mueva la pieza a través de una AdM o puede contraerse simultáneamente para controlar o lentificar el movimiento.[73]
- **Sinergista:** es un músculo que se contrae y trabaja junto con el agonista para producir el movimiento deseado. Los sinergistas funcionan de diferentes maneras para ayudar al motor principal a producir el movimiento. Se describen tres tipos de sinergistas.

  Sinergistas neutralizadores o antagonistas:[12] son los músculos que se contraen para evitar movimientos no deseados producidos por el motor principal. Por ejemplo, cuando los flexores largos de los dedos se contraen para llevar a cabo la flexión de los dedos, los extensores de la muñeca de igual manera se contraen para evitar que se produzca la flexión de la muñeca.

  Sinergistas asociados:[12] son dos o más músculos que trabajan en conjunto para producir el movimiento deseado. Los músculos que se contraen por sí solos serían incapaces de producir el movimiento. Por ejemplo, la extensión de la muñeca se produce debido a la contracción del extensor radial largo y el corto del carpo y del extensor cubital del carpo (cubital posterior). Si solo se contraen los extensores radial largo y corto del carpo, la muñeca se extiende y se desvía radialmente. Si solo se contrae el extensor cubital del carpo, la muñeca se extiende y el cubital se desvía. Cuando los músculos se contraen en grupo, las acciones de desviación radial y cubital de los músculos se anulan y se produce la acción habitual de extensión de la muñeca.

  Sinergistas estabilizadores o fijadores:[12] estos músculos impiden el movimiento o controlan el movimiento en las articulaciones proximales a la articulación móvil para proporcionar una base fija o estable a partir de la cual el segmento móvil distal pueda trabajar de manera eficaz. Por ejemplo, si los flexores del codo se contraen para levantar un objeto de una mesa anterior al cuerpo, los músculos de la escápula y la articulación glenohumeral deben contraerse para permitir que se produzca un movimiento lento y controlado o ningún movimiento en la escápula y en la articulación glenohumeral, y así proporcionar a los flexores del codo un origen fijo del cual traccionar. Si los músculos escapulares no se contraen, el objeto no puede levantarse porque los flexores del codo actuarían para traccionar de la cintura escapular hacia abajo, hacia la mesa.

Factores que afectan la fuerza

Se reconoce de manera general que hay una serie de factores que afectan la fuerza.[12,66,68,74,75] Estos factores deben tenerse en cuenta al momento de evaluar a un paciente.

La edad. La fuerza muscular aumenta desde el nacimiento hasta un punto máximo entre los 20 y los 30 años de edad.[70] Posterior a este máximo, se produce una disminución con el incremento de la edad, debido a un deterioro de la masa muscular. Las fibras musculares disminuyen en tamaño y número, el tejido conjuntivo y la grasa aumentan y la capacidad respiratoria del músculo se reduce.

Sexo. Los hombres por lo general tienen más fuerza muscular que las mujeres.[76]

Tamaño de los músculos. Cuanto mayor sea el área de la sección transversal de un músculo, mayor será su fuerza. Cuando se evalúa un músculo pequeño, el terapeuta espera que se desarrolle menos tensión en comparación con si se evalúa un músculo grande y grueso.

Velocidad de contracción muscular. En el momento en el que un músculo se contrae concéntricamente, la fuerza de contracción disminuye a medida que aumenta la velocidad de contracción. Indique al paciente que realice cada movimiento de la prueba muscular a un ritmo moderado.

Tipo de contracción muscular. La capacidad de desarrollar tensión en un músculo varía en función del tipo de contracción muscular (fig. 1-55). Se puede desarrollar más tensión durante una contracción excéntrica que durante una contracción isométrica. La contracción concéntrica tiene la menor capacidad de tensión. Al evaluar la resistencia, se debe emplear el mismo tipo de contracción en las pruebas sucesivas.

Posición articular (*véase* fig. 1-55): ángulo de tracción muscular y relaciones longitud-tensión

- **Ángulo de tracción muscular:** cuando un músculo se contrae, crea una fuerza y hace que el segmento corporal en el que se inserta gire alrededor de un eje particular de la articulación a la que atraviesa. El efecto de giro producido por el músculo se denomina *torque* (movimiento de torsión) y es el producto de la fuerza muscular y la distancia perpendicular entre el eje de rotación de la articulación y la fuerza muscular (*véase* fig. 1-52). La posición de la articulación repercute en el ángulo de tracción de un músculo y, por lo tanto, modifica la distancia perpendicular entre el eje de rotación de la articulación y la fuerza muscular y el torque. El ángulo óptimo de tracción muscular se produce cuando el músculo tira en un ángulo de 90° o perpendicular al segmento óseo. En este punto, toda la fuerza muscular está funcionando para girar el segmento y no se desperdicia ninguna fracción actuando como fuerza de distracción o estabilizadora sobre el segmento de la extremidad.
- **Relaciones longitud-tensión:** la tensión desarrollada en un músculo depende de su longitud inicial. Independientemente del tipo de contracción muscular, un músculo se contrae con más fuerza cuando se estira que en el momento en el que se acorta. La mayor tensión se desarrolla cuando el músculo se estira hasta la mayor longitud posible dentro del cuerpo, es decir, si el músculo se encuentra en toda su amplitud exterior. La tensión disminuye a medida que el músculo se acorta hasta que alcanza menos del 50% de su longitud en reposo, momento en el que ya no tiene la capacidad para desarrollar tensión. Cuando se evalúa la fuerza de un músculo biarticular, es importante tener en consideración la posición de la articulación no evaluada. Por ejemplo, los flexores de la rodilla (isquiotibiales) pueden generar una mayor tensión y mostrar una mayor fuerza si el paciente se somete a la evaluación con la cadera flexionada. Esta postura coloca los músculos isquiotibiales en una posición

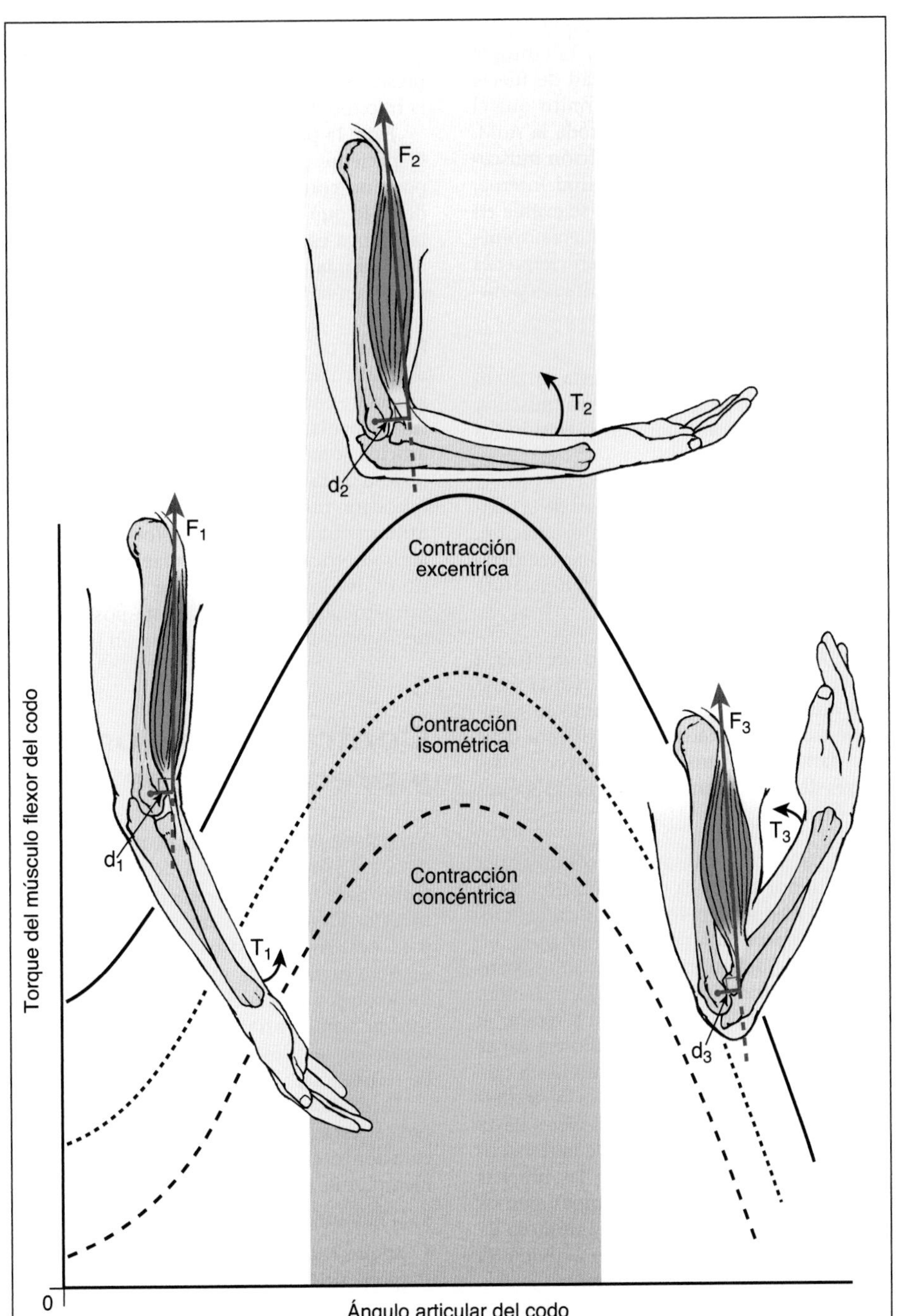

Figura 1-55 **A.** La capacidad para desarrollar tensión en un músculo varía en función del tipo de contracción muscular, es decir, excéntrica > isométrica > concéntrica. **B.** Los cambios en la posición de la articulación modifican la longitud muscular, que afecta la capacidad del músculo para desarrollar fuerza (*F*), y el ángulo de tracción muscular, que modifica la distancia perpendicular entre la fuerza muscular y el eje de rotación de la articulación (*d*). El torque (*T*) muscular en diferentes posiciones articulares viene determinado por la interacción entre los cambios en *F* y *d*.

de estiramiento, a diferencia de una extensión de cadera, que pondría los músculos en posición de acortamiento.

- El **ángulo de tracción muscular** y las **relaciones longitud-tensión** interactúan para producir la curva de torsión muscular (*véase* fig. 1-55). La mayoría de los músculos muestran una disminución de la fuerza desde la amplitud externa hacia la interna cuando se evalúan mediante contracciones isométricas en diferentes ángulos articulares.[77] No todas las curvas de fuerza ilustran un músculo que desarrolla la tensión máxima en la posición de estiramiento completo, porque el ángulo de tracción del músculo puede ser pequeño en este punto, aunque la longitud del músculo sea óptima para el desarrollo de la tensión. Williams y Stutzman,[77] Kulig y cols.[78] y Williams y cols.[79] ofrecen análisis de curvas de fuerza para diferentes grupos musculares. Cuando se evalúa la fuerza muscular por medio de la amplitud, los patrones de fuerza varían a lo largo de la AdM; por lo tanto, la resistencia debe variar para adaptarse a la capacidad de fuerza del músculo en diferentes ángulos articulares y permitir que el paciente se mueva de manera suave a lo largo de toda la AdM. Cuando se evalúa la fuerza por medio de la contracción muscular isométrica, si el músculo se evalúa en la amplitud interna, puede determinarse como mucho más débil que si se evalúa en la amplitud media o externa. Cuando se evalúe la fuerza isométrica, se debe utilizar la misma posición articular en exámenes sucesivos para permitir las comparaciones entre resultados y evaluar los cambios en la fuerza.

Variación diurna.[80,81] La fuerza muscular es variable, y esta variabilidad sigue un ciclo regular cada día. Por lo tanto, la fuerza muscular debe evaluarse a la misma hora para comparar con precisión los resultados y determinar el progreso.

Temperatura.[82] La fuerza de un músculo varía en función de la temperatura del músculo al momento de llevar a cabo la evaluación. Por ello, la fuerza debe evaluarse con el músculo a una temperatura similar en pruebas sucesivas, preferiblemente a temperatura ambiente.

Efecto del entrenamiento anterior. El rendimiento de fuerza depende de la capacidad del sistema nervioso para activar la masa muscular. La fuerza puede aumentar a medida que uno se familiariza y aprende la situación de la evaluación. El terapeuta debe instruir bien al paciente y darle la oportunidad de moverse o ser movido pasivamente a través del movimiento de prueba, al menos una vez antes de evaluar la fuerza.

Cansancio. A medida que el paciente se cansa, la fuerza muscular disminuye. El terapeuta debe llevar a cabo la determinación de la fuerza del músculo utilizando el menor número posible de repeticiones para evitar el cansancio. La capacidad funcional de un músculo se evalúa con mayor precisión si se determina también su resistencia. Una vez que el terapeuta ha determinado la fuerza muscular, el paciente debe permanecer en la posición de prueba y repetir el movimiento contra la misma resistencia que el músculo era capaz de mover según el grado de fuerza asignado al músculo hasta que el paciente ya no pueda moverse a través de la AdM, es decir, descienda al siguiente grado inferior. El número de repeticiones hasta este punto puede registrarse como indicador clínico de la resistencia. Como alternativa, el terapeuta puede completar las pruebas musculares y, a continuación, repetir solo aquellos movimientos que requieran una buena resistencia para las AdVD. El número de veces que el paciente pueda repetir el movimiento en actividades específicas es un indicador de los requisitos funcionales.

El grado de motivación del paciente, la intensidad del dolor, la complexión, la ocupación y la dominancia son otros factores que pueden afectar la fuerza. Se deben considerar los factores que afectan la resistencia para seleccionar el método más adecuado para la evaluación y garantizar una aplicación uniforme cuando se realice el EMM.

Posiciones articulares

Posición de bloqueo. Cuando una articulación se encuentra en la posición de bloqueo, existe un máximo contacto entre las superficies articulares.[20] En esta posición, la tensión de la cápsula articular y los ligamentos es máxima; las superficies articulares se presionan firmemente entre sí y no pueden separarse por medio de la tracción.[20]

Evite la posición de bloqueo cuando evalúe la fuerza muscular. El paciente puede bloquear la articulación y mantenerla en esta posición contra la resistencia en presencia de un motor principal débil, lo que da lugar a una evaluación inexacta de la fuerza muscular. Tenga especial cuidado con esta posición en las articulaciones del codo, la rodilla y el tobillo. Las posiciones de bloqueo se enumeran en la tabla 1-5.

Posición de reposo. La *posición de reposo* es cualquier posición de una articulación distinta a la de bloqueo, en la que las superficies articulares no están completamente en contacto y partes de la cápsula articular están laxas.[13] La posición de menor tensión en la articulación,[20] menor contacto de las superficies articulares y mayor laxitud de la cápsula y de los ligamentos es la *posición de reposo* o de relajación máxima de la articulación.[13] La posición de reposo puede utilizarse para prevenir el dolor articular al evaluar la fuerza muscular isométrica en una articulación dolorosa, debido a la menor tensión sobre la cápsula articular y los ligamentos y a la menor presión intraarticular que produce esta posición. Las posiciones de reposo de las articulaciones se indican en la tabla 1-5.

Contraindicaciones y precauciones

No debe evaluarse la fuerza muscular si existe alguna contraindicación para esta forma de valoración. En casos especiales, las técnicas de evaluación deben llevarse a cabo mediante un procedimiento diferente. Las mismas contraindicaciones y precauciones para evaluar la AdMA o la AdMP se aplican para la evaluación manual de la fuerza muscular. Aquí se enumeran otras contraindicaciones y precauciones específicas para la determinación de la fuerza. Las contraindicaciones y precauciones presentadas se basan en las descritas por Kisner y Colby[16] para los ejercicios de resistencia.

La evaluación manual de la fuerza muscular está contraindicada si esta forma de valoración puede interrumpir el proceso de curación o causar lesiones o alteración en el estado del paciente. Ejemplos de ello son:

- Si hay inflamación en la zona.
- En presencia de alguna enfermedad neuromuscular inflamatoria (p. ej., síndrome de Guillain-Barré, polimiositis, dermatomiositis).
- En pacientes con enfermedades o afecciones cardíacas o respiratorias graves asociadas a síntomas agudos.
- Cuando hay riesgo de tromboembolia venosa.[84]
- En presencia de dolor. El dolor inhibirá la contracción muscular y no dará un resultado preciso de la fuerza muscular. Realizar la evaluación de la fuerza muscular en presencia de dolor puede causar más lesiones.

Se debe tener especial cuidado cuando los movimientos contra la resistencia puedan agravar una afección, por ejemplo:

- Tras una neurocirugía[16] o una cirugía reciente de abdomen, de disco intervertebral o de ojo;[85] en pacientes con enfermedad

TABLA 1-5 **Posiciones de bloqueo y de reposo de algunas articulaciones**[4,13,20,83]

Articulación(es)	Posición de bloqueo	Posición de reposo
Facetaria (columna vertebral)	Extensión	A medio camino entre la flexión y la extensión
Temporomandibular	Dientes apretados (bruxismo)	Boca ligeramente abierta
Glenohumeral (hombro)	Abducción y rotación externa	A 55°-70° de abducción, 30° de aducción horizontal, girada para que el antebrazo esté en el plano transversal
Acromioclavicular	Brazo en abducción a 90°	Brazo en reposo lateral, cintura escapular en posición fisiológica*
Esternoclavicular	Elevación máxima del hombro	Brazo en reposo lateral, cintura escapular en posición fisiológica*
Cubitohumeral	Extensión	A 70° de flexión del codo, 10° de supinación del antebrazo
Radiohumeral	Codo flexionado a 90°, antebrazo supinado a 5°	Extensión completa, supinación completa
Radiocubital proximal	A 5° de supinación	A 70° de flexión del codo, 35° de supinación del antebrazo
Radiocubital distal	A 5° de supinación	A 10° de supinación del antebrazo
Radiocarpiana (muñeca)	Extensión con desviación radial	A medio camino entre la flexión y la extensión (de forma que una línea recta pase por el radio y el tercer metacarpiano) con ligera desviación cubital
Trapeciometacarpiana	Oposición completa	A medio camino entre la abducción y la aducción y la flexión y la extensión
Metacarpofalángica (pulgar)	Oposición completa	Ligera flexión
Metacarpofalángicas (dedos)	Flexión completa	Ligera flexión con ligera desviación cubital
Interfalángica	Extensión completa	Ligera flexión
Cadera	Extensión completa, rotación interna y abducción	A 30° de flexión, 30° de abducción y ligera rotación externa
Rodilla	Extensión completa y rotación externa de la tibia	A 25° de flexión
Supraastragalina (del tobillo)	Dorsiflexión máxima	A 10° de flexión plantar, a medio camino entre la inversión y la eversión máximas
Subastragalina	Supinación completa	A medio camino entre los extremos de la inversión y la eversión
Mediotarsiana	Supinación completa	A medio camino entre los extremos de la AdM
Tarsometatarsiana	Supinación completa	A medio camino entre los extremos de la AdM
Metatarsofalángica	Extensión completa	Neutral
Interfalángica	Extensión completa	Ligera flexión

**Posición fisiológica*[13] es el término dado a la posición de reposo de la cintura escapular. La escápula se sitúa sobre las costillas dos a siete y el borde vertebral está 5 cm lateral al proceso espinoso; la clavícula se sitúa casi en el plano horizontal. En posición fisiológica, las líneas imaginarias trazadas a través del eje largo de la clavícula, a lo largo del plano de la escápula y a lo largo del plano medio sagital forman los lados de un triángulo equilátero con ángulos de 60°.

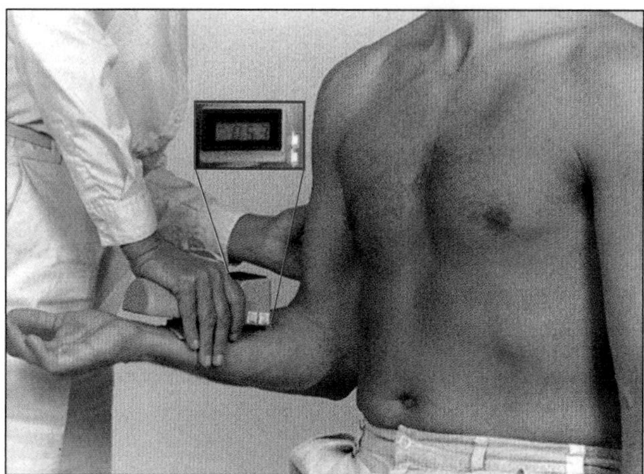

Figura 1-56 Evaluación de la fuerza muscular isométrica de los flexores del codo con un dinamómetro manual (DM) (es decir, la prueba muscular manual de Nicholas). La pantalla digital indica la fuerza aplicada (*recuadro*). Si el paciente es más fuerte que el terapeuta, el DM mide la fuerza del terapeuta.

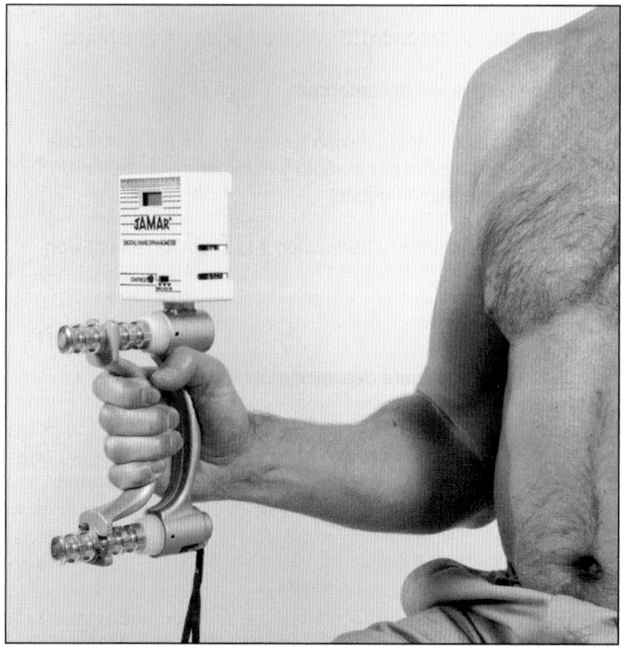

Figura 1-57 Dinamómetro manual JAMAR®.

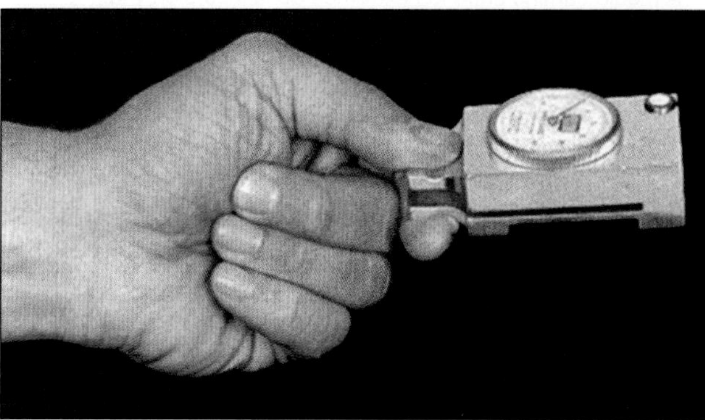

Figura 1-58 Fuerza de pinza lateral medida con un dinamómetro de pinza.

de disco intervertebral[16] o hernia de la pared abdominal; o en pacientes que cuenten con antecedentes de problemas cardiovasculares (p. ej., aneurisma, marcapasos de frecuencia fija, arritmias, tromboflebitis, embolia reciente, obesidad importante, hipertensión arterial, enfermedad cardiopulmonar, angina de pecho, infarto de miocardio y enfermedades cerebrovasculares). Indique a estos pacientes que eviten la *maniobra de Valsalva* durante la evaluación de la fuerza.

Kisner y Colby[16] describen la secuencia de acontecimientos que tienen lugar en la maniobra de Valsalva, que consiste en un intento por exhalar con la glotis cerrada durante un esfuerzo intenso y prolongado. Se realiza una respiración profunda al principio del esfuerzo y se mantiene cerrando la glotis. Los músculos abdominales se contraen, ocasionando un aumento de la presión intraabdominal y de la presión intratorácica, y la sangre es expulsada del corazón, lo que genera un incremento temporal y abrupto de la presión arterial. La contracción de los músculos abdominales también puede someter a la pared abdominal a una tensión peligrosa.

La maniobra de Valsalva puede evitarse indicando al paciente que no contenga la respiración durante la evaluación de la fuerza. Si esto resulta difícil, indique al paciente que exhale[17] o que hable mientras se hace la evaluación.[16]

- En situaciones en las que el cansancio pueda perjudicar o agravar el estado del paciente (p. ej., debilidad extrema, desnutrición, neoplasia maligna, enfermedad pulmonar obstructiva crónica, enfermedad cardiovascular, esclerosis múltiple, poliomielitis, síndrome pospoliomielítico, miastenia grave, enfermedad de la neurona motora inferior o claudicación intermitente), no deben llevarse a cabo pruebas extenuantes. Los signos de cansancio incluyen quejas del paciente u observación de cansancio, dolor, espasmo muscular, respuesta lenta a la contracción, temblor y disminución de la capacidad para realizar la AdMA.
- En situaciones en las que el exceso de trabajo puede ser perjudicial para el estado del paciente (p. ej., en ciertas afecciones neuromusculares o enfermedades sistémicas, metabólicas o inflamatorias), se debe tener cuidado para evitar el cansancio o el agotamiento.

Instrumentación

El instrumento elegido para evaluar la fuerza muscular depende del grado de precisión que se requiera en la medición y del tiempo y los recursos de los cuales disponga el profesional de la salud. El dinamómetro manual (DM) (fig. 1-56), las pesas libres, el tensiómetro de cable, el dinamómetro hidráulico de mano (fig. 1-57), el pinzómetro (fig. 1-58) o los dinamómetros isocinéticos pueden proporcionar medidas objetivas, válidas y fiables de la fuerza muscular, pero no siempre resultan ser prácticos en el ámbito clínico. Los medios instrumentales para evaluar la fuerza muscular existen desde hace muchos años y tienen «sus propios problemas que esperan solución».[86 (p. 5)] Aunque el EMM también tiene sus contratiempos, aún no ha sido sustituido por los instrumentos. El EMM sigue siendo el método más práctico para evaluar la fuerza muscular en el ámbito clínico. Al llevar a cabo una investigación clínica, se alienta al terapeuta a emplear instrumentos alternativos que ofrezcan una evaluación más rigurosa de la fuerza muscular.

Métodos de EMM para evaluar la fuerza muscular

En esta parte del capítulo se describen las metodologías convencionales y alternativas para evaluar y calificar la fuerza muscular. Independientemente del método que se emplee para evaluar de forma manual la fuerza, se asigna un determinado grado para indicar la fuerza de un determinado músculo o de un grupo muscular. En la calificación convencional y en algunos métodos de calificación alternativos, el grado indica la fuerza de una contracción muscular voluntaria y la AdMA posible dentro de la AdMP disponible, evaluada con anterioridad.

Todos los métodos de evaluación de la fuerza muscular descritos se basan en los principios de las evaluaciones musculares que han evolucionado clínicamente a lo largo del tiempo. Lovett (citado en Daniels y Worthingham[87]) desarrolló la idea de hacer uso de la gravedad como factor para evaluar la fuerza de un músculo. Wright[88] fue el primero en publicar un método para clasificar los músculos en función de su capacidad para vencer la resistencia a la gravedad o a la fricción. Otros autores, como Brunnstrom,[89] Smith y cols.,[90] Hines,[91] Daniels y Worthingham[87] y Kendall y Kendall[92] han documentado otros avances.

Método convencional

La calificación manual de la fuerza de los músculos está basada en tres factores:[87]

1. Evidencia de contracción:
   - Sin contracción muscular palpable u observable (grado 0)
   - Una contracción muscular palpable u observable y ningún movimiento articular (grado 1)
2. Gravedad como resistencia: capacidad para mover la extremidad a través de toda la AdM disponible:
   - Con gravedad eliminada (grado 2)
   - Contra la gravedad (grado 3)
3. Cantidad de resistencia manual: capacidad para mover la extremidad a través de toda la AdM disponible contra la gravedad y contra:
   - Resistencia manual moderada (grado 4)
   - Resistencia manual máxima (grado 5)

Además de los grados asignados del 0 al 5, se obtiene una calificación más detallada de la fuerza muscular añadiendo un signo de más o de menos para denotar la variación en la AdM o la capacidad de movimiento contra una resistencia mínima. Se utilizan tanto números o letras para indicar los grados de fuerza muscular. La notación numérica no es una determinación cuantitativa graduada precisa de la fuerza muscular.[64] La tabla 1-6 ofrece una descripción de cada grado.

Beasley[93] descubrió que un grado 3 (regular) no indica necesariamente el 50% de la fuerza normal del músculo o del grupo muscular evaluado cuando se compara con una referencia normal estándar. Un grado 3 está muy por debajo de la marca del 50%, lo que varía entre aproximadamente el 9% para algunos músculos y algo más del 30% para otros de los músculos evaluados en el examen. Por lo tanto, existe una mayor amplitud entre los grados 3 y 5 (normal) que entre los 0 y 3.

Validez y fiabilidad

Validez

El terapeuta utiliza el EMM para proporcionar información sobre la fuerza muscular, es decir, la cantidad máxima de tensión que un músculo o un grupo muscular puede ejercer voluntariamente en un esfuerzo máximo.[66] Las mediciones deben ser precisas porque los resultados, considerados como representaciones válidas de la fuerza muscular, se emplean para establecer el diagnóstico, anticipar el pronóstico, planificar el tratamiento, determinar la eficacia terapéutica y evaluar el estado funcional del paciente. Hacen falta datos que prueben la validez del EMM. Sin embargo, en un esfuerzo por establecer la validez relacionada con el criterio, los resultados del EMM se han comparado con las medidas obtenidas con el DM.[94-97] La estrecha relación entre las medidas obtenidas con el EMM y el DM sugiere que la fuerza muscular puede medirse con ambas técnicas.

A juicio de los profesionales de la salud, el EMM parece medir la capacidad para producir torsión del músculo o músculos evaluados[98] y, por lo tanto, parece tener validez del contenido.

Fiabilidad

Es importante que el terapeuta sepa que la fuerza muscular puede evaluarse de manera constante, de modo que los resultados obtenidos a lo largo del tiempo puedan compararse para evaluar la eficacia terapéutica y la evolución del paciente. Cuando esto sucede, se puede confiar en que la similitud o la diferencia entre las medidas indican un verdadero cambio en la fuerza debido al tratamiento y no se deben simplemente a un error de medición o a falta de uniformidad en la medición.

La mayoría de los estudios que evalúan la fiabilidad del EMM se basan en el uso de técnicas isométricas o en pruebas de romper (*break tests*). Al utilizar un procedimiento estandarizado para las pruebas, la fiabilidad de los resultados del EMM entre evaluadores, quienes consiguen llegar a un acuerdo total respecto a los grados musculares asignados, es baja.[99,100] La fiabilidad intraevaluador y entre evaluadores dentro del intervalo de un grado muscular completo[100-103] y la fiabilidad entre evaluadores dentro de medio grado (es decir, dentro de un grado + o –)[95,99] son muy altas. Aunque esto indica un alto nivel de uniformidad para el EMM, una diferencia de un grado completo de fuerza puede no ser adecuada para la toma de decisiones clínicas.[102]

Los resultados de los estudios de fiabilidad y validez del EMM indican lo siguiente:

- La fiabilidad intraevaluador es mejor que la fiabilidad entre evaluadores; por lo tanto, el mismo terapeuta debe realizar todos los EMM, siempre que sea posible.[101,103,104]
- La calificación del EMM está limitada por la fuerza del evaluador, especialmente en pacientes muy fuertes cuando se evalúan grados 5.[105]
- El EMM no es sensible a los cambios de resistencia en los grados por arriba de 4 y 5.[93,95-97,106,107]

TABLA 1-6 **Calificación convencional**

Números	Letras	Descripción
Pruebas contra la gravedad		**El paciente es capaz de moverse activamente:**
5	N: normal	Toda la AdM disponible contra la gravedad y contra la resistencia máxima
4	G: buena (*good*)	Toda la AdM disponible contra la gravedad y contra una resistencia moderada
4−	G−	*Si la prueba se realiza «a través de la amplitud»; calificar como «NE» (no evaluado) si la prueba se realiza «isométricamente»:* más de la mitad de la AdM disponible contra la gravedad y contra una resistencia moderada
3+	F+	*Si la prueba es «a lo largo de la amplitud»:* menos de la mitad de la AdM disponible contra la gravedad y contra una resistencia moderada *Si la prueba es «isométrica»:* toda la AdM disponible contra la gravedad y contra una resistencia mínima
3	F: regular (*fair*)	Toda la AdM disponible contra la gravedad
3−	F−	Más de la mitad de la AdM disponible contra la gravedad
2+	P+	Menos de la mitad de la AdM disponible contra la gravedad
Pruebas con gravedad eliminada		**El paciente es capaz de moverse activamente:**
2	P: escasa (*poor*)	La AdM completa con gravedad eliminada
2−	P−	Menos de la AdM completa con gravedad eliminada
1	T: residual (*trace*)	Ningún movimiento a lo largo de la AdM disponible con gravedad eliminada y con un ligero intento, palpable u observable, de una contracción muscular
0	0: cero	Ninguna AdM con gravedad eliminada y sin contracción muscular palpable u observable

Nota: cuando el paciente no puede colocarse en la posición requerida en relación con la gravedad, o le resulta demasiado cansado o lleva demasiado tiempo cambiar la posición del paciente, el terapeuta ofrece asistencia o una resistencia igual al peso de la extremidad o del segmento de la extremidad, para asemejarse a la situación con gravedad eliminada o a la situación contra la gravedad, respectivamente.

- Las puntuaciones del EMM tienden a sobreestimar la fuerza del paciente en grados por arriba de 4 y 5.[93,95,105,108,109]
- Las puntuaciones del EMM son más sensibles en los grados inferiores (0-3).[110]
- Se sugiere que el EMM se complemente con medios cuantitativos de evaluación de la fuerza (p. ej., dinamometría manual, dinamometría isocinética y tensiometría) para grados superiores a 3 y para los de naturaleza más subjetiva.[102,106]
- Los grados del EMM no equivalen a mediciones lineales;[99,111] por ejemplo, un grado 3 no equivale a un 50% de fuerza muscular. Del mismo modo, la fuerza normal no equivale al 100% de la fuerza y varía en función del grupo muscular evaluado; por ejemplo, un grado 5 para los extensores de la rodilla equivale a un 53%, mientras que para los flexores de la planta del pie sería un 34% y para los extensores de la cadera un 65% de la fuerza máxima real de cada grupo muscular.[93] Se estima que solo el 4% de la fuerza máxima de los flexores del codo representa un grado 3.[112]
- La formación, la práctica, la experiencia y el uso de procedimientos estandarizados estrictos son importantes para llevar a cabo un EMM fiable.[113]

Para incrementar la fiabilidad de la evaluación de la fuerza muscular, el EMM debe ser hecho:

- A la misma hora del día para evitar distintos grados de cansancio.
- Por el mismo terapeuta.
- En el mismo ambiente.
- Con el paciente en la misma posición.
- Se recomienda seguir un protocolo de pruebas estándar para hacer comparaciones más precisas y evaluar la evolución del paciente.
- Por profesionales de la salud bien capacitados y con práctica en las técnicas, ya que «la práctica hace al maestro» y mejora la fiabilidad.

El EMM es un medio cómodo, versátil, rápido de aplicar y barato para evaluar la fuerza muscular. En pacientes más débiles, no es posible utilizar algunos equipos, como los dispositivos de pruebas isocinéticas[114,115] o el DM,[106,116] para evaluar los grados más bajos (es decir, < 3). Mediante el uso del EMM es posible realizar una estabilización específica, hacer pruebas de acciones musculares aisladas y eliminar la actividad y los movimiento sustitutos.

En el ámbito clínico, el EMM es la técnica habitual para evaluar la fuerza. Aunque su validez y fiabilidad no parecen ser las ideales y es necesario seguir investigando, emplear el EMM tiene sus ventajas si se tienen en cuenta sus limitaciones.

Evaluación manual de la fuerza muscular

Tras la inspección visual y la evaluación de la AdMA y de la AdMP, realice la evaluación de la fuerza muscular.

Prueba de un músculo o de un grupo de músculos

Los músculos con una acción o acciones en común suelen evaluarse de forma grupal, o bien, cada músculo se evalúa de manera individual. Por ejemplo, el flexor cubital del carpo y el flexor radial del carpo (palmar mayor) se evalúan juntos cuando se flexiona la muñeca. El flexor cubital del carpo se evalúa de manera individual cuando el músculo se contrae para flexionar y desviar en dirección cubital la muñeca de manera simultánea. Aunque no siempre es posible aislar un músculo por completo, en este texto se ilustran y describen pruebas musculares individuales.

Evaluación de la fuerza muscular normal

- Inicialmente se debe evaluar y registrar la fuerza de la extremidad no afectada para determinar la fuerza normal del paciente (es decir, grado 5). También se recomienda hacer una demostración del movimiento al paciente antes de evaluar la fuerza del lado afectado.
- Si no se puede usar la extremidad contralateral para la comparación, confíe en la experiencia pasada para juzgar la fuerza normal del paciente, teniendo en cuenta los factores que suelen afectarla, como la edad, el sexo, la dominancia y la ocupación.

Procedimiento de evaluación

Explicación e instrucción:

- Explique de manera breve al paciente el procedimiento del EMM.
- Describa y muestre al paciente el movimiento a realizar o mueva de forma pasiva la extremidad a través del movimiento de prueba.

Posición del paciente:

- Coloque al paciente de forma que aísle el músculo o el grupo muscular que se va a evaluar, ya sea en posición con gravedad eliminada o contra la gravedad.[117]
- Asegúrese de que el paciente está cómodo y cuente con el apoyo adecuado.
- Coloque el músculo o el grupo muscular que se va a evaluar en su amplitud externa completa, aplicando solo una ligera tensión sobre el músculo cuando evalúe la fuerza a lo largo de la amplitud. Para probar la fuerza de forma isométrica, coloque el músculo o el grupo muscular a evaluar en la posición adecuada.
- En el momento de evaluar la fuerza muscular, «un buen control y la especificidad de las posiciones corporales elegidas durante la prueba son esenciales para producir estimaciones fiables de la fuerza».[118 (p. 509)]

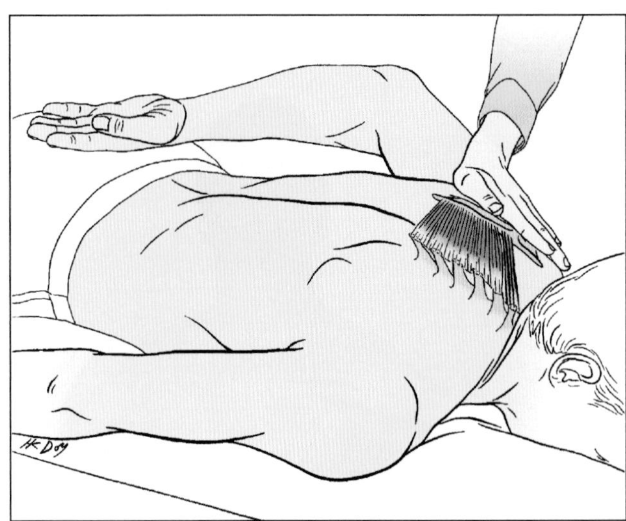

Figura 1-59 El peso del tronco sobre la camilla sirve para estabilizar los orígenes espinales de los músculos romboides.

Estabilización. Estabilice el sitio de fijación del origen del músculo para tener un punto fijo desde el cual tirar. Al evaluar los músculos biarticulares o poliarticulares, estabilice o fije el segmento proximal a la articulación donde se produce el movimiento para evaluar la acción muscular. Evite los movimientos sustitutos usando los siguientes métodos de estabilización:

1. Aproveche el peso del paciente para ayudar a fijar la cintura escapular, la cintura pélvica o el tronco.

   Por ejemplo:

   El peso del tronco sobre la camilla de exploración sirve para estabilizar el origen espinal de los músculos romboides (fig. 1-59).
2. Ayúdese con los músculos sanos del paciente, es decir, haga que el paciente use los músculos que:
   - Por lo general, actuarían como sinergistas estabilizadores o fijadores del movimiento.

   Por ejemplo:

   Al realizar pruebas de fuerza de los músculos romboides, indique al paciente que se mantenga en sedestación erguida mientras la mano se desplaza directamente fuera de la nalga contralateral (fig. 1-60).
   - Por lo regular, no se usan al realizar el movimiento de prueba.

   Por ejemplo:

   Indique al paciente que sujete el borde de la camilla cuando la cadera esté flexionada para evaluar la fuerza de los flexores de la cadera (fig. 1-61).
3. Posición del paciente.

   Por ejemplo:

   Al evaluar la fuerza del músculo abductor de la cadera en decúbito lateral, indique al paciente que mantenga la pierna que no se está evaluando en flexión máxima de cadera y rodilla (fig. 1-62). En esta posición, la inclinación posterior de la pelvis actúa para estabilizar la pelvis y la columna lumbar.

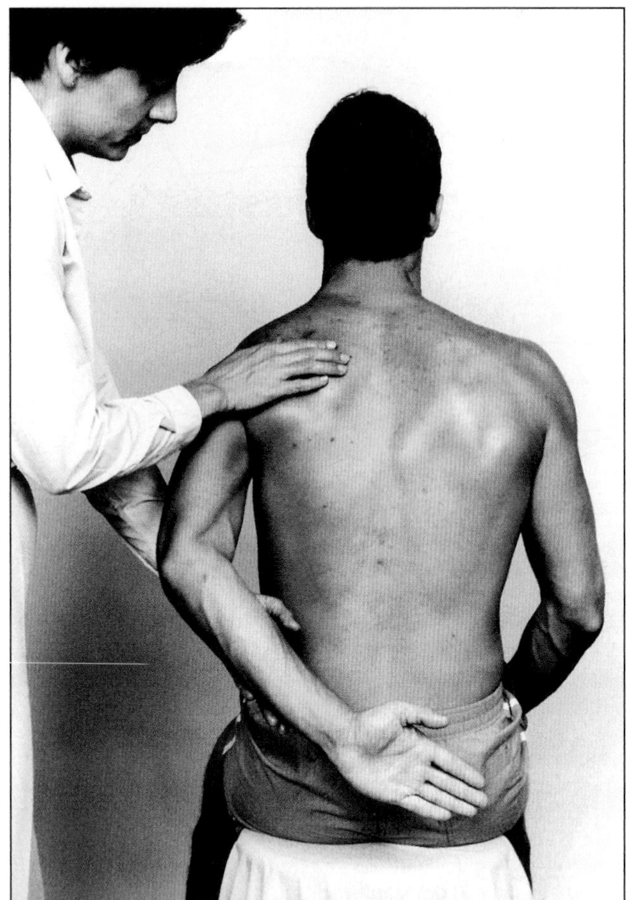

Figura 1-60 El paciente contrae los músculos del tronco para mantener la sedestación erguida y estabilizar el tronco cuando se evalúa la fuerza del músculo romboides.

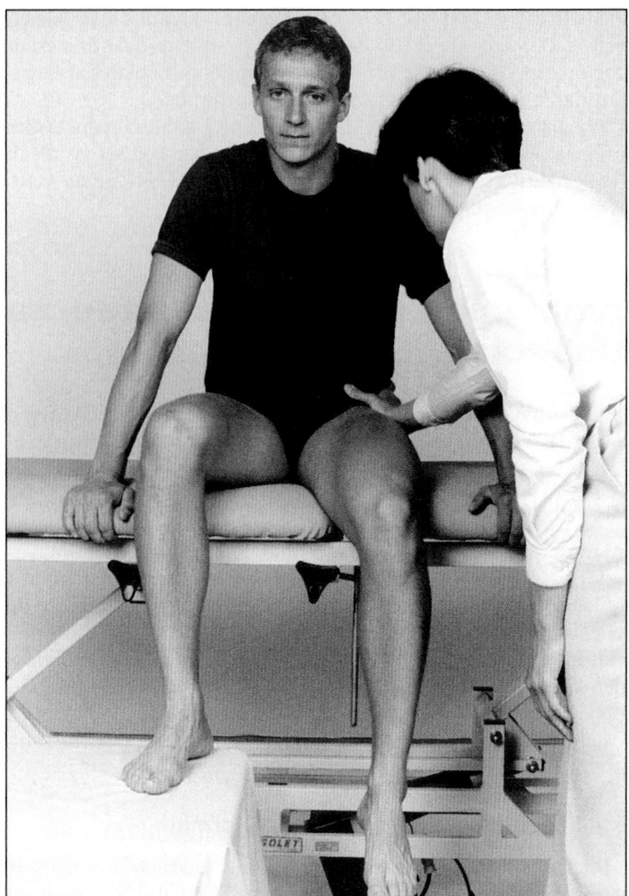

Figura 1-61 El paciente sujeta el borde de la camilla para estabilizar la columna y la pelvis cuando se prueba la fuerza de los flexores de la cadera.

Por ejemplo:

Para evaluar la fuerza de los extensores de la cadera (fig. 1-63), indique al paciente que apoye el peso del tronco en la camilla, se sujete al borde de esta y coloque la cadera contralateral en flexión con el pie apoyado en el piso. En esta posición, la pelvis y la columna lumbar se estabilizan.

4. Fuerzas externas:
   - Aplique de forma manual presión directa.

   Por ejemplo:

   El radio y el cúbito son estabilizados por el terapeuta cuando prueba los extensores de la muñeca (fig. 1-64).

   - Utilice dispositivos como cinturones y bolsas de arena o de semillas.

   Por ejemplo:

   Se utiliza una correa para estabilizar la pelvis cuando se evalúan los extensores de la cadera (fig. 1-65).

Al estabilizar, asegúrese de que los puntos de contacto manual o los dispositivos empleados eviten las zonas sensibles o dolorosas; por ejemplo, en algunas enfermedades virales (como la poliomielitis), los músculos del abdomen pueden sentir dolor al tacto. También verifique que las manos o los dispositivos no ejerzan demasiada fuerza directamente sobre el vientre del músculo que se está evaluando, de tal forma que inhiba la contracción.[119]

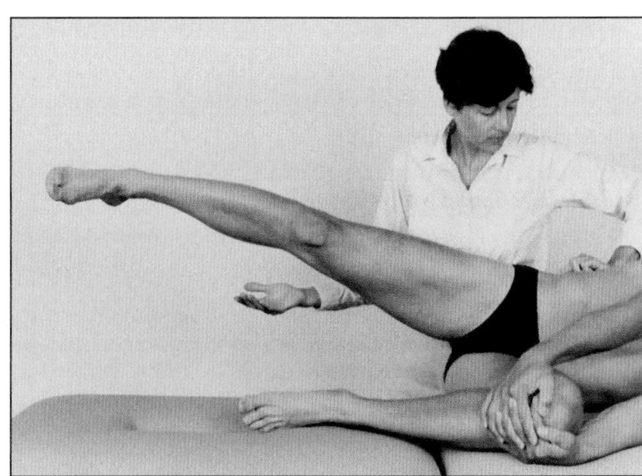

Figura 1-62 El paciente mantiene la pierna no evaluada en flexión máxima de cadera y de rodilla para estabilizar la pelvis, es decir, el origen de los músculos abductores de la cadera.

Movimientos sustitutos. Cuando los músculos se encuentran débiles o paralizados, otros músculos pueden tomar su lugar o bien puede emplearse la gravedad para realizar los movimientos que suelen llevar a cabo los músculos débiles.[120] Estos movimientos

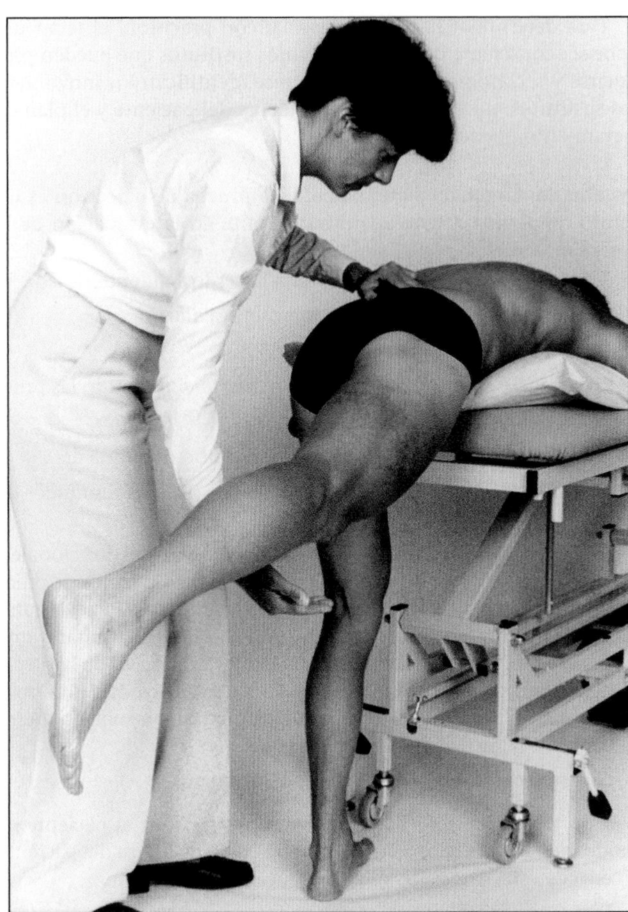

Figura 1-63 Para evaluar la fuerza de los extensores de la cadera, se indica al paciente que apoye el peso del tronco en la camilla, se sujete al borde de esta, coloque la cadera contralateral en flexión y apoye el pie en el piso. En esta posición, la pelvis, la columna lumbar y los orígenes musculares se estabilizan.

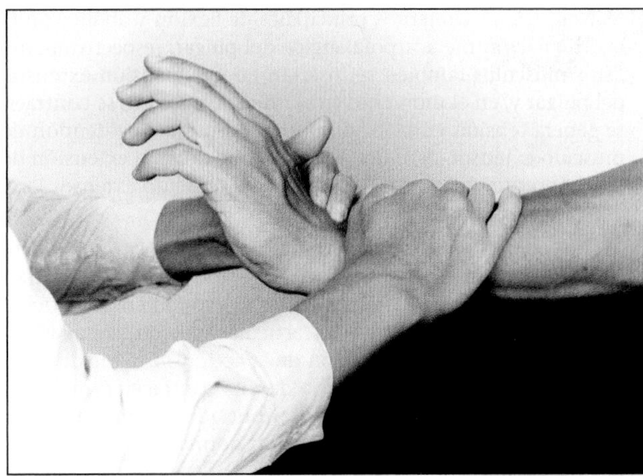

Figura 1-64 El terapeuta estabiliza de forma manual el radio y el cúbito para evaluar la fuerza del músculo extensor de la muñeca.

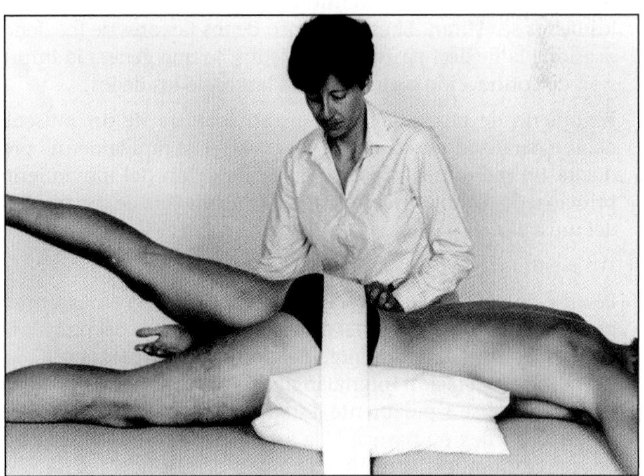

Figura 1-65 La pelvis se estabiliza mediante una correa cuando se evalúan los extensores de la cadera.

vicarios se denominan *movimientos sustitutos*.[72] A continuación, se enumeran los distintos tipos de movimientos sustitutos, basados principalmente en los descritos por Kendall y cols.[72] y por Wynn Parry.[120]

1. Sustitución directa o indirecta por:

   a. Otro motor primario que también podría causar una desviación en la dirección de las demás acciones realizadas por el motor primario sustituto.

   Por ejemplo:

   Con debilidad o ausencia del supinador, el bíceps braquial puede contraerse para realizar la supinación y la flexión del codo puede producirse de forma simultanea.

   b. Los músculos fijadores que producen un movimiento que parece suceder en el lugar del origen del agonista débil.

   Por ejemplo:

   Los abdominales laterales se contraerán para estabilizar la pelvis durante la prueba de los músculos abductores de la cadera. Si los abductores de la cadera son débiles, los músculos abdominales laterales pueden subir la pelvis y a su vez mover el miembro inferior para dar la apariencia de abducción de la cadera.

   c. Otros músculos situados favorablemente en la zona, que pueden contraerse para posicionar la articulación de tal forma que otros músculos, en virtud de la nueva posición de la articulación, sean capaces de hacer el movimiento de evaluación.

   Por ejemplo:

   Si el músculo deltoides está paralizado, los rotadores externos rotan de manera externa el húmero para que la cabeza larga del bíceps braquial se sitúe más lateralmente con respecto a la articulación del hombro y esté en posición de ayudar a la abducción del hombro.

   d. Otros músculos en el patrón de movimiento total de la extremidad, que pueden contraerse en un intento por ayudar a los músculos débiles.

   Por ejemplo:

   El hombro se flexiona cuando el paciente intenta flexionar el codo en presencia de debilidad del músculo flexor del codo.

2. Inserción accesoria: la inserción de un músculo puede ser tal que, cuando el músculo se contrae, ayuda a realizar el movimiento principal del músculo débil o paralizado.

   Por ejemplo:

   Los músculos flexor corto del pulgar y abductor corto del pulgar se insertan en la base de la falange proximal del pulgar y realizan los movimientos principales de flexión y abducción de la articulación metacarpofalángica del pulgar, respectivamente. Estos músculos también se insertan en la expansión extensora del pulgar y, en el momento en el que los músculos se contraen, se genera tensión en la expansión extensora y en el tendón del músculo extensor largo del pulgar, lo que causa la extensión del pulgar en presencia de una parálisis del músculo extensor largo del pulgar.

3. Acción del tendón: cuando el antagonista de un músculo débil o paralizado se contrae, produce un movimiento que hace que el músculo más débil se estire. El estiramiento producirá un movimiento pasivo en las articulaciones atravesadas por el músculo débil en la dirección de la acción primaria de dicho músculo, lo que da la apariencia de una contracción muscular. Este movimiento pasivo es más pronunciado si el músculo débil está acortado y carece de su extensión normal.

   Por ejemplo:

   En presencia de parálisis de los músculos flexor superficial y profundo de los dedos, si los extensores de la muñeca se contraen para producir la extensión de la muñeca, los flexores de los dedos se estiran. El estiramiento de los flexores de los dedos ocasiona la flexión pasiva de los dedos, lo que genera la impresión de contracción de los flexores largos de los dedos.

4. Fenómeno de rebote: cuando un antagonista de un músculo débil o paralizado se contrae y luego se relaja rápidamente, producirá un movimiento pasivo en la dirección del movimiento principal de dicho músculo. Esto da la apariencia de contracción del músculo.

   Por ejemplo:

   La articulación interfalángica del pulgar se coloca en extensión para comprobar la fuerza del músculo flexor largo del pulgar. En esta posición, el extensor largo del pulgar puede contraerse para tirar de la articulación interfalángica hacia una mayor extensión y luego relajarse rápidamente. Esta relajación repentina da lugar a una ligera flexión pasiva de la articulación interfalángica que podría confundirse con un movimiento realizado por la contracción del flexor largo del pulgar.

5. Gravedad: el paciente puede desplazar el segmento corporal para que la gravedad le ayude a hacer el movimiento del músculo débil o paralizado.

   Por ejemplo:

   Al sentarse con el hombro en abducción a 90°, el codo flexionado y la extremidad superior descansando en una mesa, es posible que el paciente con un tríceps débil o paralizado no pueda extender el codo y mover el antebrazo a lo largo de la mesa. El paciente puede intentar extender el codo realizando una depresión de la cintura escapular y una rotación externa del hombro para colocar el antebrazo de modo que la gravedad ayude al tríceps débil.

   Intente eliminar los movimientos sustitutos mediante:

- La explicación e instrucciones adecuadas al paciente sobre el movimiento que debe llevar a cabo y los movimientos sustitutos que debe evitar.
- La posición adecuada del paciente.
- La estabilización apropiada del origen del músculo.
- La palpación de los músculos sometidos a evaluación para garantizar su contracción.
- **PRACTICANDO** la evaluación de la fuerza muscular.

Para determinar la fuerza muscular con precisión, el terapeuta debe ser consciente de los movimientos sustitutos que pueden producirse y reconocerlos.[100] Cuando no se identifican los movimientos sustitutos, no se descubre el problema del paciente y el plan de tratamiento puede ser inadecuado.

Prueba de detección sistemática. Una prueba de detección es un punto de partida asignado arbitrariamente en la evaluación de la fuerza muscular.

Utilice la prueba de detección para hacer lo siguiente:

- Simplificar la evaluación de la fuerza muscular.
- Evitar evaluaciones innecesarias.
- Procurar no cansar o desalentar al paciente eliminando las pruebas que no sea capaz de completar satisfactoriamente.

Analice al paciente mediante la información obtenida de:

- La lectura de los antecedentes del paciente o de los resultados de pruebas musculares anteriores.
- La observación del paciente al realizar actividades funcionales; p. ej., apretar su mano puede ayudar a conocer la fuerza de prensión (es decir, de los flexores de los dedos), sentarse y levantarse puede indicar la fuerza de los miembros inferiores, quitarse una camisa por encima de la cabeza puede ser indicativo de la fuerza de los músculos abductores y rotadores externos del hombro y acostarse o levantarse puede brindar información sobre la fuerza de los músculos abdominales.
- La evaluación previa de la AdMA del paciente.

Con base en la información disponible, coloque al paciente de modo que la evaluación comience en el grado de fuerza del paciente o cerca de este. Alternativamente, al evaluar al paciente:

- Comience todas las evaluaciones musculares en un grado determinado; este suele ser el grado 3. Indique al paciente que mueva activamente el segmento corporal a través de la AdM completa contra la gravedad. En función de los resultados de la prueba inicial, la valoración muscular se interrumpe o prosigue.

Calificación de la fuerza muscular

Contra la gravedad

En los capítulos siguientes, el grado 3 se utiliza, por lo general, como prueba de detección sistemática para comenzar a ilustrar el EMM (fig. 1-66A y B). Para evaluar si el músculo se encuentra en un grado 3, inferior o superior, coloque al paciente de forma que el músculo se encuentre en amplitud externa completa y la gravedad ofrezca resistencia al movimiento o movimientos principales del músculo o del grupo muscular durante la mayor parte posible de la AdM. En la mayoría de los casos, no es posible moverse contra la gravedad a lo largo de toda la AdM cuando el hueso se desplaza de una posición horizontal a una vertical o de una vertical a una horizontal. Por lo tanto, el músculo o bien tiene poca resistencia a la atracción de la gravedad al inicio o al final del movimiento, o no tiene resistencia al final del movimiento cuando la gravedad ayuda al movimiento y el antagonista se contrae excéntricamente para completar la AdM.[121]

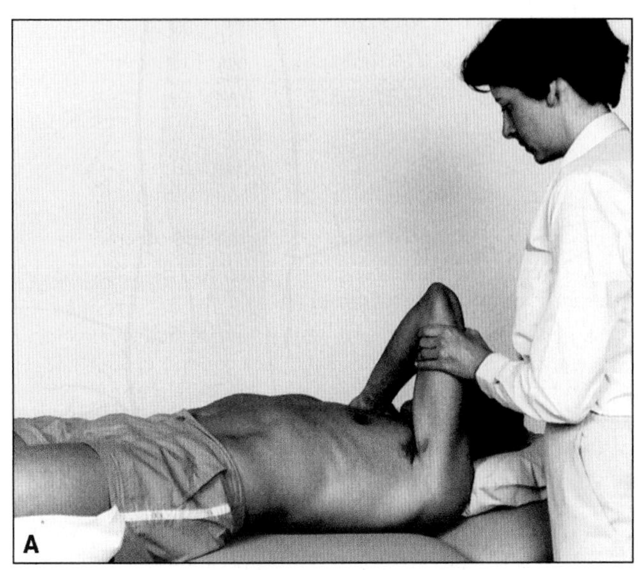

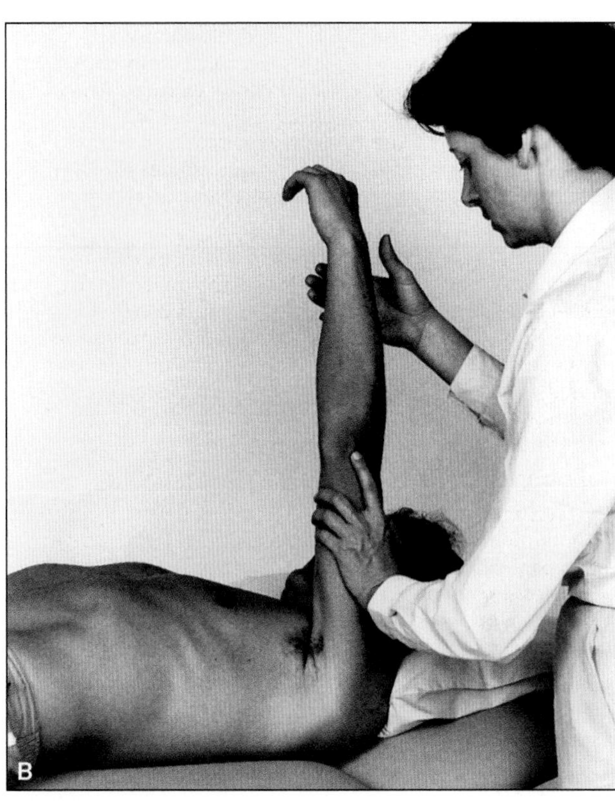

Figura 1-66 **A.** Posición inicial del examen manual de los músculos (EMM) **contra la gravedad**: extensores del codo y tríceps. **B.** El paciente intenta realizar la extensión del codo contra la gravedad. Si se asigna una calificación de 2+ o 3–, el EMM se detiene. Si se asigna un grado 3, repita la prueba y aplique resistencia manual (*véase* fig. 1-67). Si no puede moverse contra la gravedad, vuelva a colocar al paciente y pruebe el movimiento con gravedad eliminada (*véase* fig. 1-70).

La fuerza muscular ejercida durante la evaluación muscular puede verse influida en gran medida por las instrucciones dadas al paciente.[69,122] El volumen de la voz del terapeuta puede influir en la contracción muscular voluntaria. Las indicaciones en voz alta pueden causar una contracción muscular más fuerte que las órdenes en voz baja.[123,124] Durante cada evaluación, dé las instrucciones de forma explícita y concisa para generar la respuesta más enérgica posible del paciente. Mientras el paciente intenta moverse a un ritmo moderado a través de la AdM, palpe el motor o motores principales para garantizar la contracción y descartar la posibilidad de movimientos sustitutos.

- Si el paciente se mueve solo en una parte de la AdM contra la gravedad, el músculo recibe una calificación de 2+ o 3– y con ello finaliza la evaluación muscular.
- Si el paciente se mueve a través de la AdM completa contra la gravedad, se repite la prueba contra la resistencia manual para determinar el grado (fig. 1-67A y B). La calificación de 3 se asigna si el paciente no puede realizar la prueba contra la resistencia manual.
- Si el paciente puede llevar a cabo la prueba contra la resistencia manual, se le asigna un grado superior a 3, en función de la magnitud de la resistencia aplicada.

Pida al paciente que se relaje al final de cada movimiento de prueba y coloque la extremidad en posición para la siguiente evaluación.

Resistencia manual

Para aplicar resistencia, use una prensión lumbrical, con las articulaciones metacarpofalángicas flexionadas y las interfalángicas mantenidas en extensión, el pulgar en aducción o relajado en ligera extensión (fig. 1-68). Añada resistencia de manera gradual para permitir que el paciente «fije» los músculos. Aplique la fuerza de resistencia en un ángulo de 90° con respecto al segmento de la extremidad.

Aplique la fuerza de resistencia en el extremo distal del segmento en el que está insertado el músculo o los músculos que se van a evaluar[11,86] (fig. 1-69). Permitir que una articulación se interponga entre el punto de aplicación de la resistencia y la inserción muscular puede aumentar las posibilidades de sustitución. Asegúrese de que no se aplique resistencia distal a una articulación inestable o débilmente apoyada. Debe procurar mantener la longitud del brazo de resistencia (es decir, la distancia entre el eje de rotación de la articulación y el punto de aplicación de la resistencia manual) para cada evaluación muscular. *Nota:* cuanto mayor sea la longitud del brazo de resistencia, menor será la fuerza de resistencia necesaria para contrarrestar el torque producido por el músculo.

Nicholas y cols.[125] informaron que si el terapeuta aplica una resistencia igual o mayor a la extremidad al evaluar el músculo A, pero durante un período más corto que al evaluar el músculo B, es posible que el músculo A se determine como más débil que el músculo B. Al aplicar resistencia para evaluar un músculo, el terapeuta integra mentalmente el tiempo ocupado en recorrer la AdM con la magnitud de la fuerza de resistencia para llegar a una percepción del déficit de fuerza y asignar un grado.[125] Debido a esto y a las relaciones fuerza-velocidad, al hacer pruebas musculares comparables, aplique la resistencia durante el mismo período y, si evalúa la fuerza muscular a través de toda la AdM, utilice la misma velocidad de movimiento para recorrerla.

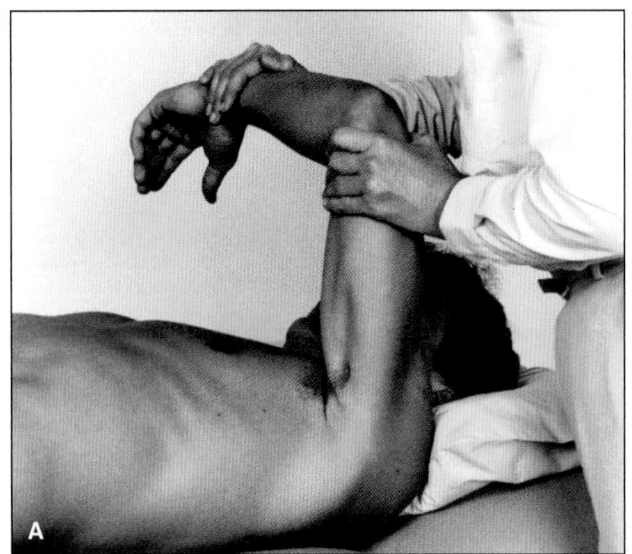

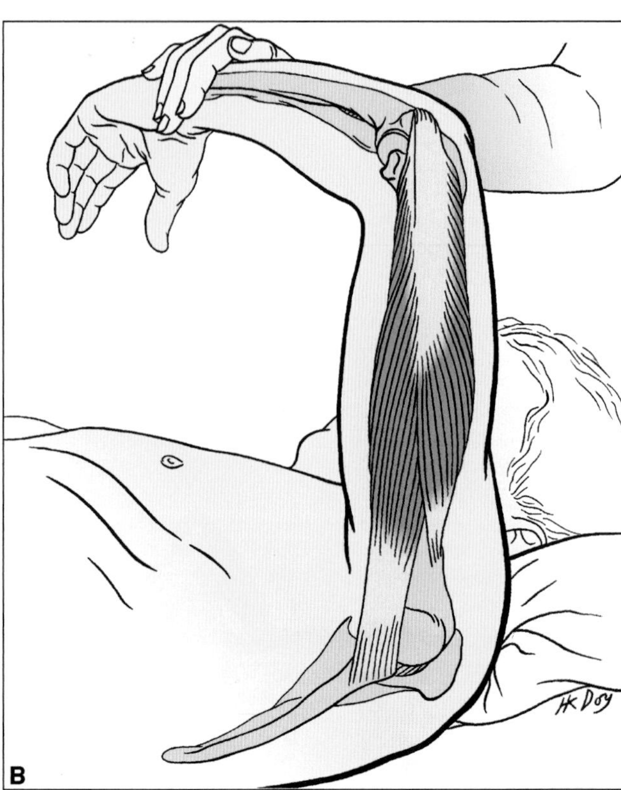

Figura 1-67 Examen manual de los músculos extensores del codo y tríceps. **A.** Con el paciente colocado contra la gravedad, aplique **resistencia manual**, ya sea por amplitud o por isometría, y evalúe la fuerza. **B.** La resistencia manual se aplica en el extremo distal del segmento en el que se inserta el músculo, es decir, el extremo distal del radio y el cúbito.

Resistencia aplicada para evaluar la fuerza «a lo largo de la amplitud». Al evaluar la fuerza muscular mediante la contracción muscular concéntrica, la magnitud de la fuerza de resistencia se basa en la cantidad de resistencia que puede aplicarse para permitir que el paciente se mueva suavemente a través de la AdM completa. La fuerza de resistencia aplicada a lo largo del movimiento «debe ser solo un poco inferior a la que detendría el movimiento».[88 (p. 568)] Modifique la cantidad de resistencia aplicada a lo largo de la AdM en función de las capacidades del paciente. Si se ofrece demasiada resistencia, el paciente no podrá moverse a través de la AdM y esto puede ocasionar el reclutamiento de otros músculos para efectuar el movimiento.

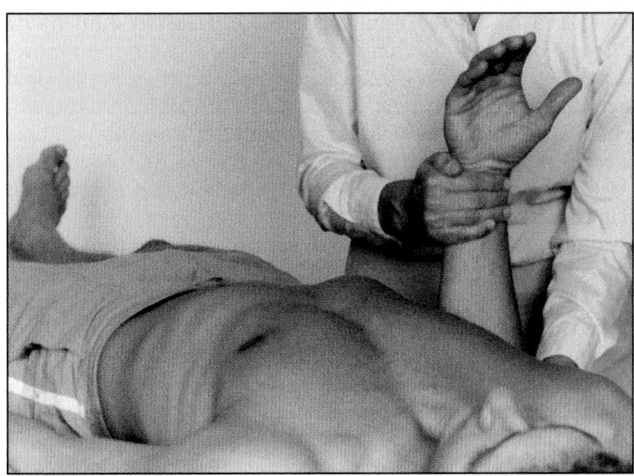

Figura 1-68 Resistencia manual aplicada en un ángulo de 90° al segmento de la extremidad por medio de prensión lumbrical.

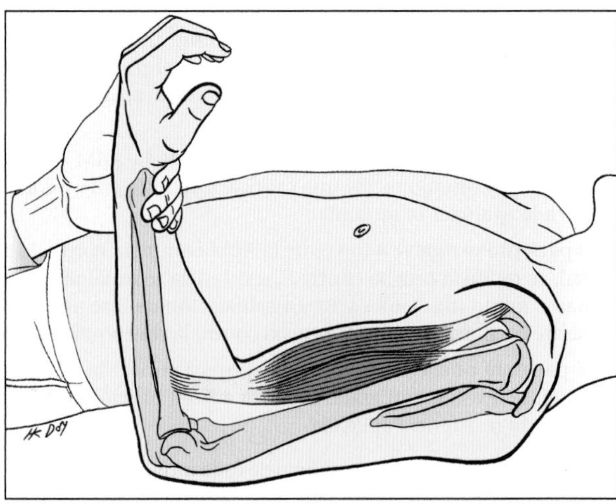

Figura 1-69 Aplique resistencia manual en el extremo distal del segmento en el que se inserta el músculo o los músculos.

Evaluar la fuerza a lo largo de la amplitud requiere una habilidad y una experiencia considerables.[86] Por esta razón, los resultados pueden no ser tan certeros como cuando se realiza el EMM mediante la contracción muscular isométrica en determinada(s) parte(s) de la AdM,[86] como es más frecuente en tiempos recientes. Dicho esto, corresponde al terapeuta adquirir la destreza y la experiencia necesarias para evaluar de forma competente la fuerza a través de la amplitud. En función de las necesidades clínicas específicas, se empleará el medio más adecuado para comprobar la fuerza, ya sea a través de la amplitud o en una posición articular determinada.

Puede resultar de provecho evaluar la fuerza muscular a través de la amplitud, por ejemplo, «para obtener un cuadro clínico más específico de una lesión de un nervio periférico y su curso de recuperación motora».[104 (p. 666)] Al calificar la fuerza muscular, es más fácil cuantificar la capacidad del paciente para moverse a través de una parte o la totalidad de la AdM que los cambios en la magnitud de la resistencia manual aplicada.[97]

Resistencia aplicada para evaluar la fuerza «isométricamente» en ángulos articulares específicos. Cuando se emplean contracciones musculares isométricas para evaluar la fuerza muscular, se considera que la fuerza necesaria para mantener la posición de prueba es la misma que la fuerza relativa necesaria para desplazarse a lo largo del movimiento de prueba,[11] aunque Wilson y Murphy[126] señalan que no existen investigaciones que sugieran que la fuerza medida en un punto concreto de la AdM sea representativa de la fuerza muscular a lo largo de todo el movimiento. La fuerza varía a lo largo de la AdM, y se obtiene una cuadro clínico más preciso de las capacidades del músculo si se realizan pruebas musculares isométricas con el músculo situado en amplitudes interna, media y externa o, mejor aún, si la prueba muscular se lleva a cabo a lo largo de toda la AdM.

Koo y cols.[127] estudiaron la debilidad muscular del codo de individuos hemipléjicos mediante pruebas isométricas. Los resultados del estudio respaldan la necesidad de evaluar la fuerza muscular isométrica en múltiples posiciones articulares a lo largo de toda la amplitud para proporcionar una evaluación completa de la debilidad muscular desde una perspectiva clínica y funcional.

Con el fin de mantener la fiabilidad de las pruebas cuando se utiliza la contracción muscular isométrica, el músculo debe probarse cada vez en la(s) misma(s) sección(es) de la AdM.[87] Las pruebas isométricas son un método clínico aceptado para evaluar la fuerza muscular,[128] pero el pronóstico de las capacidades de trabajo dinámico a partir de pruebas isométricas no suele ser fiable.[69,126] Las pruebas dinámicas son superiores a las isométricas cuando se trata de evaluar actividades dinámicas.[126] Sería más adecuado evaluar un músculo o un grupo muscular teniendo en cuenta su función normal, es decir, por medio de pruebas isométricas para los músculos que funcionan como estabilizadores, como los músculos escapulares.

Cuando se utiliza la contracción isométrica para calificar la fuerza muscular superior a un grado 3, el terapeuta coloca el segmento de la extremidad de modo que el músculo se contraiga en la amplitud externa, media o interna contra la gravedad y, a continuación, retira gradualmente los apoyos, a medida que el paciente intenta mantener la posición. Alternativamente, el paciente mueve de manera activa el segmento de la extremidad hacia el exterior, el centro o el interior de la amplitud del músculo que se está evaluando. La posición que se ilustra para la mayoría de las pruebas musculares en este libro es la amplitud interna, ya que suele ser la parte más débil.

Si el segmento de la extremidad se mantiene en la posición inicial contra la gravedad, el terapeuta aplica gradualmente resistencia y ejecuta una de las siguientes acciones:

- Prueba de hacer (*make test*)[129] en la que la resistencia no debe «romper» la contracción muscular, de forma que el paciente no pueda mantener la posición.
- Prueba de romper en la que el terapeuta disminuye gradualmente la resistencia a medida que siente que el segmento de la extremidad está a punto de alcanzar la amplitud externa del músculo. Si se considera que la fuerza es de grado 5 o normal, se usa la prueba de hacer y no se hace ningún esfuerzo para romper la resistencia del individuo.[11]

La prueba de romper es la técnica más empleada. Con cualquiera de los dos métodos de evaluación, el terapeuta hace que el paciente mantenga la contracción durante unos 4 s con el fin de darle tiempo para establecer una contracción isométrica máxima.[130] El músculo se califica en función de la cantidad máxima de resistencia contra la cual pueda sostenerse. La prueba de romper genera mejores mediciones de fuerza que la prueba de hacer.[131] Para mantener la fiabilidad, utilice la misma técnica (es decir, prueba de romper o prueba de hacer) en evaluaciones posteriores y registre la técnica empleada.

Para llevar a cabo la evaluación de la fuerza cuando el movimiento articular ocasiona dolor y no existen contraindicaciones, resulta en extremo difícil, si no imposible, efectuar una contracción estática y producir una situación en la que no se genere absolutamente ningún movimiento en la articulación atravesada por el músculo. Siempre existe cierto grado de movimiento, de compresión y de cizallamiento de la articulación incluso con la contracción muscular estática.[132] Sin embargo, es posible hacer una evaluación muscular isométrica indolora con la articulación colocada en posición de reposo. Para ello, mantenga una mano inmediatamente por debajo de la extremidad para que no se produzca ningún movimiento o solo un movimiento ligero cuando el paciente sea incapaz de mantener la extremidad, en cualquier parte de la AdM, contra la gravedad.

En función del estado y las necesidades del paciente, el profesional de la salud debe determinar la conveniencia de aplicar resistencia manual en toda la amplitud o en una o varias posiciones articulares en la AdM para evaluar que la fuerza muscular sea superior a un grado 3. En este texto se describe e ilustra la aplicación de resistencia manual a lo largo de la amplitud y en una posición articular determinada.

Con gravedad eliminada

Si el paciente no puede moverse por ninguna parte de la AdM contra la gravedad, colóquelo de modo que se elimine la resistencia a esta para el movimiento de prueba (es decir, el paciente debe hacer el movimiento en el plano horizontal). En este caso, puede ser necesario apoyar el peso de la extremidad sobre una superficie relativamente libre de fricción o de forma manual (fig. 1-70). Estabilice el origen del músculo y palpe el o los músculos (fig. 1-70B) durante la prueba, mientras el paciente intenta moverse a través de la AdM. En el momento en el que lleve a cabo la evaluación, comunique las instrucciones de forma explícita y concisa de una prueba a otra. Las indicaciones deben generar la respuesta más contundente posible.

- Si el paciente se mueve a través de toda la AdM disponible con gravedad eliminada, al músculo se le asigna un grado 2.

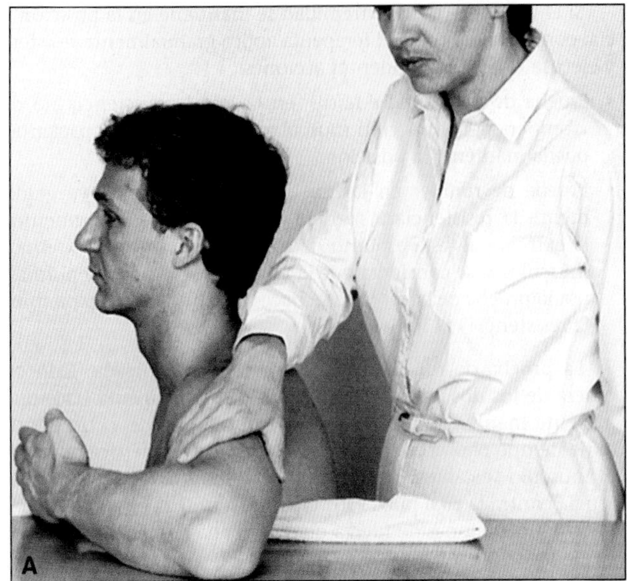

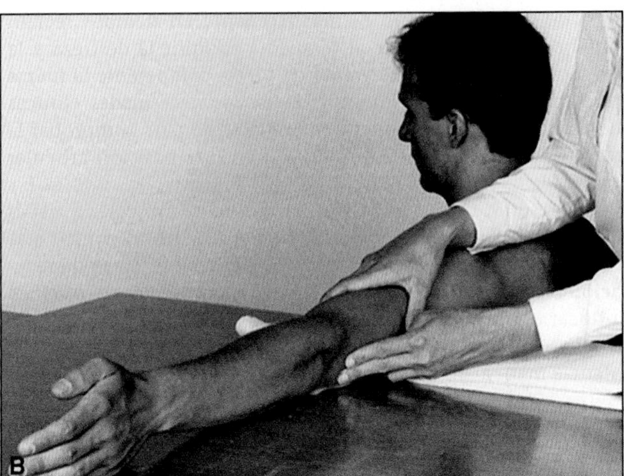

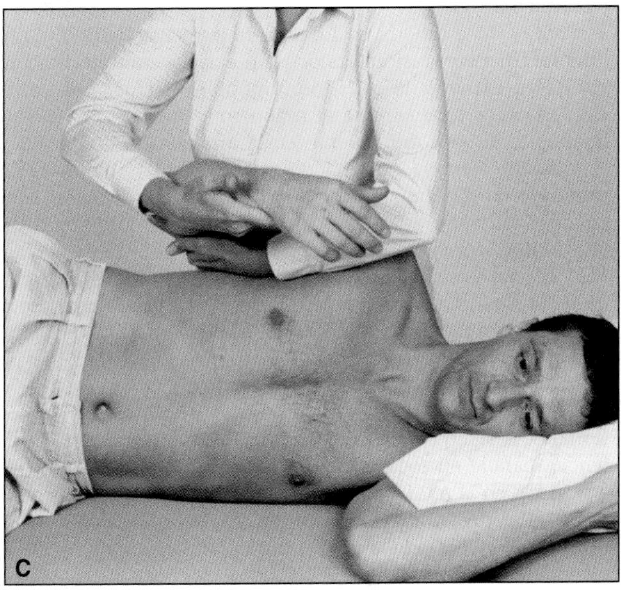

Figura 1-70 **A.** Posición inicial del examen manual de los músculos con **gravedad eliminada**: extensores del codo. El peso de la extremidad descansa sobre una superficie horizontal. **B.** Palpe y observe la contracción del músculo mientras el paciente intenta efectuar la extensión del codo a través de toda la amplitud de movimiento (AdM) disponible con gravedad eliminada. Si puede mover la extremidad, asigne un grado 2 o 2– en función de la magnitud de la AdM. Si no puede mover la extremidad, asigne al músculo un grado 1 o 0, con base en la **presencia** o **ausencia de contracción muscular.** **C.** En lugar de usar la superficie horizontal, apoye de forma manual el brazo y el antebrazo como se muestra.

- Si el paciente no es capaz de moverse a lo largo de toda la AdM disponible, se le da una calificación de 2–.
- Si no se produce movimiento, el terapeuta califica el músculo en función de la presencia o ausencia de contracción muscular, grados 1 o 0, respectivamente.

Se pide al paciente que se relaje al final de cada movimiento de prueba, y el terapeuta coloca la extremidad en posición para la siguiente evaluación.

Palpación. Palpe un músculo cerca de su inserción tendinosa o cerca de un punto óseo utilizando las yemas de los dedos índice y medio. Palpe y observe siempre el músculo o los músculos sometidos a evaluación al determinar los grados del 0 al 3, ya que el músculo puede calificarse en función de la calidad de la contracción cuando no le es posible hacer ningún movimiento, o bien la falta de tensión muscular con el movimiento podría ser indicativa de movimientos sustitutos. En casos de debilidad extrema, un sutil intento de contracción puede detectarse más fácilmente al observar un ligero movimiento de la piel que por medio de la palpación.

Cuando los músculos son muy débiles, se puede provocar la contracción más intensa posible del músculo al colocar y apoyar el segmento de la extremidad de modo que el músculo se contraiga en la amplitud interna contra la gravedad. Indique al paciente que mantenga esta posición y retire de manera gradual el apoyo. Mantenga una mano justo debajo de la extremidad para controlar su descenso si el paciente es incapaz de sostener el miembro contra la gravedad en cualquier parte de la AdM. Esta técnica puede ocasionar una contracción firme mínima o prolongada que pueda palparse.

Número de repeticiones utilizadas en la evaluación. Determine la fuerza después de dos o tres repeticiones del movimiento de prueba. El cansancio se convertirá en un factor si se hacen demasiadas repeticiones, lo que dará lugar a un registro erróneo y a una subestimación de la verdadera fuerza del paciente, ya que los grados de los métodos manuales de evaluación de la fuerza muscular no toman en cuenta la resistencia.

Otros procedimientos de evaluación que emplean la contracción muscular isométrica

Otras aplicaciones clínicas de la contracción muscular isométrica rebasan el alcance de este texto y solo se comentan de manera breve para contextualizar el tema. Además de emplearse para evaluar la fuerza muscular, la contracción muscular isométrica también puede usarse para lo siguiente:

1. Comprobar si existe debilidad de los miotomas (es decir, debilidad neurológica originada por una enfermedad de la raíz nerviosa). La articulación está en la posición de reposo o cerca de ella y, durante la contracción isométrica, el terapeuta observa si la contracción es débil o intensa para determinar si hay una deficiencia en el estímulo nervioso del músculo o los músculos.
2. Evaluar de forma selectiva la integridad del tejido contráctil (es decir, músculo y tendón) aplicando tensión mediante la contracción muscular. La articulación está en posición de reposo y no se produce ningún movimiento durante la contracción isométrica. De este modo, no se ejerce tensión sobre el tejido inerte o no contráctil (es decir, la cápsula articular, los ligamentos y los nervios). Durante la contracción isométrica, el terapeuta observa si se produce dolor y si la contracción es débil o intensa para determinar si existe una lesión muscular.

Métodos y sistemas alternos para calificar la fuerza muscular

Pueden utilizarse métodos y sistemas alternos de calificación de la fuerza muscular en las siguientes situaciones:

- El peso del segmento corporal es tan mínimo que el efecto de la gravedad carece de importancia y no es necesario tenerlo en cuenta (es decir, los músculos de los dedos de las manos, de los pulgares y de los dedos de los pies).
- No siempre es práctico o posible palpar el músculo, aplicar resistencia o colocar al paciente contra la gravedad o con gravedad eliminada para los movimientos de la evaluación (p. ej., cuando se valoran los músculos faciales).
- Los músculos requieren la resistencia del peso corporal para ser resistidos al máximo (es decir, gastrocnemio, sóleo).

La calificación usada en las pruebas de los músculos faciales; los músculos de los dedos de las manos, los pulgares y los dedos de los pies; y los músculos que requieren la resistencia del peso corporal se describirán en las secciones de este texto que tratan sobre las evaluaciones de estos músculos.

Pruebas con un músculo biarticular o poliarticular en la zona

Al aplicar resistencia a un músculo biarticular, directa o indirectamente, procure evitar las posiciones de acortamiento excesivo, ya que esto puede causar calambres dolorosos en el músculo.[72]

- Para evaluar la fuerza de un músculo monoarticular, cuando existe un músculo biarticular o poliarticular en la zona que realiza la misma acción en la articulación, debe reducirse o eliminarse la contribución del músculo biarticular o poliarticular al movimiento. Para ello, coloque de manera pasiva el músculo biarticular o poliarticular en una posición acortada en la articulación o articulaciones no sometidas a prueba, para volverlo más activamente insuficiente antes de someter a evaluación el músculo monoarticular.

  Por ejemplo:

  Cuando se evalúa la fuerza del coracobraquial para flexionar y aducir el hombro, el codo y el antebrazo se flexionan y supinan de forma pasiva, respectivamente, para colocar el músculo bíceps braquial en una posición acortada, haciéndolo así más activamente insuficiente y reduciendo la contribución de la cabeza corta del bíceps braquial a la flexión y la aducción del hombro.
- Para evaluar un músculo biarticular o poliarticular en una articulación, coloque primero la(s) articulación(es) que no se va(n) a evaluar en posición media para evitar la insuficiencia activa del músculo.

  Por ejemplo:

  Al comprobar la fuerza de los isquiotibiales para flexionar la rodilla, la cadera se coloca en flexión.
- Para evaluar un músculo en una articulación en la que un músculo biarticular o poliarticular es el antagonista, coloque el músculo biarticular o poliarticular libre de tensión en la(s) articulación(es) no evaluada(s). Así se evita estirar y crear una situación de insuficiencia pasiva del músculo biarticular o poliarticular durante la evaluación que disminuirá la capacidad del motor principal para mover la articulación a través toda la AdM.

  Por ejemplo:

  Cuando se prueba la fuerza del iliopsoas para flexionar la cadera, la rodilla se coloca en flexión para colocar los músculos isquiotibiales en una posición holgada y evitar que la tensión de estos limite la AdM de flexión de la cadera (*véanse* figs. 1-47 y 1-48).

Registro de la fuerza muscular

Los formularios de evaluación de la fuerza muscular se utilizan para registrar la fuerza. En la figura 1-71 y el apéndice B se muestran ejemplos de formularios de registro de pruebas musculares; en la figura 1-71 se ofrecen ejemplos de algunos registros de la fuerza muscular.

La imposibilidad de valorar un músculo con precisión (p. ej., debido a la presencia de dolor o a la falta de cumplimiento del paciente) se indica en el formulario de registro mediante signos de interrogación junto a la calificación,[90] por ejemplo, «¿3?». Los signos de interrogación indicarán al terapeuta que vuelva a evaluar el músculo en otro momento, cuando así proceda. En la sección de comentarios u observaciones del formulario, se incluye una explicación del significado de los signos de interrogación.

Cada espacio en un formulario de registro debe incluir una entrada.[8] Introduzca «NE» (no evaluado) en la casilla si no se ha hecho la prueba; puede trazar una línea desde la primera entrada de este tipo hasta el final de varias entradas adyacentes para no tener que registrar «NE» en cada espacio.[8]

Anote en los antecedentes cualquier incumplimiento por parte del paciente, desviaciones del procedimiento estándar de evaluación y otros factores que puedan influir en los resultados de una evaluación muscular. Asegúrese de que se anote en el gráfico una leyenda adecuada de la calificación de las evaluaciones musculares.

Evaluación manual de la fuerza muscular

Nombre del paciente *Itzel Canchola* Edad *54 años*

Diagnóstico *Síndrome de Guillain-Barré* Fecha de inicio *10 de octubre del 2019*

Terapeuta *Sue Bart*

Firma *Sue Bart DPT*

Método de examen manual de la fuerza (EMM) utilizado

Fecha de evaluación: *21 de octubre del 2019* Método de EMM usado: *C*

Fecha de evaluación: *25 de noviembre del 2019* Método de EMM usado: *C*

Fecha de evaluación: *15 de diciembre del 2019* Método de EMM usado: *C*

Fecha de evaluación: ____ Método de EMM usado: ____

Clave: método de EMM usado

C Clasificación convencional a «lo largo de la amplitud»

I Clasificación convencional «isométrica»: **r** para la prueba de romper o **h** para la prueba de hacer (p. ej., **Ir** es la convención para la prueba isométrica de romper)

Lado izquierdo						Lado derecho		
SB	*SB*	*SB*	**Iniciales del terapeuta**			*SB*	*SB*	*SB*
Dic 15/19	*Nov 25/19*	*Oct 21/19*	**Fecha de evaluación**			*Oct 21/19*	*Nov 25/19*	*Dic 15/19*
			Movimiento	**Músculo**	**Inervación**			
			Escápula					
4	*3+*	*3*	Abducción Rotación lateral	Serrato anterior	Torácico largo	*3*	*3+*	*4*
	3+	*3*	Elevación	Trapecio superior Elevador de la escápula	Accesorio, NC XI Dorsal Escapular	*3*	*3+*	
	3+	*NE*	Aducción	Trapecio medio	Accesorio, NC XI	*NE*	*3+*	
	3	*NE*	Aducción Rotación medial	Romboides	Dorsal Escapular	*NE*	*3*	
	3	*NE*	Depresión	Trapecio inferior	Accesorio, NC XI	*NE*	*3*	
			Hombro					
↓	*3+*	*3-*	Flexión	Deltoides anterior	Axilar	*3-*	*3+*	↓
			Cadera					
4-	*2*	*2*	Flexión	Psoas mayor Ilíaco	Lumbar Femoral	*2*	*2*	*4-*
4-	*2*	*1*		Sartorio	Femoral	*1*	*2*	*4-*
3-	*1*	*1*	Extensión	Glúteo mayor Bíceps femoral Semitendinoso Semimembranoso	Glútea Ciática Ciática Ciática	*1*	*1*	*3-*
3-	*2*	*1*	Abducción	Glúteo medio Glúteo menor	Glútea Glútea	*1*	*2*	*3-*
			Rodilla					
			Flexión	Bíceps femoral	Ciática			
3-	*1*	*0*		Semitendinoso Semimenbranoso	Ciática Ciática	*0*	*1*	*3-*
4-	*2*	*1*	Extensión	Cuádriceps	Femoral	*1*	*2*	*4-*
			Tobillo					
2	*0*	*0*	Dorsiflexión	Tibial anterior	Peronea	*0*	*0*	*2*
			Flexión plantar	Gastrocnemio	Tibial			
				Sóleo	Tibial			
			Inversión	Tibial posterior	Tibial			
↓	↓	↓		Extensor largo de los dedos		↓	↓	↓

Observaciones:

Figura 1-71 Ejemplo de registro de la fuerza muscular mediante un formulario de evaluación manual de la fuerza muscular.

Una calificación de 3 no indica necesariamente un grado funcional. Registre los grados iguales o inferiores a 3 para los miembros superiores, el tronco y el cuello, y los grados inferiores a 4 para los miembros inferiores, de modo que puedan identificarse rápidamente al leer el gráfico como grados no funcionales o áreas de mayor preocupación. Resalte estas calificaciones no funcionales colocando la calificación entre paréntesis. El cansancio debe vigilarse de forma rigurosa y registrarse para facilitar la aplicación de las evaluaciones de fuerza a las AdVD.

La práctica hace al maestro

El dominio para evaluar y medir la AdM articular y la longitud muscular, así como la evaluación manual de la fuerza muscular, se adquiere mediante la **PRÁCTICA**. Es importante practicar las técnicas de evaluación y medición en tantas personas como sea posible para familiarizarse con la variación entre individuos.

La práctica hace al maestro

Para practicar las habilidades de evaluación y medición de la AdM articular, la longitud muscular y el EMM que se tratan en este libro de texto o para hacer un repaso práctico, utilice los formularios de resumen y evaluación «La práctica hace al maestro» que se encuentran en:

http://thepoint.lww.com/Clarkson4e.

Los íconos de «La práctica hace al maestro» («LPHM») (🔘) y los números de formulario aparecen junto a la evaluación clínica y las técnicas de medición a lo largo de los capítulos 3 a 9 del libro para hacer referencia cruzada con los correspondientes formularios de resumen y evaluación en línea.

Estos formularios de resumen y evaluación de «LPHM» enumeran los criterios para cada técnica de evaluación y medición de la AdM articular y la longitud del músculo, así como para cada EMM, en formato de tabla/lista de comprobación. En el apéndice E encontrará un índice de los 71 formularios, ejemplos de los formularios de resumen y evaluación y descripciones adicionales relacionadas con su uso. Los formularios de «LPHM» constituyen una valiosa herramienta para fomentar el dominio de la evaluación clínica y técnicas de medición, permiten evaluar el dominio de los alumnos y sirven como resumen práctico de las técnicas.

Aplicación funcional de la evaluación de la AdM y del EMM

La evaluación de las actividades funcionales, mediante el análisis de tareas y la observación del desempeño del paciente al hacerlas, puede orientar al terapeuta para proceder a una evaluación detallada y a establecer fines terapéuticos objetivos y significativos. El terapeuta puede preguntar al paciente sobre su capacidad para llevar a cabo diferentes actividades. Es esencial que el terapeuta observe al paciente mientras este realiza las actividades funcionales.[133] Durante la evaluación inicial, observe cómo el paciente camina, se pone de pie, se viste, se sienta y se coloca en varias posturas en decúbito.

La evaluación de la AdM articular y de la fuerza muscular no se puede llevar a cabo de manera aislada a la función. Al finalizar la evaluación de la AdM y la fuerza, el terapeuta debe considerar la repercusión que tiene este déficit en la vida diaria del paciente. Es necesario contar con un buen conocimiento de la anatomía funcional del sistema musculoesquelético para integrar los resultados de la evaluación y transformarlos en opciones de tratamiento significativas y prácticas. Contar con el conocimiento de la anatomía funcional ayuda al terapeuta a comprender el efecto de las limitaciones de la AdM y la fuerza articular en la vida diaria del paciente.

La sección final de cada capítulo está dedicada a la aplicación funcional de la evaluación. Ahí se describe la función específica de cada complejo articular y se documenta la AdM funcional de la articulación. Se hace hincapié en la amplitud necesaria para el desempeño de las actividades cotidianas. La función de los músculos se describe de acuerdo con principios biomecánicos y su relación con las actividades cotidianas. Las amplitudes de movimiento y la descripción de la función muscular sirven de orientación, ya que las amplitudes y la función muscular necesarias para llevar a cabo una determinada tarea pueden variar en función de los factores ambientales y de la manera en que esta se realiza. Por ejemplo, esto se ilustra cuando alguien se sienta en una silla con brazos (fig. 1-72A) o una silla sin brazos (fig. 1-72B) para colocarse un calcetín. En la figura 1-72A el paciente flexiona la cadera y la rodilla en el plano sagital para acercar el pie y tirar del calcetín. Sin embargo, sin la restricción de los brazos de la silla (*véase* fig. 1-72B), el paciente acerca el pie para tirar del calcetín utilizando diferentes AdM de cadera y requisitos de fuerza muscular al flexionar, abducir y rotar en dirección externa la cadera para colocar el pie.

La importancia de observar al paciente realizando la actividad funcional se ilustra en el siguiente ejemplo. En la figura 1-73A se muestra cómo una persona busca una cartera en el bolsillo trasero de su pantalón y completa la actividad de manera normal. Por otra parte, un paciente presenta una limitación de la AdM de la articulación glenohumeral del hombro izquierdo e informa que es capaz de alcanzar su cartera con la mano izquierda. El terapeuta pide al paciente que realice esta actividad (fig. 1-73B) y observa los movimientos sustitutos en la cintura escapular izquierda, así como la forma en la que el tronco y la muñeca compensan la AdM restringida de la articulación del hombro izquierdo para permitir al paciente alcanzar su cartera. Con base en una evaluación detallada, que incluye la valoración de la AdM de la articulación del hombro, de la fuerza y la observación del paciente mientras hace la actividad funcional, el terapeuta puede establecer fines terapéuticos más objetivos y significativos.

Mediante el conocimiento de la AdM y la función muscular necesarias para las actividades cotidianas, el terapeuta puede obtener información importante de las evaluaciones. El terapeuta correlaciona los resultados de la evaluación con la capacidad del paciente para llevar a cabo actividades cotidianas y, junto con otras medidas de evaluación física, determina un plan de tratamiento adecuado para restaurar o mantener la función.

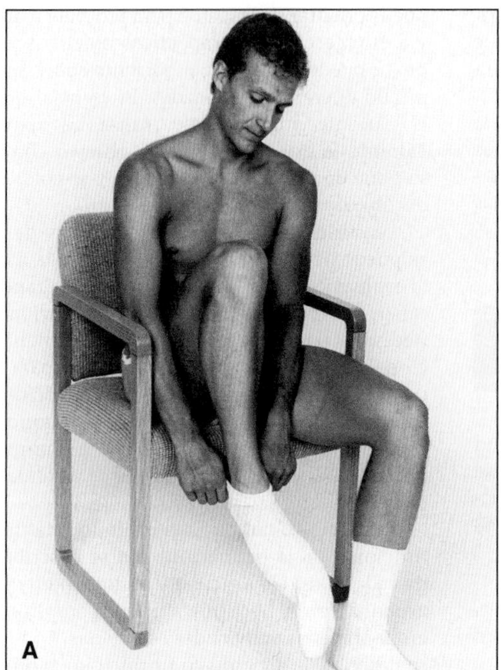

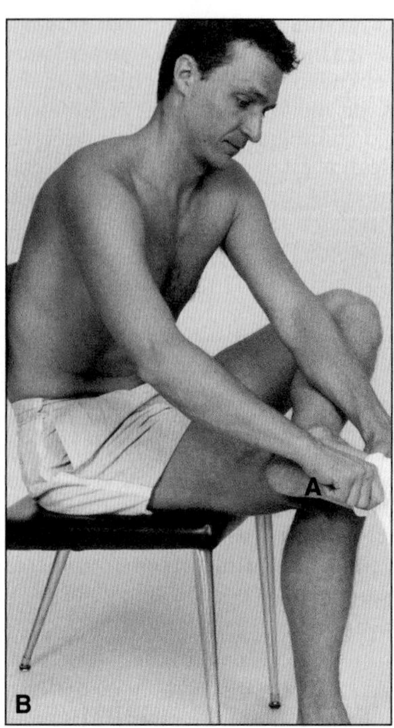

Figura 1-72 Los factores ambientales, como el tipo de silla con (**A**) o sin (**B**) brazos, influyen en cómo se realiza el movimiento de la AdM de la cadera al tirar de un calcetín.

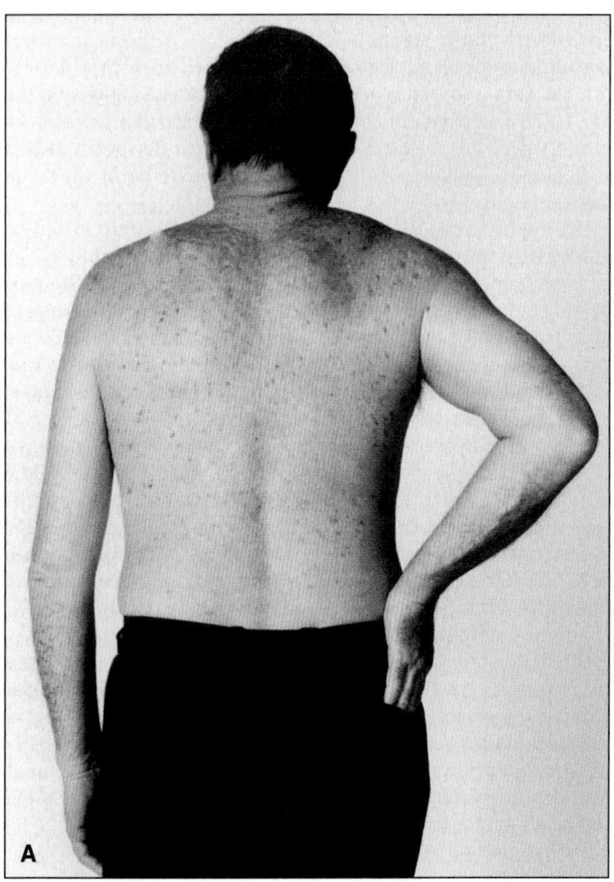

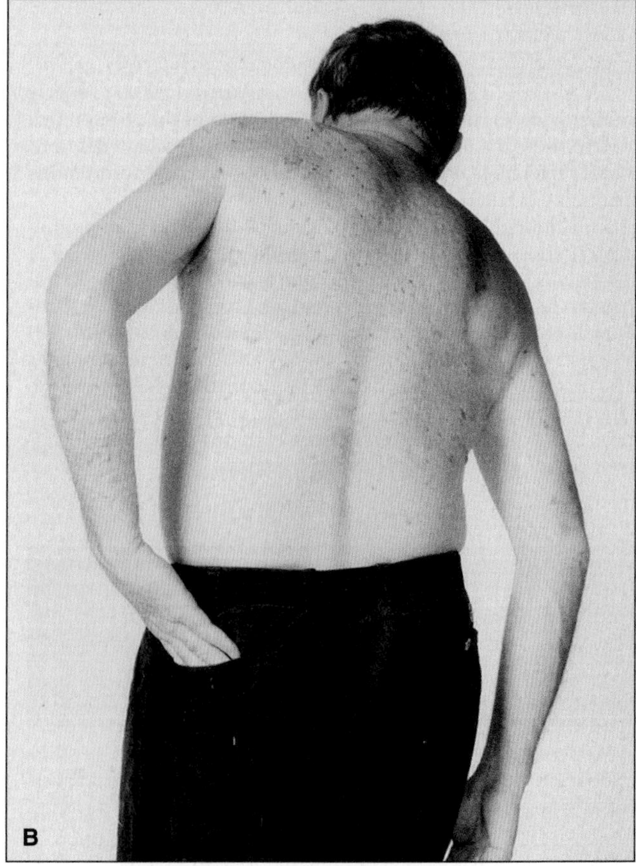

Figura 1-73 Movimiento de un paciente sacando su cartera del bolsillo trasero de su pantalón completado con AdM normal (**A**) y AdM restringida (**B**) de la articulación glenohumeral del hombro.

Esquema del proceso de evaluación

«Un esquema del proceso de evaluación», situado en la contraportada interior de este texto, sirve como una revisión general del proceso de evaluación y como repaso de algunos de los puntos principales presentados en este capítulo.

Referencias

1. Basmajian JV. *Surface Anatomy: An Instructional Manual.* Baltimore, MD: Williams & Wilkins; 1983.
2. Neumann DA. *Kinesiology of the Musculoskeletal System: Foundations for Rehabilitation.* St. Louis, MO: Mosby Elsevier; 2010.
3. Hollis M. *Safer Lifting for Patient Care.* 2nd ed. Oxford, England: Blackwell Scientific Publications; 1985.
4. MacConaill MA, Basmajian JV. *Muscles and Movements: A Basis for Human Kinesiology.* 2nd ed. New York, NY: Robert E. Krieger; 1977.
5. Kapandji IA. *The Physiology of the Joints. Vol. 1. The Upper Limb.* 6th ed. New York, NY: Churchill Livingstone; 2007.
6. Standring S, ed. *Gray's Anatomy: The Anatomical Basis of Clinical Practice.* 39th ed. London, UK: Elsevier Churchill Livingstone; 2005.
7. Stedman TL. *Stedman's Medical Dictionary for the Health Professions and Nursing.* 6th ed. Philadelphia, PA: Lippincott Williams & Wilkins; 2008.
8. Duesterhaus Minor MA, Duesterhaus Minor S. *Patient Evaluation Methods for the Health Professional.* Reston, VA: Reston Publishing; 1985.
9. Soderberg GL. *Kinesiology: Application to Pathological Motion.* 2nd ed. Baltimore, MD: Williams & Wilkins; 1997.
10. Perry J. Shoulder function for the activities of daily living. In: Matsen FA, Fu FH, Hawkins RJ, eds. *The Shoulder: A Balance of Mobility and Stability.* Rosemont, IL: American Academy of Orthopaedic Surgeons; 1993.
11. Kendall FP, McCreary EK, Provance PG, et al. *Muscles Testing and Function with Posture and Pain.* 5th ed. Baltimore, MD: Lippincott Williams & Wilkins; 2005.
12. Gowitzke BA, Milner M. *Understanding the Scientific Bases of Human Movement.* 2nd ed. Baltimore, MD: Williams & Wilkins; 1980.
13. Kaltenborn FM. *Mobilization of the Extremity Joints. Examination and Basic Treatment Techniques.* 3rd ed. Oslo, Norway: Olaf Norlis Bokhandel; 1985.
14. Lundon K, Hampson D. Acquired ectopic ossification of soft tissues: implications for physical therapy. *Can J Rehabil.* 1997;10:231-246.
15. Kisner C, Colby LA. *Therapeutic Exercise: Foundations and Techniques.* 5th ed. Philadelphia, PA: FA Davis; 2007.
16. Hall CM, Brody LT. *Therapeutic Exercise: Moving Toward Function.* 2nd ed. Philadelphia, PA: Lippincott Williams & Wilkins; 2005.
17. O' Connor P, Sforzo GA, Frye P. Effect of breathing instruction on blood pressure responses during isometric exercise. *Phys Ther.* 1989;69:55-59.
18. Cyriax J. *Textbook of Orthopaedic Medicine: Vol. 1. Diagnosis of Soft Tissue Lesions.* 8th ed. London, UK: Bailliere Tindall; 1982.
19. Norkin CC, White DJ. *Measurement of Joint Motion: A Guide to Goniometry.* 4th ed. Philadelphia, PA: FA Davis; 2009.
20. Magee DJ. *Orthopedic Physical Assessment.* 5th ed. St. Louis, MO: Saunders Elsevier; 2008.
21. Hayes KW, Petersen C, Falconer J. An examination of Cyriax's passive motion tests with patients having osteoarthritis of the knee. *Phys Ther.* 1994;74:697-707.
22. Klassbo M, Harms-Ringdahl K. Examination of passive ROM and capsular patterns in the hip. *Physiother Res Int.* 2003;8:1-12.
23. Mitsch J, Casey J, McKinnis R, Kegerreis S, Stikeleather J. Investigation of a consistent pattern of motion restriction in patients with adhesive capsulitis. *J Man Manip Ther.* 2004;12: 153-159.
24. *Instruction Manual: OB Goniometer "Myrin."* Available from OB Rehab, Solna, Sweden.
25. Performance Attainment Associates. *CROM Procedure Manual: Procedure for Measuring Neck Motion with the CROM.* St. Paul, MN: University of Minnesota; 1988.
26. Currier DP. *Elements of Research in Physical Therapy.* 3rd ed. Baltimore, MD: Williams & Wilkins; 1990.
27. Sim J, Arnell P. Measurement validity in physical therapy research. *Phys Ther.* 1993;73:48-56.
28. Miller PJ. Assessment of joint motion. In: Rothstein JM, ed. *Measurement in Physical Therapy.* New York, NY: Churchill Livingstone; 1985.
29. Gogia PP, Braatz JH, Rose SJ, Norton BJ. Reliability and validity of goniometric measurements at the knee. *Phys Ther.* 1987;67:192-195.
30. Enwemeka CS. Radiographic verification of knee goniometry. *Scand J Rehabil Med.* 1986;18:47-49.
31. Fish DR, Wingate L. Sources of goniometric error at the elbow. *Phys Ther.* 1985;65:1666-1670.
32. Youdas JW, Carey JR, Garrett TR. Reliability of measurements of cervical spine range of motion—comparison of three methods. *Phys Ther.* 1991;71:23-29.
33. Low J. The reliability of joint measurement. *Physiotherapy.* 1976;62:227-229.
34. Baldwin J, Cunningham K. Goniometry under attack: a clinical study involving physiotherapists. *Physiother Can.* 1974;26:74-76.
35. Watkins MA, Riddle DL, Lamb RL, Personius WJ. Reliability of goniometric measurements and visual estimates of knee range of motion obtained in a clinical setting. *Phys Ther.* 1991;71:15-22.
36. Banskota B, Lewis J, Hossain M, Irvine A, Jones MW. Estimation of the accuracy of joint mobility assessment in a group of health professionals. *Eur J Orthop Surg Traumatol.* 2008;18:287-289.
37. Lavernia C, D'Apuzzo M, Rossi MD, Lee D. Accuracy of knee range of motion assessment after total knee arthroplasty. *J Arthroplasty.* 2008;23(6 suppl 1):85-91.
38. Rachkidi R, Ghanem I, Kalouche I, et al. Is visual estimation of passive range of motion in the pediatric lower limb valid and reliable. *BMC Musculoskelet Disord.* 2009;10:126-135.
39. Bovens AMPM, van Baak MA, Vrencken JGPM, et al. Variability and reliability of joint measurements. *Am J Sports Med.* 1990;18:58-63.
40. Pandya S, Florence JM, King WM, et al. Reliability of goniometric measurements in patients with Duchenne muscular dystrophy. *Phys Ther.* 1985;65:1339-1342.
41. Elveru RA, Rothstein JM, Lamb RL. Goniometric reliability in a clinical setting: subtalar and ankle joint measurements. *Phys Ther.* 1988;68:672-677.
42. Boone DC, Azen SP, Lin C-M, et al. Reliability of goniometric measurements. *Phys Ther.* 1978;58:1355-1360.
43. Dijkstra PU, deBont LGM, van der Weele LTh, Boering G. Joint mobility measurements: reliability of a standardized method. *Cranio.* 1994;12:52-57.
44. Youdas JW, Bogard CL, Suman VJ. Reliability of goniometric measurements and visual estimates of ankle joint active range

of motion obtained in a clinical setting. *Arch Phys Med Rehabil.* 1993;74:1113-1118.
45. Horger MM. The reliability of goniometric measurements of active and passive wrist motions. *Am J Occup Ther.* 1990; 44:342-348.
46. Hellebrant FA, Duvall EN, Moore ML. The measurement of joint motion: Part III, reliability of goniometry. *Phys Ther Rev.* 1949;29:302-307.
47. Rothstein JM, Miller PJ, Roettger RF. Goniometric reliability in a clinical setting: elbow and knee measurements. *Phys Ther.* 1983;63:1611-1615.
48. Riddle DL, Rothstein JM, Lamb RL. Goniometric reliability in a clinical setting: shoulder measurements. *Phys Ther.* 1987;67:668-673.
49. Watkins B, Darrah J, Pain K. Reliability of passive ankle dorsiflexion measurements in children: comparison of universal and biplane goniometers. *Pediatr Phys Ther.* 1995;7:3-8.
50. Kilgour G, McNair P, Stott NS. Intrarater reliability of lower limb sagittal range-of-motion measures in children with spastic diplegia. *Dev Med Child Neurol.* 2003;45:385-390.
51. Stuberg WA, Fuchs RH, Miedaner JA. Reliability of goniometric measurements of children with cerebral palsy. *Dev Med Child Neurol.* 1988;30:657-666.
52. Ashton B, Pickles B, Roll JW. Reliability of goniometric measurements of hip motion in spastic cerebral palsy. *Dev Med Child Neurol.* 1978;20:87-94.
53. Harris SR, Smith LH, Krukowski L. Goniometric reliability for a child with spastic quadriplegia. *J Pediatr Orthop.* 1985;5: 348-351.
54. Mutlu A, Livanelioglu A, Gunel MK. Reliability of goniometric measurements in children with spastic cerebral palsy. *Med Sci Monit.* 2007;13(7):CR323-CR329.
55. McWhirk LB, Glanzman AM. Within-session inter-rater reliability of goniometric measures in patients with spastic cerebral palsy. *Pediatr Phys Ther.* 2006;18(4):262-265.
56. ten Berge SR, Habertsma JPK, Maathius PGM, Verheij NP, Dijkstra PU, Maathuis KGB. Reliability of popliteal angle measurement: a study in cerebral palsy patients and healthy controls. *J Pediatr Orthop.* 2007;27(6):648-652.
57. American Academy of Orthopaedic Surgeons. *Joint Motion: Method of Measuring and Recording.* Chicago, IL: AAOS; 1965.
58. Berryman Reese N, Bandy WD. *Joint Range of Motion and Muscle Length Testing.* 2nd ed. St. Louis, MO: Saunders Elsevier; 2010.
59. Moore ML. Clinical assessment of joint motion. In: Basmajian JV, ed. *Therapeutic Exercise.* 4th ed. Baltimore, MD: Williams & Wilkins; 1984.
60. Ekstrand J, Wiktorsson M, Oberg B, Gillquist J. Lower extremity goniometric measurements: a study to determine their reliability. *Arch Phys Med Rehabil.* 1982;63:171-175.
61. Stratford P, Agostino V, Brazeau C, Gowitzke BA. Reliability of joint angle measurement: a discussion of methodology issues. *Physiother Can.* 1984;36:5-9.
62. Gerhardt JJ, Cocchiarella L, Randall LD. *The Practical Guide to Range of Motion Assessment.* Chicago, IL: American Medical Association; 2002.
63. Wintz MM. Variations in current manual muscle testing. *Phys Ther Rev.* 1959;39:466-475.
64. Williams M. Manual muscle testing, development and current use. *Phys Ther Rev.* 1956;36:797-805.
65. Rothstein JM. Commentary. *Phys Ther.* 1989;69:61-66. In response to Bohannon RW. Is the measurement of muscle strength appropriate in patients with brain lesions? A special communication. *Phys Ther.* 1989;69:56-61 (Author's response: 66-67).
66. Fox EL, Mathews DK. *The Physiological Basis of Physical Education and Athletics.* 3rd ed. Philadelphia, PA: Saunders College Publishing; 1981.
67. Knuttgen HG, ed. *Neuromuscular Mechanisms for Therapeutic and Conditioning Exercise.* Baltimore, MD: University Park Press; 1976.
68. Lieber RL, Bodine-Fowler SC. Skeletal muscle mechanics: implications for rehabilitation. *Phys Ther.* 1993;73:25-37.
69. Kroemer KHE. Human strength: terminology, measurement, and interpretation of data. *Hum Factors.* 1970;12:297-313.
70. Smith LK, Weiss EL, Lehmkuhl LD. *Brunnstrom's Clinical Kinesiology.* 5th ed. Philadelphia, PA: FA Davis; 1996.
71. Hollis M. *Practical Exercise Therapy.* 3rd ed. Oxford, UK: Blackwell Scientific Publications; 1989.
72. Kendall FP, McCreary EK, Provance PG. *Muscles Testing and Function.* 4th ed. Baltimore, MD: Williams & Wilkins; 1993.
73. Hamill J, Knutzen KM. *Biomechanical Basis of Human Movement.* 3rd ed. Philadelphia, PA: Lippincott, Williams & Wilkins; 2009.
74. Brooks GA, Fahey TD. *Exercise Physiology: Human Bioenergetics and Its Application.* New York, NY: John Wiley & Sons; 1984.
75. Oatis CA. *Kinesiology: The Mechanics and Pathomechanics of Human Movement.* 2nd ed. Philadelphia, PA: Lippincott, Williams & Wilkins; 2009.
76. Laubach LL. Comparative muscular strength of men and women: a review of the literature. *Aviat Space Environ Med.* 1976;47:534-542.
77. Williams M, Stutzman L. Strength variation through the range of joint motion. *Phys Ther Rev.* 1959;39:145-152.
78. Kulig K, Andrews JG, Hay JG. Human strength curves. *Exerc Sport Sci Rev.* 1984;12:417-466.
79. Williams M, Tomberlin JA, Robertson KJ. Muscle force curves of school children. *J Am Phys Ther Assoc.* 1965;45:539-549.
80. Wyse JP, Mercer TH, Gleeson NP. Time-of-day dependence of isokinetic leg strength and associated interday variability. *Br J Sports Med.* 1994;28:167-170.
81. Gauthier A, Davenne D, Martin A, Cometti G, Van Hoecke J. Diurnal rhythm of the muscular performance of elbow flexors during isometric contractions. *Chronobiol Int.* 1996;13: 135-146.
82. Holewijn M, Heus R. Effects of temperature on electromyogram and muscle function. *Eur J Appl Physiol.* 1992;65: 541-545.
83. Hertling D, Kessler RM. *Management of Common Musculoskeletal Disorders: Physical Therapy Principles and Methods.* 4th ed. Philadelphia, PA: Lippincott, Williams & Wilkins; 2006.
84. Kovindha A, Kammuang-lue P. Pulmonary embolism after manual muscle testing in an incomplete paraplegic patient: a case report. *Spinal Cord.* 2014;52:S6-S7. doi: 10.1038/sc.2014. 121.
85. Sorenson EJ; Great Lakes ALS Study Group. A comparison of muscle strength testing techniques in amyotrophic lateral sclerosis. *Neurology.* 2003;61(11):1503-1507.
86. Hislop HJ, Montgomery J. *Daniels y Worthingham's Muscle Testing: Techniques of Manual Examination.* 8th ed. St. Louis, MO: Saunders Elsevier; 2007.
87. Daniels L, Worthingham C. *Muscle Testing: Techniques of Manual Examination.* 5th ed. Philadelphia, PA: WB Saunders; 1986.
88. Wright WG. Muscle training in the treatment of infantile paralysis. *Boston Med Surg J.* 1912;167:567-574.
89. Brunnstrom S. Muscle group testing. *Physiother Rev.* 1941;21:3-22.
90. Smith LK, Iddings DM, Spencer WA, Harrington PR. Muscle testing: Part 1. Description of a numerical index for clinical research. *Phys Ther Rev.* 1961;41:99-105.

91. Hines TF. Manual muscle examination. In: Licht S, ed. *Therapeutic Exercise*. 2nd ed. Baltimore, MD: Waverly Press; 1965.
92. Kendall HO, Kendall FP. *Muscles Testing and Function*. Baltimore, MD: Williams & Wilkins; 1949.
93. Beasley WC. Quantitative muscle testing: principles and applications to research and clinical services. *Arch Phys Med Rehabil*. 1961;42:398-425.
94. Bohannon RW. Manual muscle test scores and dynamometer test scores of knee extension strength. *Arch Phys Med Rehabil*. 1986;67:390-392.
95. Schwartz S, Cohen ME, Herbison GJ, Shah A. Relationship between two measures of upper extremity strength: manual muscle test compared to hand-held myometry. *Arch Phys Med Rehabil*. 1992;73:1063-1068.
96. Aitkens S, Lord J, Bernauer E, Fowler WM, Lieberman JS, Berck P. Relationship of manual muscle testing to objective strength measurements. *Muscle Nerve*. 1989;12:173-177.
97. Bohannon RW. Measuring knee extensor muscle strength. *Am J Phys Med Rehabil*. 2001;80(1):13-18.
98. Lamb RL. Manual muscle testing. In: Rothstein JM, ed. *Measurement in Physical Therapy*. New York, NY: Churchill Livingstone; 1985.
99. Silver M, McElroy A, Morrow L, Heafner BK. Further standardization of manual muscle test for clinical study: applied in chronic renal disease. *Phys Ther*. 1970;50:1456-1464.
100. Lilienfeld AM, Jacobs M, Willis M. A study of the reproducibility of muscle testing and certain other aspects of muscle scoring. *Phys Ther Rev*. 1954;34:279-289.
101. Iddings DM, Smith LK, Spencer WA. Muscle testing: Part 2. Reliability in clinical use. *Phys Ther Rev*. 1961;41:249-256.
102. Frese E, Brown M, Norton BJ. Clinical reliability of manual muscle testing. Middle trapezius and gluteus medius muscles. *Phys Ther*. 1987;67:1072-1076.
103. Florence JM, Pandya S, King WM, et al. Clinical trials in duchenne dystrophy: standardization and reliability of evaluation procedures. *Phys Ther*. 1984;64:41-45.
104. Paternostro-Sluga T, Grim-Stieger M, Posch M, et al. Reliability and validity of the Medical Research Council (MRC) scale and a modified scale for testing muscle strength in patients with radial palsy. *J Rehabil Med*. 2008;40:665-671.
105. Beasley WC. Influence of method on estimates of normal knee extensor force among normal and post-polio children. *Phys Ther Rev*. 1956;36:21-41.
106. Mahony K, Hunt A, Daley D, et al. Inter-tester reliability and precision of manual muscle testing and hand-held dynamometry in lower limb muscles of children with spina bifida. *Phys Occup Ther Pediatr*. 2009;29(1):44-59.
107. Bohannon RW, Corrigan D. A broad range of forces is encompassed by the maximum manual muscle test grade of five. *Percept Mot Skills*. 2000;90:747-750.
108. Hayes KW, Falconer J. Reliability of hand-held dynamometry and its relationship with manual muscle testing in patients with osteoarthritis in the knee. *J Orthop Sports Phys Ther*. 1992;16:145-149.
109. Shahgholi L, Bengtson KA, Bishop AT, et al. A comparison of manual and quantitative elbow strength testing. *Am J Phys Med Rehabil*. 2012;91(10):856-862.
110. Bohannon RW. Nature, implications, and measurement of limb muscle strength in patients with orthopedic or neurological disorders. *Phys Ther Pract*. 1992;2:22-31.
111. Dvir Z. Grade 4 in manual muscle testing: the problem with submaximal strength assessment. *Clin Rehabil*. 1997;11:36-41.
112. MacAvoy MC, Green DP. Critical appraisal of medical research council muscle testing for elbow flexion. *J Hand Surg Am*. 2007;32(2):149-153.
113. Escolar DM, Henricson EK, Mayhew J, et al. Clinical evaluator reliability for quantitative and manual muscle testing measures of strength in children. *Muscle Nerve*. 2001;24:787-793.
114. Griffin JW, McClure MH, Bertorini TE. Sequential isokinetic and manual muscle testing in patients with neuro-muscular disease. *Phys Ther*. 1986;66:32-35.
115. Rabin SI, Post M. A comparative study of clinical muscle testing and Cybex evaluation after shoulder operations. *Clin Orthop Relat Res*. 1990;258:147-156.
116. Wadsworth CT, Krishnan R, Sear M, Harrold J, Nielsen DH. Intrarater reliability of manual muscle testing and hand-held dynametric muscle testing. *Phys Ther*. 1987;67:1342-1347.
117. Donaldson R. The importance of position in the examination of muscles and in exercise. *Physiother Rev*. 1927;7:22-24.
118. Chaffin DB. Ergonomics guide for the assessment of human static strength. *Am Ind Hyg Assoc J*. 1975;36:505-511.
119. Brown T, Galea V, McComas A. Loss of twitch torque following muscle compression. *Muscle Nerve*. 1997;20:167-171.
120. Wynn Parry CB. Vicarious motions (trick movements). In: Basmajian JV, ed. *Therapeutic Exercise*. 4th ed. Baltimore, MD: Williams & Wilkins; 1984.
121. Kendall FP, McCreary EK. *Muscles Testing and Function*. 3rd ed. Baltimore, MD: Williams & Wilkins; 1983.
122. Christ CB, Boileau RA, Slaughter MH, Stillman RJ, Cameron J. The effect of test protocol instructions on measurement of muscle function in adult men. *J Orthop Sports Phys Ther*. 1993;18:502-510.
123. Johansson CA, Kent BE, Shepard KF. Relationship between verbal command volume and magnitude of muscle contraction. *Phys Ther*. 1983;63:1260-1265.
124. McNair PJ, Depledge J, Brettkelly M, Stanley SN. Verbal encouragement: effects on maximum effort voluntary muscle action. *Br J Sports Med*. 1996;30:243-245.
125. Nicholas JA, Sapega A, Kraus H, Webb JN. Factors influencing manual muscle tests in physical therapy: the magnitude and duration of the force applied. *J Bone Joint Surg Am*. 1978;60:186-190.
126. Wilson GJ, Murphy AJ. The use of isometric tests of muscular function in athletic assessment. *Sports Med*. 1996;22:19-37.
127. Koo TK, Mak AF, Hung LK, et al. Joint position dependence of weakness during maximum isometric voluntary contractions in subjects with hemiparesis. *Arch Phys Med Rehabil*. 2003;84:1380-1386.
128. McGarvey SR, Morrey BF, Askew LJ, Kai-Nan A. Reliability of isometric strength testing: temporal factors and strength variation. *Clin Orthop*. 1984;185:301-305.
129. Bohannon RW. Make tests and break tests of elbow flexor muscle strength. *Phys Ther*. 1988;68:193-194.
130. Velsher E. Factors affecting higher force readings: a survey of the literature on isometric exercise. *Physiother Can*. 1977;29:141-147.
131. Burns SP, Breuninger A, Kaplan C, et al. Hand-held dynamometry in persons with tetraplegia: comparison of make- versus break-testing techniques. *Am J Phys Med Rehabil*. 2005;84(1):22-29.
132. Lamb DW. A review of manual therapy for spinal pain. In: Boyling JD, Palastanga N, eds. *Grieve's Modern Manual Therapy: The Vertebral Column*. 2nd ed. London, UK: Churchill Livingstone; 1994.
133. Smith LK. Functional tests. *Phys Ther Rev*. 1954;34:19-21.

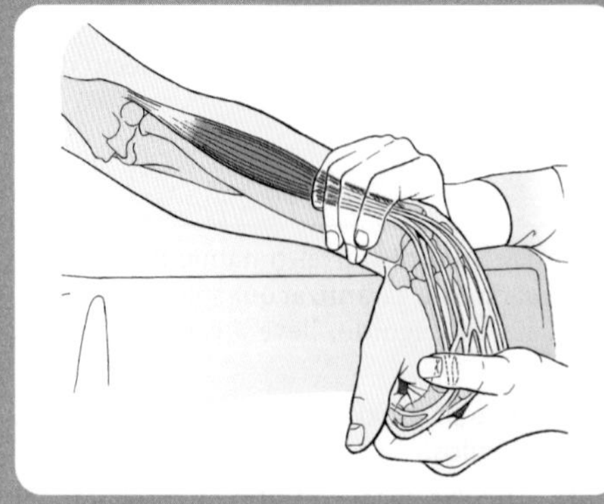

Relacionar la evaluación con el tratamiento

2

BÚSQUEDA RÁPIDA

Justificación

- Aunque las directrices para el diagnóstico y los protocolos terapéuticos rebasan el alcance de este libro de texto, este capítulo relaciona las técnicas empleadas para evaluar la amplitud de movimiento activo (AdMA), la amplitud de movimiento pasivo (AdMP), la longitud muscular y la fuerza muscular con las técnicas empleadas para el tratamiento.
- Por medio de recursos como la ilustración y la descripción, se ofrece al lector un panorama general de las similitudes y las diferencias entre las evaluaciones clínicas presentadas en este libro de texto y los tratamientos complementarios.
- Conocer las similitudes entre la evaluación y el tratamiento, así como usar los conocimientos y las habilidades para evaluar la AdMA, la AdMP, la longitud muscular y la fuerza muscular, hará que el lector pueda usar técnicas parecidas para tratamientos basados en movimientos activos, pasivos o contra resistencia.
- Comprender el vínculo que existe entre la evaluación y el tratamiento es esencial para que el lector pueda integrar la evaluación con el tratamiento del paciente en el ámbito clínico.

Estrategia de aprendizaje opcional: si el lector prefiere aprender las técnicas de evaluación presentadas en este texto antes de considerar cómo se relacionan las técnicas de evaluación y el tratamiento, entonces este capítulo podría leerse después de los demás capítulos del libro.

Métodos similares de evaluación y tratamiento

Las evaluaciones y los tratamientos que guardan cierta similitud se clasifican según el tipo de movimiento empleado (es decir, movimiento activo, pasivo o contra resistencia) tal y como se indica en la tabla 2-1.

Pasos clave en la aplicación de evaluaciones y la administración de tratamientos

En la primera columna de la tabla 2-1 se señalan los pasos clave empleados en la aplicación de evaluaciones y la administración de tratamientos. Estos pasos para la evaluación se detallan en el capítulo 1 y se resumen en este capítulo y en la tabla 2-1 para compararlos con los pasos del tratamiento.

Propósito

El terapeuta lleva a cabo una evaluación para determinar cómo una lesión o una enfermedad afecta el estado general del paciente. Posteriormente, se establece un tratamiento, si procede, para eliminar o atenuar los efectos de la lesión o enfermedad. La evaluación se repite, según la necesidad, para valorar el resultado del tratamiento.

Técnica habitual

La técnica es la misma cuando se emplean movimientos activos, pasivos o contra resistencia para realizar una evaluación o administrar un tratamiento que resulta similar.

Explicación e instrucción

Antes de efectuar una evaluación o administrar un tratamiento, explique al paciente la forma en la que se hará cualquiera de los dos procedimientos y obtenga su consentimiento informado. Cuando aplique una evaluación o administre un tratamiento específico por primera vez, explique o muestre el movimiento a ejecutar o pida al paciente que se relaje y mueva pasivamente su extremidad a través del movimiento.

Exposición de la zona

Para llevar a cabo la evaluación y el tratamiento, exponga la zona que se va a evaluar o tratar y cubra al paciente según la necesidad.

Posición inicial

Para la evaluación y el tratamiento, asegúrese de que el paciente se encuentra en una posición cómoda y segura y de que cuenta con el apoyo adecuado. Al colocar en posición al paciente, el efecto de la gravedad en el movimiento puede ser relevante.

Estabilización

Para efectuar la evaluación y administrar el tratamiento, proporcione la estabilización adecuada para garantizar que solo se produzca el movimiento buscado. Para conseguirlo, lleve a cabo una de las siguientes acciones:

(a) Estabilice el segmento articular proximal o el sitio de unión del origen del músculo o músculos.

(b) Estabilice el segmento articular distal o el sitio de inserción del músculo o músculos.

Movimiento

Para efectuar la evaluación y el tratamiento, debe llevarse a cabo una de las siguientes acciones:

(a) Mueva el segmento articular distal o el sitio de unión de la inserción del músculo o músculos.

(b) Mueva el segmento articular proximal o el sitio de origen del músculo o músculos.

Asistencia/resistencia

Para los movimientos pasivos empleados en la evaluación y el tratamiento, la asistencia se aplica por lo regular en el extremo distal del segmento articular distal o bien del segmento en el que se inserta el músculo o los músculos.

Para hacer los movimientos contra resistencia empleados en la evaluación y el tratamiento, la resistencia se aplica por lo general en el extremo distal del segmento en el que se inserta el músculo o los músculos.

Posición final

Para realizar la evaluación y el tratamiento, el terapeuta debe indicar al paciente que mueva el segmento o segmentos corporales (para el movimiento activo) o debe mover de manera pasiva el segmento o segmentos de la extremidad del paciente (para el movimiento pasivo) a través de una parte seleccionada de la amplitud de movimiento (AdM) o de toda la AdM posible. Para efectuar el estiramiento pasivo prolongado, el terapeuta mueve de manera pasiva el segmento o segmentos corporales del paciente hasta el punto de la AdM que proporciona el estiramiento máximo del músculo o músculos.

Cuando se emplea el movimiento contra resistencia, el terapeuta indica al paciente que se mueva a través de la AdM (para una contracción concéntrica) o que se mantenga en una posición determinada (para una contracción isométrica) contra la resistencia manual del terapeuta.

Movimiento sustituto

Para efectuar la evaluación y administrar el tratamiento, asegúrese de que no hay movimientos sustitutos que puedan exagerar la AdM articular o la fuerza muscular reales o interferir con la capacidad del paciente para llevar a cabo un ejercicio. Para evitar movimientos no deseados, explique o muestre al paciente cómo debe hacerse el movimiento y los movimientos sustitutos que debe evitar. Preste atención a la colocación y la estabilización del paciente. La experiencia y la observación cuidadosa permiten al terapeuta impedir los movimientos sustitutos y detectar aquellos que podrían producirse.

TABLA 2-1 Comparación entre la evaluación y el tratamiento

Pasos clave	Movimiento activo		Movimiento pasivo				Movimiento contra resistencia	
	Evaluación	**Tratamiento**	**Evaluación**	**Tratamiento**	**Evaluación**	**Tratamiento**	**Evaluación**	**Tratamiento**
	AdMA	*Ejercicio activo*	*AdMP*	*Movimiento pasivo relajado*	*Longitud muscular*	*Estiramiento pasivo prolongado*	*Fuerza muscular*	*Ejercicio contra resistencia*
PROPÓSITO	Evaluar: • AdMA • Fuerza muscular (grados 0-3) • Capacidad para hacer las AdVD	Mantener/ incrementar: • AdM articular • Fuerza muscular • Capacidad para hacer las AdVD	Evaluar: • AdMP articular • Sensación de tope	Mantener/ incrementar: • AdM articular	Evaluar: • Longitud muscular	Mantener/ incrementar: • Longitud muscular	Evaluar: • Fuerza muscular (grados > 3)	Mantener/ incrementar: • Fuerza muscular
TÉCNICA HABITUAL								
Explicación e instrucción	← Verbal (clara, concisa), prueba o movimiento pasivo →							
Exposición de la zona	← Exponer la zona y cubrir según la necesidad →							
Posición inicial	• Apoyo seguro, cómodo y adecuado • Considerar el efecto de la gravedad		• Apoyo seguro, cómodo, relajado y adecuado				• Apoyo seguro, cómodo y adecuado • Considerar el efecto de la gravedad	
Estabilización*	• Segmento(s) articular(es) proximal(es) • Origen(es) muscular(es)		• Segmento(s) articular(es) proximal(es)		• Origen(es) muscular(es)		• Origen(es) muscular(es)	
Movimiento*	• Segmento(s) articular(es) distal(es)		• Segmento(s) articular(es) distal(es)		• Articulación(es) atravesada(s) por músculo(s)		• Articulación(es) atravesada(s) por músculo(s) o ninguna si resiste la contracción isométrica	
Asistencia	NE		• Asistencia aplicada en el extremo distal del segmento articular distal		• Asistencia aplicada en el extremo distal del segmento muscular de inserción		• Resistencia aplicada en el extremo distal del segmento muscular de inserción	
Posición final	• Fin de la AdMA completa o disponible		• Fin de la AdMP completa disponible		• Músculo(s) completamente estirado(s)		• Fin de la AdM completa disponible o • Posición inicial en caso de contracción isométrica	
Movimiento sustituto	← Garantizar que no haya movimiento sustitutos →							
PROCEDIMIENTO ESPECÍFICO	• Estimar o medir la AdMA • Determinar la presencia de contracción muscular y la AdMA al desplazarse con gravedad eliminada (grados 0-2) o contra la gravedad (grados 2+, 3− o 3)	• Movimiento activo realizado de acuerdo con la prescripción del ejercicio	• Observar o medir la AdMP articular • Identificar la sensación de tope	• Movimiento pasivo realizado de acuerdo con la prescripción terapéutica	• Inspeccionar visualmente o medir la posición de la articulación al llegar al estiramiento máximo del músculo • Identificar la sensación de tope	• Mantener la articulación en la posición de estiramiento muscular máximo durante el tiempo prescrito	• Determinar la resistencia que se puede aplicar y permitir que el paciente se mueva a través del movimiento o que mantenga la posición	• Movimiento resistido realizado o posición mantenida contra resistencia de acuerdo con la prescripción del ejercicio

(*continúa*)

TABLA 2-1 **Comparación entre la evaluación y el tratamiento (*continuación*)**

	Movimiento activo		**Movimiento pasivo**				**Movimiento contra resistencia**	
Pasos clave	**Evaluación**	**Tratamiento**	**Evaluación**	**Tratamiento**	**Evaluación**	**Tratamiento**	**Evaluación**	**Tratamiento**
	AdMA	*Ejercicio activo*	*AdMP*	*Movimiento pasivo relajado*	*Longitud muscular*	*Estiramiento pasivo prolongado*	*Fuerza muscular*	*Ejercicio contra resistencia*
REGISTRO	• AdMA articular • Grado de acuerdo con el EMM	• Describir el ejercicio prescrito • Registrar cualquier cambio en el estado del paciente	• AdMP articular • Sensación de tope	• Describir el tratamiento prescrito • Registrar cualquier cambio en el estado del paciente	• Posición articular • Sensación de tope	• Describir la posición y la duración del estiramiento • Registrar cualquier cambio en el estado del paciente	• Grado de acuerdo con el EMM	• Describir el ejercicio prescrito • Registrar cualquier cambio en el estado del paciente

Nota: el *área sombreada* destaca la TÉCNICA HABITUAL que es la misma para llevar a cabo una evaluación o un tratamiento similar.

*Para facilitar la explicación y la comprensión, el segmento articular proximal o el sitio de unión del origen del músculo se estabiliza y el segmento articular distal o el sitio de unión de la inserción del músculo se describe como el segmento móvil.

AdVD: actividades de la vida diaria; AdM: amplitud de movimiento; AdMA: amplitud de movimiento activo; AdMP: amplitud de movimiento pasivo; EMM: examen manual de los músculos; NE: no evaluada.

Procedimiento específico

Tras llevar a cabo la «técnica habitual», se emplea un procedimiento específico para obtener resultados que respondan al objetivo concreto de la técnica de evaluación o de tratamiento.

Entre los procedimientos específicos de evaluación se incluyen la observación o medición de la AdMA o la AdMP y la detección de la sensación de tope (en el caso de la AdMP) o la calificación de la fuerza muscular.

Los procedimientos con fines específicamente de tratamiento suelen seguir una prescripción concreta que puede incluir modificaciones al número de veces que se hace un movimiento y cambios en la duración en la que se mantiene una posición o en la magnitud de la resistencia empleada.

Registros

En el caso de la evaluación, se registran en el formulario correspondiente las desviaciones del procedimiento estándar de evaluación y los hallazgos.

En el caso del tratamiento, se registran en el formulario los detalles del ejercicio o la prescripción empleada y cualquier cambio en el estado del paciente.

EJEMPLOS DE MÉTODOS SIMILARES DE EVALUACIÓN Y TRATAMIENTO

En los siguientes ejemplos se muestran movimientos articulares y músculos específicos para ilustrar evaluaciones y tratamientos similares por medio de movimientos activos, pasivos o contra resistencia.

En los ejemplos observe que para la evaluación y el tratamiento que emplean un tipo de movimiento similar, la «técnica habitual» es la misma, pero el «propósito», el «procedimiento específico» y el «formulario de registro» son diferentes.

Para hacer más fáciles tanto la explicación como la comprensión, en la tabla 2-1 y en estos ejemplos, el segmento articular proximal o el sitio de unión del origen del músculo se estabiliza y el segmento articular distal o el sitio de unión de la inserción del músculo se describe como el segmento móvil.

Extensión de la rodilla:* evaluación de la AdMA y tratamiento mediante ejercicio activo

Evaluación
AdMA

PROPÓSITO

Evaluar la AdMA y la fuerza muscular del cuádriceps y determinar la capacidad para llevar a cabo las actividades de la vida diaria (AdVD).

Tratamiento
Ejercicio activo

PROPÓSITO

Mantener o aumentar la AdMA, la fuerza muscular del cuádriceps y la capacidad para llevar a cabo las AdVD.

TÉCNICA HABITUAL

Explicación e instrucción. El terapeuta explica, muestra o mueve de forma pasiva la extremidad del paciente hasta la extensión de la rodilla. Indica al paciente que enderece la rodilla lo más lejos posible.

Exposición de la zona. El paciente viste pantalones cortos.

Posición inicial. El paciente está sentado, se sujeta del borde de la camilla de exploración y mantiene el pie no evaluado apoyado en un taburete (fig. 2-1).

Estabilización. Se indica al paciente que mantenga el muslo en la posición inicial o el terapeuta puede estabilizarlo.

Movimiento. El paciente hace la extensión de la rodilla.

Posición final. La rodilla se extiende tanto como sea posible a través de la AdM (fig. 2-2). Puede que los isquiotibiales restrinjan la extensión de la rodilla en esta posición.

Movimiento sustituto. El paciente se inclina hacia atrás para después inclinar la pelvis y extender la articulación de la cadera.

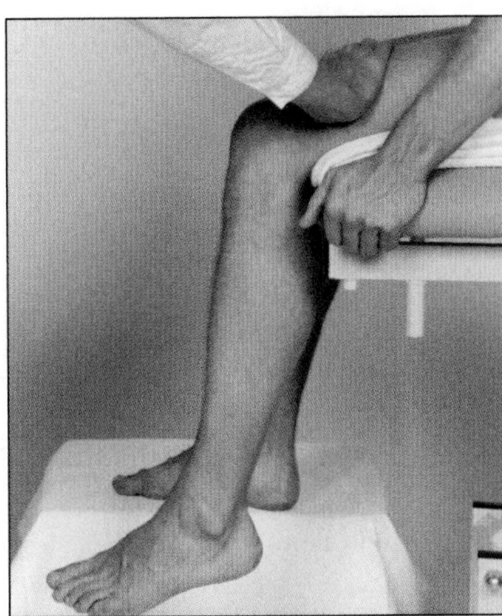

Figura 2-1 Posición inicial de la extensión de la rodilla: evaluación de la amplitud de movimiento activo y ejercicio activo.

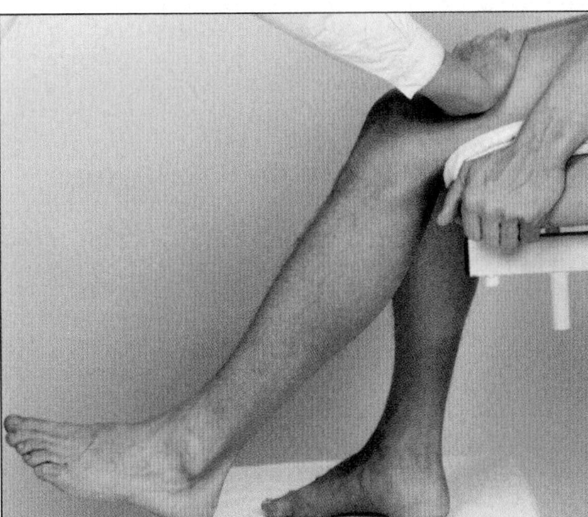

Figura 2-2 Posición final: evaluación de la amplitud de movimiento activo y ejercicio activo. El terapeuta puede estabilizar el fémur o palpar la contracción de los extensores de la rodilla.

PROCEDIMIENTO ESPECÍFICO

La AdMA se evalúa mediante la observación o se mide con el goniómetro universal. Tras la evaluación de la AdMP, el terapeuta califica la fuerza de los extensores de la rodilla mediante la AdMA.

REGISTRO

La AdMA de extensión de la rodilla se registra en grados o se asigna un grado de fuerza a los extensores de la rodilla.

PROCEDIMIENTO ESPECÍFICO

El paciente realiza la extensión de la rodilla de manera activa un número predeterminado de veces de acuerdo con la prescripción del ejercicio.

REGISTRO

Se describe el ejercicio prescrito y se anota cualquier cambio en el estado del paciente.

Nota: el movimiento hecho con gravedad eliminada también puede usarse para ilustrar la similitud entre la evaluación de la AdMA y el ejercicio activo.

*Para mostrar un ejemplo de movimiento realizado contra la gravedad.

Flexión de la cadera: evaluación de la AdMP y tratamiento mediante movimiento pasivo relajado

Evaluación
AdMP

PROPÓSITO

Evaluar la AdMP de flexión de la cadera y determinar la sensación de tope.

Tratamiento
Movimiento pasivo relajado

PROPÓSITO

Mantener o aumentar la AdM de flexión de la cadera.

TÉCNICA HABITUAL

Explicación e instrucción. El terapeuta explica, muestra o mueve de forma pasiva la extremidad mediante la flexión de la cadera. Indica al paciente que se relaje mientras hace el movimiento.

Exposición de la zona. El paciente viste pantalones cortos y se le cubre, según la necesidad.

Posición inicial. El paciente está en decúbito supino. La cadera y la rodilla del lado evaluado están en posición neutra. El lado de la cadera que no se va a evaluar se extiende sobre la camilla (fig. 2-3).

Estabilización. El terapeuta estabiliza la pelvis. El tronco se estabiliza con la posición del cuerpo.

Movimiento. El terapeuta levanta el miembro inferior de la camilla y mueve el fémur en sentido anterior para flexionar la cadera.

Posición final. El fémur se desplaza hasta el límite de flexión de la cadera (fig. 2-4).

Movimiento sustituto. Inclinación pélvica posterior y flexión de la columna lumbar.

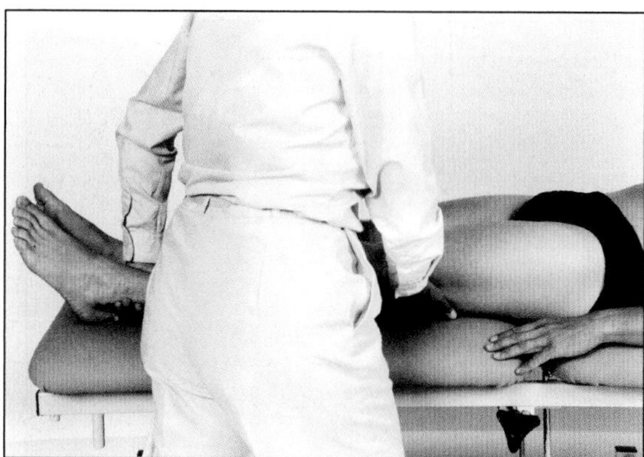

Figura 2-3 Posición inicial de la flexión de la cadera: evaluación de la amplitud de movimiento pasivo y movimiento pasivo relajado.

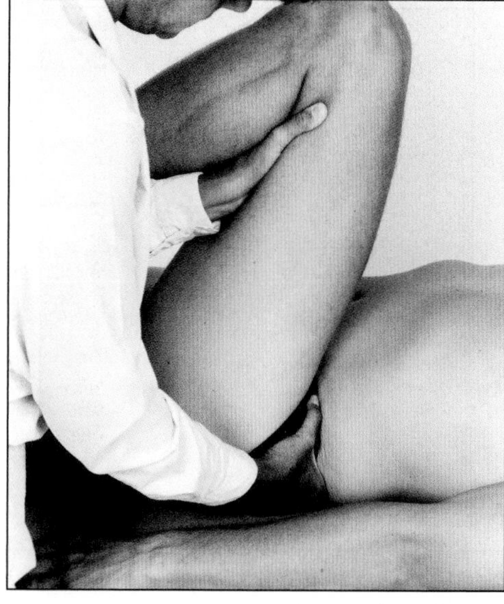

Figura 2-4 Posición final de la flexión de la cadera: evaluación de la amplitud de movimiento pasivo y movimiento pasivo relajado.

PROCEDIMIENTO ESPECÍFICO

El terapeuta aplica una ligera sobrepresión al final de la AdMP para identificar la sensación de tope. Observa y mide la AdMP articular.

REGISTRO

Se registran la sensación de tope y el número de grados de la AdMP de flexión de la cadera.

PROCEDIMIENTO ESPECÍFICO

La cadera se mueve pasivamente en flexión un número predeterminado de veces, según la prescripción terapéutica.

REGISTRO

Se describe el tratamiento prescrito y se anota cualquier cambio en el estado del paciente.

Extensores largos de los dedos: evaluación de la longitud muscular y tratamiento mediante estiramiento pasivo prolongado

Evaluación
Longitud muscular

PROPÓSITO

Evaluar la longitud de los extensores largos de los dedos.

Tratamiento
Estiramiento pasivo prolongado

PROPÓSITO

Mantener o aumentar la longitud de los extensores largos de los dedos.

TÉCNICA HABITUAL

Explicación e instrucción. El terapeuta explica, muestra o coloca de forma pasiva al paciente en la posición de estiramiento. Después, indica al paciente que se relaje mientras hace y mantiene el movimiento.

Exposición de la zona. El paciente viste camisa de manga corta.

Posición inicial. El paciente está sentado. El codo está extendido; el antebrazo, en pronación; y los dedos, flexionados (fig. 2-5).

Estabilización. El terapeuta estabiliza el radio y el cúbito.

Movimiento. El terapeuta flexiona la muñeca.

Posición final. La muñeca se flexiona hasta el límite de movimiento, de modo que los extensores largos de los dedos estén completamente estirados (figs. 2-6 y 2-7).

Movimiento sustituto. Extensión de los dedos.

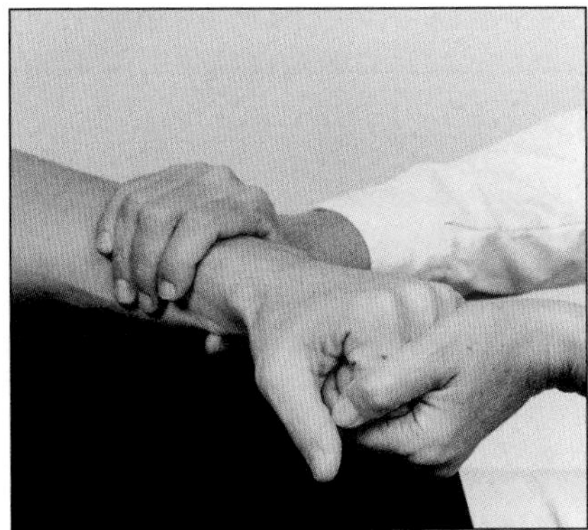

Figura 2-5 Extensores largos de los dedos en posición inicial: evaluación de la longitud muscular y estiramiento pasivo prolongado.

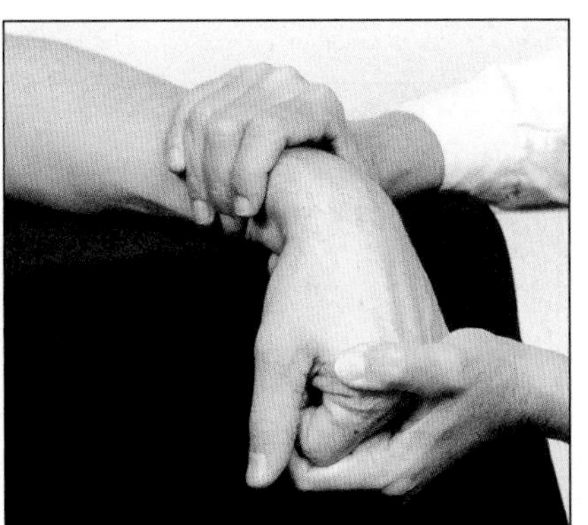

Figura 2-6 Posición final de los extensores largos de los dedos en estiramiento: evaluación de la longitud muscular y estiramiento pasivo prolongado.

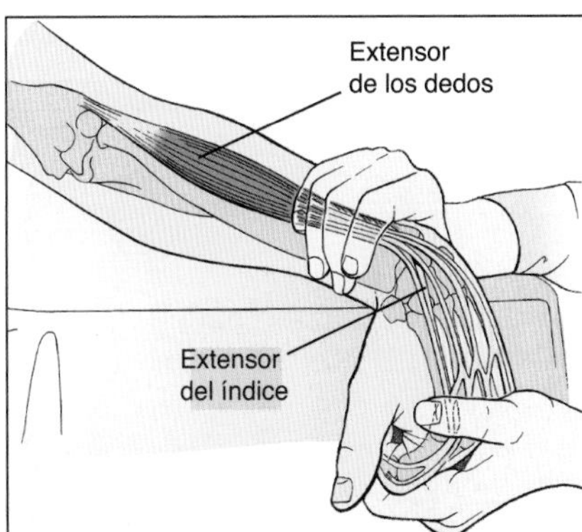

Figura 2-7 Extensores largos de los dedos en estiramiento.

PROCEDIMIENTO ESPECÍFICO

Con los extensores largos de los dedos totalmente estirados, se observa o mide el ángulo de flexión de la muñeca y el terapeuta identifica la sensación de tope.

REGISTRO

Se puede describir el acortamiento de los extensores largos de los dedos y registrar el ángulo de flexión de la muñeca. Se registra la sensación de tope.

PROCEDIMIENTO ESPECÍFICO

Se mantiene la posición de flexión máxima de la muñeca para que los extensores largos de los dedos se estiren al límite durante un tiempo determinado y el terapeuta identifica la sensación de tope.

REGISTRO

Se registra la posición de estiramiento y la duración del estiramiento aplicado a los extensores largos de los dedos. Se registra cualquier cambio en el estado del paciente.

Fibras anteriores del deltoides:* evaluación de la fuerza muscular y tratamiento mediante ejercicio contra resistencia

Evaluación
Fuerza muscular

PROPÓSITO

Evaluar la fuerza de las fibras anteriores del deltoides.

Tratamiento
Ejercicio contra resistencia

PROPÓSITO

Mantener o aumentar la fuerza de las fibras anteriores del deltoides.

TÉCNICA HABITUAL

Explicación e instrucción. El terapeuta explica, muestra o mueve de manera pasiva al paciente hasta la flexión de 90° del hombro con ligera aducción y rotación interna. El terapeuta indica al paciente que se esfuerce al máximo para elevar el brazo hacia el techo mientras el terapeuta resiste el movimiento.

Exposición de la zona. Paciente sin camisa. Se cubre al paciente según la necesidad.

Posición inicial. El paciente está sentado. El brazo está en el costado con el hombro en ligera abducción y la palma de la mano orientada medialmente (fig. 2-8).

Estabilización. El terapeuta estabiliza la escápula y la clavícula.

Movimiento. El paciente flexiona el hombro al mismo tiempo que hace una ligera aducción y rotación interna de la articulación del hombro (figs. 2-9 y 2-10).

Ubicación de la resistencia. Se aplica en la cara anteromedial del brazo, justo proximal a la articulación del codo.

Posición final. El paciente flexiona el hombro hasta los 90°.

Movimiento sustituto. Elevación escapular, extensión del tronco.

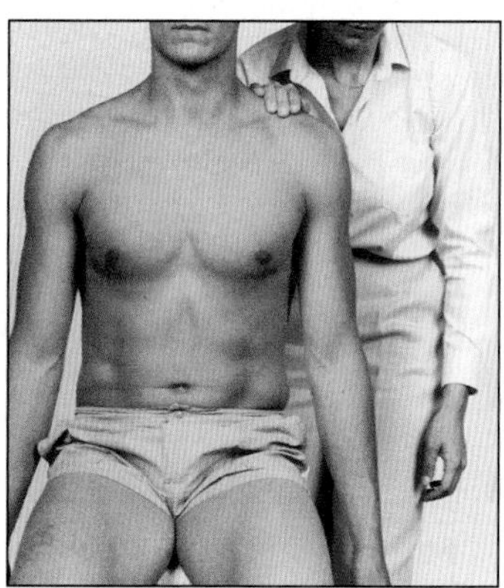

Figura 2-8 Posición inicial de los músculos deltoides anteriores: examen manual de los músculos y ejercicio contra resistencia.

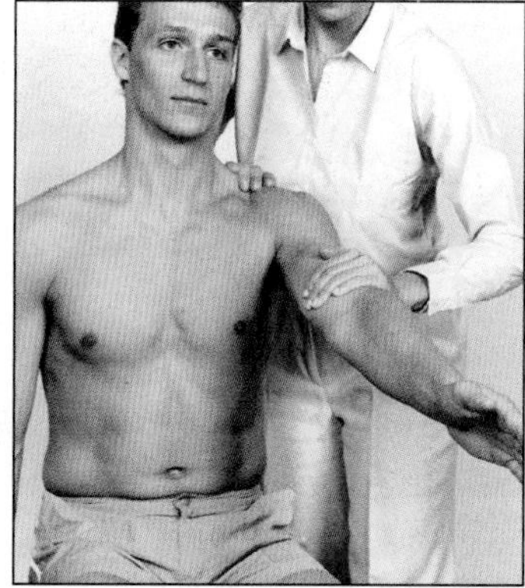

Figura 2-9 Posición final: para el examen manual de los músculos de las fibras anteriores del deltoides y ejercicio contra resistencia para fortalecer las fibras anteriores del deltoides.

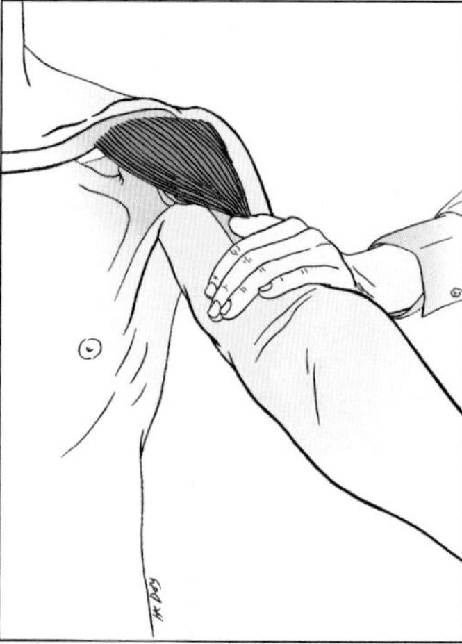

Figura 2-10 Fibras anteriores del deltoides.

PROCEDIMIENTO ESPECÍFICO

El terapeuta evalúa la resistencia manual que puede aplicarse y permite al paciente desplazarse suavemente a través del movimiento (p. ej., flexión del hombro hasta los 90°).

REGISTRO

Se registra el grado de fuerza de las fibras anteriores del deltoides.

PROCEDIMIENTO ESPECÍFICO

Se requiere que las fibras anteriores del deltoides se contraigan a través de la AdM contra una carga de resistencia predeterminada, un determinado número de veces, de acuerdo con la prescripción del tratamiento.

REGISTRO

Se describe el ejercicio prescrito y se registra cualquier cambio en el estado del paciente.

*La contracción muscular concéntrica se emplea en este ejemplo para mostrar la similitud entre la evaluación de la fuerza muscular y el ejercicio resistido. *Nota:* también puede llevarse a cabo la contracción muscular isométrica para mostrar esta similitud.

Sección II

Técnicas de evaluación por regiones

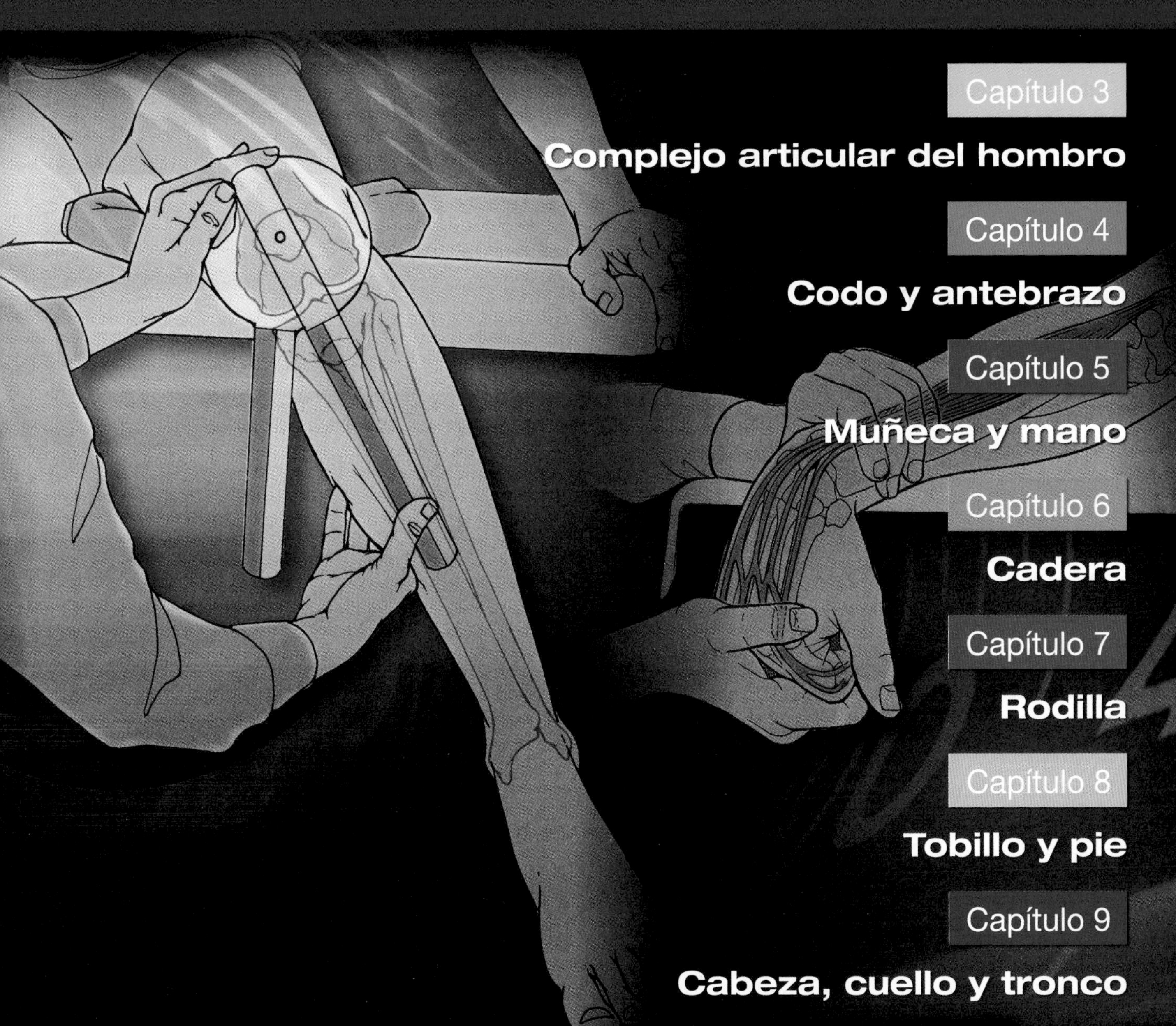

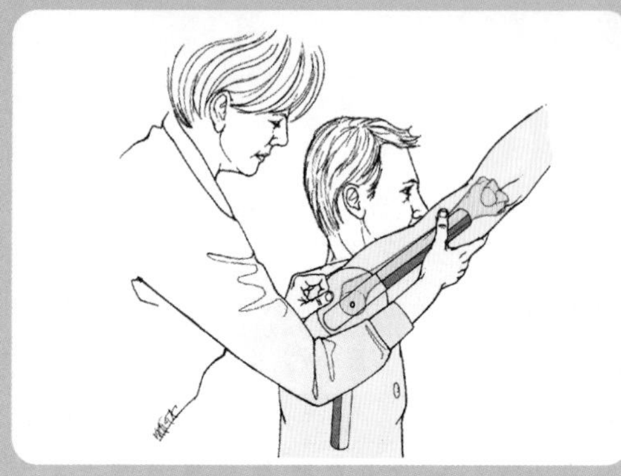

Complejo articular del hombro

3

BÚSQUEDA RÁPIDA

BÚSQUEDA RÁPIDA *(continuación)*

La práctica hace al maestro: formularios de resumen y evaluación. Formularios 3-1 a 3-28 disponibles en: http://thepoint.lww.com/Clarkson4e

Articulaciones y movimientos

El *complejo articular del hombro* es un grupo de articulaciones que se relacionan entre sí. Este grupo (fig. 3-1) comprende las articulaciones esternoclavicular, acromioclavicular, escapulotorácica y glenohumeral. Este complejo puede subdividirse en dos componentes principales:

a. La *cintura escapular*, que incluye las articulaciones esternoclavicular, acromioclavicular y escapulotorácica.

b. La articulación del hombro, es decir, la *articulación glenohumeral*.

Cintura escapular

La cintura escapular se une directamente al tronco a través de la *articulación esternoclavicular.* El extremo medial de la clavícula forma la superficie articular esternoclavicular lateral, y la cara lateral del manubrio del esternón y la superficie superior adyacente del primer cartílago costal constituyen la superficie articular medial. Entre las superficies articulares se encuentra un disco articular. Categorizada como una articulación en silla de montar, la superficie clavicular de la articulación es convexa verticalmente y cóncava horizontalmente y se articula con las superficies recíprocas en la cara medial de la articulación.[1]

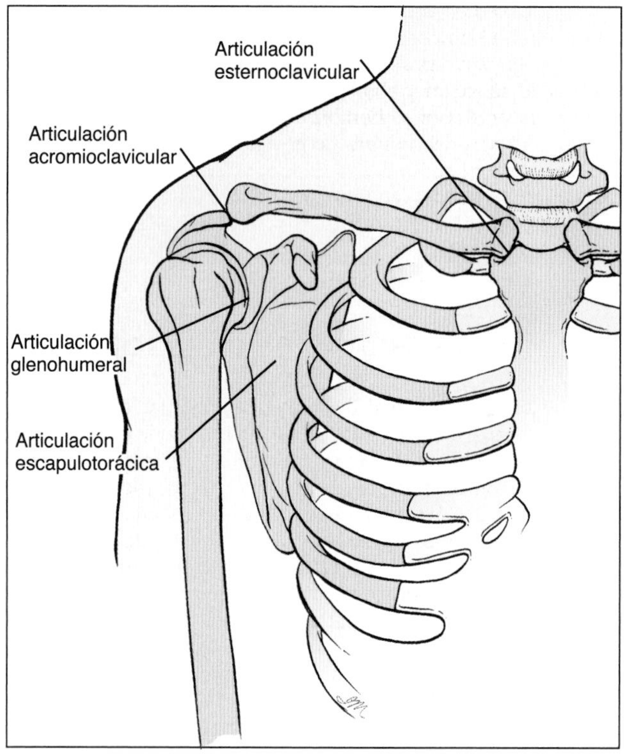

Figura 3-1 Complejo articular de hombro.

Los movimientos en la articulación esternoclavicular incluyen la elevación, la depresión, la protracción, la retracción y la rotación de la clavícula. Durante la elevación y la depresión, el extremo lateral de la clavícula se desplaza de forma superior e inferior, respectivamente, en el plano frontal alrededor de un eje sagital. El extremo lateral de la clavícula se mueve en dirección anterior durante la protracción y en dirección posterior con la retracción. Los movimientos de protracción y retracción de la clavícula se producen en un plano horizontal, alrededor de un eje vertical. La rotación de la clavícula tiene lugar en un plano sagital alrededor de un eje frontal (es decir, un eje que pasa a lo largo del eje longitudinal de la clavícula). La movilidad de la articulación esternoclavicular es necesaria para el movimiento de la clavícula y la escápula, el cual es esencial para permitir que el hombro se eleve con normalidad (es decir, el movimiento del brazo por encima del nivel del hombro hasta una posición vertical junto a la cabeza).

La articulación acromioclavicular, que une la clavícula y la escápula, se clasifica como una articulación plana formada por las superficies articulares relativamente planas del extremo lateral de la clavícula y el proceso (apófisis) del acromion de la escápula. En algunos casos, las superficies articulares están separadas de manera parcial por un disco articular.[1] En la articulación acromioclavicular, los movimientos limitados de deslizamiento entre la clavícula y la escápula durante el movimiento de la cintura escapular permiten el movimiento escapular independiente del movimiento clavicular y la alineación de la escápula contra la pared torácica.[2]

La *articulación escapulotorácica* es una articulación fisiológica o funcional que está formada por tejidos blandos flexibles (es decir, el subescapular y el serrato anterior), los cuales están situados entre la escápula y la pared torácica y permiten a la escápula moverse sobre el tórax. Los movimientos escapulares van acompañados de movimientos de la clavícula por medio de la articulación acromioclavicular.

Los movimientos escapulares incluyen la elevación, la depresión, la retracción, la protracción, la rotación lateral (hacia arriba) y la rotación medial (hacia abajo). El movimiento de la escápula en dirección craneal se denomina *elevación* y va acompañado del movimiento de elevación de la clavícula. La escápula y la clavícula se desplazan en dirección caudal con la depresión escapular. La retracción y la protracción escapulares se llevan a cabo en el plano horizontal alrededor de un eje vertical a medida que el borde medial de la escápula se acerca (retracción) o se aleja (protracción) de la columna vertebral. La retracción y la protracción escapulares están acompañadas de los movimientos de retracción y protracción de la clavícula, respectivamente. La escápula también rota de forma lateral y medial con referencia al movimiento del ángulo inferior, de tal modo que la cavidad glenoidea se desplaza en dirección ascendente (craneal) o descendente (caudal), respectivamente (fig. 3-2).

En el ámbito clínico, el movimiento en la articulación esternoclavicular y de la escápula no son fáciles de medir, y no es posible calcular el movimiento de la articulación acromioclavicular. Por lo tanto, los movimientos de la escápula y de la clavícula se evalúan

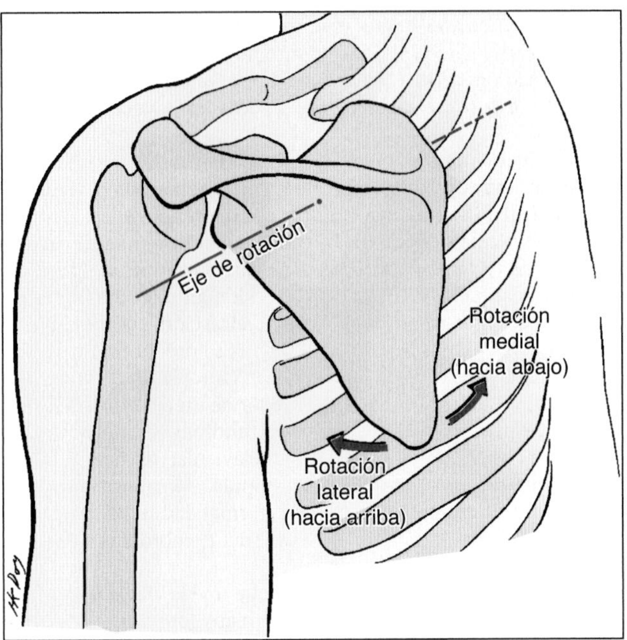

Figura 3-2 Eje de rotación escapular.

por lo general mediante la inspección visual del movimiento activo y a través del movimiento pasivo.

Articulación glenohumeral

La *articulación glenohumeral* o *del hombro* es una enartrosis o articulación esferoidea formada medialmente por la superficie cóncava de la cavidad glenoidea escapular y lateralmente por la superficie

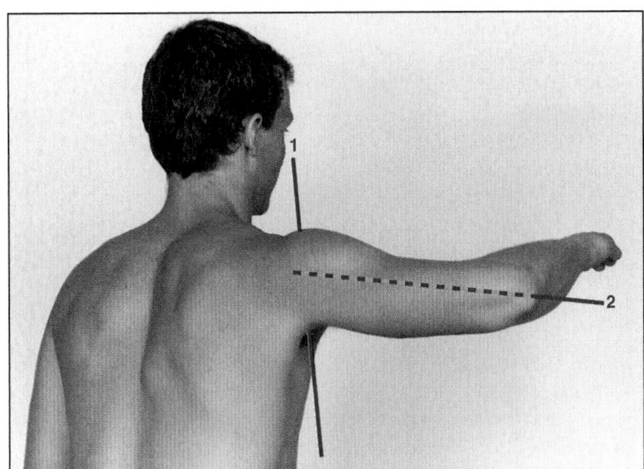

Figura 3-3 Ejes glenohumerales: (*1*) abducción y aducción horizontales; (*2*) rotación interna y externa.

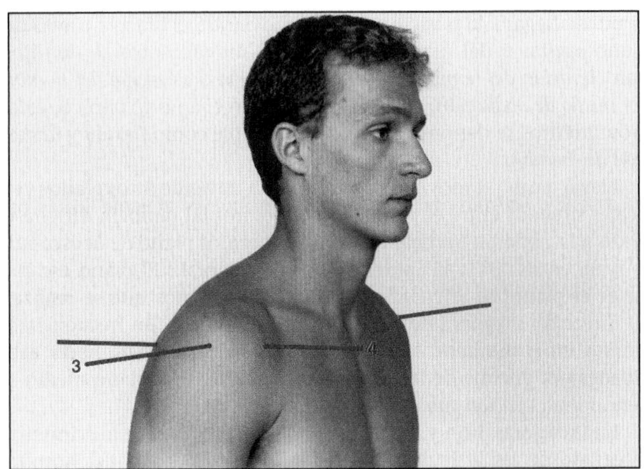

Figura 3-4 Ejes glenohumerales: (*3*) flexión y extensión; (*4*) abducción y aducción.

convexa de la cabeza del húmero. Los ejes alrededor de los cuales se producen los movimientos de esta articulación se ilustran en las figuras 3-3 y 3-4. En la figura 3-4 se observa que, desde la posición anatómica, la articulación glenohumeral puede flexionarse y extenderse en el plano sagital, con movimiento alrededor de un eje frontal. Los movimientos de abducción y aducción del hombro se producen en el plano frontal alrededor de un eje sagital. En la figura 3-3, el hombro se coloca en abducción de 90° con el fin de ilustrar el eje vertical alrededor del cual se producen los movimientos de aducción y abducción horizontales del hombro en el plano transversal. Con el hombro en abducción de 90°, la rotación interna y externa del hombro tiene lugar en un plano sagital, alrededor del eje longitudinal del húmero (*véase* fig. 3-3). Sin embargo, con el brazo al costado en posición anatómica, la rotación interna y externa se produce en un plano horizontal alrededor del eje longitudinal del húmero.

Complejo articular del hombro

El funcionamiento normal del complejo articular del hombro al hacer actividades de la vida diaria (AdVD) depende de patrones de movimiento integrado de las articulaciones de la cintura escapular y la articulación del hombro (glenohumeral). Los movimientos del hombro (articulación glenohumeral) van acompañados en distintos puntos de la amplitud de movimiento (AdM) de movimientos escapulares, claviculares y del tronco. Los movimientos en las articulaciones escapulotorácica, acromioclavicular, esternoclavicular y de la columna amplían la capacidad de AdM de la articulación glenohumeral. La elevación del hombro es un ejemplo de movimiento que requiere patrones de movimiento integrado por parte de todas las articulaciones del complejo articular del hombro.

El término ***elevación del hombro*** se emplea para describir el movimiento del brazo por encima del nivel del hombro (es decir, 90°) hasta una posición vertical junto a la cabeza (es decir, 180°).

Se puede llegar a la posición vertical moviendo el brazo a través del plano sagital o del plano frontal, y los movimientos se denominan *elevación del hombro por medio de flexión* o *elevación del hombro por medio de abducción*, respectivamente. En el ámbito clínico, estos movimientos se denominan de forma simple como *flexión* y *abducción del hombro*.

Llevar a cabo el movimiento del brazo a través de otros planos verticales situados entre el plano sagital y el frontal también dirigirá el brazo a la posición vertical junto a la cabeza. El plano de la escápula se sitúa entre 30° y 45° anterior al plano frontal.[3] El plano escapular es el plano de referencia para los movimientos que se realizan en dirección diagonal de elevación del hombro y con frecuencia se emplea en el momento en el que se eleva el brazo para hacer actividades por encima de la cabeza. Esta elevación del plano medio se denomina *elevación parcial del hombro*[4] (fig. 3-5).

En las figuras 3-6A y 3-7A se ilustran los patrones de movimiento integrado de las articulaciones del complejo articular del hombro durante la ejecución normal de dos AdVD: peinarse e introducir la mano en un bolsillo trasero del pantalón. Por otra parte, en las figuras 3-6B y 3-7B se ilustran los cambios que se producen en los patrones de movimiento integrado cuando existe restricción en el movimiento en una de las articulaciones del complejo articular del hombro, en este caso de la articulación glenohumeral. Observe cómo se aplica un mayor movimiento (es decir, el movimiento sustituto) de la escápula y el tronco para compensar la pérdida de movimiento en la articulación glenohumeral. La ejecución de las dos AdVD mencionadas no podría llevarse a cabo sin emplear los movimientos sustitutos.

Las articulaciones y los movimientos del complejo articular del hombro se presentan a manera de resumen en las tablas 3-1 a 3-3.

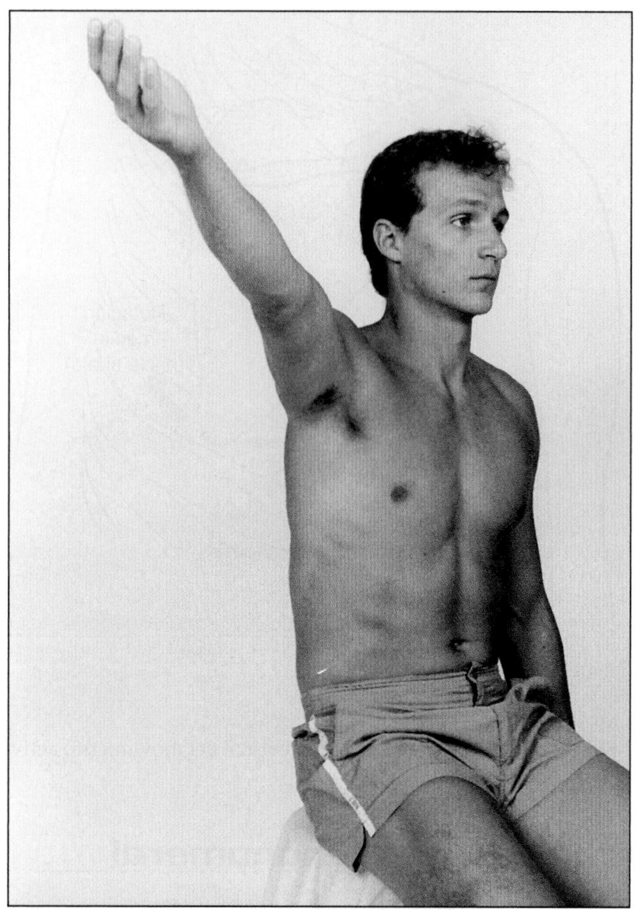

Figura 3-5 Elevación: plano de la escápula.

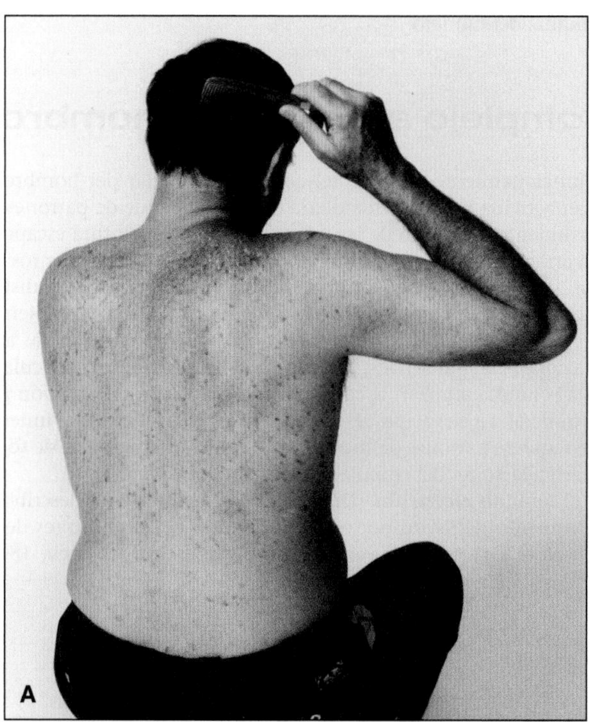

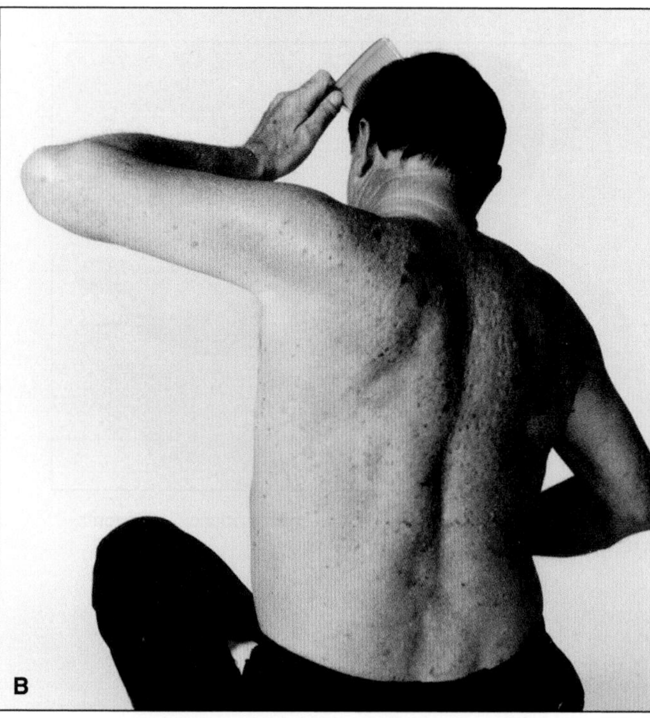

Figura 3-6 **A.** El paciente se peina con el miembro superior derecho sano. **B.** El paciente intenta peinarse empleando el miembro superior izquierdo con restricción del movimiento de la articulación glenohumeral. Se observan movimientos sustitutos en la cintura escapular izquierda y en las articulaciones más distales.

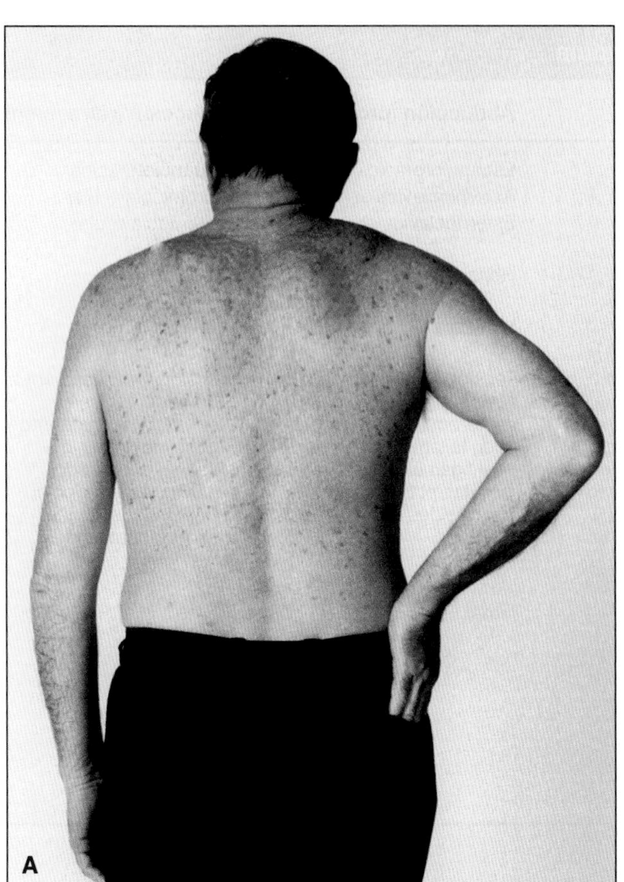

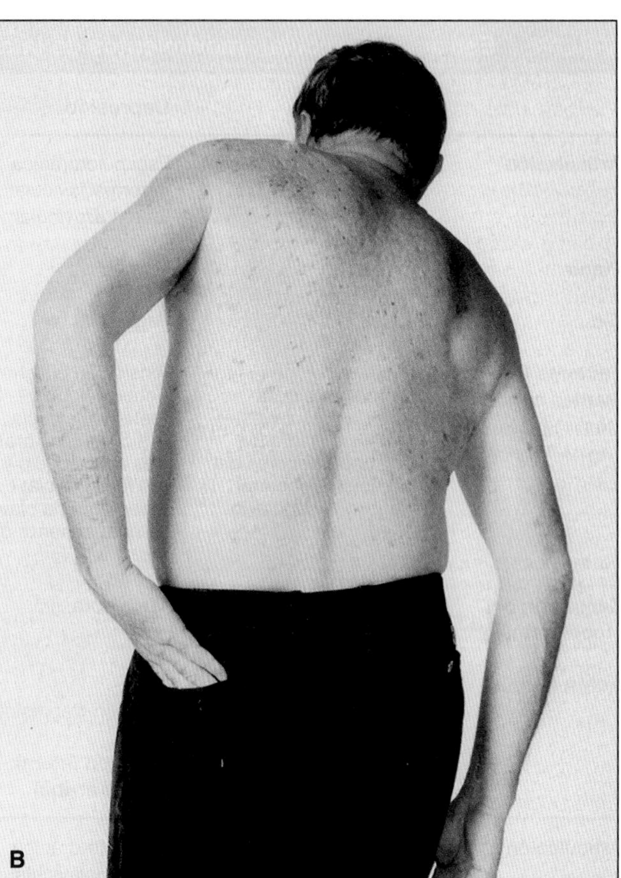

Figura 3-7 A. El paciente introduce la mano en el bolsillo trasero usando el miembro superior derecho sano. **B.** El paciente intenta introducir la mano en el bolsillo trasero empleando el miembro superior izquierdo con restricción del movimiento de la articulación glenohumeral. Se observan movimientos sustitutos en la cintura escapular izquierda y en las articulaciones más distales.

TABLA 3-1 Estructura articular: movimientos de la escápula

	Elevación	Depresión	Abducción (protracción)	Aducción (retracción)
Articulación[1,5]	Escapulotorácica Acromioclavicular Esternoclavicular	Escapulotorácica Acromioclavicular Esternoclavicular	Escapulotorácica Acromioclavicular Esternoclavicular	Escapulotorácica Acromioclavicular Esternoclavicular
Plano	Frontal	Frontal	Horizontal	Horizontal
Eje	Sagital	Sagital	Vertical	Vertical
Factores limitantes normales[5-9,*] (*véase* fig. 3-8A y B)	Tensión en el ligamento costoclavicular, la cápsula articular esternoclavicular inferior, las fibras inferiores del trapecio, el pectoral menor y el subclavio	Tensión en el ligamento interclavicular, el ligamento esternoclavicular, el disco articular, las fibras superiores del trapecio y el elevador de la escápula; contacto óseo entre la clavícula y la cara superior de la 1.ª costilla	Tensión en el ligamento trapezoide, el ligamento esternoclavicular posterior, la lámina posterior del ligamento costoclavicular, el trapecio y los romboides	Tensión en el ligamento conoide, la lámina anterior del ligamento costoclavicular, el ligamento esternoclavicular anterior, el pectoral menor y el serrato anterior
Sensación de tope normal[6,10]	Firme	Firme/dura	Firme	Firme
AdMA normal[5]	10-12 cm (amplitud total de elevación-depresión)		10-12 cm (amplitud total de abducción-aducción)	
	Rotación medial (hacia abajo)	**Rotación lateral (hacia arriba)**		
Articulación[1,5]	Escapulotorácica Acromioclavicular Esternoclavicular	Escapulotorácica Acromioclavicular Esternoclavicular		
Plano	Frontal	Frontal		
Eje	Sagital	Sagital		
Factores limitantes normales[5-9,*] (*véase* fig. 3-8A y B)	Tensión en el ligamento conoide y el serrato anterior	Tensión en el ligamento trapezoide, los músculos romboides y los elevadores de la escápula		
Sensación de tope normal[6,10]	Firme	Firme		
AdMA normal[5]	45°-60° (amplitud total de rotación medial-lateral)			

Nota: las rotaciones medial y lateral de la escápula están asociadas a la extensión o aducción y a la flexión o abducción del hombro, respectivamente.

*Hay pocas investigaciones concluyentes que identifiquen los factores limitantes normales (FLN) del movimiento articular. Los FLN y las sensaciones de tope aquí indicadas se basan en el conocimiento de la anatomía, la experiencia clínica y las referencias disponibles.

AdMA: amplitud de movimiento activo.

TABLA 3-2 **Estructura articular: movimientos de la articulación glenohumeral**

	Extensión	Rotación interna	Rotación externa	Abducción horizontal	Aducción horizontal
Articulación[1,5]	Glenohumeral	Glenohumeral	Glenohumeral	Glenohumeral	Glenohumeral
Plano	Sagital	Horizontal	Horizontal	Horizontal	Horizontal
Eje	Frontal	Longitudinal	Longitudinal	Vertical	Vertical
Factores limitantes normales[5-9,*] **(*véase* fig. 3-8B)**	Tensión en la banda anterior del ligamento coracohumeral, la cápsula articular anterior y las fibras claviculares del pectoral mayor	Tensión en la cápsula articular posterior, el infraespinoso y el redondo menor	Tensión en todas las bandas del ligamento glenohumeral, el ligamento coracohumeral, la cápsula articular anterior, el subescapular, el pectoral mayor, el redondo mayor y el dorsal ancho	Tensión en la cápsula articular anterior, el ligamento glenohumeral y el pectoral mayor	Tensión en la cápsula articular posterior Aposición de tejidos blandos
Sensación de tope normal[6,10]	Firme	Firme	Firme	Firme	Firme/suave
AdMA normal[11] **(AdMA)**[12]	0°-60° (0°-60°)	0°-70° (0°-70°)	0°-90° (0°-90°)	0°-45° (–)	0°-135° (–)

*Hay pocas investigaciones concluyentes que identifiquen los factores limitantes normales (FLN) del movimiento articular. Los FLN y las sensaciones de tope aquí indicadas se basan en el conocimiento de la anatomía, la experiencia clínica y las referencias disponibles.

TABLA 3-3 **Estructura articular: movimientos del complejo articular del hombro**

	Elevación mediante flexión	Elevación mediante abducción
Articulación[1,5]	Glenohumeral Acromioclavicular Esternoclavicular Escapulotorácica	Glenohumeral Acromioclavicular Esternoclavicular Escapulotorácica Subdeltoide[1]
Plano	Sagital	Frontal
Eje	Frontal	Sagital
Factores limitantes normales[5-9,*] **(*véase* fig. 3-8B)**	Tensión en la banda posterior del ligamento coracohumeral, la cápsula articular posterior, los extensores del hombro y los rotadores externos; movimiento escapular limitado por la tensión en los romboides, el elevador de la escápula y el ligamento trapezoide	Tensión en las bandas media e inferior del ligamento glenohumeral, la cápsula articular inferior y los aductores del hombro; tuberosidad mayor del húmero en contacto con la porción superior de la glenoides y el rodete glenoideo o la superficie lateral del acromion; movimiento escapular limitado por la tensión en los romboides, el elevador de la escápula y el ligamento trapezoide
Sensación de tope normal[6,10]	Firme	Firme/dura
AdMA normal[1,5,11] **(AdMA)**[12]	0°-180° (0°-165°) 0°-60°, glenohumeral 60°-180°, glenohumeral, movimiento de la escápula y del tronco	0°-180° (0°-165°) 0°-30°, glenohumeral 30°-180°, glenohumeral, movimiento de la escápula y del tronco
Patrón capsular[10,13]	Glenohumeral: rotación externa, abducción (solo de 90°-120°), rotación interna Esternoclavicular o acromioclavicular: dolor hacia el final de la amplitud de movimiento, especialmente en aducción horizontal y elevación completa	

*Hay pocas investigaciones concluyentes que identifiquen los factores limitantes normales (FLN) del movimiento articular. Los FLN y las sensaciones de tope aquí indicadas se basan en el conocimiento de la anatomía, la experiencia clínica y las referencias disponibles.

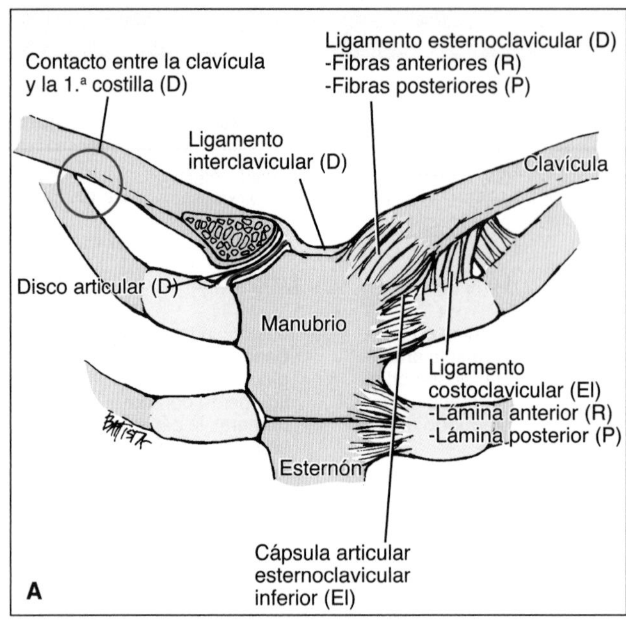

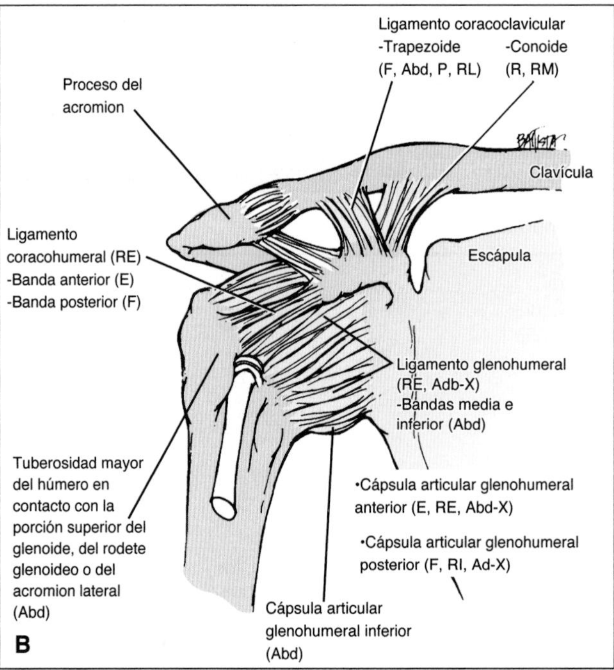

Figura 3-8 Factores limitantes normales. **A.** Vista anterior de las articulaciones esternoclaviculares en la que se muestran las estructuras no contráctiles que a menudo limitan el movimiento. **B.** Vista anterior del hombro en la que se muestran las estructuras no contráctiles que suelen limitar el movimiento.*

*El movimiento limitado por estructuras se identifica entre paréntesis mediante las siguientes abreviaturas: *1*) movimientos de la escápula, *2*) movimientos de la articulación glenohumeral y *3*) movimientos del complejo articular del hombro.

1) Movimientos de la escápula:
- El: elevación — P: protracción
- D: depresión — R: retracción
- RM: rotación medial (hacia abajo) — RL: rotación lateral (hacia arriba)

2) Movimientos de la articulación glenohumeral:
- E: extensión — Ad-X: aducción horizontal
- RI: rotación interna — Abd-X: abducción horizontal
- RE: rotación externa

3) Movimientos del complejo articular del hombro:
- F: elevación mediante flexión — Abd: elevación mediante abducción

No se ilustran los músculos que por lo general limitan el movimiento.

Puntos de referencia anatómicos (figs. 3-9 a 3-14)

Por medio de la descripción y la ilustración, se identifican los puntos de referencia anatómicos pertinentes para evaluar la AdM articular y la fuerza muscular del hombro. Los músculos se excluyen de esta descripción ya que los puntos precisos de palpación se presentan en la revisión de cada prueba muscular más adelante en el capítulo.

Estructura	Ubicación
1. Inión	Proceso en forma de cúpula que marca el centro de la línea nucal superior.
2. Borde vertebral de la escápula	Aproximadamente 5-6 cm lateral a los procesos espinosos torácicos que cubren las costillas 2 a 7.
3. Ángulo inferior de la escápula	En la parte inferior del borde vertebral de la escápula.
4. Espina escapular	Prominencia ósea que atraviesa de forma oblicua las cuatro quintas partes superiores de la escápula.
5. Proceso del acromion	Cara lateral de la espina escapular en la punta del hombro.
6. Clavícula	Hueso prominente en forma de «S» en la cara anterosuperior del tórax.
7. Proceso coracoides	Cerca de 2 cm distal a la unión de los tercios medio y lateral de la clavícula en el triángulo deltopectoral. Presione firmemente hacia arriba y de forma lateral en profundidad hacia las fibras anteriores del deltoides.
8. Pulso humeral	Palpe el pulso en la cara medial, proximal a la parte superior del brazo, posterior al coracobraquial.
9. Epicóndilo lateral del húmero	Proyección lateral en el extremo distal del húmero.
10. Proceso del olécranon del cúbito	Cara posterior del codo en el extremo proximal del eje de la diáfisis del cúbito.
11. Proceso espinoso T12	El proceso espinoso torácico más distal, ligeramente por encima del proceso del olécranon, cuando el cuerpo se encuentra en posición anatómica.
12. Esternón	Superficie ósea plana a lo largo de la línea media de la cara anterior del tórax.
13. Proceso estiloides del cúbito	Proyección ósea en la cara posteromedial del antebrazo en el extremo distal del cúbito (*véanse* figs. 4-4 a 4-6).
14. Cuarta costilla	Palpe la 2.ª costilla inmediatamente lateral al ángulo esternal (es decir, la unión ósea poco elevada entre el manubrio y el esternón). Desde la 2.ª costilla, palpe los espacios intercostales hasta la 4.ª costilla.

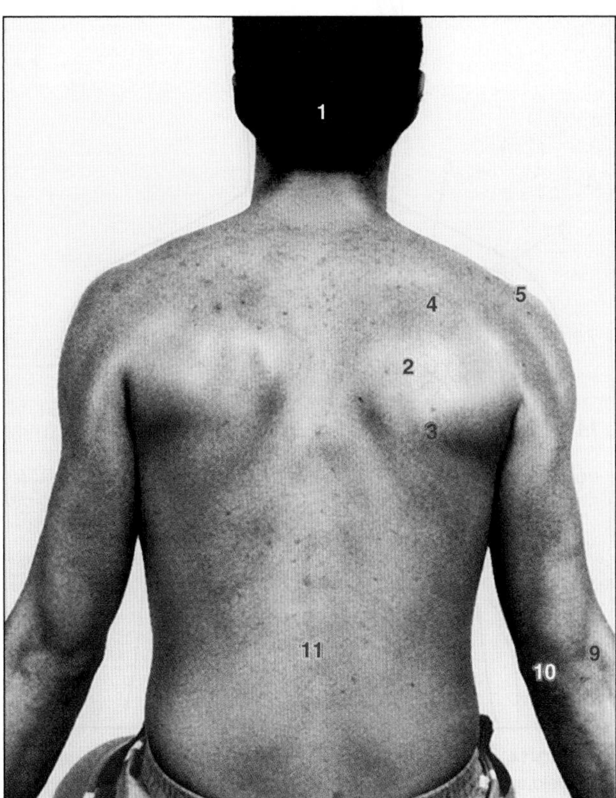

Figura 3-9 Cara posterior del complejo articular del hombro.

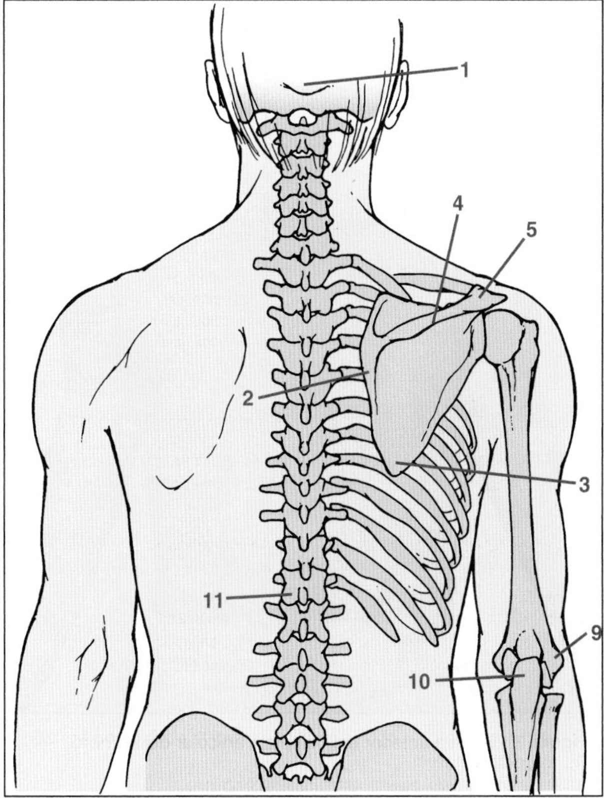

Figura 3-10 Características anatómicas óseas: cara posterior del complejo articular del hombro.

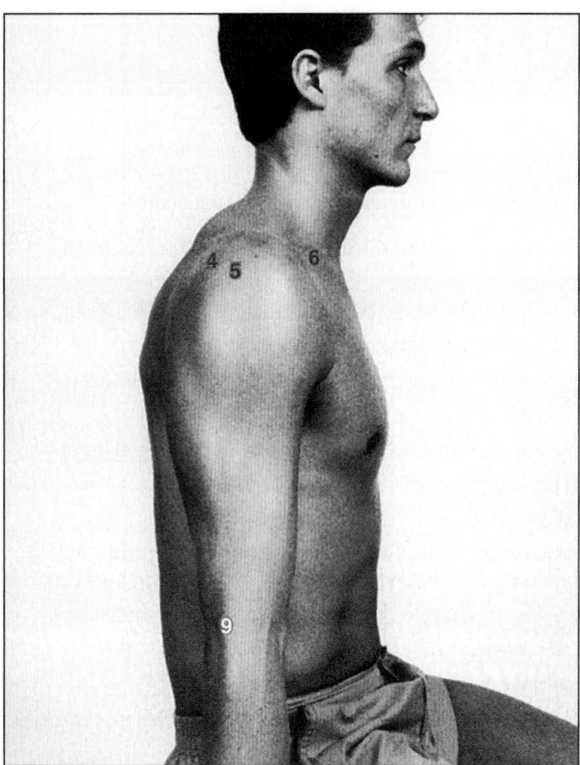

Figura 3-11 Cara lateral del complejo articular del hombro.

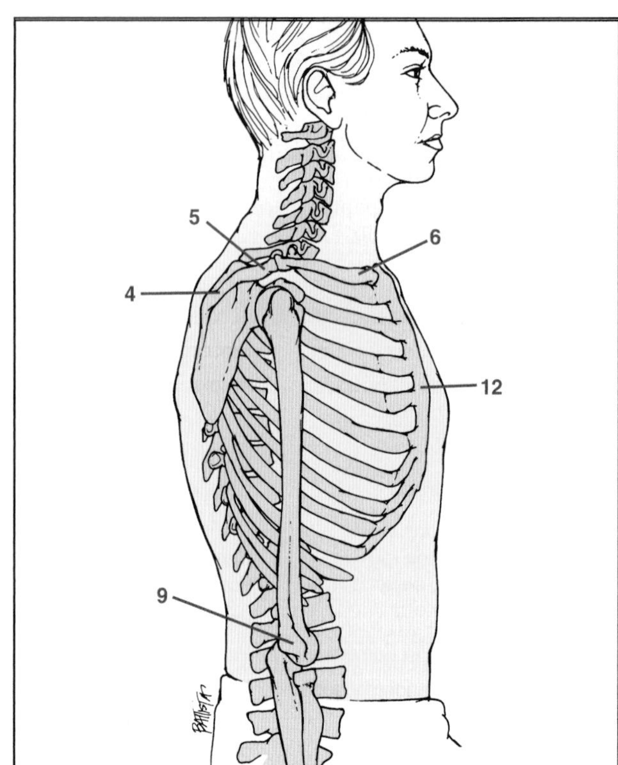

Figura 3-12 Características anatómicas óseas: cara lateral del complejo articular del hombro.

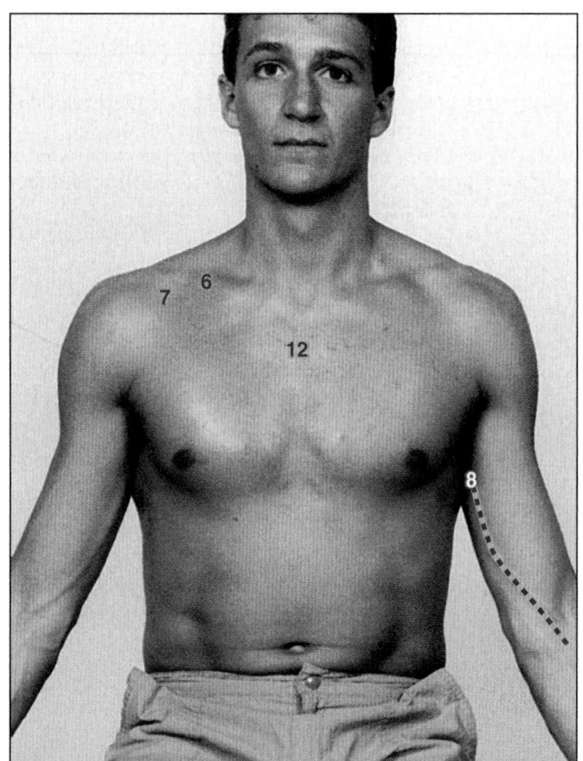

Figura 3-13 Cara anterior del complejo articular del hombro.

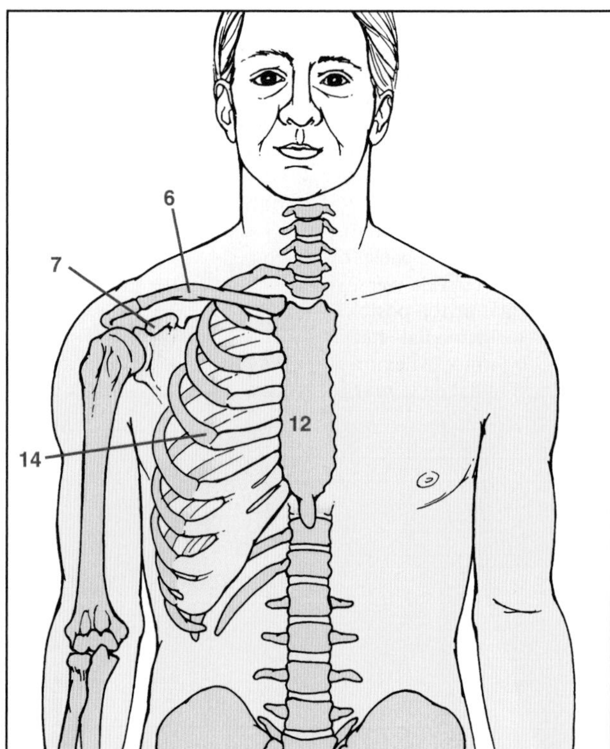

Figura 3-14 Características anatómicas óseas: cara anterior del complejo articular del hombro.

EVALUACIÓN Y MEDICIÓN DE LA AdM ARTICULAR

La práctica hace al maestro

Para practicar las habilidades expuestas en esta sección o para hacer un repaso práctico, utilice los formularios de resumen y evaluación «La práctica hace al maestro» que se encuentran en:

http://thepoint.lww.com/Clarkson4e.

El funcionamiento normal del complejo articular del hombro depende de los patrones de movimiento integrado de todas las articulaciones que forman parte de este conjunto. Por lo tanto, una evaluación completa de la AdM del complejo articular del hombro debe incluir la evaluación de la amplitud de movimiento activo (AdMA) y de la amplitud de movimiento pasivo (AdMP) de la articulación escapular y de la glenohumeral. A continuación, se presenta la evaluación de los movimientos de la escápula, de la articulación glenohumeral y del complejo articular del hombro integrado.

Exploración general: AdMA de los miembros superiores

Para llevar a cabo la exploración de la **AdMA** de las articulaciones de los miembros superiores, comience con el paciente sentado o de pie con los brazos a los lados (fig. 3-15).

Primero, indique al paciente que pase la mano izquierda por detrás del cuello y la baje por la columna vertebral lo más lejos posible (fig. 3-16A). Observe la AdM de abducción escapular y rotación lateral (hacia arriba), la elevación y la rotación externa del hombro, la flexión del codo, la supinación del antebrazo, la desviación radial de la muñeca y la extensión de los dedos.

Después, indique al paciente que coloque la mano derecha en la parte baja de la espalda (*véase* fig. 3-16A) y la suba por la columna vertebral lo más arriba posible. Observe la AdM de aducción escapular y rotación medial (hacia abajo), la extensión y la rotación interna del hombro, la flexión del codo, la pronación del antebrazo, la desviación radial de la muñeca y la extensión de los dedos.

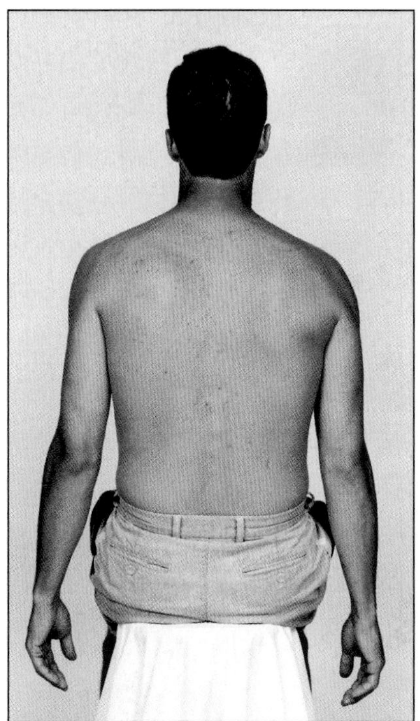

Figura 3-15 Posición inicial: exploración de la amplitud de movimiento activo de los miembros superiores.

Los niveles vertebrales alcanzados por las puntas de los dedos medios cuando el paciente trata de alcanzarlos por detrás del cuello o por arriba de la espalda pueden emplearse como medida general de la AdMA de las articulaciones de los miembros superiores.

Indique al paciente que vuelva a la posición inicial y repita los movimientos en los lados contralaterales (fig. 3-16B).

Como se observa en la figura 3-16, a menudo existe una diferencia notable en la AdM de ambos lados que puede considerarse dentro de la normalidad.

En la figura 3-17 se ilustra una exploración general de la AdMA del miembro superior con una AdM de la articulación glenohumeral derecha normal y una AdM de la articulación glenohumeral izquierda disminuida. Cuando el paciente intenta hacer los movimientos de prueba, hace movimientos sustitutos en la cintura escapular izquierda y en articulaciones más distantes para compensar la restricción de la AdM de la articulación del hombro izquierdo.

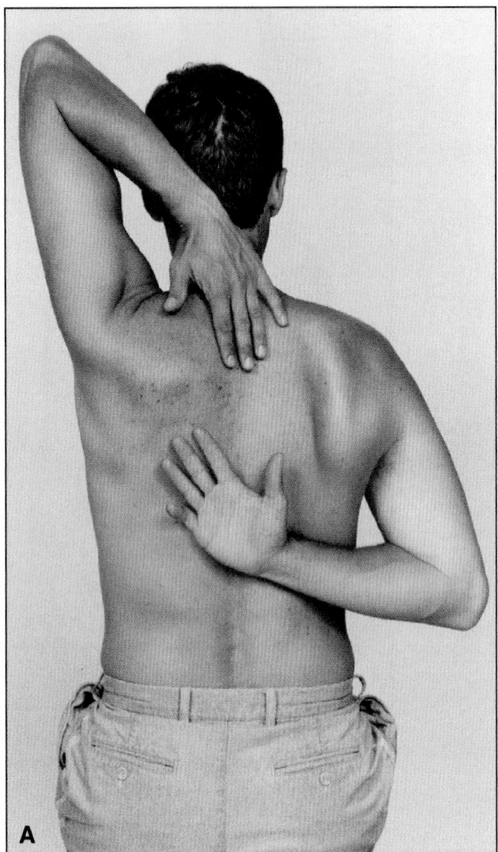

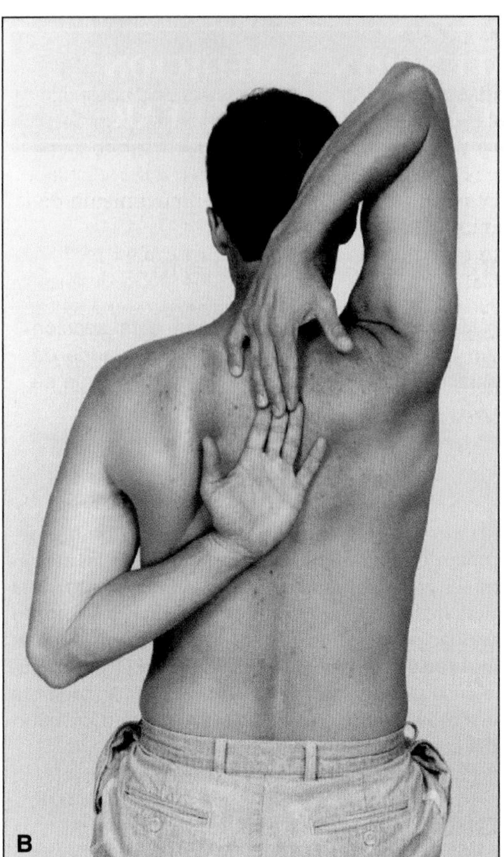

Figura 3-16 A y B. Posiciones finales: exploración de la amplitud de movimiento activo de los miembros superiores.

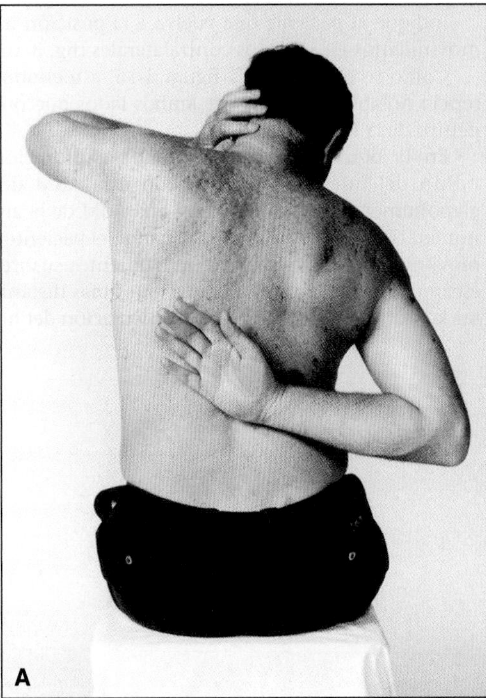

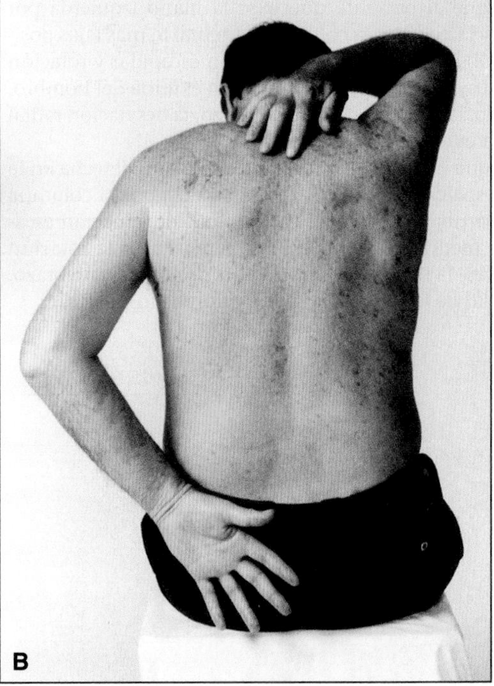

Figura 3-17 A y B. Posiciones finales: exploración de la amplitud de movimiento activo de los miembros superiores con disminución de la movilidad de la articulación glenohumeral izquierda. Se observan movimientos sustitutos en la cintura escapular izquierda y en las articulaciones más distales.

Movimientos escapulares

Se requiere una AdM normal en las articulaciones esternoclavicular y acromioclavicular (es decir, movimiento clavicular) para un movimiento escapular dentro de la normalidad. En el ámbito clínico, el movimiento en la articulación esternoclavicular y la escápula no es fácil de medir y resulta imposible calcular el movimiento de la articulación acromioclavicular.

El movimiento escapular (*véase* tabla 3-1) se evalúa mediante la inspección visual de la AdMA y la evaluación del movimiento pasivo. La AdM puede calificarse como «completa» o «restringida». En presencia de una disminución de la AdM escapular, se evalúa el movimiento en las articulaciones esternoclavicular y acromioclavicular; sin embargo, estas técnicas de evaluación quedan fuera del alcance de este texto.

Evaluación de la AdMA

Posición inicial. El paciente está sentado y adopta una posición anatómica relajada (fig. 3-18). En esta posición, la escápula se sitúa por lo regular entre la 2.ª y la 7.ª costillas y el borde vertebral se sitúa cerca de 5 a 6 cm lateral a la columna vertebral. El terapeuta se coloca detrás del paciente para observar los movimientos escapulares.

Elevación de la escápula

Movimiento. El paciente mueve los hombros hacia las orejas en dirección ascendente o craneal (fig. 3-19).

Depresión de la escápula

Movimiento. El paciente mueve los hombros hacia la cintura en dirección descendente o caudal (fig. 3-20).

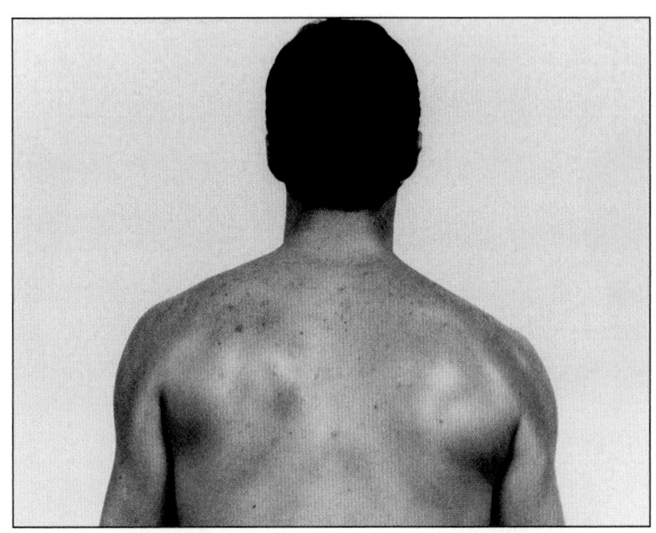

Figura 3-18 Posición inicial para todos los movimientos activos de la escápula.

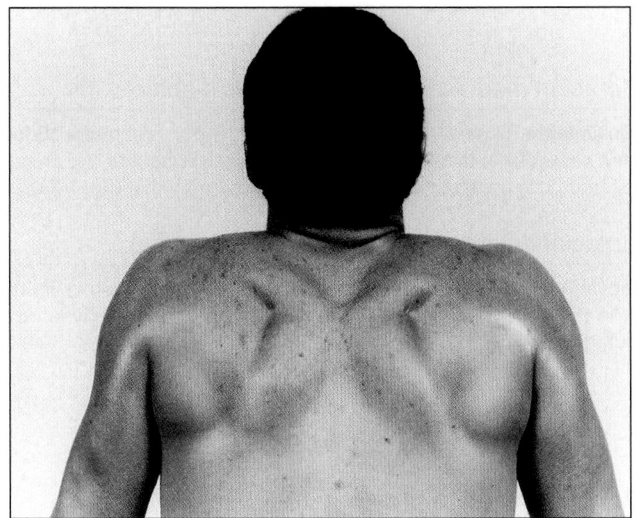

Figura 3-19 Movimiento activo: elevación escapular.

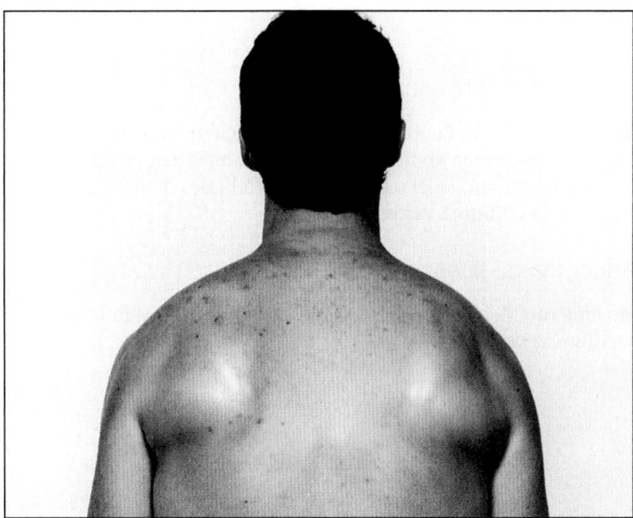

Figura 3-20 Movimiento activo: depresión escapular.

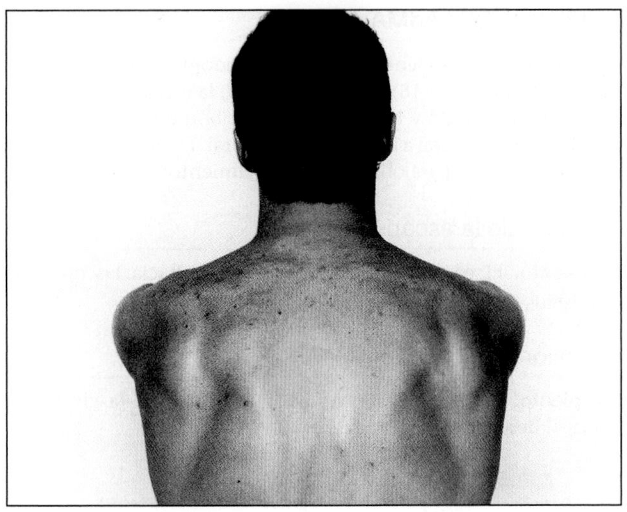

Figura 3-21 Movimiento activo: abducción escapular.

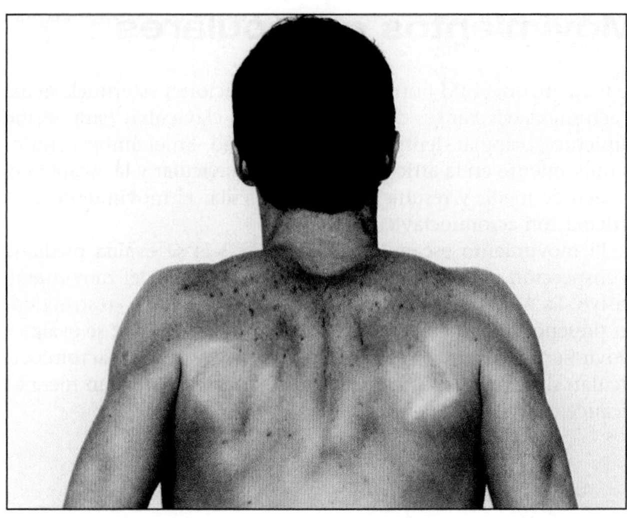

Figura 3-22 Movimiento activo: aducción escapular.

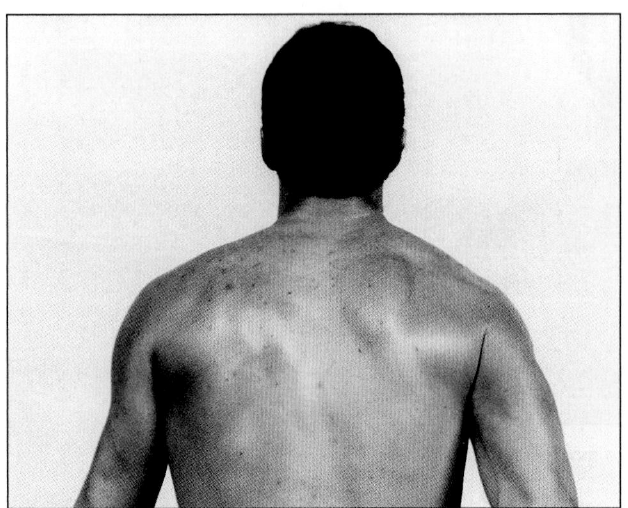

Figura 3-23 Movimiento activo: rotación medial (hacia abajo) de la escápula.

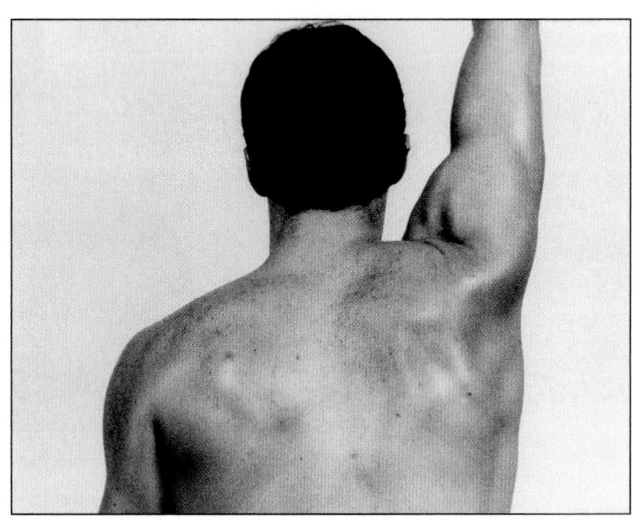

Figura 3-24 Movimiento activo: rotación lateral (hacia arriba) de la escápula.

Abducción de la escápula

Movimiento. Desde la posición inicial, el paciente flexiona los brazos a 90° y se observa la abducción escapular a medida que los extiende hacia adelante (fig. 3-21). Los bordes vertebrales de las escápulas se alejan de la columna vertebral.

Aducción de la escápula

Movimiento. El paciente mueve las escápulas horizontalmente hacia la columna vertebral (fig. 3-22).

Rotación medial de la escápula (hacia abajo)

Movimiento. El paciente extiende el brazo y lleva a cabo una abducción para colocar la mano sobre la parte baja de la espalda, y el ángulo inferior de la escápula se desplaza en dirección medial (fig. 3-23).

Rotación lateral de la escápula (hacia arriba)

Movimiento. El paciente eleva el brazo mediante flexión o abducción (fig. 3-24). Durante la elevación, el ángulo inferior de la escápula se desplaza en dirección lateral.

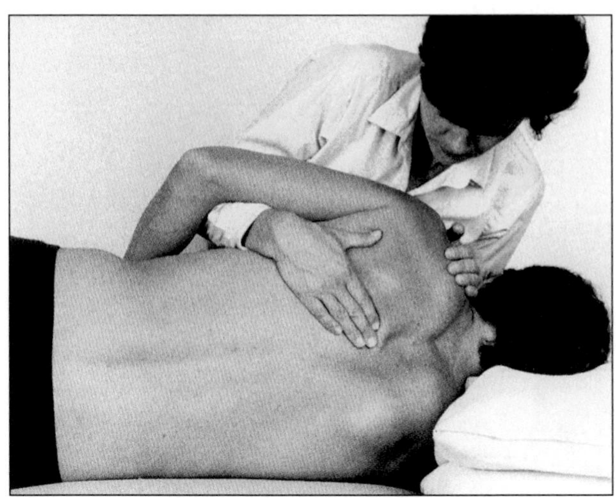

Figura 3-25 Movimiento pasivo: elevación escapular.

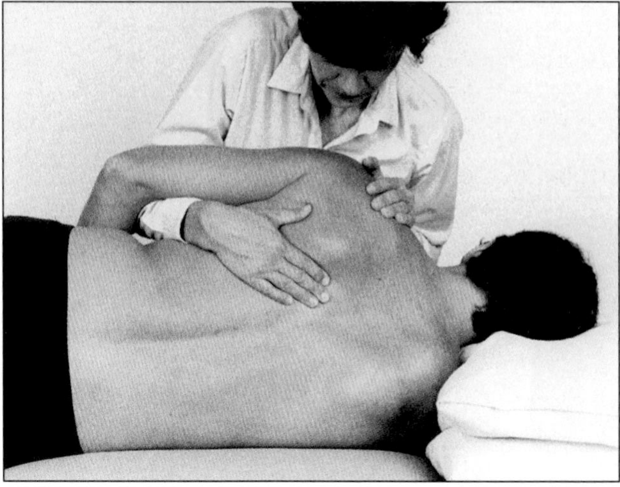

Figura 3-26 Movimiento pasivo: depresión escapular.

Evaluación de la AdMP

Formularios 3-1 a 3-4

Posición inicial. El paciente se coloca en decúbito lateral con las caderas y las rodillas flexionadas y la cabeza relajada y apoyada en una almohada. Esta posición debe permanecer invariable para realizar todos los movimientos escapulares.

Estabilización. El peso del tronco estabiliza el tórax.

Elevación de la escápula

Procedimiento. El terapeuta acuna el ángulo inferior de la escápula del paciente con una mano y eleva la escápula mientras controla la dirección del movimiento con la otra mano (fig. 3-25).

Sensación de tope. Firme.

Deslizamiento articular. *Elevación escapular:* la escápula se desliza en dirección craneal sobre el tórax. *Articulación esternoclavicular:* elevación de la clavícula; el extremo medial convexo de la clavícula se desliza de manera inferior sobre la superficie cóncava fija del manubrio. *Articulación acromioclavicular:* deslizamiento.

Depresión de la escápula

Procedimiento. El terapeuta coloca una mano en la parte superior de la cintura escapular del paciente para deprimir la escápula. La otra mano del terapeuta acuna el ángulo inferior de la escápula para controlar la dirección del movimiento (fig. 3-26).

Sensación de tope. Firme/dura.

Deslizamiento articular. *Depresión escapular:* la escápula se desliza en dirección caudal sobre el tórax. *Articulación esternoclavicular:* depresión de la clavícula; el extremo medial convexo de la clavícula se desliza de manera superior sobre la superficie cóncava fija del manubrio. *Articulación acromioclavicular:* deslizamiento.

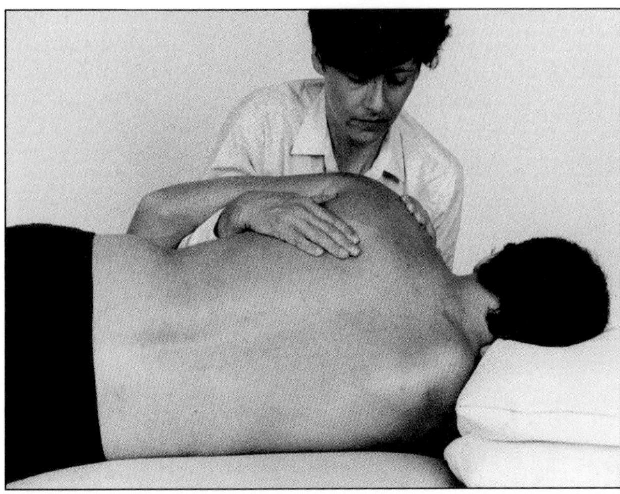

Figura 3-27 Movimiento pasivo: abducción escapular.

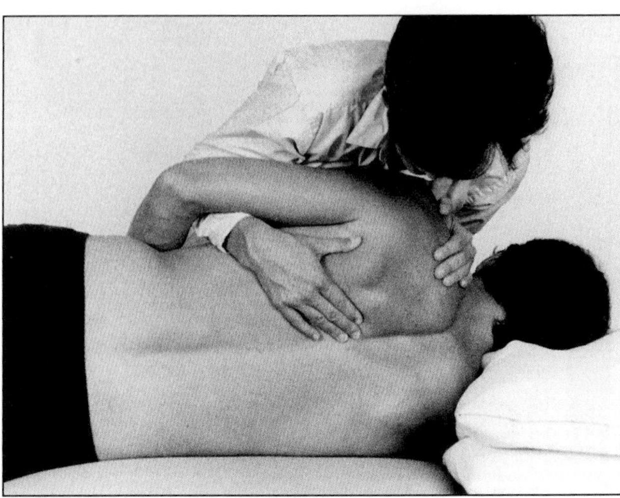

Figura 3-28 Movimiento pasivo: aducción escapular.

Abducción de la escápula

Procedimiento. El terapeuta sujeta el borde vertebral y el ángulo inferior de la escápula del paciente con los dedos pulgar e índice de una mano y abduce la escápula. La otra mano del terapeuta se coloca encima de la cintura escapular para ayudar en la abducción (fig. 3-27).

Sensación de tope. Firme.

Deslizamiento articular. *Abducción escapular:* la escápula se desliza de forma lateral sobre el tórax. *Articulación esternoclavicular:* protracción de la clavícula; el extremo medial cóncavo de la clavícula se desplaza de forma anterior sobre la superficie convexa fija del manubrio. *Articulación acromioclavicular:* deslizamiento.

Aducción de la escápula

Procedimiento. El terapeuta sujeta el borde axilar y el ángulo inferior de la escápula del paciente con los dedos pulgar e índice de una mano y aduce la escápula. La otra mano del terapeuta se coloca encima de la cintura escapular para contribuir a la aducción (fig. 3-28).

Sensación de tope. Firme.

Deslizamiento articular. *Aducción escapular:* la escápula se desliza de manera media sobre el tórax. *Articulación esternoclavicular:* retracción de la clavícula; el extremo medial cóncavo de la clavícula se desliza de manera posterior sobre la superficie convexa fija del manubrio. *Articulación acromioclavicular:* deslizamiento.

Complejo articular del hombro: movimientos

Realizar la elevación del hombro depende de una AdM completa de las articulaciones esternoclavicular, acromioclavicular, escapular y glenohumeral (*véanse* tablas 3-2 y 3-3). En presencia de una disminución de la AdM de elevación del hombro, el terapeuta debe identificar qué articulación o articulaciones del complejo articular del hombro tienen una AdM incompleta para planificar de forma eficaz el tratamiento y restaurar así la movilidad. La AdMP en la cintura escapular (es decir, el movimiento escapular y clavicular) se evalúa de manera independiente de la AdMP en la articulación glenohumeral. Para aislar la AdMP de la articulación glenohumeral, el terapeuta debe estabilizar la escápula y la clavícula. Para garantizar una estabilización adecuada al medir la AdMP de la articulación glenohumeral, un segundo terapeuta contribuye a alinear el goniómetro. Para evaluar y medir los movimientos de todas las articulaciones del complejo articular del hombro, se debe estabilizar el tronco.

Elevación del hombro mediante flexión (movimiento de la articulación glenohumeral, de la escápula y de la clavícula)

Evaluación de la AdMA

Movimiento sustituto. Extensión del tronco y abducción del hombro.

Evaluación de la AdMP

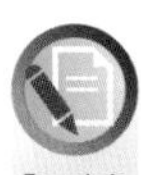

Formulario 3-5

Posición inicial. El paciente se encuentra en decúbito supino (fig. 3-29) o sentado. El brazo se coloca en el costado, con la palma colocada de forma medial (neutra).

Estabilización. Se logra con el peso del tronco. El terapeuta estabiliza el tórax del paciente.

Colocación distal de la mano del terapeuta. El terapeuta sujeta el húmero distal del paciente.

Posición final. El terapeuta mueve el húmero del paciente en dirección anterior y hacia arriba, hasta el límite del movimiento para una elevación del hombro mediante flexión (fig. 3-30). El codo se mantiene en extensión para evitar la restricción de la AdM de flexión del hombro debido a la insuficiencia pasiva del músculo tríceps biarticular.[14]

Sensación de tope. Firme.

Deslizamiento y rotación articular. Elevación del hombro mediante flexión:

Rotación lateral (hacia arriba) de la escápula: el ángulo inferior de la escápula rota en dirección lateral sobre el tórax.

Articulación esternoclavicular: 1) elevación de la clavícula: el extremo medial convexo de la clavícula se desliza de manera inferior sobre la superficie cóncava fija del manubrio; *2*) rotación posterior de la clavícula: la clavícula rota sobre las superficies fijas del manubrio.

Articulación acromioclavicular: deslizamiento.

Flexión de la articulación glenohumeral: la cabeza convexa del húmero rota (es decir, gira alrededor de un punto fijo) sobre la cavidad glenoidea cóncava fija.

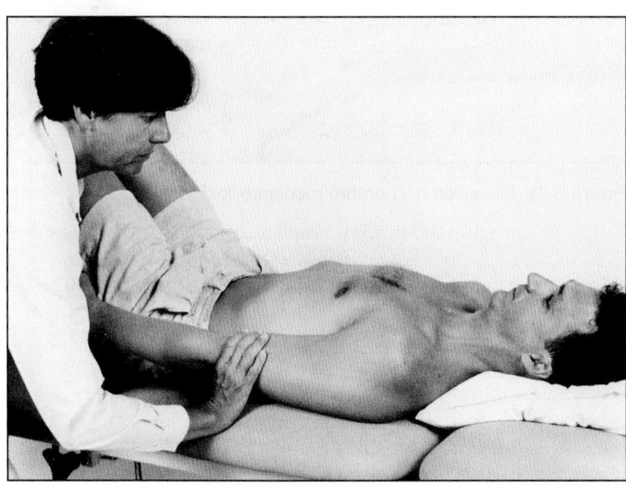

Figura 3-29 Posición inicial para la elevación del hombro mediante flexión.

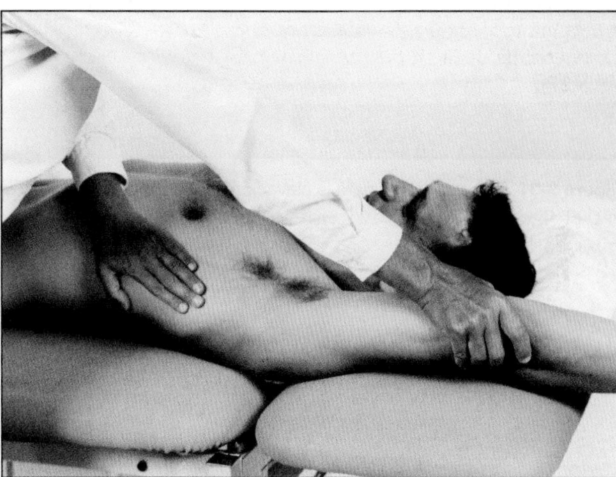

Figura 3-30 Sensación de tope firme al final del movimiento de elevación del hombro mediante flexión.

Medición: goniómetro universal

Posición inicial. El paciente se encuentra en posición de decúbito supino (fig. 3-31) o sentado. El brazo está en el costado, con la palma en dirección medial.

Estabilización. Se logra con el peso del tronco. La escápula queda libre para moverse.

Eje del goniómetro. El eje se sitúa en la cara lateral del centro de la cabeza del húmero. En posición anatómica, el centro de la cabeza humeral se sitúa unos 2.5 cm por debajo de la cara lateral del proceso del acromion (*véanse* figs. 3-31 y 3-36).

Brazo fijo. Se coloca en paralelo a la línea media lateral del tronco.

Brazo móvil. Se coloca en paralelo al eje longitudinal del húmero.

Posición final. El húmero se desplaza en dirección anterior y superior hasta el límite del movimiento (**elevación del hombro a 180°**). Este desplazamiento involucra el movimiento escapular, clavicular y glenohumeral (fig. 3-32).

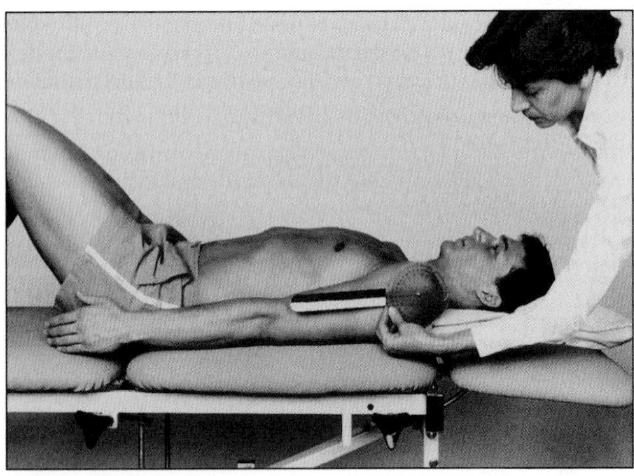

Figura 3-31 Posición inicial para la elevación del hombro mediante flexión: decúbito supino.

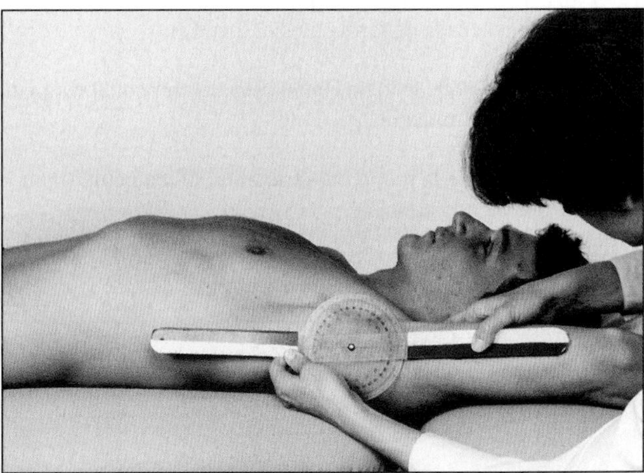

Figura 3-32 Elevación del hombro mediante flexión.

Flexión del hombro (articulación glenohumeral)

Evaluación de la AdMA

El paciente no puede llevar a cabo la AdM de flexión de la articulación glenohumeral de forma aislada sin que la escápula esté estabilizada.

Evaluación de la AdMP

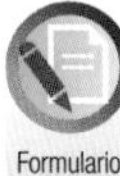
Formulario 3-6

Posición inicial. El paciente se encuentra en posición de decúbito supino o sentado. El brazo se coloca en el costado, con la palma en dirección medial.

Estabilización. El terapeuta coloca una mano en el borde axilar de la escápula para estabilizarla.

Colocación distal de la mano del terapeuta. El terapeuta sujeta el húmero distal.

Posición final. Mientras estabiliza la escápula, el terapeuta mueve el húmero en dirección anterior y hacia arriba hasta el límite del movimiento para evaluar el movimiento de la articulación glenohumeral (fig. 3-33).

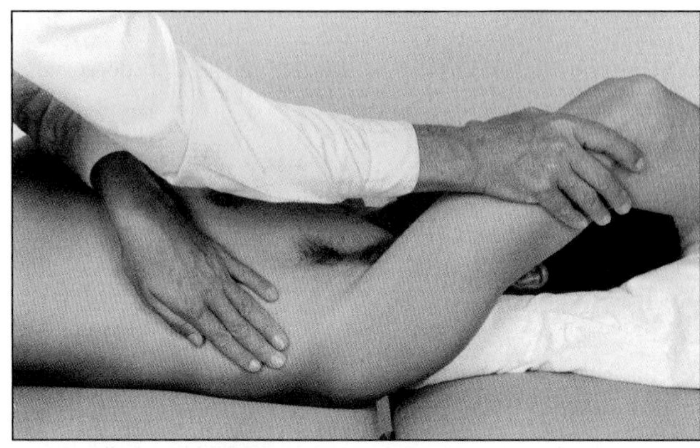

Figura 3-33 Sensación de tope firme al final del movimiento de flexión de la articulación glenohumeral.

Sensación de tope. Firme.

Rotación articular. *Flexión de la articulación glenohumeral:* la cabeza convexa del húmero rota sobre la cavidad glenoidea cóncava fija.

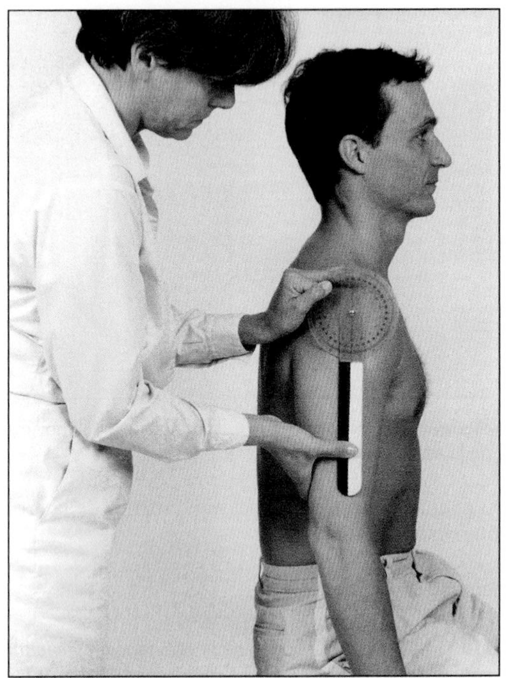

Figura 3-34 Posición inicial para la elevación del hombro mediante flexión: sentado.

Medición: goniómetro universal

Posición inicial. El paciente se encuentra sentado (fig. 3-34) o en decúbito supino. El brazo está en el costado, con la palma en dirección medial.

Estabilización. El terapeuta estabiliza la escápula.

Eje del goniómetro. El eje se coloca en la cara lateral del centro de la cabeza humeral, unos 2.5 cm por debajo de la cara lateral del proceso del acromion, cuando se encuentra en posición anatómica (*véanse* figs. 3-34 y 3-36).

Brazo fijo. Se coloca en paralelo a la línea media lateral del tronco.

Brazo móvil. Se coloca en paralelo al eje longitudinal del húmero.

Posición final. El húmero se desplaza en dirección anterior y superior hasta el límite del movimiento (**flexión de la articulación glenohumeral a 120°**)[8] (figs. 3-35 y 3-36).

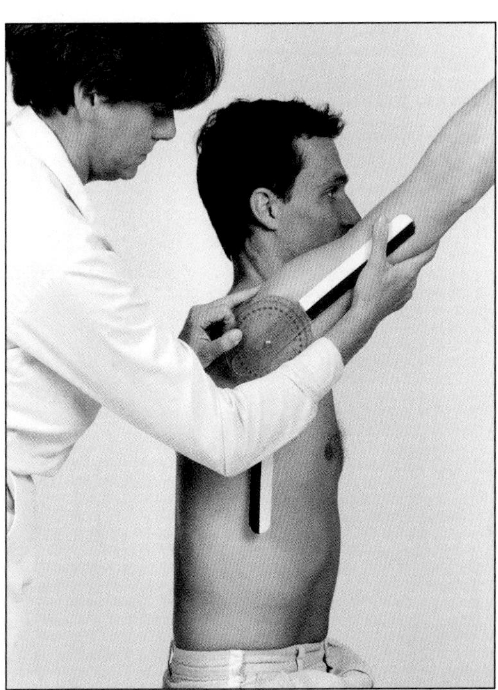

Figura 3-35 Alineación del goniómetro: elevación del hombro mediante flexión, flexión de la articulación glenohumeral y extensión.

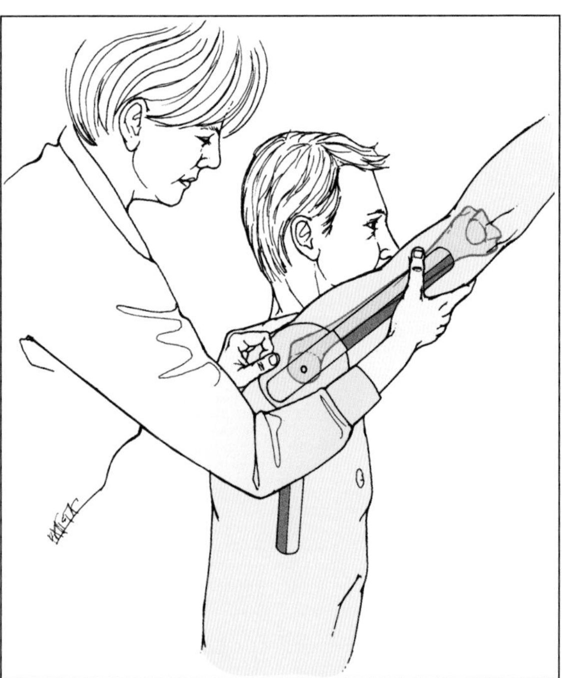

Figura 3-36 Amplitud de movimiento activo de flexión de la articulación glenohumeral.

Extensión del hombro

Evaluación de la AdMA

Movimiento sustituto. Inclinación escapular anterior, elevación de la escápula y abducción del hombro. Si está sentado, el paciente puede flexionar y rotar el tronco de manera ipsilateral.

Evaluación de la AdMP

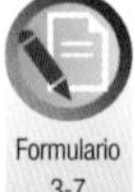

Posición inicial. El paciente está en posición de decúbito prono (fig. 3-37) o sentado. El brazo se coloca en el costado, con la palma en dirección medial.

Estabilización. El terapeuta estabiliza la escápula para aislar y evaluar el movimiento de la articulación glenohumeral.

Colocación distal de la mano del terapeuta. El terapeuta sujeta el húmero distal.

Posición final. El terapeuta mueve el húmero en dirección posterior hasta que la escápula comienza a moverse (fig. 3-38). El codo se flexiona para evitar la restricción de la AdM de extensión del hombro debido a la insuficiencia pasiva del bíceps braquial biarticular.[14]

Sensación de tope. Firme.

Rotación articular. *Extensión de la articulación glenohumeral:* la cabeza convexa del húmero rota sobre la cavidad glenoidea cóncava fija.

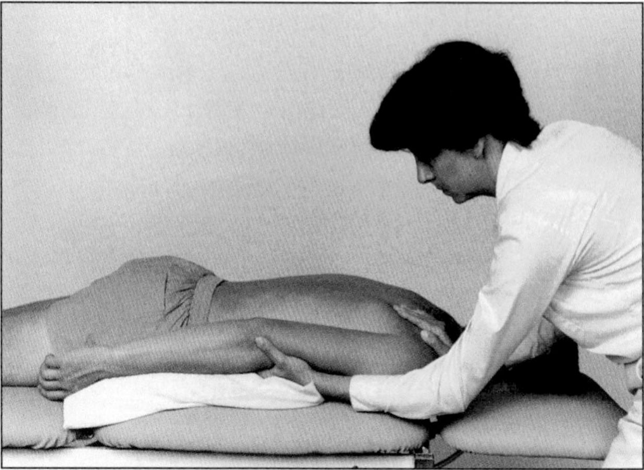

Figura 3-37 Posición inicial para la extensión de la articulación glenohumeral.

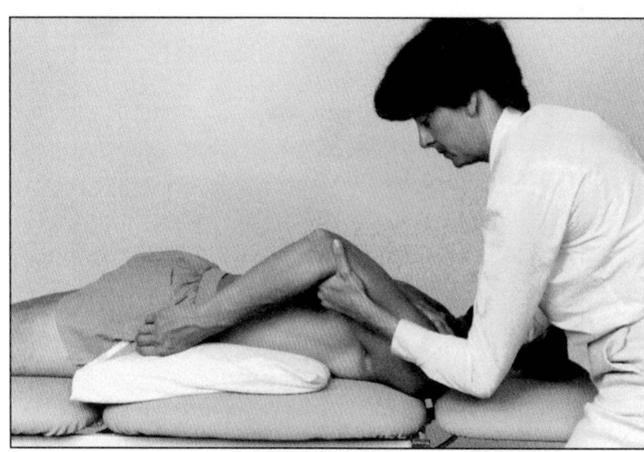

Figura 3-38 Sensación de tope firme al final del movimiento de extensión de la articulación glenohumeral.

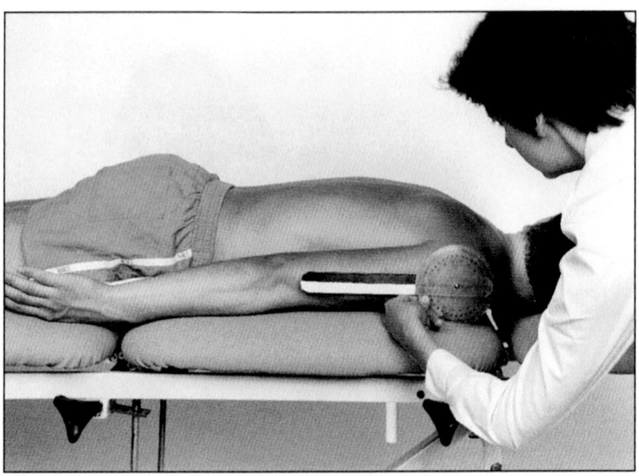

Figura 3-39 Posición inicial para la extensión del hombro.

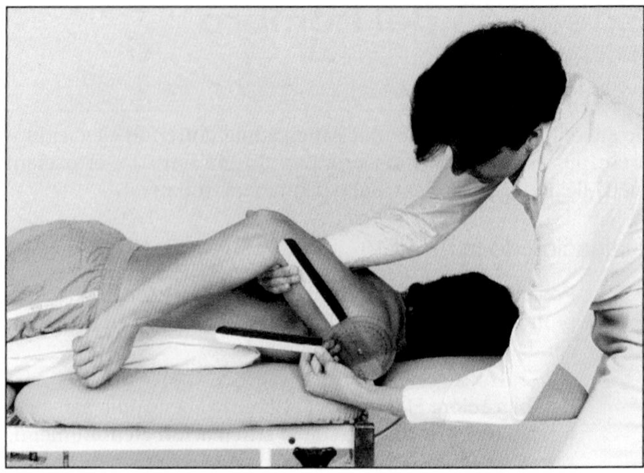

Figura 3-40 Extensión del hombro: decúbito prono.

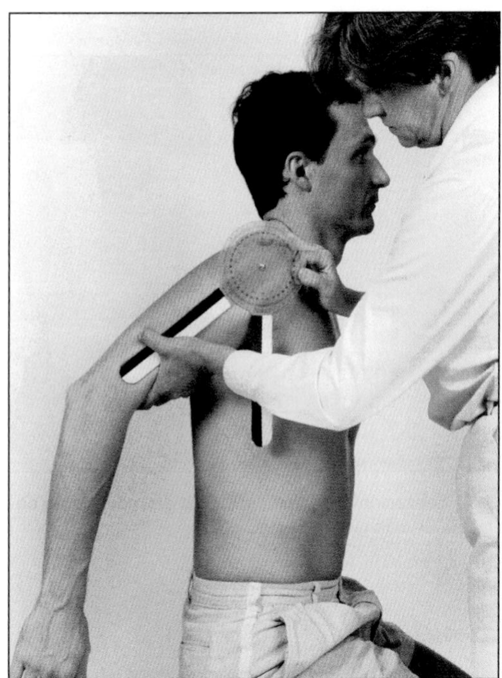

Figura 3-41 Extensión del hombro: sentado.

Medición: goniómetro universal

Posición inicial. El paciente se encuentra en posición de decúbito prono (fig. 3-39) o sentado. El terapeuta coloca el brazo del paciente en el costado, con la palma en dirección medial.

Estabilización. El antebrazo del terapeuta puede emplearse para estabilizar la escápula.

Eje del goniómetro. El eje se sitúa en la cara lateral del centro de la cabeza del húmero, alrededor de 2.5 cm por debajo de la cara lateral del proceso del acromion, cuando se encuentra en posición anatómica (*véanse* figs. 3-36 y 3-39).

Brazo fijo. Se coloca de manera paralela a la línea media lateral del tronco.

Brazo móvil. Se posiciona de forma paralela al eje longitudinal del húmero, apuntando en dirección al epicóndilo lateral del húmero.

Posición final. El húmero se desplaza en dirección posterior hasta el límite del movimiento (**extensión del hombro a 60°**) (figs. 3-40 y 3-41).

Elevación del hombro mediante abducción (movimiento de la escápula, la clavícula y la articulación glenohumeral)

Evaluación de la AdMA

Movimiento sustituto. Flexión lateral del tronco contralateral, elevación escapular y flexión del hombro.

Evaluación de la AdMP

Formulario 3-8

El húmero se rota de forma externa al hacer la elevación del hombro mediante abducción para permitir que la tuberosidad mayor del húmero libere el paso al proceso del acromion. Antes de evaluar la elevación mediante abducción, asegúrese de que el paciente es capaz de ejecutar una rotación externa completa del hombro.

Posición inicial. El paciente se encuentra en posición de decúbito supino (fig. 3-42) o sentado. El terapeuta coloca el brazo del paciente en el costado, con el hombro en rotación externa. Asegúrese de que el paciente se siente en una postura erguida, ya que se ha constatado[15] que la posición encorvada causa una disminución de la AdM de abducción del hombro.

Estabilización. El terapeuta estabiliza el tronco.

Colocación distal de la mano del terapeuta. El terapeuta sujeta el húmero distal.

Posición final. El terapeuta mueve el húmero en dirección lateral y hacia arriba hasta el límite del movimiento para la elevación mediante abducción (fig. 3-43).

Sensación de tope. Firme.

Deslizamiento articular. Elevación del hombro mediante abducción:

Rotación lateral (hacia arriba) de la escápula: el ángulo inferior de la escápula rota en dirección lateral sobre el tórax.

Articulación esternoclavicular: *1*) elevación de la clavícula: el extremo medial convexo de la clavícula se desliza en dirección inferior sobre la superficie cóncava fija del manubrio; *2*) rotación posterior de la clavícula: la clavícula rota sobre la superficie fija del manubrio.

Articulación acromioclavicular: deslizamiento.

Abducción de la articulación glenohumeral: la cabeza convexa del húmero se desliza en dirección inferior sobre la cavidad glenoidea cóncava fija.

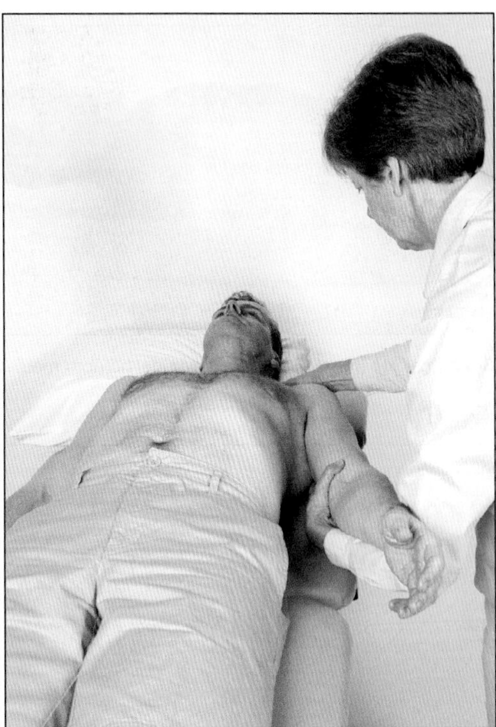

Figura 3-42 Posición inicial para la elevación del hombro mediante abducción.

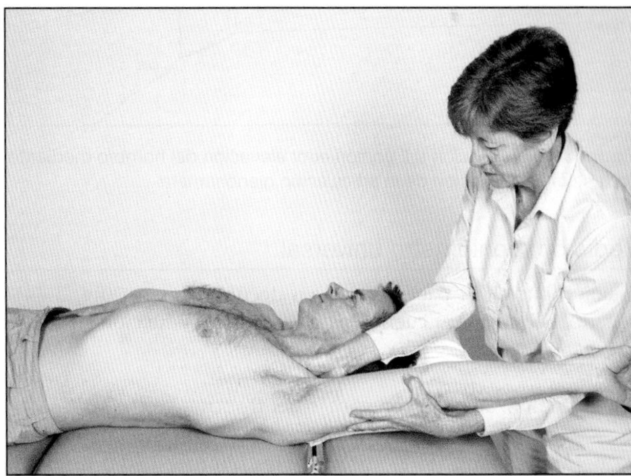

Figura 3-43 Sensación de tope firme al final del movimiento de elevación del hombro mediante abducción.

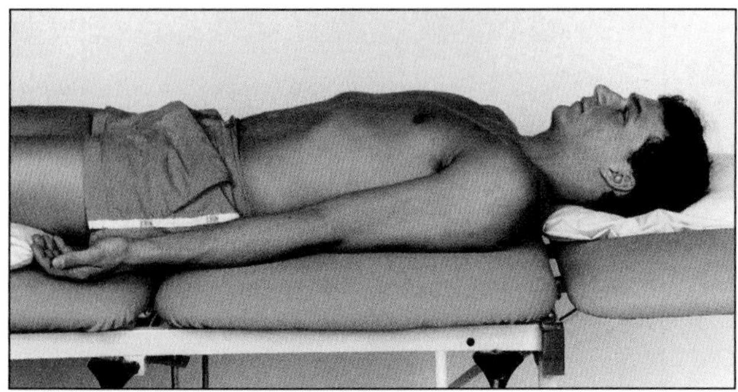

Figura 3-44 Posición inicial para la elevación del hombro mediante abducción.

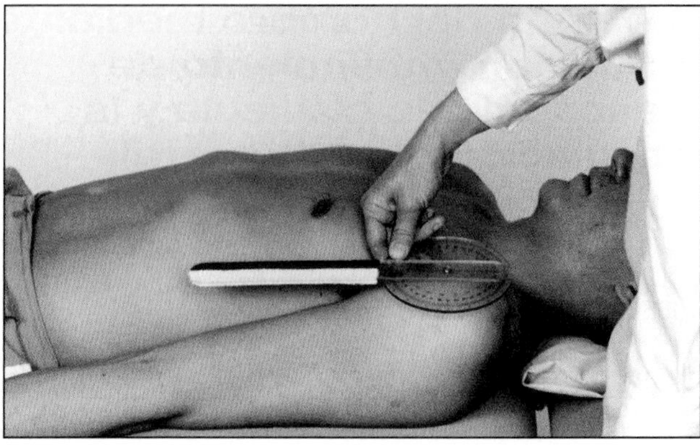

Figura 3-45 Colocación del goniómetro para la elevación del hombro mediante abducción.

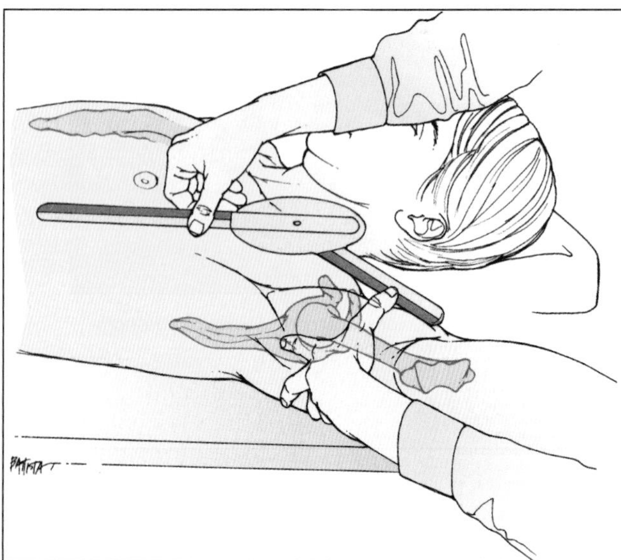

Figura 3-46 Alineación del goniómetro: elevación del hombro mediante abducción y abducción de la articulación glenohumeral.

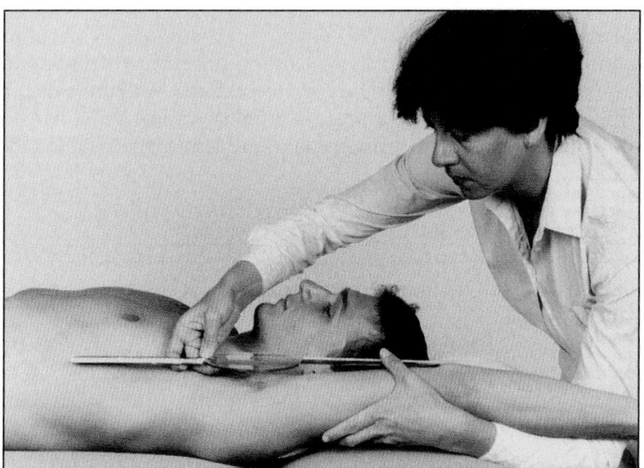

Figura 3-47 Elevación del hombro mediante abducción.

Medición: goniómetro universal

Posición inicial. El paciente está en decúbito supino (fig. 3-44) o sentado. El brazo se encuentra a un costado, en aducción y rotación externa.

Estabilización. Se logra con el peso del tronco.

Eje del goniómetro. El eje se sitúa en el punto medio de la cara anterior o posterior de la articulación glenohumeral, aproximadamente 1.3 cm inferior y lateral al proceso coracoides (figs. 3-45 y 3-46).

Brazo fijo. Se coloca en paralelo al esternón.

Brazo móvil. Se posiciona en paralelo al eje longitudinal del húmero.

Posición final. El húmero se desplaza de forma lateral y hacia arriba hasta el límite del movimiento (**elevación del hombro a 180°**) (fig. 3-47). Este movimiento involucra movimiento escapular y glenohumeral. En las mujeres, puede ser mejor medir la elevación del hombro mediante abducción en la cara posterior, ya que las mamas pueden interferir en la colocación del goniómetro en la cara anterior (fig. 3-48).

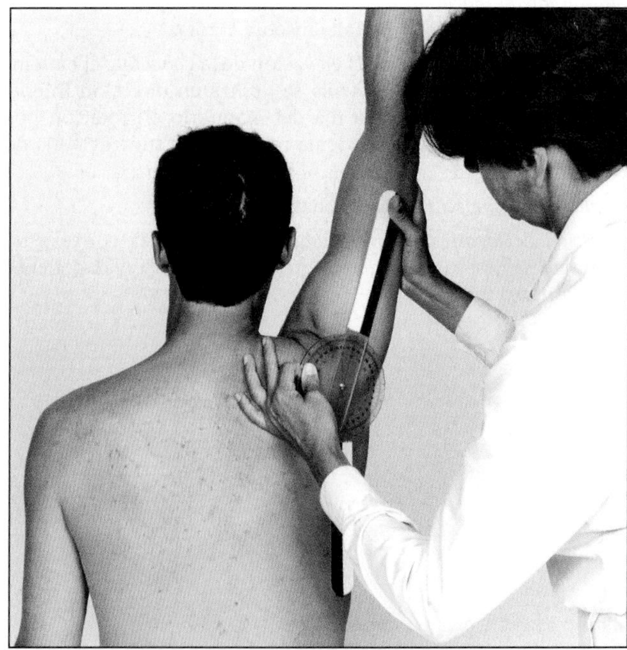

Figura 3-48 Elevación del hombro mediante abducción: sentado.

Abducción del hombro (articulación glenohumeral)

Evaluación de la AdMA

El paciente no puede llevar a cabo la AdM de abducción de la articulación glenohumeral de forma aislada sin que la escápula esté estabilizada.

Evaluación de la AdMP

Formulario 3-9

Posición inicial. El paciente se coloca en decúbito supino (fig. 3-49) o sentado. El brazo está en el costado, con el codo flexionado a 90°.

Estabilización. El terapeuta estabiliza tanto la escápula como la clavícula.

Colocación distal de la mano del terapeuta. El terapeuta sujeta el húmero distal.

Posición final. El terapeuta desplaza el húmero en dirección lateral y hacia arriba hasta el límite del movimiento de abducción de la articulación glenohumeral (fig. 3-50).

Sensación de tope. Firme o dura.

Deslizamiento articular. *Abducción de la articulación glenohumeral:* la cabeza convexa del húmero se desliza de manera inferior sobre la cavidad glenoidea cóncava fija.

Medición: goniómetro universal (no se muestra)

Posición inicial. El paciente está en posición de decúbito supino o sentado. El brazo se coloca en el costado, con el codo flexionado a 90° (*véase* fig. 3-49).

Colocación del goniómetro. El goniómetro se coloca de la misma forma que para la elevación del hombro mediante abducción (*véanse* figs. 3-45 y 3-46).

Estabilización. El terapeuta estabiliza la escápula y la clavícula para aislar y medir la abducción de la articulación glenohumeral.

Posición final. El húmero se desplaza de manera lateral y hacia arriba hasta el límite del movimiento (**abducción de la articulación glenohumeral de 90° a 120°**)[8] para medir la abducción de la articulación glenohumeral.

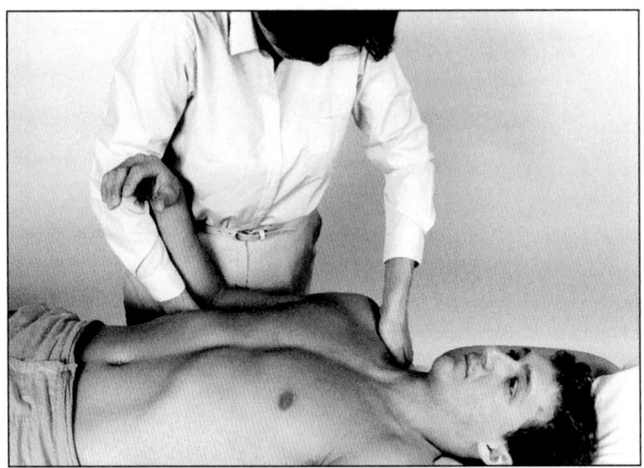

Figura 3-49 Posición inicial para la abducción de la articulación glenohumeral.

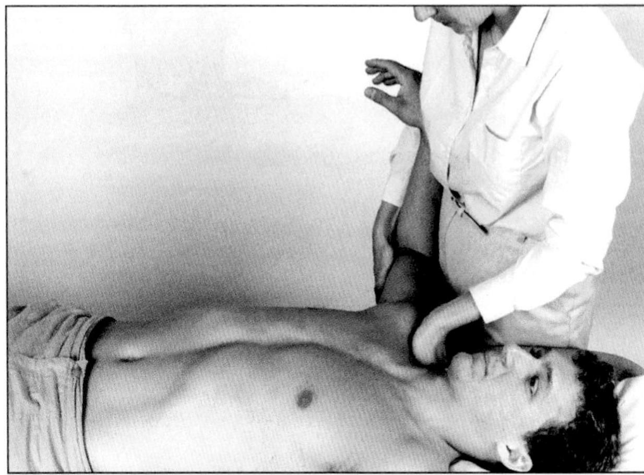

Figura 3-50 Sensación de tope firme o dura al final del movimiento de abducción de la articulación glenohumeral.

Abducción y aducción horizontales del hombro

Evaluación de la AdMA

Movimiento sustituto. Retracción escapular (abducción horizontal), protracción escapular (aducción horizontal) y rotación del tronco.

Evaluación de la AdMP

Formularios 3-10 y 3-11

Posición inicial. El paciente se encuentra sentado. El hombro se coloca en 90° de abducción y rotación neutra. El codo está flexionado y el antebrazo en posición media (fig. 3-51).

Estabilización. El terapeuta estabiliza el tronco y la escápula para aislar y evaluar el movimiento de la articulación glenohumeral.

Colocación distal de la mano del terapeuta. El terapeuta sostiene el brazo en abducción y sujeta el húmero distal.

Posición final. El terapeuta mueve el húmero de manera posterior hasta el límite del movimiento para la abducción horizontal (fig. 3-52) y de forma anterior hasta el límite del movimiento para la aducción horizontal (fig. 3-53).

Sensaciones de tope. *Abducción horizontal:* firme; *aducción horizontal:* firme/suave.

Deslizamientos articulares. *Abducción horizontal de la articulación glenohumeral:* la cabeza convexa del húmero se desliza en dirección anterior sobre la cavidad glenoidea cóncava fija. *Aducción horizontal de la articulación glenohumeral:* la cabeza convexa del húmero se desliza en dirección posterior sobre la cavidad glenoidea cóncava fija.

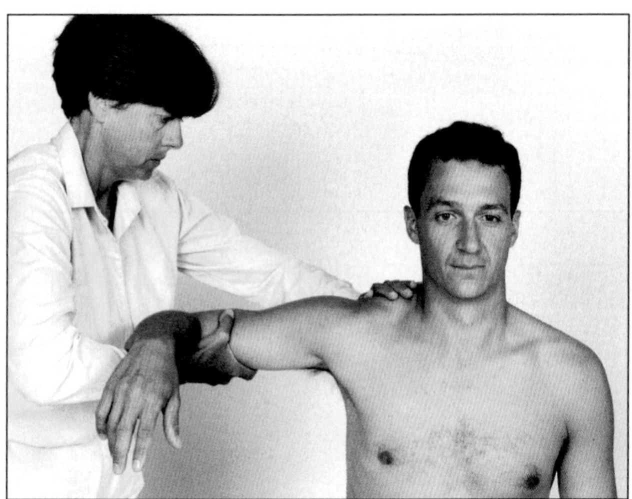

Figura 3-51 Posición inicial para la abducción y la aducción horizontales del hombro.

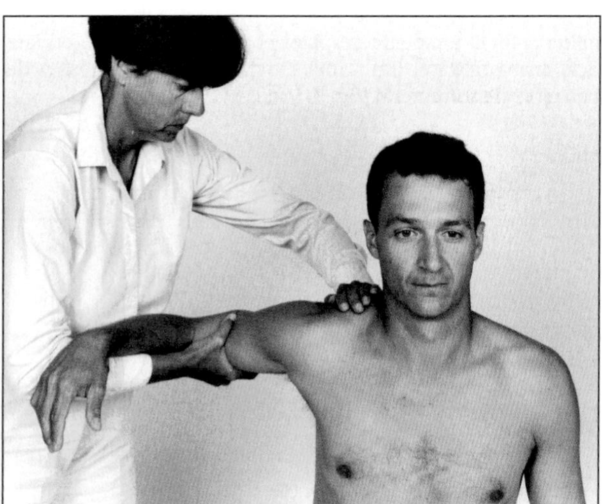

Figura 3-52 Sensación de tope firme al final del movimiento de abducción horizontal del hombro.

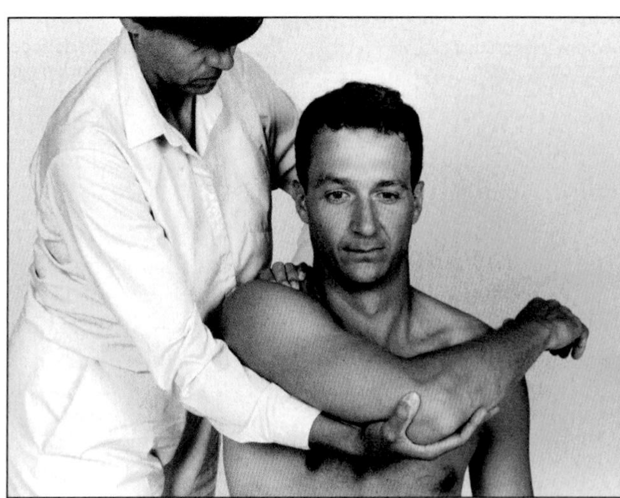

Figura 3-53 Sensación de tope firme o suave al final del movimiento de aducción horizontal del hombro.

Medición: goniómetro universal

Posición inicial. El paciente está sentado. El terapeuta coloca el hombro del paciente en 90° de abducción y rotación neutra. El codo se encuentra flexionado y el antebrazo en posición media (fig. 3-54). Una posición inicial alterna es colocar el hombro en flexión de 90°, el codo flexionado y el antebrazo en posición media (*véase* fig. 3-58). Se debe hacer el registro de la posición inicial del hombro.

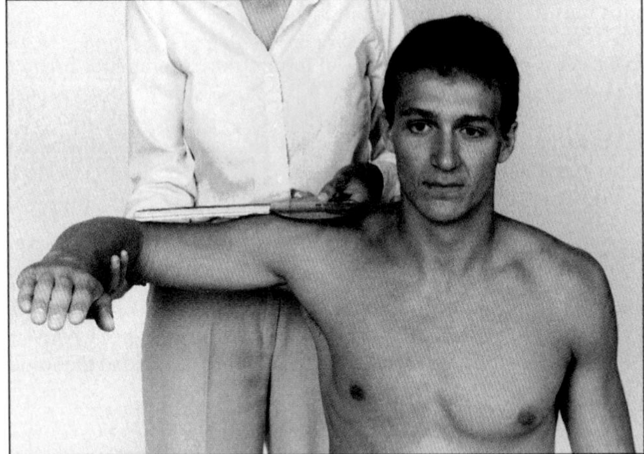

Figura 3-54 Posición inicial para la abducción y la aducción horizontales.

Estabilización. El terapeuta estabiliza el tronco y la escápula del paciente.

Eje del goniómetro. El eje se coloca encima del proceso del acromion (*véanse* figs. 3-54 y 3-56).

Brazo fijo. Se coloca perpendicular al tronco.

Brazo móvil. Se coloca paralelo al eje longitudinal del húmero.

Posición final. El terapeuta sostiene el brazo en abducción. Mueve el húmero de forma anterior a través del tórax hasta el límite del movimiento (**aducción horizontal del hombro a 135°**) (figs. 3-55 y 3-56) y de forma posterior hasta el límite del movimiento (**abducción horizontal del hombro a 45°**) (fig. 3-57).

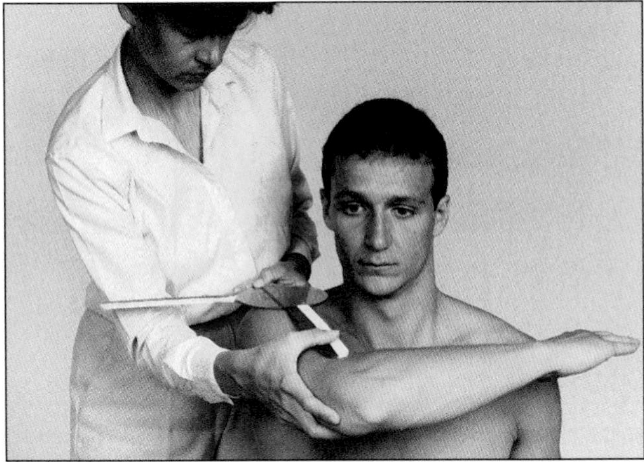

Figura 3-55 Aducción horizontal del hombro.

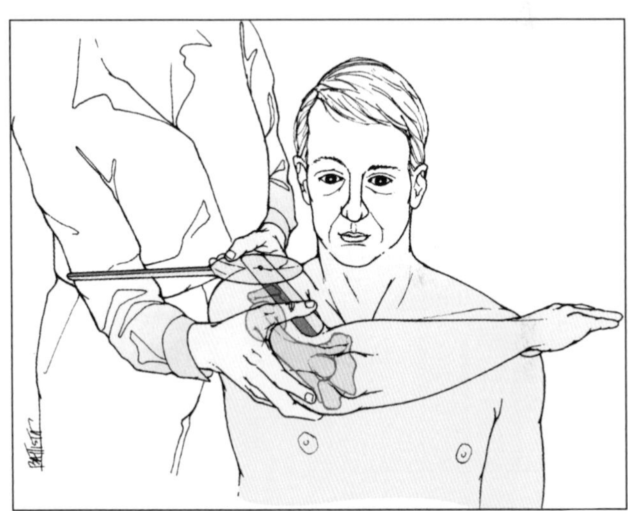

Figura 3-56 Alineación del goniómetro: aducción horizontal del hombro.

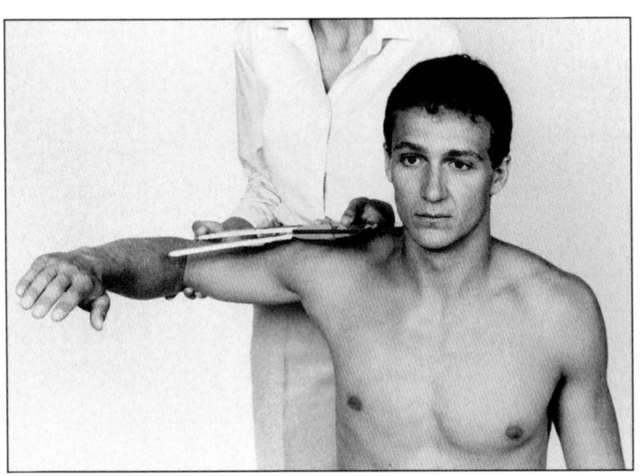

Figura 3-57 Abducción horizontal del hombro.

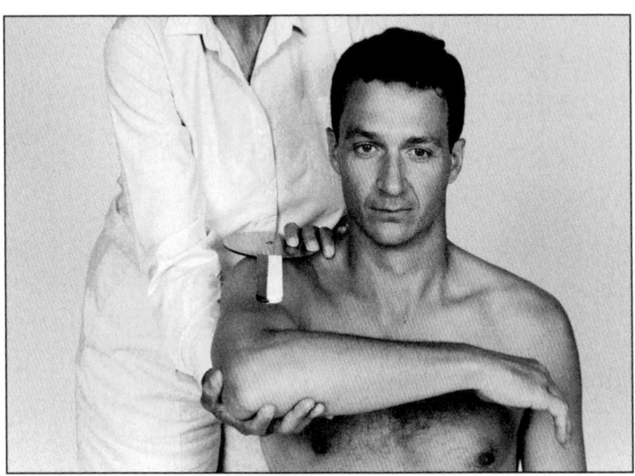

Figura 3-58 Posición inicial alterna para la abducción y la aducción horizontales.

Rotación interna del hombro

Evaluación de la AdMA

Movimiento sustituto. En *decúbito prono* con el hombro en abducción de 90°: elevación escapular, abducción del hombro y extensión del codo. En *decúbito supino* con el hombro en abducción de 90°: elevación, protracción e inclinación anterior de la escápula; abducción del hombro; y extensión del codo. El paciente se encuentra *sentado* con el brazo al costado: elevación escapular, abducción del hombro y rotación del tronco.

Evaluación de la AdMP

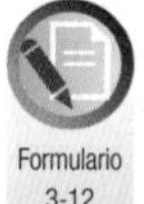
Formulario 3-12

Posición inicial. El paciente se encuentra en decúbito prono o supino. En decúbito prono, el hombro se coloca en abducción de 90°, el codo flexionado a 90° y el antebrazo en posición media (fig. 3-59). Se coloca una toalla bajo el húmero para lograr la posición de abducción. Esta posición de inicio está contraindicada si el paciente tiene antecedentes de luxación posterior de la articulación glenohumeral.

Estabilización. El terapeuta estabiliza la escápula y mantiene la posición del húmero sin restringir el movimiento. En decúbito prono, la camilla de exploración limita la protracción escapular y la inclinación anterior. Al evaluar la AdM de rotación interna en decúbito supino con el hombro en abducción de 90°, Boon y Smith[16] recomiendan que el terapeuta coloque una mano sobre la clavícula y el proceso coracoides para estabilizar la escápula y obtener resultados más fiables y reproducibles.

Colocación distal de la mano del terapeuta. El terapeuta sujeta el radio distal y el cúbito.

Posición final. El terapeuta mueve la palma de la mano hacia el techo hasta el límite de la rotación interna (fig. 3-60), es decir, cuando se produce el primer movimiento escapular.

Sensación de tope. Firme.

Deslizamiento articular. *Rotación interna de la articulación glenohumeral:* con el hombro en posición anatómica, la cabeza convexa del húmero se desliza de forma posterior sobre la cavidad glenoidea cóncava fija.

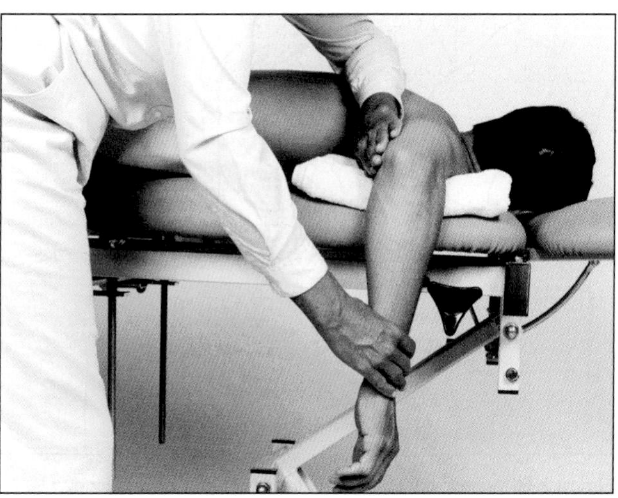

Figura 3-59 Posición inicial para la rotación interna del hombro.

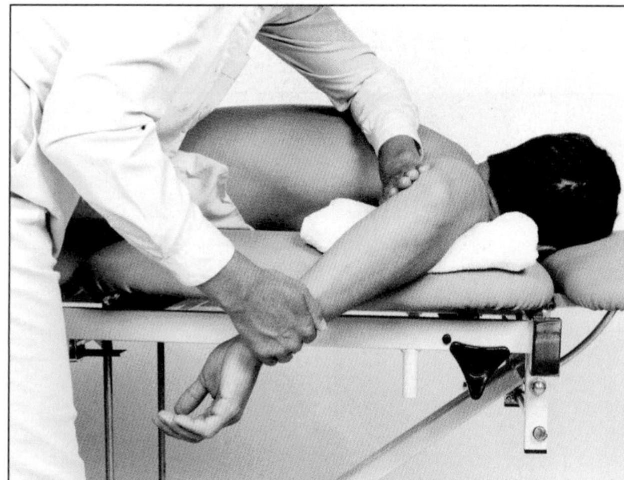

Figura 3-60 Sensación de tope firme al final de la rotación interna del hombro.

Medición: goniómetro universal

Posición inicial. El paciente está en decúbito prono o supino. El hombro se coloca en abducción de 90°, el codo flexionado a 90° y el antebrazo en posición media (fig. 3-61). Se coloca una toalla bajo el húmero para lograr la posición de abducción. Esta posición de inicio está contraindicada si el paciente tiene antecedentes de luxación posterior de la articulación glenohumeral.

Eje del goniómetro. El eje se coloca en el proceso del olécranon del cúbito (figs. 3-62 y 3-63).

Brazo fijo. Se coloca perpendicular al piso.

Brazo móvil. Se coloca de manera paralela al eje longitudinal del cúbito, apuntando en dirección al proceso estiloides cubital.

Posición final. El terapeuta desplaza la palma de la mano del paciente hacia el techo hasta el límite del movimiento (**rotación interna del hombro a 70°**) (fig. 3-64; *véase* fig. 3-63).

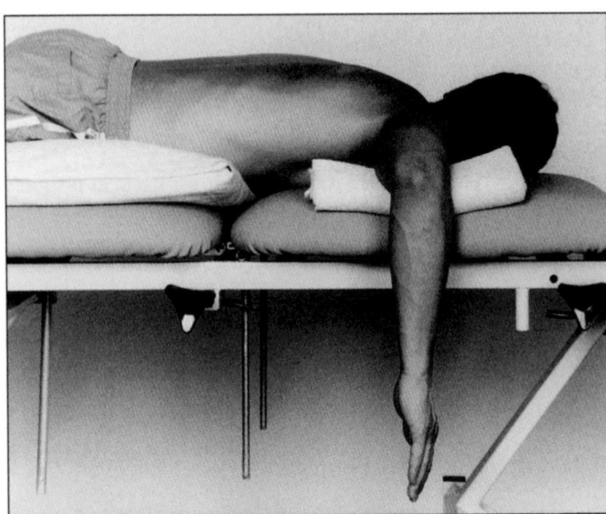

Figura 3-61 Posición inicial para la rotación interna del hombro.

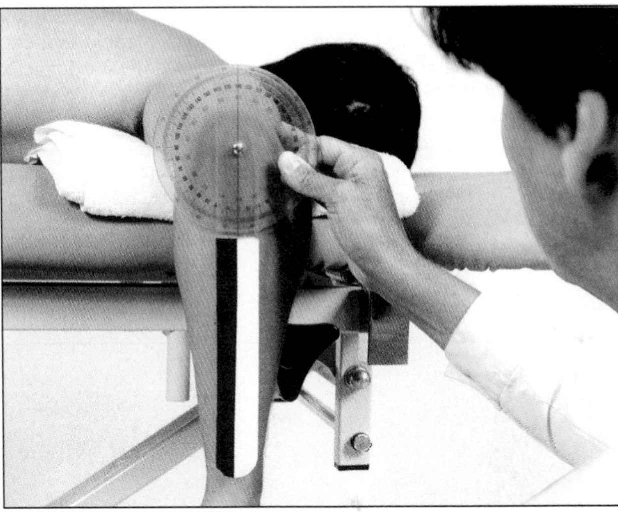

Figura 3-62 Colocación del goniómetro para la rotación interna del hombro.

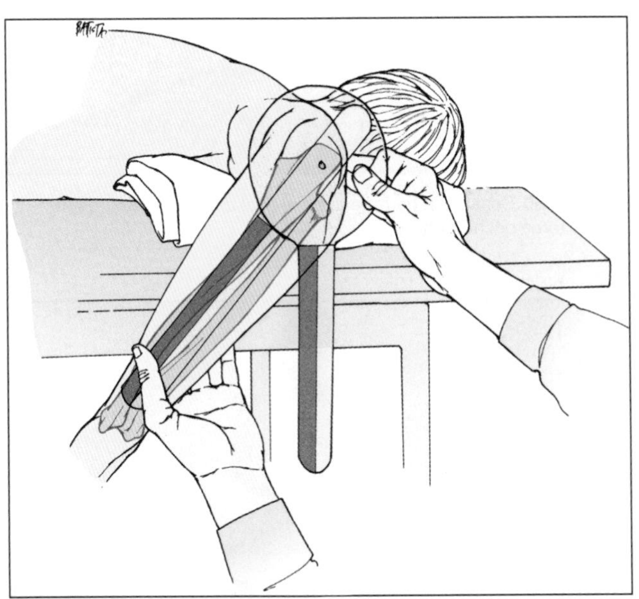

Figura 3-63 Rotación interna del hombro.

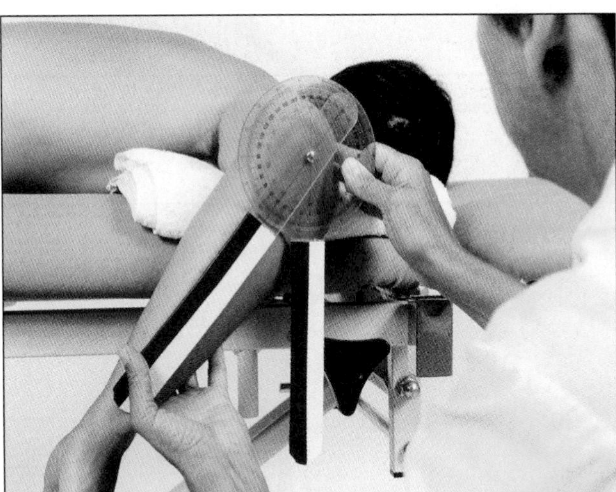

Figura 3-64 Alineación del goniómetro: rotación interna y externa del hombro.

Rotación externa del hombro

Evaluación de la AdMA

Movimiento sustituto. En decúbito supino con el hombro en abducción de 90°: extensión del codo, depresión escapular y aducción del hombro. Sentado con el brazo al costado: depresión escapular, aducción del hombro y rotación del tronco.

Evaluación de la AdMP

Posición inicial. El paciente se encuentra en posición de decúbito supino. El hombro se coloca en abducción de 90°, el codo flexionado a 90° y el antebrazo en posición media (fig. 3-65). Se coloca una toalla bajo el húmero para lograr la posición de abducción. Esta posición de inicio está contraindicada si el paciente tiene antecedentes de luxación anterior de la articulación glenohumeral.

Estabilización. Se logra con el peso del tronco. El terapeuta estabiliza la escápula.

Colocación distal de la mano del terapeuta. El terapeuta sujeta el radio distal y el cúbito.

Posición final. El terapeuta mueve el dorso de la mano hacia el piso hasta el límite de la rotación externa (fig. 3-66), es decir, cuando se produce el primer movimiento escapular.

Sensación de tope. Firme.

Deslizamiento articular. *Rotación externa de la articulación glenohumeral:* con el hombro en posición anatómica, la cabeza convexa del húmero se desliza anteriormente sobre la cavidad glenoidea cóncava fija.

Medición: goniómetro universal

El proceso de medición es similar al de la rotación interna, con las siguientes excepciones:

Posición inicial. El paciente está en decúbito supino (fig. 3-67). Esta posición de inicio está contraindicada si el paciente tiene antecedentes de luxación anterior de la articulación glenohumeral.

Posición final. El dorso de la mano se desplaza hacia el piso hasta el límite del movimiento (**rotación externa del hombro a 90°**) (fig. 3-68).

Figura 3-65 Posición inicial para la rotación externa del hombro.

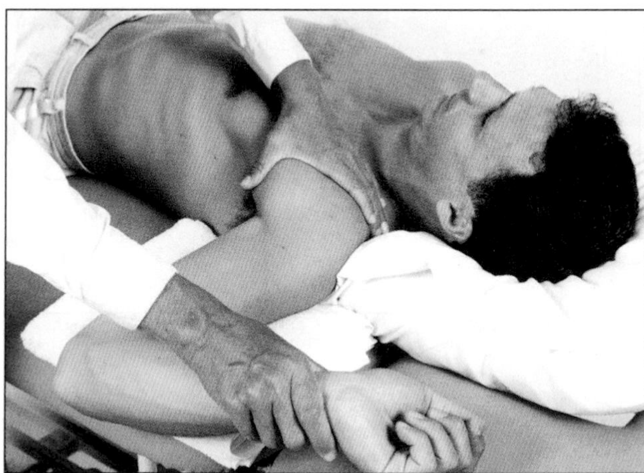

Figura 3-66 Sensación de tope firme al final del movimiento de rotación externa del hombro.

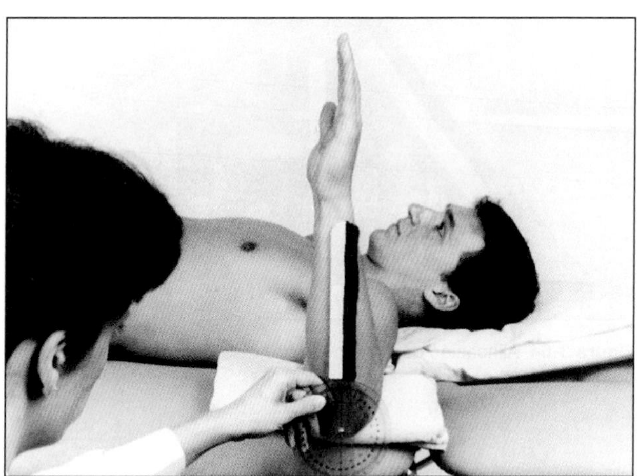

Figura 3-67 Posición inicial para la rotación externa del hombro.

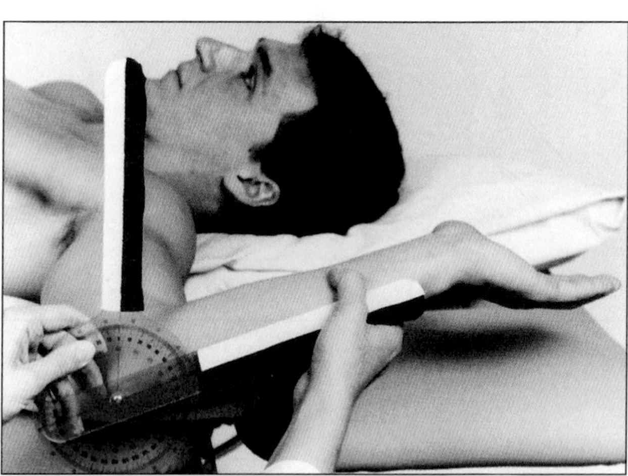

Figura 3-68 Rotación externa del hombro.

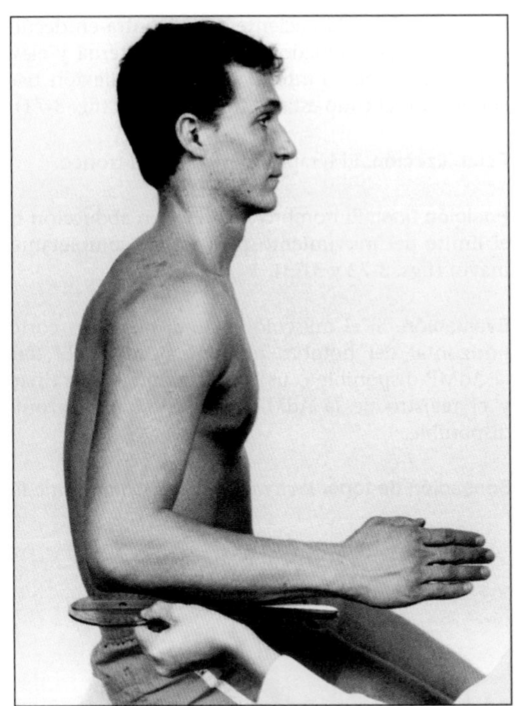

Figura 3-69 Posición inicial alterna para la rotación interna del hombro.

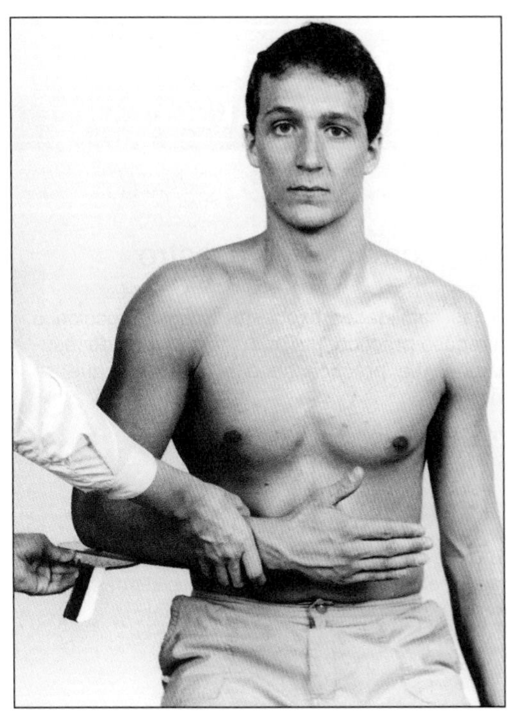

Figura 3-70 Rotación interna del hombro.

Evaluación y medición alternas: rotación interna y externa

Si el paciente no puede alcanzar los 90° de abducción del hombro, se puede evaluar la sensación de tope (no se muestra) y medir mientras el paciente está sentado. Se debe registrar la posición inicial.

Posición inicial. El paciente se encuentra sentado. Para medir la rotación interna del hombro, se abduce a unos 15°, se flexiona el codo a 90° y se coloca el antebrazo en posición media (fig. 3-69). Para medir la rotación externa (no se muestra), el brazo se coloca en aducción lateral, el codo flexionado a 90° y el antebrazo en posición media.

Eje del goniómetro. El eje del goniómetro se coloca bajo el proceso del olécranon.

Brazo fijo. Se coloca perpendicular al tronco.

Brazo móvil. Se posiciona paralelo al eje longitudinal del cúbito.

Posiciones finales. La palma de la mano se desplaza hacia el abdomen hasta el límite de la rotación interna del hombro (fig. 3-70). El terapeuta mueve la mano del paciente desde el abdomen hasta el límite de la rotación externa (no se muestra).

EVALUACIÓN Y MEDICIÓN DE LA LONGITUD MUSCULAR

La práctica hace al maestro

Para practicar las habilidades expuestas en esta sección o para hacer un repaso práctico, utilice los formularios de resumen y evaluación «La práctica hace al maestro» que se encuentran en:

http://thepoint.lww.com/Clarkson4e.

Pectoral mayor

Formulario 3-14

Esta técnica de evaluación de la longitud muscular está contraindicada si el paciente cuenta con antecedentes de luxación anterior de la articulación glenohumeral.

Posición inicial. El paciente se encuentra en decúbito supino con el hombro posicionado en rotación externa y elevación de 90° a través de un plano intermedio entre la flexión hacia delante y la abducción. El codo está en flexión de 90° (fig. 3-71).

Estabilización. El terapeuta estabiliza el tronco.

Posición final. El hombro se mueve en abducción horizontal hasta el límite del movimiento para estirar completamente el pectoral mayor (figs. 3-72 y 3-73).

Evaluación. Si el músculo pectoral mayor es corto, la abducción horizontal del hombro resultará limitada. El terapeuta observa la AdMP disponible o usa un goniómetro para hacer la medición y el registro de la AdMP de abducción horizontal del hombro disponible.

Sensación de tope. *Pectoral mayor en estiramiento:* firme.

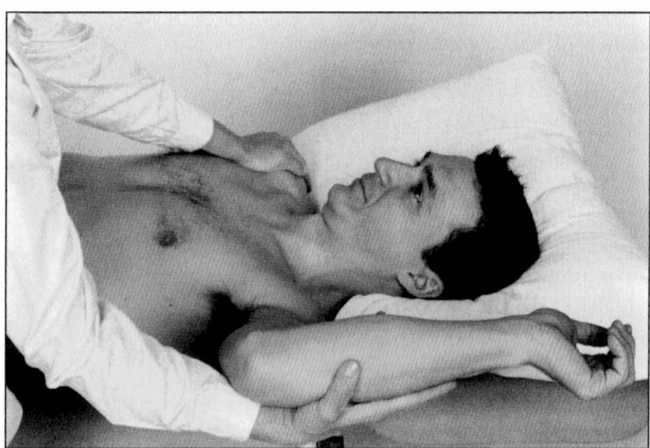

Figura 3-71 Posición inicial: longitud del pectoral mayor.

Origen[1]	Inserción[1]
Pectoral mayor	
a. Cabeza clavicular: borde anterior de la mitad esternal de la clavícula. b. Cabeza esternal: mitad ipsilateral de la superficie anterior del esternón; cartílago de las primeras 6 o 7 costillas; extremo esternal de la 6.ª costilla; aponeurosis del oblicuo externo del abdomen.	Labio lateral del surco intertubercular (también llamado *corredera biccipital*) del húmero.

Figura 3-72 Pectoral mayor en estiramiento.

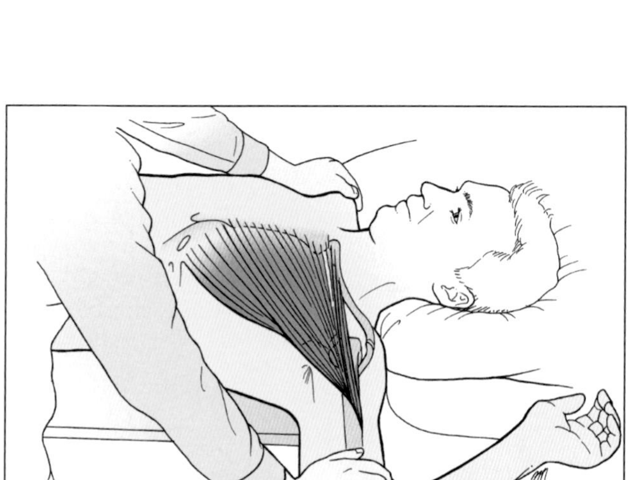

Figura 3-73 Pectoral mayor.

Pectoral menor[17]

Formulario 3-15

Esta técnica de evaluación de la longitud muscular está contraindicada si el paciente cuenta con antecedentes de luxación posterior de la articulación glenohumeral.

Posición inicial. El paciente se encuentra en decúbito supino con la escápula a un lado de la camilla, con el hombro en rotación externa y unos 80º de flexión. El codo está flexionado (fig. 3-74).

Estabilización. Se logra con el peso del tronco.

Posición final. El terapeuta aplica fuerza a través del eje longitudinal de la diáfisis del húmero para mover la cintura escapular en dirección craneal y dorsal con el fin de estirar por completo el pectoral menor (figs. 3-75 y 3-76).

Sensación de tope. *Pectoral menor en estiramiento:* firme.

Medición (no se muestra).[18] Se requiere el apoyo de un segundo terapeuta, quien se encarga de palpar y colocar una marca en el borde inferomedial del proceso coracoides y otra marca en el borde inferior de la 4.ª costilla adyacente al esternón. Se utiliza una cinta métrica con divisiones de 0.10 cm como método fiable para medir la distancia entre las dos marcas colocadas en el tórax. Se indica al paciente que exhale por completo durante la medición. La distancia medida representa la longitud del músculo pectoral menor en estiramiento.

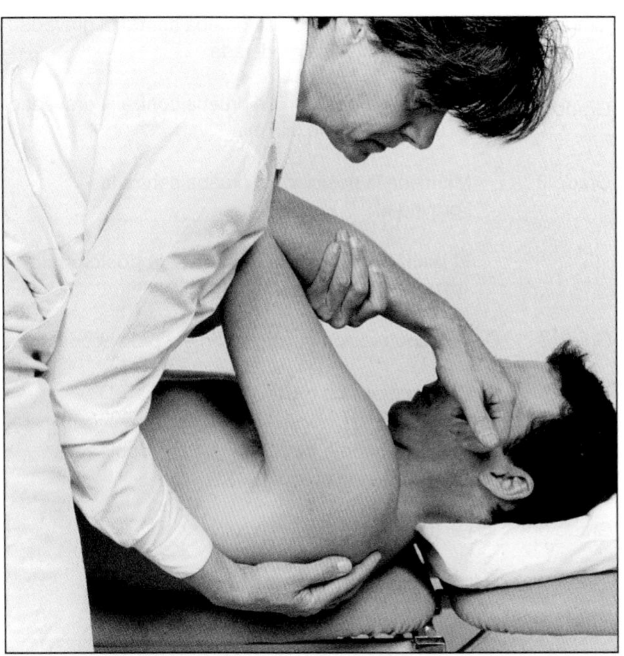

Figura 3-74 Posición inicial: longitud del pectoral menor.

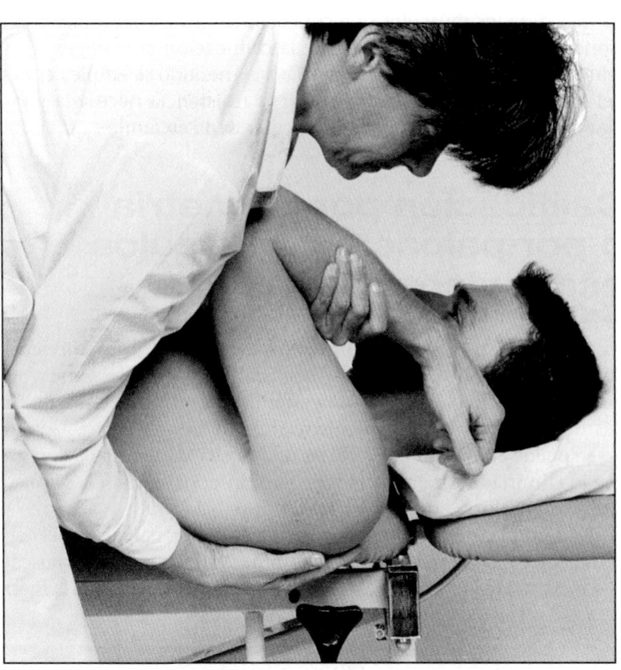

Figura 3-75 Pectoral menor en estiramiento.

Origen[1]	Inserción[1]
Pectoral menor	
Superficies externas de las costillas 2-4 o 3-5, cerca de los cartílagos costales; fascia sobre los intercostales externos correspondientes.	Borde medial y superficie superior del proceso coracoides de la escápula.

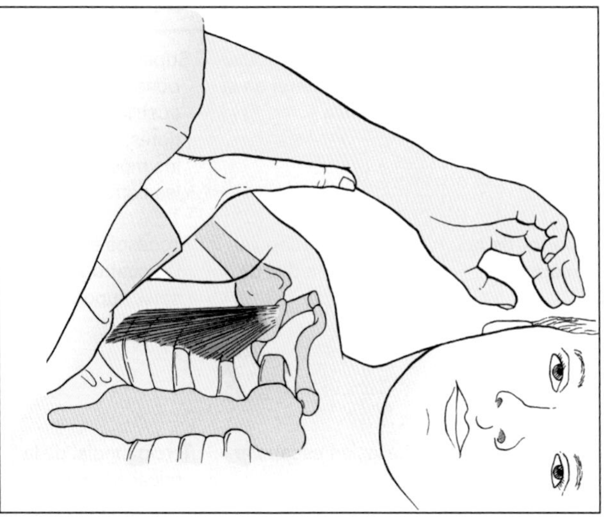

Figura 3-76 Pectoral menor.

EVALUACIÓN DE LA FUERZA MUSCULAR (TABLA 3-4)

La práctica hace al maestro

Para practicar las habilidades expuestas en esta sección o para hacer un repaso práctico, utilice los formularios de resumen y evaluación «La práctica hace al maestro» que se encuentran en:

http://thepoint.lww.com/Clarkson4e.

La fuerza de los músculos que conectan la cintura escapular con el tronco puede evaluarse mediante la calificación convencional (ya sea «por amplitud» o «por isometría»). A menudo se emplea el peso del miembro superior para producir la resistencia necesaria y evaluar de manera eficaz la fuerza muscular de la escápula.

Calificación por isometría o por palpación (músculos escapulares)

Para evaluar la fuerza de los músculos escapulares puede preferirse la calificación isométrica o por palpación, ya que estos músculos funcionan principalmente como estabilizadores y afectan amplitudes de movimiento escapulares relativamente pequeñas. Cuando no se puede colocar al paciente en una posición de prueba con gravedad eliminada para músculos débiles, inferior a grado 2, se puede emplear la calificación isométrica o por palpación.

Para emplear la calificación isométrica o por palpación, el terapeuta coloca el segmento de la extremidad de modo que el músculo se contraiga en amplitud interna contra la gravedad y gradúa la fuerza según la capacidad del músculo para mantener la posición contra la gravedad (grado 3) o contra la gravedad y la resistencia manual (grados 3+ a 5), o la calidad de la contracción muscular mientras el paciente intenta mantener la posición de prueba (grados 0-2).

Si para los grados 0 a 2 el paciente es incapaz de mantener la extremidad en cualquier parte de la AdM contra la gravedad, una de las manos del terapeuta debe permanecer justo debajo de la extremidad para controlar su descenso y la otra mano se usa para palpar el músculo y graduar la fuerza de acuerdo con la sensación producida por la contracción muscular.

Números	Descripción de la calificación isométrica o por palpación El paciente:
Grado 5	Mantiene la posición de prueba contra la gravedad y la resistencia máxima.
Grado 4	Mantiene la posición de prueba contra la gravedad y una resistencia moderada.
Grado 3+	Mantiene la posición de prueba contra la gravedad y una resistencia mínima.
Grado 3	Mantiene la posición de prueba contra la gravedad.
	El paciente no puede mantener la posición de prueba y el terapeuta palpa:
Grado 2	Una contracción muscular firme y prolongada.
Grado 2−	Una contracción muscular mínima.
Grado 1	Un ligero intento de contracción muscular y el músculo se vuelve a relajar.
Grado 0	No hay contracción muscular.

TABLA 3-4 **Acciones, inserciones e inervación de los músculos: cintura escapular**[19]

Músculo	Acción muscular principal	Origen muscular	Inserción muscular	Nervio periférico	Raíz nerviosa
Serrato anterior	Abducción escapular Rotación lateral de la escápula	Superficies externas y bordes superiores de las costillas 8, 9 o 10 superiores; fascia que recubre los músculos intercostales correspondientes	Superficie costal del borde medial de la escápula, incluyendo el ángulo superior y el ángulo inferior	Torácico largo	C567
Elevador de la escápula	Elevación escapular Rotación medial de la escápula	Procesos transversos de las cuatro vértebras cervicales superiores	Borde medial de la escápula, entre el ángulo superior y la raíz de la columna vertebral	Tercero y cuarto cervicales; dorsal escapular	C345
Trapecio **a. Fibras superiores**	Elevación escapular	Tercio medial de la línea nucal superior del hueso occipital, protuberancia occipital externa y ligamento nucal	Borde posterior del tercio lateral de la clavícula	Espinal accesorio	C34

TABLA 3-4 **Acciones, inserciones e inervación de los músculos: cintura escapular (*continuación*)**

Músculo	Acción muscular principal	Origen muscular	Inserción muscular	Nervio periférico	Raíz nerviosa
b. Fibras medias	Aducción escapular	Procesos espinosos de T1 a T5 y ligamento supraespinoso correspondiente	Borde medial del proceso del acromion y borde superior del resto de la espina escapular	Espinal accesorio	C3**4**
c. Fibras inferiores	Depresión escapular Aducción escapular	Procesos espinosos de T6 a T12 y ligamento supraespinoso correspondiente	Tubérculo situado en el vértice de la superficie triangular en el extremo medial de la espina escapular	Espinal accesorio	C3**4**
Romboides menor	Aducción escapular Rotación medial de la escápula	Porción inferior del ligamento nucal; procesos espinosos de C7 y T1 y ligamento supraespinoso correspondiente	Base de la región triangular suave de la raíz de la espina escapular	Escápula dorsal	C**4**5
Romboides mayor	Aducción escapular Rotación medial de la escápula	Procesos espinosos de T2 a T5 y ligamento supraespinoso correspondiente	Borde medial de la escápula, entre la raíz de la espina dorsal y el ángulo inferior	Escápula dorsal	C**4**5
Deltoides **a. Fibras anteriores**	Flexión del hombro Rotación interna del hombro	Borde anterior del tercio lateral de la clavícula	Tuberosidad deltoidea (V deltoidea) en la cara lateral de la diáfisis del húmero	Axilar	C**56**
b. Fibras medias	Abducción del hombro	Borde lateral y superficie superior del proceso del acromion	Tuberosidad deltoidea en la cara lateral de la diáfisis del húmero	Axilar	C**56**
c. Fibras posteriores	Extensión del hombro Rotación externa del hombro	Labio inferior de la cresta de la espina escapular	Tuberosidad deltoidea en la cara lateral de la diáfisis del húmero	Axilar	C**56**
Supraespinoso	Abducción del hombro	Dos tercios mediales de la fosa supraespinosa	Cara superior de la tuberosidad mayor del húmero	Supraescapular	C**56**
Coracobraquial	Flexión y aducción del hombro	Punta del proceso coracoides	Mitad de la cara medial de la diáfisis del húmero	Musculocutáneo	C567
Pectoral mayor	Aducción horizontal del hombro Rotación interna del hombro	a. Cabeza clavicular: borde anterior del tercio medial de la clavícula	Labio lateral del surco intertubercular del húmero	Pectoral medial y lateral	C**56**
		b. Cabeza esternal: mitad medial de la superficie anterior del esternón; cartílago de las seis o siete primeras costillas; aponeurosis del oblicuo externo del abdomen		Pectoral medial y lateral	C6**78**T1

(*continúa*)

CAPÍTULO 3

TABLA 3-4 Acciones, inserciones e inervación de los músculos: cintura escapular (*continuación*)

Músculo	Acción muscular principal	Origen muscular	Inserción muscular	Nervio periférico	Raíz nerviosa
Pectoral menor	Protracción escapular Rotación medial de la escápula	Superficies externas de las costillas 2-4 o 3-5, cerca de los cartílagos costales; fascia sobre los intercostales externos correspondientes	Borde medial y superficie superior del proceso coracoides de la escápula	Pectoral medial y lateral	C56**78**T1
Subescapular	Rotación interna del hombro	Dos tercios mediales de la fosa subescapular de la escápula	Tuberosidad menor del húmero; cara anterior de la cápsula articular del hombro	Subescapular superior e inferior	C5**6**
Infraespinoso	Rotación externa del hombro	Dos tercios mediales de la fosa infraespinosa	Cara medial de la tuberosidad mayor del húmero	Supraescapular	C**5**6
Redondo menor	Rotación externa del hombro	Dos tercios superiores de la cara lateral de la superficie dorsal de la escápula, adyacente al borde lateral de la escápula	Cara inferior de la tuberosidad mayor del húmero	Axilar	C**5**6
Redondo mayor	Extensión del hombro Rotación interna del hombro	Superficie posterior del ángulo inferior de la escápula	Labio medial del surco intertubercular del húmero	Subescapular inferior	C567
Dorsal ancho	Extensión del hombro Aducción del hombro Rotación interna del hombro	Capa posterior de la fascia toracolumbar, que toma su inserción de los procesos espinosos lumbares y sacros, del ligamento supraespinoso correspondiente y de la cara posterior de la cresta del ilion; espinas de las seis vértebras torácicas inferiores anteriores a la inserción del trapecio; tres o cuatro costillas inferiores; ángulo inferior de la escápula	Piso del surco intertubercular del húmero	Toracodorsal	C6**7**8

Abducción de la escápula y rotación lateral

Contra la gravedad: serrato anterior

Formulario 3-16

Músculos accesorios: trapecio (rotación lateral) y pectoral menor (abducción).

Posición inicial. El paciente está en decúbito supino. El hombro se flexiona a 90° con ligera aducción horizontal (es decir, 15° medial al plano sagital) y el codo se extiende (fig. 3-77). Esta es una posición de prueba óptima para el serrato anterior, a la vez que disminuye la participación del pectoral mayor.[20]

Estabilización. Se logra con el peso del tronco.

Movimiento. El paciente abduce (protrae) la escápula hasta la AdM completa (fig. 3-78).

Palpación. Línea medioaxilar sobre el tórax.

Movimiento sustituto. Pectoral mayor, pectoral menor.

Ubicación de la resistencia. Se aplica en el extremo distal del húmero (figs. 3-79 y 3-80).

Dirección de la resistencia. Aducción escapular.

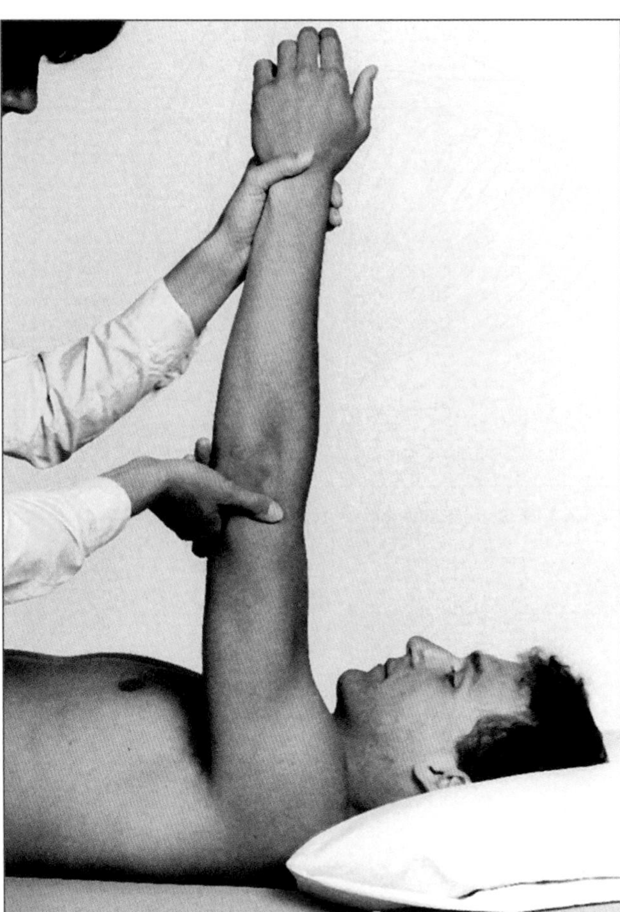

Figura 3-77 Posición inicial: serrato anterior.

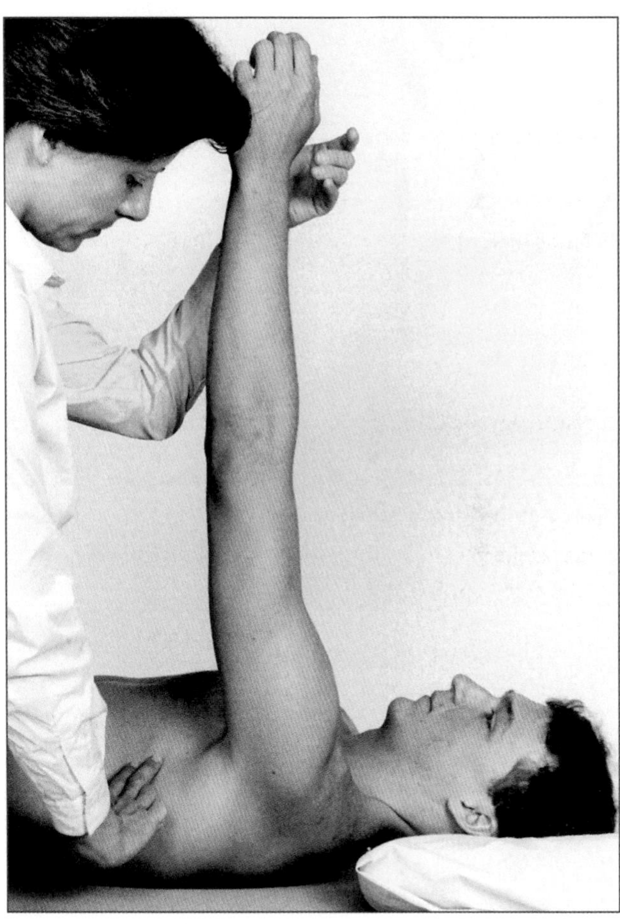

Figura 3-78 Posición para la prueba de detección: serrato anterior.

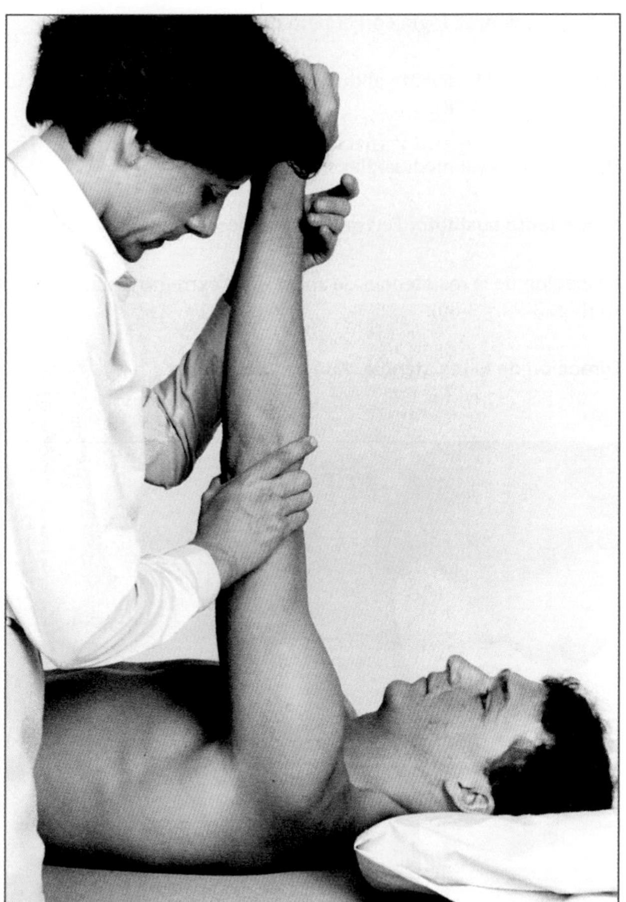

Figura 3-79 Resistencia: serrato anterior.

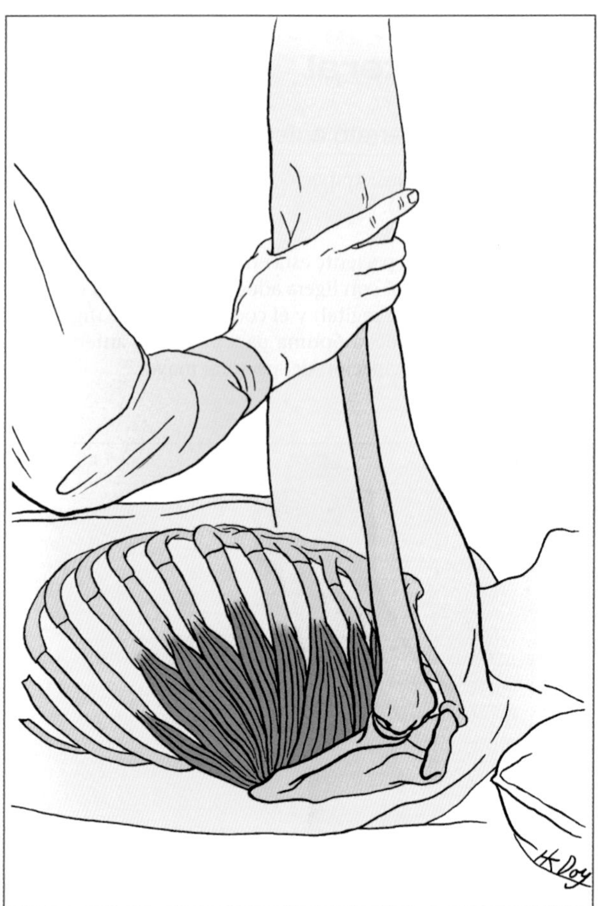

Figura 3-80 Serrato anterior.

Gravedad eliminada: serrato anterior

Posición inicial. El paciente está sentado. El hombro se flexiona hasta 90° con ligera aducción horizontal y el codo se extiende (fig. 3-81). El terapeuta soporta el peso del miembro superior.

Estabilización. Se indica al paciente que evite la rotación del tronco.

Posición final. El paciente abduce la escápula hasta la AdM completa (fig. 3-82).

Movimiento sustituto. Pectorales mayor y menor, fibras superiores e inferiores del trapecio y rotación contralateral del tronco.

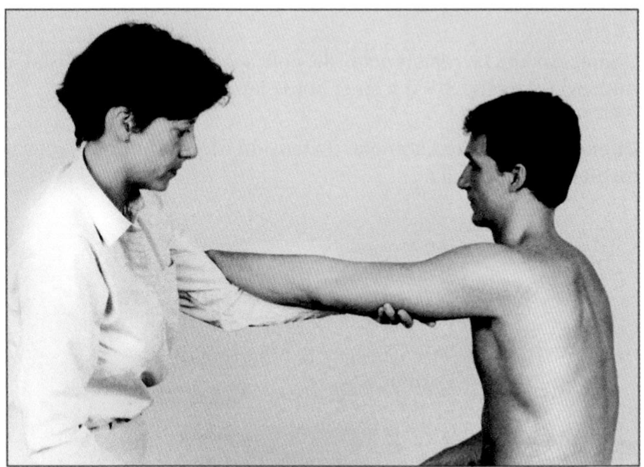

Figura 3-81 Posición inicial: serrato anterior.

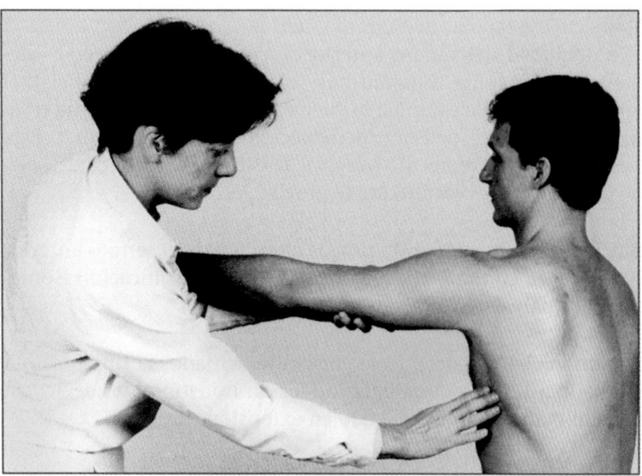

Figura 3-82 Posición final: serrato anterior.

Prueba alterna

Contra la gravedad: serrato anterior

El paciente debe tener una adecuada fuerza muscular flexora del hombro para llevar a cabo esta prueba.

La actividad del músculo serrato anterior aumenta cuando se profundiza la acción de rotación lateral (hacia arriba) del músculo, junto con la acción de abducción escapular recta del músculo.[21] Esta prueba alterna enfatiza las acciones de rotación lateral (hacia arriba) y abducción escapular del serrato anterior.

La debilidad del serrato anterior se constata mediante el «aleteo»[22] de la escápula. Cuando hay «aleteo», el borde medial y el ángulo inferior de la escápula se vuelven más prominentes y la escápula permanece en posición de aducción y rotación medial. Esta prueba permite al terapeuta observar la escápula en busca de «aleteo» durante el procedimiento de prueba.

Método de calificación. Esta prueba alterna para el serrato anterior solo se realiza contra la gravedad empleando la calificación isométrica o por palpación.

Posición inicial. El paciente se encuentra sentado. El hombro está flexionado a 120° con una ligera aducción horizontal (es decir, 15° medial al plano sagital) y el codo en extensión (fig. 3-83).

Estabilización. El paciente puede sujetarse a la camilla de exploración con la mano que no está siendo evaluada.

Movimiento. El paciente mantiene la posición de prueba.

Palpación. Línea medioaxilar sobre el tórax, anterior al borde lateral de la escápula (fig. 3-84).

Movimiento sustituto. Pectoral mayor, pectoral menor, rotación contralateral del tronco.

Ubicación de la resistencia. Se aplica en el extremo distal del húmero (*véase* fig. 3-83) y en el borde lateral de la escápula.

Dirección de la resistencia. Extensión del hombro y rotación medial de la escápula.

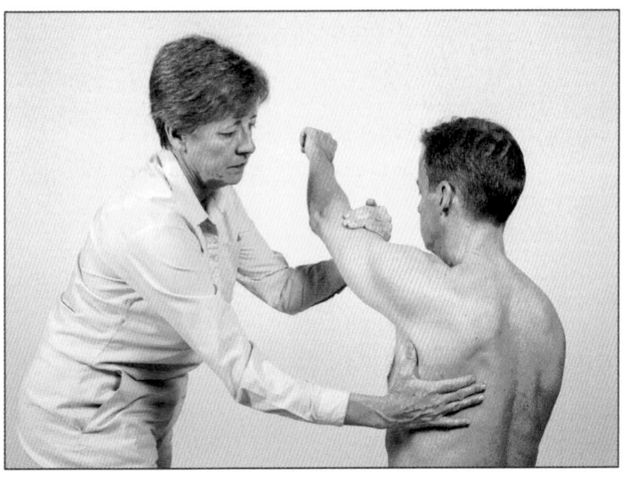

Figura 3-83 Prueba alterna: calificación isométrica del serrato anterior.

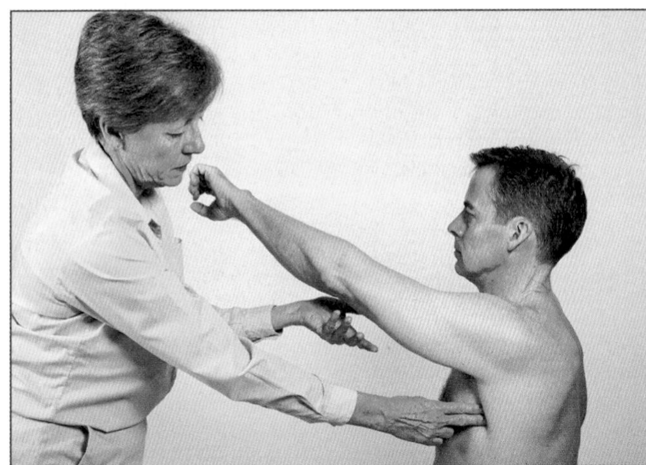

Figura 3-84 Prueba alterna: calificación por palpación del serrato anterior.

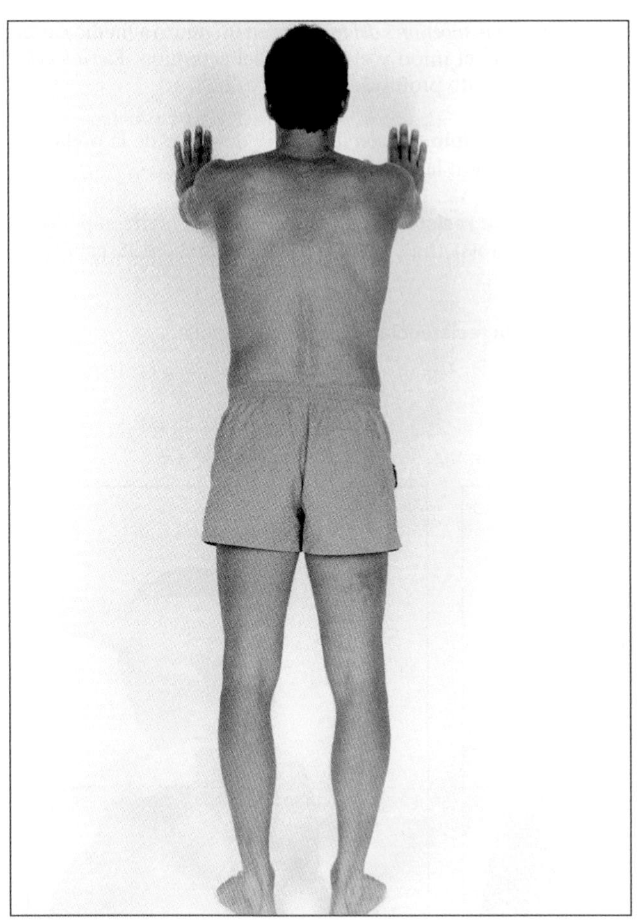

Figura 3-85 Posición inicial: prueba clínica del serrato anterior.

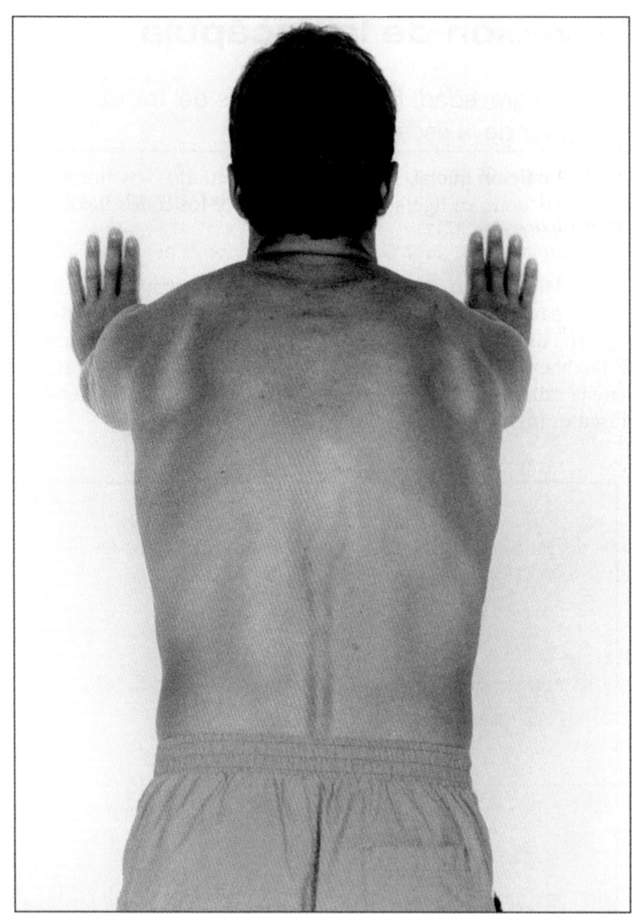

Figura 3-86 Posición final: prueba clínica del serrato anterior.

Prueba clínica: serrato anterior

Se trata de una prueba clínica rápida empleada para evaluar si el músculo serrato anterior es fuerte o débil. No se puede asignar una calificación específica.

Posición inicial. El paciente se encuentra de pie y de cara a la pared. Las manos se colocan en la pared a la altura de los hombros, los hombros están en ligera abducción horizontal y los codos se encuentran extendidos (fig. 3-85). Se deja que el tórax se hunda hacia la pared, de modo que las escápulas queden en aducción.

Movimiento. El paciente aleja el tórax de la pared de forma que las escápulas se abducen (fig. 3-86).

Observación. La debilidad se manifiesta por medio del «aleteo»[22] de la escápula. El borde medial y el ángulo inferior de la escápula se hacen más prominentes y la escápula permanece en posición de aducción y rotación medial.

Elevación de la escápula

Contra la gravedad: fibras superiores del trapecio y elevador de la escápula

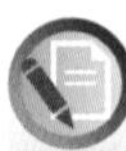

Formulario 3-17

Posición inicial. El paciente está sentado. Los hombros se encuentran ligeramente abducidos y los codos flexionados a 90° (fig. 3-87).

Movimiento. El paciente eleva la(s) cintura(s) escapular(es) para acercar el proceso del acromion a la oreja (fig. 3-88). Para la prueba unilateral, el terapeuta coloca la mano contra la cara lateral de la cabeza del paciente en el lado de la prueba, mientras mantiene la cabeza en posición neutra para estabilizar los orígenes de los músculos (fig. 3-89).

Palpación. *Fibras superiores del trapecio:* en un punto a medio camino de la línea entre el inión y el proceso del acromion. *Elevador de la escápula:* demasiado profundo para palparlo.

Movimiento sustituto. *Prueba unilateral:* descenso de la oreja hasta el hombro y flexión lateral del tronco contralateral.

Ubicación de la resistencia. Se aplica sobre la parte superior del (de los) hombro(s) (figs. 3-90 a 3-92). Se prefiere la calificación isométrica.

Dirección de la resistencia. Depresión escapular.

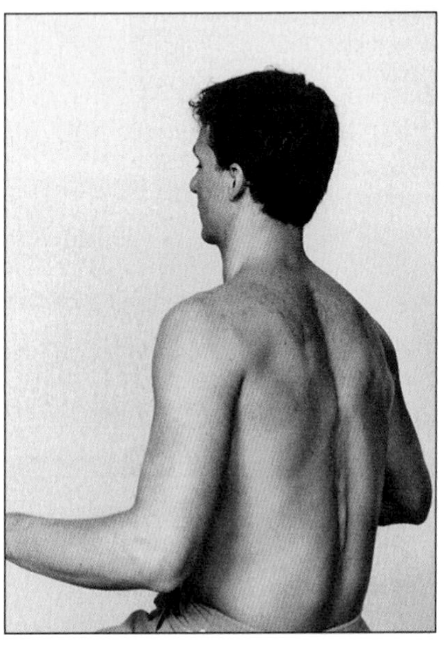

Figura 3-87 Posición inicial: fibras superiores del trapecio y elevador de la escápula.

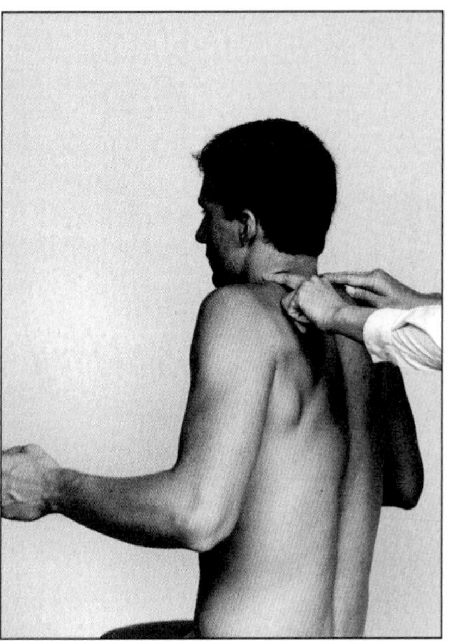

Figura 3-88 Posición para la prueba de detección: prueba bilateral de las fibras superiores del trapecio y del elevador de la escápula.

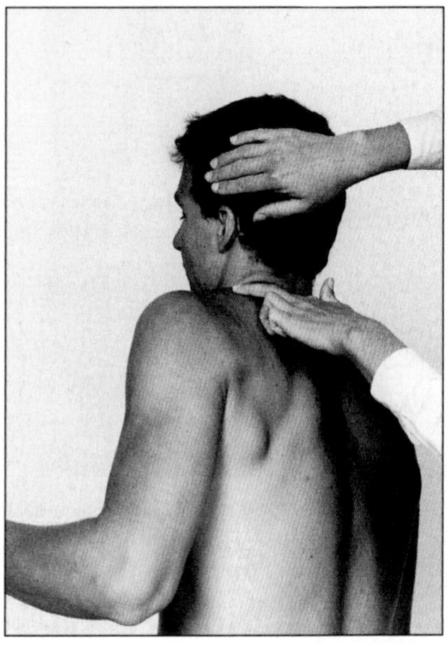

Figura 3-89 Posición para la prueba de detección: prueba unilateral de las fibras superiores del trapecio y del elevador de la escápula.

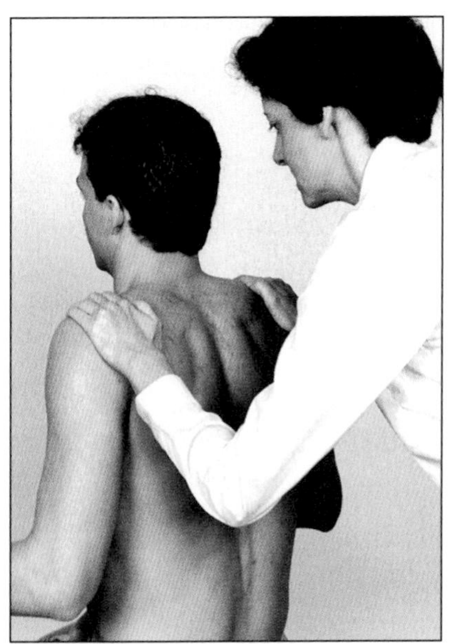

Figura 3-90 Resistencia: fibras superiores del trapecio y elevador de la escápula.

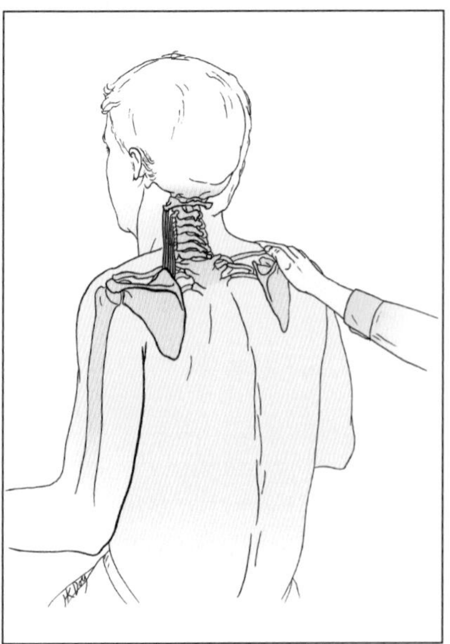

Figura 3-91 Elevador de la escápula.

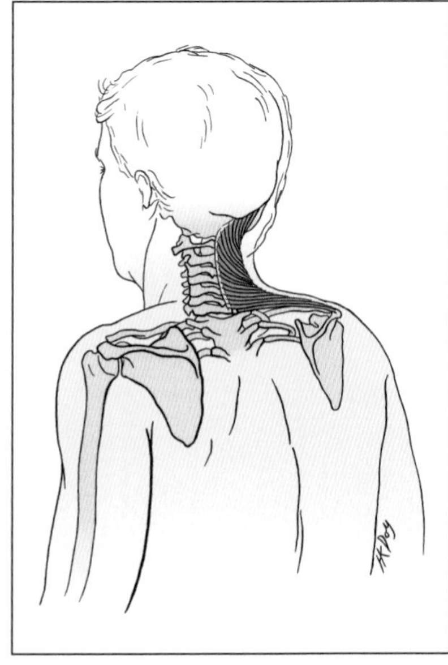

Figura 3-92 Fibras superiores del trapecio.

Gravedad eliminada: fibras superiores del trapecio y elevador de la escápula

Posición inicial. El paciente se encuentra en decúbito prono. El brazo está en el costado y el hombro en rotación neutra (fig. 3-93). El terapeuta soporta el peso del miembro superior para disminuir la resistencia causada por la fricción entre la camilla y dicha extremidad.

Estabilización. Se logra con el peso de la cabeza.

Posición final. El paciente eleva la escápula hasta la AdM completa (fig. 3-94).

Movimiento sustituto. Flexión lateral del tronco contralateral.

Prueba alterna. Si el paciente es incapaz de adoptar una posición de decúbito prono, los músculos pueden evaluarse contra la gravedad mientras el paciente se encuentra sentado, mediante la calificación por isometría o por palpación para determinar la fuerza muscular para los grados 2 o inferiores. El terapeuta coloca la cintura escapular de paciente en elevación y palpa la calidad de la contracción muscular al mismo tiempo que el paciente intenta mantener la posición.

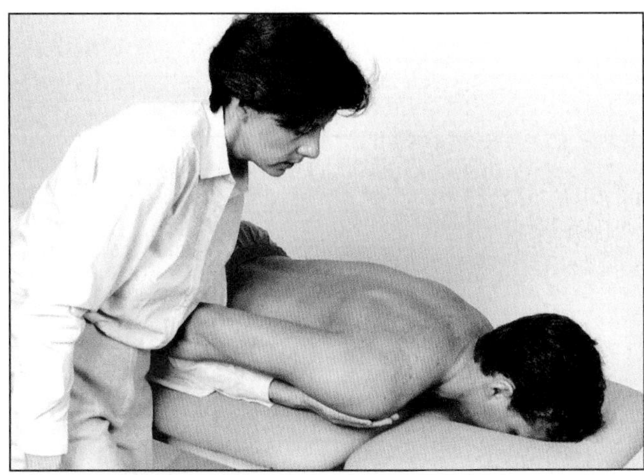

Figura 3-93 Posición inicial: fibras superiores del trapecio y elevador de la escápula.

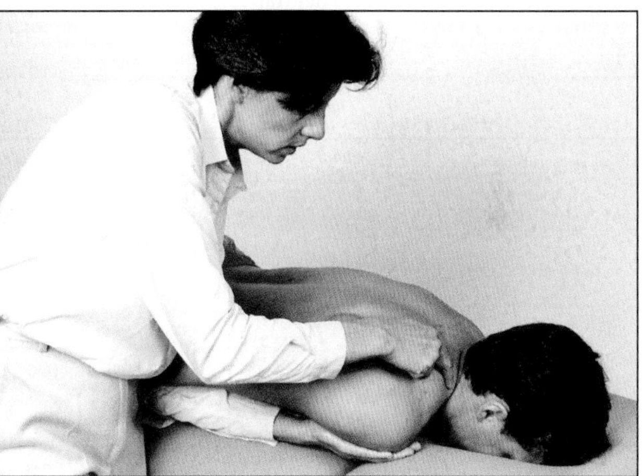

Figura 3-94 Posición final: fibras superiores del trapecio y elevador de la escápula.

Aducción de la escápula

Contra la gravedad: fibras medias del trapecio

Formulario 3-18

Músculos accesorios: trapecio (fibras superiores e inferiores).

El paciente debe tener una fuerza muscular de abducción horizontal del hombro adecuada para realizar esta prueba.

Posición inicial.[23] El paciente está en decúbito prono. El hombro se abduce hasta 90° y se rota de forma lateral para que el pulgar apunte hacia el techo. El codo se encuentra extendido (fig. 3-95). Ekstrom y cols.[21] confirman que esta es una posición excelente para activar las fibras medias del trapecio.

Se ha observado que la rotación lateral del hombro aumenta la activación de las fibras medias del trapecio y es crucial a la hora de evaluar el músculo.[24] La posición de rotación lateral estira el redondo mayor y, después, ejerce una tracción en el borde lateral de la escápula, que se mueve a una posición de rotación lateral.[23] La posición de la escápula en rotación lateral favorece la evaluación de las fibras medias del trapecio como aductoras de la escápula, a diferencia de los romboides, que aducen la escápula y la posicionan en rotación medial.[23]

Estabilización. Se logra con el peso del tronco. El terapeuta estabiliza el tórax contralateral según la necesidad para evitar la elevación del tronco.

Movimiento. El paciente eleva el brazo hacia el techo y aduce la escápula hacia la línea media (fig. 3-96).

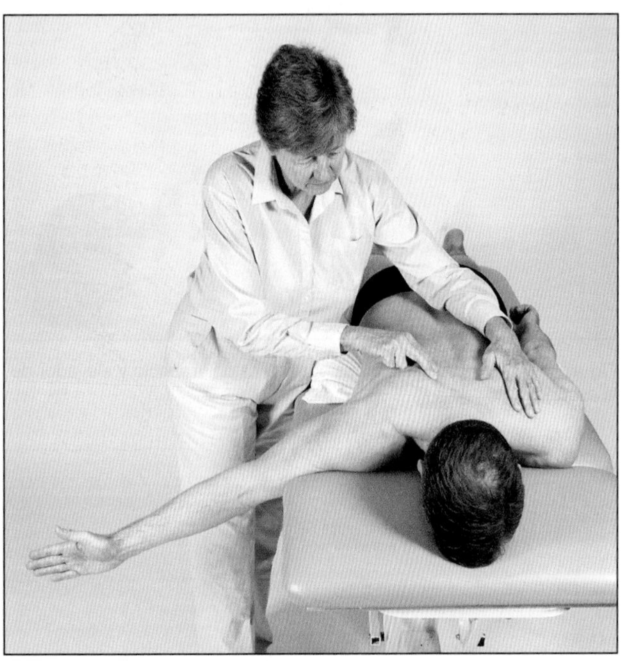

Figura 3-95 Posición inicial: fibras medias del trapecio.

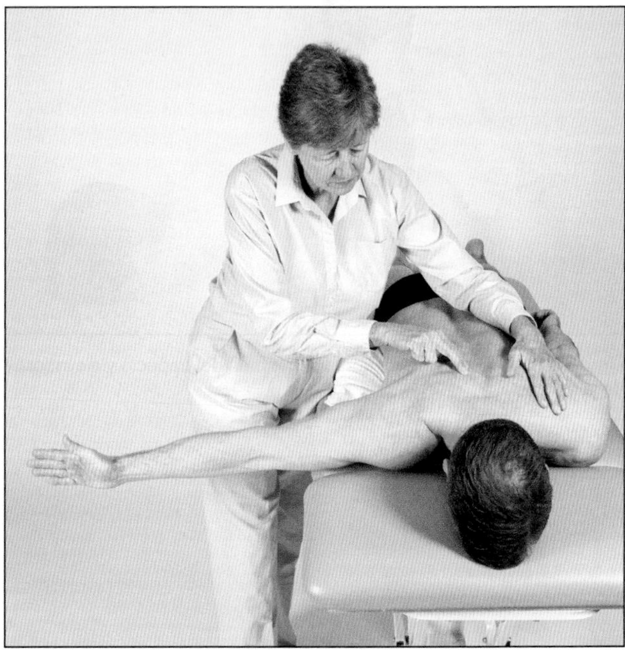

Figura 3-96 Posición para la prueba de detección: fibras medias del trapecio.

Palpación. Entre el borde medial (vertebral) de la escápula y las vértebras, por encima de la espina de la escápula.

Movimiento sustituto. Romboides mayor, romboides menor, rotación ipsilateral del tronco y abducción horizontal del hombro.

Ubicación de la resistencia. Se aplica en la parte distal del antebrazo[23] (fig. 3-97). En presencia de debilidad del músculo deltoides posterior, el brazo cuelga de forma vertical sobre el borde de la camilla de exploración en flexión del hombro de 90°, se aplica resistencia sobre la escápula (fig. 3-98) y se registra el sitio en el que se aplicó la resistencia. Se prefiere la calificación por isometría para estos casos.

Dirección de la resistencia. Abducción escapular.

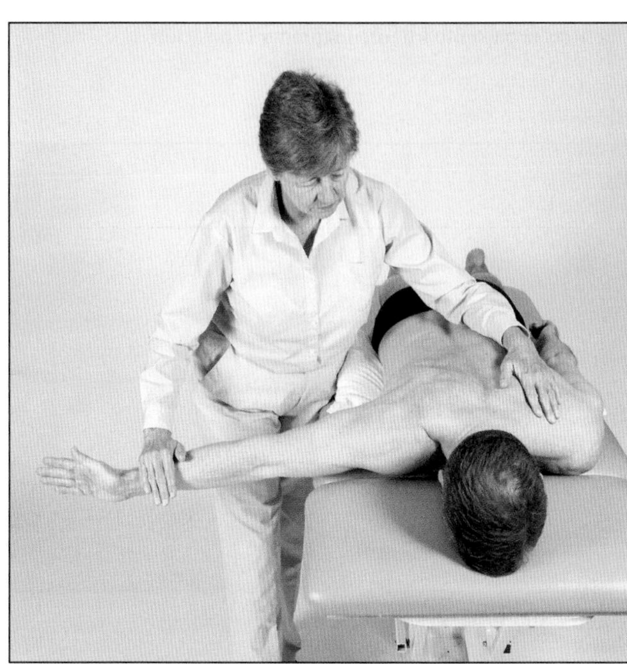

Figura 3-97 Resistencia aplicada en la parte distal del antebrazo: fibras medias del trapecio.

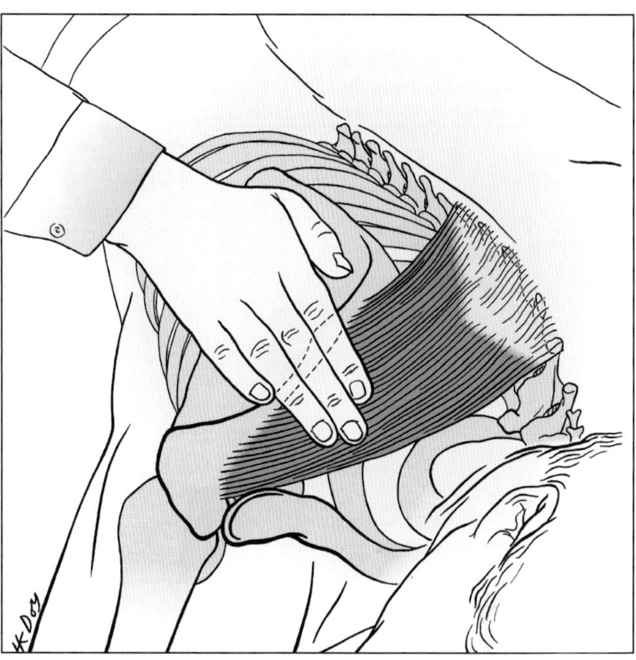

Figura 3-98 Resistencia aplicada sobre la escápula: fibras medias del trapecio.

Gravedad eliminada: fibras medias del trapecio

Posición inicial. El paciente está sentado. El hombro se abduce hasta 90° y se rota de forma lateral. El codo se encuentra extendido (fig. 3-99). El brazo se apoya en el terapeuta o en una mesa.

Estabilización. El terapeuta indica al paciente que evite la rotación del tronco.

Posición final. El paciente aduce la escápula hasta la AdM completa (fig. 3-100).

Movimiento sustituto. Abducción horizontal del hombro y rotación ipsilateral del tronco.

Prueba alterna. Si el paciente no puede adoptar una postura de sedestación, este músculo se puede evaluar en posición de decúbito prono contra la gravedad por medio de la calificación isométrica o por palpación para determinar la fuerza muscular para grados 2 o inferiores. El terapeuta sostiene el miembro superior, coloca la escápula en aducción y palpa la calidad de la contracción muscular mientras el paciente intenta mantener la posición.

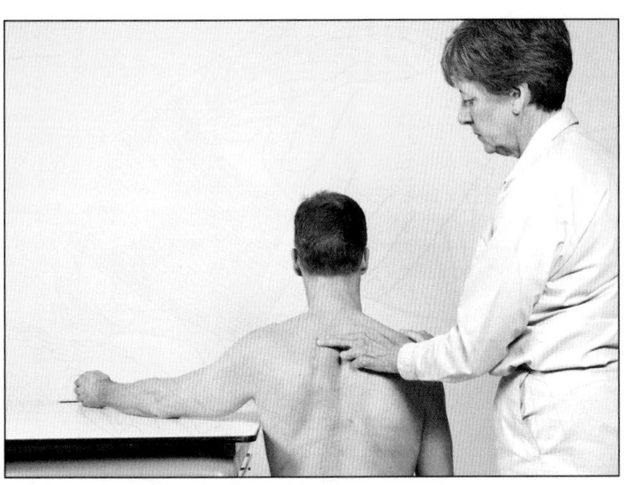

Figura 3-99 Posición inicial: fibras medias del trapecio.

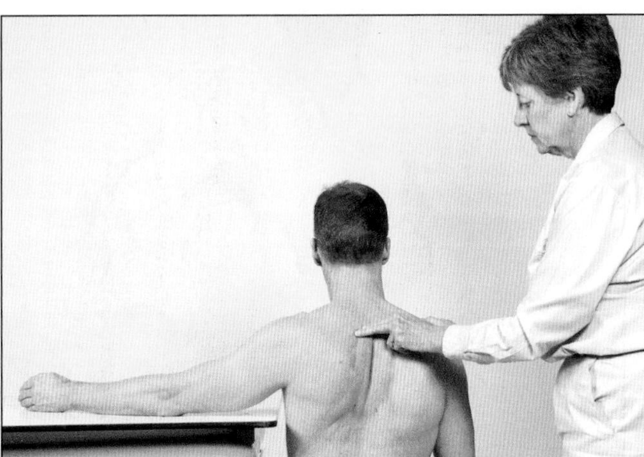

Figura 3-100 Posición final: fibras medias del trapecio.

Aducción de la escápula y rotación medial

Contra la gravedad: romboides mayor y romboides menor

Músculos accesorios: elevador de la escápula y fibras medias del trapecio.

Formulario 3-19

Posición inicial. El paciente está en decúbito prono. El dorso de la mano se coloca sobre la nalga del lado no evaluado y los hombros permanecen relajados (fig. 3-101).

Estabilización. Se logra con el peso del tronco.

Movimiento. El paciente levanta el brazo alejándolo de la espalda. El peso de la elevación del miembro superior proporciona resistencia al movimiento para la prueba escapular (fig. 3-102).

Nota: la incapacidad para levantar la mano de la nalga puede deberse a la debilidad del músculo del hombro, sobre todo del subescapular, no a la del músculo romboides. Asegúrese de que la mano se mantiene sobre la nalga del lado no evaluado y de que el paciente aduce y rota en dirección medial la escápula durante la realización de la prueba.

Palpación. En un punto de una línea oblicua entre el borde vertebral de la escápula y C7 a T5. El romboides mayor puede palparse medial al borde vertebral de la escápula, lateral a las fibras inferiores del trapecio, cerca del ángulo inferior de la escápula.

Movimiento sustituto. Inclinación de la escápula hacia adelante a través del pectoral menor.[22]

Ubicación de la resistencia. Se aplica resistencia sobre la escápula (figs. 3-103 y 3-104). Asegúrese de que no se aplica resistencia sobre el húmero. Se prefiere la calificación isométrica.

Dirección de la resistencia. Abducción escapular y rotación lateral.

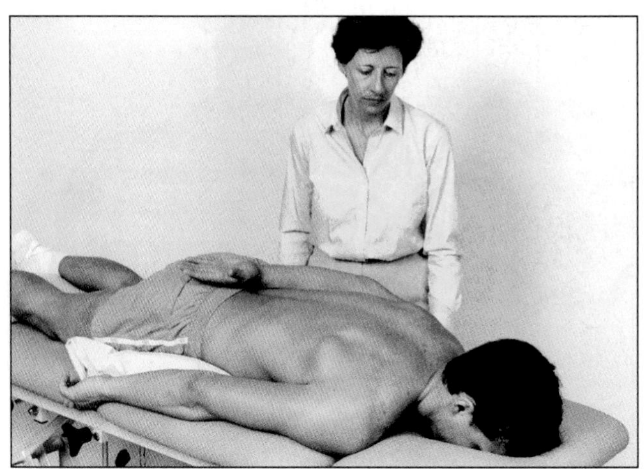

Figura 3-101 Posición inicial: romboides.

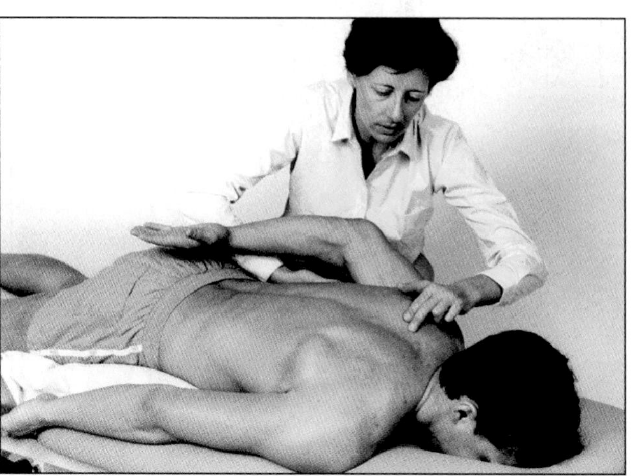

Figura 3-102 Posición para la prueba de detección: romboides.

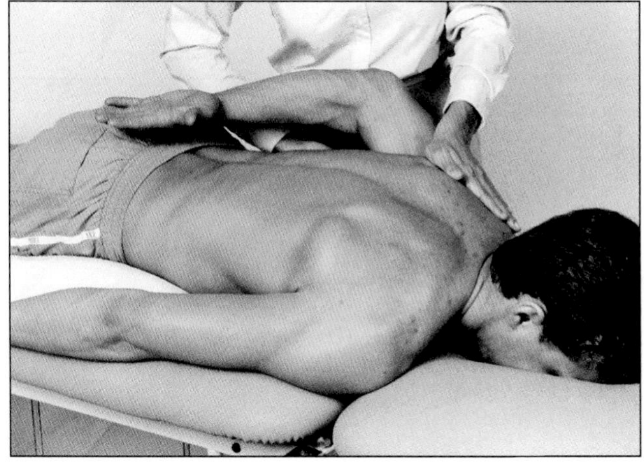

Figura 3-103 Resistencia: romboides.

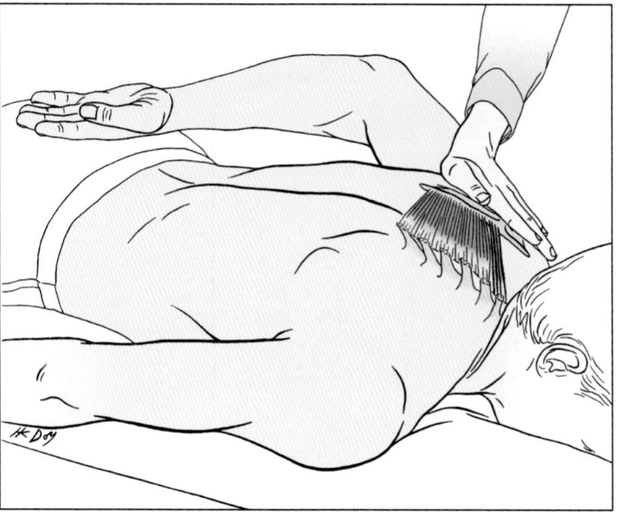

Figura 3-104 Romboides.

Gravedad eliminada: romboides mayor y romboides menor

Posición inicial. El paciente está sentado. El dorso de la mano del paciente se coloca sobre la nalga del lado no evaluado y los hombros permanecen relajados (fig. 3-105).

Estabilización. El terapeuta indica al paciente que evite la flexión del tronco hacia delante y la rotación ipsilateral del tronco.

Posición final. El paciente aduce y rota en dirección medial la escápula, alejando el brazo de la espalda mientras mantiene la mano sobre la nalga (fig. 3-106).

Movimiento sustituto. Rotación ipsilateral del tronco o flexión del tronco hacia delante e inclinación de la escápula hacia delante.

Prueba alterna. Si el paciente no puede adoptar una postura de sedestación, este músculo se puede evaluar en la posición de decúbito prono contra la gravedad empleando la calificación isométrica o por palpación para determinar la fuerza muscular para los grados 2 o inferiores. El terapeuta apoya el miembro superior del paciente lejos de la espalda mientras mantiene la mano sobre la nalga para colocar la escápula en aducción y rotación medial y palpa la calidad de la contracción muscular mientras el paciente intenta mantener la posición.

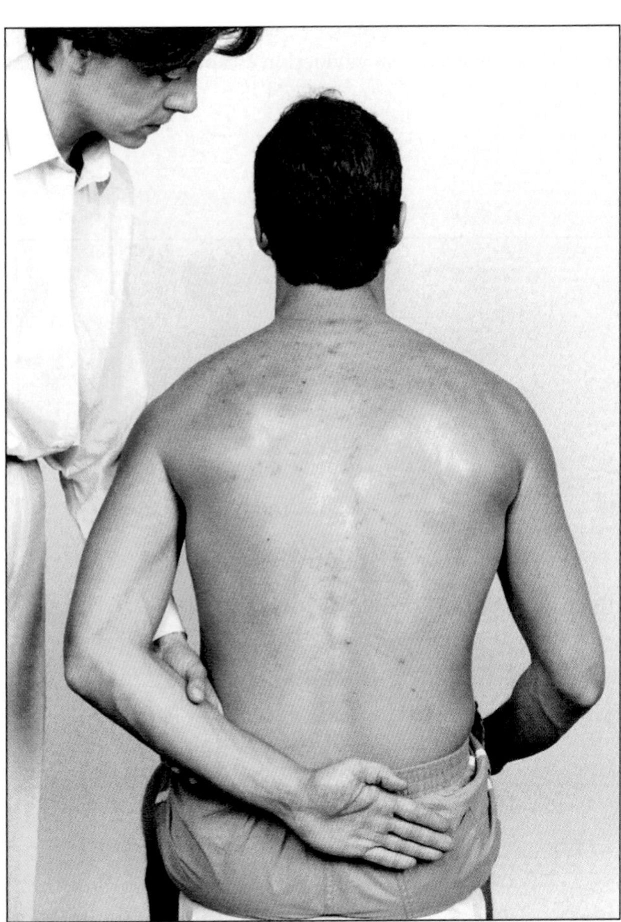

Figura 3-105 Posición inicial: romboides.

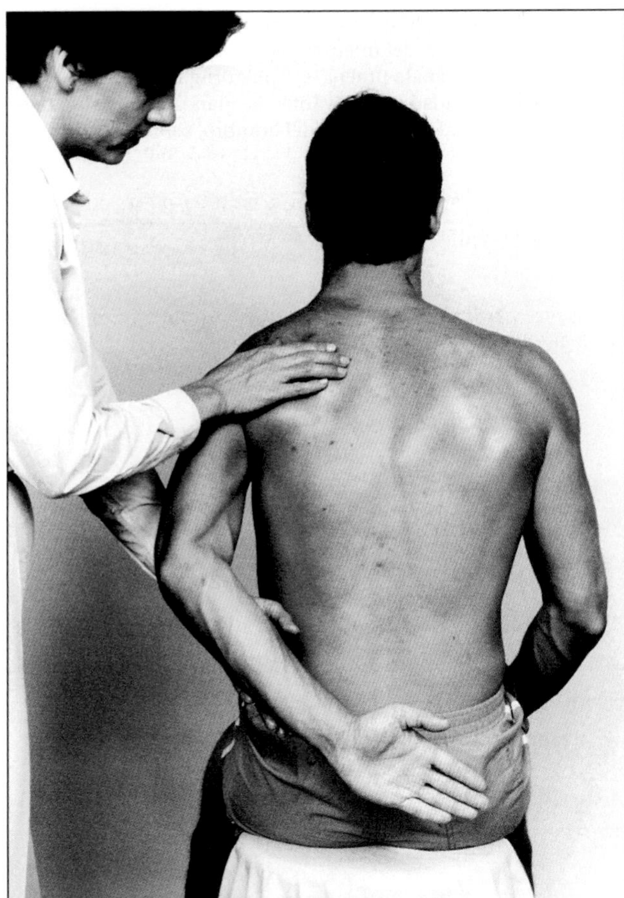

Figura 3-106 Posición final: romboides.

Prueba alterna contra la gravedad: romboides mayor y romboides menor

Músculos accesorios: elevador de la escápula y fibras medias del trapecio.

Aquí se emplea la prueba contra la gravedad de Kendall[23] para los romboides y el elevador de la escápula.

Posición inicial. El paciente se encuentra en decúbito prono. El hombro está en aducción de 0°, el codo en flexión y el antebrazo en pronación (fig. 3-107).

Estabilización. Se logra con el peso del tronco.

Movimiento. El paciente levanta el codo hacia arriba y hacia adentro, en dirección al hombro opuesto, para extender y aducir el hombro (fig. 3-108).

Palpación. En un punto de una línea oblicua entre el borde vertebral de la escápula y C7 a T5. El romboides mayor puede palparse medial al borde vertebral de la escápula, lateral a las fibras inferiores del trapecio, cerca del ángulo inferior de la escápula.

Movimiento sustituto. Inclinación de la escápula hacia adelante usando el pectoral menor.

Ubicación de la resistencia. Se aplica resistencia de manera proximal a la articulación del codo, en la cara posteromedial del húmero (figs. 3-109).

Dirección de la resistencia. Abducción y flexión del hombro.

Para grados 2 o inferiores. Se emplea la calificación isométrica o por palpación para evaluar la fuerza muscular. El terapeuta apoya el húmero en extensión y aducción y palpa el romboides mayor para comprobar la calidad de la contracción muscular mientras el paciente intenta mantener la posición.

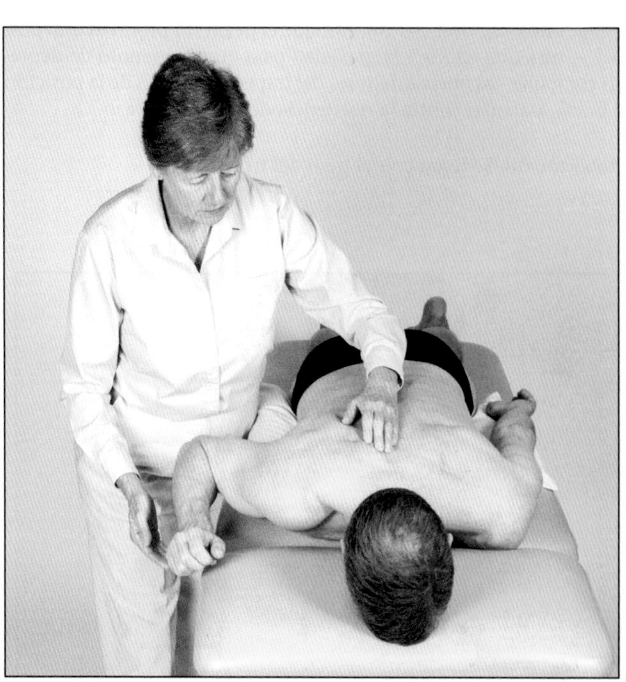

Figura 3-107 Posición inicial: romboides.

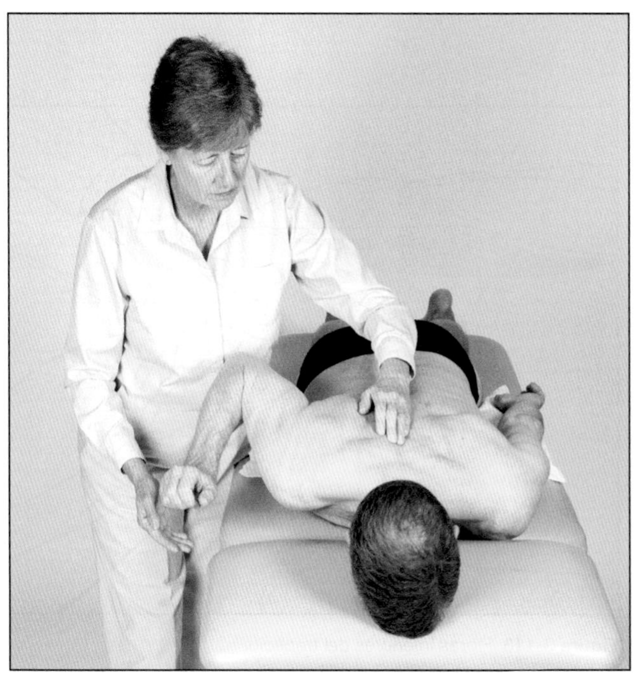

Figura 3-108 Posición para la prueba de detección: romboides.

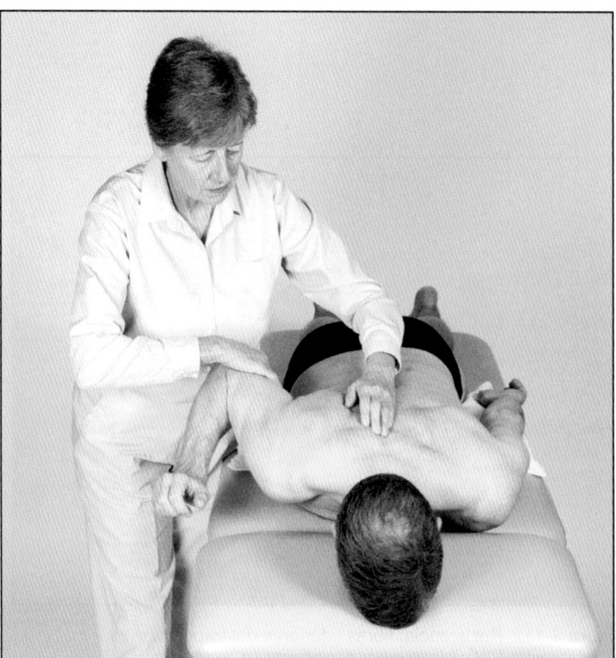

Figura 3-109 Resistencia: romboides.

Depresión y aducción de la escápula

Contra la gravedad: fibras inferiores del trapecio

Formulario 3-20

Músculo accesorio: fibras medias del trapecio.

Posición inicial. El paciente se encuentra en decúbito prono. La cabeza se gira hacia el lado opuesto y el hombro se abduce unos 130° (fig. 3-110). Aunque el decúbito prono es una postura que elimina la gravedad para el movimiento de depresión escapular, las fibras inferiores del trapecio, a través de la posición del brazo, trabajan contra la resistencia del peso del brazo.

Estabilización. Se logra con el peso del tronco.

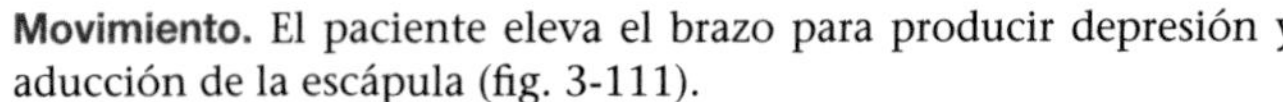

Movimiento. El paciente eleva el brazo para producir depresión y aducción de la escápula (fig. 3-111).

Palpación. Medial al ángulo inferior de la escápula, a lo largo de una línea entre la raíz de la espina de la escápula y el proceso espinoso T12.

Movimiento sustituto. Extensión del tronco, fibras medias del trapecio.

Ubicación de la resistencia. Se prefiere la calificación por medio de isometría y la resistencia sea aplica sobre la escápula (figs. 3-112 y 3-113).

Dirección de la resistencia. Elevación y abducción escapular.

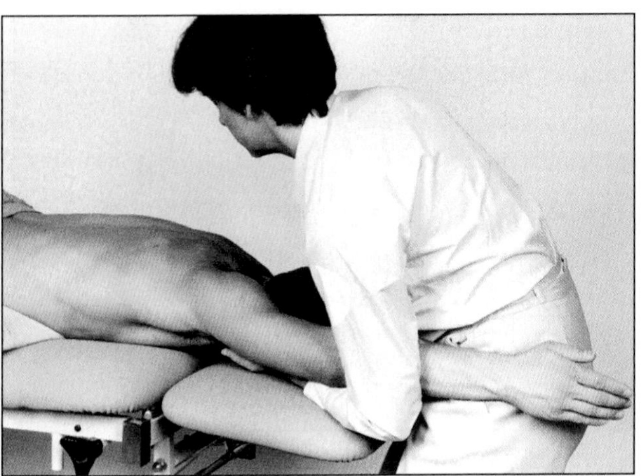

Figura 3-110 Posición inicial: fibras inferiores del trapecio.

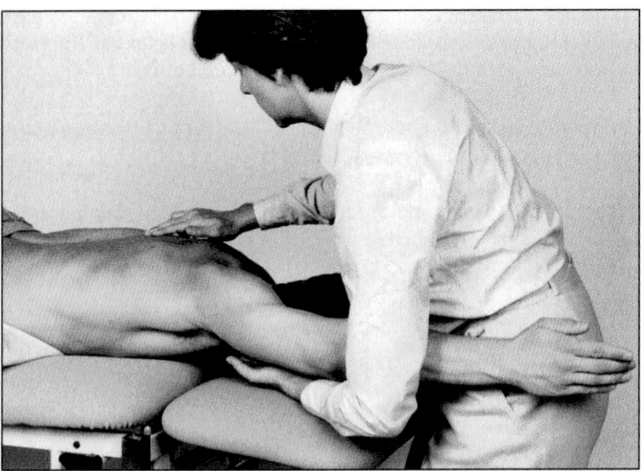

Figura 3-111 Posición para la prueba de detección: fibras inferiores del trapecio.

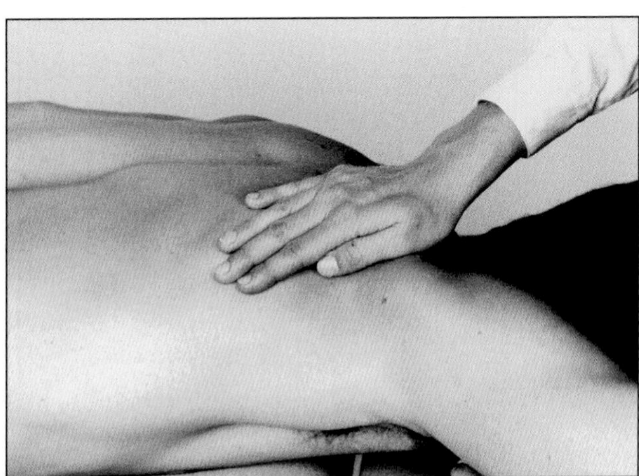

Figura 3-112 Resistencia: fibras inferiores del trapecio.

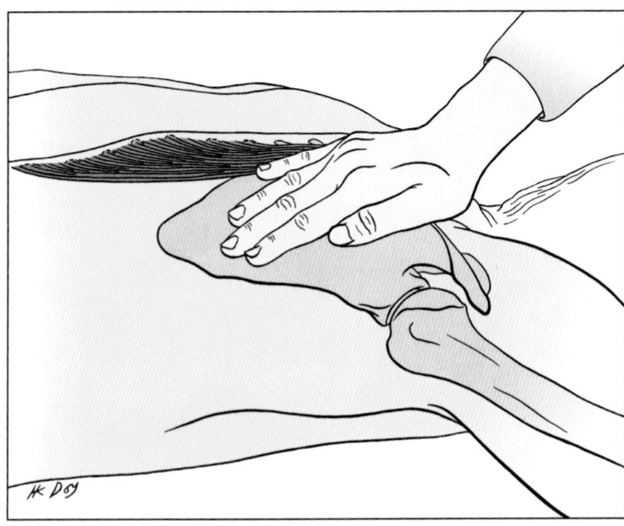

Figura 3-113 Fibras inferiores del trapecio.

Gravedad eliminada: fibras inferiores del trapecio

Posición inicial. El paciente se encuentra en decúbito prono con los brazos a los lados (fig. 3-114). El terapeuta apoya el brazo en toda la extensión para reducir la resistencia que se produce por la fricción entre la camilla y el miembro superior.

Estabilización. Se logra con el peso del tronco.

Posición final. El paciente deprime y aduce la escápula hasta la AdM completa (fig. 3-115).

Movimiento sustituto. Flexión lateral del tronco ipsilateral y fibras medias del trapecio.

Prueba alterna. Este músculo puede evaluarse en la posición de decúbito prono contra la gravedad por medio de la calificación isométrica o por palpación para determinar la fuerza muscular para los grados 2 o inferiores.

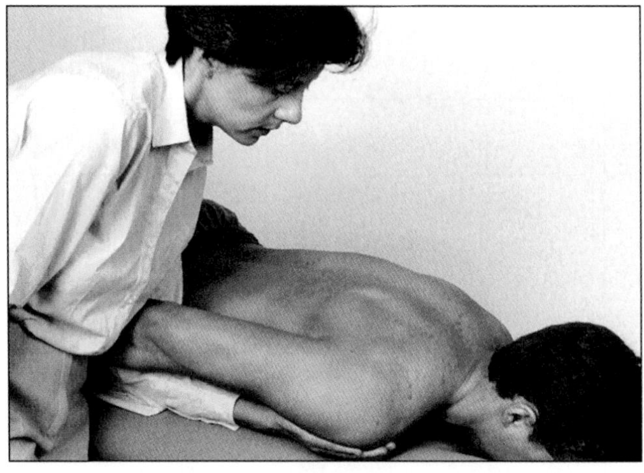

Figura 3-114 Posición inicial: fibras inferiores del trapecio.

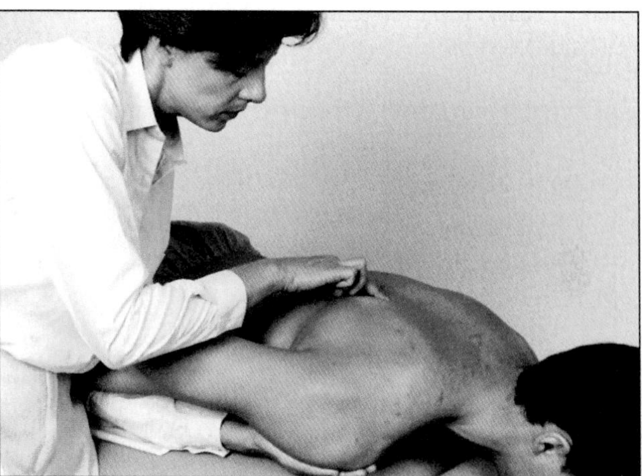

Figura 3-115 Posición final: fibras inferiores del trapecio.

Flexión del hombro a 90°

Contra la gravedad: fibras anteriores del deltoides

Formulario 3-21

Músculos accesorios: coracobraquial, fibras medias del deltoides, fibras claviculares del pectoral mayor, bíceps braquial, fibras superiores e inferiores del trapecio y serrato anterior.

Posición inicial. El paciente se encuentra sentado. El brazo está en el costado, con el hombro en ligera abducción y la palma de la mano orientada de forma medial (fig. 3-116).

Estabilización. El terapeuta estabiliza la escápula y la clavícula.

Movimiento. El paciente flexiona el hombro hasta 90° y, simultáneamente, realiza una ligera aducción y rotación interna de la articulación del hombro (fig. 3-117).

Palpación. Cara anterior de la articulación del hombro, justo distal al tercio lateral de la clavícula.

Ubicación de la resistencia. Se aplica en la cara anteromedial del brazo, justo proximal a la articulación del codo (figs. 3-118 y 3-119).

Dirección de la resistencia. Extensión del hombro, ligera abducción y rotación externa.

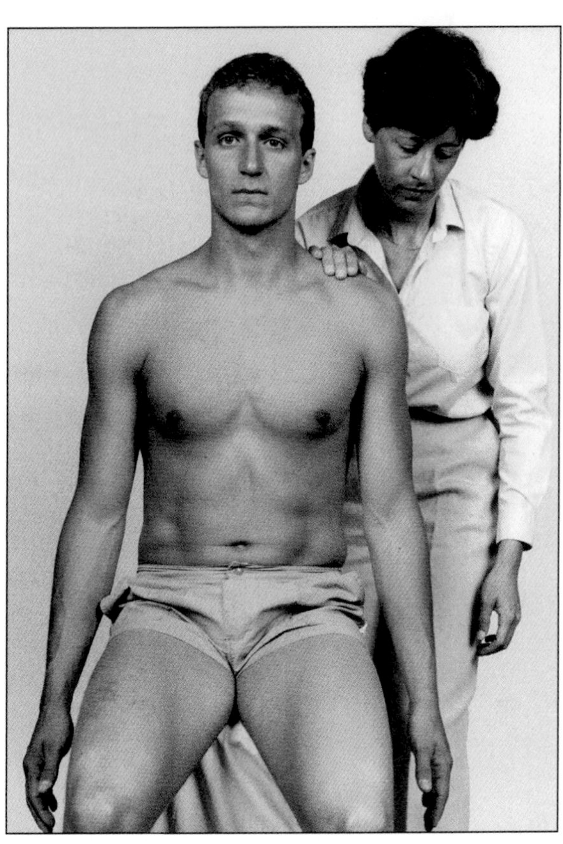

Figura 3-116 Posición inicial: fibras anteriores del deltoides.

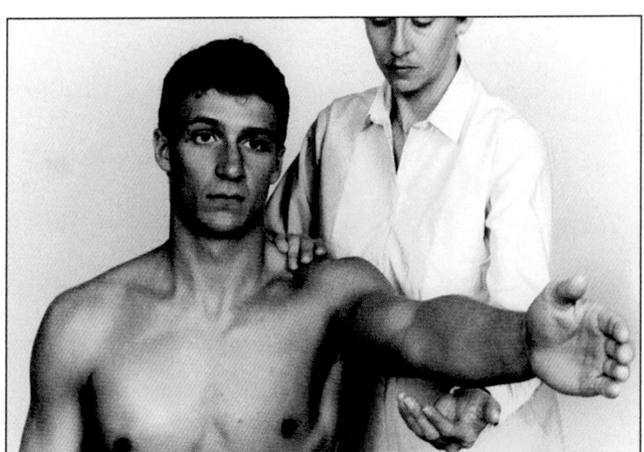

Figura 3-117 Posición para la prueba de detección: fibras anteriores del deltoides.

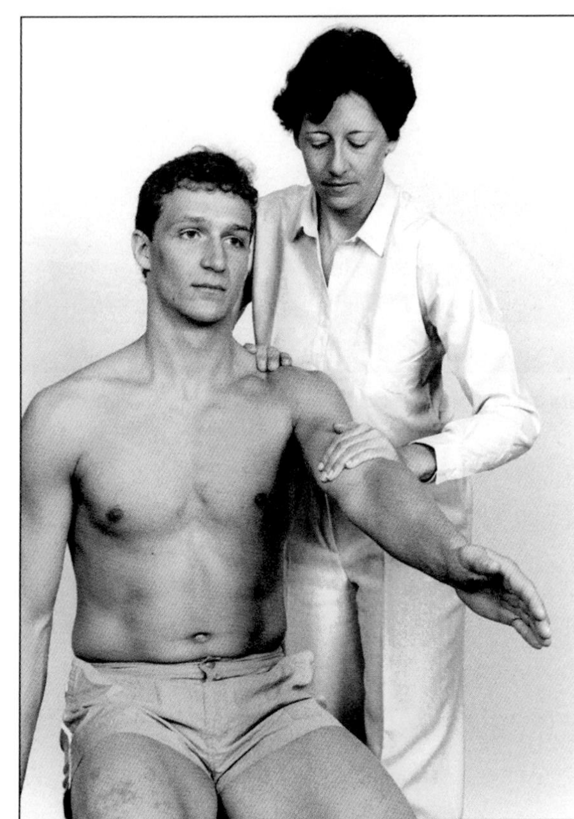

Figura 3-118 Resistencia: fibras anteriores del deltoides.

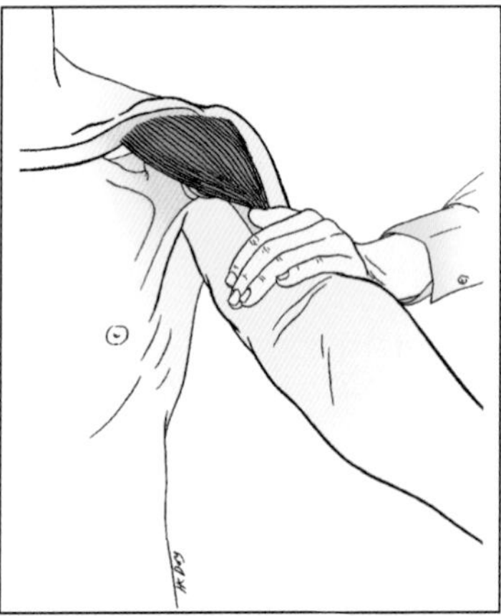

Figura 3-119 Fibras anteriores del deltoides.

Gravedad eliminada: fibras anteriores del deltoides

Posición inicial. El paciente se encuentra en decúbito lateral sobre el lado no evaluado. El brazo está en el costado, con el hombro en ligera abducción y rotación neutra (fig. 3-120). El terapeuta soporta el peso de la extremidad.

Estabilización. El terapeuta estabiliza la escápula y la clavícula.

Posición final. El paciente flexiona el hombro hasta 90° y, simultáneamente, hace una ligera aducción y rotación interna de la articulación del hombro (fig. 3-121).

Movimiento sustituto. Elevación escapular y extensión del tronco.

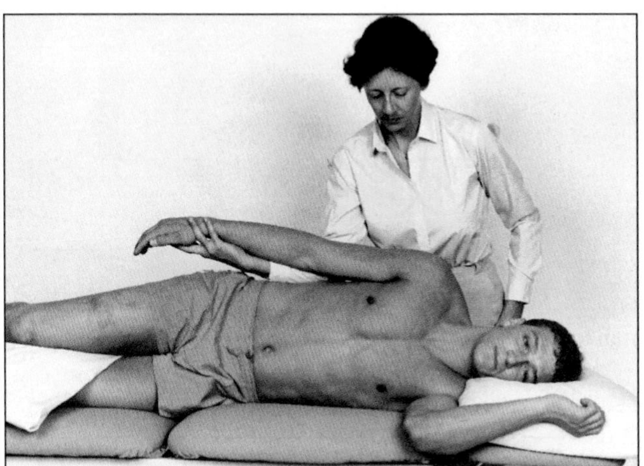

Figura 3-120 Posición inicial: fibras anteriores del deltoides.

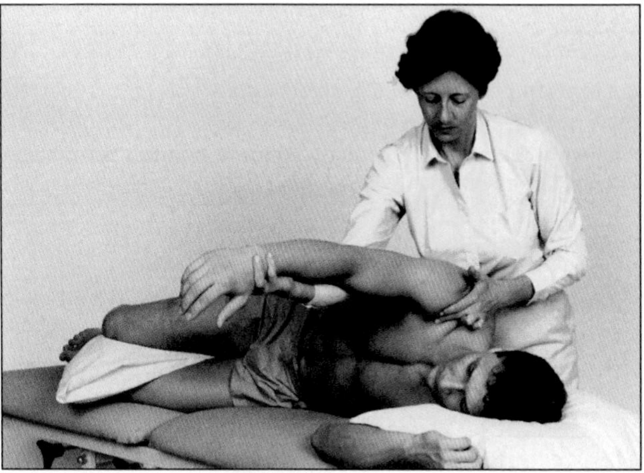

Figura 3-121 Posición final: fibras anteriores del deltoides.

Flexión y aducción del hombro

Contra la gravedad: coracobraquial

Formulario 3-22

Músculos accesorios: fibras anteriores del deltoides, fibras claviculares del pectoral mayor y cabeza corta del bíceps braquial.

Posición inicial. El paciente está en decúbito supino. El hombro se posiciona en ligera abducción y rotación externa; el codo se encuentra flexionado con el antebrazo en supinación (fig. 3-122).

Estabilización. Se logra con el peso del tronco.

Movimiento. El paciente flexiona y aduce el hombro manteniéndolo en rotación externa (fig. 3-123).

Palpación. Tercio proximal de la cara anteromedial del brazo, justo anterior al pulso humeral (fig. 3-124).

Movimiento sustituto. Elevación escapular.

Ubicación de la resistencia. Se aplica en la cara anteromedial del húmero distal (figs. 3-125 y 3-126).

Dirección de la resistencia. Abducción y extensión del hombro.

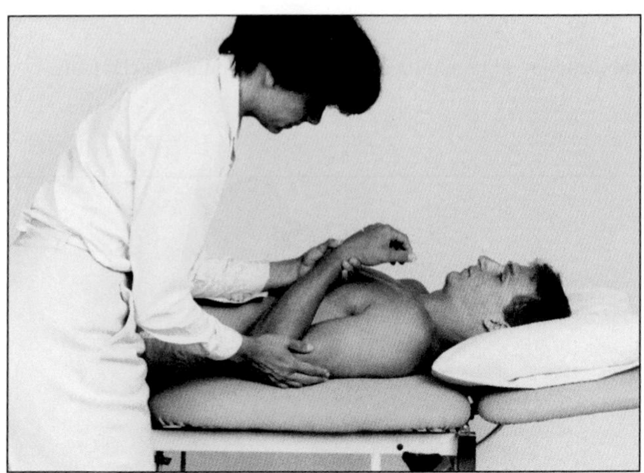

Figura 3-122 Posición inicial: coracobraquial.

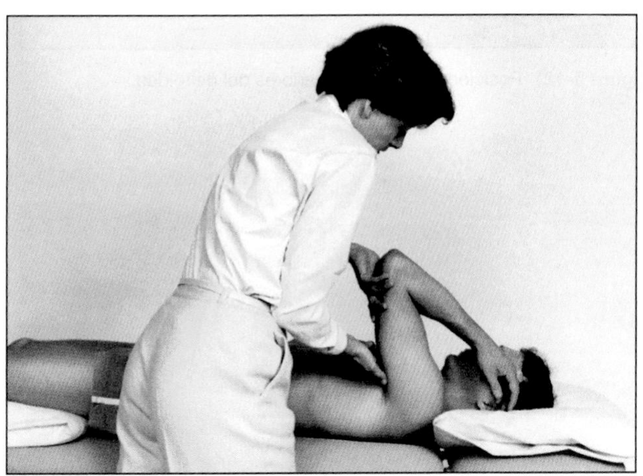

Figura 3-123 Posición para la prueba de detección: coracobraquial.

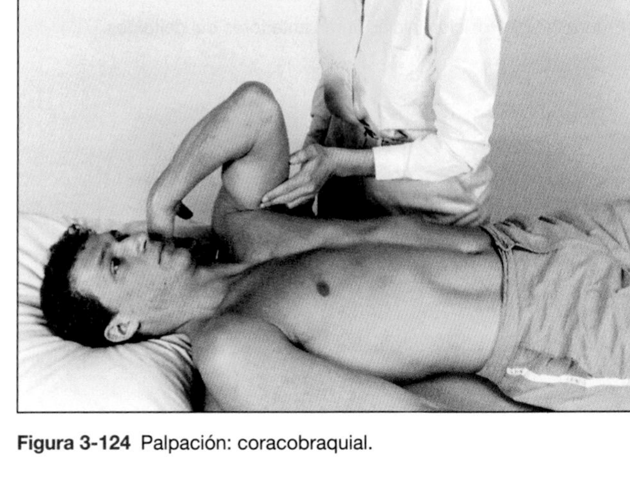

Figura 3-124 Palpación: coracobraquial.

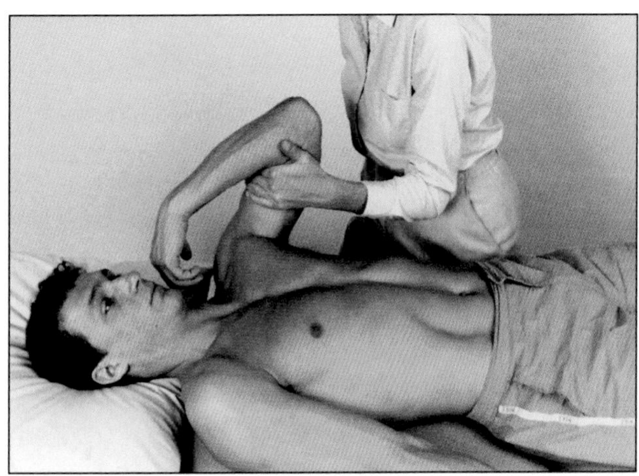

Figura 3-125 Resistencia: coracobraquial.

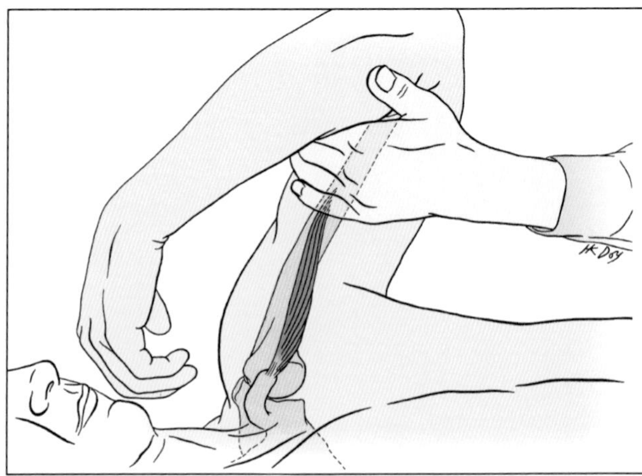

Figura 3-126 Coracobraquial.

Gravedad eliminada: coracobraquial

Posición inicial. El paciente se encuentra en decúbito lateral sobre el lado no evaluado. El brazo está en el costado, con el hombro en ligera abducción y rotación externa y el codo flexionado por completo con el antebrazo en supinación (fig. 3-127). El terapeuta soporta el peso del brazo.

Estabilización. El terapeuta estabiliza la escápula.

Posición final. El paciente flexiona y aduce el hombro hasta la AdM completa (fig. 3-128).

Movimiento sustituto. Elevación escapular.

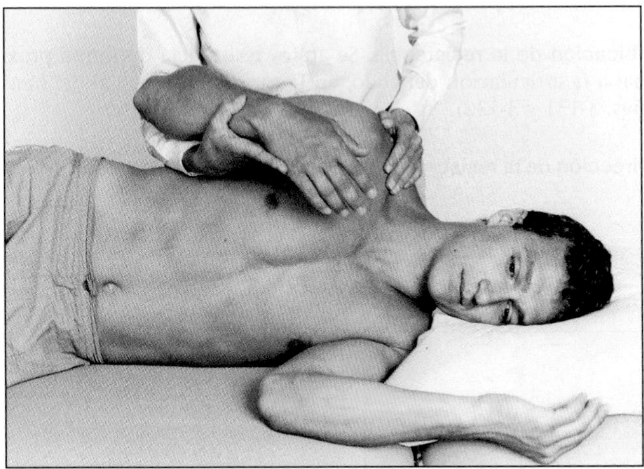

Figura 3-127 Posición inicial: coracobraquial.

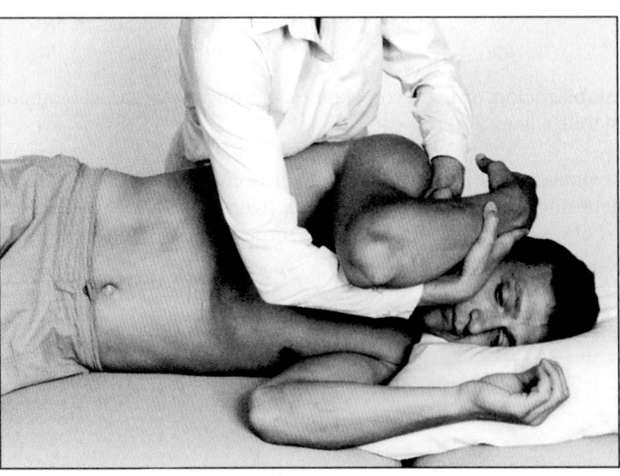

Figura 3-128 Posición final: coracobraquial.

Extensión del hombro

Contra la gravedad: dorsal ancho y redondo mayor

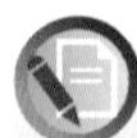
Formulario 3-23

Músculos accesorios: fibras posteriores del deltoides, tríceps y redondo menor.

Posición inicial. El paciente se encuentra en decúbito prono en el borde de la camilla. El brazo está en el costado, con el hombro en rotación interna. La palma mira hacia el techo (fig. 3-129).

Estabilización. Se logra con el peso del tronco; además, el terapeuta estabiliza la escápula.

Movimiento. El paciente extiende el hombro hasta la AdM completa mientras lo mantiene en una ligera aducción (fig. 3-130A). Las fibras posteriores del deltoides son esenciales para la extensión completa del hombro.[25] En caso de parálisis del deltoides, este movimiento de prueba puede estar restringido en aproximadamente un tercio de la AdM de extensión completa del hombro.

Palpación. *Dorsal ancho:* lateral al ángulo inferior de la escápula o en la pared posterior de la axila (fig. 3-130B) (inferior y lateral a la palpación del redondo mayor). *Redondo mayor:* pared posterior de la axila, lateral al borde axilar de la escápula.

Movimiento sustituto. Pectoral menor.

Ubicación de la resistencia. Se aplica resistencia de forma proximal a la articulación del codo, en la cara posteromedial del brazo (figs. 3-131 y 3-132).

Dirección de la resistencia. Flexión del hombro y ligera abducción.

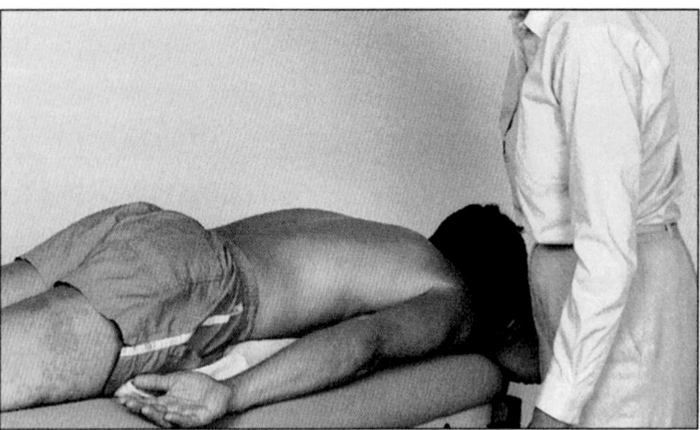

Figura 3-129 Posición inicial: dorsal ancho y redondo mayor.

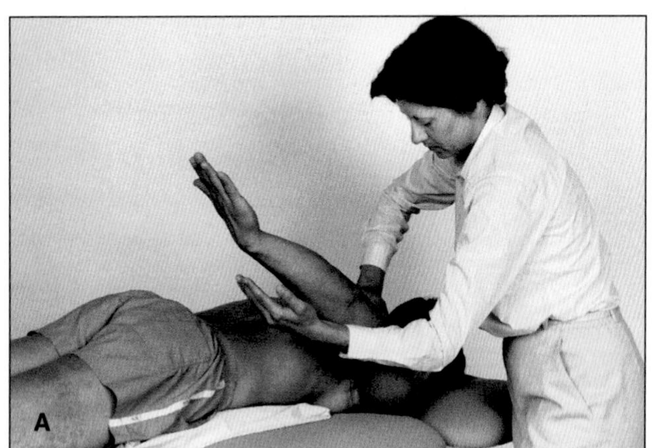

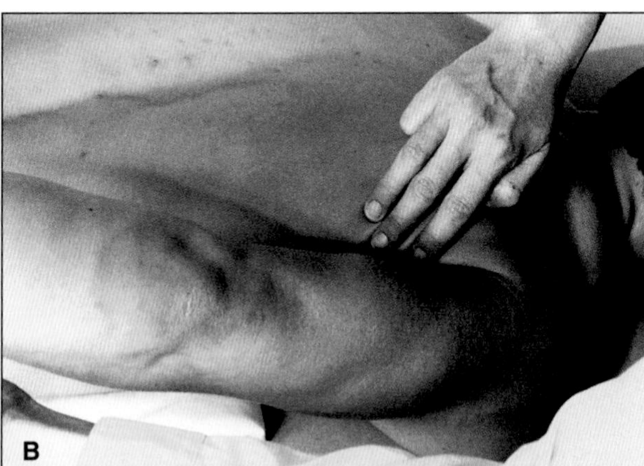

Figura 3-130 **A.** Posición para la prueba de detección: dorsal ancho y redondo mayor. **B.** Palpación: dorsal ancho.

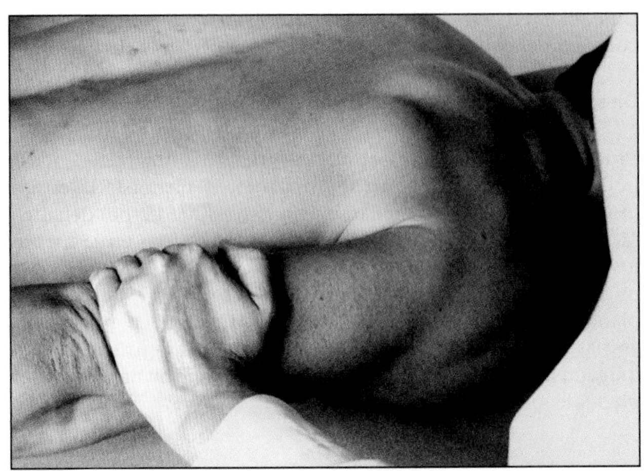
Figura 3-131 Resistencia: dorsal ancho y redondo mayor.

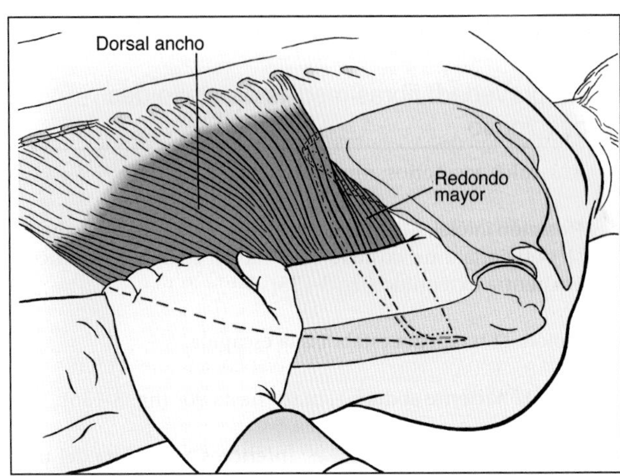

Figura 3-132 Dorsal ancho y redondo mayor.

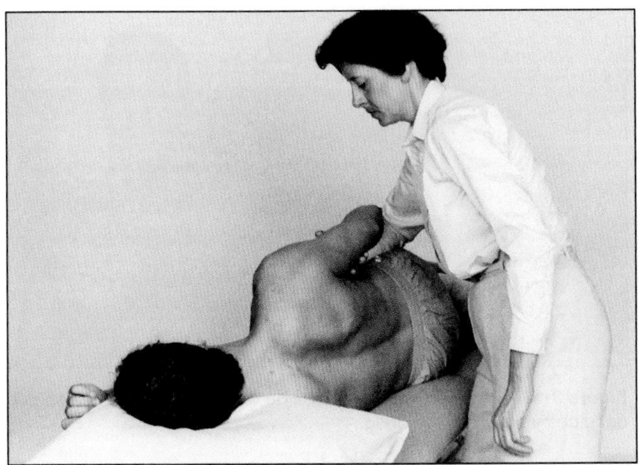
Figura 3-133 Posición inicial: dorsal ancho y redondo mayor.

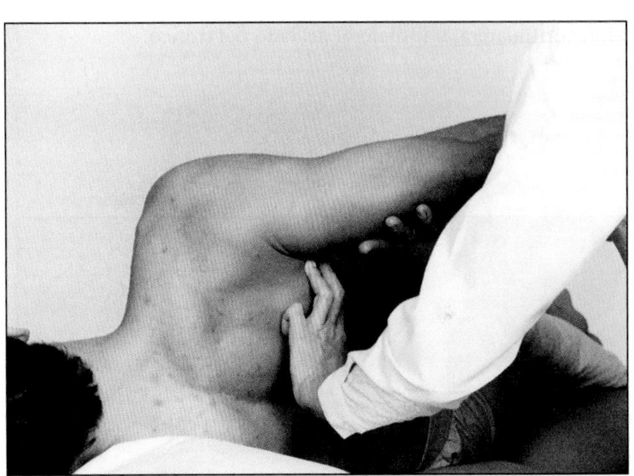
Figura 3-134 Posición final: dorsal ancho y redondo mayor.

Gravedad eliminada: dorsal ancho y redondo mayor

Posición inicial. El paciente se encuentra en decúbito lateral sobre el lado no evaluado, con el brazo a un costado y el hombro en rotación interna. Las caderas y las rodillas están flexionadas (fig. 3-133). El terapeuta soporta el peso del brazo.

Estabilización. Se logra con el peso del tronco; además, el terapeuta estabiliza la escápula.

Posición final. El paciente extiende el hombro mientras lo mantiene en aducción (fig. 3-134).

Movimiento sustituto. Pectoral menor.

Abducción del hombro a 90°

Contra la gravedad: fibras medias del deltoides y supraespinoso

Formulario 3-24

Músculos accesorios: ninguno.

Posición inicial. El paciente está sentado. El brazo evaluado se posiciona a un costado en rotación neutra y el codo se encuentra extendido (fig. 3-135).

Estabilización. El terapeuta estabiliza la escápula.

Movimiento. El paciente abduce el brazo hasta 90° (fig. 3-136).

Palpación. *Fibras medias del deltoides:* inferiores a la punta del proceso del acromion. *Supraespinoso:* demasiado profundo como para palparlo.

Movimiento sustituto. Fibras superiores del trapecio (elevación del hombro), cabeza larga del bíceps (rotación externa del hombro) y flexión contralateral o ipsilateral del lado del tronco.

Ubicación de la resistencia. Se aplica de manera proximal a la articulación del codo en la cara lateral del brazo (figs. 3-137 a 3-139).

Dirección de la resistencia. Aducción del hombro.

Prueba alterna (no se muestra). Esta prueba también puede hacerse por medio de la abducción del brazo en el plano de la escápula (fig. 3-140). El plano escapular se sitúa entre 30° y 45° por delante del plano frontal.[3] Aunque no parece haber diferencias en la fuerza de los abductores del hombro cuando se evalúa en los planos de movimiento frontal o escapular,[26] puede ser preferible la evaluación en el plano de la escápula. El movimiento realizado en el plano escapular es más funcional y produce menos tensión en las estructuras capsuloligamentosas de la articulación glenohumeral. Se debe registrar el plano de movimiento aplicado.

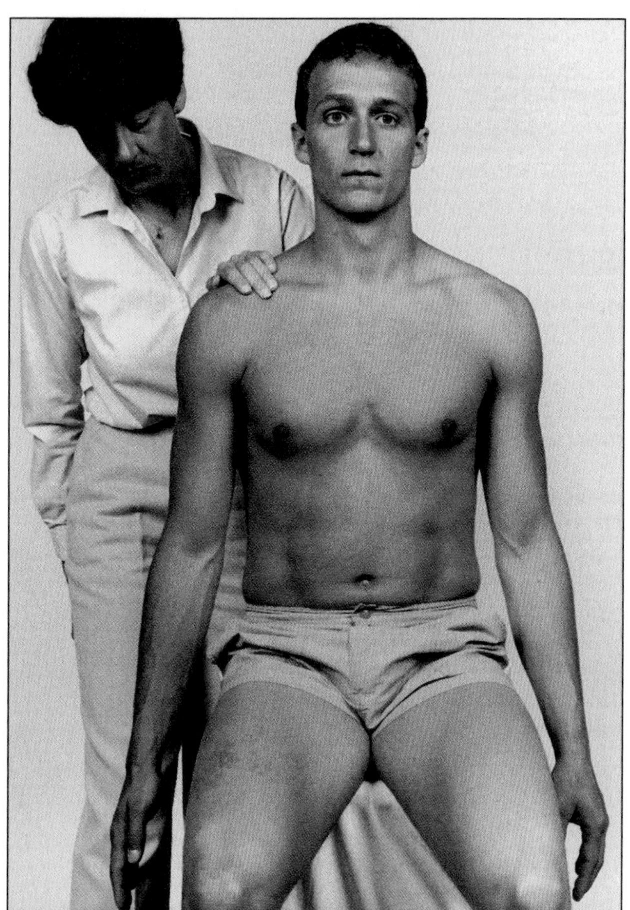

Figura 3-135 Posición inicial: fibras medias del deltoides y del supraespinoso.

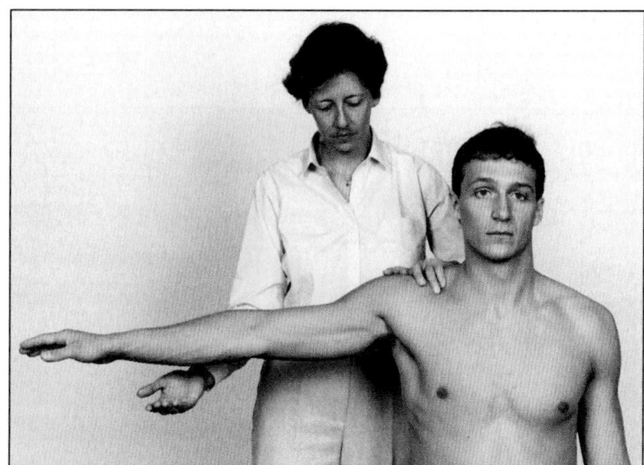

Figura 3-136 Posición para la prueba de detección: fibras medias del deltoides y del supraespinoso.

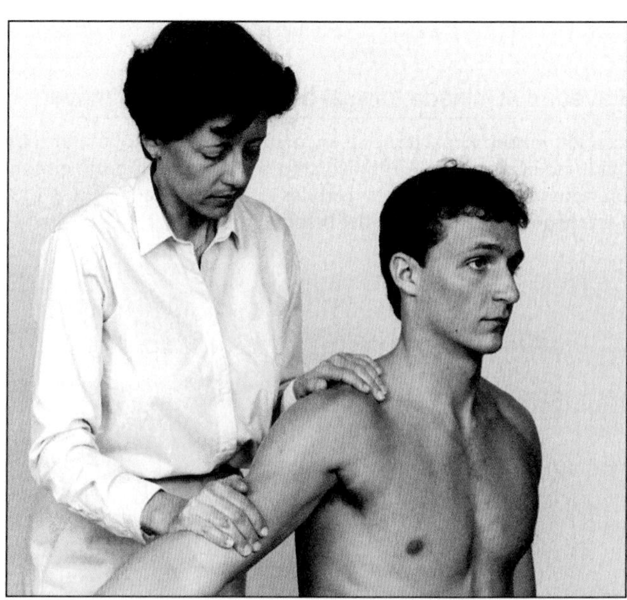

Figura 3-137 Resistencia: fibras medias del deltoides y del supraespinoso.

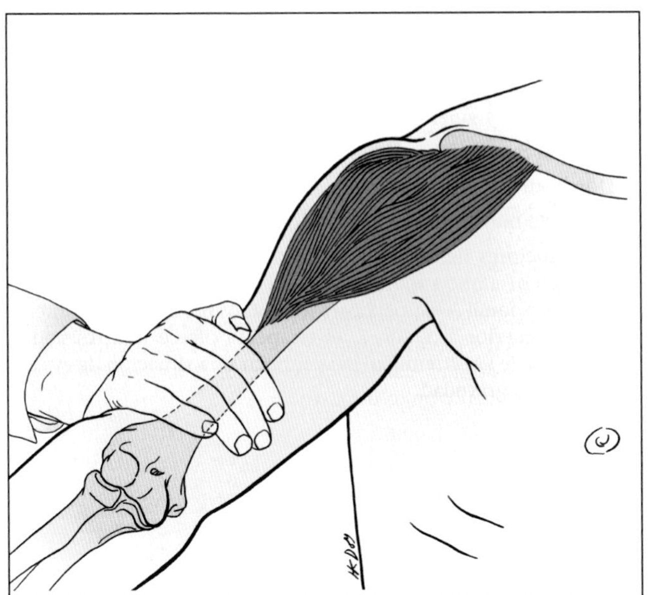

Figura 3-138 Fibras medias del deltoides.

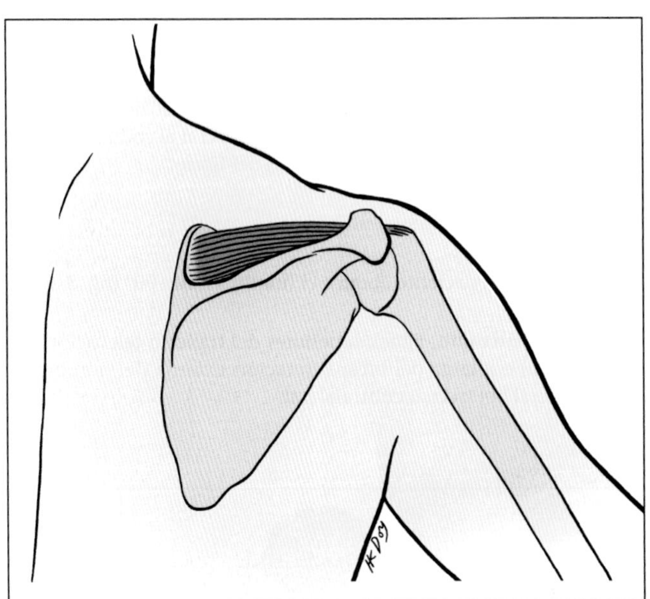

Figura 3-139 Supraespinoso.

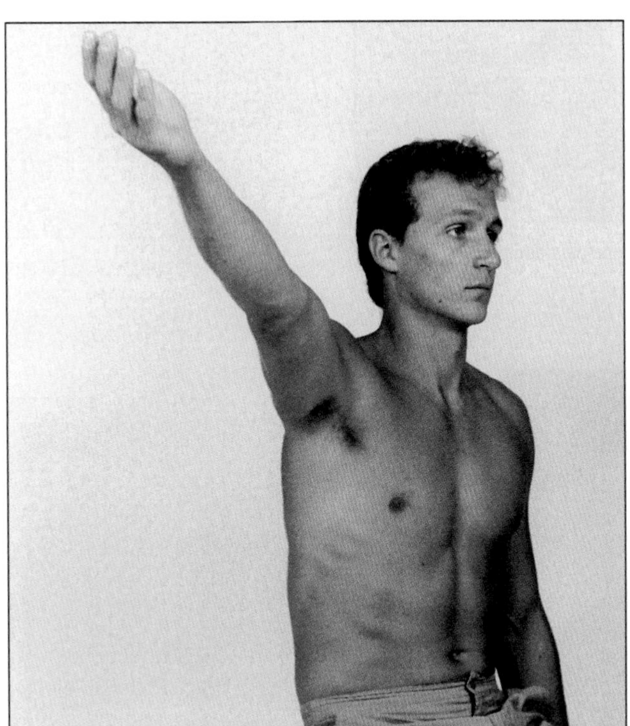

Figura 3-140 Abducción del hombro en el plano escapular.

Gravedad eliminada: fibras medias del deltoides y supraespinoso

Posición inicial. El paciente está en decúbito supino. El brazo evaluado se encuentra a un costado en rotación neutra con el codo extendido (fig. 3-141). El terapeuta soporta el peso del brazo.

Estabilización. El terapeuta estabiliza la escápula.

Posición final. El paciente abduce el hombro hasta 90° (fig. 3-142).

Movimiento sustituto. Fibras superiores del trapecio (elevación del hombro), cabeza larga del bíceps (rotación externa del hombro) y flexión lateral del tronco contralateral.

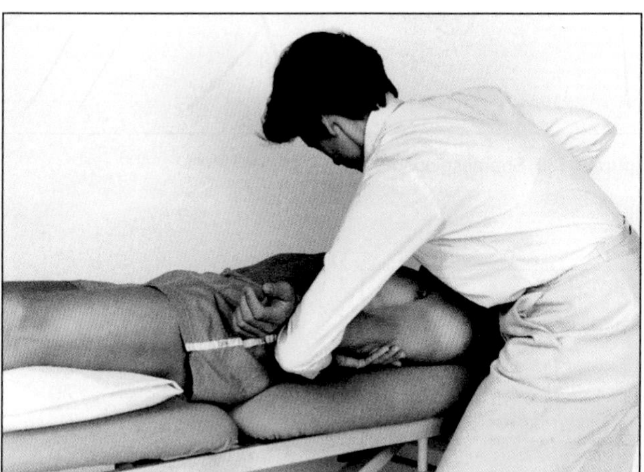

Figura 3-141 Posición inicial: fibras medias del deltoides y supraespinoso.

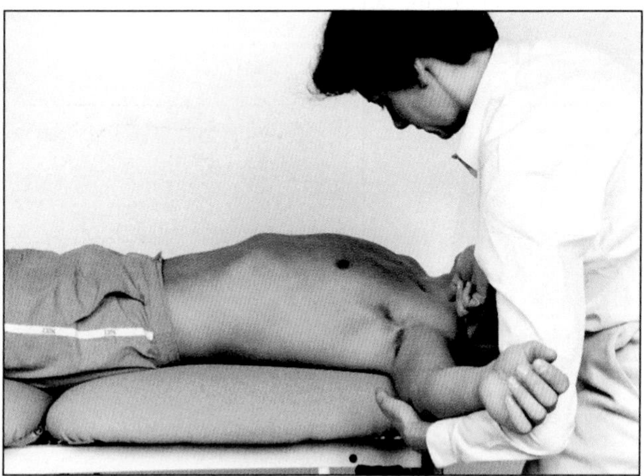

Figura 3-142 Posición final: fibras medias del deltoides y supraespinoso.

Aducción del hombro

Los principales músculos implicados en este movimiento se ponen a prueba en los siguientes movimientos:

Pectoral mayor: aducción horizontal del hombro

Dorsal ancho: extensión del hombro

Redondo mayor: extensión del hombro

Los aductores del hombro pueden evaluarse en grupo con el paciente en decúbito supino (no se muestra). El método de calificación convencional se emplea para los grados 0 a 2. Para las pruebas de fuerza superior al grado 2, el terapeuta ofrece una resistencia igual al peso de la extremidad para simular una situación de evaluación contra la gravedad.

Aducción horizontal del hombro

Contra la gravedad: pectoral mayor (cabezas esternal y clavicular)

Formulario 3-25

Músculo accesorio: fibras anteriores del deltoides.

Posición inicial. El paciente está en posición de decúbito supino. El hombro se abduce hasta 90° y el codo se flexiona hasta 90° (fig. 3-143).

Estabilización. Se logra con el peso del tronco; a su vez, el terapeuta estabiliza el hombro contralateral, según la necesidad, para evitar que se levante el tronco.

Movimiento. El paciente aduce horizontalmente el hombro hasta la AdM completa (fig. 3-144).

Palpación. *Cabeza esternal del pectoral mayor:* borde anterior de la axila. *Cabeza clavicular del pectoral mayor:* inferior a la mitad del borde anterior de la clavícula.

Movimiento sustituto. Rotación del tronco.

Ubicación de la resistencia. Se aplica resistencia en la cara anterior del brazo, proximal a la articulación del codo (figs. 3-145 y 3-146).

Dirección de la resistencia. Abducción horizontal del hombro.

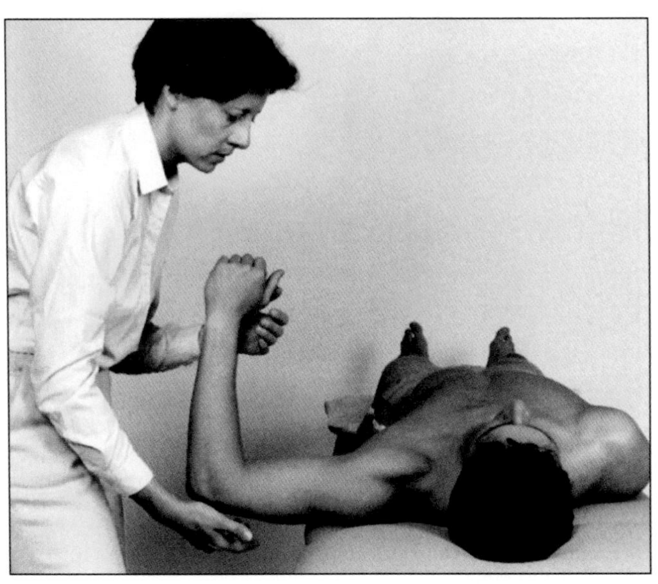

Figura 3-143 Posición inicial: pectoral mayor.

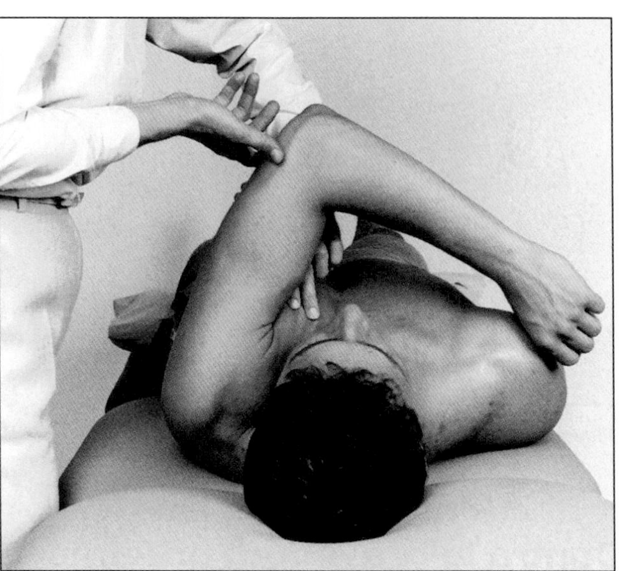

Figura 3-144 Posición para la prueba de detección: pectoral mayor.

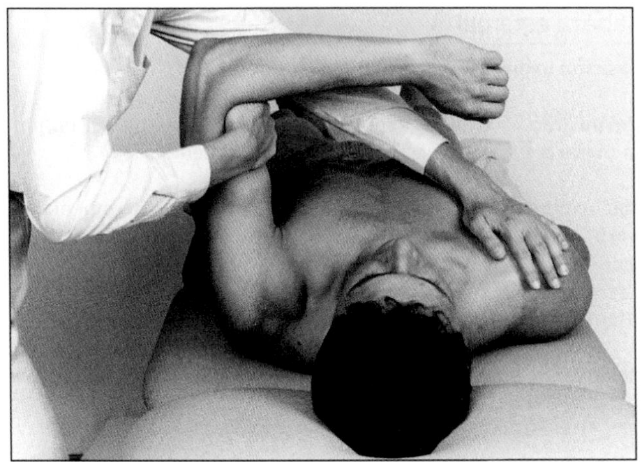

Figura 3-145 Resistencia: pectoral mayor.

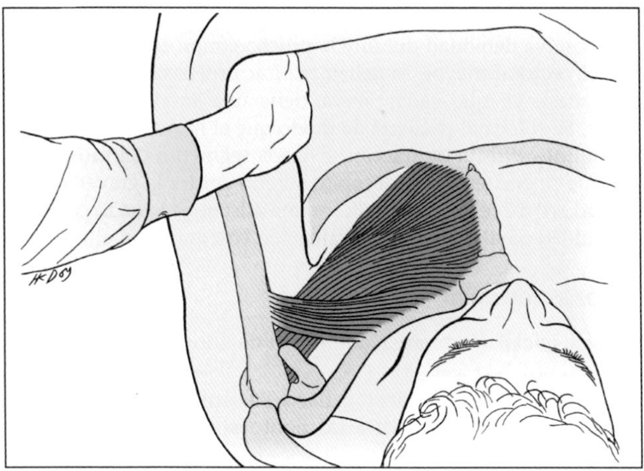

Figura 3-146 Pectoral mayor.

Gravedad eliminada: pectoral mayor (cabezas esternal y clavicular)

Posición inicial. El paciente está sentado. El hombro se abduce hasta 90°, el codo se flexiona hasta 90° y el brazo es sostenido por el terapeuta (fig. 3-147).

Estabilización. El terapeuta estabiliza la escápula y el tronco colocando la mano encima del hombro.

Posición final. El paciente aduce el hombro en dirección horizontal hasta la AdM completa (fig. 3-148).

Movimiento sustituto. Rotación contralateral del tronco.

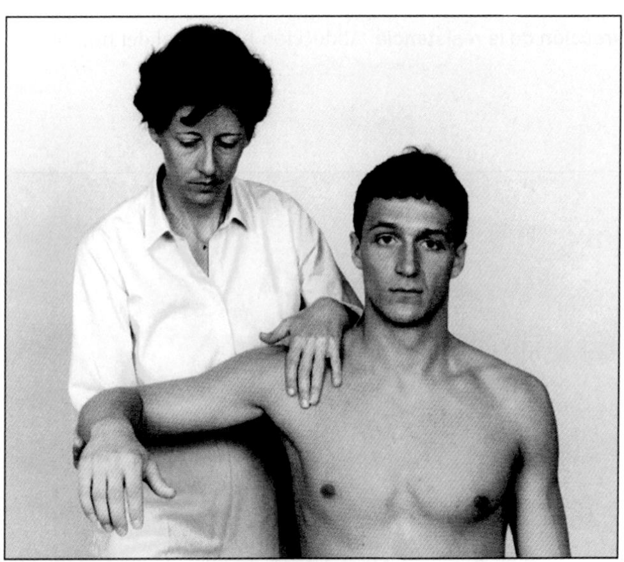

Figura 3-147 Posición inicial: pectoral mayor.

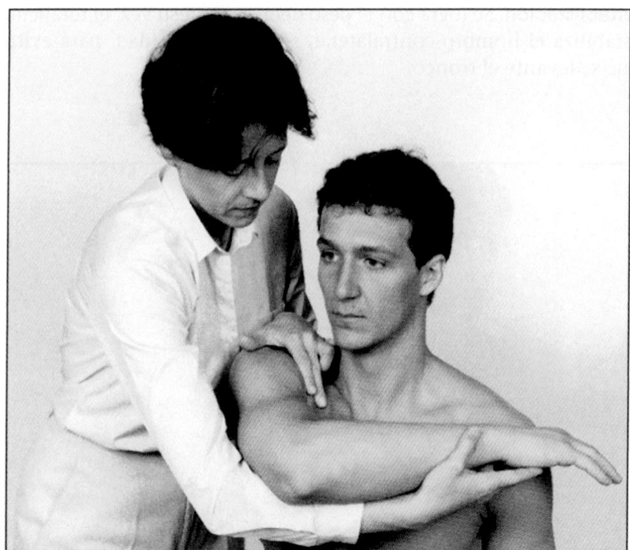

Figura 3-148 Posición final: pectoral mayor.

Contra la gravedad: pruebas aisladas de la cabeza clavicular y de la cabeza esternal del pectoral mayor

Si se observa debilidad durante la prueba conjunta de ambas cabezas del pectoral mayor, se deben realizar pruebas individuales (no mostradas), ya que cada cabeza tiene una inervación independiente. Se coloca al paciente de modo que el húmero esté alineado con la línea directa de tracción de cada segmento del músculo. El paciente se encuentra en decúbito supino contra la gravedad. Para los grados 0 a 2, el terapeuta ofrece una asistencia igual al peso de la extremidad para simular una evaluación con gravedad eliminada.

Cabeza clavicular

Posición inicial. Hombro en abducción de unos 70° a 75°.

Movimiento. Aducción, flexión hacia adelante y rotación interna del hombro (la mano llega a un punto por encima del hombro contralateral).

Ubicación de la resistencia. Se aplica en la cara anteromedial del brazo, proximal a la articulación del codo.

Dirección de la resistencia. Abducción, extensión y ligera rotación externa del hombro.

Movimiento sustituto. Rotación contralateral del tronco, coracobraquial y cabeza corta del bíceps braquial.

Cabeza esternal

Posición inicial. Hombro abducido a unos 135°.

Movimiento. Aducción, extensión y rotación interna del hombro (la mano se extiende hacia la cadera contralateral).

Ubicación de la resistencia. Se aplica en la cara anteromedial del brazo, proximal a la articulación del codo.

Dirección de la resistencia. Abducción, flexión y ligera rotación externa del hombro.

Movimiento sustituto. Dorsal ancho, redondo mayor y rotación contralateral del tronco.

Abducción horizontal del hombro

Contra la gravedad: fibras posteriores del deltoides

Formulario 3-26

Músculos accesorios: infraespinoso y redondo menor.

Posición inicial. El paciente se encuentra en posición de decúbito prono. El hombro está abducido a unos 75°, el codo está flexionado a 90° y el antebrazo cuelga de manera vertical sobre el borde de la camilla (fig. 3-149).

Estabilización. El terapeuta estabiliza la escápula.

Movimiento. El paciente ejecuta una abducción horizontal y una ligera rotación externa del hombro (fig. 3-150).

Palpación. Inferior a la cara lateral de la espina de la escápula.

Movimiento sustituto. Romboides, fibras medias del trapecio y rotación ipsilateral del tronco.

Ubicación de la resistencia. Se aplica en la cara posterolateral del brazo, proximal a la articulación del codo (figs. 3-151 y 3-152).

Dirección de la resistencia. Aducción horizontal del hombro y ligera rotación interna.

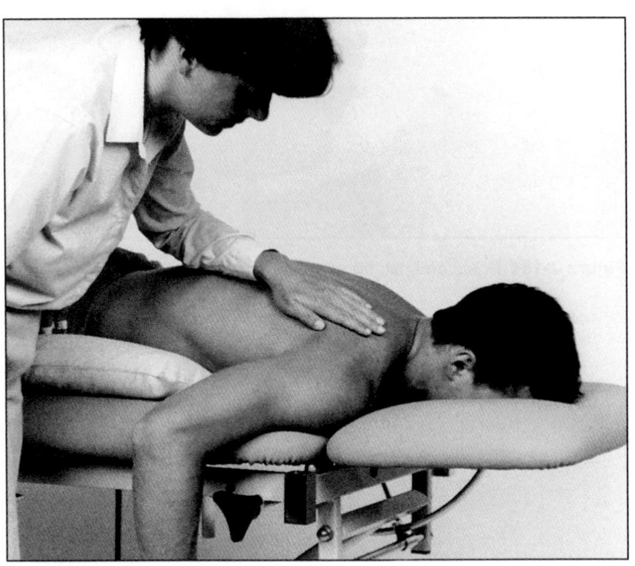

Figura 3-149 Posición inicial: fibras posteriores del deltoides.

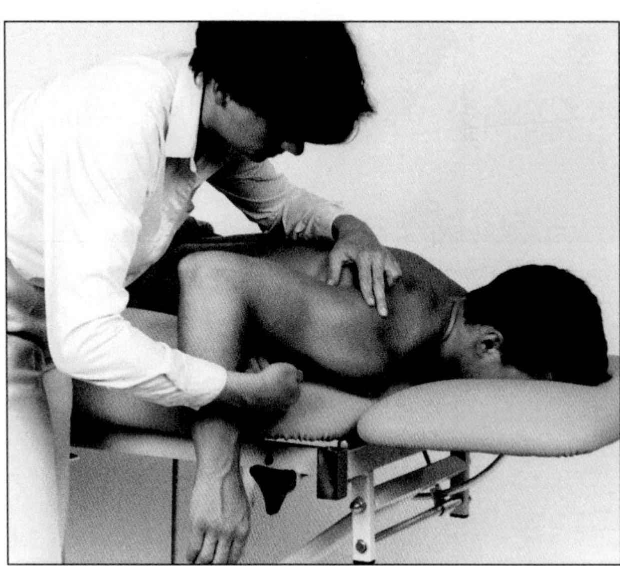

Figura 3-150 Posición para la prueba de detección: fibras posteriores del deltoides.

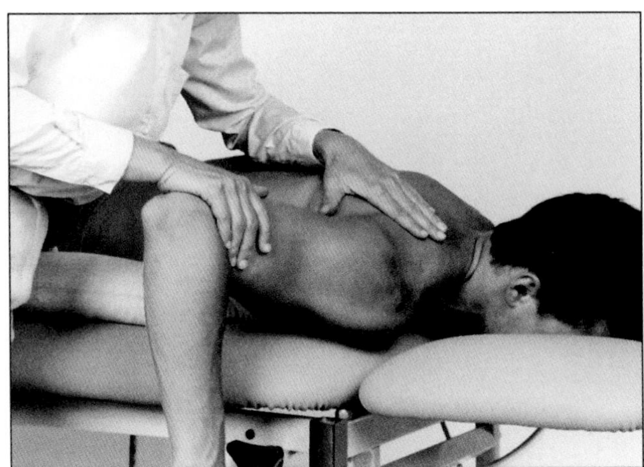

Figura 3-151 Resistencia: fibras posteriores del deltoides.

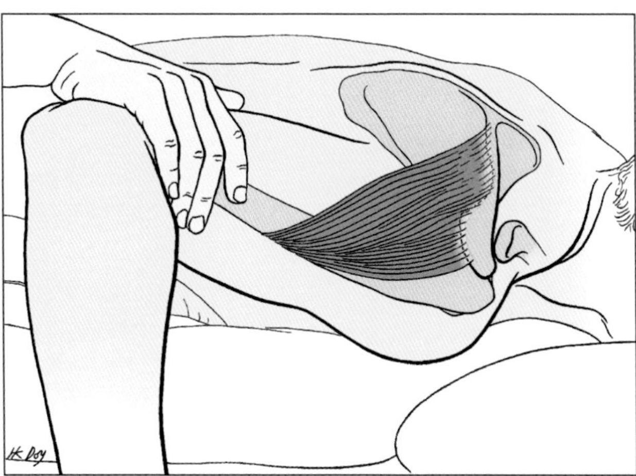

Figura 3-152 Fibras posteriores del deltoides.

Gravedad eliminada: fibras posteriores del deltoides

Posición inicial. El paciente está sentado. El hombro se abduce unos 75° (fig. 3-153). El terapeuta sostiene el miembro superior.

Estabilización. El terapeuta estabiliza la escápula.

Posición final. El paciente hace una abducción horizontal y una ligera rotación externa del hombro (fig. 3-154).

Movimiento sustituto. Romboides, fibras medias del trapecio y rotación ipsilateral del tronco.

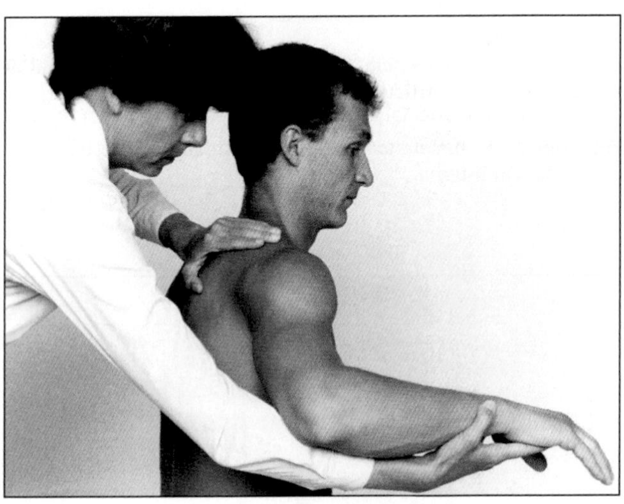

Figura 3-153 Posición inicial: fibras posteriores del deltoides.

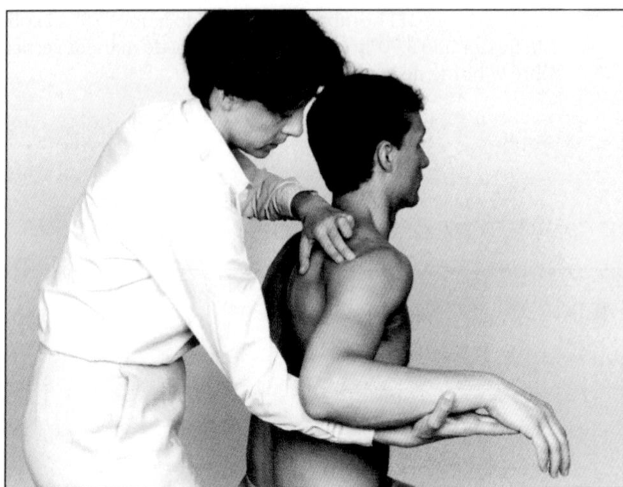

Figura 3-154 Posición final: fibras posteriores del deltoides.

Rotación interna del hombro

Contra la gravedad: subescapular

Formulario 3-27

Músculos accesorios: redondo mayor, pectoral mayor, dorsal ancho y fibras anteriores del deltoides.

Posición inicial. El paciente se coloca en decúbito prono. El hombro está abducido a 90º; el codo se encuentra flexionado a 90º; el brazo proximal al codo se mantiene apoyado en la camilla (fig. 3-155).

Estabilización. El terapeuta estabiliza el húmero para evitar la aducción del hombro.

Movimiento. El paciente rota de manera interna el hombro mientras mueve la palma de la mano hacia el techo (fig. 3-156).

Palpación. El subescapular está demasiado profundo para palparlo.

Movimiento sustituto. Tríceps (extensión del codo) y pectoral menor (protracción escapular).

Prueba alterna. Si el paciente tiene antecedentes de luxación posterior de la articulación glenohumeral y no le es posible adoptar la posición prona o alcanzar 90º de abducción del hombro, se emplea la posición sentado con gravedad eliminada (*véase* fig. 3-158), y el terapeuta ofrece una resistencia igual al peso de la extremidad para simular una evaluación contra la gravedad.

Ubicación de la resistencia. Se aplica de forma proximal a la articulación de la muñeca (figs. 3-157 a 3-159). La aplicación de resistencia sobrecarga las articulaciones del hombro y el codo, por lo que se debe tener precaución.

Dirección de la resistencia. Rotación externa del hombro.

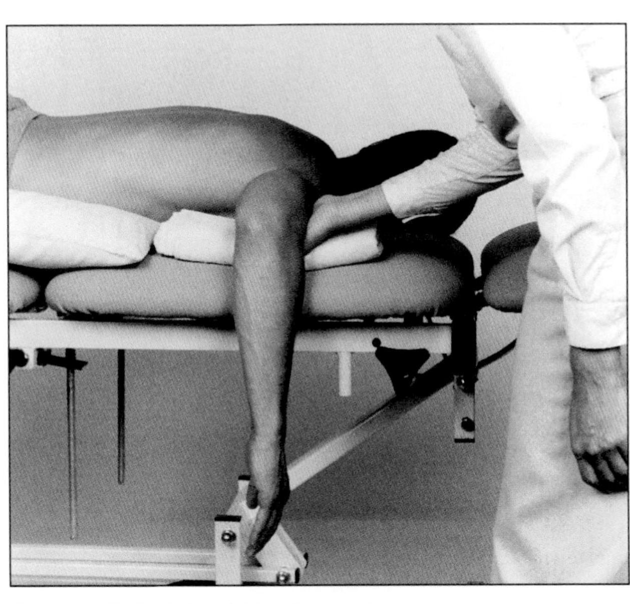

Figura 3-155 Posición inicial: subescapular.

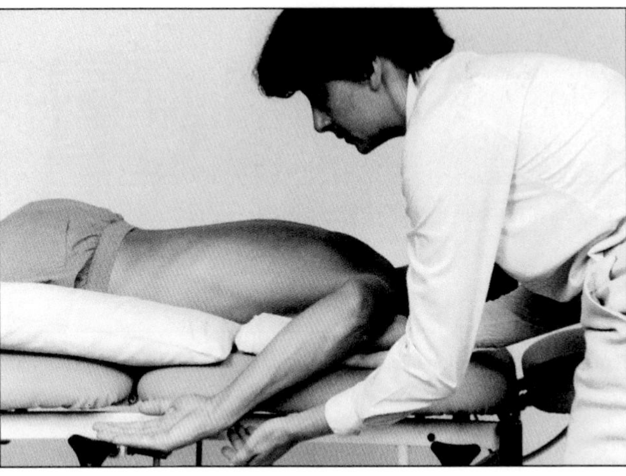

Figura 3-156 Posición para la prueba de detección: subescapular.

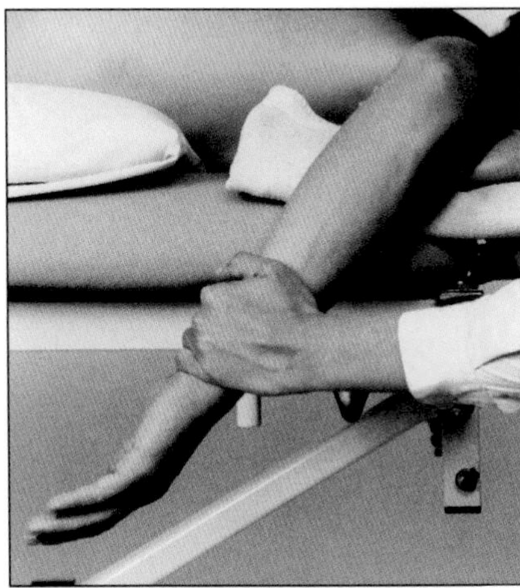

Figura 3-157 Resistencia: subescapular.

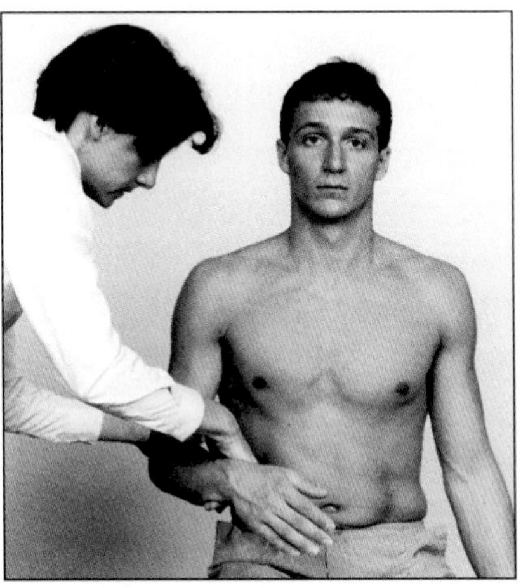

Figura 3-158 Posición alterna: subescapular.

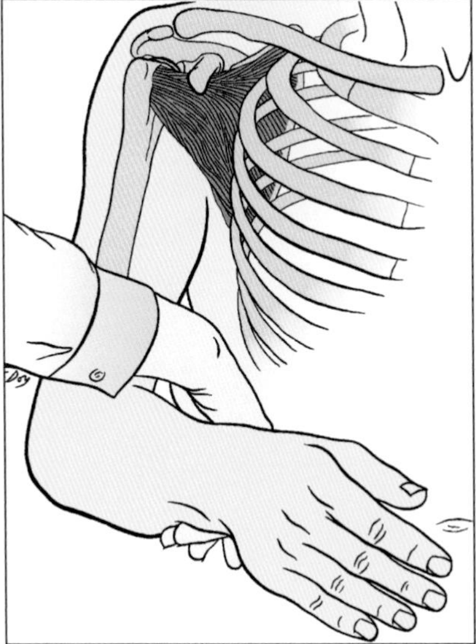

Figura 3-159 Subescapular.

Gravedad eliminada: subescapular

Posición inicial. El paciente se encuentra sentado. El hombro está ligeramente abducido en rotación neutra y el codo se flexiona a 90º, con el antebrazo en posición media (fig. 3-160).

Estabilización. El terapeuta estabiliza el húmero para evitar la abducción del hombro.

Posición final. El paciente rota el hombro en dirección interna mientras se lleva la palma de la mano hacia el abdomen (fig. 3-161).

Movimiento sustituto. Tríceps (extensión del codo), abducción del hombro y pronación del antebrazo.

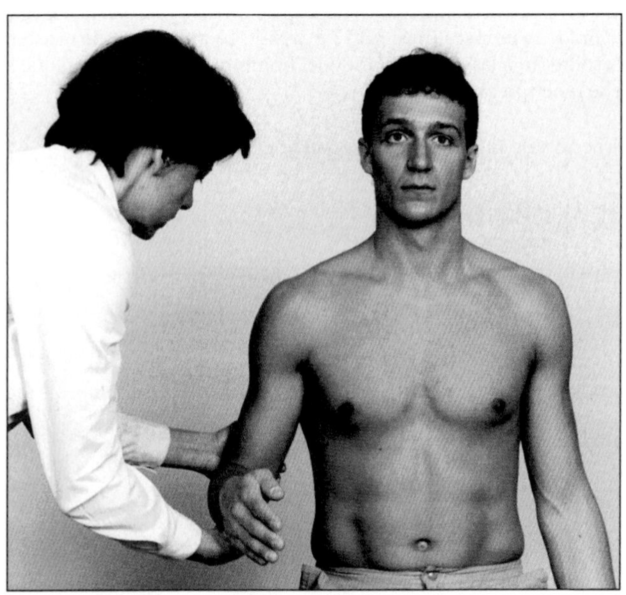

Figura 3-160 Posición inicial: subescapular.

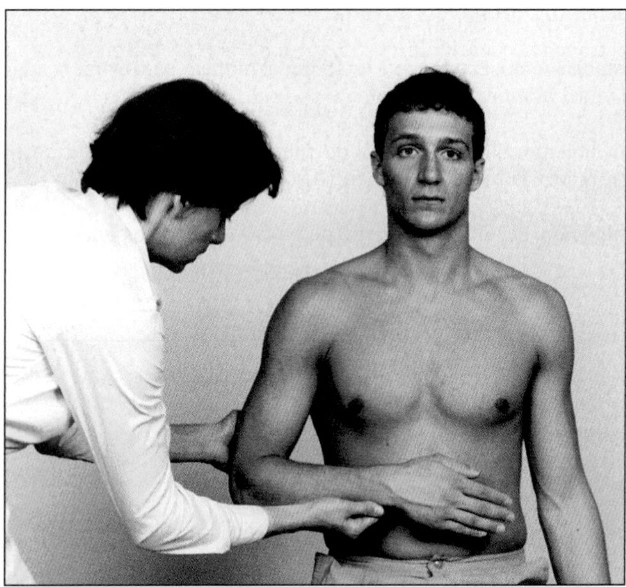

Figura 3-161 Posición final: subescapular.

Prueba alterna: subescapular

El paciente debe tener una AdM de rotación interna del hombro completa para adoptar esta posición. Esta prueba lleva al máximo la actividad del subescapular y reduce al mínimo la de los músculos accesorios: dorsal ancho, pectoral mayor[27,28] y redondo mayor.[27]

Posición inicial. El paciente se encuentra sentado. El hombro se rota de manera interna y el dorso de la mano se coloca sobre la columna lumbar media (fig. 3-162).

Estabilización. El terapeuta indica al paciente que evite la flexión del tronco hacia delante, así como la rotación ipsilateral del tronco.

Posición final (no se muestra). El paciente aleja la mano de la espalda.

Palpación. El subescapular se encuentra demasiado profundo como para palparlo.

Movimiento sustituto. Rotación ipsilateral del tronco o flexión del tronco hacia delante e inclinación anterior, retracción, rotación medial y elevación de la escápula.

Ubicación de la resistencia (no se muestra). Se aplica en dirección proximal a la articulación de la muñeca. La aplicación de resistencia sobrecarga las articulaciones del hombro y el codo, por lo que se debe tener precaución.

Dirección de la resistencia. Rotación externa del hombro. Se prefiere la prueba isométrica.

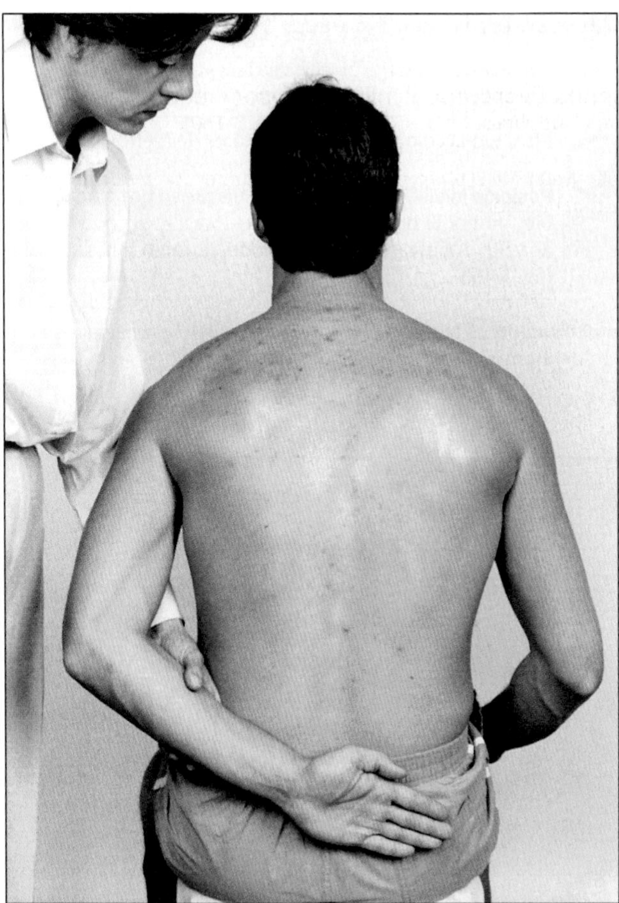

Figura 3-162 Posición de inicio de la prueba alterna: subescapular.

Rotación externa del hombro

Contra la gravedad: infraespinoso y redondo menor

Formulario 3-28

Músculo accesorio: fibras posteriores del deltoides.

Posición inicial. El paciente se encuentra en posición de decúbito prono. El hombro está abducido a 90°, el codo flexionado a 90° y el brazo proximal al codo descansa sobre la camilla (fig. 3-163).

Estabilización. El terapeuta estabiliza el húmero para evitar la aducción del hombro.

Movimiento. El paciente rota de forma externa el hombro mientras mueve el dorso de la mano hacia el techo (fig. 3-164).

Palpación. *Infraespinoso:* sobre el cuerpo de la escápula justo por debajo de la espina escapular. *Redondo menor:* no puede palparse.

Movimiento sustituto. Tríceps (extensión del codo) y fibras inferiores del trapecio (depresión escapular).

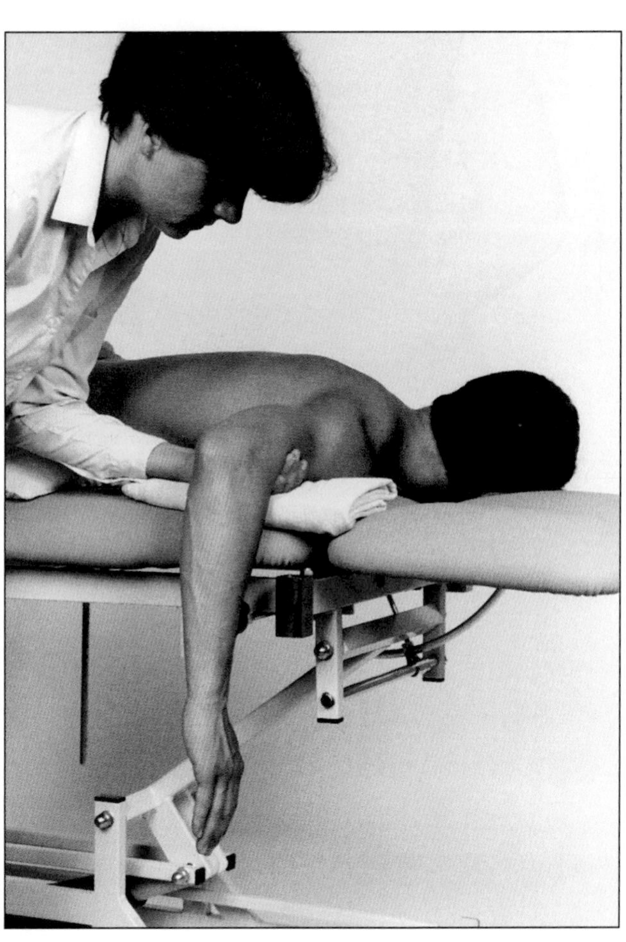

Figura 3-163 Posición inicial: infraespinoso y redondo menor.

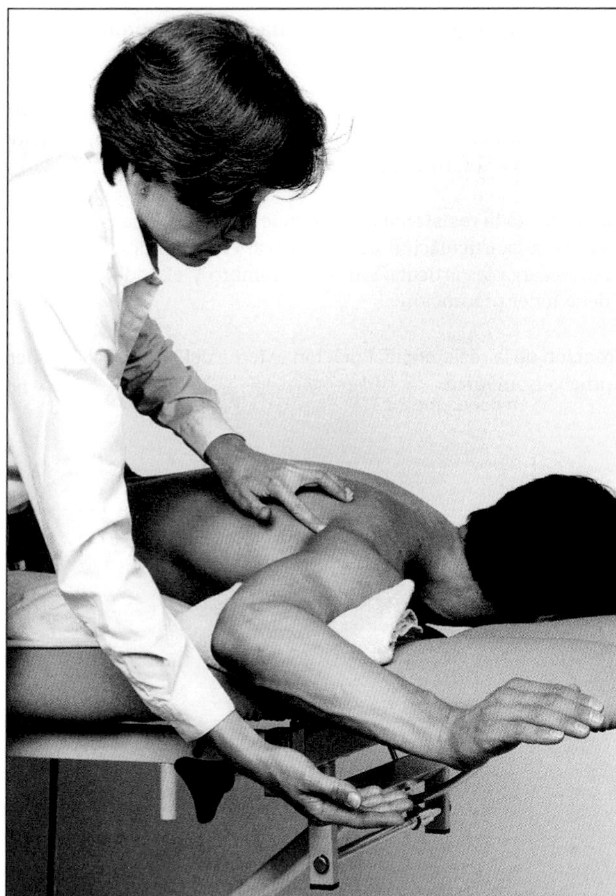

Figura 3-164 Posición para la prueba de detección: infraespinoso y redondo menor.

Prueba alterna. Si el paciente tiene antecedentes de luxación anterior de la articulación glenohumeral o es incapaz de adoptar la posición prona o alcanzar 90º de abducción del hombro, se le coloca en sedestación y se emplea la metodología de gravedad eliminada contra resistencia (*véase* fig. 3-166).

Ubicación de la resistencia. Se aplica proximalmente a la articulación de la muñeca, en la cara posterior del antebrazo (figs. 3-165 a 3-167). La aplicación de resistencia sobrecarga las articulaciones del codo y el hombro, por lo que deben extremarse los cuidados.

Dirección de la resistencia. Rotación interna del hombro.

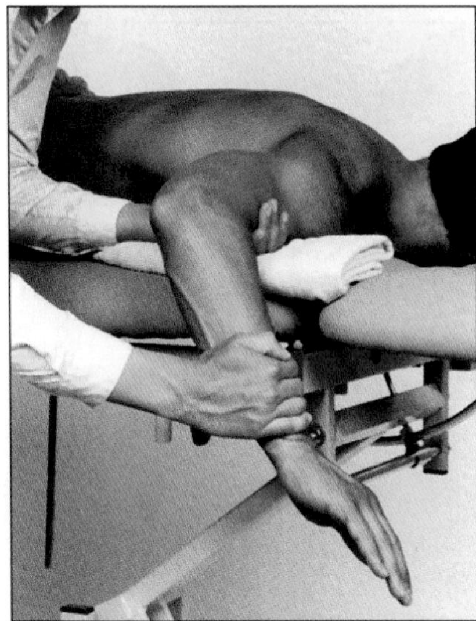

Figura 3-165 Resistencia: infraespinoso y redondo menor.

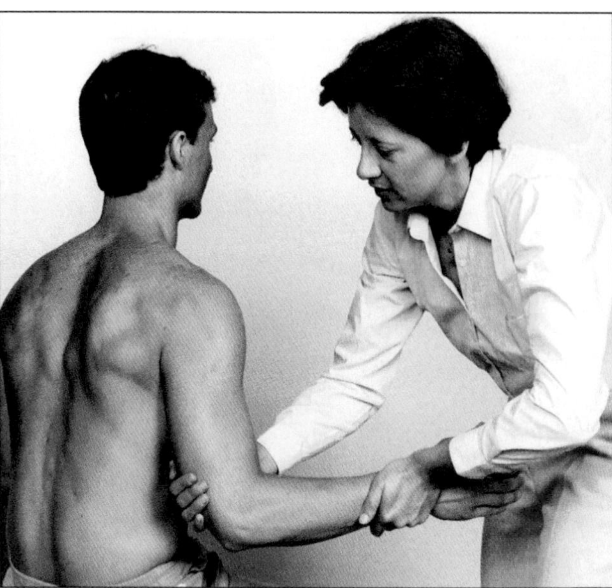

Figura 3-166 Posición alterna: infraespinoso y redondo menor.

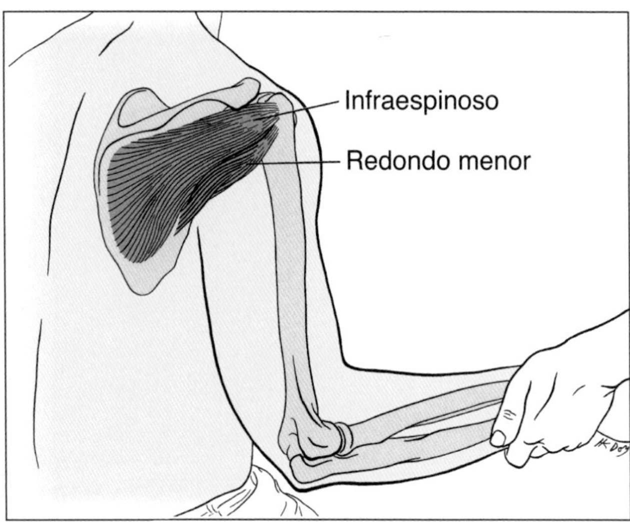

Figura 3-167 Infraespinoso y redondo menor.

Gravedad eliminada: infraespinoso y redondo menor

Posición inicial. El paciente se encuentra sentado. El brazo está en el costado, con el hombro aducido en rotación neutra, y el codo flexionado a 90°, con el antebrazo en posición media (fig. 3-168).

Estabilización. El terapeuta estabiliza el húmero.

Posición final. El paciente rota en dirección externa el hombro alejando la mano del cuerpo (fig. 3-169).

Movimiento sustituto. Tríceps (extensión del codo), fibras inferiores del trapecio (depresión escapular) y supinación del antebrazo.

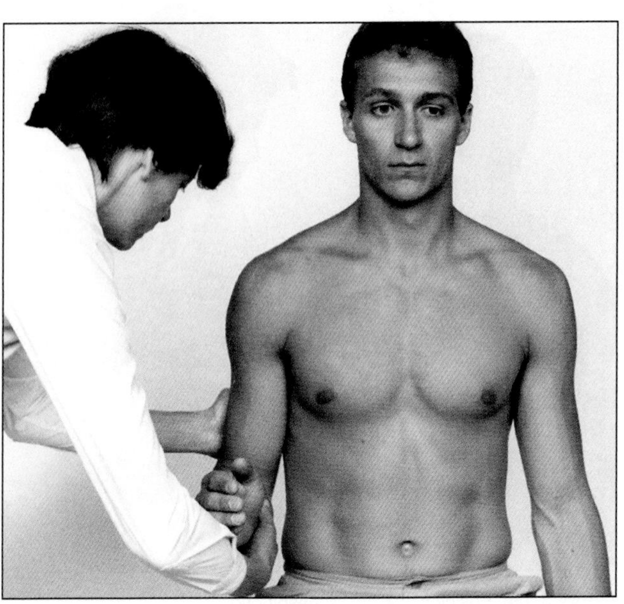

Figura 3-168 Posición inicial: infraespinoso y redondo menor.

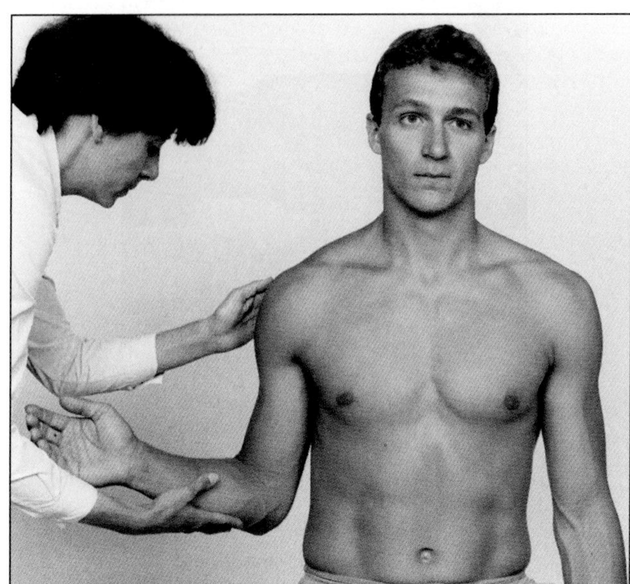

Figura 3-169 Posición final: infraespinoso y redondo menor.

APLICACIÓN FUNCIONAL

Función articular

La función del complejo articular del hombro consiste en posicionar o mover el brazo en el espacio a fin de que la mano pueda llevar a cabo su función. El complejo articular del hombro es la articulación de mayor movilidad en el cuerpo, proporcionando una AdM que supera a la de cualquier otra articulación. Debido a esta movilidad, se ve sacrificada la estabilidad.[8,29-33]

AdM funcional

La articulación del hombro puede flexionarse y extenderse, abducirse y aducirse, rotarse de forma interna y externa, así como abducirse y aducirse en el plano horizontal. En la ejecución de las actividades funcionales, los movimientos glenohumerales van acompañados, en distintos puntos de la AdM, de movimientos escapulares, claviculares y del tronco. Estos movimientos extienden la capacidad de la amplitud funcional de dicha articulación y, sin su contribución, el movimiento de los miembros superiores se vería restringido gravemente.[30,32,33]

La AdM requerida en el hombro para efectuar determinadas AdVD se presenta en las tablas 3-5 y 3-6, recopiladas de los trabajos

TABLA 3-5 Amplitud de movimiento* del hombro requerida para determinadas actividades de la vida diaria[34,35]

Actividad	AdM de flexión (grados)	AdM de extensión (grados)	AdM de abducción (grados)	AdM de aducción o de aducción horizontal† (grados)	AdM de rotación interna (grados)	AdM de rotación externa (grados)
Colocar un objeto en una repisa por encima de la cabeza sin doblar el codo:						
Lata de sopa[34]	121					38
Contenedor con 4 L (3.5-4.5 kg)[34]	120					42
Colocar un objeto en una repisa a la altura del hombro sin doblar el codo:						
Lata de sopa[34]	105					34
Contenedor con 4 L (3.5-4.5 kg)[34]	106					39
Alcanzar una repisa que está por encima de la cabeza sin doblar el codo[34]	119					30
Cambiar una bombilla en el techo[35]	110		105			
Enjabonarse la parte posterior del hombro contralateral[34]	95			–/116†		
Colocar la mano detrás de la cabeza con el codo recto a un lado[34]			127			61
Peinarse[34]	108			–/86†		
Lavarse el cabello[35]	118		112			
Enjabonarse la parte media de la espalda/desabrocharse el sujetador[34]		47			99	
Enjabonarse la espalda[35]		68		61/–		
Llegar a la parte baja de la espalda para fajarse la camisa con la mano[34]		46			88	

*Valores promedio de las fuentes originales[34,35] redondeados al grado más próximo. Namdari y cols.[34] informaron los valores de la amplitud de movimiento (AdM) para los brazos dominante y no dominante y descubrieron que no diferían de forma considerable en la mayoría de los casos o eran clínicamente insignificantes. Por lo tanto, solo se presentan los valores promedio de la AdM del brazo dominante.

†Aducción horizontal medida a partir de una posición inicial de 90° de abducción del hombro.

AdM: amplitud de movimiento.

TABLA 3-6 **Aducción y abducción horizontales y otras amplitudes de movimiento del hombro* necesarias para determinadas actividades funcionales[36]**

Actividad	AdM de aducción horizontal (grados)†	Otro hombro	AdM (grados)
Lavarse las axilas	104 ± 12	Flexión	52 ± 14
Comer	87 ± 29	Flexión	52 ± 8
Peinarse	54 ± 27	Abducción	112 ± 10
	AdM de abducción horizontal (grados)†		
Alcanzar la parte más alta de la espalda	69 ± 11	Extensión	56 ± 13
Alcanzar el perineo	86 ± 13	Extensión	38 ± 10

*Los valores corresponden al promedio ± desviación estándar de ocho individuos sanos.

†La posición inicial de 0° para establecer los grados de aducción horizontal y abducción horizontal es de 90° de abducción del hombro (*véase* fig. 3-51).

AdM: amplitud de movimiento.

de Namdari,[34] Khadilkar[35] y Matsen y cols.[36] La AdM del hombro necesaria para hacer estas AdVD fue inferior a la AdM completa disponible en el complejo articular del hombro, con excepción de la AdM de abducción horizontal y rotación interna, que requirió una AdM completa para alcanzar el perineo o subir al máximo por la espalda.[34-36] Los valores de la AdM de las tablas 3-5 y 3-6 pueden emplearse como guía para los requisitos de las AdVD, con base en que hay muchas variables que influyen en la forma en la que se llevan a cabo las AdVD. Khadilkar y cols.[35] informaron una alta variabilidad interindividual en la ejecución de las AdVD requeridas cuando se indicaba a los sujetos que realizaran estas tareas de la manera habitual.

A continuación se describen los movimientos funcionales del hombro a fin de resaltar la interdependencia de los componentes del complejo articular del hombro y del tronco a lo largo del movimiento.

Elevación del brazo por encima de la cabeza

Este movimiento funcional de elevación de 170° a 180° puede conseguirse mediante la flexión hacia adelante en el plano sagital o la abducción en el plano frontal. Debido a la posición de la escápula, que se sitúa entre 30° y 45° por delante del plano frontal,[3] muchas actividades funcionales cotidianas se llevan a cabo en el plano de la escápula. El plano escapular es el plano de referencia para los movimientos diagonales de elevación del hombro (*véase* fig. 3-5). A esta elevación del plano medio se le llama *elevación parcial del hombro*.[4] El plano usado por un individuo depende de los requisitos de movimiento de la actividad y de la posición de la mano necesaria para la tarea (*véase* tabla 3-6).

Para alcanzar los 180° de elevación mediante flexión o abducción, el movimiento de la articulación glenohumeral se acompaña de movimientos en las articulaciones esternoclavicular, acromioclavicular y escapulotorácica. Los grados finales de movimiento solo se pueden alcanzar por medio de la contribución de movimientos de columna de extensión del tronco o flexión lateral contralateral.[3,5,29] Todo el complejo articular del hombro funciona de forma coordinada para generar un movimiento suave y de gran oscilación para el miembro superior. El patrón de movimiento coordinado que se consigue mediante el movimiento escapulotorácico y glenohumeral se describe como «ritmo escapulohumeral».[3,8,29,31]

Existen variaciones individuales en cuanto a la contribución de cada una de las articulaciones al movimiento de elevación del brazo por encima de la cabeza. La variación depende del plano de elevación, el arco de elevación, la cantidad de carga sobre el brazo y las diferencias en las características anatómicas individuales.[33] Con el reconocimiento de estas particularidades, se suele observar que la AdM glenohumeral en relación con el movimiento escapular a lo largo de la elevación muestra una proporción de 2:1; es decir, dos grados de movimiento glenohumeral por cada grado de movimiento escapular.[8,31,32,37] El ritmo escapulohumeral es relevante para la elevación mediante la flexión y para la elevación por medio de la abducción. La comprensión del ritmo escapulohumeral es fundamental para entender la importancia de las limitaciones de la AdM articular en el complejo articular del hombro.

Ritmo escapulohumeral

Durante los 60° iniciales de flexión del hombro en el plano sagital o los 30° iniciales de abducción en el plano frontal, existe un ritmo escapulohumeral inconstante. Es durante esta fase cuando la escápula busca la estabilidad en relación con el húmero.[37-39] La escápula se encuentra en una fase de ajuste en la que puede permanecer inmóvil o rotar ligeramente de forma medial (hacia abajo) o lateral (hacia arriba)[37] (fig. 3-170). La articulación glenohumeral es la que más contribuye al movimiento en esta fase. Las actividades funcionales destinadas a la alimentación, que se realizan gracias a esta fase de elevación del hombro, incluyen el usar una cuchara o un tenedor y beber de una taza. Estas acciones se efectúan dentro de las amplitudes de 5° a 45° de flexión del hombro y de 5° a 30° de abducción del hombro.[40]

Tras la fase de ajuste, existe un ritmo escapulohumeral predecible durante todo el arco restante del movimiento hasta los 170° (fig. 3-171). Por cada 15° de movimiento entre los 30° de abducción o 60° de flexión y 170° de abducción o flexión, se producen 10° en la articulación glenohumeral y 5° en la escapulotorácica. El movimiento de la escápula tras la fase de posicionamiento consiste en el movimiento escapular primario de rotación lateral (hacia arriba), acompañado de rotaciones secundarias de inclinación posterior (plano sagital) y rotación posterior (plano transversal), a medida que aumenta el ángulo humeral con la elevación del brazo en el plano escapular.[41]

La amplitud hasta 170° a través de la abducción depende de un ritmo escapulohumeral dentro de la normalidad y de la capacidad de rotación externa completa del húmero a través de la elevación. Cuando el brazo en abducción alcanza una posición de 90°, el movimiento a través de la amplitud de elevación no puede continuar porque la tuberosidad mayor del húmero hace contacto con el borde superior de la fosa glenoidea y el arco coracoacromial.[5,39,42] La rotación externa del húmero (en una amplitud de aproximadamente 25°-50°)[2] coloca la tuberosidad mayor en dirección posterior, lo que permite que el húmero se mueva de forma libre bajo el arco coracoacromial. La elevación completa del hombro a través de la flexión depende del ritmo escapulohumeral y de la capacidad para rotar el húmero de manera interna a través de la amplitud.[43]

Los últimos grados de elevación se consiguen por medio de la flexión lateral del tronco contralateral (fig. 3-172) o la extensión del tronco. Del análisis sobre el ritmo escapulohumeral se desprende que la restricción del movimiento en cualquiera de las articulaciones del complejo articular del hombro limitará la capacidad para colocar la mano en la posición funcional deseada.

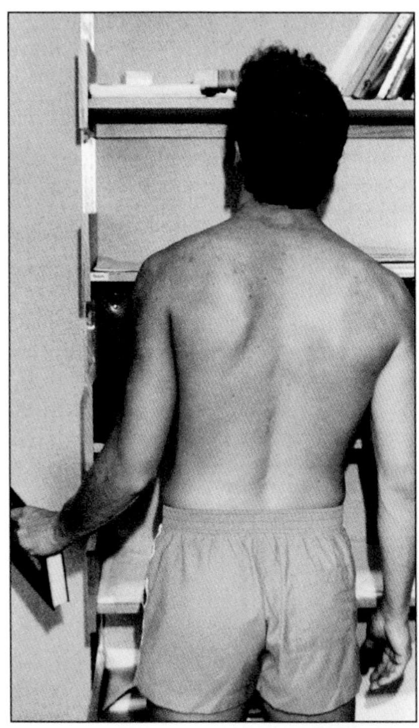

Figura 3-170 Fase de posicionamiento de la escápula durante la elevación del brazo en abducción. La escápula permanece inmóvil.

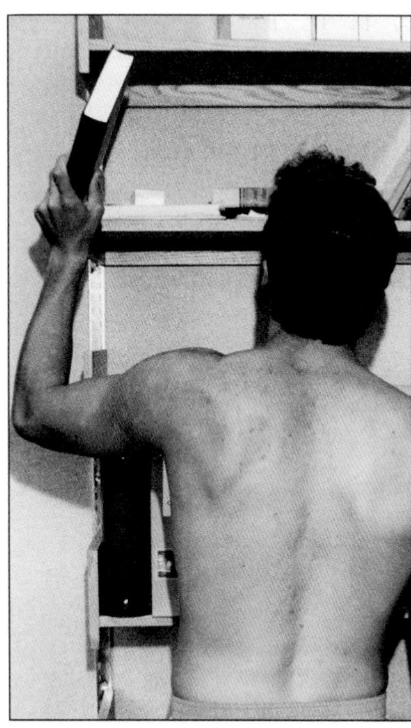

Figura 3-171 Ritmo escapulohumeral: durante la elevación más allá de los 60° de flexión o los 30° de abducción, la escápula se abduce y rota en dirección lateral (hacia arriba).

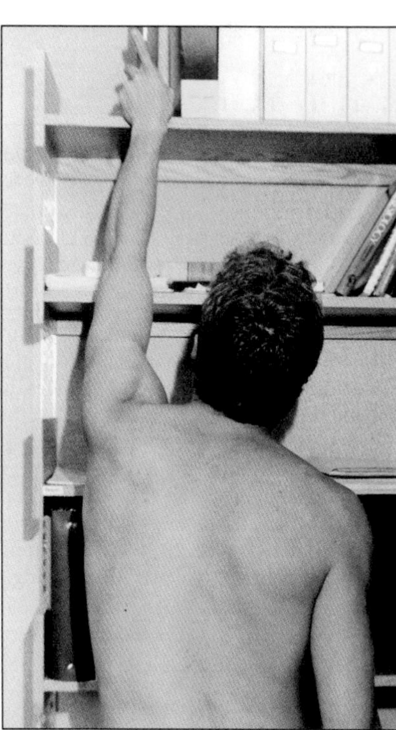

Figura 3-172 Elevación completa por medio de abducción: la amplitud completa se consigue mediante la flexión lateral del tronco contralateral.

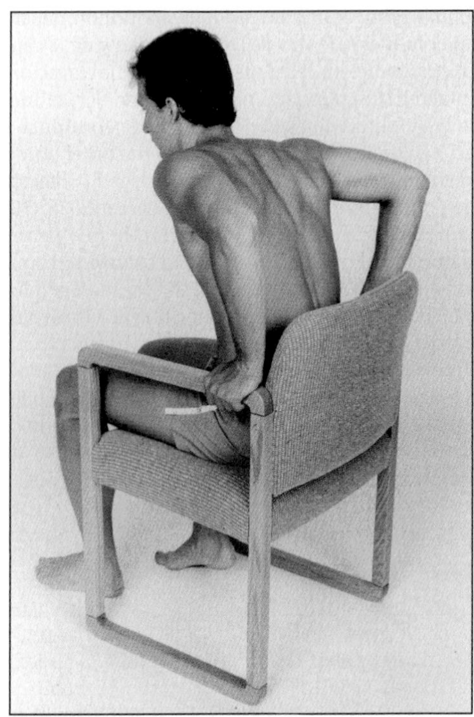

Figura 3-173 Extensión del hombro acompañada de aducción escapular y rotación medial (hacia abajo).

Extensión del hombro

La amplitud de 60° de extensión del hombro se obtiene principalmente a través de la articulación glenohumeral.[42] Durante la ejecución de las actividades funcionales, la extensión suele ir acompañada de aducción y rotación medial (hacia abajo) de la escápula (fig. 3-173). En este movimiento no está presente un ritmo escapulohumeral constante.

Se necesitan de 43° a 69° de extensión de los hombros para llegar a la parte más alta de la espalda[36] (p. ej., para abrocharse un sujetador; fig. 3-174) y de 28° a 48° de extensión de los hombros para alcanzar al perineo[36] y llevar a cabo la higiene íntima en el inodoro.

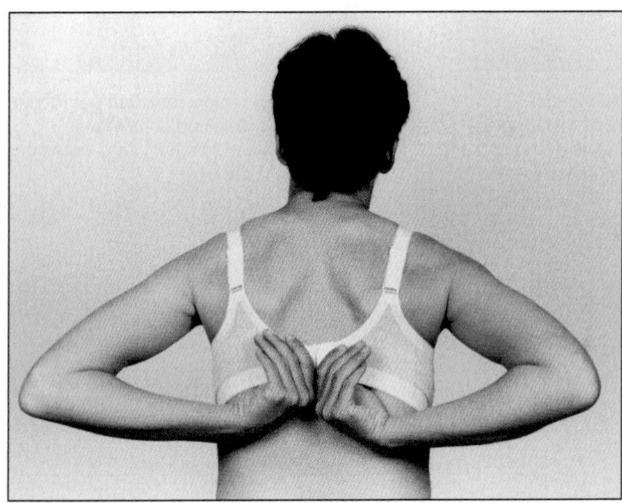

Figura 3-174 Extensión funcional y rotación interna de los hombros.

Aducción y abducción horizontales

Los movimientos de aducción y abducción horizontales permiten desplazar el brazo alrededor del cuerpo a la altura del hombro para llevar a cabo actividades como lavarse las axilas o la espalda (fig. 3-175), escribir en un pizarrón (pizarra) (fig. 3-176) y deslizar en dirección horizontal una ventana para abrirla o cerrarla. Aunque por definición los movimientos horizontales de aducción y de abducción tienen lugar en el plano transversal, muchas AdVD requieren movimientos similares en planos situados por encima o por debajo del nivel de los hombros. Estos movimientos también pueden denominarse *aducción* y *abducción horizontales*, hasta que se encuentran cerca del plano frontal, en cuyo caso los movimientos se denominan *aducción* o *abducción*. En la tabla 3-6 se proporcionan ejemplos de la AdM necesaria para desempeñar algunas AdVD, como llevar el brazo por delante del cuerpo (aducción horizontal) o por detrás del cuerpo (abducción horizontal) y para posicionar el brazo para otros movimientos de hombro implicados en estas actividades.

Rotación interna y externa

La AdM de rotación interna y externa varía en función de la posición del brazo. Ambas amplitudes de rotación, interna y externa, alcanzan una media de 68° cuando el brazo está en posición lateral, mientras que con un brazo abducido a 90° se pueden alcanzar 70° de rotación interna y 90° de rotación externa.[11] Se requiere una rotación externa completa para colocar la mano detrás del cuello al llevar a cabo actividades de autocuidado como cepillarse el cabello (fig. 3-177) y manipular el broche de un collar.

La rotación interna del hombro es necesaria para abotonarse una camisa. Se requieren entre 5° y 25° de rotación interna del hombro para usar una cuchara o un tenedor y para beber de una taza.[40] La rotación interna completa de la articulación glenohumeral, ampliada por el movimiento de la articulación escapulotorácica y del codo,

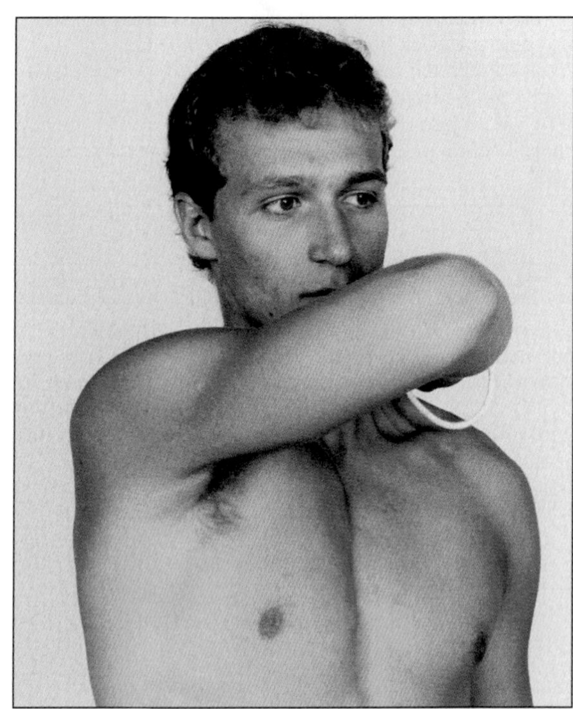

Figura 3-175 Función de la aducción horizontal del pectoral mayor.

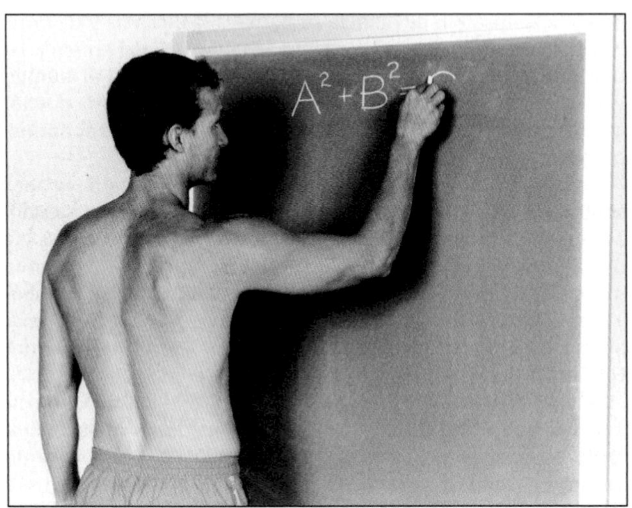

Figura 3-176 Abducción horizontal.

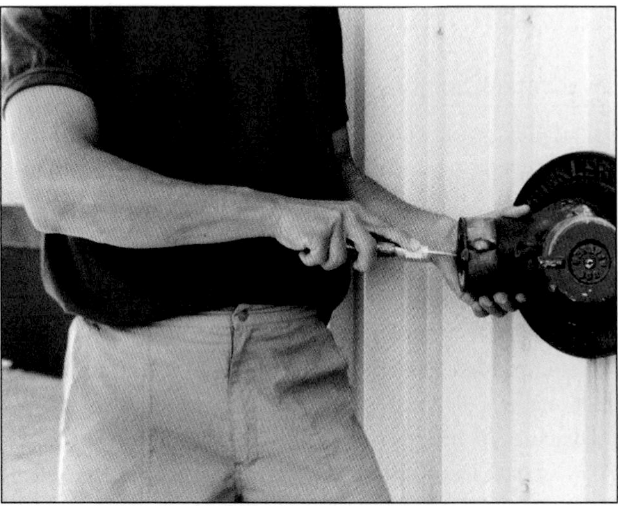

Figura 3-178 Asociación funcional: rotación interna del hombro y pronación del antebrazo.

sitúa la mano detrás de la espalda para poder introducirla en un bolsillo trasero, llevar a cabo la higiene íntima en el inodoro, fajarse una camisa y abrocharse un sujetador (*véase* fig. 3-174). Mallon y cols.[44] analizaron los movimientos articulares que se producían en el complejo articular del hombro y el codo al colocar el brazo detrás de la espalda. El análisis reveló la presencia de un patrón de movimiento coordinado entre el movimiento de la articulación escapular y el de la glenohumeral. Al principio de la AdM, la rotación interna se produce casi de manera exclusiva en la articulación glenohumeral, cuando la mano se lleva por delante del cuerpo y se posiciona junto a la cadera ipsilateral. A medida que el movimiento continúa y la mano se lleva por detrás de la parte baja de la espalda, el movimiento en la articulación escapulotorácica aumenta la rotación interna de la articulación glenohumeral. A continuación, se flexiona el codo para subir por la columna vertebral hasta el nivel del tórax.

Las rotaciones del hombro tienen un vínculo funcional con la rotación del antebrazo.[29] Cuando el brazo se aleja del costado, la rotación en ambas articulaciones se ocupa de girar la palma de la mano para que mire al piso o al techo. La rotación interna del hombro está relacionada con la pronación del antebrazo, ya que ambas acciones se producen de manera simultánea mientras se hacen muchas actividades. La pronación puede verse amplificada por la rotación interna del hombro (fig. 3-178). La rotación externa del hombro tiene un vínculo funcional con la supinación del antebrazo cuando el codo está extendido. Algunos ejemplos de actividades que ilustran esta acción combinada son cambiar una bombilla del techo, lanzar una bola de bolos con el brazo extendido y manipular el pie para introducirlo en un zapato (fig. 3-179).

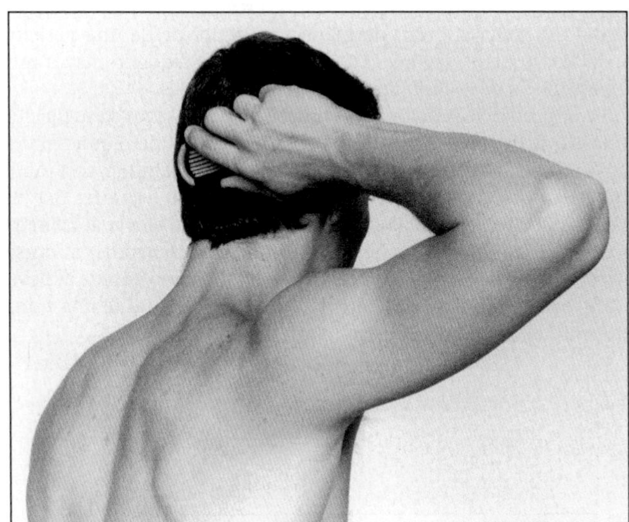

Figura 3-177 Rotación externa completa del hombro.

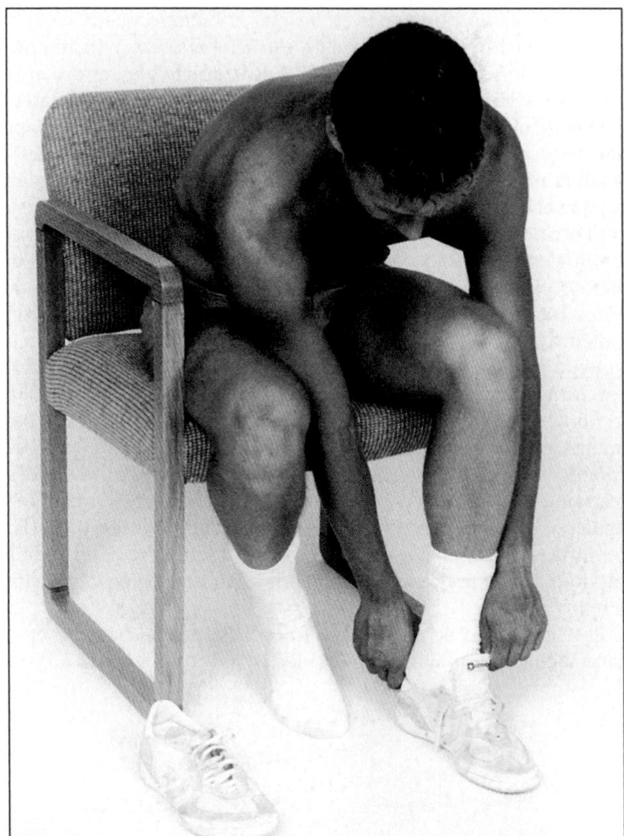

Figura 3-179 Asociación funcional: rotación externa del hombro y supinación del antebrazo.

Función muscular

Elevación del hombro

La capacidad para llevar a cabo actividades que impliquen el movimiento de elevación del brazo depende de una adecuada integridad articular para la libertad de movimiento y de la fuerza y función de los músculos de la cintura escapular, que producen y controlan dicho movimiento.[45] Los músculos responsables de la acción suave y coordinada que implica la elevación pueden dividirse en cuatro grupos funcionales:

1. Estabilizadores y facilitadores de la escápula
2. Estabilizadores del húmero
3. Flexores o abductores del húmero
4. Rotadores del húmero

Los estabilizadores y los facilitadores de la escápula incluyen el trapecio, los romboides, el serrato anterior y el elevador de la escápula. Durante la fase de posicionamiento de la escápula, la actividad de estos músculos es mínima (*véase* fig. 3-170). La contribución específica de los músculos escapulares depende de la variación individual y de si la escápula, en su papel estabilizador, se encuentra inmóvil o ligeramente rotada en dirección medial o lateral.[37] Tras la fase de posicionamiento, existe un ritmo escapulohumeral, con movimientos simultáneos de la escápula y el húmero. La fase de posicionamiento y el movimiento simultáneo pueden identificarse observando la posición de la escápula en las figuras 3-170 y 3-171. A medida que se eleva el brazo, se produce un aumento gradual de la actividad de los músculos escapulares hasta alcanzar su amplitud completa,[37] ya que estos músculos rotan principalmente la escápula en dirección lateral o hacia arriba. El propósito de la rotación escapular es colocar la fosa glenoidea y otras partes laterales de la escápula en posiciones en las que el húmero pueda elevarse sin la limitación impuesta por las estructuras óseas y ligamentosas.[46] Las fibras superiores e inferiores del trapecio y el serrato anterior son los principales motores responsables de la rotación lateral de la escápula.[3,41,47] El serrato anterior parece desempeñar un papel más destacado en la elevación por medio de flexión, atrayendo la escápula más anteriormente alrededor de la pared torácica, mientras que el trapecio parece ser más importante en la abducción.[45]

El segundo grupo de músculos estabiliza la cabeza del húmero en la fosa glenoidea. Dado que la articulación glenohumeral no es un fulcro o punto de apoyo estático, este tipo de estabilización se denomina *estabilidad dinámica*.[48] La importancia funcional del movimiento o la contribución estabilizadora de estos músculos se hace evidente a través de las siguientes descripciones de su aportación específica mediante la elevación. A lo largo de toda la AdM, la cabeza del húmero se estabiliza en la fosa glenoidea por la acción del subescapular, el supraespinoso, el infraespinoso, la mitad superior del redondo menor[48,49] y la cabeza larga del bíceps.[50] Mediante estudios electromiográficos, Saha[48] descubrió que en la abducción el subescapular y el infraespinoso estabilizan en la amplitud de 0° a 150° y el infraespinoso es el estabilizador primario durante el resto de la amplitud. El supraespinoso proporciona estabilización en la posición de brazo colgante.[31,49]

El tercer grupo de músculos actúa para mover el húmero en el plano sagital o frontal. Estos músculos están activos en una AdM de 0° a 180°. Se insertan de manera proximal a la escápula y de forma distal al húmero e incluyen los abductores y flexores del hombro. Las fibras medias del deltoides y el supraespinoso elevan el húmero mediante abducción; las fibras anteriores del deltoides y la porción clavicular del pectoral mayor y el coracobraquial elevan el húmero por medio de flexión.

Cuando los músculos del hombro se contraen para flexionar o abducir el brazo, los músculos del manguito de los rotadores estabilizan o «fijan» dinámicamente la cabeza del húmero en la fosa glenoidea, con lo que se crea un fulcro alrededor del cual el húmero se mueve en abducción o flexión. Esta estabilización evita la aparición de otros movimientos no deseados del húmero que se generarían por las fuerzas de contracción de los músculos abductores o flexores del hombro durante la elevación.

La finalidad del cuarto grupo de músculos es rotar el húmero de manera externa o interna. La elevación mediante abducción se acompaña de rotación externa del húmero.[5,29,39,42] Las fibras anteriores del deltoides contribuyen a rotar en dirección interna el húmero,[51] ya que la flexión se acompaña de rotación interna.[43]

La función de la elevación del hombro es mover y colocar el brazo en el espacio de modo que la mano pueda funcionar correctamente. La actividad manual impone exigencias adicionales a los músculos de la cintura escapular responsables de la elevación. Sporrong y cols.[52] evaluaron la actividad de cuatro músculos de la cintura escapular, un estabilizador y facilitador escapular (trapecio), los estabilizadores humerales (supraespinoso, infraespinoso) y un facilitador humeral (deltoides), con una pequeña carga, similar en peso a una herramienta de mano industrial, sostenida en posiciones elevadas del brazo mientras se estaba en sedestación. Cuando se aplicaron mayores fuerzas de prensión manual a la carga, la actividad aumentó en los músculos de la cintura escapular, sobre todo en los estabilizadores humerales.

Aducción y extensión del hombro

Una vez que el brazo se ha elevado mediante flexión o abducción, este desciende en dirección posterior hacia el costado del cuerpo por medio de extensión o aducción. Cuando se requiere un movimiento o fuerza rápidos para efectuar una actividad como cerrar una ventana, subir una escalera o sacar una pelota en el tenis (fig. 3-180), el dorsal ancho y el redondo mayor aducen y extienden el húmero. Aunque el dorsal ancho funciona con o sin resistencia, el redondo mayor solo se activa para acciones en las que la resistencia es un factor.[49] En este caso, el redondo mayor se acompaña de la acción de los romboides, que funcionan para rotar la escápula de forma medial.[5,49] Cuando se toma el brazo de manera posterior desde una posición lateral en un plano sagital, el dorsal ancho y el redondo mayor reciben asistencia de las fibras posteriores del deltoides.

La importancia funcional del dorsal ancho, a través de su fijación en la cresta del ilion, es evidente en actividades que requieren cargar peso con las manos.[29] En actividades como caminar con muletas o levantarse desde una posición de sedestación (*véase* fig. 3-173), el dorsal ancho deprime la cintura escapular para elevar el tronco y la pelvis. Las fibras esternales del pectoral mayor ayudan al dorsal ancho a elevar el tronco sobre el húmero fijo, como sucede al llevar a cabo una elevación por liberación de peso[53] o durante una transferencia[54] en pacientes con paraplejia de bajo grado.

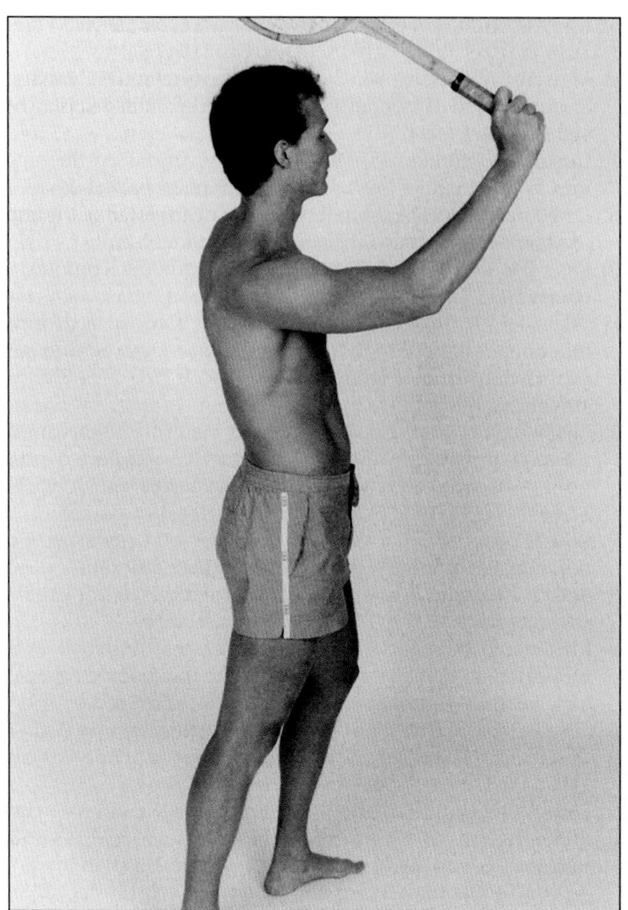

Figura 3-180 Extensión del hombro: función del dorsal ancho y del redondo mayor.

Flexión y aducción

El pectoral mayor es un flexor y un aductor del brazo. La importancia funcional de su integridad se ilustra en las actividades de autocuidado en las que el brazo lleva a cabo movimientos de flexión y de aducción. Este patrón de movimiento es evidente en muchas actividades de autocuidado, como vestirse, bañarse (*véase* fig. 3-175) y las tareas de higiene.

Rotación interna

El subescapular es el único rotador interno puro del hombro.[55] El redondo mayor, el dorsal ancho, el pectoral mayor y el deltoides anterior combinan la rotación interna con otros movimientos descritos previamente. El subescapular gira en dirección interna al húmero cuando el brazo se coloca delante o detrás del cuerpo. Este músculo desempeña un papel importante en la elevación de la mano lejos de la región de la columna lumbar media,[27] por ejemplo, cuando se coloca una almohada detrás de la espalda al sentarse.

El movimiento de rotación interna tiene un vínculo funcional con la pronación del antebrazo, ya que ambas acciones se producen de manera simultanea en diversas actividades;[29] de hecho, la pronación puede amplificarse mediante la rotación interna del hombro (*véase* fig. 3-178).

Rotación externa

Este movimiento se consigue mediante la acción del infraespinoso, el redondo menor y el deltoides posterior. La rotación externa tiene un vínculo funcional con los supinadores del antebrazo cuando el codo está extendido.[29] Ambos grupos musculares se ocupan al girar la palma de la mano hacia el techo. Ejemplos de actividades que ilustran esta acción combinada son cambiar una bombilla del techo, lanzar una bola de bolos con el brazo extendido y manipular el pie para introducirlo en un zapato (*véase* fig. 3-179).

Referencias

1. Standring S, ed. *Gray's Anatomy: The Anatomical Basis of Clinical Practice.* 39th ed. London, UK: Elsevier Churchill Livingstone; 2005.
2. Neumann DA. *Kinesiology of the Musculoskeletal System: Foundations for Rehabilitation.* 2nd ed. St Louis, MO: Mosby Elsevier; 2010.
3. Soderberg GL. *Kinesiology: Application to Pathological Motion.* 2nd ed. Baltimore, MD: Williams & Wilkins; 1997.
4. Perry J. Shoulder function for the activities of daily living. In: Matsen FA, Fu FH, Hawkins RJ, eds. *The Shoulder: A Balance of Mobility and Stability.* Rosemont, IL: American Academy of Orthopaedic Surgeons; 1993.
5. Kapandji IA. *The Physiology of the Joints. Vol. 1. The Upper Limb.* 6th ed. New York, NY: Churchill Livingstone Elsevier; 2007.
6. Norkin CC, White DJ. *Measurement of Joint Motion: A Guide to Goniometry.* 4th ed. Philadelphia, PA: FA Davis; 2009.
7. Daniels L, Worthingham C. *Muscle Testing: Techniques of Manual Examination.* 5th ed. Philadelphia, PA: WB Saunders; 1986.
8. Levangie PK, Norkin CC. *Joint Structure & Function: A Comprehensive Analysis.* 3rd ed. Philadelphia, PA: FA Davis; 2001.
9. Woodburne RT. *Essentials of Human Anatomy.* 5th ed. London, UK: Oxford University Press; 1973.
10. Magee DJ. *Orthopedic Physical Assessment.* 5th ed. St Louis, MO: Saunders Elsevier; 2008.
11. American Academy of Orthopaedic Surgeons. *Joint Motion: Method of Measuring and Recording.* Chicago, IL: AAOS; 1965.
12. Berryman Reese N, Bandy WD. *Joint Range of Motion and Muscle Length Testing.* Philadelphia, PA: WB Saunders; 2002.
13. Cyriax J. *Textbook of Orthopaedic Medicine, Vol. 1. Diagnosis of Soft Tissue Lesions.* 8th ed. London, UK: Bailliere Tindall; 1982.
14. Gajdosik RL, Hallett JP, Slaughter LL. Passive insufficiency of two-joint shoulder muscles. *Clin Biomech.* 1994;9:377-378.
15. Kebaetse M, McClure P, Pratt NA. Thoracic position effect on shoulder range of motion, strength, and three-dimensional scapular kinematics. *Arch Phys Med Rehabil.* 1999;80:945-950.

16. Boon AJ, Smith J. Manual scapular stabilization: its effect on shoulder rotational range of motion. *Arch Phys Med Rehabil.* 2000;81:978-983.
17. Evjenth O, Hamberg J. *Muscle Stretching in Manual Therapy A Clinical Manual: The Extremities.* Vol. 1. Alfta, Sweden: Alfta Rehab Forlag; 1984.
18. Rosa DP, Brostad JD, Pires ED, Camargo PR. Reliability of measuring pectoralis minor muscle resting length in subjects with and without signs of shoulder impingement. *Braz J Phys Ther.* 2016;20(2):176-183. http://dx.doi.org/10.1590/bjpt-rbf.2014.0146
19. Williams PL, Bannister LH, Berry MM, et al., eds. *Gray's Anatomy.* 38th ed. New York, NY: Churchill Livingstone; 1995.
20. Wang SS, Normile SO, Lawshe BT. Reliability and smallest detectable change determination for serratus anterior muscle strength and endurance tests. *Physiother Theor Pract.* 2006;22(1):33-42.
21. Ekstrom RA, Donatelli RA, Soderberg GL. Surface electromyographic analysis of exercises for the trapezius and serratus anterior muscles. *J Orthop Sports Phys Ther.* 2003;33(5):247-258.
22. Brunnstrom MA. Muscle testing around the shoulder girdle. *J Bone Joint Surg Am.* 1941;23:263-272.
23. Kendall FP, McCreary EK, Provance PG, Rodgers MM, Romani WA. *Muscles Testing and Function with Posture and Pain.* 5th ed. Philadelphia, PA: Lippincott Williams & Wilkins; 2005.
24. Robel SJ, Mills MM, Terpstra L, Vardaxis V. Middle and lower trapezius manual muscle testing. *J Orthop Sports Phys Ther.* 2009;39:A79-A79.
25. Nishijima N, Yamamuro T, Fujio K, Ohba M. The swallowtail sign: a test of deltoid function. *J Bone Joint Surg Br.* 1994;77:152-153.
26. Whitcomb LJ, Kelley MJ, Leiper CI. A comparison of torque production during dynamic strength testing of shoulder abduction in the coronal plane and the plane of the scapula. *J Orthop Sports Phys Ther.* 1995;21:227-232.
27. Greis PE, Kuhn JE, Schultheis J, Hintermeister R, Hawkins R. Validation of the lift-off test and analysis of subscapularis activity during maximal internal rotation. *Am J Sports Med.* 1996;24:589-593.
28. Kelly BT, Kadrmas WR, Speer KP. The manual muscle examination for rotator cuff strength. *Am J Sports Med.* 1996;24:581-588.
29. Smith LK, Lawrence Weiss E, Lehmkuhl LD. *Brunnstrom's Clinical Kinesiology.* 5th ed. Philadelphia, PA: FA Davis; 1996.
30. MacConaill MA, Basmajian JV. *Muscles and Movements.* 2nd ed. New York, NY: RE Kreiger; 1977.
31. Cailliet R. *Shoulder Pain.* 3rd ed. Philadelphia, PA: FA Davis; 1991.
32. Rosse C. The shoulder region and the brachial plexus. In: Rosse C, Clawson DK, eds. *The Musculoskeletal System in Health and Disease.* New York, NY: Harper & Row; 1980.
33. Zuckerman JD, Matsen FA. Biomechanics of the shoulder. In: Nordin M, Frankel VM, eds. *Basic Biomechanics of the Musculoskeletal System.* 2nd ed. Philadelphia, PA: Lea & Febiger; 1989.
34. Namdari S, Yagnik G, Ebaugh DD, et al. Defining functional shoulder range of motion for activities of daily living. *J Shoulder Elbow Surg.* 2012;21:1177-1183. doi:10.1016/j.jse.2011.07.032
35. Khadilkar L, MacDermid JC, Sinden KE, et al. An analysis of functional shoulder movements during task performance using Dartfish movement analysis software. *Int J Shoulder Surg.* 2014;8(1):1-9. doi:10.4103/0973-6042.131847
36. Matsen FA, Lippitt SB, Sidles JA, Harryman DT. *Practical Evaluation and Management of the Shoulder.* Philadelphia, PA: WB Saunders; 1994.
37. Inman VT, Saunders M, Abbot LC. Observations on the function of the shoulder joint. *J Bone Joint Surg.* 1944;26:1-30.
38. Dvir Z, Berme N. The shoulder complex in elevation of the arm: a mechanism approach. *J Biomech.* 1978;11:219-225.
39. Kent BE. Functional anatomy of the shoulder complex: a review. *Phys Ther.* 1971;51:867-888.
40. Safaee-Rad R, Shwedyk E, Quanbury AO, Cooper JE. Normal functional range of motion of upper limb joints during performance of three feeding activities. *Arch Phys Med Rehabil.* 1990;71:505-509.
41. Ludewig PM, Cook TM, Nawoczenski DA. Three-dimensional scapular orientation and muscle activity at selected positions of humeral elevation. *J Orthop Sports Phys Ther.* 1996;24:57-65.
42. Peat M. The shoulder complex: a review of some aspects of functional anatomy. *Physiother Can.* 1977;29:241-246.
43. Blakey RL, Palmer ML. Analysis of rotation accompanying shoulder flexion. *Phys Ther.* 1984;64:1214-1216.
44. Mallon WJ, Herring CL, Sallay PI, et al. Use of vertebral levels to measure presumed internal rotation at the shoulder: a radiologic analysis. *J Shoulder Elbow Surg.* 1996;5:299-306.
45. Norkin CC, Levangie PK. *Joint Structure & Function: A Comprehensive Analysis.* 2nd ed. Philadelphia, PA: FA Davis; 1992.
46. Duvall EN. Critical analysis of divergent views of movement of the shoulder joint. *Arch Phys Med Rehabil.* 1955;36:149-153.
47. Johnson G, Bogduk N, Nowitzke A, House D. Anatomy and actions of the trapezius muscle. *Clin Biomech (Bristol, Avon).* 1994;9:44-50.
48. Saha AK. Dynamic stability of the glenohumeral joint. *Acta Orthop Scand.* 1971;42:491-505.
49. Basmajian JV, DeLuca CJ. *Muscles Alive: Their Functions Revealed by Electromyography.* 5th ed. Baltimore, MD: Williams & Wilkins; 1985.
50. Pagnani MJ, Deng X-H, Warren RF, Torzilli PA, O'Brien SJ. Role of the long head of the biceps brachii in glenohumeral stability: a biomechanical study in cadavers. *J Shoulder Elbow Surg.* 1996;5:255-262.
51. Moore KL. *Clinically Oriented Anatomy.* Baltimore, MD: Williams & Wilkins; 1980.
52. Sporrong H, Palmerud G, Herberts P. Hand grip increases shoulder muscle activity: an EMG analysis with static hand contractions in 9 subjects. *Acta Orthop Scand.* 1996;67:485-490.
53. Reyes ML, Gronley JK, Newsam CJ, Mulroy SJ, Perry J. Electromyographic analysis of shoulder muscles of men with low-level paraplegia during a weight relief raise. *Arch Phys Med Rehabil.* 1995;76:433-439.
54. Perry J, Gronley JK, Newsam CJ, Reyes ML, Mulroy SJ. Electromyographic analysis of shoulder muscles during depression transfers in subjects with low-level paraplegia. *Arch Phys Med Rehabil.* 1996;77:350-355.
55. Lehmkuhl LD, Smith LK. *Brunnstrom's Clinical Kinesiology.* 4th ed. Philadelphia, PA: FA Davis; 1983.

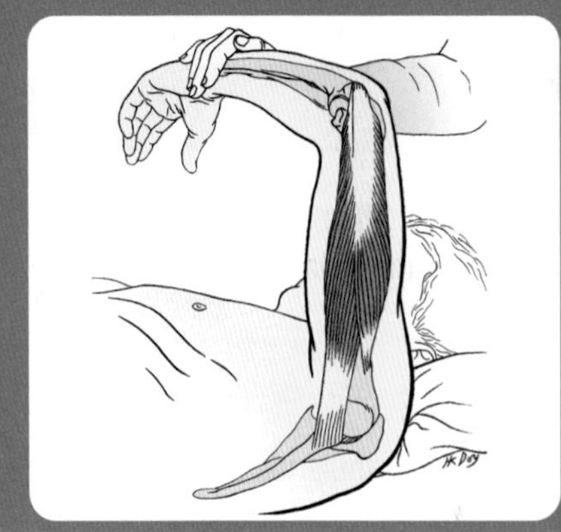

Codo y antebrazo 4

BÚSQUEDA RÁPIDA

(*continúa*)

BÚSQUEDA RÁPIDA *(continuación)*

La práctica hace al maestro: formularios de resumen y evaluación. Formularios 4-1 a 4-11 disponibles en: http://thepoint.lww.com/Clarkson4e

Articulaciones y movimientos

El *codo* es una articulación en bisagra modificada (fig. 4-1) compuesta por dos articulaciones: la humerocubital y la humerorradial. La articulación humerocubital está formada proximalmente por la tróclea del húmero, que es convexa de forma anteroposterior,[1] y se articula con la superficie cóncava de la escotadura troclear del cúbito. La superficie convexa del cóndilo humeral se articula con la cara proximal cóncava de la cabeza del radio para formar la articulación humerorradial.

El codo se puede flexionar y extender en el plano sagital con movimiento alrededor de un eje frontal (fig. 4-2). El eje de flexión y de extensión del codo «pasa por el centro de los arcos formados por el surco troclear y el cóndilo»[2 (p. 534)] humeral, excepto en ambos extremos del movimiento, cuando el eje se desplaza en direcciones anterior y posterior,[2] respectivamente.

Las articulaciones del antebrazo (*véase* fig. 4-1) están formadas por las articulaciones radiocubitales superior e inferior y la sindesmosis conformada por la membrana interósea entre el radio y el cúbito. La articulación radiocubital superior está contenida dentro de la cápsula articular del codo.[1] Es una articulación trocoide establecida entre la superficie convexa de la cabeza del radio y la escotadura radial cóncava en la cara radial del cúbito proximal. El ligamento anular, cubierto de cartílago articular, rodea el borde de la cabeza radial.[3] Cuando se produce movimiento en la articulación radiocubital superior, también se genera movimiento en la articulación humerorradial, ya que la cabeza del radio rota sobre el cóndilo humeral. La articulación radiocubital inferior es también una articulación trocoide, en la cual

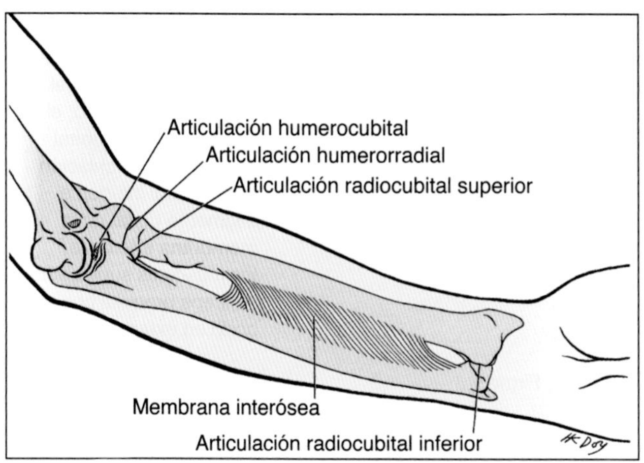

Figura 4-1 Articulaciones del codo y del antebrazo.

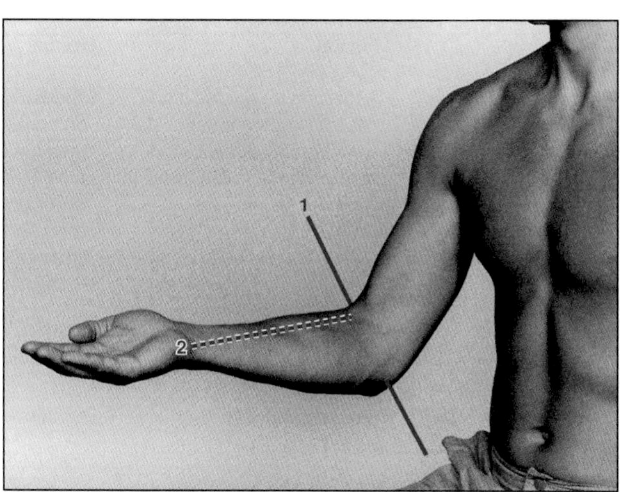

Figura 4-2 Ejes de las articulaciones del codo y del antebrazo: (*1*) flexión y extensión; (*2*) supinación y pronación.

la escotadura cubital cóncava de la cara medial del radio distal se vincula con la cabeza convexa del cúbito.

El antebrazo se puede posicionar en supinación y pronación. Estos movimientos se generan alrededor de un eje oblicuo que pasa por la cabeza del radio, de forma proximal, y por la cabeza del cúbito, de manera distal[4,5] (*véase* fig. 4-2). Con el codo en posición anatómica, los movimientos de pronación y supinación se producen en el plano transversal, alrededor de un eje longitudinal. En supinación, el radio se sitúa junto al cúbito (fig. 4-3A). En pronación, el radio gira alrededor de un cúbito relativamente inmóvil (fig. 4-3B). Los movimientos de las articulaciones del codo y del antebrazo se describen en la tabla 4-1.

TABLA 4-1 Estructura articular: movimientos del codo y del antebrazo

	Flexión	Extensión	Supinación	Pronación
Articulación[1,6]	Humerocubital, humerorradial	Humerocubital, humerorradial	Humerorradial, radiocubital superior, radiocubital inferior, membrana interósea	Humerorradial, radiocubital superior, radiocubital inferior, membrana interósea
Plano	Sagital	Sagital	Transversal	Transversal
Eje	Frontal	Frontal	Longitudinal	Longitudinal
Factores limitantes normales[3,6-8,*] (*véase* fig. 4-3A y B)	Aposición de tejidos blandos de la cara anterior del antebrazo y superior del brazo; proceso (apófisis) coronoides en contacto con la fosa coronoidea y la cabeza radial en contacto con la fosa radial; tensión en la cápsula posterior y el tríceps	Proceso del olécranon en contacto con la fosa del olécranon; tensión en los flexores del codo y la cápsula articular anterior y el ligamento colateral medial	Tensión en los músculos pronadores, el ligamento cuadrado, el ligamento radiocubital palmar de la articulación radiocubital inferior y el cordón oblicuo	Contacto del radio sobre el cúbito; tensión en el ligamento cuadrado, el ligamento radiocubital dorsal de la articulación radiocubital inferior, el segmento distal de la membrana interósea,[9] los músculos supinador y bíceps braquial con el codo en extensión
Sensación de tope normal[7,10,11,*]	Suave/dura/firme	Dura/firme	Firme	Dura/firme
AdMA normal[12] (AdMA)[13]	0°-150° (0°-140°)	0° (0°)	0°-80°-90° (0°-80°)	0°-80°-90° (0°-80°)
Patrón capsular[10,11]	Articulación del codo: articulación humerocubital: flexión, extensión y rotación completa e indolora; articulación radiohumeral: flexión, extensión, supinación y pronación Articulación radiocubital superior: limitación equivalente en la supinación y la pronación Articulación radiocubital inferior: rotación completa con dolor en los extremos de la rotación			

*Hay pocas investigaciones concluyentes que identifiquen los factores limitantes normales (FLN) del movimiento articular. Los FLN y las sensaciones de tope aquí indicadas se basan en el conocimiento de la anatomía, la experiencia clínica y las referencias disponibles.

AdMA: amplitud de movimiento activo.

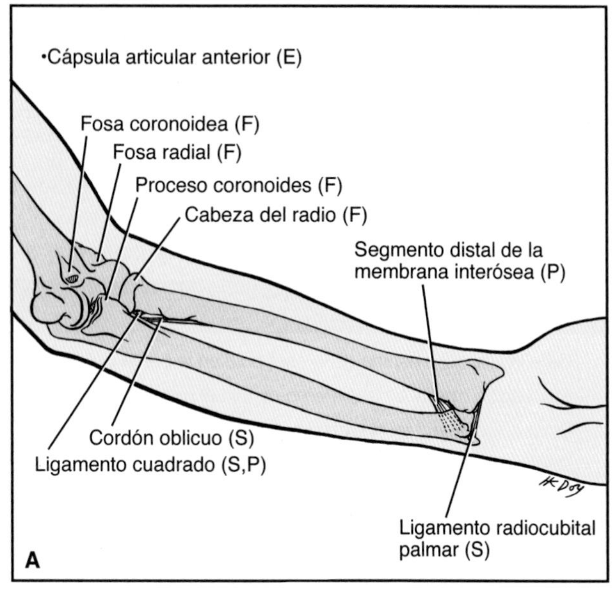

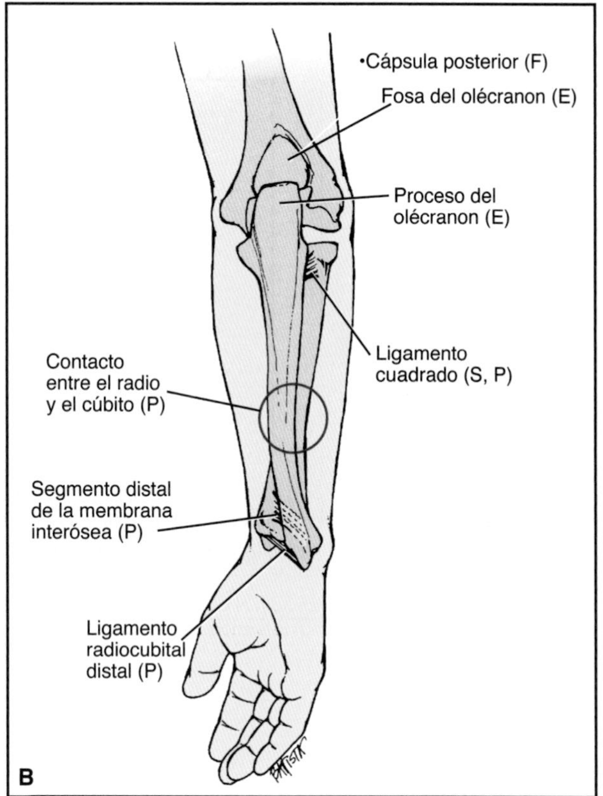

Figura 4-3 Factores limitantes normales. **A.** Vista anteromedial del codo y del antebrazo en supinación en la que se muestran las estructuras no contráctiles que a menudo limitan el movimiento. **B.** Vista posterior del codo con el antebrazo en pronación en la que se ilustran las estructuras no contráctiles que suelen limitar el movimiento. El movimiento limitado por estructuras se identifica entre paréntesis mediante las siguientes abreviaturas: E: extensión; F: flexión; P: pronación; S: supinación. No se ilustran los músculos que por lo general limitan el movimiento.

PUNTOS DE REFERENCIA ANATÓMICOS (FIGS. 4-4 A 4-6)

Por medio de la descripción y la ilustración, se identifican los puntos de referencia anatómicos pertinentes para evaluar la amplitud de movimiento (AdM) articular y la fuerza muscular del codo y el antebrazo. Los músculos se excluyen de esta descripción ya que los puntos precisos de palpación se presentan en la revisión de cada prueba muscular más adelante en el capítulo.

Estructura	Ubicación
1. Proceso (apófisis) del acromion	Cara lateral de la espina de la escápula en la punta del hombro.
2. Epicóndilo medial del húmero	Proyección medial en el extremo distal del húmero.
3. Epicóndilo lateral del húmero	Proyección lateral en el extremo distal del húmero.
4. Proceso del olécranon	Cara posterior del codo; extremo proximal del eje cubital.
5. Cabeza del radio	Distal al epicóndilo lateral del húmero.
6. Proceso estiloides del radio	Prominencia ósea en la cara lateral del antebrazo en el extremo distal del radio.
7. Cabeza del tercer metacarpiano	Prominencia ósea en la base del dedo medio.
8. Cabeza del cúbito	Protuberancia ósea redondeada en la cara posteromedial del antebrazo en el extremo distal del cúbito.
9. Proceso estiloides del cúbito	Proyección ósea en la cara posteromedial del extremo distal del cúbito.

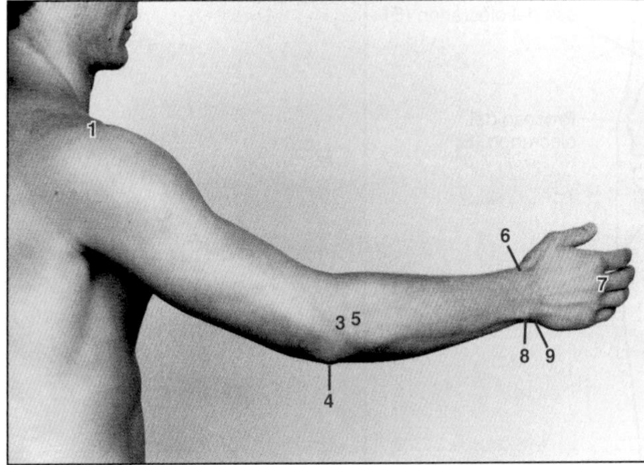

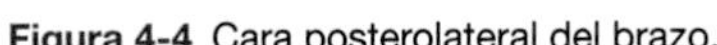
Figura 4-4 Cara posterolateral del brazo.

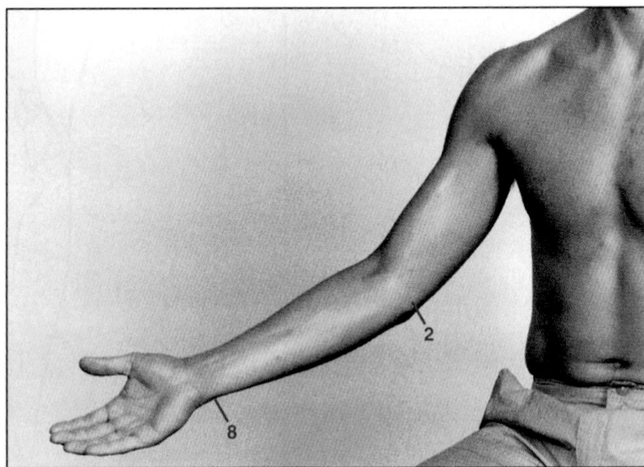

Figura 4-5 Cara anteromedial del brazo.

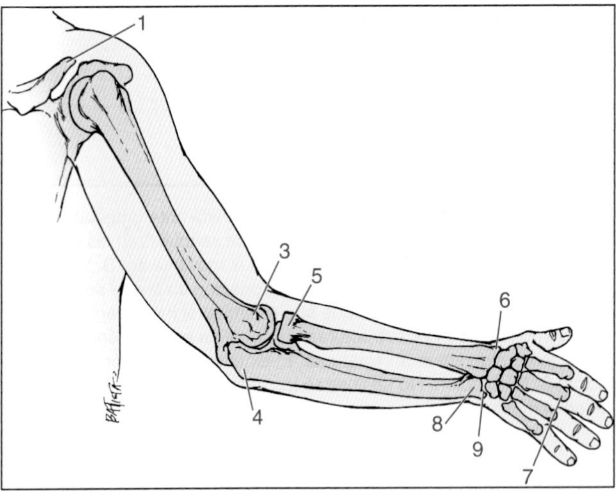

Figura 4-6 Características anatómicas óseas: cara posterolateral del brazo.

Evaluación y medición de la AdM articular

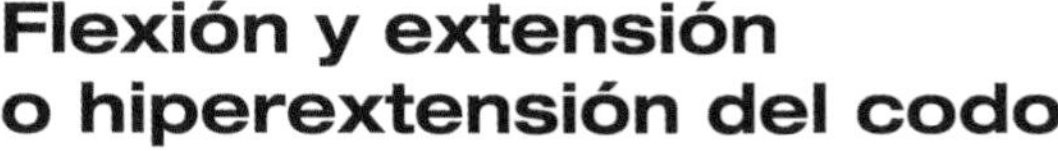

La práctica hace al maestro

Para practicar las habilidades expuestas en esta sección o para hacer un repaso práctico, utilice los formularios de resumen y evaluación «La práctica hace al maestro» que se encuentran en:

http://thepoint.lww.com/Clarkson4e.

Flexión y extensión o hiperextensión del codo

Evaluación de la AdMA

Movimiento sustituto. *Flexión:* extensión del tronco, flexión del hombro, depresión escapular y flexión de la muñeca. *Extensión:* flexión del tronco, extensión del hombro, elevación de la escápula y extensión de la muñeca.

Evaluación de la AdMP

Formularios 4-1 y 4-2

Posición inicial. El paciente está en decúbito supino o sentado. El brazo se encuentra en posición anatómica con el codo en extensión (fig. 4-7). Se coloca una toalla bajo el extremo distal del húmero para acomodar la AdM. A causa de la tensión del bíceps, los hombres particularmente musculosos pueden no ser capaces de alcanzar los 0°. Es frecuente hallar hasta 15° de hiperextensión en mujeres[12,14,15] o niños debido a que el olécranon es más pequeño.[15]

Estabilización. El terapeuta estabiliza el húmero.

Colocación distal de la mano del terapeuta. El terapeuta sujeta el radio distal y el cúbito.

Posiciones finales. El terapeuta mueve el antebrazo del paciente en dirección anterior hasta el límite del movimiento de flexión del codo (fig. 4-8). Mueve el antebrazo del paciente en dirección posterior hasta el límite de la extensión o la hiperextensión del codo (fig. 4-9).

Sensaciones de tope. *Flexión:* suave/dura/firme; *extensión o hiperextensión:* dura/firme.

Deslizamientos articulares. *Flexión:* la escotadura troclear cóncava y la cabeza radial cóncava se deslizan en dirección anterior sobre las convexidades fijas de la tróclea y el cóndilo, respectivamente. *Extensión:* la escotadura troclear cóncava y la cabeza radial cóncava se deslizan en dirección posterior sobre las convexidades fijas de la tróclea y el cóndilo, de manera respectiva.

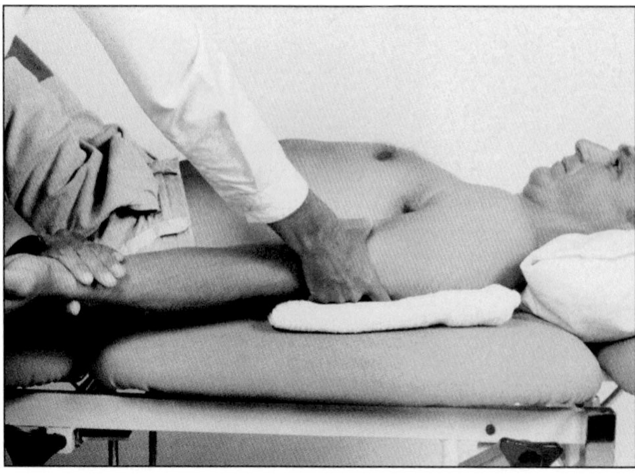

Figura 4-7 Posición inicial para evaluar la amplitud de movimiento activo de flexión-extensión e hiperextensión del codo.

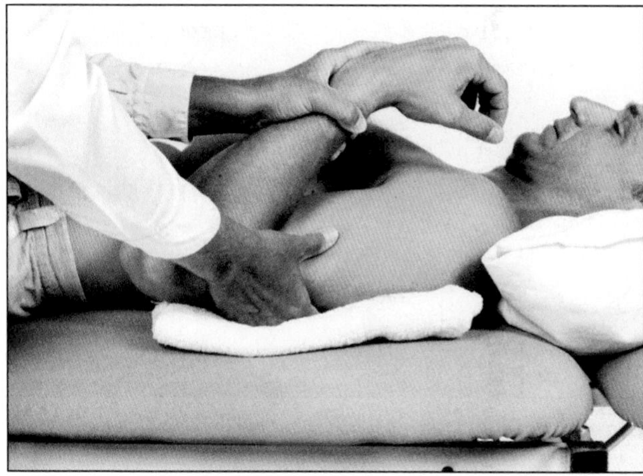

Figura 4-8 Sensación de tope suave, dura o firme al final de la flexión del codo.

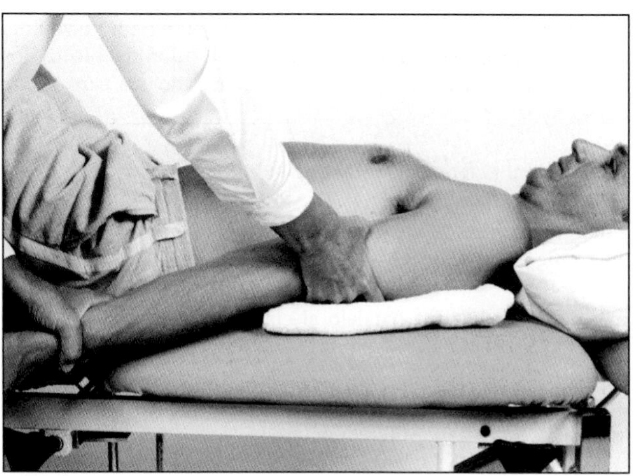

Figura 4-9 Sensación de tope dura o firme al final de la hiperextensión del codo.

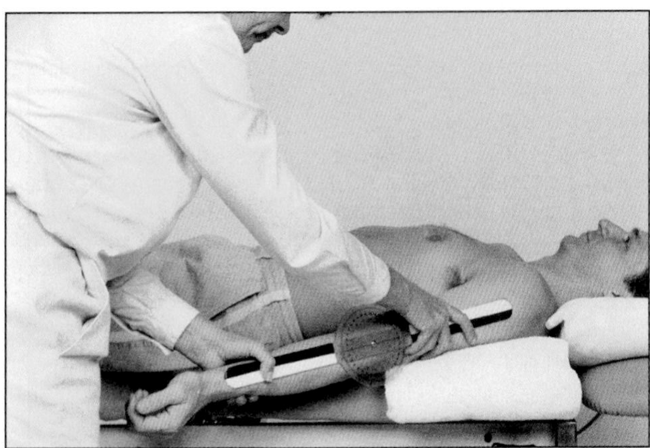

Figura 4-10 Posición inicial para la flexión y la extensión del codo.

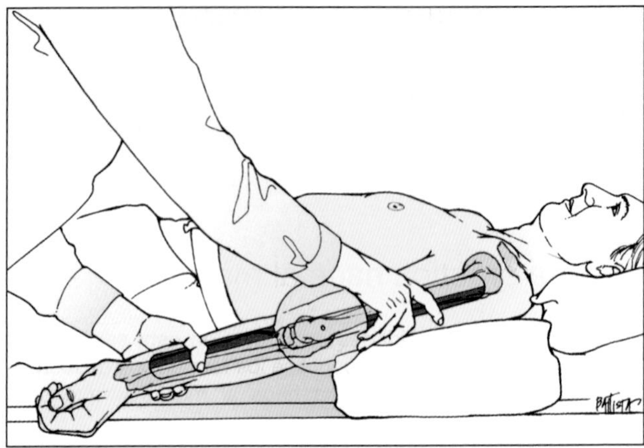

Figura 4-11 Alineación del goniómetro para la flexión y la extensión del codo.

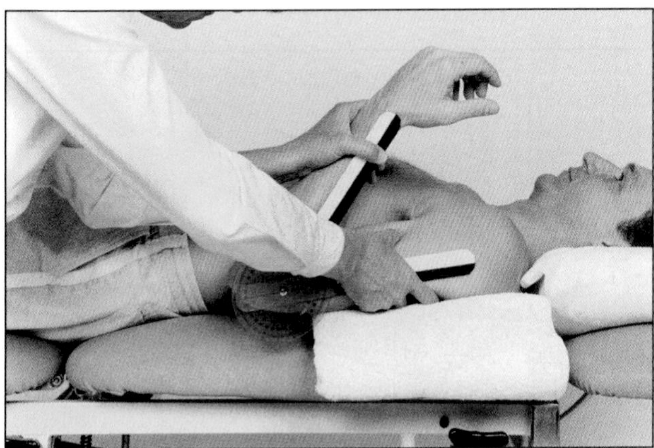

Figura 4-12 Posición final para la flexión del codo.

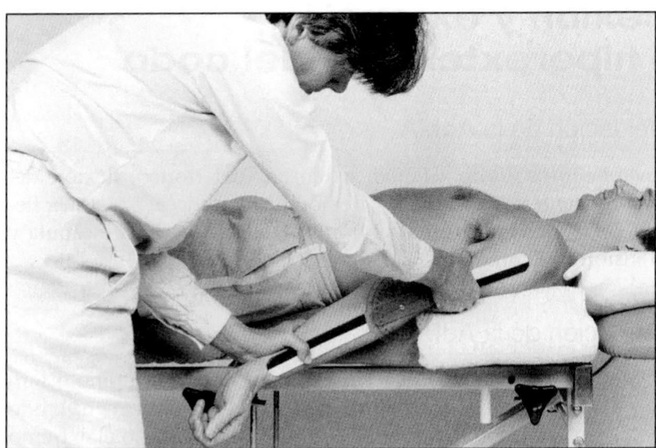

Figura 4-13 Posición final para la hiperextensión del codo.

Medición: goniómetro universal

Posición inicial. El paciente está en decúbito supino o sentado. El brazo se encuentra en posición anatómica con el codo en extensión (0°) (fig. 4-10). Se coloca una toalla bajo el extremo distal del húmero para acomodar la AdM. Debido a la tensión del bíceps, los hombres particularmente musculosos pueden no ser capaces de alcanzar los 0°.

Estabilización. El terapeuta estabiliza el húmero.

Eje del goniómetro. El eje se coloca sobre el epicóndilo lateral del húmero (fig. 4-11; *véase* fig. 4-10).

Brazo fijo. Se posiciona paralelo al eje longitudinal del húmero, apuntando hacia la punta del proceso del acromion.

Brazo móvil. Se sitúa paralelo al eje longitudinal del radio, apuntando hacia el proceso estiloides del radio.

Posición final. Desde la posición inicial con el codo en extensión, el antebrazo se desplaza en dirección anterior, de modo que la mano se aproxime al hombro hasta el límite de la **flexión del codo (150°)** (fig. 4-12).

Extensión/hiperextensión. El antebrazo se desplaza en dirección posterior hasta el límite de la **extensión (0°)/hiperextensión del codo (hasta 15°)** (fig. 4-13).

Medición alterna

El paciente se encuentra sentado (figs. 4-14 y 4-15).

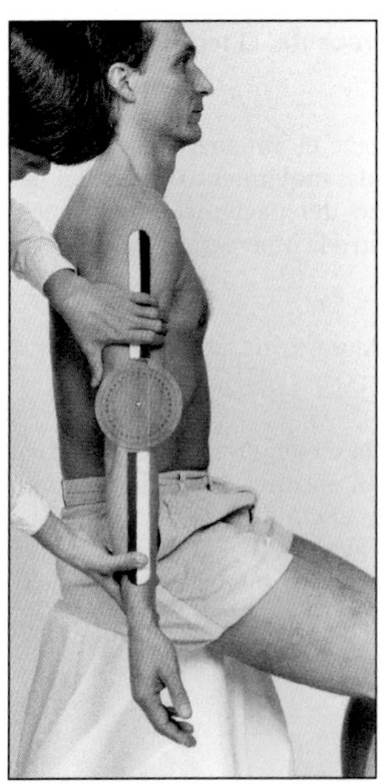

Figura 4-14 Extensión del codo (0°).

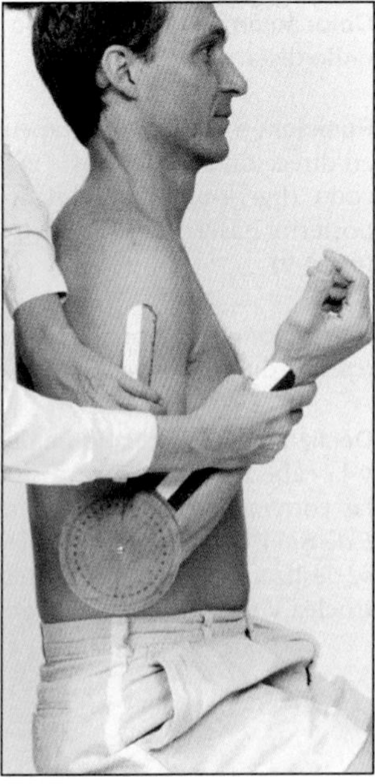

Figura 4-15 Flexión del codo.

Supinación y pronación

Evaluación de la AdMA

Movimiento sustituto. *Supinación:* de aducción y rotación externa del hombro y flexión lateral del tronco ipsilateral. *Pronación:* de abducción y rotación interna del hombro y flexión lateral del tronco contralateral.

Evaluación de la AdMP

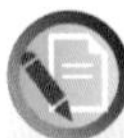

Formularios 4-3 y 4-4

Posición inicial. El paciente está sentado. El brazo se ubica en el costado y el codo está flexionado a 90° con el antebrazo en posición media (fig. 4-16A).

Estabilización. El terapeuta estabiliza el húmero.

Colocación distal de la mano del terapeuta. El terapeuta sujeta el radio distal y el cúbito (fig. 4-16B).

Posiciones finales. Se gira el antebrazo del paciente de manera externa desde la posición media, de modo que la palma de la mano mire hacia arriba y hacia el techo hasta el límite del movimiento de supinación del antebrazo (fig. 4-17A y B). Se gira el antebrazo de forma interna de modo que la palma de la mano mire hacia abajo y hacia el piso hasta el límite del movimiento de pronación del antebrazo (fig. 4-18A y B).

Sensaciones de tope. *Supinación:* firme; *pronación:* dura/firme.

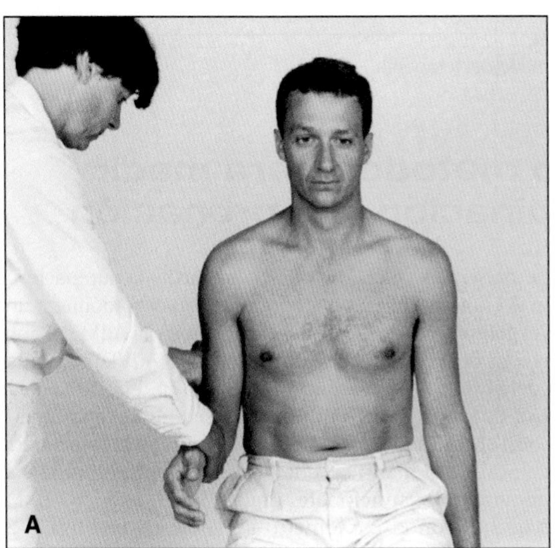

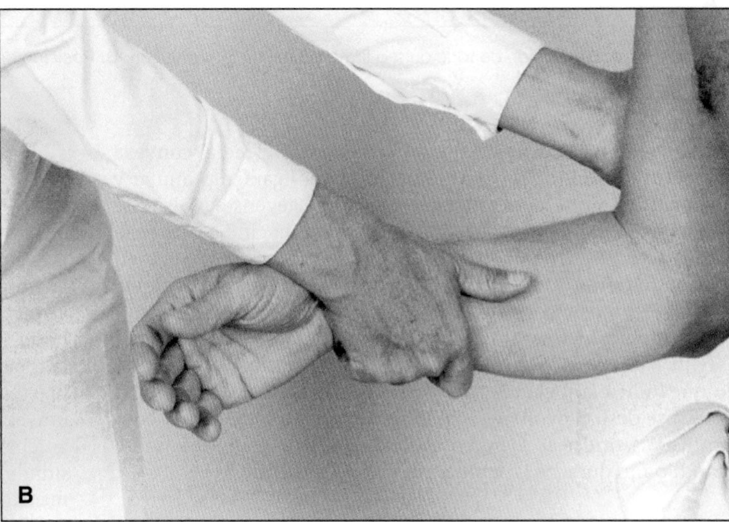

Figura 4-16 **A.** Posición inicial para la supinación y la pronación. **B.** Posición de la mano del terapeuta para evaluar la amplitud de movimiento pasivo.

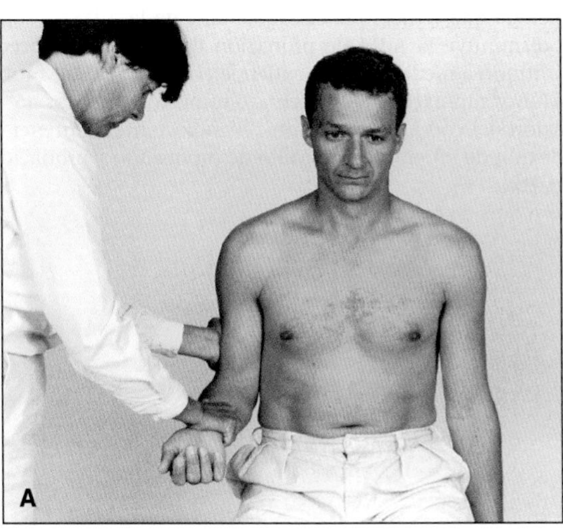

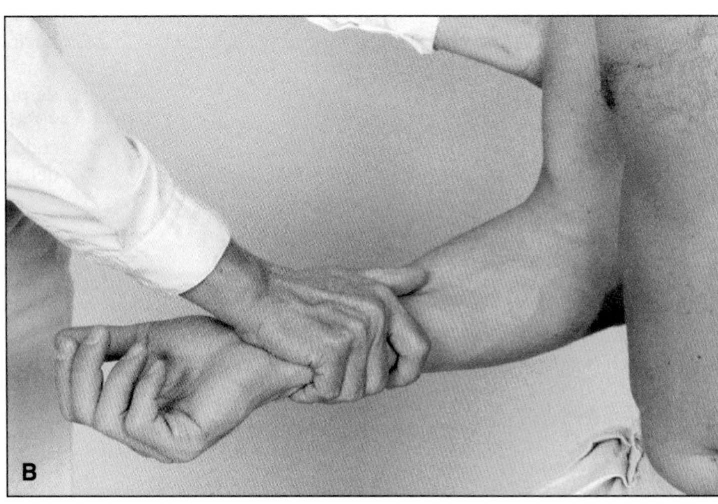

Figura 4-17 **A.** Sensación de tope firme al final de la supinación. **B.** Posición de la mano del terapeuta.

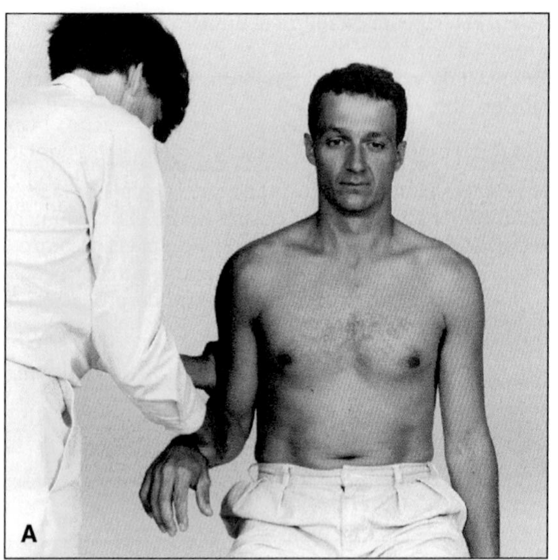

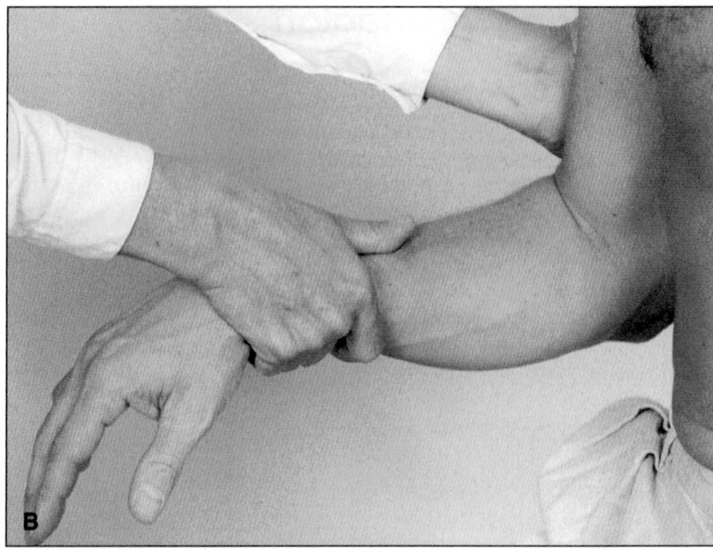

Figura 4-18 **A.** Sensación de tope dura o firme al final de la pronación. **B.** Posición de la mano del terapeuta.

Deslizamientos articulares. *Supinación: 1*) la cabeza radial convexa gira dentro del anillo fibroóseo formado por el ligamento anular y la escotadura radial cóncava fija[16] y, según Baeyens y cols.,[17] se desliza en dirección anterior, contrario a lo que indica la regla cóncava-convexa. *2*) La escotadura cubital cóncava se desliza en dirección posterior sobre la cabeza cubital convexa fija.[16] *Pronación: 1*) la cabeza radial convexa gira dentro del anillo fibroóseo formado por el ligamento anular y la escotadura radial cóncava fija[16] y, según Baeyens y cols.,[17] se desliza de forma posterior, contrario a lo que indica la regla cóncava-convexa. *2*) La escotadura cubital cóncava se desliza de manera anterior sobre la cabeza cubital convexa fija.[16] *Articulación humerorradial:* la cabeza del radio rota sobre el cóndilo fijo durante la supinación y la pronación.

Cinco métodos para medir la supinación y la pronación

Enseguida se presentan cinco métodos para medir la supinación y la pronación del antebrazo. Tres métodos emplean el goniómetro universal y dos el goniómetro de «Myrin» OB para medir la AdM del antebrazo. La mayoría de las actividades de la vida diaria (AdVD) combinan la rotación del antebrazo con el uso de la mano (p. ej., para sujetar objetos).[18] Dos de los cinco métodos (uno que emplea el goniómetro universal y otro el goniómetro de «Myrin» OB) miden la rotación del antebrazo colocando la mano en una posición de prensión, la cual simula los movimientos funcionales (fig. 4-19; *véase* fig. 4-29). Las mediciones hechas con el goniómetro universal (*véanse* figs. 4-25 a 4-28) y el goniómetro de «Myrin» OB (*véase* fig. 4-32), colocados de manera proximal a la muñeca, miden la AdM aislada del antebrazo.

La AdM de supinación y pronación del antebrazo se ve afectada por los cambios en la posición de la articulación del codo, es decir, a medida que se flexiona el codo, aumenta la AdM de supinación y disminuye la AdM de pronación del antebrazo; sucede todo lo contrario a medida que se extiende el codo.[19] La AdM total de pronación y supinación del antebrazo es mayor entre los 45° y 90° de flexión del codo.[19] Por lo tanto, es importante mantener el codo en flexión de 90° al medir la AdM de supinación y pronación del antebrazo.

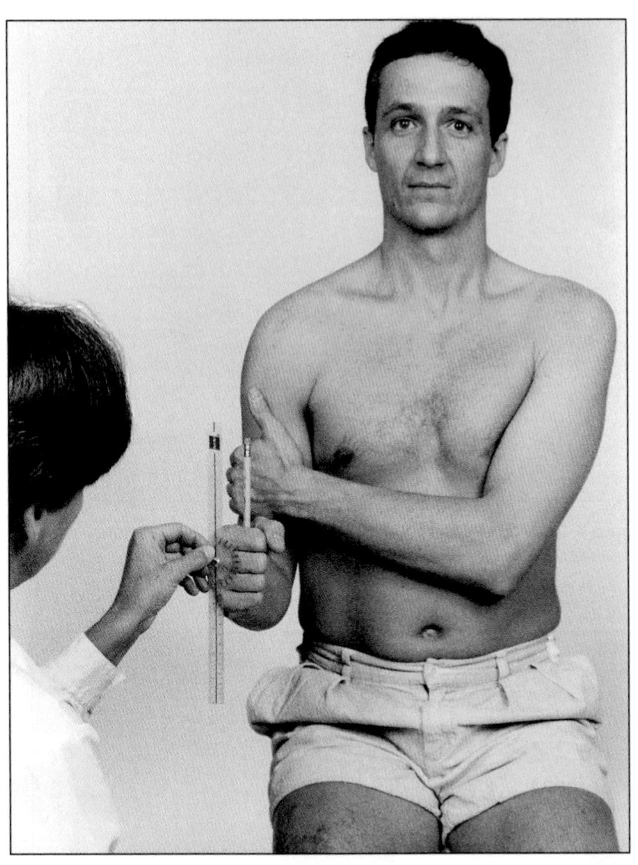

Figura 4-19 Método de medición funcional: posición inicial para la supinación y la pronación.

Medición: goniómetro universal

Posición inicial. El paciente se encuentra sentado. El brazo está en el costado y el codo está flexionado a 90° con el antebrazo en posición media. Se sujeta un lápiz en el puño bien cerrado, con el lápiz sobresaliendo de la cara radial de la mano[14] y la muñeca en posición neutra (*véase* fig. 4-19). El puño se cierra con fuerza para estabilizar los metacarpianos cuarto y quinto, lo que evita los movimientos indeseados del lápiz al realizar la evaluación.

Estabilización. El paciente estabiliza el húmero con la mano que no se está evaluando.

Eje del goniómetro. El eje se coloca sobre la cabeza del tercer hueso metacarpiano.

Brazo fijo. Se posiciona perpendicular al piso.

Brazo móvil. Se coloca paralelo al lápiz.

Posición final. El antebrazo se gira de manera externa desde la posición media, de modo que la palma de la mano mire hacia arriba y hacia el techo hasta el límite de la **supinación del antebrazo (80°-90° desde la posición media)** (fig. 4-20).

Movimiento sustituto. Si el puño no se cierra bien durante la prueba, se produce una alteración de la prensión del objeto, el pulgar toca y mueve el lápiz, se extiende la muñeca y puede haber una desviación del radio.

Posición final. El antebrazo se gira de forma interna, de modo que la palma de la mano mire hacia abajo y hacia el piso hasta el límite de la **pronación del antebrazo (80°-90° desde la posición media)** (fig. 4-21).

Movimiento sustituto. Alteración de la prensión del lápiz, flexión de la muñeca o desviación del cúbito.

Se ha descrito una alta fiabilidad intraevaluador[18,20] y entre evaluadores[18,21] para el método de medición funcional que emplea el goniómetro universal y el lápiz en la mano con el fin de medir la amplitud de movimiento activo (AdMA) de supinación y pronación.

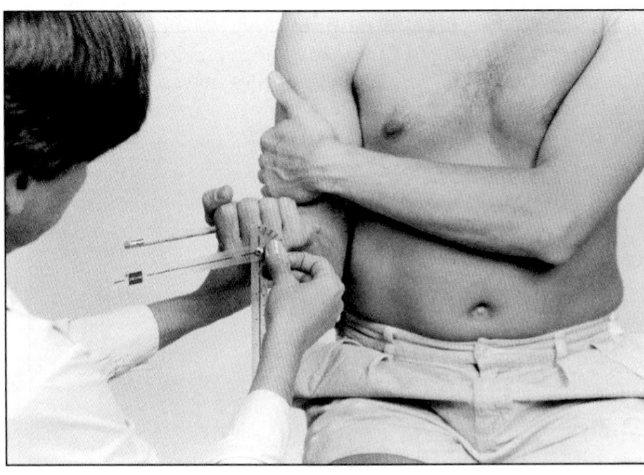

Figura 4-20 Supinación.

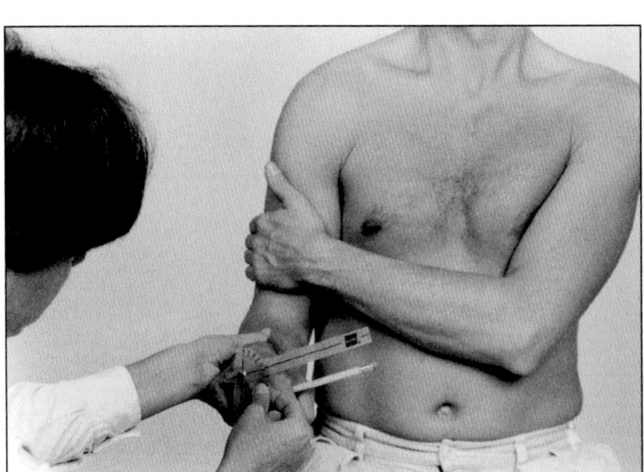

Figura 4-21 Pronación.

Medición alterna: goniómetro universal

Esta medición está indicada si el paciente no puede sujetar un lápiz.

Posición inicial. El brazo está en el costado y el codo flexionado a 90° con el antebrazo en posición media. La muñeca se coloca en posición neutra y los dedos extendidos (fig. 4-22).

Estabilización. El paciente estabiliza el húmero con la mano que no se está evaluando.

Eje del goniómetro. El eje se sitúa en la punta del dedo medio.

Brazo fijo. Se coloca perpendicular al piso.

Brazo móvil. Se posiciona paralelo a las puntas de los cuatro dedos extendidos.

Posición final. El antebrazo se gira en dirección externa, de modo que la palma de la mano mire hacia arriba y hacia el techo hasta el límite de la **supinación del antebrazo (80°-90° desde la posición media)** (fig. 4-23).

Movimiento sustituto. Hiperextensión de los dedos, extensión de la muñeca y desviaciones de la muñeca.

Posición final. El antebrazo se gira en dirección interna, de modo que la palma de la mano mire hacia abajo y hacia el piso hasta el límite de la **pronación del antebrazo (80°-90° desde la posición media)** (fig. 4-24).

Movimiento sustituto. Flexión de los dedos, flexión de la muñeca y desviaciones de la muñeca.

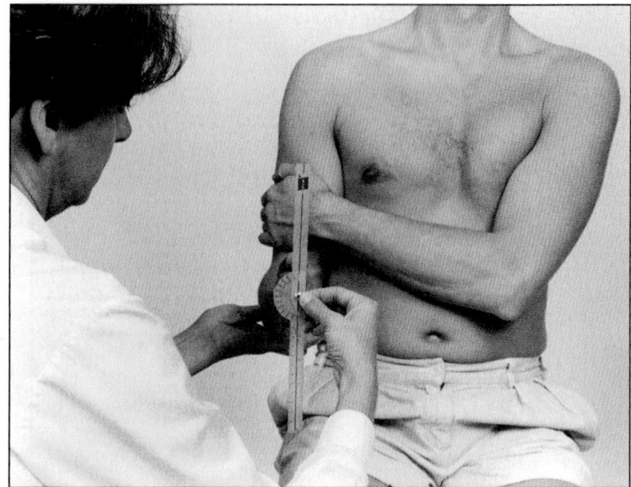

Figura 4-22 Método alterno: posición inicial la para supinación y la pronación.

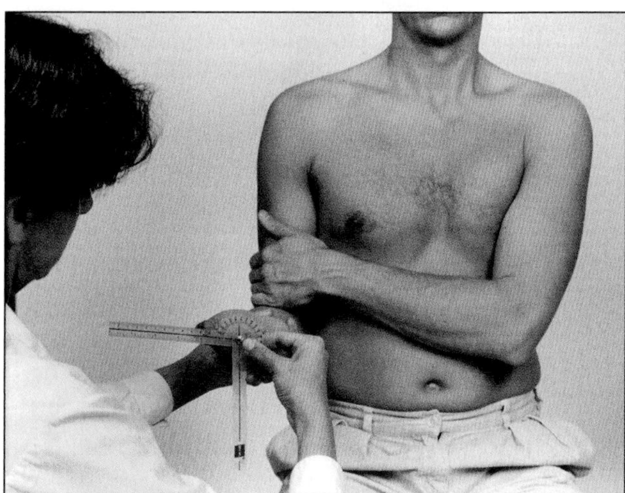

Figura 4-23 Supinación.

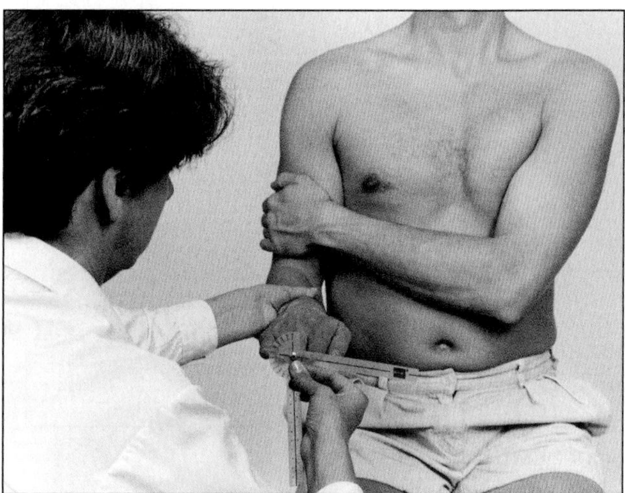

Figura 4-24 Pronación.

Medición alterna: goniómetro universal proximal a la muñeca

Este método evita que las articulaciones distales al antebrazo influyan en la medición y puede emplearse cuando el paciente no es capaz de sujetar un lápiz. La AdMA medida con este método indicó una buena fiabilidad intraevaluador cuando se colocó el brazo fijo paralelo a la línea media del húmero.[20]

Posición inicial. El brazo está en el costado y el codo flexionado a 90° con el antebrazo en posición media. La muñeca se encuentra en posición neutra y los dedos relajados (figs. 4-25 y 4-27).

Estabilización. El paciente estabiliza el húmero con la mano que no se está evaluando.

Eje del goniómetro. El eje se coloca en línea con el proceso estiloides del cúbito.

Brazo fijo. Se posiciona perpendicular al piso.

Brazo móvil. *Supinación:* se sitúa contra la cara anterior del antebrazo distal, en línea con el proceso estiloides del cúbito (*véase* fig. 4-25). *Pronación:* se coloca contra la cara posterior del antebrazo distal, en línea con el proceso estiloides del cúbito (*véase* fig. 4-27).

Posición final. El antebrazo se gira de manera externa, de modo que la palma de la mano mire hacia arriba y hacia el techo hasta el límite de la **supinación del antebrazo (80°-90° desde la posición media)** (fig. 4-26).

Movimiento sustituto. Aducción del hombro, rotación externa del hombro y flexión lateral del tronco ipsilateral.

Posición final. El antebrazo se gira de manera interna, de modo que la palma de la mano mire hacia abajo y hacia el piso hasta el límite de la **pronación del antebrazo (80°-90° desde la posición media)** (fig. 4-28).

Movimiento sustituto. Abducción del hombro, rotación interna del hombro y flexión lateral del tronco contralateral.

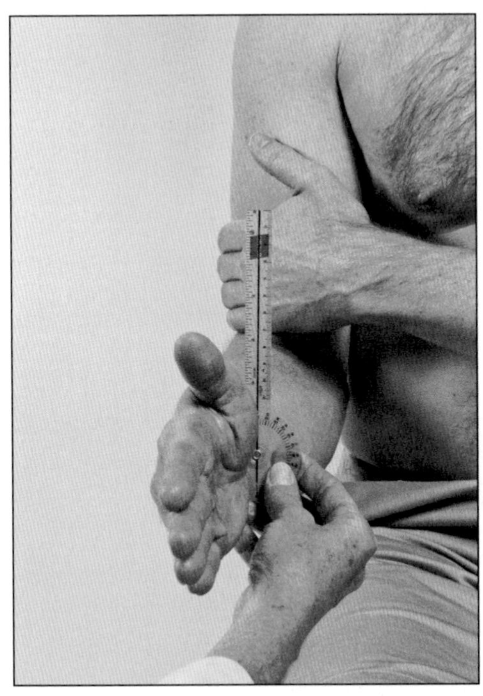

Figura 4-25 Posición inicial para la supinación.

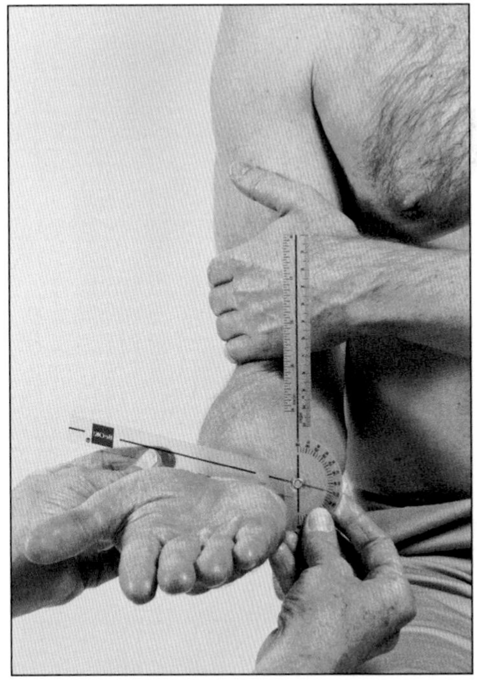

Figura 4-26 Posición final para la supinación.

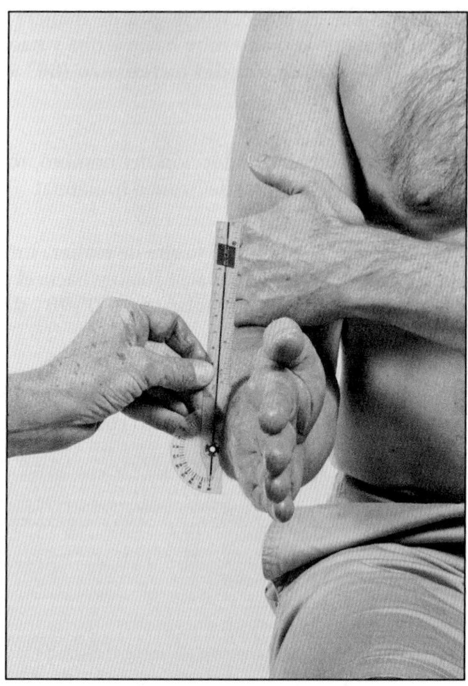

Figura 4-27 Posición inicial para la pronación.

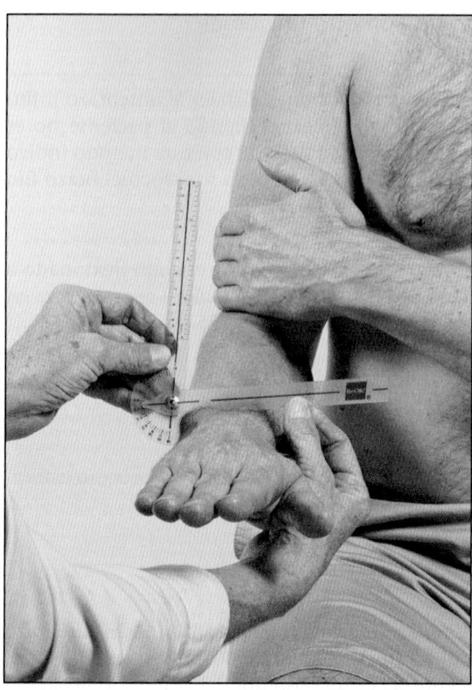

Figura 4-28 Posición final para la pronación.

Medición: goniómetro de «Myrin» OB

Posición inicial. El paciente se encuentra sentado. El hombro está en aducción y el codo flexionado a 90º con el antebrazo en posición media. La muñeca permanece en posición neutra y los dedos flexionados (fig. 4-29).

Colocación del goniómetro. El disco del goniómetro se coloca sobre la placa en ángulo recto. La placa se sujeta entre los dedos índice y medio del paciente.

Estabilización. El terapeuta estabiliza el húmero.

Posición final. El antebrazo se rota en dirección externa desde la posición media hasta el límite del movimiento para la supinación (fig. 4-30).

Movimiento sustituto. Extensión y desviación de la muñeca, aducción del hombro con rotación externa y flexión lateral del tronco ipsilateral.

Posición final. El antebrazo se rota en dirección interna desde la posición media hasta el límite del movimiento para la pronación (fig. 4-31).

Movimiento sustituto. Flexión y desviación de la muñeca, abducción del hombro con rotación interna y flexión lateral del tronco contralateral.

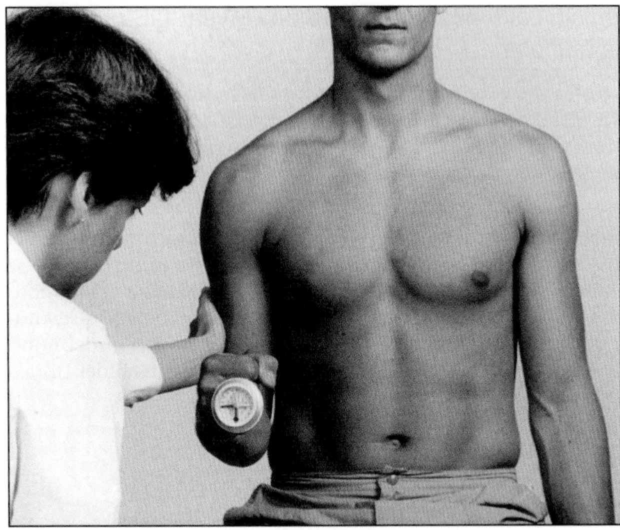

Figura 4-29 Posición inicial para la supinación y la pronación empleando el goniómetro OB.

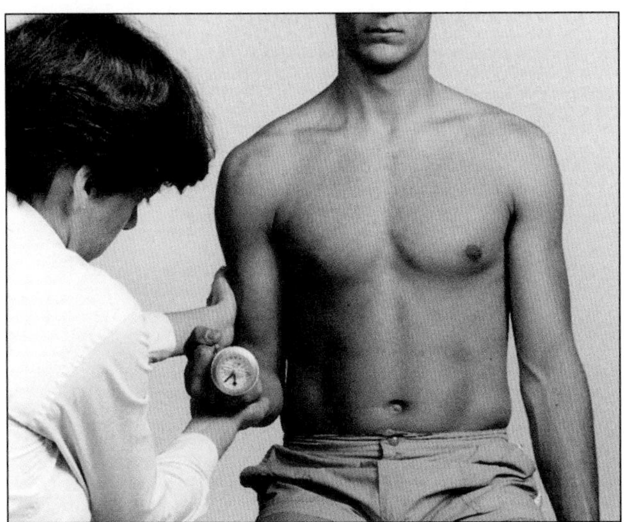

Figura 4-30 Posición final para la supinación.

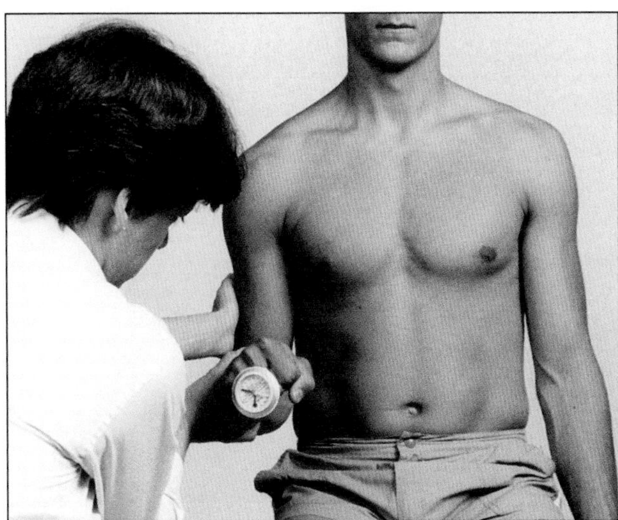

Figura 4-31 Posición final para pronación.

Medición alterna: goniómetro de «Myrin» OB proximal a la muñeca

La correa del goniómetro de «Myrin» OB se sujeta alrededor de la parte distal del antebrazo. El disco se coloca en la placa en ángulo recto y se fija en la cara radial del antebrazo (fig. 4-32). Esta colocación del goniómetro mide la AdM de rotación aislada del antebrazo.

Movimiento sustituto. Por medio de esta colocación alterna del goniómetro OB, los movimientos sustitutos de la supinación se limitan a la aducción del hombro, la rotación externa del hombro y la flexión lateral ipsilateral del tronco. Los movimientos sustitutos de la pronación también se reducen a la abducción del hombro, la rotación interna del hombro y la flexión lateral del tronco contralateral.

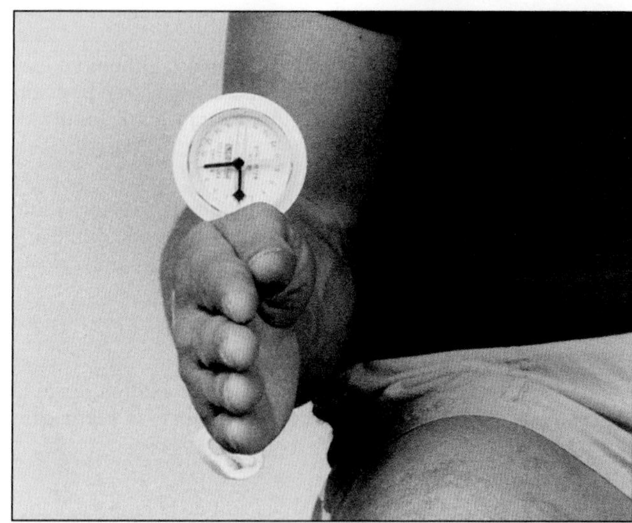

Figura 4-32 Colocación alterna del goniómetro OB para la supinación y la pronación.

Evaluación y medición de la longitud muscular

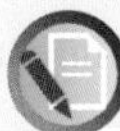

La práctica hace al maestro

Para practicar las habilidades expuestas en esta sección o para hacer un repaso práctico, utilice los formularios de resumen y evaluación «La práctica hace al maestro» que se encuentran en: http://thepoint.lww.com/Clarkson4e.

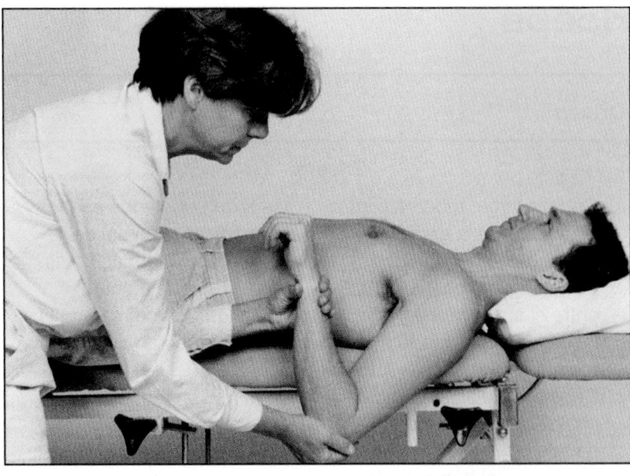

Figura 4-33 Posición inicial: longitud del bíceps braquial.

Bíceps braquial

Origen[1]	Inserción[1]
Bíceps braquial	
a. Cabeza corta: vértice del proceso coracoides de la escápula. b. Cabeza larga: tubérculo supraglenoideo de la escápula.	Parte posterior de la tuberosidad radial; a través de la aponeurosis bicipital se fusiona con la fascia profunda que recubre los orígenes de los músculos flexores del antebrazo.

Formulario 4-5

Posición inicial. El paciente se coloca en decúbito supino con el hombro en extensión sobre el borde de la camilla de exploración, el codo flexionado y el antebrazo en pronación (fig. 4-33).

Estabilización. El terapeuta estabiliza el húmero.

Posición final. El codo se extiende hasta el límite del movimiento, de modo que el bíceps braquial se estire al máximo (figs. 4-34 y 4-35).

Sensación de tope. *Bíceps braquial en estiramiento:* firme.

Medición. El terapeuta emplea un goniómetro universal para medir y registrar la amplitud de movimiento pasivo (AdMP) de extensión del codo disponible. Si se acorta el bíceps, la AdMP de extensión del codo se restringirá de manera proporcional a la disminución que presente la longitud del músculo.

Colocación del goniómetro universal. El goniómetro se coloca de igual manera que para la flexión o extensión del codo.

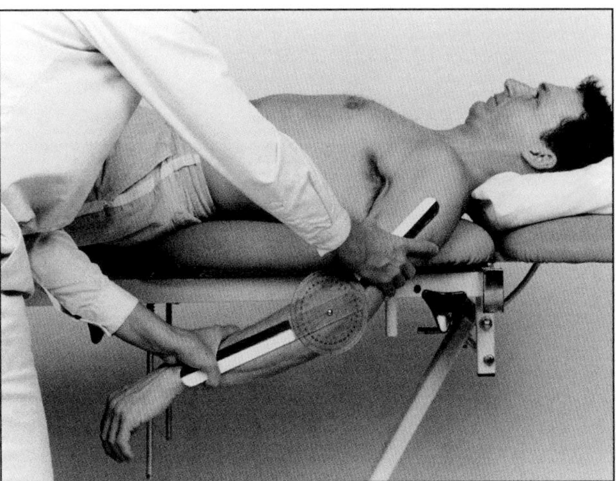

Figura 4-34 Medición con goniómetro: longitud del bíceps braquial.

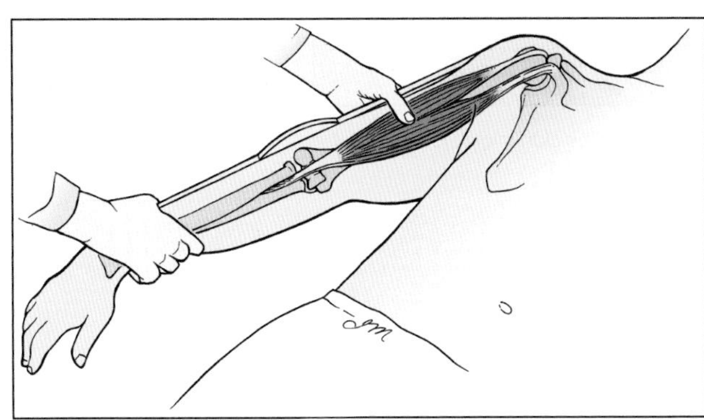

Figura 4-35 Bíceps braquial en estiramiento.

Tríceps

Origen[1]	Inserción[1]
Tríceps	
a. Cabeza larga: tubérculo infraglenoideo de la escápula. b. Cabeza lateral: superficie posterolateral del húmero entre el surco radial y la inserción del redondo menor; tabique intermuscular lateral. c. Cabeza medial: superficie posterior del húmero por debajo del surco radial, entre la tróclea del húmero y la inserción del redondo mayor; tabique intermuscular medial y lateral.	De forma posterior, en la superficie proximal del olécranon; algunas fibras continúan de manera distal para fundirse con la fascia antebraquial.

Formulario 4-6

Posición inicial. El paciente se encuentra sentado con el hombro en elevación completa por medio del movimiento de flexión hacia delante y rotación externa. El codo se coloca en extensión y el antebrazo en supinación (fig. 4-36).

Estabilización. El terapeuta estabiliza el húmero.

Posición final. El codo se flexiona hasta el límite del movimiento para que el tríceps se estire al máximo (figs. 4-37 y 4-38).

Sensación de tope. *Tríceps en estiramiento:* firme.

Medición. El terapeuta utiliza un goniómetro para llevar a cabo la medición y el registro de la AdMP de flexión del codo disponible. Si se acorta el tríceps, la AdMP de flexión del codo se restringirá de manera proporcional a la disminución exhibida por la longitud del músculo.

Colocación del goniómetro. El goniómetro se coloca de igual forma que para la flexión o extensión del codo (*véase* fig. 4-38).

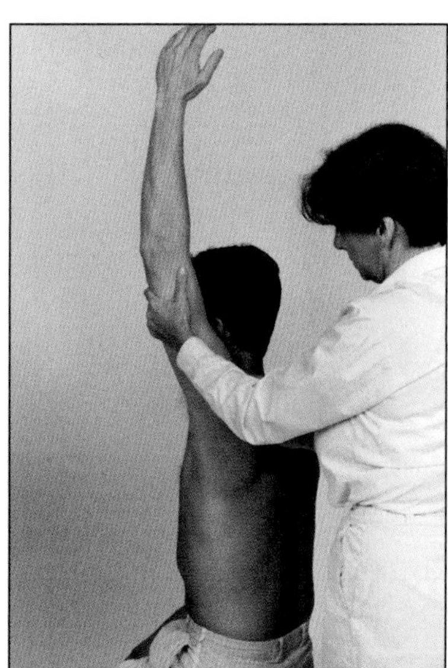

Figura 4-36 Posición inicial: longitud del tríceps.

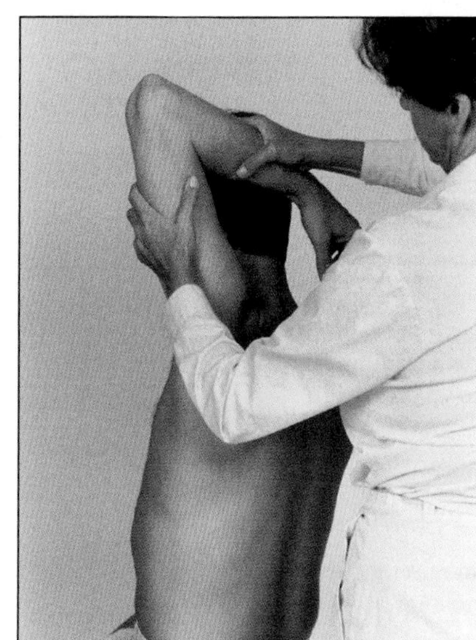

Figura 4-37 Posición final: tríceps en estiramiento.

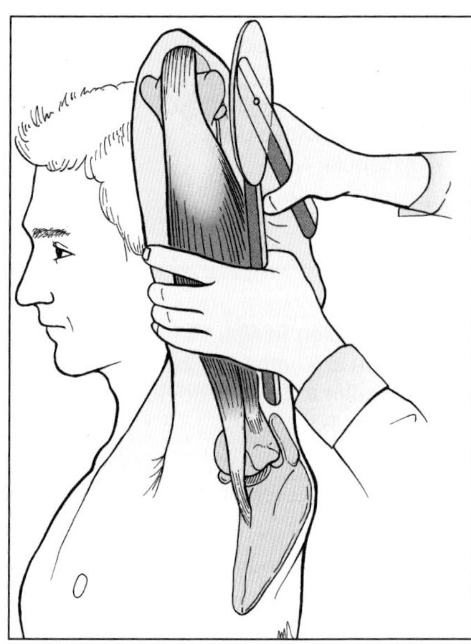

Figura 4-38 Medición con goniómetro: longitud del tríceps.

Medición alterna: decúbito supino

Esta posición se emplea si el paciente tiene una AdM de flexión del hombro disminuida.

Posición inicial. El paciente se posiciona en decúbito supino con el hombro en flexión de 90° y el codo en extensión (fig. 4-39).

Estabilización. El terapeuta estabiliza el húmero.

Posición final. El codo se flexiona hasta el límite del movimiento para estirar el tríceps (fig. 4-40).

Colocación del goniómetro universal. El goniómetro se coloca de la misma forma que para la flexión o extensión del codo (*véanse* figs. 4-12 y 4-38).

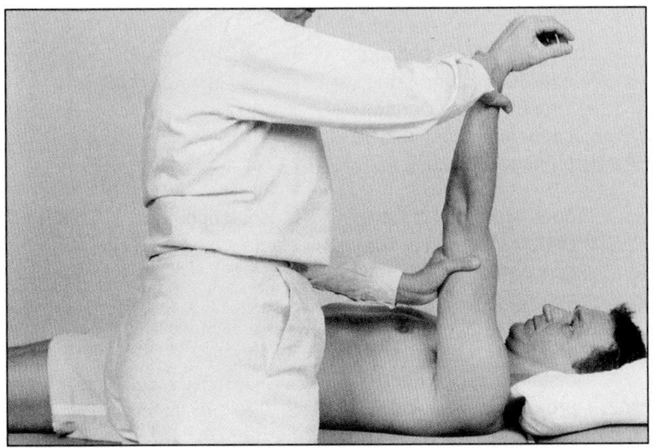

Figura 4-39 Posición inicial alterna: longitud del tríceps.

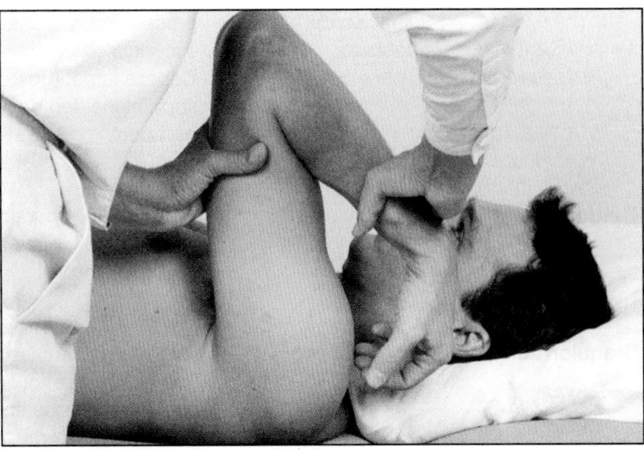

Figura 4-40 Posición final: tríceps en estiramiento.

EVALUACIÓN DE LA FUERZA MUSCULAR (TABLA 4-2)

TABLA 4-2 Acciones, inserciones e inervación de los músculos: codo y antebrazo[22]

Músculo	Acción muscular principal	Origen muscular	Inserción muscular	Nervio periférico	Raíz nerviosa
Bíceps braquial	Flexión del codo Supinación del antebrazo	a. Cabeza corta: vértice del proceso coracoides de la escápula b. Cabeza larga: tubérculo supraglenoideo de la escápula	a. Cara posterior de la tuberosidad del radio b. Aponeurosis bicipital: fascia profunda que recubre los orígenes de los músculos flexores del antebrazo	Musculocutáneo	C5**6**
Braquial	Flexión del codo	Mitad distal de la cara anterior del húmero; tabiques intermusculares medial y lateral	Tuberosidad del cúbito; parte rugosa en la superficie anterior del proceso coronoides	Musculocutáneo, radial	C5**6**(7)
Braquiorradial	Flexión del codo	Dos tercios proximales de la cresta supracondílea lateral del húmero; tabique intermuscular lateral	Cara lateral del extremo distal del radio, justo proximal al proceso estiloides	Radial	C5**6**
Tríceps	Extensión del codo	a. Cabeza larga: tubérculo infraglenoideo de la escápula b. Cabeza lateral: superficie posterolateral del húmero, entre el surco radial y la inserción del redondo menor; tabique intermuscular lateral c. Cabeza medial: superficie posterior del húmero por debajo del surco radial, entre la tróclea del húmero y la inserción del redondo mayor; tabiques intermusculares medial y lateral	De manera posterior, en la superficie proximal del olécranon; algunas fibras continúan en dirección distal para fundirse con la fascia antebraquial	Radial	C6**7**8

TABLA 4-2 **Acciones, inserciones e inervación de los músculos: codo y antebrazo (*continuación*)**

Músculo	Acción muscular principal	Origen muscular	Inserción muscular	Nervio periférico	Raíz nerviosa
Supinador	Supinación del antebrazo	Epicóndilo lateral del húmero; ligamento colateral radial de la articulación del codo; ligamento anular de la articulación radiocubital superior; desde la cresta supinadora del cúbito y la parte posterior de la depresión anterior a este	Superficies anterolateral y posterolateral del tercio proximal del radio	Ramo interóseo posterior del nervio radial	C**6**7
Pronador redondo	Pronación del antebrazo	a. Cabeza humeral: justo proximal al epicóndilo medial; tendón del músculo flexor común del antebrazo b. Cabeza cubital: cara medial del proceso coronoides del cúbito	A la mitad de la superficie lateral del eje radial	Mediano	C67
Pronador cuadrado	Pronación del antebrazo	Cuarto distal de la superficie anterior del eje del cúbito	Cuarto distal del borde anterior y de la superficie del eje del radio; zona triangular proximal a la escotadura cubital del radio	Ramo interóseo anterior del mediano	C7**8**

La práctica hace al maestro

Para practicar las habilidades expuestas en esta sección o para hacer un repaso práctico, utilice los formularios de resumen y evaluación «La práctica hace al maestro» que se encuentran en:

http://thepoint.lww.com/Clarkson4e.

Flexión del codo

Contra la gravedad: bíceps braquial

Formulario 4-7

Músculos accesorios: braquial, braquiorradial, pronador redondo[22] y extensores radiales largo y corto del carpo.[23]

Posición inicial. El paciente se encuentra en posición de decúbito supino o sentado. El brazo se coloca en el costado, el codo extendido y el antebrazo en supinación (fig. 4-41).

Estabilización. El terapeuta estabiliza el húmero.

Movimiento. El paciente flexiona el codo hasta la AdM completa (fig. 4-42).

Palpación. Cara anterior de la fosa antecubital.

Movimiento sustituto. El braquial puede sustituir al bíceps braquial, ya que es un flexor del codo, sin importar la posición del antebrazo.[24]

Ubicación de la resistencia. Se aplica resistencia de manera proximal a la articulación de la muñeca, en la cara anterior del antebrazo (figs. 4-43 y 4-44).

Dirección de la resistencia. Pronación del antebrazo y extensión del codo.

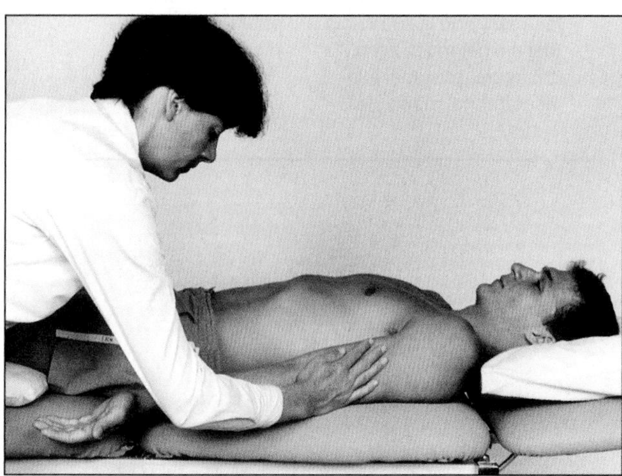

Figura 4-41 Posición inicial: bíceps braquial.

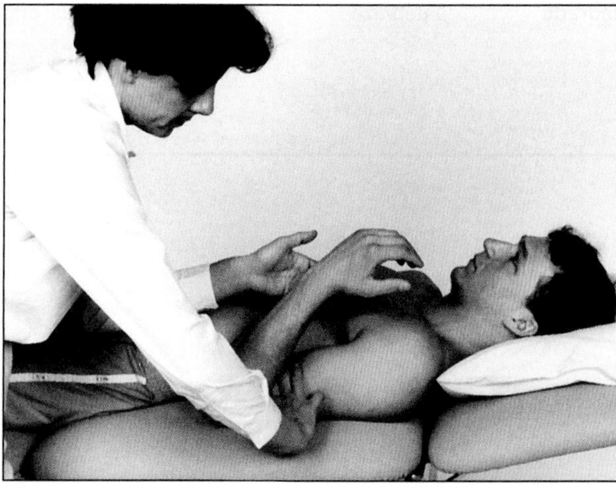

Figura 4-42 Posición para la prueba de detección: bíceps braquial.

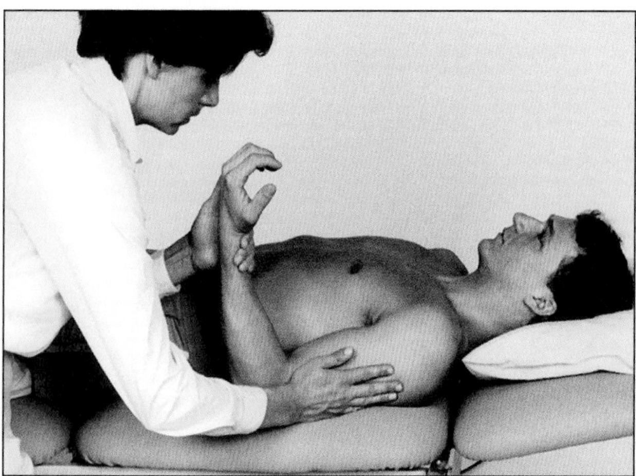

Figura 4-43 Resistencia: bíceps braquial.

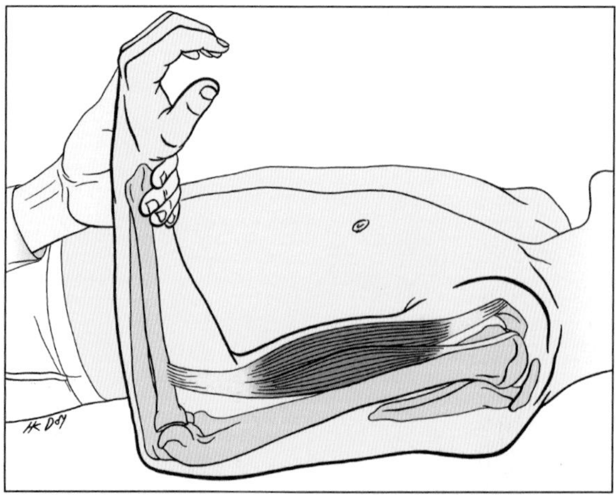

Figura 4-44 Bíceps braquial.

Gravedad eliminada: bíceps braquial

Posición inicial. El paciente se sienta con el brazo apoyado en una mesa. El hombro está en abducción de 90°, el codo extendido y el antebrazo en supinación (fig. 4-45).

Posición inicial alterna. El paciente se encuentra en decúbito lateral. El terapeuta soporta el peso del miembro superior (fig. 4-46).

Estabilización. El terapeuta estabiliza el húmero.

Posición final. El paciente flexiona el codo hasta la AdM completa (fig. 4-47).

Movimiento sustituto. Braquial.

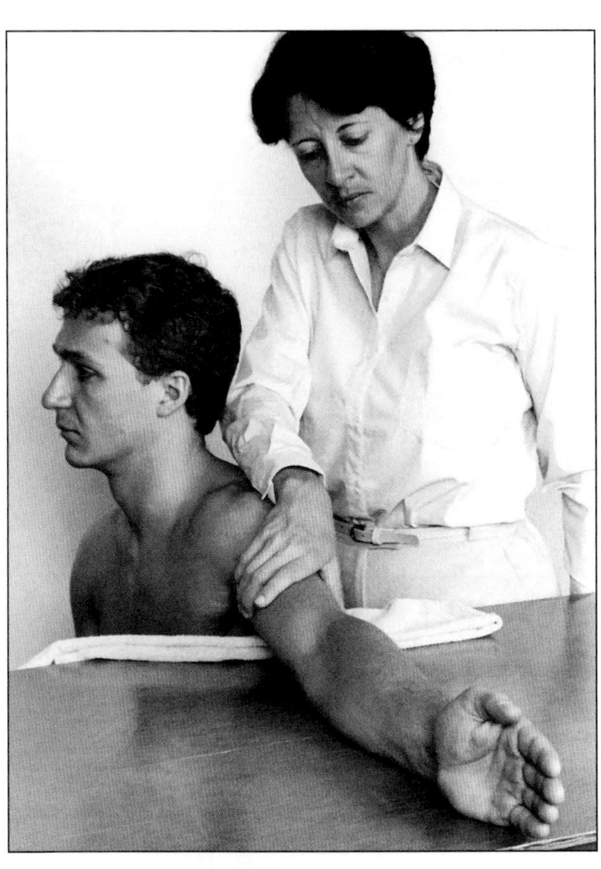

Figura 4-45 Posición inicial: bíceps braquial.

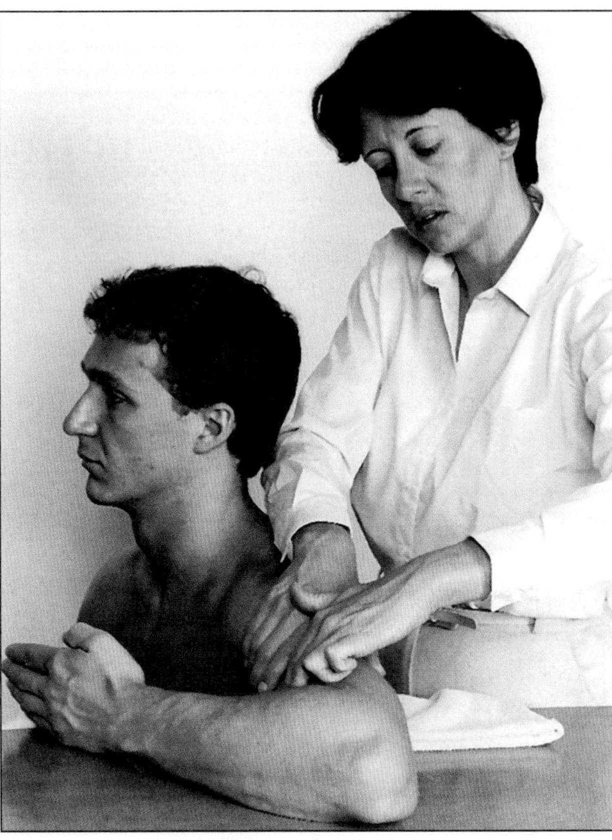

Figura 4-47 Posición final: bíceps braquial.

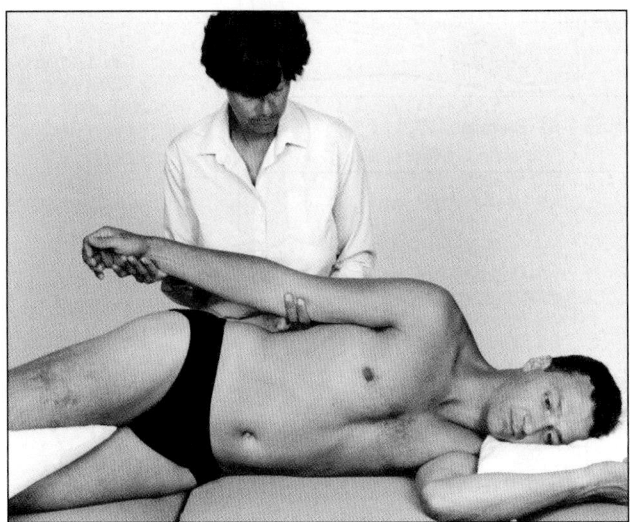

Figura 4-46 Posición inicial alterna.

Contra la gravedad: braquial y braquiorradial

Formulario 4-8

Músculos accesorios: bíceps braquial, pronador redondo[22] y extensores radiales largo y corto del carpo.[23]

Posición inicial. El paciente se coloca en decúbito supino o sentado. El brazo se posiciona en el costado, el codo extendido y el antebrazo en pronación (fig. 4-48).

Estabilización. El terapeuta estabiliza el húmero.

Movimiento. El paciente flexiona el codo hasta la AdM completa (fig. 4-49).

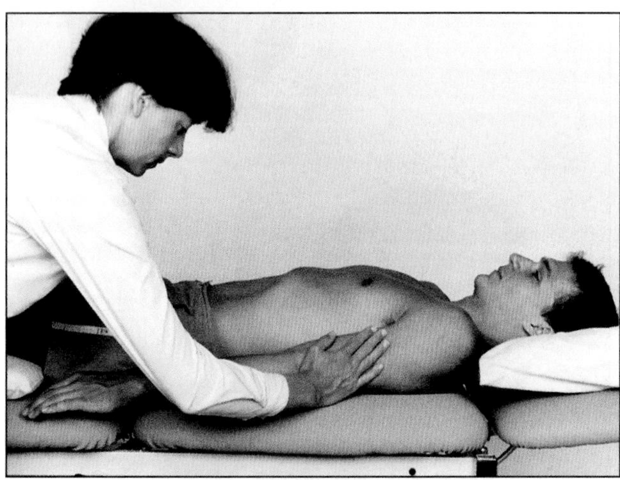

Figura 4-48 Posición inicial: braquial y braquiorradial.

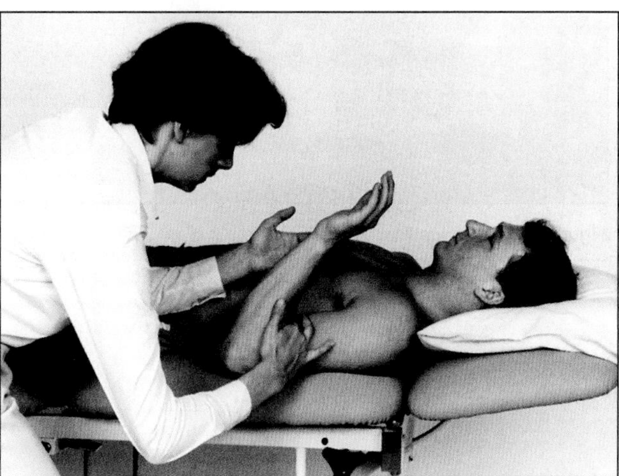

Figura 4-49 Posición para la prueba de detección: braquial y braquiorradial.

Palpación. *Braquial:* medial al tendón del bíceps braquial. *Braquiorradial:* cara anterolateral del antebrazo, justo distal al pliegue del codo. Dado que ambos músculos están activos cuando el antebrazo está en pronación,[24] la contracción muscular debe confirmarse por medio de la palpación o la observación.

Ubicación de la resistencia. Se aplica de manera proximal a la articulación de la muñeca sobre la cara posterior del antebrazo (figs. 4-50 a 4-52).

Dirección de la resistencia. Extensión del codo.

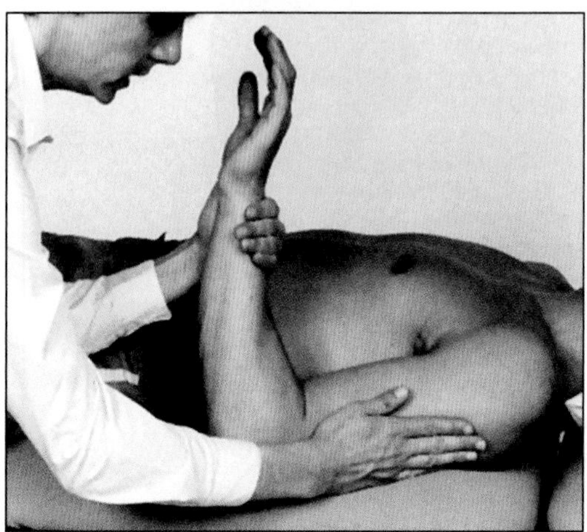

Figura 4-50 Resistencia: braquial y braquiorradial.

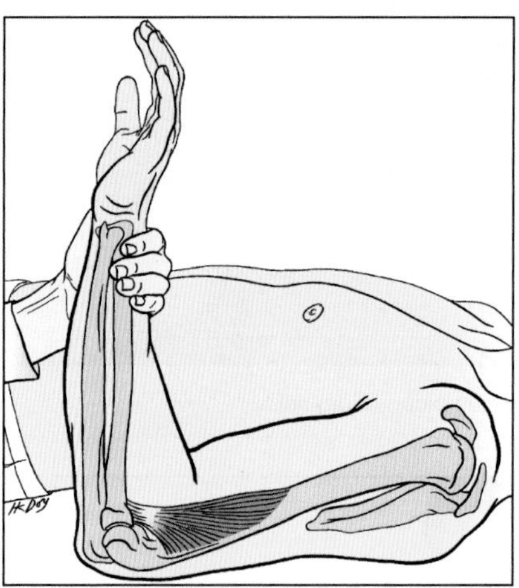

Figura 4-51 Braquial.

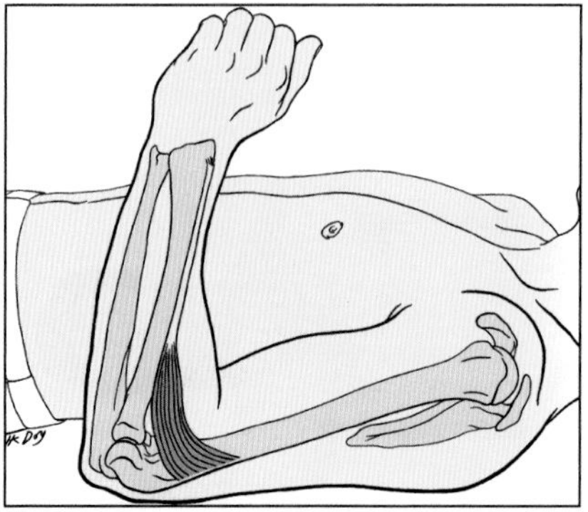

Figura 4-52 Braquiorradial.

Gravedad eliminada: braquial y braquiorradial

Posición inicial. El paciente está sentado con el brazo apoyado en una mesa. El hombro se coloca en abducción de 90°, el codo extendido y el antebrazo en pronación (fig. 4-53). Una posición alterna es con el paciente en decúbito lateral (no se muestra).

Estabilización. El terapeuta estabiliza el húmero.

Posición final. El paciente flexiona el codo hasta la AdM completa (fig. 4-54).

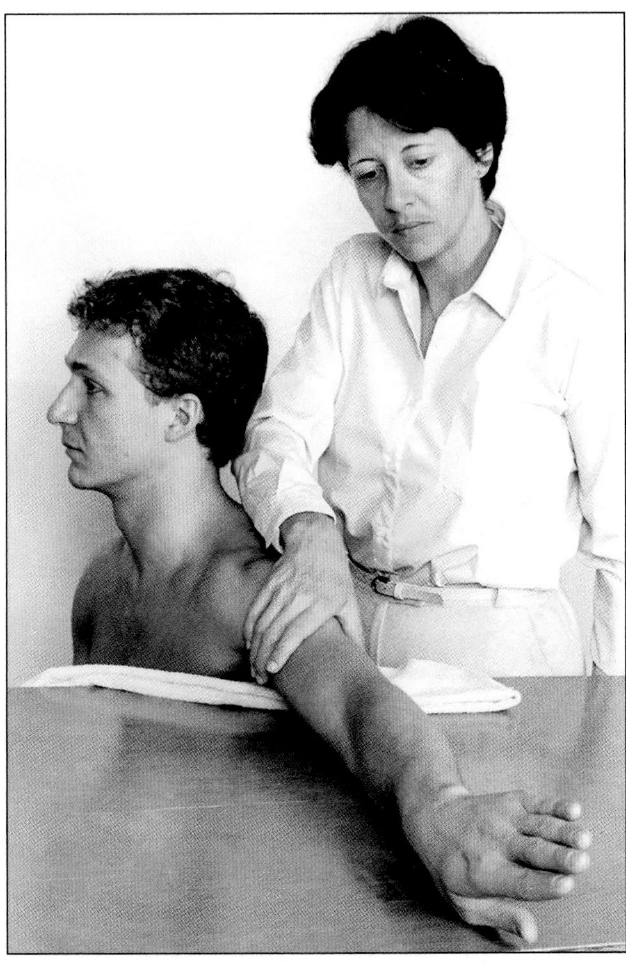

Figura 4-53 Posición inicial: braquial y braquiorradial.

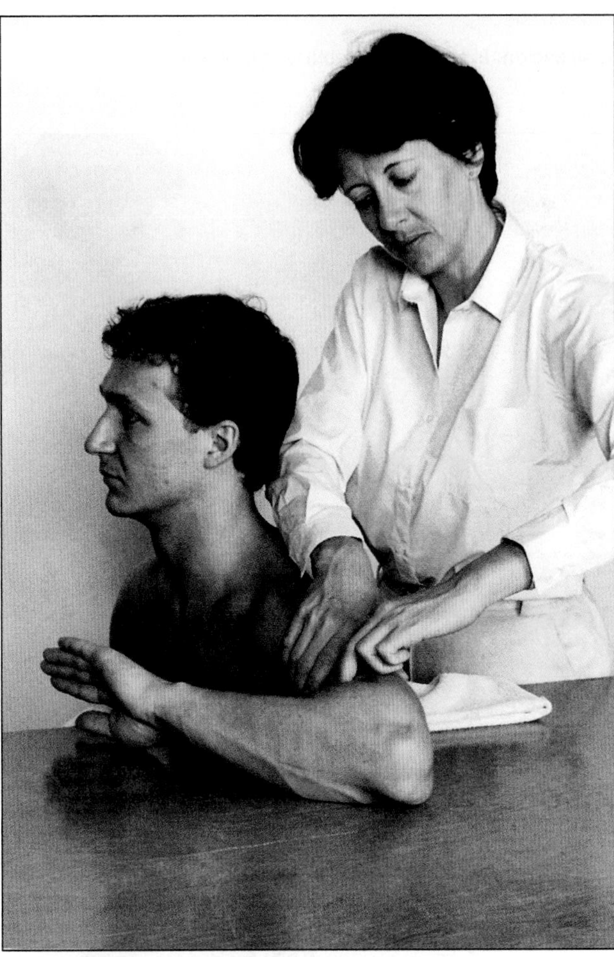

Figura 4-54 Posición final: braquial y braquiorradial.

Extensión del codo

Contra la gravedad: tríceps

Músculo accesorio: ancóneo.

Posición inicial. El paciente está en decúbito supino. El hombro se coloca en rotación interna y flexionado a 90°, el codo flexionado y el antebrazo en supinación (fig. 4-55).

Estabilización. El terapeuta estabiliza el húmero.

Movimiento. El paciente extiende el codo hasta la AdM completa (fig. 4-56). El terapeuta debe asegurarse de que el paciente no bloquea el codo al llegar a la extensión completa (posición de bloqueo).

Palpación. Justo proximal al proceso del olécranon.

Ubicación de la resistencia. Se aplica proximalmente a la articulación de la muñeca, en la cara posterior del antebrazo (figs. 4-57 y 4-58).

Dirección de la resistencia. Flexión del codo.

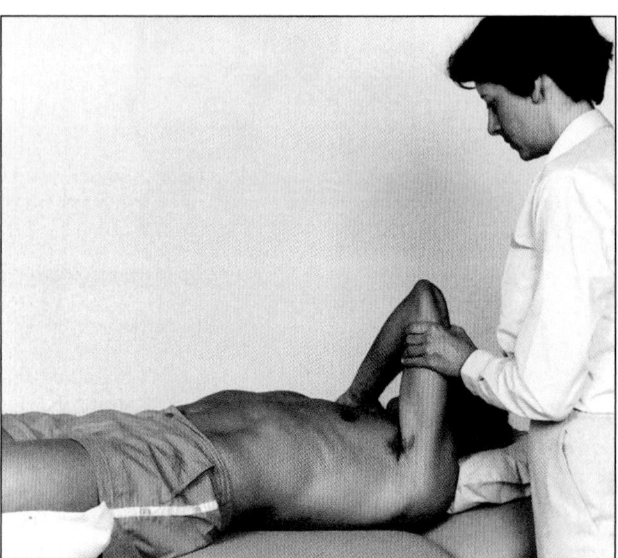

Figura 4-55 Posición inicial: tríceps.

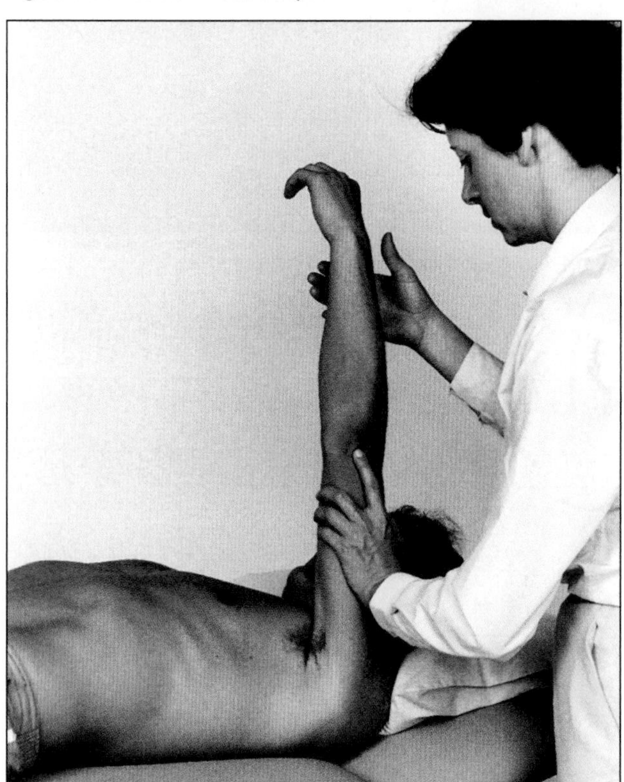

Figura 4-56 Posición para la prueba de detección: tríceps.

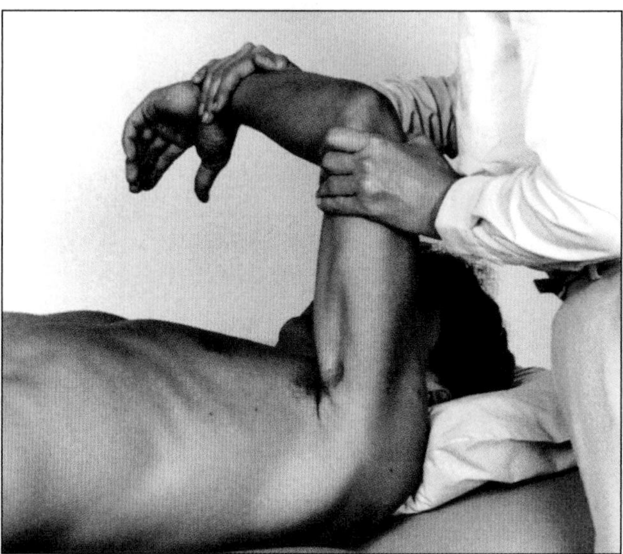

Figura 4-57 Resistencia: tríceps.

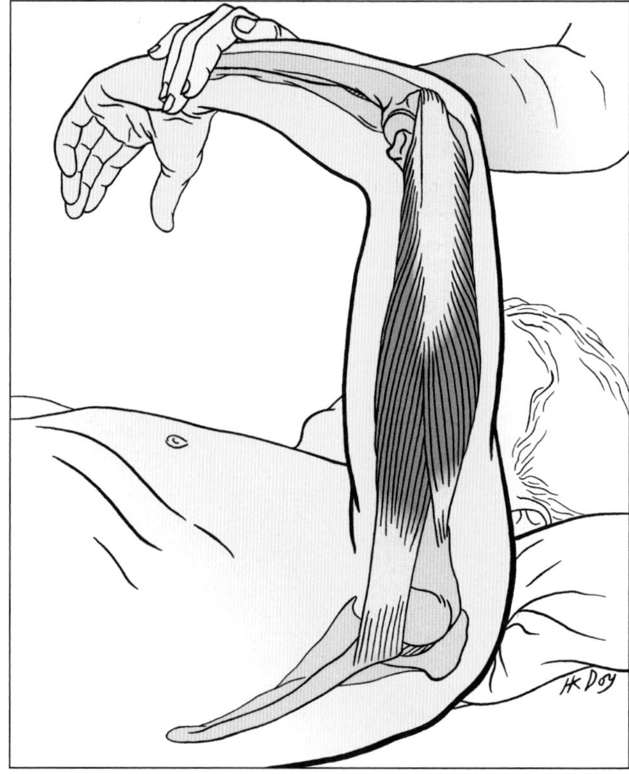

Figura 4-58 Tríceps.

Gravedad eliminada: tríceps

Posición inicial. El paciente se encuentra sentado, con el brazo apoyado en una mesa. El hombro se abduce hasta 90º, el codo se flexiona y el antebrazo se supina (fig. 4-59).

Posición inicial alterna. El paciente se posiciona en decúbito lateral. El terapeuta soporta el peso del miembro superior (fig. 4-60).

Estabilización. El terapeuta estabiliza el húmero.

Posición final. El paciente extiende el codo hasta la AdM completa, evitando la posición de bloqueo (fig. 4-61).

Movimiento sustituto. Depresión escapular y rotación externa del hombro, lo que permite que la gravedad complete la AdM.

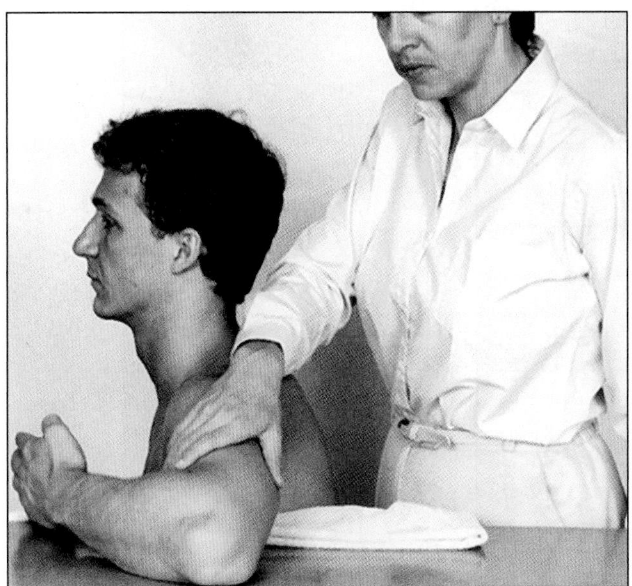

Figura 4-59 Posición inicial: tríceps.

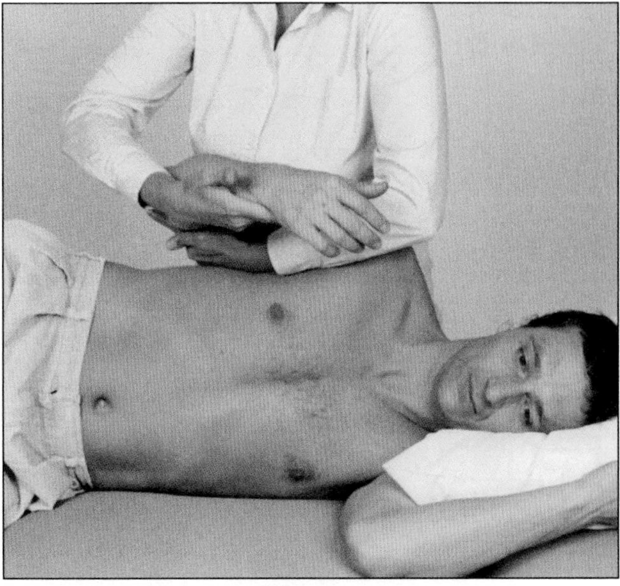

Figura 4-60 Posición inicial alterna.

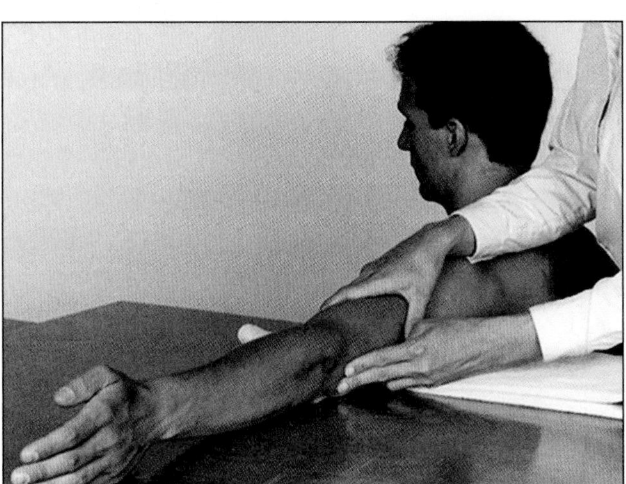

Figura 4-61 Posición final: tríceps.

Evaluación alterna contra la gravedad: tríceps

Esta prueba está indicada para pacientes con debilidad muscular en el hombro.

El paciente se posiciona en decúbito prono. Se coloca una toalla por debajo del húmero para mayor comodidad del paciente durante la aplicación de la estabilización y de la resistencia. El hombro se coloca en abducción y el codo está flexionado, con el antebrazo y la mano colgando de forma vertical sobre el borde de la camilla de exploración (fig. 4-62). El paciente realiza el movimiento de extensión del codo a través de la AdM completa, evitando la posición de bloqueo (fig. 4-63). Se aplica resistencia proximal a la articulación de la muñeca, en la cara posterior del antebrazo (fig. 4-64).

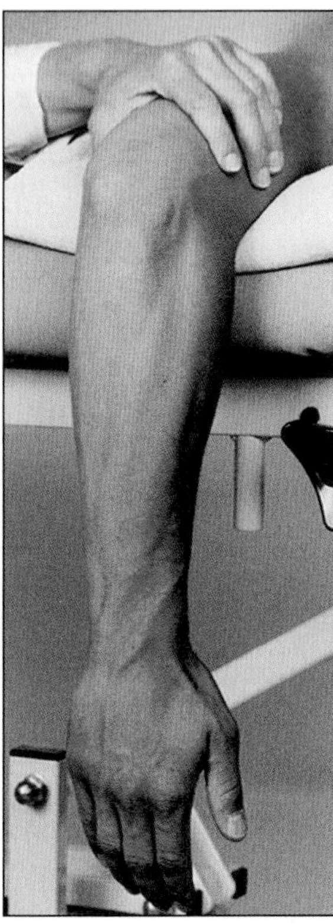

Figura 4-62 Posición inicial: tríceps.

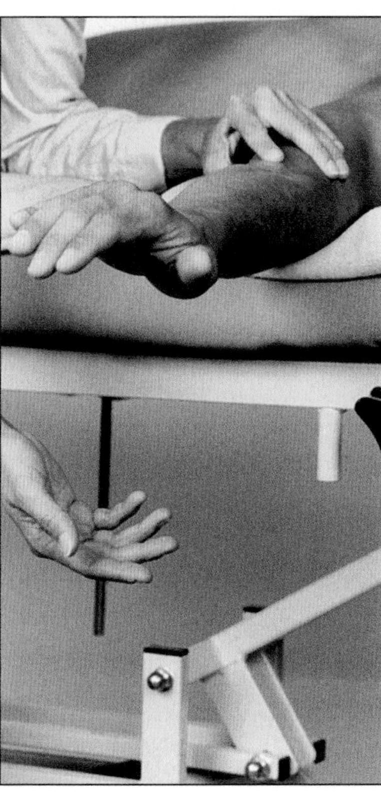

Figura 4-63 Posición para la prueba de detección: tríceps.

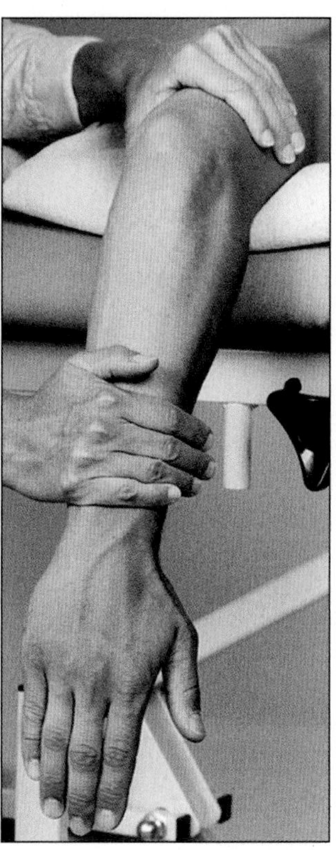

Figura 4-64 Resistencia: tríceps.

Supinación

Contra la gravedad: supinador y bíceps braquial

Formulario 4-10

Posición inicial. El paciente se encuentra sentado. El brazo se coloca en el costado, el codo flexionado a 90° y el antebrazo en pronación (fig. 4-65).

Estabilización. El terapeuta estabiliza el húmero.

Movimiento. El paciente supina el antebrazo hasta la AdM completa (fig. 4-66). Dado que la gravedad ayuda a la supinación más allá de la posición media, el terapeuta puede aplicar una ligera resistencia igual al peso del antebrazo.

Palpación. *Bíceps braquial:* cara anterior de la fosa antecubital. *Supinador:* cara posterior del antebrazo, distal a la cabeza del radio.

Movimiento sustituto. Rotación externa del hombro, aducción del hombro y flexión lateral del tronco ipsilateral.

Ubicación de la resistencia. Se aplica sobre la superficie posterior del extremo distal del radio, con presión contraria sobre la cara anterior del cúbito (figs. 4-67 y 4-68).

Dirección de la resistencia. Pronación del antebrazo.

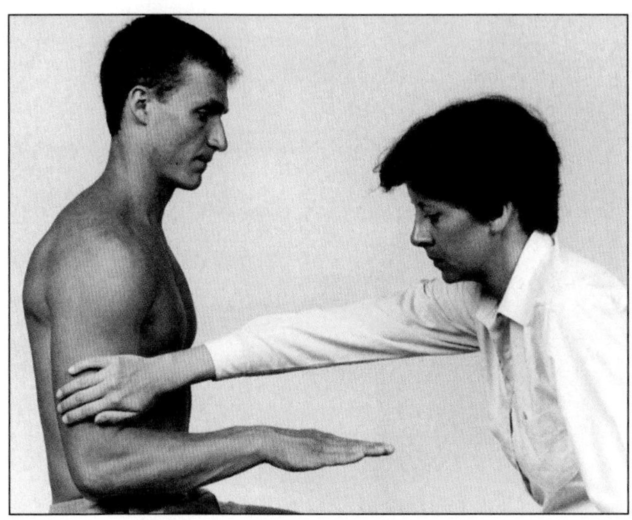

Figura 4-65 Posición inicial: supinador y bíceps braquial.

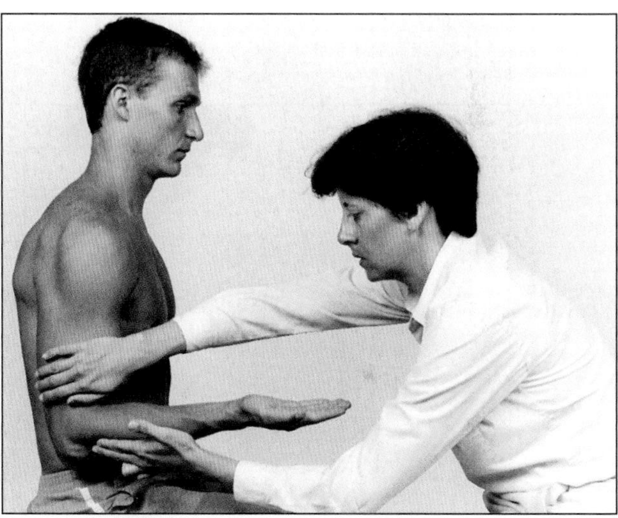

Figura 4-66 Posición para la prueba de detección: supinador y bíceps braquial.

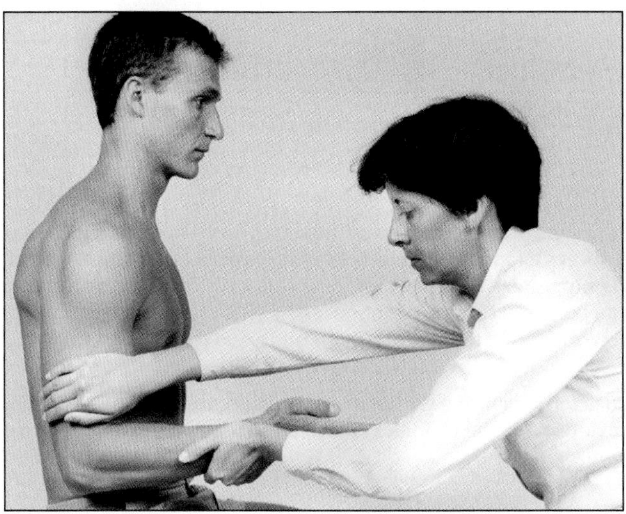

Figura 4-67 Resistencia: supinador y bíceps braquial.

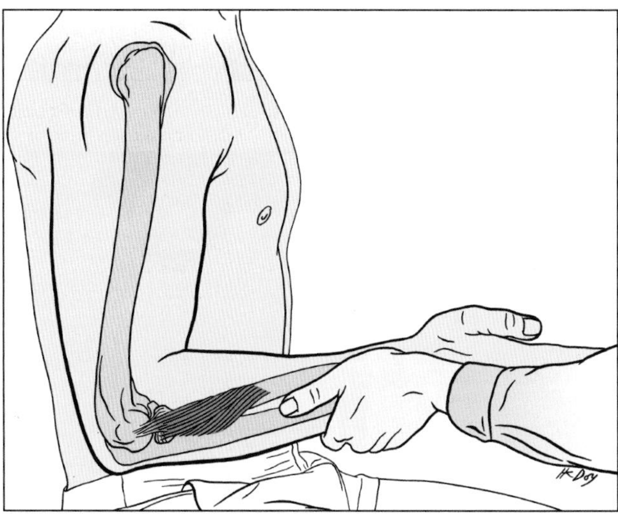

Figura 4-68 Supinador.

Gravedad eliminada: supinador y bíceps braquial

Posición inicial. El paciente se posiciona en decúbito supino con el brazo en el costado, el codo flexionado a 90° y el antebrazo en pronación (fig. 4-69).

Posición inicial alterna (no se muestra). El paciente está sentado, el hombro y el codo se encuentran flexionados a 90° y el antebrazo se coloca en pronación.

Estabilización. El terapeuta estabiliza el húmero.

Posición final. El paciente supina el antebrazo hasta la AdM completa (fig. 4-70).

Movimiento sustituto. Aducción y rotación externa del hombro.

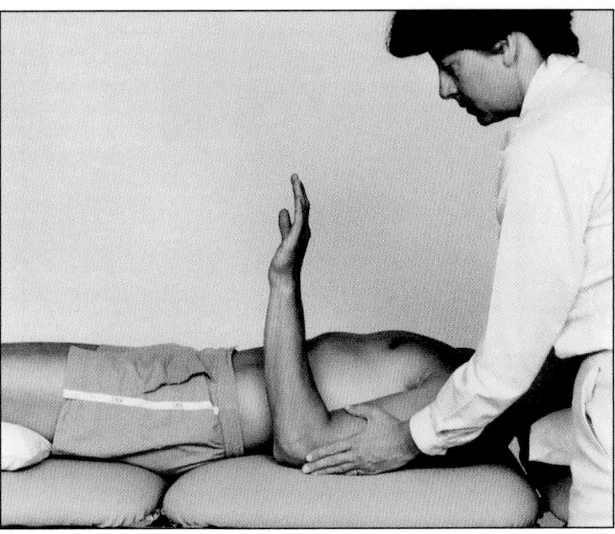

Figura 4-69 Posición inicial: supinador y bíceps braquial.

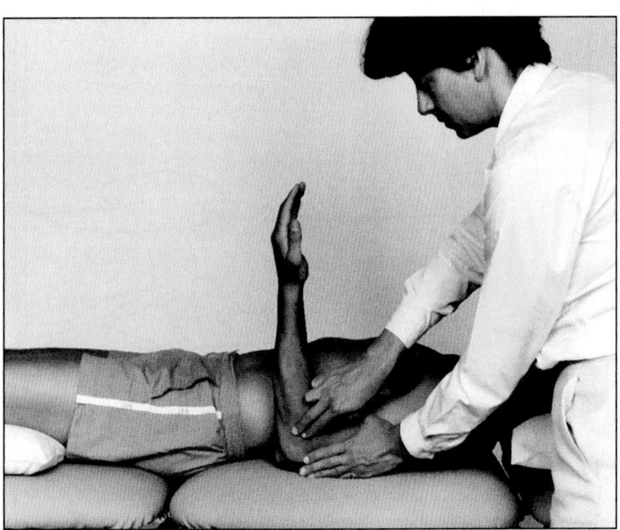

Figura 4-70 Posición final: supinador y bíceps braquial.

Aislamiento del supinador

El bíceps braquial no supina el antebrazo cuando el codo está en extensión y el movimiento se hace despacio y sin resistencia.[3,24]

Posición inicial. El paciente está sentado, el brazo a un costado, el codo extendido y el antebrazo en pronación.

Estabilización. El terapeuta estabiliza el húmero.

Movimiento. El paciente supina el antebrazo hasta completar la AdM. El terapeuta palpa el supinador durante el movimiento (fig. 4-71).

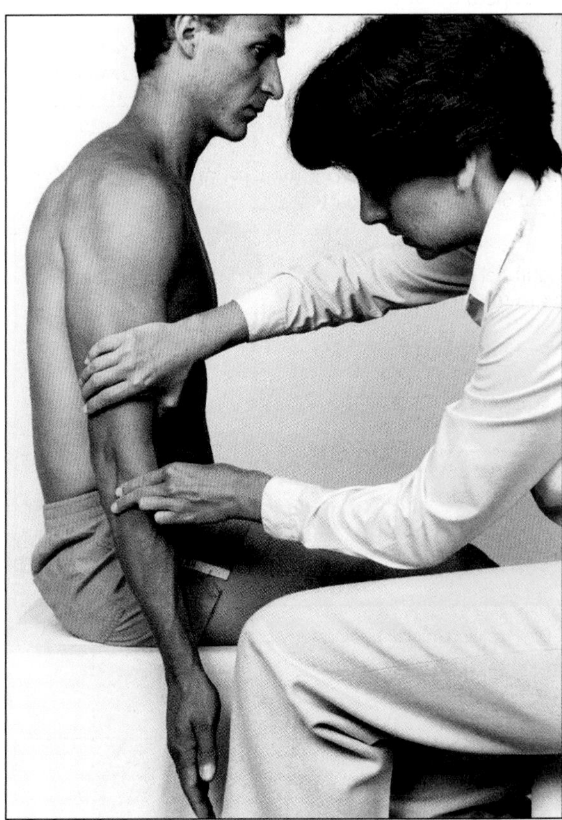

Figura 4-71 Prueba clínica para aislar el supinador.

Posición inicial alterna (no se muestra). En esta posición de prueba, el bíceps braquial se coloca en una posición de máximo acortamiento, es decir, en posición de insuficiencia activa. Por medio de esta posición, el bíceps se pone laxo y ya no tiene la capacidad para desarrollar una tensión efectiva, con lo que se aísla el supinador.

Posición inicial. El paciente se coloca en decúbito supino, el hombro flexionado 90°, el codo flexionado en su totalidad y el antebrazo en pronación.

Estabilización. El terapeuta estabiliza el húmero.

Movimiento. El paciente supina de manera lenta el antebrazo. El terapeuta palpa el supinador durante el movimiento.

En presencia de debilidad del músculo supinador, el paciente será incapaz de mantener el antebrazo en supinación completa empleando solo el bíceps.[25]

Pronación

Contra la gravedad: pronador redondo y pronador cuadrado

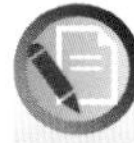
Formulario 4-11

Posición inicial. El paciente está sentado con el brazo al costado, el codo flexionado a 90° y el antebrazo en supinación (fig. 4-72).

Estabilización. El terapeuta estabiliza el húmero.

Movimiento. El paciente prona el antebrazo hasta la AdM completa (fig. 4-73). La gravedad ayuda a la pronación más allá de la posición media, así el terapeuta puede aplicar una ligera resistencia igual al peso del antebrazo.

Palpación. *Pronador redondo:* tercio proximal de la superficie anterior del antebrazo sobre una línea diagonal que va desde el epicóndilo medial del húmero hasta la mitad del borde lateral del radio. *Pronador cuadrado:* demasiado profundo como para palparlo.

Movimiento sustituto. Abducción y rotación interna del hombro y flexión lateral del tronco contralateral.

Ubicación de la resistencia. Se aplica sobre la superficie anterior del extremo distal del radio, con presión en contra sobre la cara posterior del cúbito (figs. 4-74 a 4-76).

Dirección de la resistencia. Supinación del antebrazo.

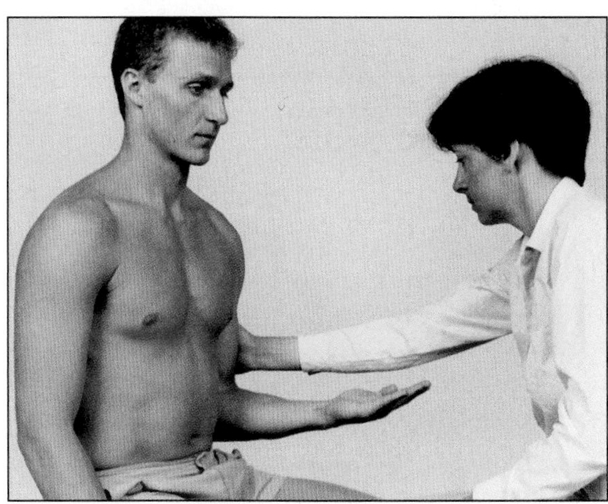

Figura 4-72 Posición inicial: pronadores redondo y cuadrado.

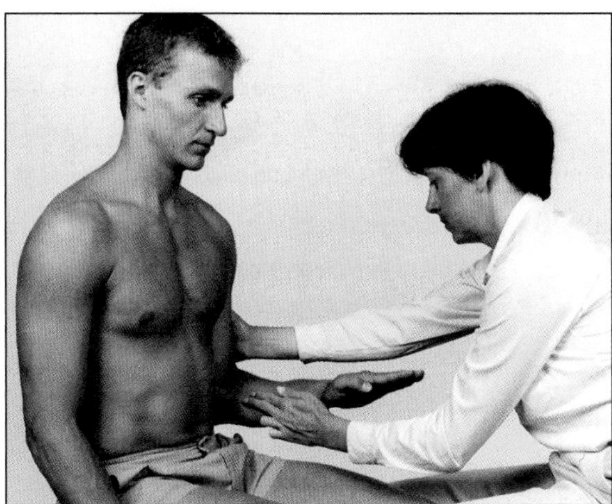

Figura 4-73 Posición para la prueba de detección: pronadores redondo y cuadrado.

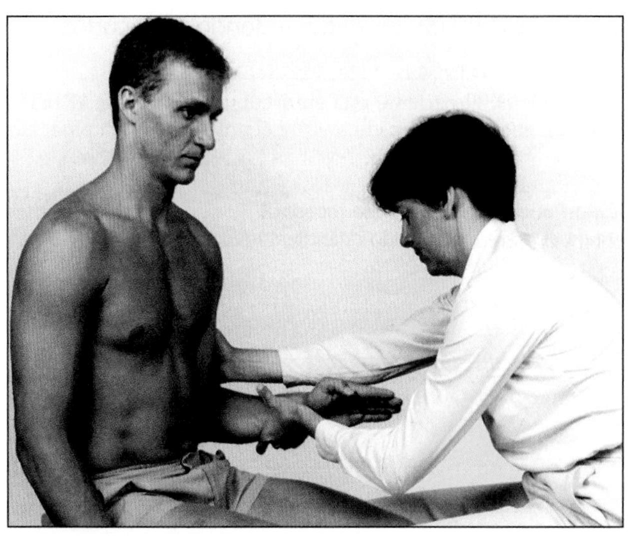

Figura 4-74 Resistencia: pronador redondo y pronador cuadrado.

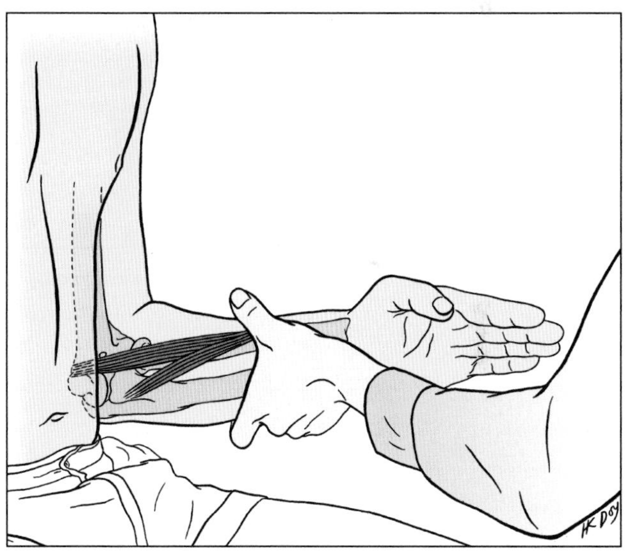

Figura 4-75 Pronador redondo.

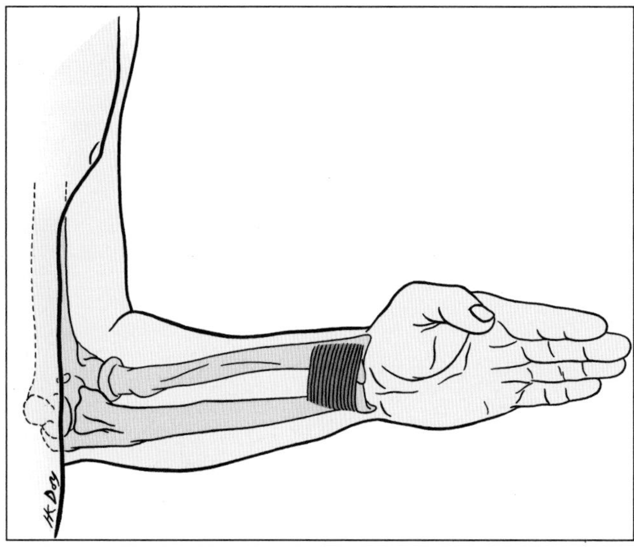

Figura 4-76 Pronador cuadrado.

Gravedad eliminada: pronador redondo y pronador cuadrado

Posición inicial. El paciente está en decúbito supino con el brazo al costado, el codo flexionado a 90° y el antebrazo en supinación (fig. 4-77).

Posición inicial alterna (no se muestra). El paciente se encuentra sentado, el hombro y el codo están flexionados a 90° y el antebrazo está en supinación.

Estabilización. El terapeuta estabiliza el húmero.

Posición final. El paciente prona el antebrazo hasta la AdM completa (fig. 4-78).

Movimiento sustituto. Abducción y rotación interna del hombro.

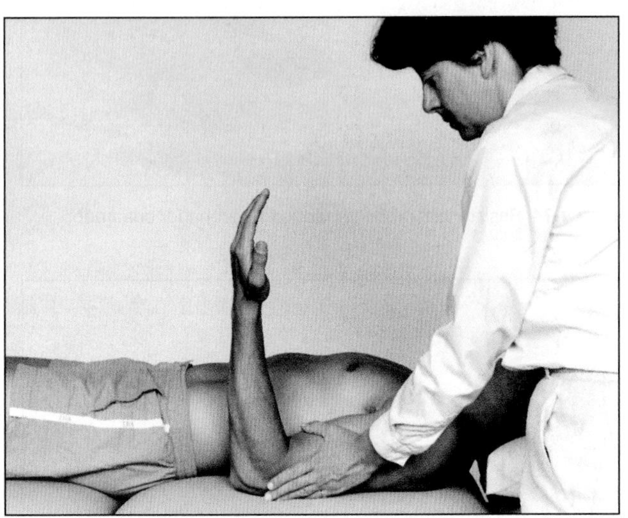

Figura 4-77 Posición inicial: pronador redondo y pronador cuadrado.

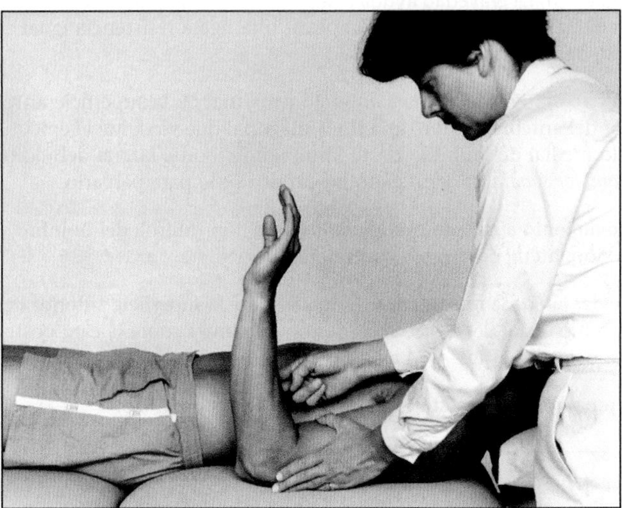

Figura 4-78 Posición final: pronador redondo y pronador cuadrado.

Aplicación funcional

Función articular

La función del complejo articular del codo es servir a la mano.[3,6,26] El movimiento en la articulación del codo ajusta la longitud funcional de la totalidad del brazo.[16] La extensión del codo aleja la mano del cuerpo; la flexión del codo acerca la mano al cuerpo. La supinación y la pronación del antebrazo hacen posible la orientación y la movilidad de la mano en el espacio. El complejo articular del codo, incluido el antebrazo, contribuye a muchos movimientos hábiles y enérgicos de la mano implicados en las actividades diarias de autocuidado, ocio y trabajo. Este complejo articular también proporciona la fuerza necesaria para levantar objetos[27] o para llevar a cabo actividades que implican subir y bajar el cuerpo empleando las manos.[26]

El codo y el antebrazo no funcionan de forma aislada, sino que se vinculan con el hombro y la muñeca para mejorar la funcionalidad de la mano.[3] Cuando el codo se encuentra extendido, los movimientos de supinación y de pronación se relacionan de manera funcional con las rotaciones externa e interna del hombro, respectivamente.[26] Estos movimientos suelen producirse de manera simultánea durante la actividad. Sin embargo, cuando el codo está flexionado, la rotación del antebrazo puede aislarse de la rotación del hombro.[26] Lo anterior se ilustra en actividades como girar la manija de una puerta o usar un destornillador (fig. 4-79).

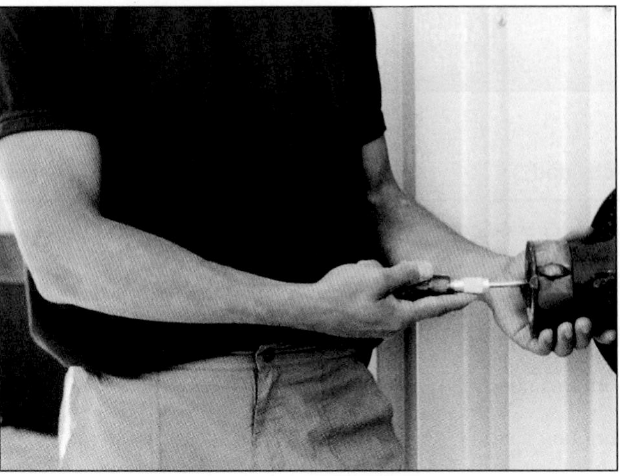

Figura 4-79 La flexión del codo aísla la rotación del antebrazo que viene desde el hombro.

TABLA 4-3 **Amplitud de movimiento del codo y del antebrazo requerida para determinadas actividades de la vida diaria**[27-32,*]

	AdM de flexión (°)		AdM de supinación (°)		AdM de pronación (°)	
Actividad	**Mín.**	**Máx.**	**Inicio**	**Fin**	**Inicio**	**Fin**
Leer un periódico[27]	78	104	-	-	7	49
Levantarse de una silla[27]	20	95	-	-	10	34
Sentarse-ponerse de pie-sentarse[29]	15	100	-	-	-	-
Abrir una puerta[27]	24	57	-	23	35	-
Abrir una puerta[32]	-	-	-	77	-	-
Servir de una jarra[27]	36	58	22	-	-	43
Servir agua en un vaso[31]	38	50	20	-	-	55
Beber de una taza[28]	72	129	3	31	-	-
Beber de un vaso[31]	42	132	1	23	-	-
Utilizar un teléfono[27]	43	136	23	-	-	41
Utilizar un teléfono [29]	75	140	-	-	-	-
Utilizar un teléfono[31]	69	143	21	-	-	42
Utilizar un teléfono[32]	-	146	-	-	-	-
Usar un teléfono móvil[32]	-	147	-	-	-	-
Escribir en el teclado de un sistema informático[32]	-	-	-	-	-	65
Cortar con un cuchillo[27]	89	107	-	-	27	42
Llevarse el tenedor a la boca[27]	85	128	-	52	10	-
Comer con un tenedor[28]	94	122	-	59	38	-
Comer con una cuchara[28]	101	123	-	59	23	-
Comer con una cuchara[29]	70	115	-	-	-	-
Comer con una cuchara[31]	74	133	-	50	9	-
Cepillarse el cabello[30]	112	157	-	-	-	-
Lavarse las axilas[30]	104	132	-	-	-	-
Aseo perineal[30]	35	100	-	-	-	-

*Valores promedio de las fuentes originales[27,28,31] redondeados al grado más próximo. Valores de la mediana de la fuente original.[29] Valores mínimos y máximos de la fuente original[30,32] redondeados al grado más próximo.

AdM: amplitud de movimiento

TABLA 4-4 Posiciones del codo y del antebrazo* de individuos sanos medidas durante las actividades de higiene y cuidado personal[27]

Mano a:	Flexión del codo (°)	Supinación (°)	Pronación (°)
Vértice cefálico	119	47	-
Occipucio	144	2	-
Cintura	100	12	-
Tórax	120	29	-
Cuello	135	41	-
Sacro	70	56	-
Zapato	16	-	19

*Valores promedio de la fuente original[27] redondeados al grado más próximo.

AdM funcional

La AdMA[12] normal del codo va desde los 0° de extensión hasta los 150° de flexión, hasta los 80° a los 90° de pronación y hasta los 80° a los 90° de supinación del antebrazo. Sin embargo, muchas funciones cotidianas se hacen con amplitudes menores. Las AdMA del codo y del antebrazo que se requieren para determinadas AdVD se muestran en la tabla 4-3, cuya información fue recopilada a partir de los trabajos de Morrey,[27] Safaee-Rad,[28] Packer,[29] Magermans,[30] Raiss[31] y Sardelli y cols.[32] En la tabla 4-4, elaborada gracias al trabajo de Morrey y cols., se pueden observar diversas posiciones del codo y el antebrazo necesarias para tocar distintas partes del cuerpo en las actividades de higiene y cuidado personal.[27] Los requisitos de la AdM para las AdVD se ven influidos por el diseño de los muebles, la colocación de los utensilios y la postura del paciente. En parte, estos factores podrían explicar las diferentes AdM encontradas en diversos estudios para llevar a cabo AdVD similares que se muestran en las tablas 4-3 y 4-4. Por lo tanto, los valores de las AdM de las tablas 4-3 y 4-4 deben emplearse como guía para los requerimientos de las AdVD.

Muchas actividades de autocuidado pueden llevarse a cabo dentro del arco de movimiento de los 30° a los 130° de flexión y de los 50° de pronación a los 50° de supinación.[27] Escribir, servir de una jarra, leer un periódico y realizar la higiene perineal son ejemplos de actividades que se realizan dentro de estas AdM. Las actividades para la alimentación como beber de una taza, usar una cuchara o un tenedor y cortar con un cuchillo (fig. 4-80) pueden hacerse dentro de un arco de movimiento aproximado de los 45° a los 136° de flexión y de los 47° de pronación a los 59° de supinación.[27,29,33]

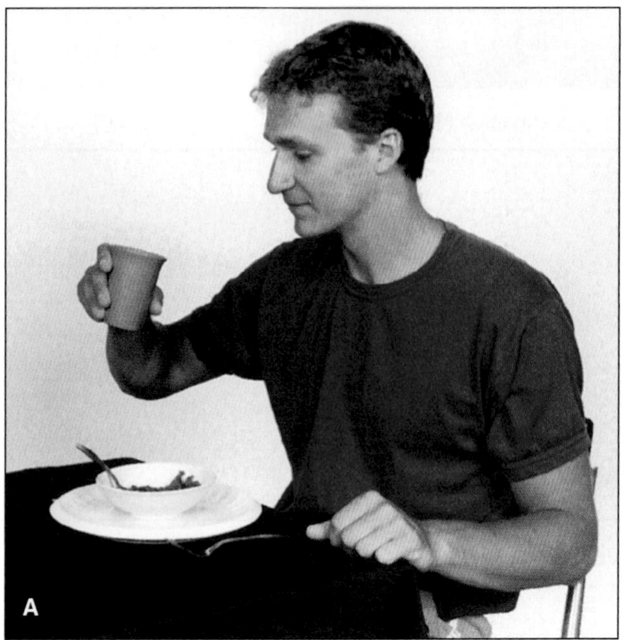

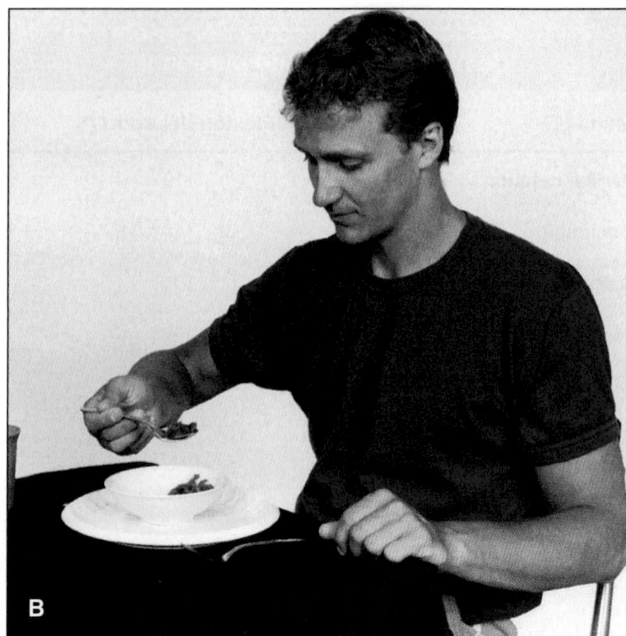

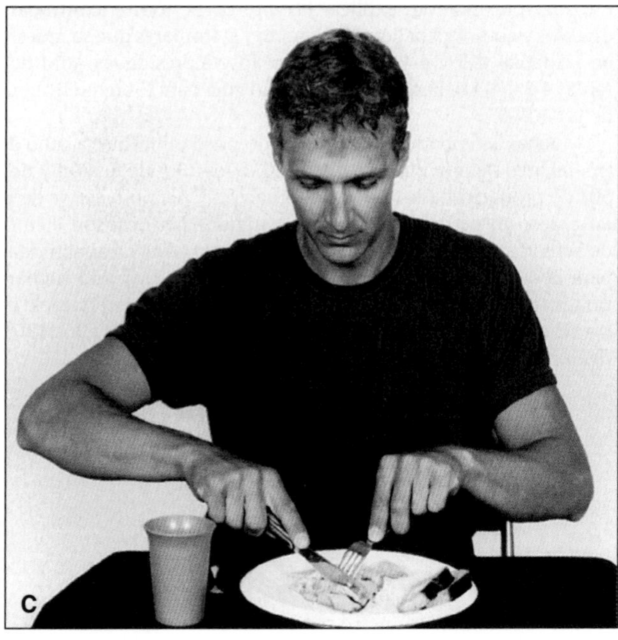

Figura 4-80 Amplitud de movimiento del codo dentro del arco de movimiento de los 45° a los 136° de flexión y de los 47° de pronación a los 59° de supinación. **A.** Beber de una taza. **B.** Comer con cuchara. **C.** Comer con cuchillo y tenedor.

Las funciones cotidianas que comprenden amplitudes extremas de movimiento del codo incluyen peinarse o lavarse el cabello (flexión, pronación y supinación) (fig. 4-81), alcanzar una cremallera trasera que se encuentra a la altura del cuello (flexión, pronación), utilizar un teléfono fijo o móvil (cerca de 135°-145° de flexión[27,29,31,32] (fig. 4-82), atarse los cordones de un zapato (16° de flexión)[27] (fig. 4-83), ponerse un pantalón (extensión) (fig. 4-84), lanzar una pelota (extensión), caminar empleando muletas axilares (extensión) (fig. 4-85), emplear los brazos para elevar el cuerpo al levantarse de una silla (15° de flexión),[29] practicar tenis (extensión) y usar el ratón o el teclado de un sistema informático (65° de pronación)[32] (fig. 4-86).

Cuando se restringe la AdM de flexión y extensión del codo y se permiten movimientos compensatorios en las articulaciones adyacentes sanas, se requiere menos AdM del codo para hacer la mayoría de las actividades del miembro superior. En este caso, la AdM funcional del codo oscila entre los 75° y los 120° de flexión.[34] Estos movimientos compensatorios se producen en la columna torácica y lumbar, el hombro (sobre todo en las articulaciones escapulotorácica y clavicular) y la muñeca.[35] Con el codo en una posición fija de 90° de flexión, aunque existen limitaciones en la función, pueden llevarse a cabo la mayoría de las AdVD de cuidado personal (es decir, alimentación e higiene personal).[34,36] Esto se corrobora mediante los hallazgos de van Andel y cols.,[37] quienes mencionan

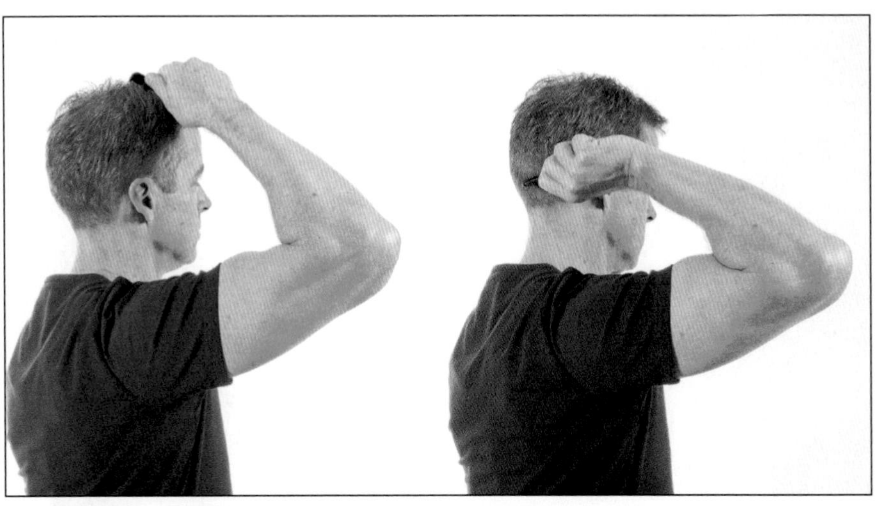

Figura 4-81 Peinarse requiere la flexión del codo, así como la supinación y la pronación del antebrazo.

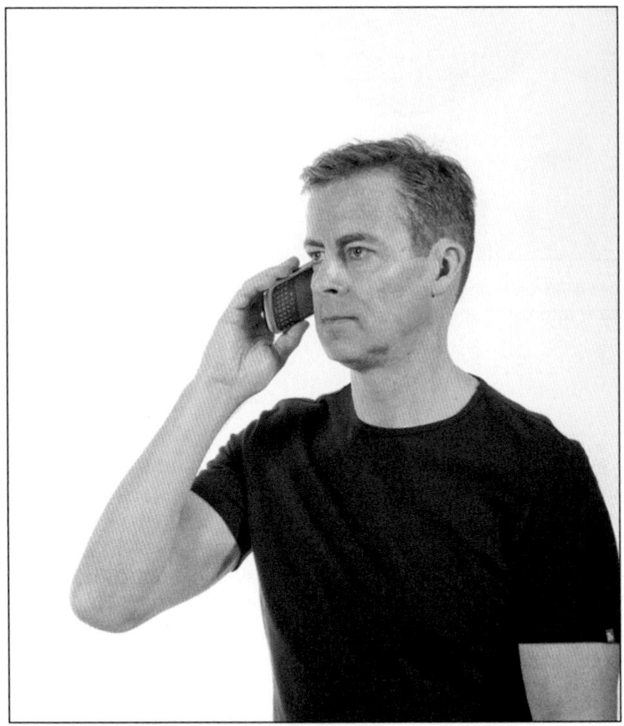

Figura 4-82 Flexión del codo necesaria para utilizar un teléfono móvil.

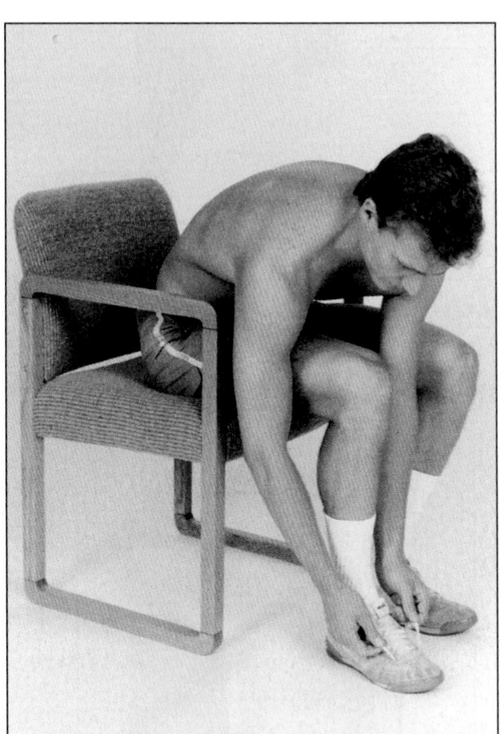

Figura 4-83 Atar un cordón de zapato requiere la flexión del codo de unos 16°.

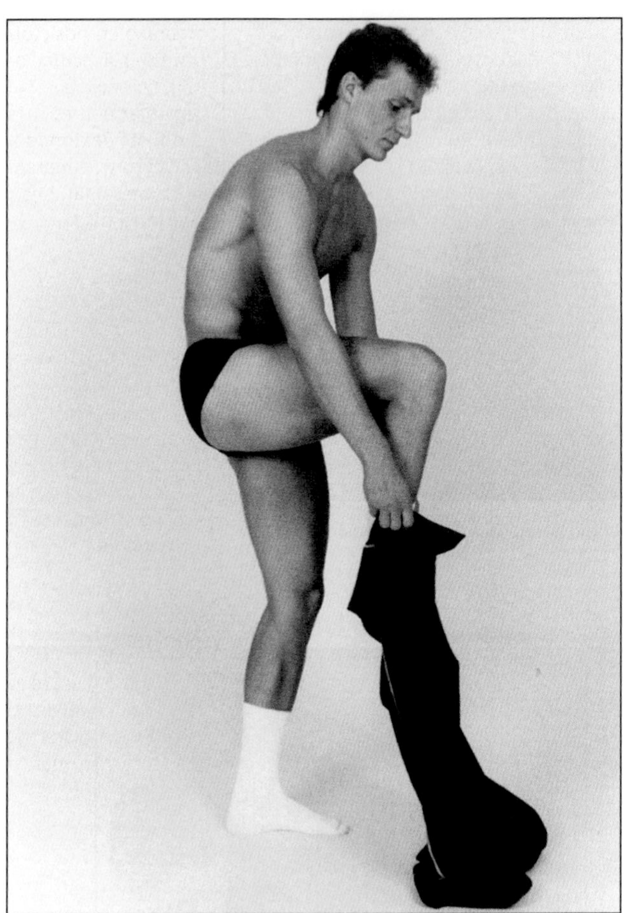

Figura 4-84 Extensión del codo al ponerse un pantalón.

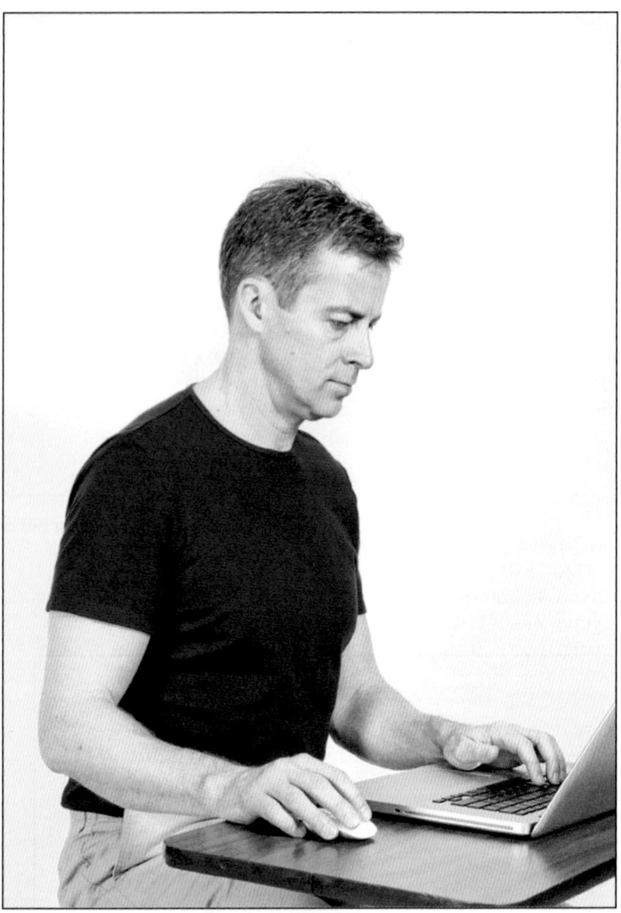

Figura 4-86 La pronación del antebrazo es necesaria cuando se utiliza el ratón, un panel táctil o el teclado de un sistema informático.

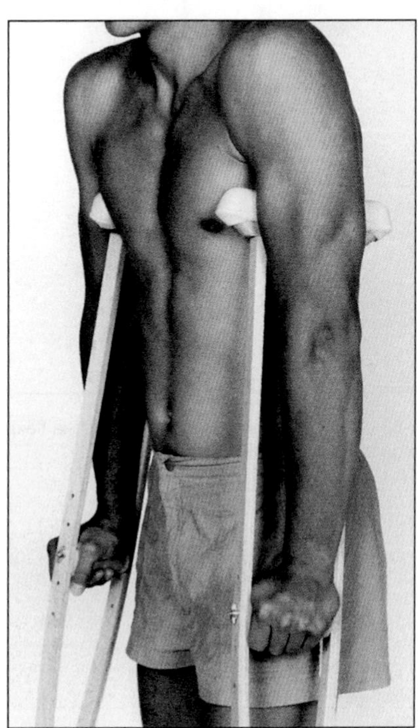

Figura 4-85 Extensión del codo necesaria para usar muletas axilares.

que se requiere un mínimo de 85° de flexión del codo para peinarse, alcanzar un bolsillo trasero o el hombro contralateral y para llevar la mano a la boca para beber algo.

Cuando se trata de la restricción de la AdM del codo, la pérdida de flexión del codo tiene una mayor repercusión en la pérdida de funcionalidad que la pérdida de extensión del codo en una proporción de alrededor de 2:1.[38] Así, el efecto funcional de una pérdida de 5° de flexión del codo es aproximadamente equivalente a una pérdida de 10° de AdM de extensión del codo.

En presencia de una AdM restringida del antebrazo, Kasten y cols.[39] identificaron que los principales movimientos compensatorios en el hombro y en el codo eran la rotación interna o externa del hombro, seguida de la abducción o aducción del hombro y la flexión o extensión del codo, y en menor medida la flexión o extensión del hombro. Cuando hay una restricción en la AdM del antebrazo, también se produce movimiento compensatorio en la articulación de la muñeca.[40] Kasten y cols.[39] concluyeron que con el antebrazo inmóvil, en rotación casi neutra, algunas AdVD como verter agua en un vaso, beber de un vaso, comer con una cuchara, contestar el teléfono, dibujar un número «8» sobre un escritorio, utilizar un teclado, pasar una página, girar una llave en una cerradura, peinarse y llevar a cabo la limpieza en el inodoro, podían completarse con la contribución de los movimientos del hombro y el codo.

Función muscular

Flexión del codo

El bíceps braquial, el braquial y el braquiorradial son los principales flexores del codo. El papel de los flexores en las actividades funcionales está, en parte, determinado por la posición del codo, el antebrazo y las articulaciones adyacentes; por la magnitud de carga de la resistencia; y por la velocidad del movimiento.[3] Los datos electromiográficos son de importancia clínica y funcional, ya que indican una fina interacción entre la acción de los flexores durante la actividad y una amplia gama de respuestas musculares entre individuos.[24] Las combinaciones de movimientos necesarias para una tarea específica son una consideración importante a la hora de especificar la contribución de cada músculo a la función y de analizar la compensación del movimiento debida a la parálisis.

Bíceps braquial

El bíceps braquial actúa como flexor del codo y supinador del antebrazo. Esta acción queda bien ilustrada en actividades que requieren de ambos movimientos, como el uso de un sacacorchos, de algún utensilio para la alimentación (fig. 4-87) o un destornillador (*véase* fig. 4-79). El bíceps funciona con mayor eficacia con el codo en flexión a 90°.[6,23] El músculo no contribuye a la supinación cuando el codo está extendido, a menos que la supinación se resista fuertemente, y no funciona como flexor del codo cuando el antebrazo está en pronación.[24] Por lo tanto, la fuerza más débil de flexión del codo está asociada a la pronación del antebrazo.[41] La mayor fuerza de flexión del codo se produce con el antebrazo en posición media.[23,41] Dado que el bíceps braquial actúa sobre tres articulaciones (es decir, el hombro, el codo y la radiocubital), su eficacia se ve afectada por la posición del hombro.[23,26] El bíceps braquial es más eficaz cuando el hombro está extendido que cuando está flexionado. Esta eficacia puede ilustrarse en actividades de tracción que requieren la extensión del hombro y la flexión del codo como remar, jugar a tirar de una soga, usar el batidor de un telar y barrer el piso.

Braquial

El braquial ha sido etiquetado como el músculo que más funciones desempeña entre los flexores del codo,[42] porque está activo en todas las posiciones del antebrazo, con y sin resistencia.[24] Dado que las inserciones del braquial están en el extremo proximal del cúbito y en el extremo distal del húmero, este músculo no se ve afectado por los cambios en la posición del antebrazo resultantes de la rotación del radio y la posición del hombro.[3] Aunque todos los flexores entran en acción para una tarea como martillar (fig. 4-88), el braquial es la elección ideal porque su única función es flexionar el codo.

Braquiorradial

Este flexor del codo funciona como músculo flexor de reserva, ya que contribuye a la flexión del codo cuando se requiere velocidad de movimiento y fuerza en la posición semiprona o prona del antebrazo.[24] Su acción puede ilustrarse en actividades como beber de una taza, martillar (*véase* fig. 4-88), teclear o tocar un instrumento de teclado.

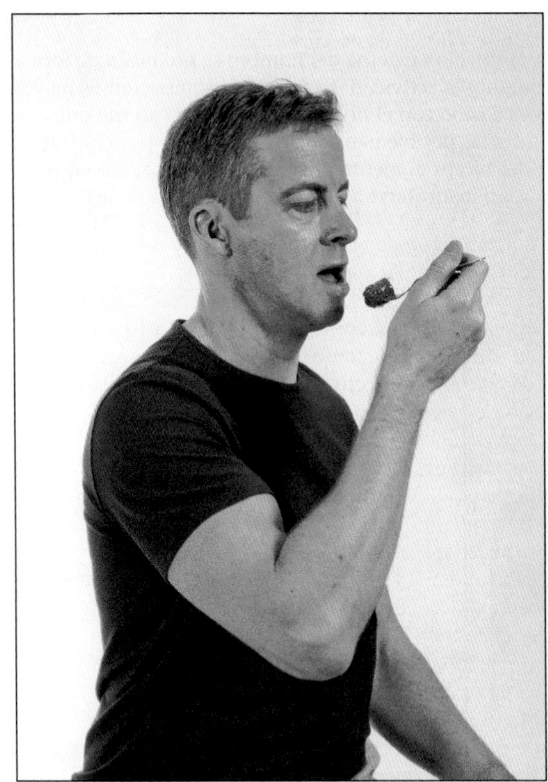

Figura 4-87 El bíceps braquial permite llevar la comida a la boca.

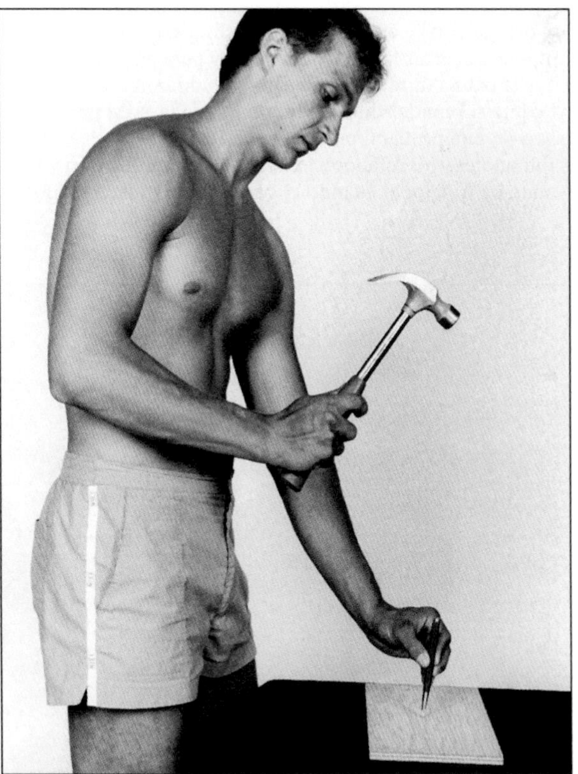

Figura 4-88 Función del braquial y del braquiorradial.

Extensión del codo: tríceps

El *tríceps* es el músculo extensor del codo. El papel del músculo ancóneo es controvertido. El ancóneo se ha descrito como un músculo que se encuentra activo en los movimientos lentos,[24] que tiene una función estabilizadora durante la supinación y la pronación,[24] que ayuda en la extensión del codo[3] y que tiene una actividad poco considerable durante la extensión.[42]

Dado que la cabeza larga del tríceps atraviesa dos articulaciones, la eficacia de este músculo se ve afectada por la posición del hombro. La cabeza larga se estira cuando se flexionan las articulaciones del codo y del hombro. Por lo tanto, el tríceps es más eficaz para la extensión del codo cuando el hombro está flexionado.[26] Esto se ilustra en actividades como barrer con una escoba, usar una aspiradora o serruchar madera.

La cabeza medial del tríceps puede identificarse como la porción funcional del músculo, porque siempre está activa durante la extensión del codo. Se recurre a las cabezas lateral y larga del tríceps cuando se requiere de mayor fuerza.[24] La función del tríceps se ilustra en actividades que implican elevación del cuerpo, como levantarse de una silla (fig. 4-89), caminar con muletas axilares (*véase* fig. 4-85) y realizar flexiones de brazos (lagartijas) u otras actividades de empuje, como cerrar una puerta.

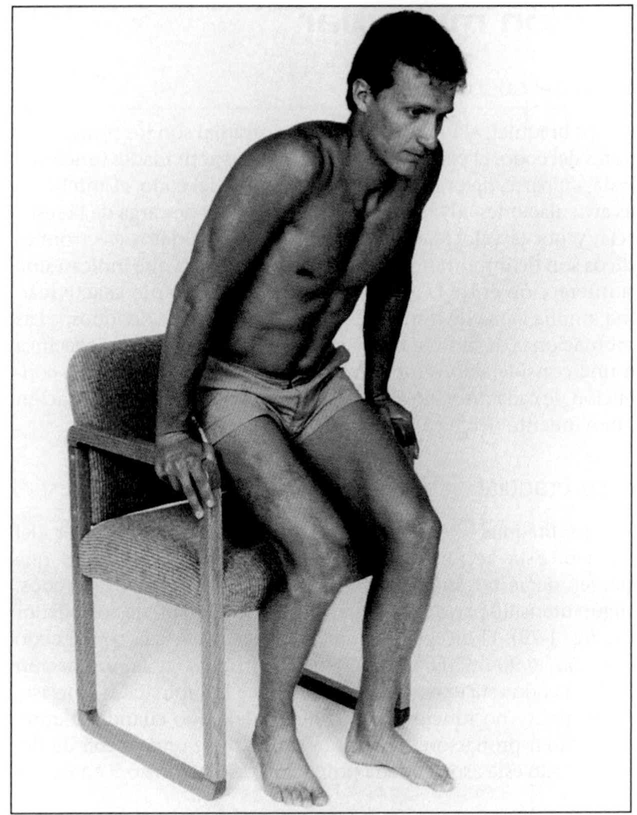

Figura 4-89 Función del tríceps para elevar el cuerpo al levantarse de una silla.

Supinación del antebrazo: supinador y bíceps braquial

El supinador, cuando actúa solo, genera el movimiento de supinación en todas las posiciones del codo.[24,42] El bíceps toma parte en la flexión del codo cuando se demanda fuerza y velocidad. La función de supinación del bíceps resulta afectada por la posición del codo; el músculo es más eficaz como supinador con el codo flexionado a unos 90°.[43] La mayoría de las actividades cotidianas exigen cantidades variables de fuerza y de movimientos combinados de flexión del codo y supinación del antebrazo, por ejemplo, llevarse la comida a la boca o pasar una página (fig. 4-90). Esta combinación sirve para mantener o acercar la mano al cuerpo y para girar la mano de manera que la palma mire hacia el techo. El braquiorradial también funciona como supinador durante una parte de la AdM para llevar el antebrazo de una posición prona a la posición media.[43]

Los supinadores y los rotadores externos del hombro están vinculados de manera funcional cuando el codo se extiende,[26] porque la supinación y la rotación externa del hombro se producen de forma simultánea durante la actividad. La fuerza de supinación es mayor cuando se lleva a cabo con el hombro en rotación externa que con la rotación interna, posiblemente debido a que la posición de la cabeza larga del bíceps aumenta la longitud del músculo en rotación externa y, así, contribuye a una mayor producción de fuerza.[44]

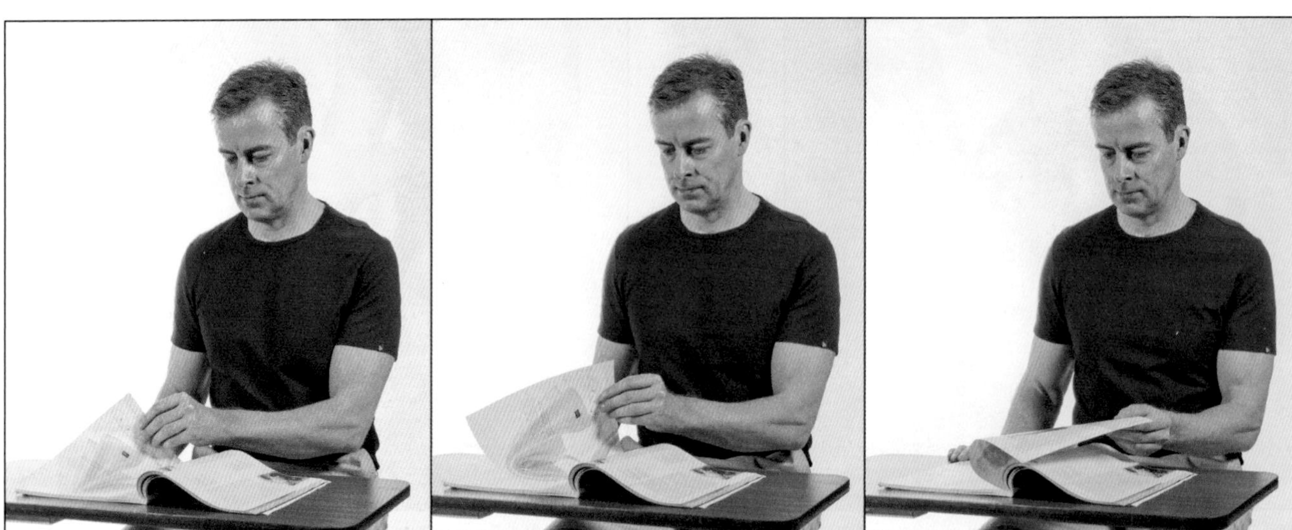

Figura 4-90 Función del supinador y del bíceps braquial para supinar el antebrazo.

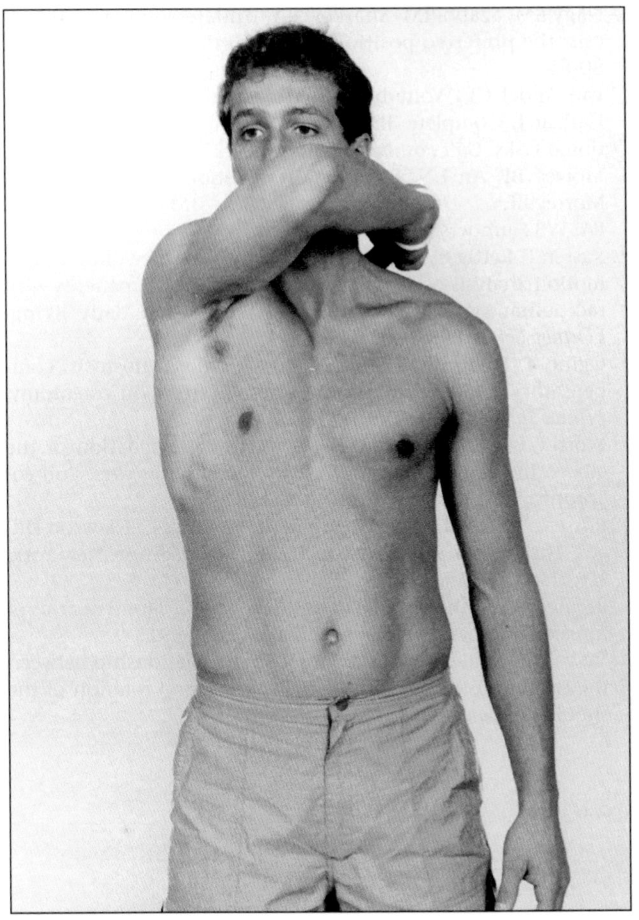

Figura 4-91 Función del pronador redondo y del pronador cuadrado.

Pronación del antebrazo: pronador redondo y pronador cuadrado

Los músculos pronador redondo y pronador cuadrado actúan en la pronación del antebrazo. El pronador cuadrado se ha descrito como el músculo más constante de los dos, mientras que el pronador redondo participa en actividades que exigen movimientos rápidos o potentes,[24,42] como usar un destornillador para quitar un tornillo apretado, lanzar una pelota o practicar deportes de raqueta. Los pronadores se utilizan para escribir o para efectuar muchas actividades de autocuidado, como lavarse el cuerpo (fig. 4-91), vestirse y hacer tareas de higiene. El braquiorradial también funciona como pronador durante una parte de la AdM para llevar el antebrazo de una posición supina a la posición media.[43] Los pronadores están vinculados de manera funcional a los rotadores internos del hombro,[26] porque la pronación y la rotación interna del hombro se producen al mismo tiempo en muchas actividades.

Referencias

1. Standring S, ed. *Gray's Anatomy: The Anatomical Basis of Clinical Practice*. 39th ed. London, UK: Elsevier Churchill Livingstone; 2005.
2. London JT. Kinematics of the elbow. *J Bone Joint Surg Am.* 1981;63(4):529-535.
3. Levangie PK, Norkin CC. *Joint Structure and Function: A Comprehensive Analysis*. 4th ed. Philadelphia, PA: FA Davis; 2005.
4. Steindler A. *Kinesiology of the Human Body Under Normal and Pathological Conditions*. Springfield, IL: Charles C Thomas; 1955.
5. Nakamura T, Yabe Y, Horiuchi Y, Yamazaki N. In vivo motion analysis of forearm rotation utilizing magnetic resonance imaging. *Clin Biomech.* 1999;14:315–320.
6. Kapandji IA. *The Physiology of the Joints. Vol. 1. The Upper Limb*. 6th ed. New York, NY: Churchill Livingstone Elsevier; 2007.
7. Norkin CC, White DJ. *Measurement of Joint Motion: A Guide to Goniometry*. 4th ed. Philadelphia, PA: FA Davis; 2009.
8. Nordin M, Frankel VH. *Basic Biomechanics of the Musculoskeletal System*. 3rd ed. Philadelphia, PA: Lippincott Williams & Wilkins; 2001.
9. Gabl M, Zimmermann R, Angermann P, et al. The interosseous membrane and its influence on the distal radioulnar joint. An anatomical investigation of the distal tract. *J Hand Surg Br.* 1998;23(2):179-182.
10. Cyriax J. *Textbook of Orthopaedic Medicine. Vol. 1. Diagnosis of Soft Tissue Lesions*. 8th ed. London: Bailliere Tindall; 1982.
11. Magee DJ. *Orthopedic Physical Assessment*. 5th ed. Philadelphia, PA: Saunders Elsevier; 2008.
12. American Academy of Orthopaedic Surgeons. *Joint Motion: Method of Measuring and Recording*. Chicago, IL: AAOS; 1965.
13. Berryman Reese N, Bandy WD. *Joint Range of Motion and Muscle Length Testing*. 2nd ed. Philadelphia, PA: Saunders Elsevier; 2010.
14. Hoppenfeld S. *Physical Examination of the Spine and Extremities*. New York, NY: Appleton-Century-Crofts; 1976.
15. Kaltenborn FM. *Mobilization of the Extremity Joints*. 3rd ed. Oslo, Norway: Olaf Norlis Bokhandel; 1985.
16. Neumann DA. *Kinesiology of the Musculoskeletal System: Foundations for Physical Rehabilitation*. 2nd ed. Philadelphia, PA: Mosby Elsevier; 2010.
17. Baeyens J-P, Van Glabbeek F, Goossens M, Gielen J, Van Roy P, Clarys J-P. In vivo 3D arthrokinematics of the proximal and distal radioulnar joints during active pronation and supination. *Clin Biomech.* 2006;21:S9-S12.
18. Karagiannopoulos C, Sitler M, Michlovitz S. Reliability of 2 functional goniometric methods for measuring forearm pronation and supination active range of motion. *J Orthop Sports Phys Ther.* 2003;33(9):523–531.
19. Shaaban H, Pereira C, Williams R, Lees VC. The effect of elbow position on the range of supination and pronation of the forearm. *J Hand Surg Eur Vol.* 2008;33(1):3-8.
20. Gajdosik RL. Comparison and reliability of three goniometric methods for measuring forearm supination and pronation. *Percept Mot Skills.* 2001;93:353–355.
21. Cimatti B, Marcolino AM, Barbosa RI. A study to compare two goniometric methods for measuring active pronation and supination range of motion. *Hand Ther.* 2013;18(2): 57-63.
22. Williams PL, Bannister LH, Berry MM, et al. eds. *Gray's Anatomy*. 38th ed. New York, NY: Churchill Livingstone; 1995.
23. Soderberg GL. *Kinesiology: Application to Pathological Motion*. 2nd ed. Baltimore, MD: Williams & Wilkins; 1997.
24. Basmajian JV, DeLuca CJ. *Muscles Alive: Their Function Revealed by Electromyography*. 5th ed. Baltimore, MD: Williams & Wilkins; 1985.
25. Kendall FP, McCreary EK, Provance PG. *Muscles Testing and Function*. 4th ed. Baltimore, MD: Williams & Wilkins; 1993.
26. Smith LK, Lawrence Weiss EL, Lehmkuhl LD. *Brunnstrom's Clinical Kinesiology*. 5th ed. Philadelphia, PA: FA Davis; 1996.

27. Morrey BF, Askew LJ, An KN, Chao EY. A biomechanical study of normal functional elbow motion. *J Bone Joint Surg Am.* 1981;63:872-876.
28. Safaee-Rad R, Shwedyk E, Quanbury AO, Cooper JE. Normal functional range of motion of upper limb joints during performance of three feeding activities. *Arch Phys Med Rehabil.* 1990;71:505-509.
29. Packer TL, Peat M, Wyss U, Sorbie C. Examining the elbow during functional activities. *OTJR.* 1990;10:323-333.
30. Magermans DJ, Chadwick EKJ, Veeger HEJ, van der Helm FCT. Requirements for upper extremity motions during activities of daily living. *Clin Biomech.* 2005;20:591-599.
31. Raiss P, Rettig O, Wolf S, Loew M, Kasten P. Range of motion of shoulder and elbow in activities of daily living in 3D motion analysis. *Z Orthop Unfall.* 2007;145:493-498.
32. Sardelli M, Tashjian RZ, MacWilliams BA. Functional elbow range of motion for contemporary tasks. *J Bone Joint Surg Am.* 2011;93:471-477.
33. Cooper JE, Shwedyk E, Quanbury AO, Miller J, Hildebrand D. Elbow joint restriction: effect on functional upper limb motion during performance of three feeding activities. *Arch Phys Med Rehabil.* 1993;74:805-809.
34. Vasen AP, Lacey SH, Keith MW, Shaffer JW. Functional range of motion of the elbow. *J Hand Surg Am.* 1995;20:288-292.
35. O'Neill OR, Morrey BF, Tanaka S, An KN. Compensatory motion in the upper extremity after elbow arthrodesis. *Clin Orthop Relat Res.* 1992;281:89-96.
36. Nagy SM, Szabo RM, Sharkey NA. Unilateral elbow arthrodesis: the preferred position. *J South Orthop Assoc.* 1999;8(2): 80-85.
37. van Andel CJ, Wolterbeek N, Doorenbosch CAM, Veeger D, Harlaar J. Complete 3D kinematics of upper extremity functional tasks. *Gait Posture.* 2008;27:120-127.
38. Morrey BF, An KN. Functional evaluation of the elbow. In: Morrey BF, ed. *The Elbow and Its Disorders.* 3rd ed. Philadelphia, PA: WB Saunders; 2000.
39. Kasten P, Rettig O, Loew M, Wolf S, Raiss P. Three dimensional motion analysis of compensatory movements in patients with radioulnar synostosis performing activities of daily living. *J Orthop Sci.* 2009;14:307-312.
40. Ogino T, Hikino K. Congenital radio-ulnar synostosis: compensatory rotation around the wrist and rotation osteotomy. *J Hand Surg Br.* 1987;12(2):173-178.
41. Morrey BF, An KN, Chao EYS. Functional evaluation of the elbow. In: Morrey BF, ed. *The Elbow and Its Disorders.* 2nd ed. Toronto, ON: WB Saunders; 1993.
42. Rosse C. The arm, forearm, and wrist. In: Rosse C, Clawson DK, eds. *The Musculoskeletal System in Health and Disease.* New York, NY: Harper & Row; 1980.
43. Bremer AK, Sennwald GR, Favre P, Jacob HAC. Moment arms of forearm rotators. *Clin Biomech.* 2006;21:683-691.
44. Savva N, McAllen CJP, Giddins GEB. The relationship between the strength of supination of the forearm and rotation of the shoulder. *J Bone Joint Surg Br.* 2003;85:406-407.

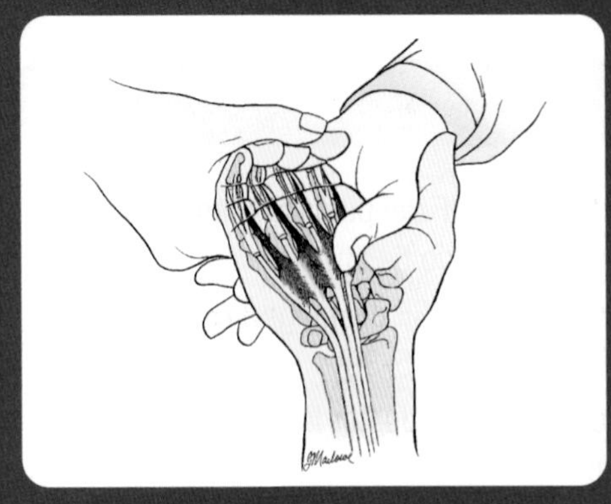

Muñeca y mano 5

BÚSQUEDA RÁPIDA

(*continúa*)

BÚSQUEDA RÁPIDA *(continuación)*

La práctica hace al maestro: formularios de resumen y evaluación. Formularios 5-1 a 5-43 disponibles en: http://thepoint.lww.com/Clarkson4e

ARTICULACIONES Y MOVIMIENTOS

Las articulaciones de la muñeca y de la mano se ilustran en las figuras 5-1 y 5-2. Por su parte, los movimientos de la muñeca y de la mano se resumen en las tablas 5-1 a 5-3.

Situada entre el antebrazo y la mano, la *muñeca* está conformada por ocho huesos pequeños (fig. 5-2A; *véase* fig. 5-1). Estos huesos están dispuestos en una hilera proximal (el escafoides, el semilunar, el piramidal y el pisiforme) y una hilera distal (el trapecio, el trapezoide, el hueso grande y el ganchoso).

La cara proximal de la hilera proximal de los huesos del carpo (excluido el pisiforme, que solo se articula con el piramidal) tiene forma convexa (fig. 5-2B). Esta superficie convexa se articula con la superficie cóncava de la cara distal del radio y con el disco de la articulación radiocubital inferior para formar la *articulación radiocarpiana,* clasificada como de tipo condílea (o elipsoide).[2]

La *articulación mediocarpiana* es una articulación compuesta[2] y se ubica entre las hileras proximal y distal de los huesos del carpo. La cara proximal de la hilera distal de los huesos del carpo presenta lateralmente una superficie cóncava, formada por los huesos trapecio y trapezoide, y medialmente una superficie convexa, formada por los huesos grande y ganchoso (*véase* fig. 5-2B). Estas superficies se articulan con la correspondiente cara distal de la hilera proximal de los huesos del carpo, que tiene lateralmente una

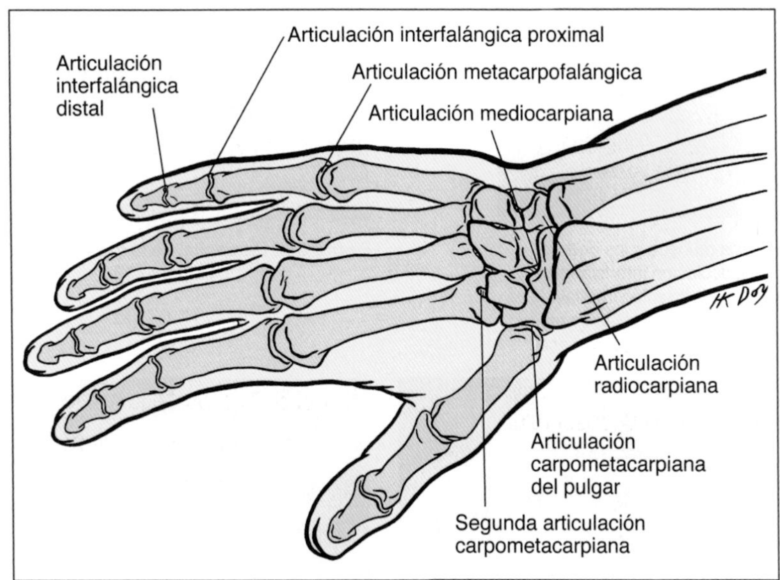

Figura 5-1 Articulaciones de la muñeca, los dedos y el pulgar.

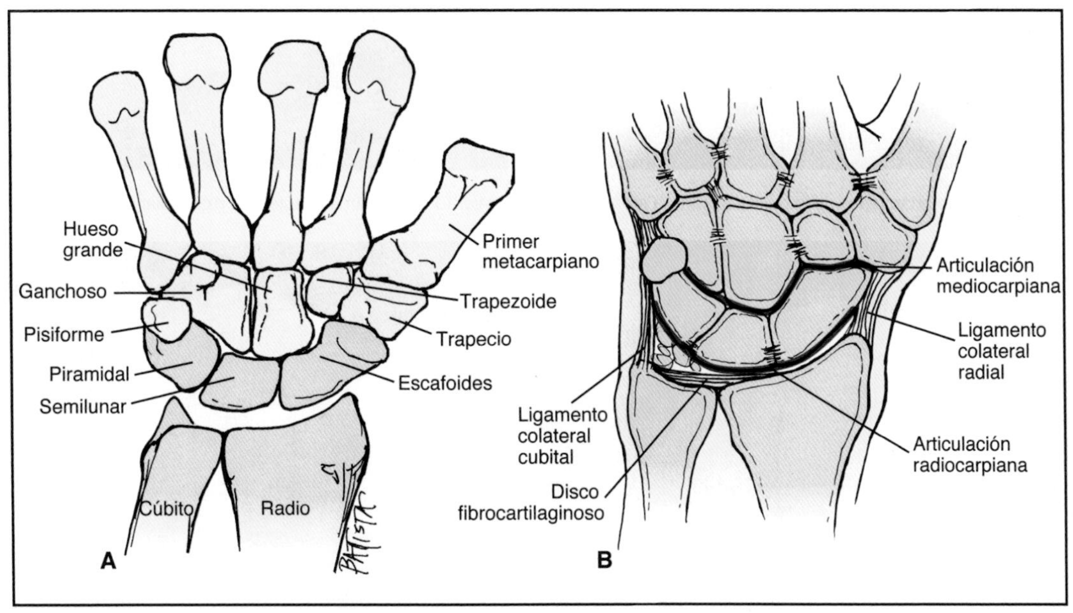

Figura 5-2 Vista anterior de la muñeca en la que se muestran (**A**) las características anatómicas óseas y (**B**) los contornos cóncavo-convexos de las articulaciones mediocarpiana y radiocarpiana.

superficie convexa, formada por el hueso escafoides, y medialmente una superficie cóncava, formada por el escafoides, el semilunar y el piramidal.

En el contexto clínico, no es posible medir de manera independiente el movimiento en las articulaciones radiocarpiana y mediocarpiana. Por lo tanto, las mediciones de la amplitud de movimiento (AdM) de la muñeca incluyen el movimiento combinado de ambas articulaciones. Los movimientos de las articulaciones radiocarpiana y mediocarpiana incluyen la flexión, la extensión, la desviación radial y la desviación cubital de la muñeca. Desde la posición anatómica, la flexión y la extensión de la muñeca se producen en el plano sagital alrededor de un eje frontal (fig. 5-3). La desviación radial y la desviación cubital tienen lugar en el plano frontal alrededor de un eje sagital (fig. 5-4). La máxima amplitud de movimiento activo (AdMA) de flexión y extensión de la muñeca se produce con la muñeca colocada cerca de los 0° de desviación radial y cubital.[10]

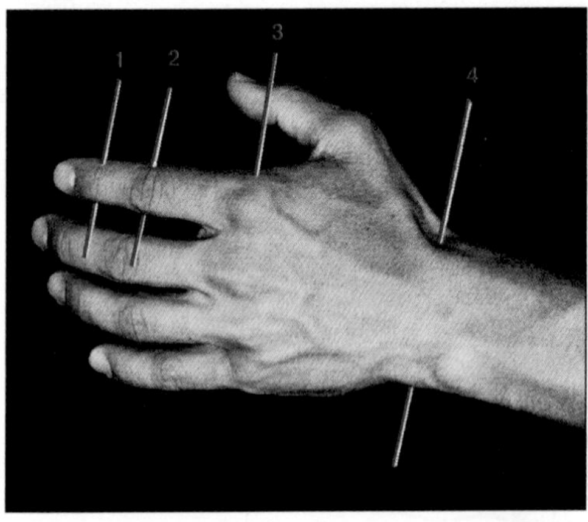

Figura 5-3 Ejes frontales de la muñeca y los dedos: (*1*) flexión y extensión de la articulación interfalángica distal, (*2*) flexión y extensión de la articulación interfalángica proximal, (*3*) flexión y extensión de la articulación metacarpofalángica y (*4*) flexión y extensión de la muñeca.

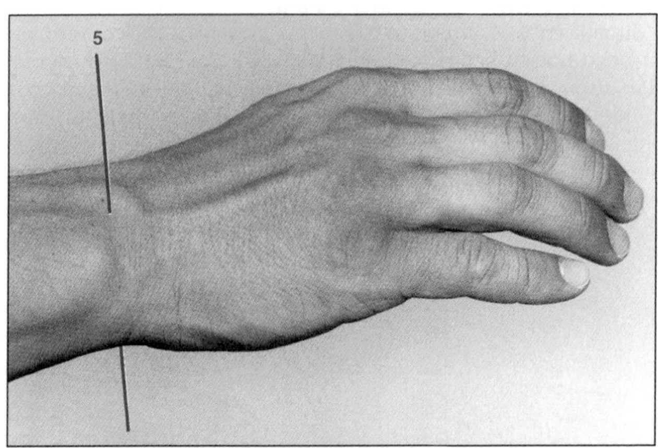

Figura 5-4 Eje sagital de la muñeca: (*5*) desviación radiocubital.

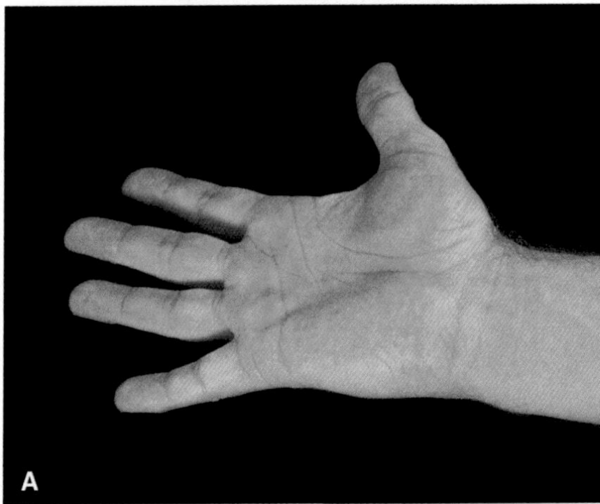

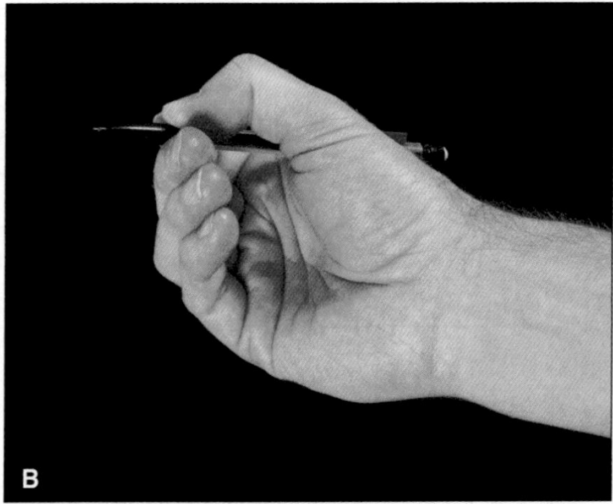

Figura 5-5 **A.** Aplanamiento de la palma al abrir la mano. **B.** Acanalamiento de la palma al sujetar o manipular un objeto.

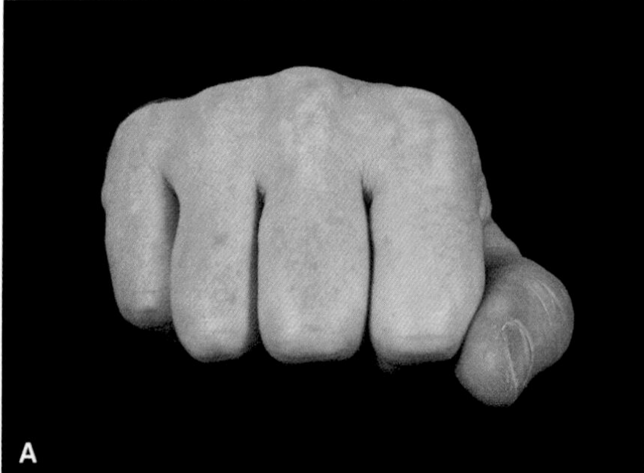

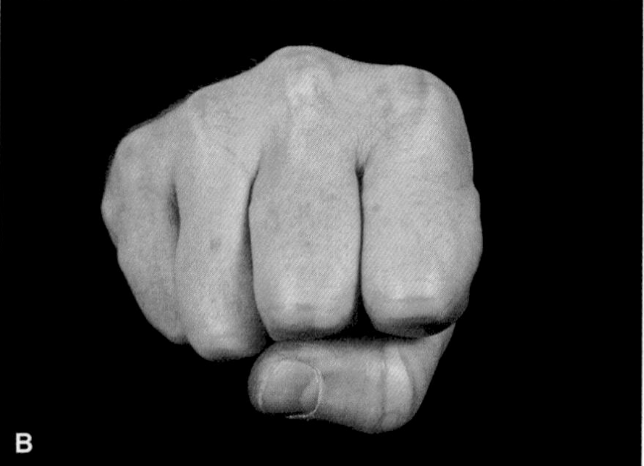

Figura 5-6 Se observa movilidad en las articulaciones carpometacarpianas cuarta y quinta cuando se compara (**A**) el puño relajado contra (**B**) el puño apretado.

El movimiento en las *articulaciones carpometacarpianas* (CMC) (*véase* fig. 5-1), formadas entre las superficies distales de la hilera distal de huesos del carpo y las bases de los huesos metacarpianos, es esencial para el funcionamiento normal de la mano. El movimiento de la articulación CMC contribuye al aplanamiento de la palma cuando la mano está abierta por completo (fig. 5-5A) y al acanalamiento de la palma al sujetar o manipular objetos (fig. 5-5B). Los metacarpianos periféricos móviles de los dedos anular, meñique y pulgar se desplazan alrededor de los metacarpianos fijos de los dedos índice y medio. La movilidad de los metacarpianos cuarto, quinto y del pulgar alrededor de los metacarpianos fijos de los dedos índice y medio se observa mejor cuando se coloca la mano en un puño relajado y después en un puño apretado (fig. 5-6). En el contexto clínico, no es posible medir de manera directa los movimientos en las articulaciones CMC de los dedos segundo a quinto, pero sí en la articulación del pulgar.

La *articulación CMC del pulgar* (fig. 5-7) es una articulación en silla de montar que está formada entre la superficie distal del trapecio, que es cóncava anteroposteriormente y convexa mediolateralmente, y la correspondiente superficie recíproca de la base del primer metacarpiano. Los movimientos de la primera articulación CMC incluyen flexión, extensión, abducción, aducción, rotación y oposición. La flexión y la extensión se producen en un plano frontal oblicuo alrededor de un eje sagital oblicuo (fig. 5-8). Mientras ocurre la flexión, el pulgar se desplaza desde la posición anatómica (fig. 5-9A) a través de la palma de la mano (fig. 5-9B). La extensión del pulgar (fig. 5-9C) en la articulación CMC involucra el movimiento lateral de este dedo fuera de la posición anatómica en dirección opuesta a la flexión. El pulgar se abduce cuando se mueve desde la posición anatómica (fig. 5-9D) en dirección perpendicular a la palma (fig. 5-9E). Por el contrario, la aducción del pulgar lo devuelve a la posición anatómica partiendo desde una posición de abducción. Los movimientos de abducción y aducción del pulgar se producen en un plano sagital oblicuo alrededor de un eje frontal oblicuo. La *oposición* (fig. 5-9F) es un movimiento secuencial que incorpora abducción, flexión y aducción del primer metacarpiano, con movimiento de rotación simultáneo.[11]

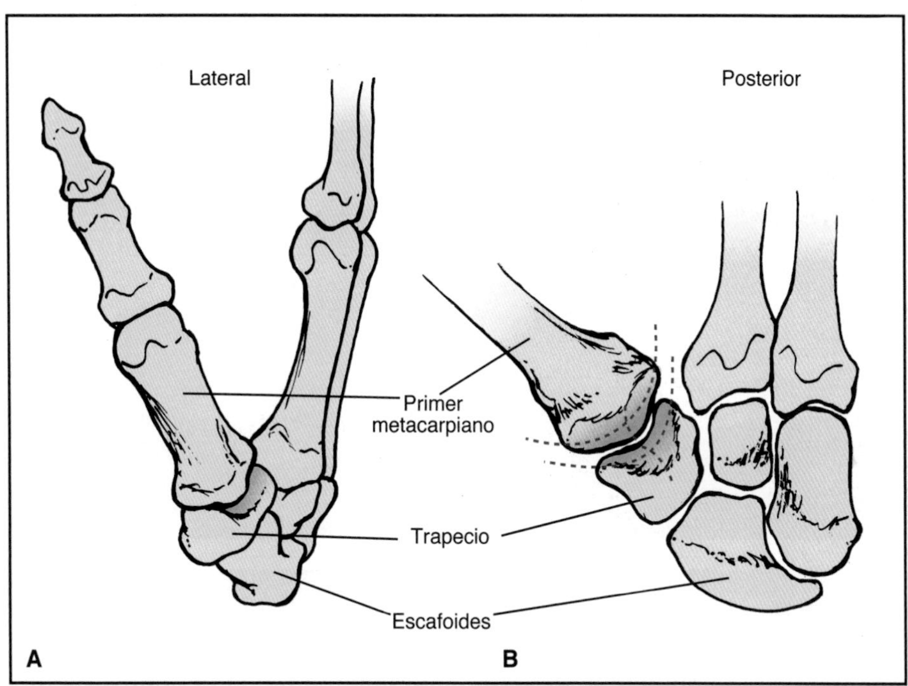

Figura 5-7 A. Articulación carpometacarpiana del pulgar derecho con (**B**) superficies articulares expuestas para mostrar los contornos cóncavo-convexos.

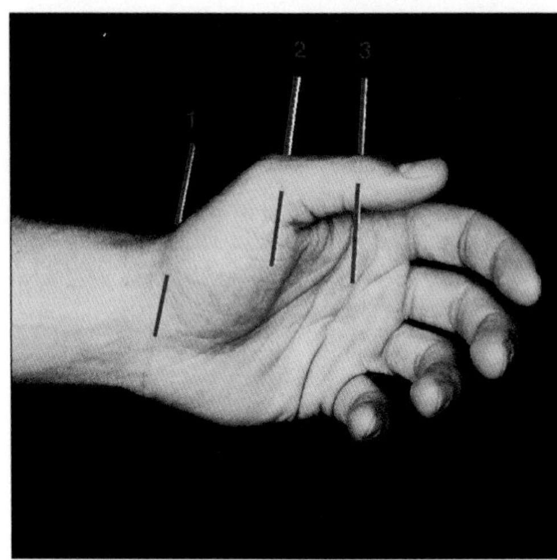

Figura 5-8 Ejes sagitales oblicuos del pulgar: (*1*) flexión y extensión de la articulación carpometacarpiana, (*2*) flexión y extensión de la articulación metacarpofalángica y (*3*) flexión y extensión de la articulación interfalángica.

Las *articulaciones metacarpofalángicas* (MCF) de la mano se clasifican como articulaciones condíleas,[2] cada una de las cuales está formada proximalmente por la cabeza convexa del metatarso, que se articula con la base cóncava de la falange proximal adyacente (*véase* fig. 5-1). Los movimientos de las articulaciones MCF incluyen flexión, extensión, abducción, aducción y rotación. Los movimientos que se miden en el contexto clínico son la flexión y la extensión, los cuales se producen en el plano sagital alrededor de un eje frontal (*véase* fig. 5-3), así como la abducción y la aducción, los cuales se llevan a cabo en el plano frontal alrededor de un eje

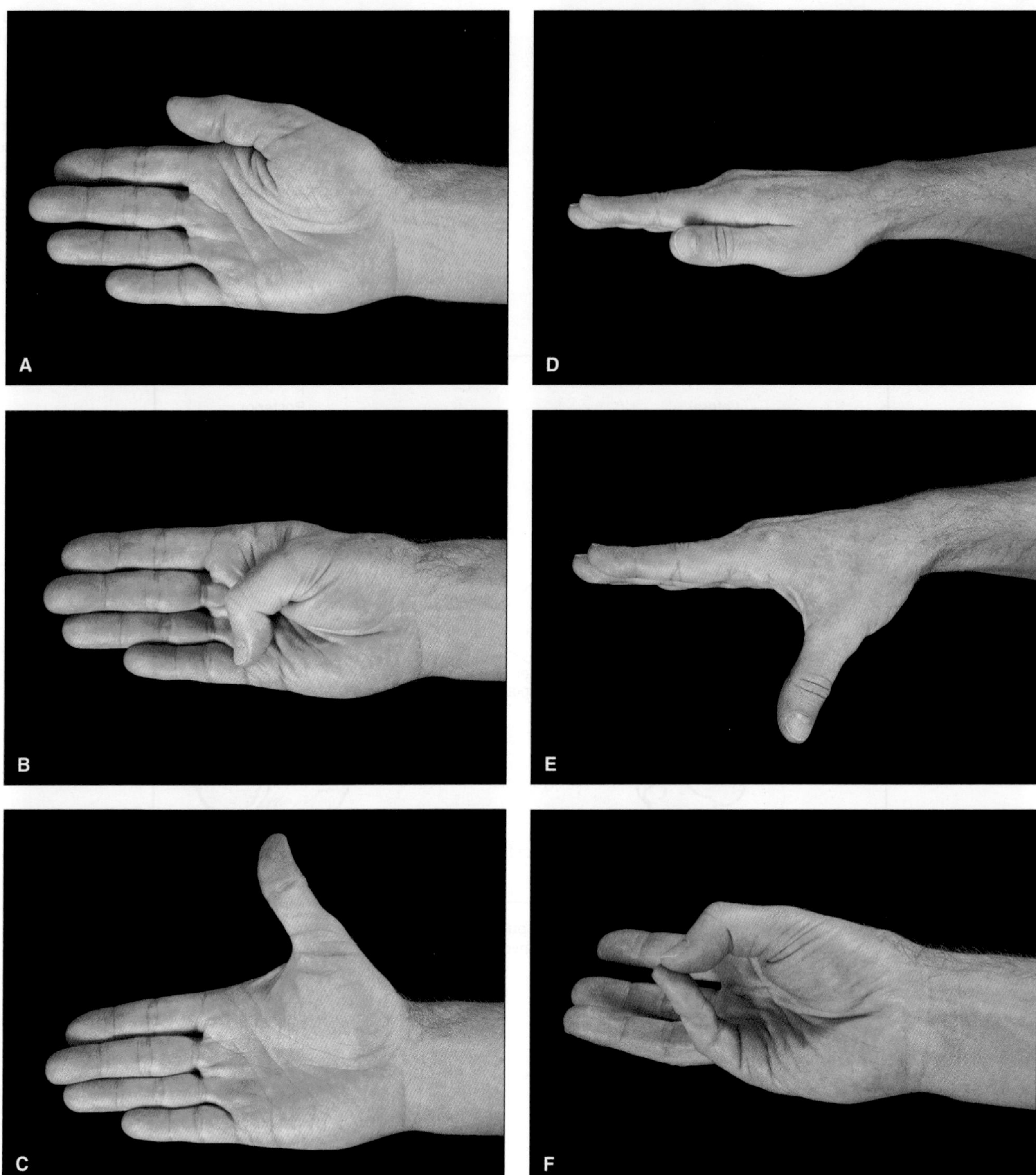

Figura 5-9 **A.** Vista anterior: pulgar en posición anatómica. Flexión (**B**) y extensión (**C**) del pulgar. **D.** Vista lateral: pulgar en posición anatómica. Abducción (**E**) y oposición (**F**) del pulgar.

sagital. No es posible medir la rotación en las articulaciones MCF en el contexto clínico.

Las *articulaciones interfalángicas* (IF) del pulgar y los dedos (*véase* fig. 5-1) se clasifican como articulaciones en bisagra y están formadas por la cabeza convexa de la falange proximal que se articula con la base cóncava de la falange distal adyacente. Las articulaciones IF permiten los movimientos de flexión y extensión de los dedos, que se producen en el plano sagital alrededor de un eje frontal (*véase* fig. 5-3), y del pulgar, que se producen en el plano frontal oblicuo alrededor de un eje sagital oblicuo (*véase* fig. 5-8).

TABLA 5-1 Estructura articular: movimientos de la muñeca

	Flexión	Extensión	Desviación radial	Desviación cubital
Articulación[1,2]	Radiocarpiana Mediocarpiana	Mediocarpiana Radiocarpiana	Mediocarpiana Radiocarpiana	Radiocarpiana (predominante) Mediocarpiana
Plano	Sagital	Sagital	Frontal	Frontal
Eje	Frontal	Frontal	Sagital	Sagital
Factores limitantes normales[1,3,4,*] **(*véase* fig. 5-10A y B)**	Tensión en el ligamento radiocarpiano posterior y en la cápsula articular posterior	Tensión en el ligamento radiocarpiano anterior y en la cápsula articular anterior; contacto entre el radio y los huesos del carpo	Tensión en el ligamento colateral cubital, el ligamento cubitocarpiano y la porción cubital de la cápsula articular; contacto entre el proceso estiloides del radio y el hueso escafoides	Tensión en el ligamento colateral radial y en la porción radial de la cápsula articular
Sensación de tope normal[3,5]	Firme	Firme/dura	Firme/dura	Firme
AdMA normal[6] **(AdMA)**[7]	0°-80° (0°-80°)	0°-70° (0°-70°)	0°-20° (0°-20°)	0°-30° (0°-30°)
Patrón capsular[5,8]	La flexión y la extensión están igualmente limitadas			

*Hay pocas investigaciones concluyentes que identifiquen los factores limitantes normales (FLN) del movimiento articular. Los FLN y las sensaciones de tope aquí indicadas se basan en el conocimiento de la anatomía, la experiencia clínica y las referencias disponibles.

AdMA: amplitud de movimiento activo.

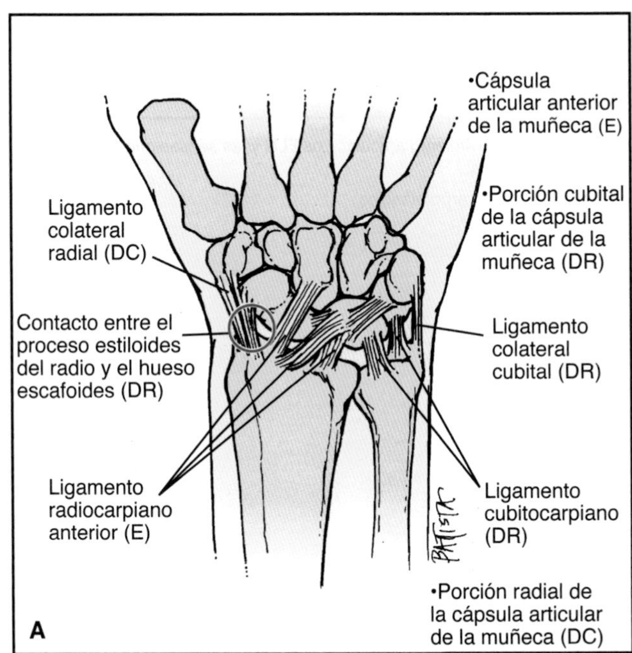

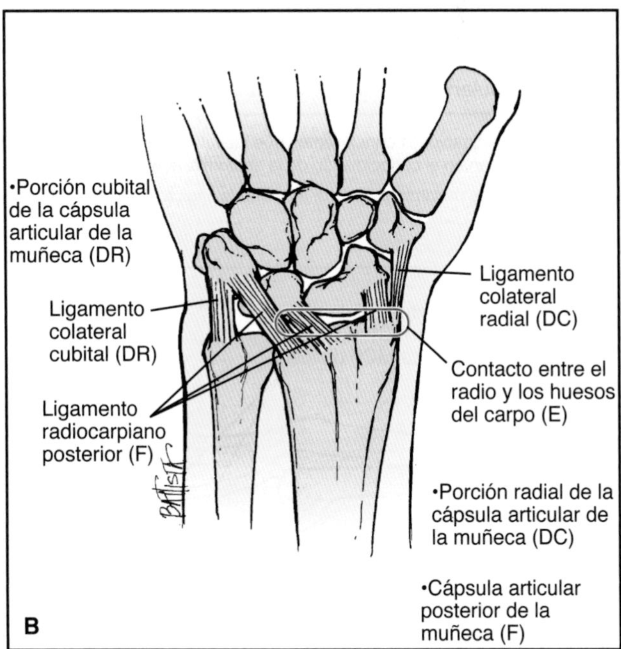

Figura 5-10 Factores limitantes normales. **A.** Vista anterior de la muñeca en la que se muestran las estructuras no contráctiles que a menudo limitan el movimiento en la muñeca. **B.** Vista posterior de la muñeca en la que se ilustran las estructuras no contráctiles que suelen limitar el movimiento en la muñeca. El movimiento limitado por estructuras se identifica entre paréntesis mediante las siguientes abreviaturas: DC: desviación cubital; DR: desviación radial; E: extensión; F: flexión. No se ilustran los músculos que por lo general limitan el movimiento.

TABLA 5-2 Estructura articular: movimientos de los dedos

	Flexión	Extensión	Abducción	Aducción
Articulación[1,2]	MCF IFP IFD	MCF IFP IFD	MCF	MCF
Plano	Sagital	Sagital	Frontal	Frontal
Eje	Frontal	Frontal	Sagital	Sagital
Factores limitantes normales[1,3,4,*] **(*véase* fig. 5-11)**	MCF: tensión en la cápsula articular posterior y en los ligamentos colaterales; contacto entre la falange proximal y el metacarpiano; tensión en el extensor común de los dedos y el extensor del índice (cuando la muñeca está flexionada)[9] IFP: contacto entre la falange media y la proximal; aposición de los tejidos blandos de las falanges media y proximal; tensión en la cápsula articular posterior y en los ligamentos colaterales IFD: tensión en la cápsula articular posterior, los ligamentos colaterales y el ligamento retinacular oblicuo	MCF: tensión en la cápsula articular anterior y la placa fibrocartilaginosa palmar (ligamento palmar); tensión en el flexor profundo de los dedos y el flexor superficial de los dedos (cuando la muñeca está extendida)[9] IFP: tensión en la cápsula articular anterior y en el ligamento palmar IFD: tensión en la cápsula articular anterior y en el ligamento palmar	Tensión en los ligamentos colaterales, la fascia y la piel de los espacios interdigitales	Contacto entre dedos adyacentes
Sensación de tope normal[3,5]	MCF: firme/dura IFP: dura/suave/firme IFD: firme	MCF: firme IFP: firme IFD: firme	Firme	
AdMA normal[6] **(AdMA)**[7]	MCF: 0°-90° (0°-90°) IFP: 0°-100° (0°-100°) IFD: 0°-90° (0°-70°)	MCF: 0°-45° (0°-20°) IFP: 0° (0°) IFD: 0° (0°)		
Patrón capsular[5,8]	Articulaciones MCF e interfalángicas: flexión y extensión			

*Hay pocas investigaciones concluyentes que identifiquen los factores limitantes normales (FLN) del movimiento articular. Los FLN y las sensaciones de tope aquí indicadas se basan en el conocimiento de la anatomía, la experiencia clínica y las referencias disponibles.

AdMA: amplitud de movimiento activo; IFD: interfalángica distal; IFP: interfalángica proximal; MCF: metacarpofalángica.

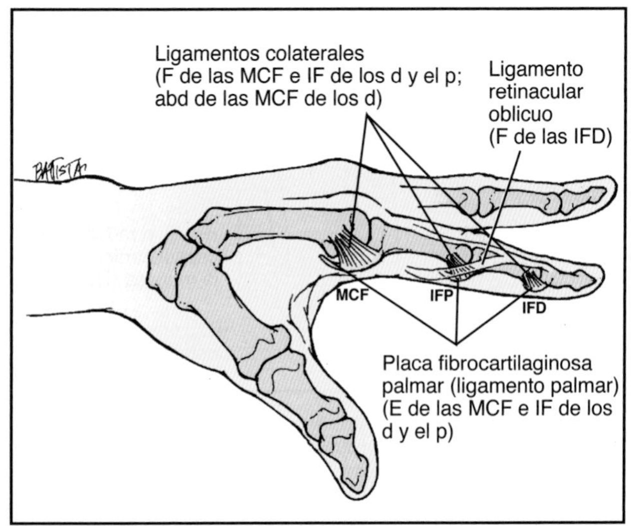

Figura 5-11 Factores limitantes normales. Vista lateral de la muñeca y la mano en la que se muestran las estructuras no contráctiles que a menudo limitan el movimiento en las articulaciones metacarpofalángicas (MCF) e interfalángicas (IF) de los dedos (d) y el pulgar (p). En la tabla 5-2 se enumeran otras estructuras no contráctiles que suelen limitar el movimiento en las articulaciones MCF e IF y en la primera articulación carpometacarpiana. El movimiento limitado por estructuras se identifica entre paréntesis mediante las siguientes abreviaturas: Abd: abducción; E: extensión; F: flexión. No se ilustran los músculos que por lo general limitan el movimiento.

TABLA 5-3 **Estructura articular: movimientos del pulgar**

	Flexión	Extensión	Abducción palmar	Aducción
Articulación[1,2]	CMC MCF IF	CMC MCF IF	CMC MCF	CMC MCF
Plano	CMC: oblicuo frontal MCF: frontal IF: frontal	CMC: oblicuo frontal MCF: frontal IF: frontal	CMC: oblicuo sagital	CMC: oblicuo sagital
Eje	CMC: oblicuo sagital MCF: sagital IF: sagital	CMC: oblicuo sagital MCF: sagital IF: sagital	CMC: oblicuo frontal	CMC: oblicuo frontal
Factores limitantes normales[1,3,4,*] **(*véase* fig. 5-11)**	CMC: aposición de los tejidos blandos entre la eminencia tenar y la palma de la mano; tensión en la cápsula articular posterior, el extensor corto del pulgar y el abductor corto del pulgar MCF: contacto entre el primer metacarpiano y la falange proximal; tensión en la cápsula articular posterior, los ligamentos colaterales y el extensor corto del pulgar IF: tensión en los ligamentos colaterales y la cápsula articular posterior; contacto entre la falange distal, la placa fibrocartilaginosa y la falange proximal	CMC: tensión en la cápsula articular anterior, el flexor corto del pulgar y el primer interóseo dorsal MCF: tensión en la cápsula articular anterior, el ligamento palmar y el flexor corto del pulgar IF: tensión en la cápsula articular anterior y el ligamento palmar	Tensión en la fascia y la piel del primer espacio interdigital, el primer interóseo dorsal y el aductor del pulgar	Aposición de los tejidos blandos entre el pulgar y el índice
Sensación de tope normal[3,5,8]	CMC: suave/firme MCF: dura/firme IF: dura/firme	CMC: firme MCF: firme IF: firme	Firme	Suave
AdMA normal[6] **(AdMA)**[7]	CMC: 0°-15° (0°-15°) MCF: 0°-50° (0°-50°) IF: 0°-80° (0°-65°)	CMC: 0°-20° (0°-20°) MCF: 0° (0°) IF: 0°-20° (0°-10°-20°)	0°-70° (0°-70°)	0° (0°)
Patrón capsular[5,8]	Articulación CMC: abducción y extensión Articulaciones MCF e IF: flexión y extensión			

*Hay pocas investigaciones concluyentes que identifiquen los factores limitantes normales (FLN) del movimiento articular. Los FLN y las sensaciones de tope aquí indicadas se basan en el conocimiento de la anatomía, la experiencia clínica y las referencias disponibles.

AdMA: amplitud de movimiento activo; CMC: carpometacarpiana; IF: interfalángica; MCF: metacarpofalángica.

PUNTOS DE REFERENCIA ANATÓMICOS (FIGS. 5-12 A 5-14)

Por medio de la descripción y la ilustración, se identifican los puntos de referencia anatómicos pertinentes para evaluar la AdM articular y la fuerza muscular de la muñeca y la mano. Los músculos se excluyen de esta descripción ya que los puntos precisos de palpación se presentan en la revisión de cada prueba muscular más adelante en el capítulo.

Estructura	Ubicación
1. Proceso estiloides del cúbito	Prominencia ósea en la cara posteromedial del antebrazo, en el extremo distal del cúbito.
2. Proceso estiloides del radio	Prominencia ósea en la cara lateral del antebrazo, en el extremo distal del radio.
3. Huesos metacarpianos	Las bases y diáfisis de estos huesos se palpan a través de los tendones extensores en la superficie posterior de la muñeca y la mano. Las cabezas son las prominencias óseas de las bases de los dedos.
4. Hueso grande	En la pequeña depresión proximal a la base del tercer hueso metacarpiano.
5. Hueso pisiforme	Hueso medial de la hilera proximal de los huesos del carpo; proximal a la base de la eminencia hipotenar.
6. Espacio interdigital del pulgar	Piel interdigital que une el pulgar a la mano.
7. Pliegue palmar distal	Pliegue transversal que comienza en la cara medial de la palma de la mano y se extiende en dirección lateral hasta el espacio interdigital entre los dedos índice y medio.
8. Pliegue palmar proximal	Pliegue transversal que comienza en la cara lateral de la palma, se extiende en dirección medial y se desvanece en la eminencia hipotenar.
9. Eminencia tenar	Almohadilla de la palma de la mano situada en la base del pulgar; limitada medial y distalmente por el pliegue palmar longitudinal.
10. Eminencia hipotenar	Almohadilla situada en la cara medial de la base de la palma de la mano.
11. Primera articulación CMC	En la cara distal de la tabaquera anatómica, la articulación que se ubica entre la base del primer metacarpiano y el trapecio (*tabaquera anatómica:* con el pulgar en extensión, la zona triangular de la cara posterolateral de la muñeca y la mano delimitada lateralmente por los tendones del extensor largo del pulgar y medialmente por el extensor corto del pulgar).

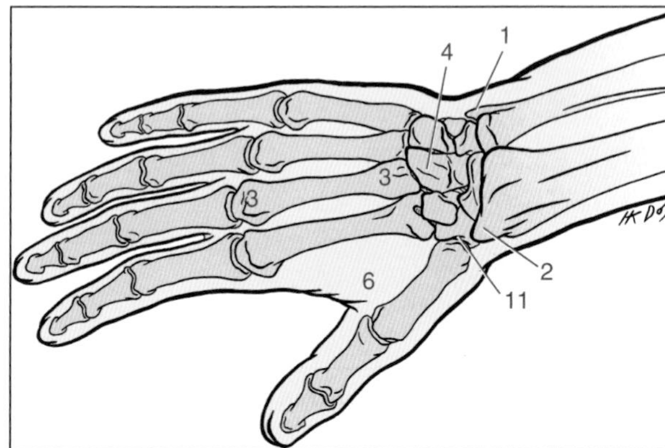

Figura 5-12 Características anatómicas óseas: cara posterior de la muñeca y la mano.

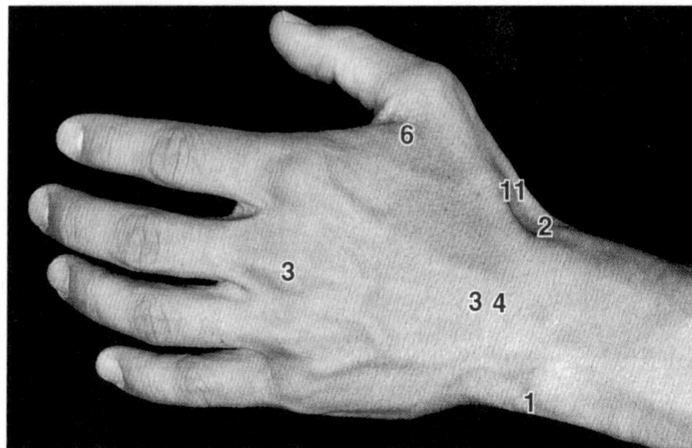

Figura 5-13 Cara posterior de la muñeca y la mano.

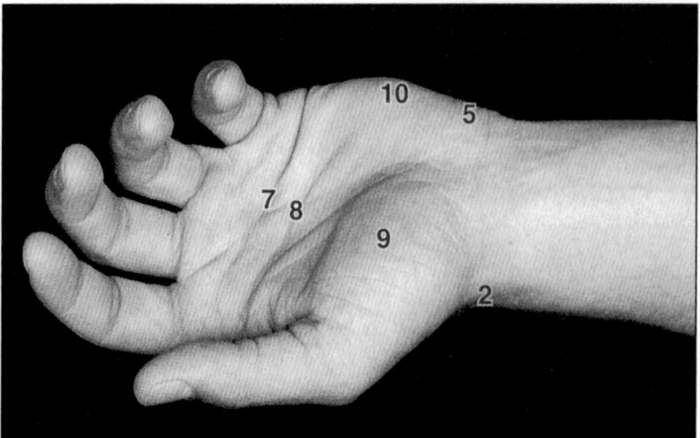

Figura 5-14 Cara anterior de la muñeca y la mano.

EVALUACIÓN Y MEDICIÓN DE LA ADM ARTICULAR

La práctica hace al maestro

Para practicar las habilidades expuestas en esta sección o para hacer un repaso práctico, utilice los formularios de resumen y evaluación «La práctica hace al maestro» que se encuentran en:

http://thepoint.lww.com/Clarkson4e.

Exploración general: AdMA de la muñeca y la mano

La exploración de la AdMA de la muñeca y la mano se lleva a cabo con el fin de obtener una referencia general de la AdM disponible o de la fuerza muscular en la muñeca y la mano. Con el paciente sentado, el codo en flexión de 90° y el antebrazo en pronación, indique al paciente que:

- Haga un puño con la mano (fig. 5-15A). Observe la AdMA de flexión de los dedos, de flexión y abducción del pulgar y de extensión de la muñeca.
- Abra la mano y separe al máximo los dedos (fig. 5-15B). Observe la AdMA de extensión y abducción de los dedos, de extensión del pulgar y de flexión de la muñeca.
- Supine el antebrazo y toque la yema del pulgar con la yema del meñique (fig. 5-15C). Observe la AdMA de oposición del pulgar y el meñique.

Los resultados de la exploración sirven de guía para hacer una evaluación detallada de la región.

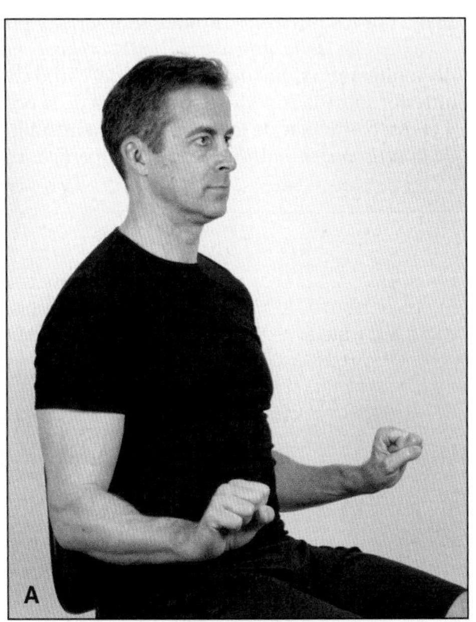

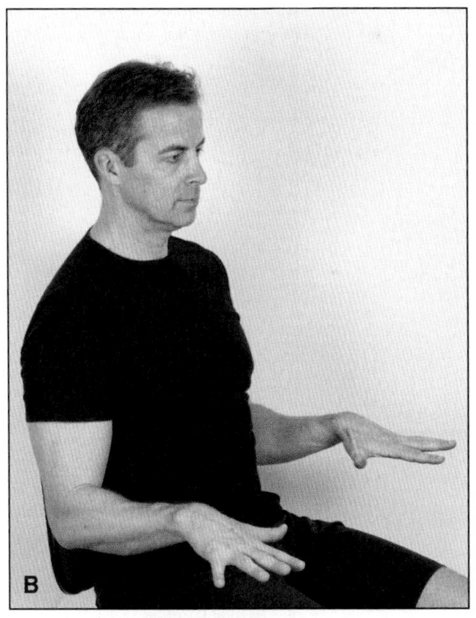

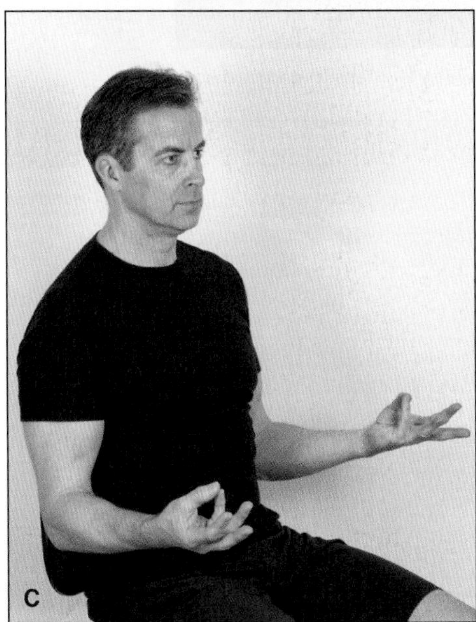

Figura 5-15 Exploración general de la amplitud de movimiento activo de la muñeca y la mano: el paciente (**A**) cierra el puño, (**B**) abre la mano, (**C**) supina el antebrazo y toca la yema del pulgar con la yema del meñique.

Flexión y extensión de la muñeca

Evaluación de la AdMA

Movimiento sustituto. Desviación cubital o radial de la muñeca.

Evaluación de la AdMP

Formularios 5-1 y 5-2

Posición inicial. El paciente se encuentra sentado. Su codo está flexionado, el antebrazo descansa en pronación sobre una mesa, la muñeca se ubica en posición neutra, la mano está sobre el extremo de la mesa y los dedos se encuentran relajados (fig. 5-16). La posición de los dedos influye en la AdM de la muñeca; por lo tanto, la AdM de la muñeca debe evaluarse por medio de una posición estandarizada de los dedos.[12]

Estabilización. El terapeuta estabiliza el antebrazo del paciente.

Colocación distal de la mano del terapeuta. El terapeuta sujeta los metacarpianos de la mano del paciente.

Posición final. El terapeuta mueve la mano en sentido anterior hasta el límite del movimiento para evaluar la flexión de la muñeca (fig. 5-17). También mueve la mano en dirección posterior hasta el límite del movimiento para evaluar la extensión de la muñeca (fig. 5-18). Los dedos deben estar relajados al evaluar la sensación de tope para evitar que la flexión o extensión de la muñeca se vea restringida al estirar los extensores o los flexores largos de los dedos, respectivamente.

Sensaciones de tope. *Flexión de la muñeca:* firme; *extensión de la muñeca:* firme/dura.

Deslizamientos articulares. *Flexión de la articulación radiocarpiana:* la superficie convexa de la hilera proximal de los huesos del carpo se desliza en dirección posterior sobre la superficie cóncava fija de la porción distal del radio y el disco articular de la articulación radiocubital inferior. *Flexión de la articulación mediocarpiana:* la superficie cóncava formada por el trapecio y el trapezoide se desliza en dirección anterior sobre la superficie convexa fija del escafoides; la superficie convexa formada por el hueso grande y el ganchoso se desliza en dirección posterior sobre la superficie cóncava fija formada por los huesos escafoides, semilunar y piramidal.

Extensión de la articulación radiocarpiana: la superficie convexa de la hilera proximal de los huesos del carpo se desliza en dirección anterior sobre la superficie cóncava fija de la porción distal del radio y el disco articular de la articulación radiocubital inferior. *Extensión de la articulación mediocarpiana:* la superficie cóncava formada por

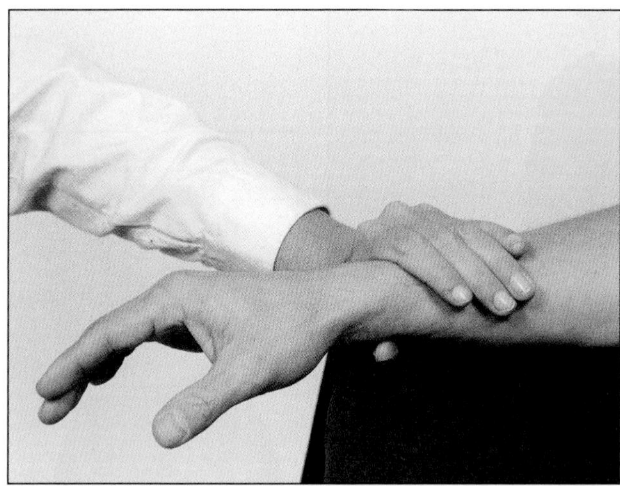

Figura 5-16 Posición inicial para la flexión y la extensión de la muñeca.

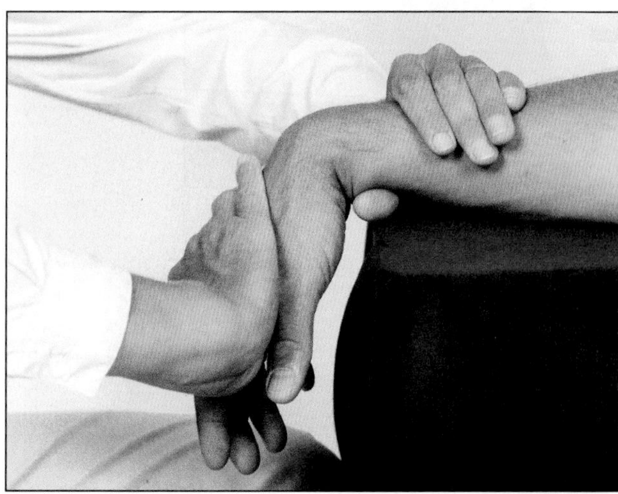

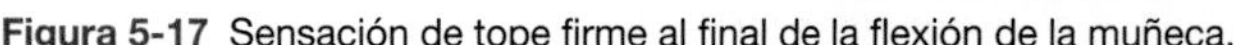

Figura 5-17 Sensación de tope firme al final de la flexión de la muñeca.

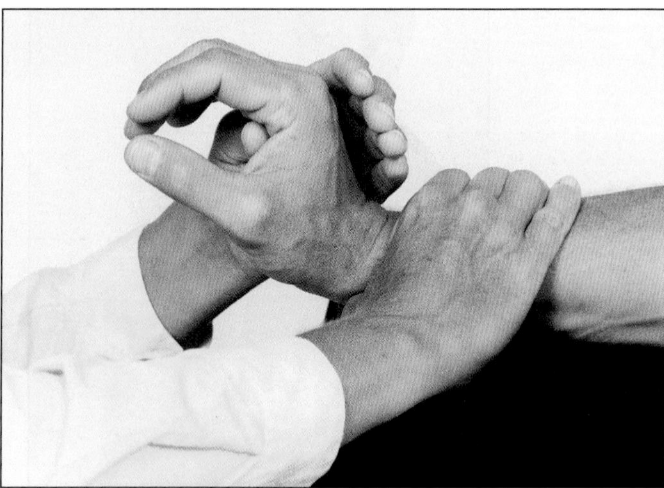

Figura 5-18 Sensación de tope firme/dura al final de la extensión de la muñeca.

el trapecio y el trapezoide se desliza en dirección posterior sobre la superficie convexa fija del escafoides; la superficie convexa formada por el hueso grande y el ganchoso se desliza en dirección anterior sobre la superficie cóncava fija formada por los huesos escafoides, semilunar y piramidal.

Lo anterior representa una explicación simplificada de la artrocinemática de la muñeca, con la aplicación de la regla cóncava-convexa durante el movimiento de esta articulación.

Medición: goniómetro universal

Posición inicial. El paciente se encuentra sentado. El codo está flexionado, el antebrazo descansa en pronación sobre una mesa, la muñeca se ubica en posición neutra y la mano se halla sobre el extremo de la mesa (fig. 5-19). Los dedos están relajados para evitar la restricción en la flexión o en la extensión de la muñeca a causa del estiramiento de los extensores o los flexores largos de los dedos, respectivamente.

Estabilización. El terapeuta estabiliza el antebrazo del paciente.

Eje del goniómetro. El eje se coloca al nivel del proceso (apófisis) estiloides del cúbito (fig. 5-20).

Brazo fijo. Se coloca paralelo al eje longitudinal del cúbito.

Brazo móvil. Se posiciona paralelo al eje longitudinal del quinto metacarpiano.

Posiciones finales. La muñeca se desplaza en dirección anterior hasta el límite de **flexión de la muñeca (80°)** (fig. 5-21; *véase* fig. 5-20). También se desplaza en dirección posterior hasta el límite de **extensión de la muñeca (70°)** (fig. 5-22). Para ambos movimientos, asegúrese de que los metacarpianos móviles cuarto y quinto no se alejan de la posición inicial durante todo el procedimiento de evaluación y de que no se produce ninguna desviación de la muñeca cuando no se consigue ejecutar el movimiento en la amplitud completa.

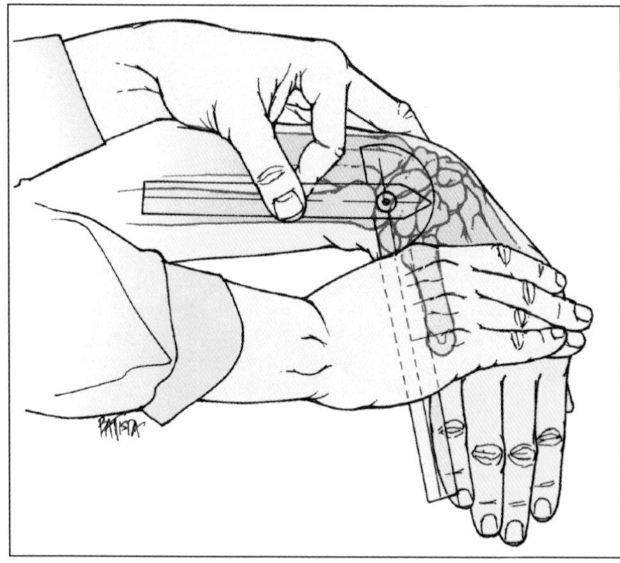

Figura 5-20 Alineación del goniómetro para la flexión y la extensión de la muñeca, ilustrada en el límite de flexión de la muñeca.

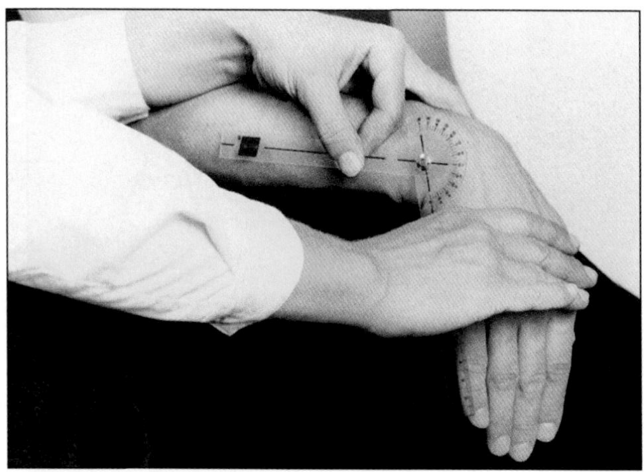

Figura 5-21 Posición final para la flexión de la muñeca.

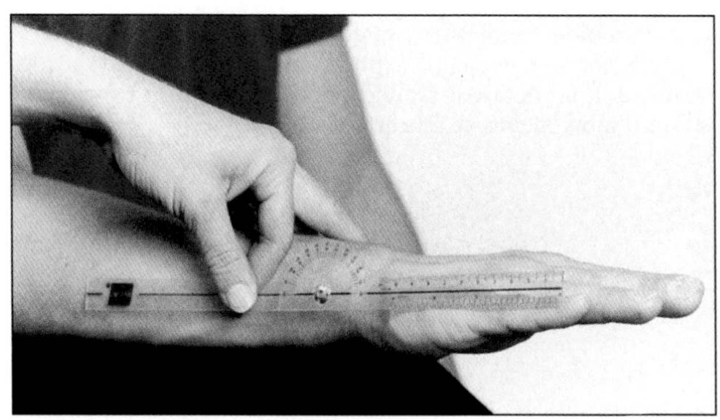

Figura 5-19 Posición inicial para la flexión y la extensión de la muñeca.

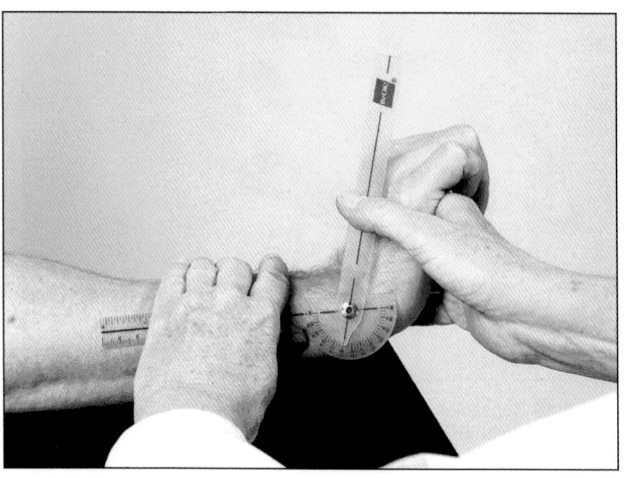

Figura 5-22 Posición final para la extensión de la muñeca.

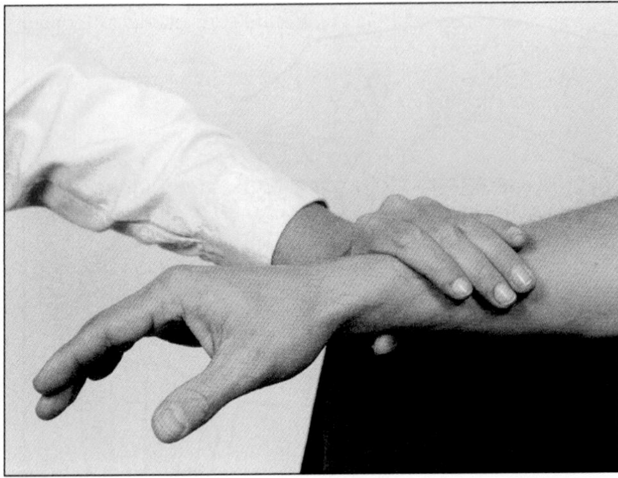

Figura 5-23 Posición inicial para la desviación cubital y radial de la muñeca.

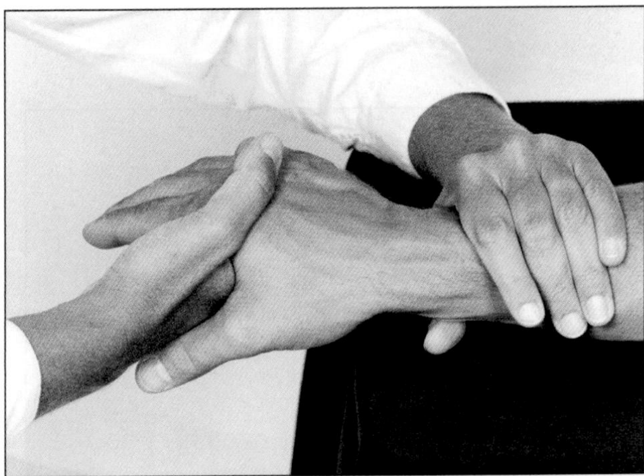

Figura 5-24 Sensación de tope firme al final de la desviación cubital de la muñeca.

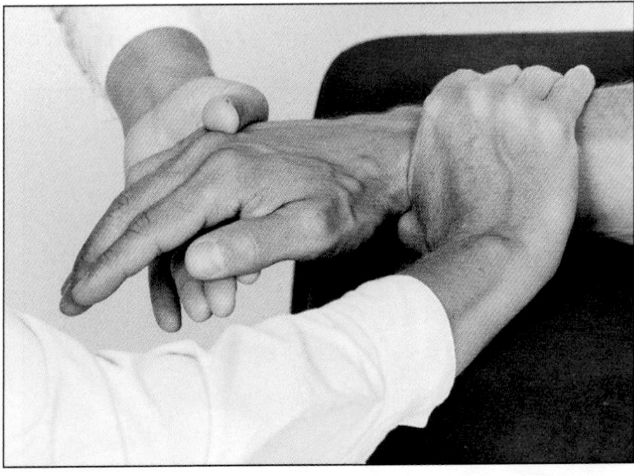

Figura 5-25 Sensación de tope firme o dura en el límite de la desviación radial de la muñeca.

Desviación cubital y radial de la muñeca

Evaluación de la AdMA

Movimiento sustituto. Desviación cubital o radial de los dedos y flexión y extensión de la muñeca.

Evaluación de la AdMP

Posición inicial. El paciente se encuentra sentado. El antebrazo está apoyado en pronación sobre una mesa, la muñeca se encuentra en posición neutra, la mano está sobre el extremo de la mesa y los dedos están relajados (fig. 5-23). La posición de los dedos influye en la AdM de la muñeca; por lo tanto, la AdM de la muñeca debe evaluarse mediante una posición estandarizada de los dedos.[12]

Estabilización. El terapeuta estabiliza el antebrazo del paciente.

Colocación distal de la mano del terapeuta. El terapeuta sujeta los metacarpianos por la cara radial de la mano para evaluar la desviación cubital de la muñeca (fig. 5-24). También sujeta los metacarpianos por la cara cubital de la mano para evaluar la desviación radial de la muñeca (fig. 5-25).

Posiciones finales. El terapeuta mueve la mano en dirección cubital hasta el límite del movimiento para evaluar la desviación cubital de la muñeca (*véase* fig. 5-24). También mueve la mano en dirección radial hasta el límite del movimiento para evaluar la desviación radial de la muñeca (*véase* fig. 5-25).

Sensaciones de tope. *Desviación cubital:* firme; *desviación radial:* firme/dura.

Deslizamientos articulares.[13] *Desviación cubital de la articulación radiocarpiana:* la superficie convexa de la hilera proximal de los huesos del carpo se desliza de forma lateral sobre la superficie cóncava fija de la porción distal del radio y del disco articular de la articulación radiocubital inferior. *Desviación cubital de la articulación mediocarpiana:* la superficie convexa formada por los huesos grande y ganchoso se desliza en dirección lateral sobre la superficie cóncava fija formada por los huesos escafoides, semilunar y piramidal.

Desviación radial de la articulación radiocarpiana: la superficie convexa de la hilera proximal de los huesos del carpo se desliza de forma medial sobre la superficie cóncava fija de la porción distal del radio y del disco articular de la articulación radiocubital inferior. *Desviación radial de la articulación mediocarpiana:* la superficie convexa formada por los huesos grande y ganchoso se desliza en dirección medial sobre la superficie cóncava fija formada por los huesos escafoides, semilunar y piramidal.

Lo anterior representa una explicación simplificada de la artrocinemática de la muñeca, con la aplicación de la regla cóncava-convexa durante el movimiento de esta articulación.

Medición: goniómetro universal

Posición inicial. El paciente se encuentra sentado. El codo está flexionado, el antebrazo se encuentra en pronación y la palma de la mano descansa de manera suave sobre una mesa. La muñeca permanece en posición neutra y los dedos están relajados (fig. 5-26) a fin de evitar la restricción de la desviación cubital de la muñeca debido a las limitaciones de los dedos.[12]

Estabilización. El terapeuta estabiliza el antebrazo del paciente.

Eje del goniómetro. El eje se coloca en la cara posterior de la articulación de la muñeca, sobre el hueso grande (fig. 5-27).

Brazo fijo. Se posiciona a lo largo de la línea media del antebrazo.

Brazo móvil. El brazo móvil se coloca paralelo al eje longitudinal del tercer metacarpiano.

Posiciones finales. *Desviación cubital* (fig. 5-28; *véase* fig. 5-27)*:* la muñeca se aduce hacia el lado cubital hasta el límite de la **desviación cubital (30°)**. *Desviación radial* (fig. 5-29)*:* la muñeca se abduce hacia el lado radial hasta el límite de la **desviación radial (20°)**. Asegúrese de que la muñeca no hace ningún movimiento de flexión o extensión.

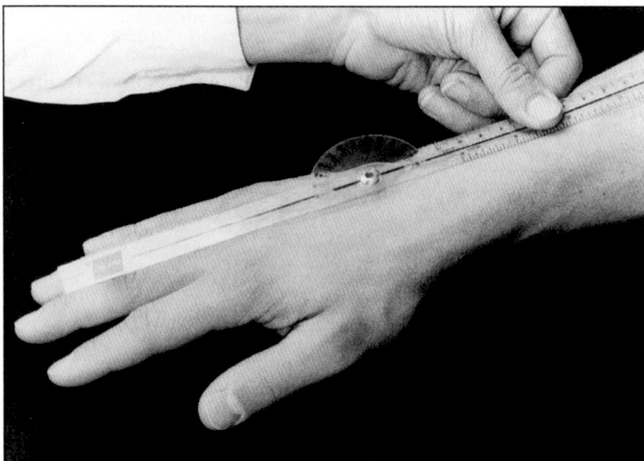

Figura 5-26 Posición inicial para la desviación cubital y radial de la muñeca.

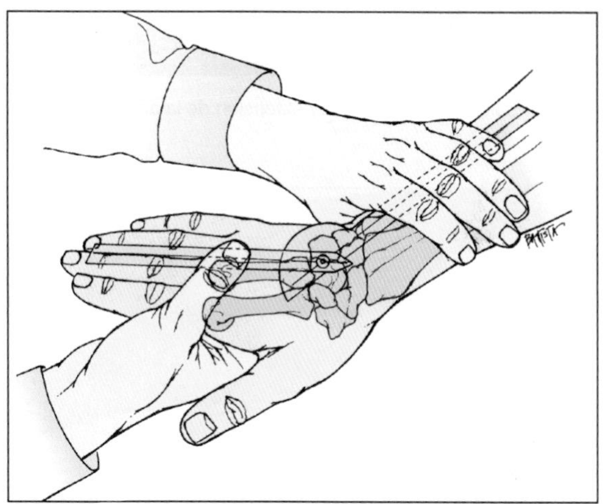

Figura 5-27 Alineación del goniómetro para la desviación cubital y radial de la muñeca, ilustrada en el límite de la desviación cubital.

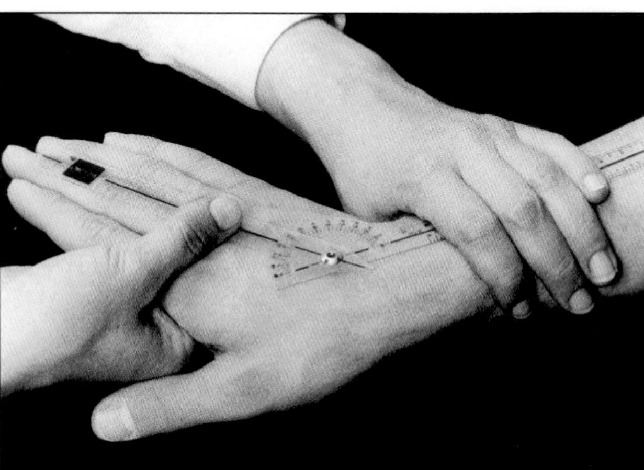

Figura 5-28 Posición final: desviación cubital.

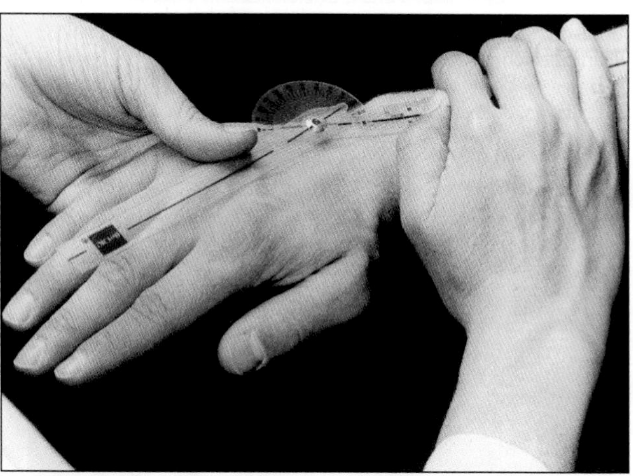

Figura 5-29 Posición final: desviación radial.

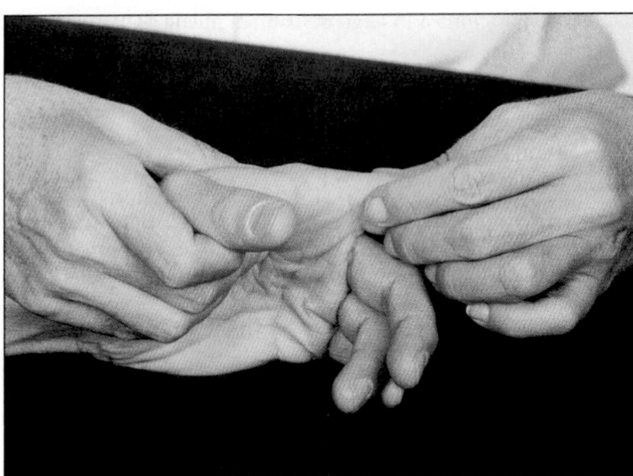

Figura 5-30 Posición inicial: flexión y extensión de la articulación metacarpofalángica.

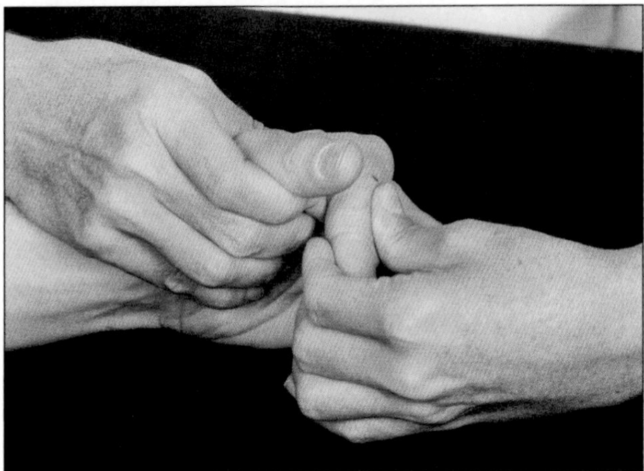

Figura 5-31 Sensación de tope firme o dura hacia el final de la flexión de la articulación metacarpofalángica.

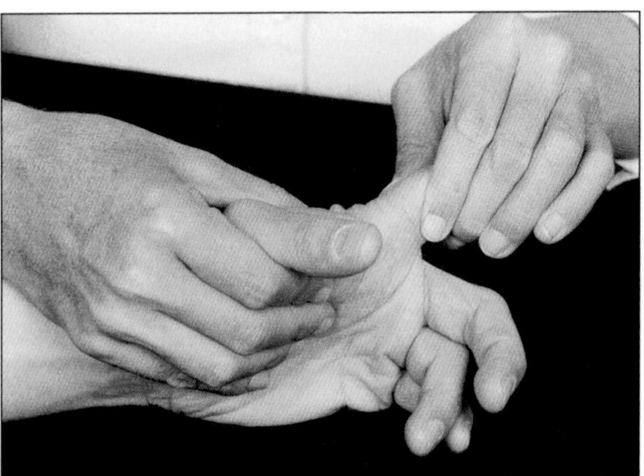

Figura 5-32 Sensación de tope firme hacia el final de la extensión de la articulación metacarpofalángica.

Flexión y extensión de las articulaciones MCF de los dedos

Evaluación de la AdMP

Formularios 5-5 y 5-6

Posición inicial. El paciente se encuentra sentado. El antebrazo descansa en posición media sobre una mesa, la muñeca está en posición neutra y los dedos están relajados (fig. 5-30).

Estabilización. El terapeuta estabiliza los metacarpianos del paciente.

Colocación distal de la mano del terapeuta. El terapeuta sujeta la falange proximal.

Posiciones finales. El terapeuta mueve la falange proximal en dirección anterior hasta el límite del movimiento para evaluar la flexión de la articulación MCF (fig. 5-31). También mueve la falange proximal en dirección posterior hasta el límite del movimiento para evaluar la extensión de la articulación MCF (fig. 5-32).

Sensaciones de tope. *Flexión de la articulación MCF:* firme/dura; *extensión de la articulación MCF:* firme.

Deslizamientos articulares. *Flexión de la articulación MCF:* la base cóncava de la falange proximal se desliza en dirección anterior sobre la cabeza convexa fija del metacarpiano adyacente. *Extensión de la articulación MCF:* la base cóncava de la falange proximal se desliza en dirección posterior sobre la cabeza convexa fija del metacarpiano adyacente.

Medición: goniómetro universal

Flexión de las articulaciones MCF de los dedos

Posición inicial. El paciente se encuentra sentado. El antebrazo descansa sobre una mesa, el codo está flexionado, la muñeca se halla un poco extendida y la articulación MCF del dedo que se va a medir se posiciona en extensión de 0° (fig. 5-33).

Estabilización. El terapeuta estabiliza los metacarpianos del paciente.

Eje del goniómetro. El eje se coloca en la cara posterior de la articulación MCF que se está midiendo.

Brazo fijo. Se ubica paralelo al eje longitudinal del metacarpiano.

Brazo móvil. Se posiciona paralelo al eje longitudinal de la falange proximal.

Posición final. Todos los dedos se mueven hacia la palma hasta el límite de **flexión de la articulación MCF (90°)** (fig. 5-34). La amplitud aumenta de manera progresiva desde el dedo índice hasta el meñique.[1] Se permite que las articulaciones IF se extiendan para que la flexión en la articulación MCF no se vea restringida por la tensión en los extensores largos de los dedos.

Colocación alterna del goniómetro. Las articulaciones MCF del dedo índice y del meñique pueden medirse en la cara lateral de la articulación (figs. 5-35 y 5-36). Si el incremento de tamaño de la articulación impide la medición en la cara posterior, se pueden medir los dedos índice y meñique y estimar la amplitud para los dedos medio y anular.[14]

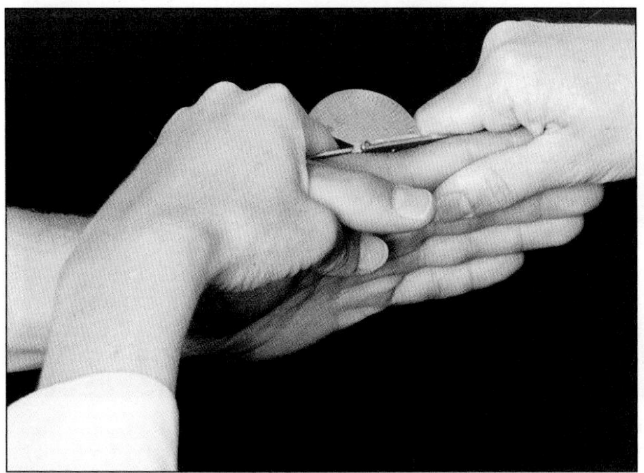

Figura 5-33 Posición inicial para la flexión de la articulación metacarpofalángica.

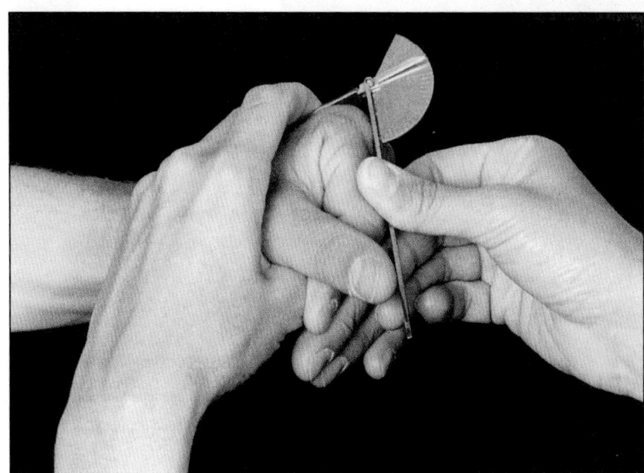

Figura 5-34 Posición final: flexión de la articulación metacarpofalángica.

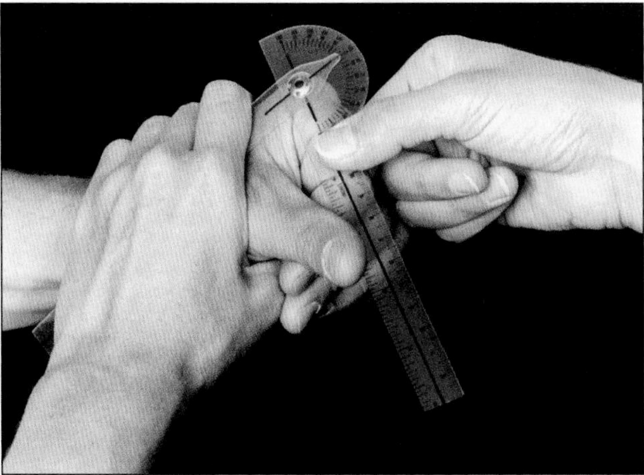

Figura 5-35 Colocación alterna del goniómetro para la flexión de la articulación metacarpofalángica.

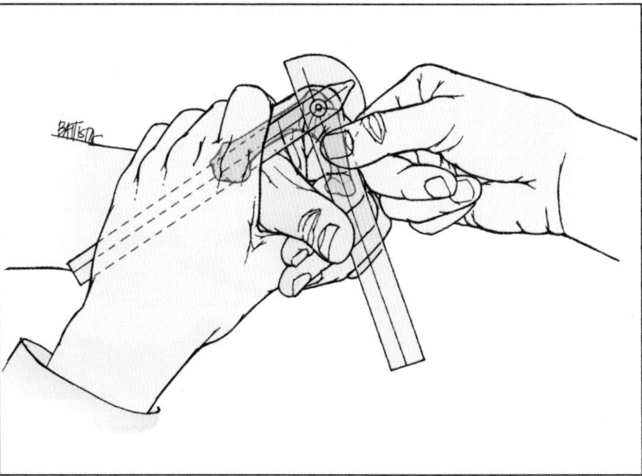

Figura 5-36 Alineación del goniómetro en la cara lateral de la articulación para la flexión y la extensión de la articulación metacarpofalángica (MCF), ilustrada con la articulación MCF en flexión.

Medición: goniómetro universal

Extensión de las articulaciones MCF de los dedos

Posición inicial. El paciente se encuentra sentado. El antebrazo descansa sobre una mesa, el codo está flexionado, la muñeca está flexionada ligeramente y la articulación MCF del dedo que se está midiendo se encuentra en extensión de 0° (fig. 5-37).

Estabilización. El terapeuta estabiliza los metacarpianos del paciente.

Eje del goniómetro. El eje se coloca en la superficie anterior de la articulación MCF que se está midiendo.

Brazo fijo. Se ubica paralelo al eje longitudinal del metacarpiano.

Brazo móvil. Se posiciona paralelo al eje longitudinal de la falange proximal.

Posición final. El dedo se desplaza posteriormente hasta el límite de **extensión de la articulación MCF (45°)** (fig. 5-38). Se permite la flexión de las articulaciones IF para que la extensión en la articulación MCF no se vea restringida debido a la tensión en los flexores largos de los dedos.

Colocación alterna del goniómetro. Las articulaciones MCF de los dedos índice y meñique pueden medirse en la cara lateral de la articulación MCF (fig. 5-39).

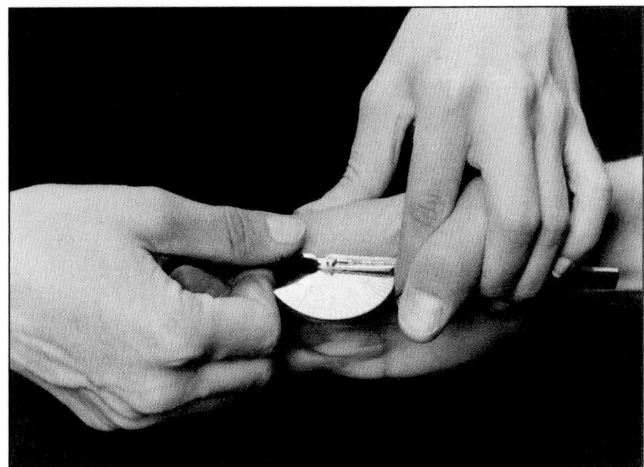

Figura 5-37 Posición inicial para la extensión de la articulación metacarpofalángica.

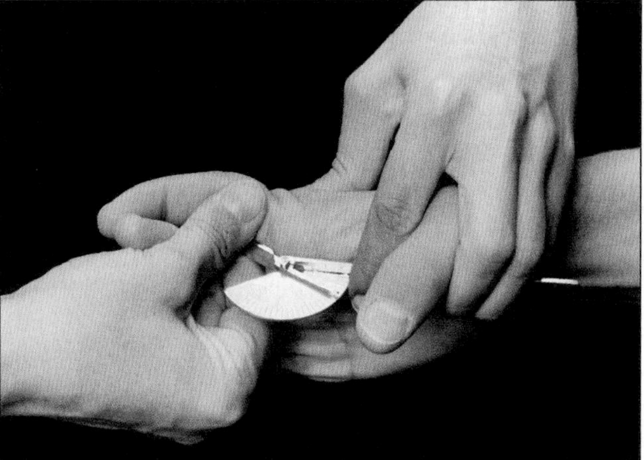

Figura 5-38 Posición final: extensión de la articulación metacarpofalángica.

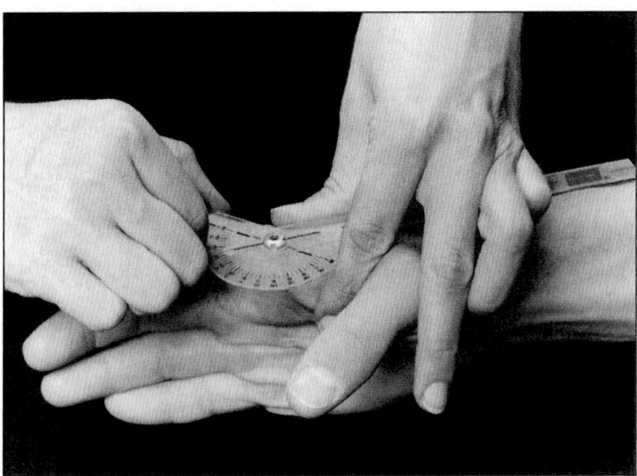

Figura 5-39 Colocación alterna del goniómetro para la extensión de la articulación metacarpofalángica.

Abducción y aducción de las articulaciones MCF de los dedos

Evaluación de la AdMA

Abducción de las articulaciones MCF

Para obtener una medición combinada de la extensión de los dedos y el estiramiento interdigital del pulgar, se puede llevar a cabo una medición en centímetros de la abducción de los dedos y la extensión del pulgar. Para ello, se coloca una hoja de papel bajo la mano del paciente. El terapeuta estabiliza la muñeca y los metacarpianos. El paciente extiende todos los dedos y el pulgar mientras el terapeuta traza el contorno de la mano (fig. 5-40). Se retira la mano del paciente y se registra la distancia en centímetros entre el punto medio de la punta de cada dedo y la distancia entre el dedo índice y el pulgar (fig. 5-41). *Nota:* el terapeuta debe considerar que la AdM en las articulaciones IF, MCF y CMC del pulgar influye en la medición de la AdM de extensión del pulgar cuando se usa este método.

Evaluación de la AdMP

Abducción de las articulaciones MCF

Formularios 5-7 y 5-8

Posición inicial. El paciente se encuentra sentado. El antebrazo está apoyado sobre una mesa, la muñeca está colocada en posición neutra y los dedos están en posición anatómica (fig. 5-42).

Estabilización. El terapeuta estabiliza los metacarpianos del paciente.

Colocación distal de la mano del terapeuta. El terapeuta sujeta de forma lateral la falange proximal.

Posición final. El terapeuta mueve la falange proximal hasta el límite del movimiento para evaluar la abducción de la articulación MCF (fig. 5-43).

Sensación de tope. *Abducción de la articulación MCF:* firme.

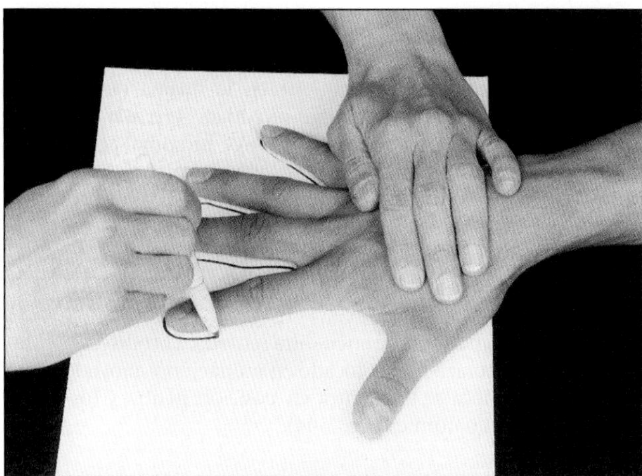

Figura 5-40 Medición alterna: colocación de la mano para la abducción de las articulaciones metacarpofalángicas y la extensión del pulgar.

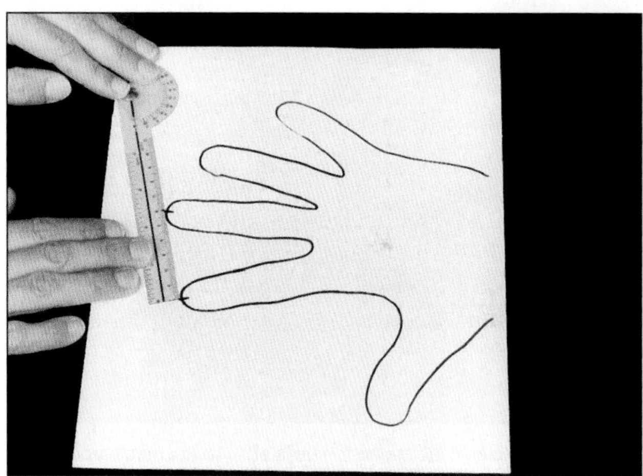

Figura 5-41 Medición con regla: abducción de las articulaciones metacarpofalángicas de los dedos y extensión del pulgar.

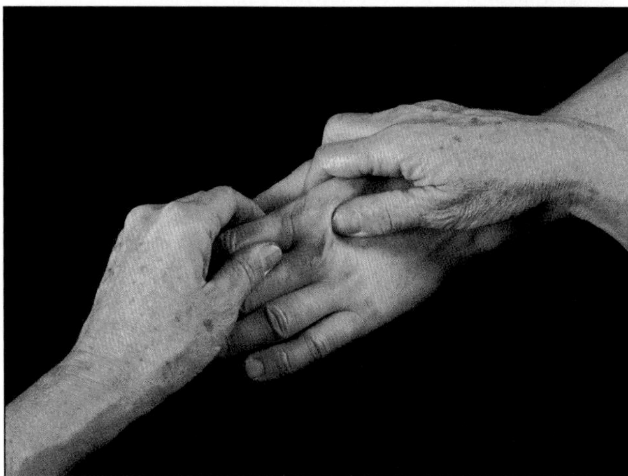

Figura 5-42 Posición inicial: abducción de la articulación metacarpofalángica (dedo índice).

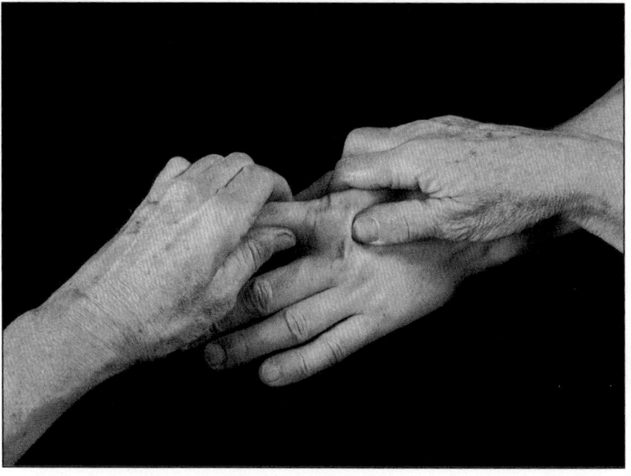

Figura 5-43 Sensación de tope firme hacia el final de la abducción de la articulación metacarpofalángica (dedo índice).

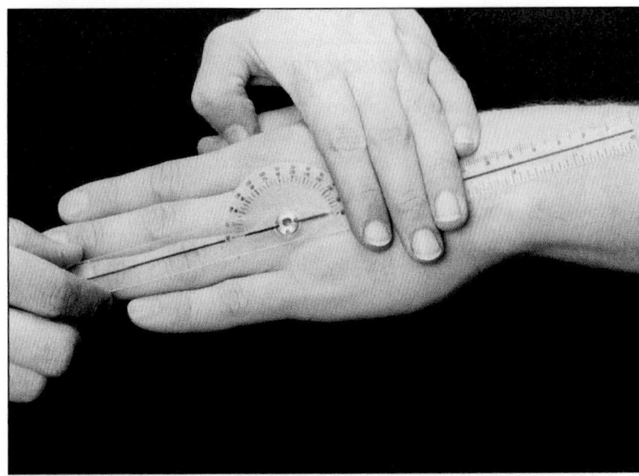

Figura 5-44 Posición inicial: abducción y aducción de las articulaciones metacarpofalángicas.

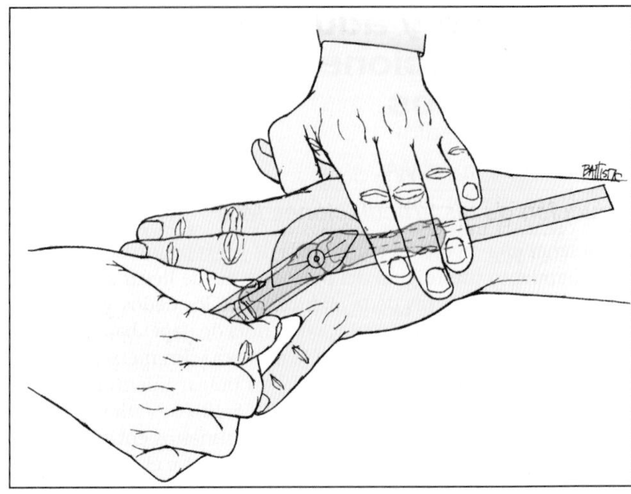

Figura 5-45 Alineación del goniómetro para la abducción y la aducción de la articulación metacarpofalángica, ilustrada con el dedo anular en abducción.

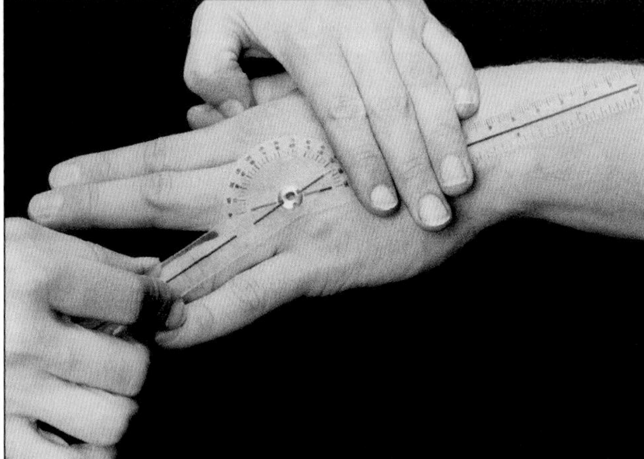

Figura 5-46 Posición final: abducción de la articulación metacarpofalángica del dedo anular.

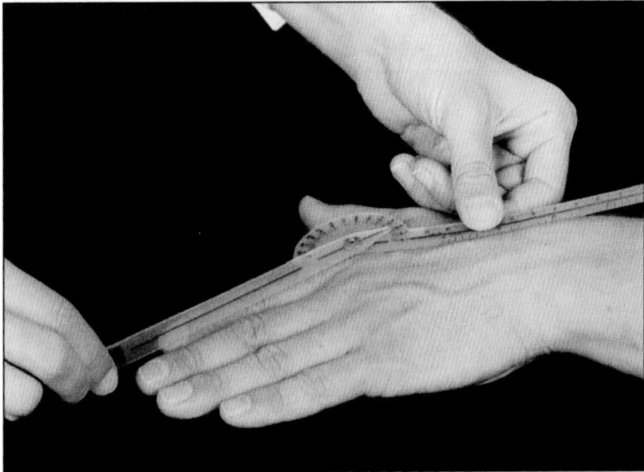

Figura 5-47 Posición final: aducción de la articulación metacarpofalángica del dedo índice.

Deslizamientos articulares. *Abducción de la articulación MCF:* la base cóncava de la falange proximal se desplaza sobre la cabeza convexa fija del metacarpiano correspondiente en la misma dirección de movimiento que el eje de la falange proximal. *Aducción de la articulación MCF:* la base cóncava de la falange proximal se desplaza sobre la cabeza convexa fija del metacarpiano correspondiente en la misma dirección de movimiento que el eje de la falange proximal.

Medición: goniómetro universal

Abducción y aducción de las articulaciones MCF

Posición inicial. El paciente se encuentra sentado. El codo está flexionado a 90°, el antebrazo está colocado en pronación y apoyado sobre una mesa, la muñeca se encuentra en posición neutra y los dedos están en posición anatómica (fig. 5-44).

Estabilización. El terapeuta estabiliza los huesos metacarpianos del paciente.

Eje del goniómetro. El eje se coloca en la superficie posterior de la articulación MCF que se está midiendo (fig. 5-45).

Brazo fijo. Se posiciona de forma paralela al eje longitudinal del metacarpiano.

Brazo móvil. Se coloca paralelo al eje longitudinal de la falange proximal.

Posición final. El dedo se aleja de la línea media de la mano hasta el límite del movimiento en abducción (fig. 5-46; *véase* fig. 5-45). Se desplaza hacia la línea media de la mano hasta el límite del movimiento en aducción (fig. 5-47). Los dedos restantes se mueven para permitir la aducción completa.

Flexión y extensión de las articulaciones IF de los dedos

Evaluación de la AdMP

Formularios 5-9 y 5-10

Posición inicial. El paciente se encuentra sentado. El antebrazo está descansando sobre una mesa o alguna superficie plana, la muñeca está en posición neutra y los dedos están relajados.

Estabilización. El terapeuta estabiliza la falange proximal del paciente para hacer la evaluación de la articulación interfalángica proximal (IFP), así como la falange media para evaluar la articulación interfalángica distal (IFD).

Colocación distal de la mano del terapeuta. El terapeuta sujeta la falange media del paciente para evaluar la articulación IFP y la falange distal para evaluar la articulación IFD.

Posiciones finales. El terapeuta mueve la falange media o la distal en dirección anterior hasta el límite del movimiento para evaluar la flexión de la articulación IFP (no se muestra) o IFD (fig. 5-48), respectivamente. El terapeuta mueve la falange media o la distal en dirección posterior hasta el límite del movimiento para evaluar la extensión de la articulación IFP (no se muestra) o IFD (fig. 5-49), de forma respectiva.

Sensaciones de tope. *Flexión de la articulación IFP:* dura/suave/firme; *flexión de la articulación IFD:* firme; *extensión de la articulación IFP:* firme; *extensión de la articulación IFD:* firme.

Deslizamientos articulares. *Flexión de la articulación IF:* la base cóncava de la falange distal se desliza de manera anterior sobre la cabeza convexa fija de la falange proximal adyacente. *Extensión de la articulación IF:* la base cóncava de la falange distal se desplaza de forma posterior sobre la cabeza convexa fija de la falange proximal adyacente.

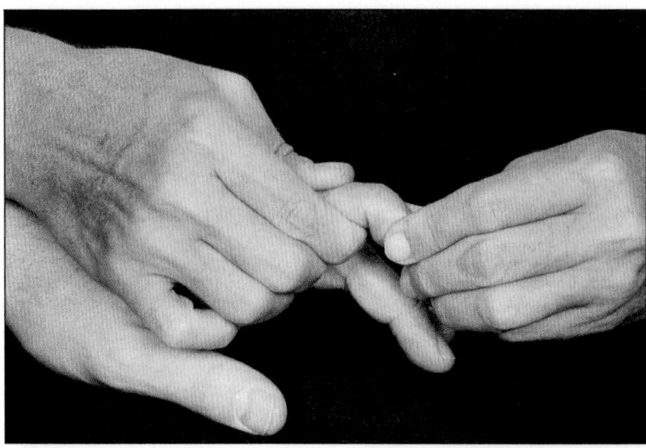

Figura 5-48 Sensación de tope firme hacia el final de la flexión de la articulación interfalángica distal.

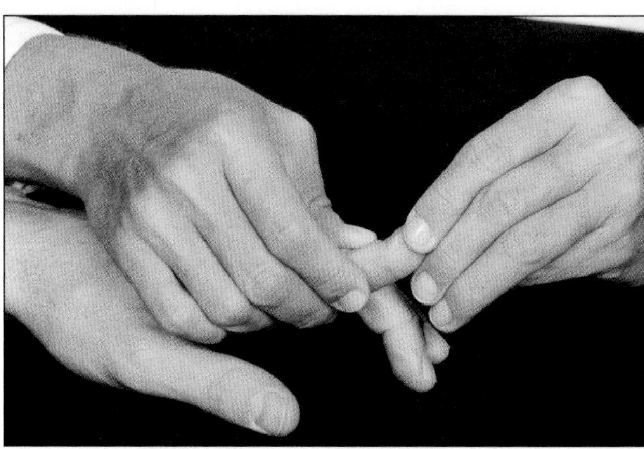

Figura 5-49 Sensación de tope firme hacia el final de la extensión de la articulación interfalángica distal.

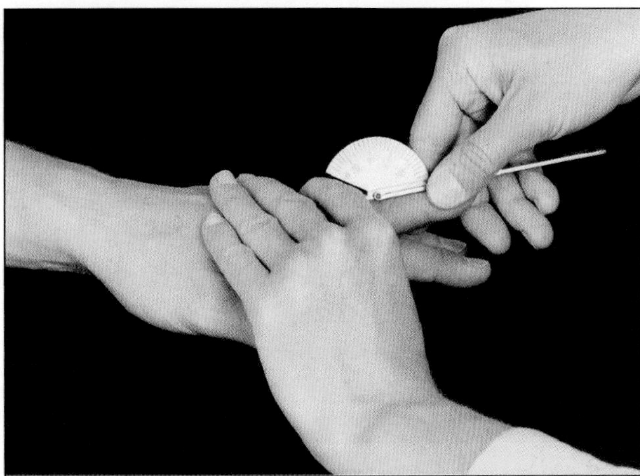

Figura 5-50 Posición inicial: flexión de la articulación interfalángica proximal.

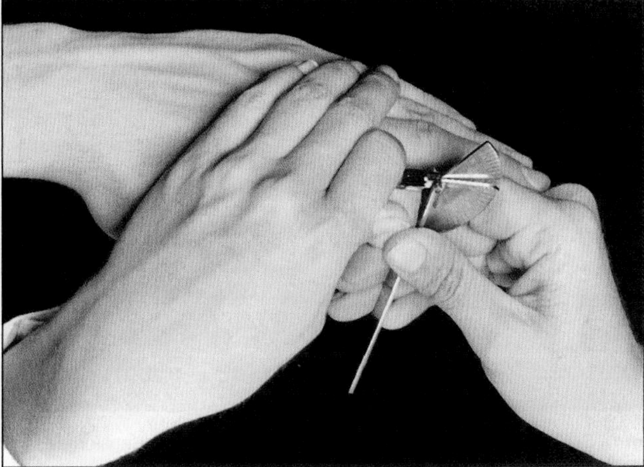

Figura 5-51 Posición final: flexión de la articulación interfalángica proximal.

Medición: goniómetro universal

Posición inicial. El paciente se encuentra sentado. El antebrazo descansa en posición media o en pronación sobre una mesa. La muñeca y los dedos están en posición anatómica (extensión de las articulaciones MCF e IF de 0º) (fig. 5-50).

Estabilización. El terapeuta estabiliza la falange proximal de la mano del paciente para medir la articulación IFP y la falange media para medir la articulación IFD.

Eje del goniómetro. Para medir la flexión de la articulación IF, el terapeuta deberá usar un goniómetro con al menos un brazo corto y colocar el eje sobre la superficie posterior de la articulación IFP (fig. 5-51; *véase* fig. 5-50) o IFD que se esté midiendo. Para medir la extensión de la articulación IF, el eje se coloca sobre la superficie anterior de la articulación IFP o IFD que se está midiendo.

Kato y cols.[15] estudiaron la precisión de las mediciones goniométricas de la AdM de flexión de la articulación IFP en manos cadavéricas empleando tres tipos de goniómetro. Los investigadores recomiendan el uso de goniómetros de brazos cortos, con el goniómetro colocado sobre la cara dorsal de la articulación IFP.

Brazo fijo. *Articulación IFP:* se coloca paralelo al eje longitudinal de la falange proximal. *Articulación IFD:* se posiciona paralelo al eje longitudinal de la falange media.

Brazo móvil. *Articulación IFP:* se coloca paralelo al eje longitudinal de la falange media. *Articulación IFD:* se posiciona paralelo al eje longitudinal de la falange distal.

Posiciones finales. La articulación IFP (fig. 5-52; *véase* fig. 5-51) o IFD (no se muestra) se flexiona hasta el límite de **flexión de la articulación IFP o IFD (100º o 90º, respectivamente)**. La articulación IFP (fig. 5-53) o IFD (no se muestra) se extiende hasta el límite de **extensión de la articulación (0º)**.

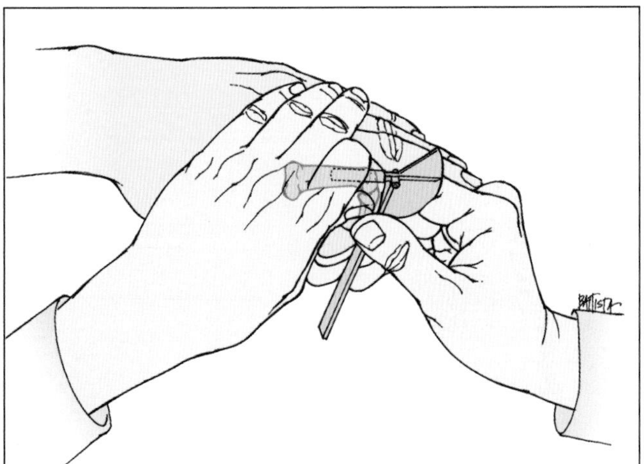

Figura 5-52 Alineación del goniómetro sobre la superficie posterior de la articulación interfalángica proximal para evaluar la flexión.

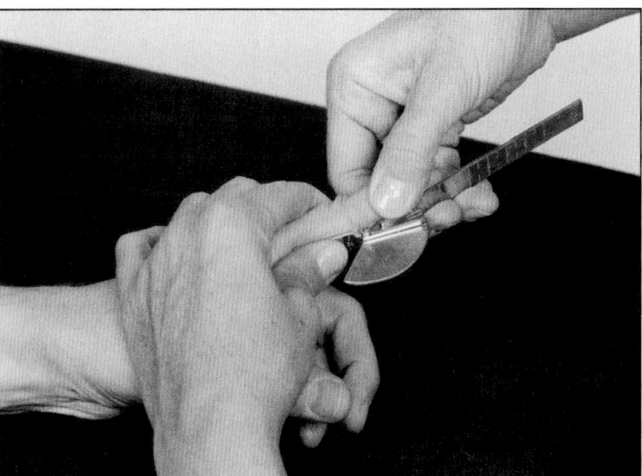

Figura 5-53 Posición final: extensión de la articulación interfalángica proximal.

Flexión de las articulaciones MCF e IF de los dedos

Al llevar a cabo una evaluación del deterioro funcional de la mano, debe usarse una medición lineal de la flexión de los dedos, a la par de la goniometría. Esta medida es en particular pertinente para evaluar el grado de deterioro[16] asociado al movimiento de prensión. El paciente se encuentra sentado. El codo está flexionado y el antebrazo descansa en supinación sobre una mesa. Se toman dos medidas.

1. El paciente flexiona las articulaciones IF, manteniendo una extensión de 0° en las articulaciones MCF (fig. 5-54). Con una regla, se toma una medida desde la yema o punta del dedo medio hasta el pliegue palmar distal.
2. El paciente flexiona las articulaciones MCF e IF (fig. 5-55), y con el uso de una regla se mide desde la yema del dedo hasta el pliegue palmar proximal.

Nota: las uñas largas limitan la AdM de movimiento de flexión en las articulaciones de los dedos (siendo la flexión de la articulación MCF la más afectada) cuando entran en contacto con la palma de la mano.[17]

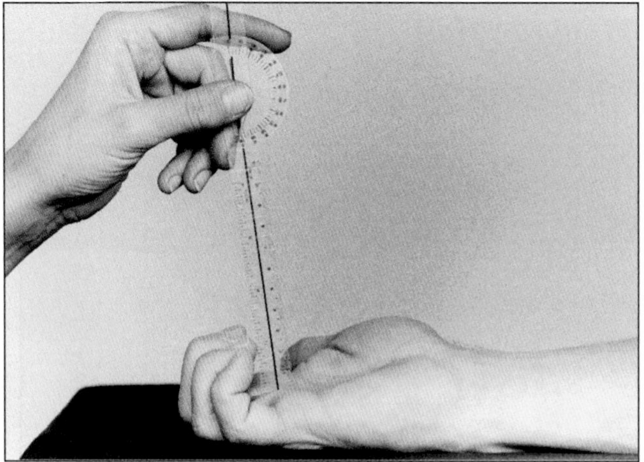

Figura 5-54 Disminución de la flexión de las articulaciones interfalángicas de los dedos.

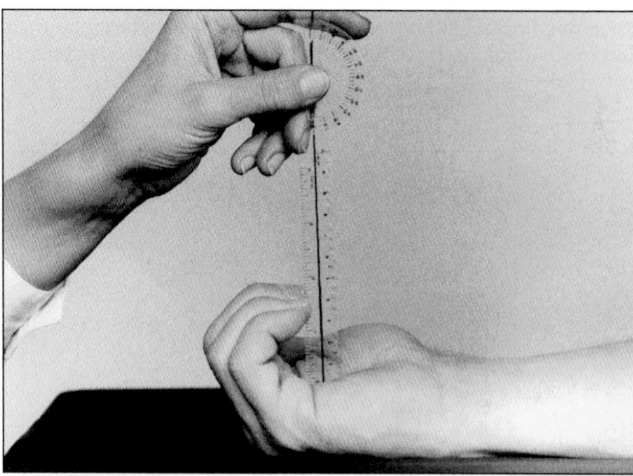

Figura 5-55 Disminución de la flexión de las articulaciones metacarpofalángicas e interfalángicas de los dedos.

Flexión y extensión de la articulación CMC del pulgar

Evaluación de la AdMP

Formularios 5-11 y 5-12

Posición inicial. El paciente se encuentra sentado. El terapeuta flexiona el codo del paciente con el antebrazo en posición media y apoyado en una mesa. La muñeca está en posición neutra, los dedos relajados y el pulgar en posición anatómica.

Estabilización. El terapeuta estabiliza el trapecio, la muñeca y el antebrazo del paciente (fig. 5-56).

Colocación distal de la mano del terapeuta. El terapeuta sujeta el primer metacarpiano (fig. 5-57).

Posiciones finales. El terapeuta mueve el primer metacarpiano en dirección cubital hasta el límite del movimiento para evaluar la flexión de la articulación CMC del pulgar (fig. 5-58). También mueve el primer metacarpiano en dirección radial hasta el límite del movimiento para evaluar la extensión de la articulación CMC del pulgar (fig. 5-59).

Sensaciones de tope. *Flexión de la articulación CMC del pulgar:* firme; *extensión de la articulación CMC del pulgar:* firme.

Deslizamientos articulares.[13] *Flexión de la articulación CMC del pulgar:* la superficie cóncava de la base del primer metacarpiano se desliza de forma medial (es decir, en la misma dirección que el movimiento del eje del primer metacarpiano) sobre la superficie convexa del trapecio. *Extensión de la articulación CMC del pulgar:* la superficie cóncava de la base del primer metacarpiano se desliza de manera lateral (es decir, en el mismo sentido que el movimiento del eje del primer metacarpiano) sobre la superficie convexa del trapecio.

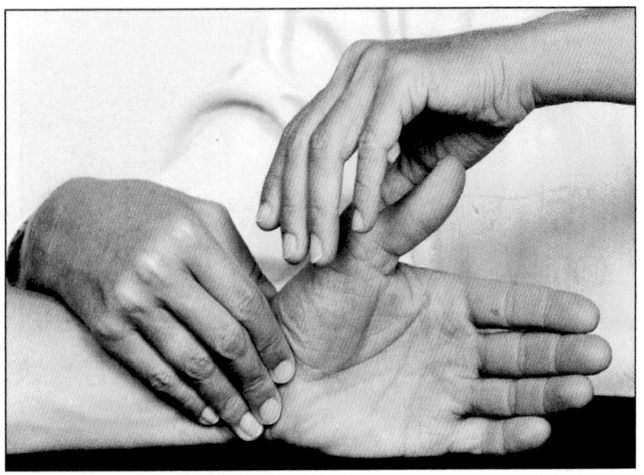

Figura 5-56 Posición inicial: flexión y extensión de la articulación carpometacarpiana del pulgar. El terapeuta estabiliza el trapecio entre el pulgar y el índice izquierdos.

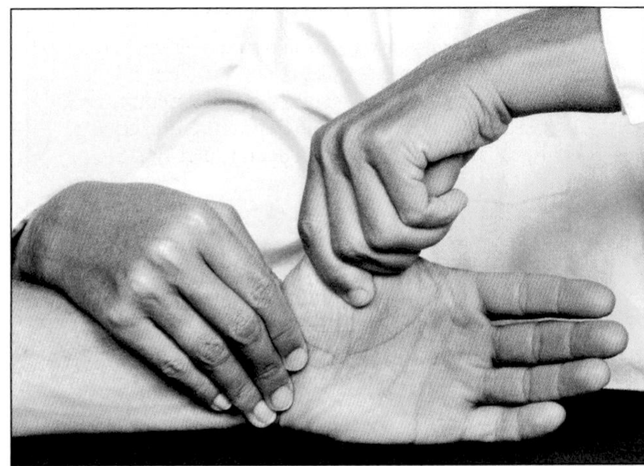

Figura 5-57 La mano distal del terapeuta sujeta el primer metacarpiano.

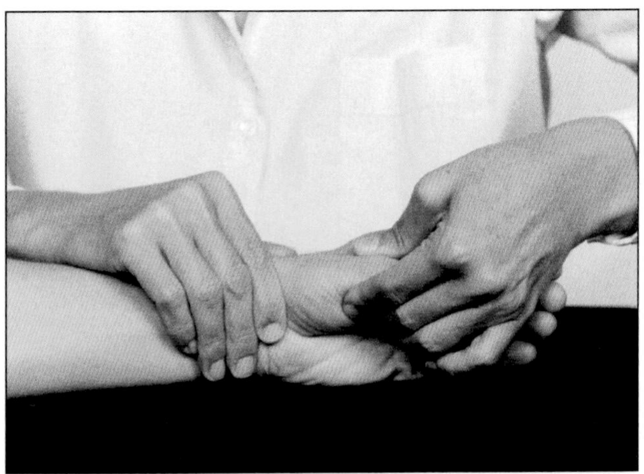

Figura 5-58 Sensación de tope suave o firme hacia el final de la flexión de la articulación carpometacarpiana del pulgar.

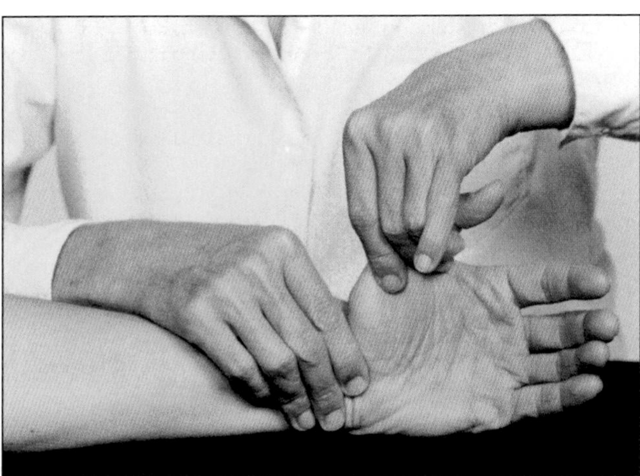

Figura 5-59 Sensación de tope firme hacia el final de la extensión de la articulación carpometacarpiana del pulgar.

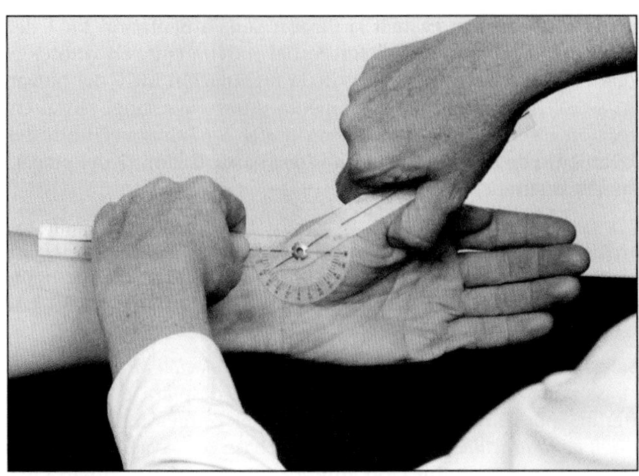

Figura 5-60 Posición inicial: flexión y extensión de la articulación carpometacarpiana del pulgar.

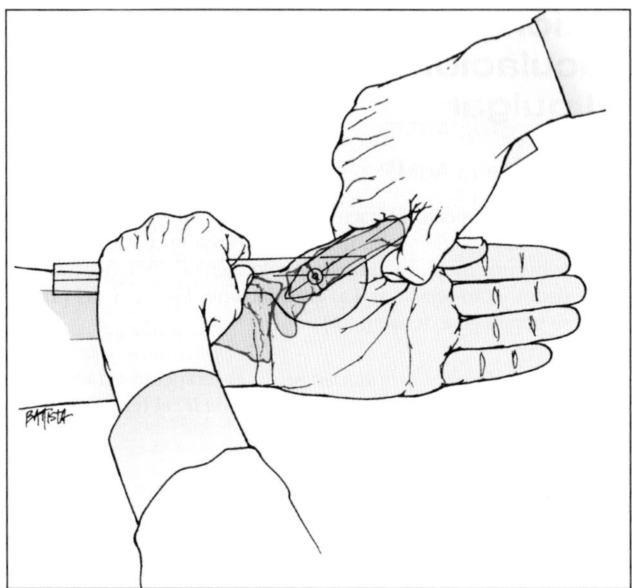

Figura 5-61 Alineación del goniómetro para la flexión y la extensión de la articulación carpometacarpiana del pulgar.

Medición: goniómetro universal

Posición inicial. El paciente se encuentra sentado. El terapeuta flexiona el codo del paciente con el antebrazo en posición media y apoyado en una mesa. La muñeca está en posición neutra, los dedos adoptan la posición anatómica y el pulgar mantiene el contacto con el metacarpo y la falange proximal del dedo índice (fig. 5-60).

Estabilización. El terapeuta estabiliza el trapecio, la muñeca y el antebrazo del paciente.

Eje del goniómetro. El eje del goniómetro se coloca sobre la articulación CMC (fig. 5-61).

Brazo fijo. Se ubica paralelo al eje longitudinal del radio.

Brazo móvil. Se posiciona paralelo al eje longitudinal del metacarpiano del pulgar. *Nota:* aunque los brazos del goniómetro no estén alineados a 0° en esta posición de inicio, se registra como la posición inicial a 0°. El número de grados que el metacarpiano se aleje de esta posición inicial se registra como la AdM del movimiento. Por ejemplo, si el goniómetro indica 30° en la posición inicial de flexión-extensión de la articulación CMC (*véase* fig. 5-60) y 15° en la posición final de flexión de dicha articulación (fig. 5-62), la AdM de flexión de la articulación será de 15° (es decir, 30° − 15° = 15°) y se registraría como 0°-15° de flexión de la articulación CMC del pulgar.

Posiciones finales. *Flexión* (*véase* fig. 5-62)*:* el pulgar se flexiona a través de la palma hasta el límite de **flexión de la articulación CMC del pulgar (15°)**. *Extensión* (fig. 5-63)*:* el pulgar se extiende alejándose de la palma hasta el límite de **extensión de la articulación CMC del pulgar (20°)**.

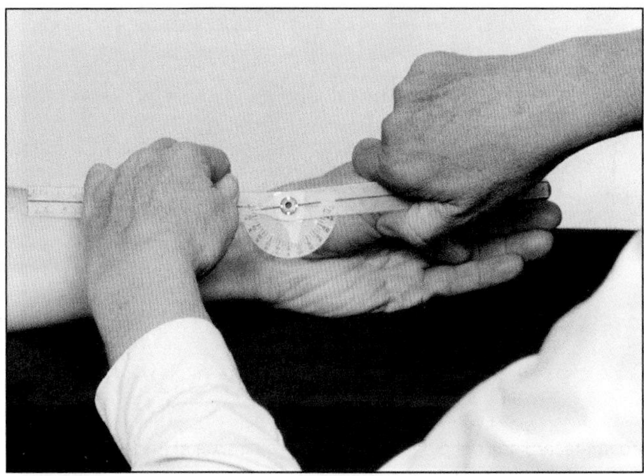

Figura 5-62 Posición final: flexión de la articulación carpometacarpiana del pulgar.

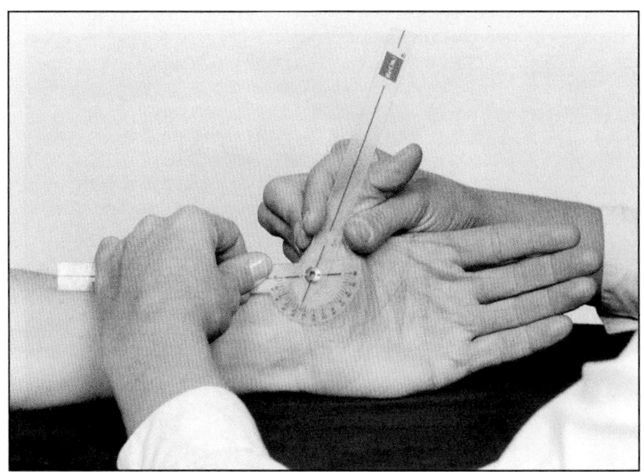

Figura 5-63 Posición final: extensión de la articulación carpometacarpiana del pulgar.

Flexión y extensión de las articulaciones MCF e IF del pulgar

Evaluación de la AdMP

Formularios 5-13 a 5-16

Posición inicial. El paciente se encuentra sentado. El codo está flexionado y el antebrazo descansa en posición media sobre una mesa. La muñeca se coloca en posición neutra y los dedos están relajados. Las articulaciones MCF e IF del pulgar se ponen en extensión (0º).

Estabilización. *Primera articulación MCF:* el terapeuta estabiliza el primer metacarpiano del paciente. *Articulación IF:* el terapeuta estabiliza la falange proximal del paciente.

Colocación distal de la mano del terapeuta. *Primera articulación MCF:* el terapeuta sujeta la falange proximal. *Articulación IF:* el terapeuta sujeta la falange distal.

Posiciones finales. *Primera articulación MCF:* el terapeuta mueve la falange proximal a través de la palma de la mano hasta el límite del movimiento para evaluar la flexión de la articulación MCF del pulgar (fig. 5-64) y hasta el límite del movimiento en dirección radial para evaluar la extensión de la articulación MCF del pulgar (fig. 5-65). *Articulación IF:* el terapeuta mueve la falange distal en dirección anterior (fig. 5-66) o posterior (fig. 5-67) hasta el límite del movimiento de flexión o extensión de la articulación IF del pulgar, respectivamente.

Sensaciones de tope. *Flexión de la articulación MCF del pulgar:* dura/firme; *flexión de la articulación IF del pulgar:* dura/firme; *extensión de las articulaciones MCF e IF del pulgar:* firme.

Deslizamientos articulares. *Flexión de la articulación MCF del pulgar:* la base cóncava de la falange proximal se desplaza en dirección anterior sobre la cabeza convexa fija del primer metacarpiano. *Flexión de la articulación IF del pulgar:* la base cóncava de la falange distal se desplaza en dirección anterior sobre la cabeza convexa fija de la falange proximal. *Extensión de la articulación MCF del pulgar:* la base cóncava de la falange proximal se desplaza de manera posterior sobre la cabeza convexa fija del primer metacarpiano. *Extensión de la articulación IF del pulgar:* la base cóncava de la falange distal se desplaza de manera posterior sobre la cabeza convexa fija de la falange proximal.

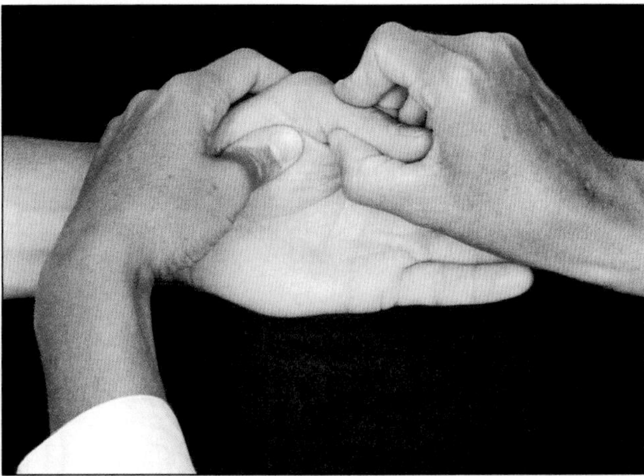

Figura 5-64 Sensación de tope dura o firme hacia el final de la flexión de la articulación metacarpofalángica del pulgar.

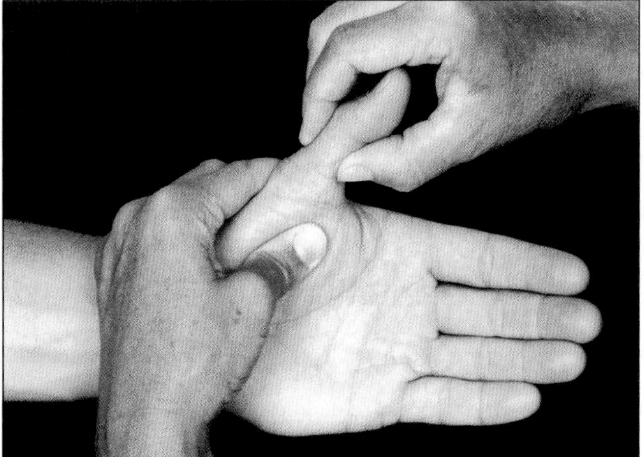

Figura 5-65 Sensación de tope firme hacia el final de la extensión de la articulación metacarpofalángica del pulgar.

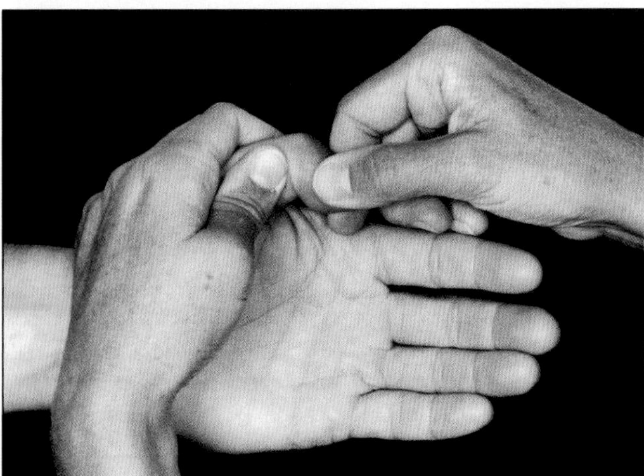

Figura 5-66 Sensación de tope dura o firme hacia el final de la flexión de la articulación interfalángica del pulgar.

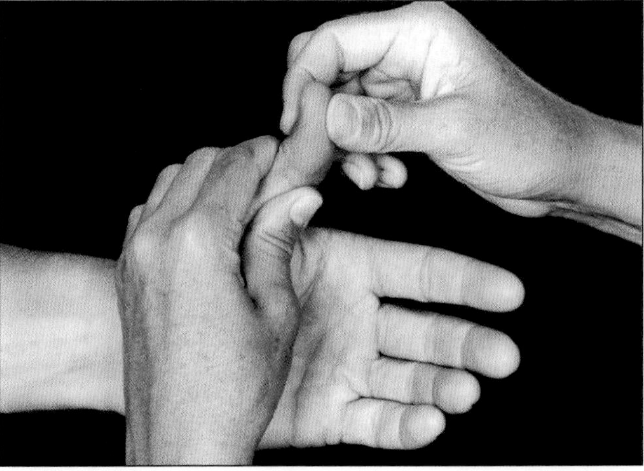

Figura 5-67 Sensación de tope firme hacia el final de la extensión de la articulación interfalángica del pulgar.

Medición: goniómetro universal

Posición inicial. El paciente se encuentra sentado. El codo está flexionado y el antebrazo descansa en posición media sobre una mesa. La muñeca y los dedos se ubican en posición anatómica. Las articulaciones MCF e IF se colocan en extensión (0°).

Estabilización. *Articulación MCF:* el terapeuta estabiliza el primer metacarpiano del paciente. *Articulación IF:* el terapeuta estabiliza la falange proximal del paciente.

Eje del goniómetro. El eje se coloca sobre la cara posterior o lateral de la articulación MCF (fig. 5-68) o IF (fig. 5-69) del pulgar.

Brazo fijo. *Articulación MCF:* se coloca paralelo al eje longitudinal del metacarpiano del pulgar. *Articulación IF:* se posiciona paralelo al eje longitudinal de la falange proximal.

Brazo móvil. *Articulación MCF:* se coloca paralelo al eje longitudinal de la falange proximal. *Articulación IF:* se ubica paralelo al eje longitudinal de la falange distal.

Posiciones finales. La articulación MCF se flexiona de tal forma que el pulgar se desplace a través de la palma hasta el límite de **flexión de la articulación MCF del pulgar (50°)** (fig. 5-70). La articulación IF se flexiona hasta el límite de **flexión de la articulación IF del pulgar (80°)** (fig. 5-71). El goniómetro se coloca en la superficie lateral o anterior del pulgar para evaluar la extensión de las articulaciones MCF e IF. La articulación MCF se extiende hasta el límite de **extensión de la articulación MCF del pulgar (0°)**.

Hiperextensión. La hiperextensión de la articulación IF del pulgar se produce más allá de los 0° de extensión. **La articulación IF del pulgar puede hiperextenderse de manera activa hasta 10° y de forma pasiva hasta 30°** (*véase* fig. 5-67).[1]

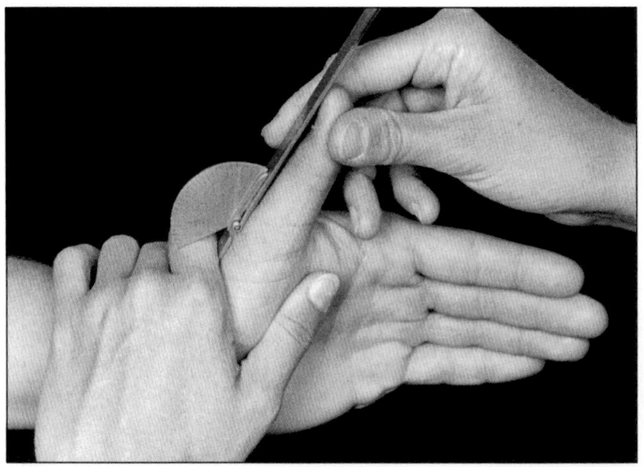

Figura 5-68 Posición inicial: flexión de la articulación metacarpofalángica del pulgar.

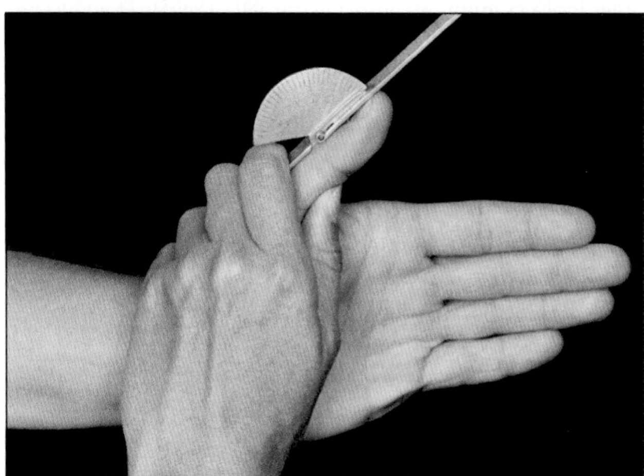

Figura 5-69 Posición inicial: flexión de la articulación interfalángica del pulgar.

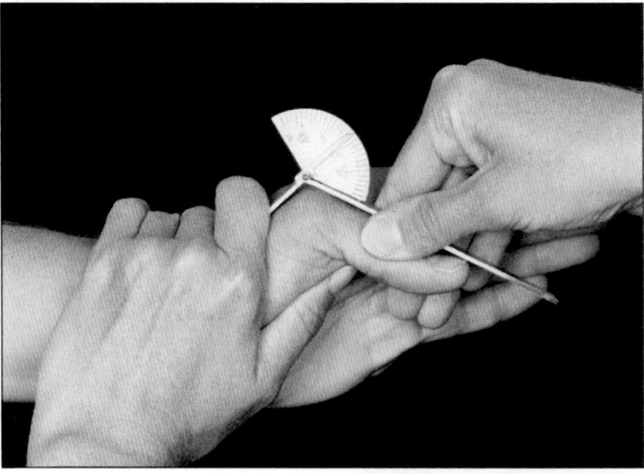

Figura 5-70 Posición final: flexión de la articulación metacarpofalángica del pulgar.

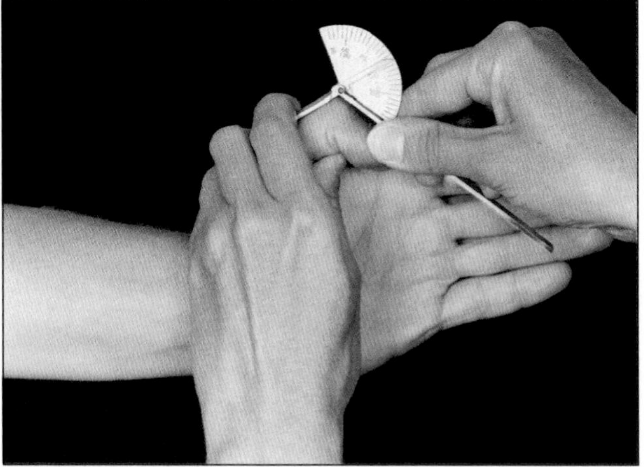

Figura 5-71 Posición final: flexión de la articulación interfalángica del pulgar.

Abducción de la articulación CMC del pulgar

Evaluación de la AdMP

Formulario 5-17

Posición inicial. El paciente se encuentra sentado. El antebrazo está en posición media apoyado sobre una mesa, la muñeca se encuentra en posición neutra y los dedos y el pulgar están relajados (fig. 5-72).

Estabilización. El terapeuta estabiliza el segundo metacarpiano del paciente.

Colocación distal de la mano del terapeuta. El terapeuta sujeta el primer metacarpiano del paciente.

Posición final. El terapeuta aleja el primer metacarpiano del segundo metacarpiano en dirección anterior, perpendicular al plano de la palma, hasta el límite del movimiento para evaluar la abducción de la articulación CMC (fig. 5-73).

Sensación de tope. *Abducción de la articulación CMC:* firme.

Deslizamiento articular.[13] *Abducción de la articulación CMC:* la superficie convexa de la base del primer metacarpiano se desliza de manera posterior (es decir, en dirección opuesta al eje del primer metacarpiano) sobre la superficie cóncava fija del trapecio.

Medición: goniómetro universal

Posición inicial. El paciente se encuentra sentado. El codo está flexionado y el antebrazo descansa en posición media sobre una mesa. La muñeca y los dedos se colocan en posición anatómica. El pulgar mantiene contacto con el metacarpo y la falange proximal del dedo índice (fig. 5-74).

Estabilización. El terapeuta estabiliza el segundo metacarpiano del paciente.

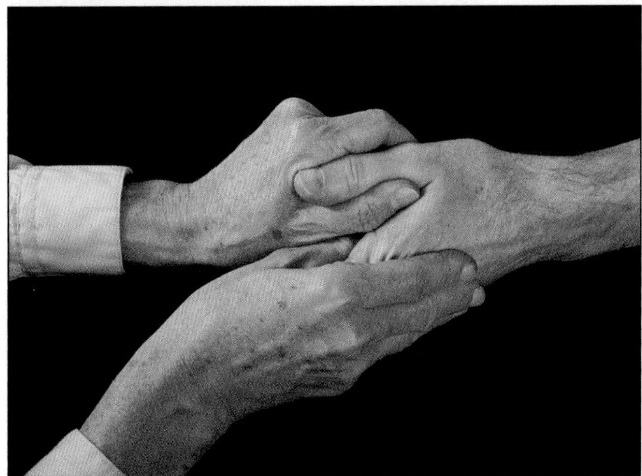

Figura 5-72 Posición inicial: abducción del pulgar.

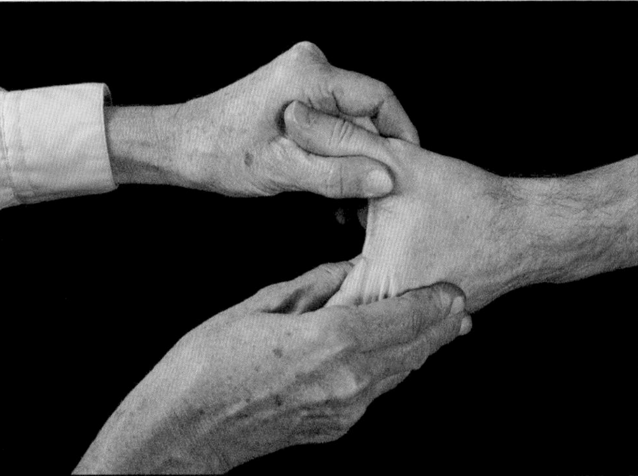

Figura 5-73 Sensación de tope firme hacia el final de la abducción de la articulación carpometacarpiana del pulgar.

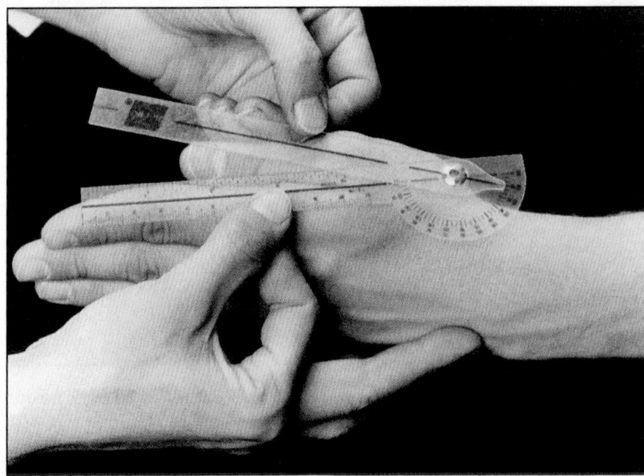

Figura 5-74 Posición inicial: abducción del pulgar.

Eje del goniómetro. El eje se sitúa donde se unen las bases del primer y el segundo metacarpianos (fig. 5-75).

Brazo fijo. Se posiciona paralelo al eje longitudinal del segundo metacarpiano.

Brazo móvil. Se ubica paralelo al eje longitudinal del primer metacarpiano. En la posición inicial descrita, el goniómetro indicará de 15° a 20°. Esto se registra como 0°.[14] Por ejemplo, si el goniómetro marca 15° en la posición inicial de abducción de la articulación CMC (*véase* fig. 5-74) y 60° en la posición final de abducción de la articulación CMC (fig. 5-76), la AdM de abducción de la articulación CMC será de 45° (es decir, 60° − 15° = 45°) y se registraría como 0°-45° de abducción de la articulación CMC del pulgar.

Posición final. El pulgar se abduce hasta el límite de **abducción de la articulación CMC del pulgar (70°)**, de modo que la columna del pulgar se desplace en el plano perpendicular a la palma de la mano (*véase* fig. 5-76).

Medición: regla

Como medición alterna a la goniometría, la abducción del pulgar puede medirse empleando una regla o una cinta métrica. Con el pulgar en abducción, se emplea una regla para medir desde la cara lateral del punto medio de la articulación MCF del dedo índice hasta la cara posterior del punto medio de la articulación MCF del pulgar (fig. 5-77).

Medición: calibrador de tipo Vernier

Como método de medición alterno y más fiable que la goniometría convencional, la abducción del pulgar se evalúa por medio de calibradores que miden la distancia intermetacarpiana (DIM).[18] La medición se lleva a cabo con el pulgar en abducción (fig. 5-78) y posicionando los puntos del calibrador sobre los puntos medios marcados sobre las cabezas del primer y el segundo metacarpianos; el resultado se registra en milímetros. Sin embargo, a diferencia de las mediciones angulares, el método de la DIM se ve afectado por cambios en el tamaño de la mano que impiden comparar los resultados entre pacientes o entre adultos y niños.[18]

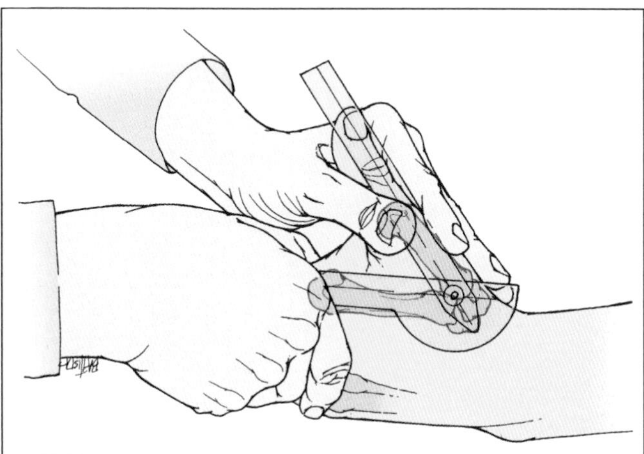

Figura 5-75 Alineación del goniómetro para la posición final de abducción de la articulación carpometacarpiana del pulgar.

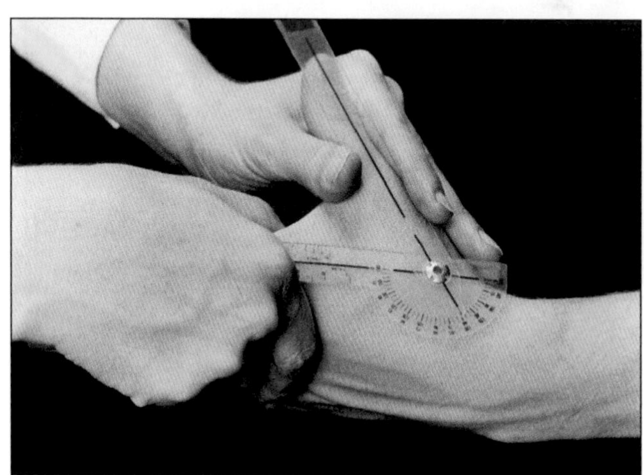

Figura 5-76 Posición final: abducción del pulgar.

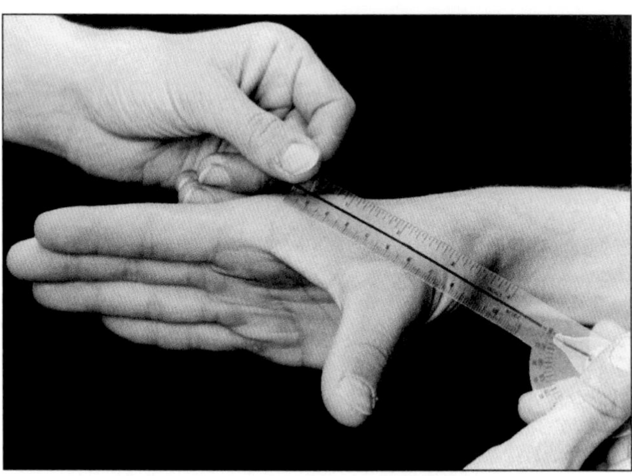

Figura 5-77 Medición con regla: abducción del pulgar.

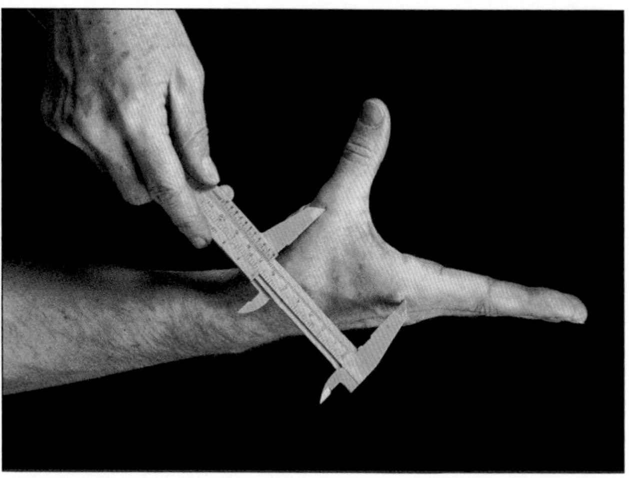

Figura 5-78 Medición con calibrador de tipo Vernier: abducción del pulgar.

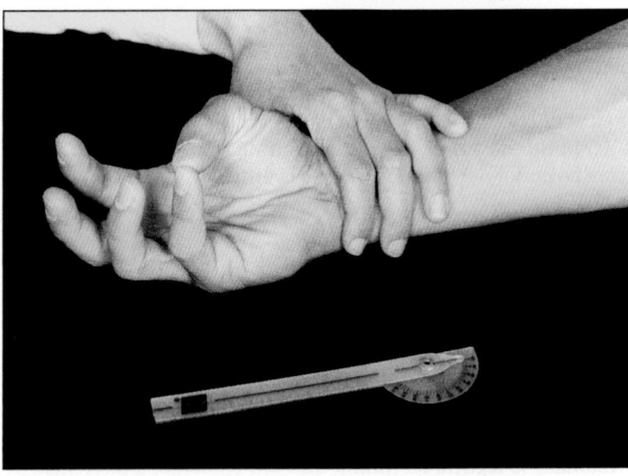

Figura 5-79 Amplitud de movimiento de oposición completa.

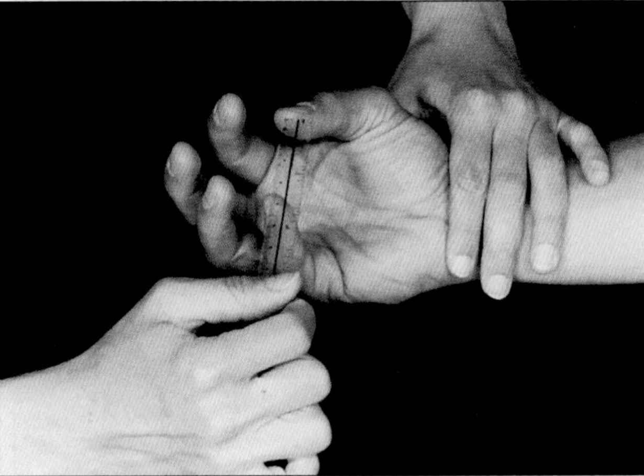

Figura 5-80 Déficit de oposición.

Oposición del pulgar

Medición: regla

Formulario 5-18

Una vez que se ha completado la oposición entre el pulgar y el dedo meñique (fig. 5-79), por lo general, es posible colocar las yemas de ambos dedos en el mismo plano.[19] La evaluación de un déficit de oposición (fig. 5-80) puede obtenerse llevando a cabo una medición lineal entre el centro de la punta de la yema del pulgar y el centro de la punta de la yema del dedo meñique.

EVALUACIÓN Y MEDICIÓN DE LA LONGITUD MUSCULAR

La práctica hace al maestro

Para practicar las habilidades expuestas en esta sección o para hacer un repaso práctico, utilice los formularios de resumen y evaluación «La práctica hace al maestro» que se encuentran en:

http://thepoint.lww.com/Clarkson4e.

Flexor superficial de los dedos, flexor profundo de los dedos, flexor corto del meñique y palmar largo

Formulario 5-19

Posición inicial. El paciente está en decúbito supino o sentado con el codo en posición de extensión, el antebrazo se encuentra en supinación, la muñeca se coloca en posición neutra y los dedos están extendidos (fig. 5-81).

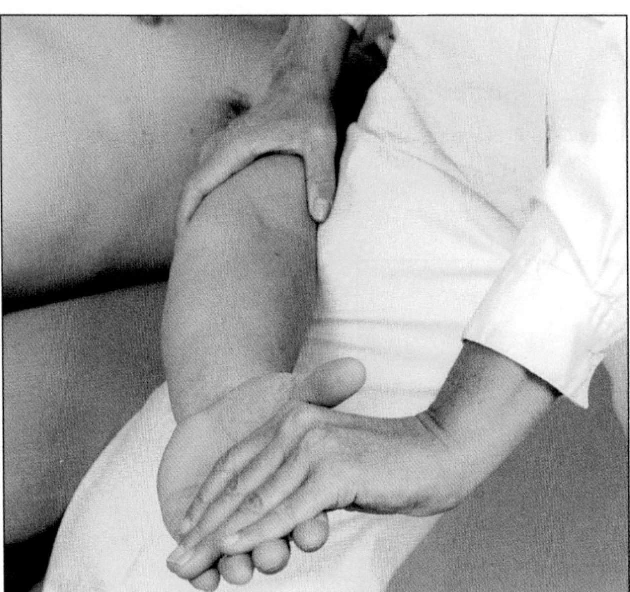

Figura 5-81 Posición inicial: longitud del flexor superficial de los dedos, el flexor profundo de los dedos y el flexor corto del meñique.

Origen[2]	Inserción[2]
Flexor superficial de los dedos	
a. Cabeza humerocubital: origen del flexor común en el epicóndilo medial del húmero, banda anterior del ligamento colateral cubital y cara medial del proceso coronoides. b. Cabeza radial: borde anterior del radio desde la tuberosidad radial hasta la inserción del pronador redondo.	Superficie anterior de las falanges medias de los dedos índice, medio, anular y meñique.
Flexor profundo de los dedos	
Tres cuartas partes superiores de las caras anterior y medial del cúbito; cara medial del proceso coronoides; mediante una aponeurosis en las tres cuartas partes superiores del borde posterior del cúbito; superficie anterior de la mitad medial de la membrana interósea.	Cara palmar de las bases de las falanges distales de los dedos índice, medio, anular y meñique.
Flexor corto del meñique	
Gancho del hueso ganchoso; retináculo flexor.	Cara cubital de la base de la falange proximal del dedo meñique.
Palmar largo (vestigial)	
Origen del flexor común en el epicóndilo medial del húmero.	Cara palmar del retináculo flexor; aponeurosis palmar.

Estabilización. El terapeuta estabiliza de forma manual el húmero del paciente. El radio y el cúbito se estabilizan contra el muslo del terapeuta.

Posición final. El terapeuta mantiene los dedos en extensión y extiende la muñeca hasta el límite del movimiento para que los flexores largos de los dedos se estiren al máximo (figs. 5-82 y 5-83).

Evaluación y medición. Si se presenta un acortamiento de los flexores de los dedos, la AdM de extensión de la muñeca se verá restringida de manera proporcional a la disminución de la longitud muscular. El terapeuta debe observar la AdMP disponible o emplear un goniómetro (fig. 5-84) para medir y registrar la AdMP de extensión de la muñeca disponible. Puede ser necesaria la ayuda de un segundo terapeuta para medir la AdM usando un goniómetro.

Sensación de tope. *Flexores de los dedos en estiramiento:* firme.

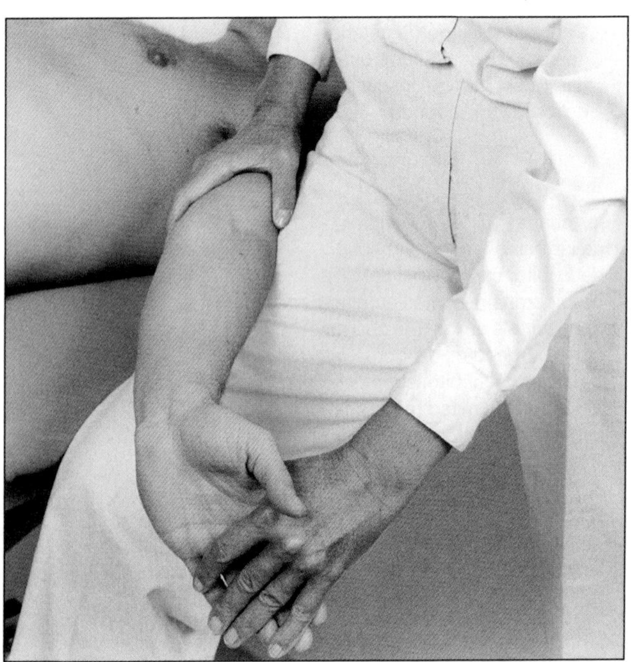

Figura 5-82 Flexor superficial de los dedos, flexor profundo de los dedos y flexor corto del meñique en extensión.

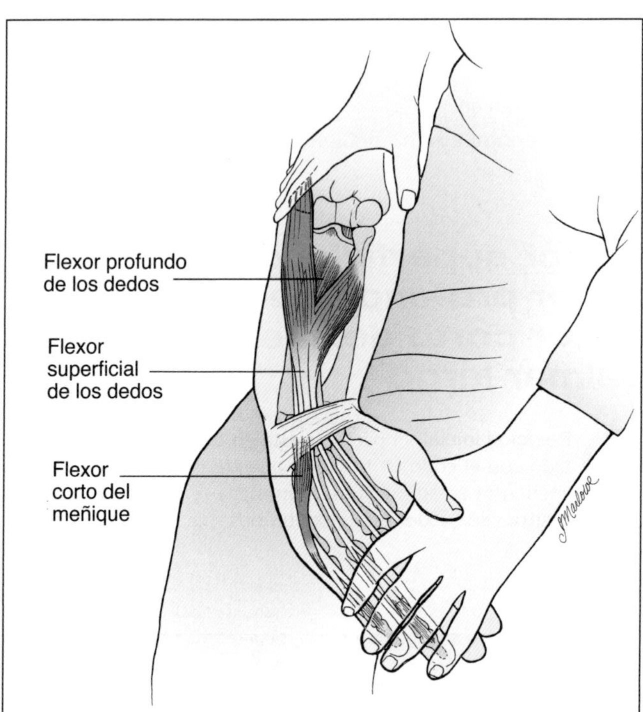

Figura 5-83 Flexor superficial de los dedos, flexor profundo de los dedos y flexor corto del meñique en extensión.

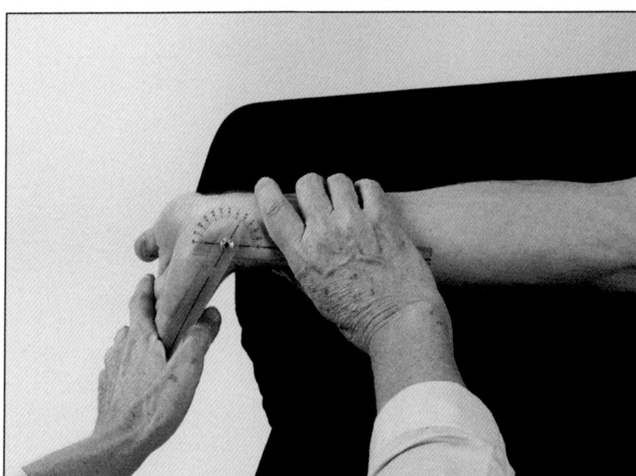

Figura 5-84 Medición con goniómetro: longitud de los flexores largos de los dedos.

Extensor común de los dedos, extensor propio del índice y extensor del meñique

Posición inicial. El paciente se coloca en decúbito supino o sentado. El codo está extendido, el antebrazo se encuentra en pronación, la muñeca está en posición neutra y los dedos están flexionados (fig. 5-85).

Estabilización. El terapeuta estabiliza el radio y el cúbito del paciente.

Posición final. El terapeuta flexiona la muñeca hasta el límite del movimiento, de modo que los extensores largos de los dedos se estiren por completo (figs. 5-86 y 5-87).

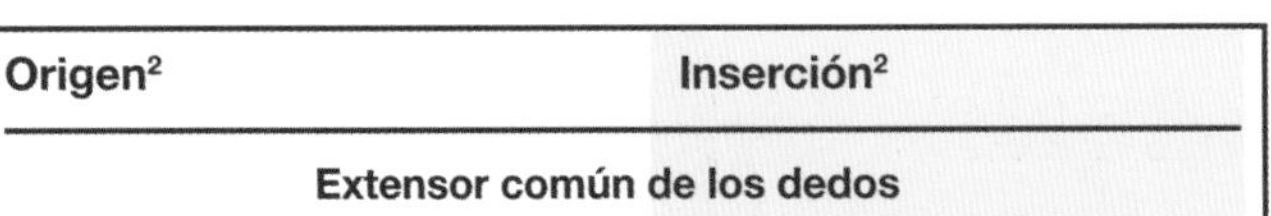

Origen[2]	Inserción[2]
Extensor común de los dedos	
Epicóndilo lateral del húmero.	Superficies posteriores de las bases de las falanges distales y medias de los dedos índice, medio, anular y meñique.
Extensor propio del índice	
Superficie posterior del cúbito, distal al origen del extensor largo del pulgar; cara posterior de la membrana interósea.	Del lado cubital del tendón del extensor de los dedos al dedo índice, a nivel de la cabeza del segundo metacarpiano.
Extensor del meñique	
Epicóndilo lateral del húmero.	Expansión digital dorsal del dedo meñique.

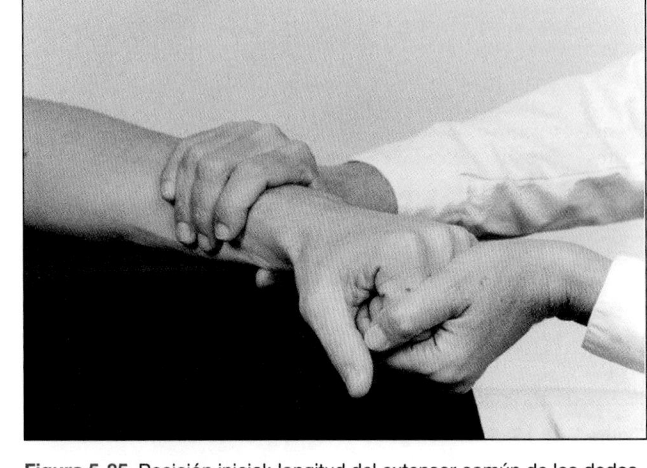

Figura 5-85 Posición inicial: longitud del extensor común de los dedos, el extensor propio del índice y el extensor del meñique.

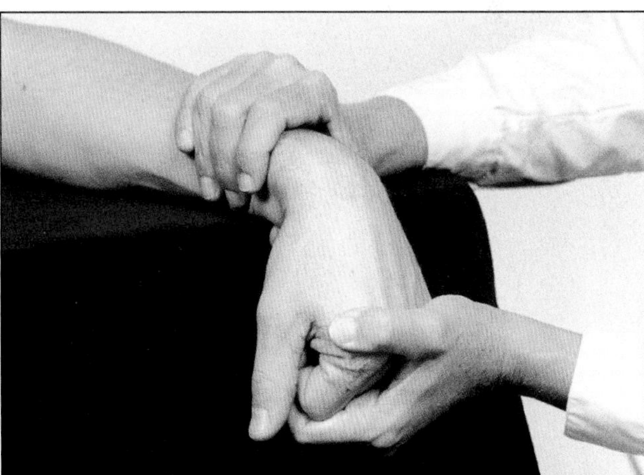

Figura 5-86 Extensor común de los dedos, extensor propio del índice y extensor del meñique en extensión.

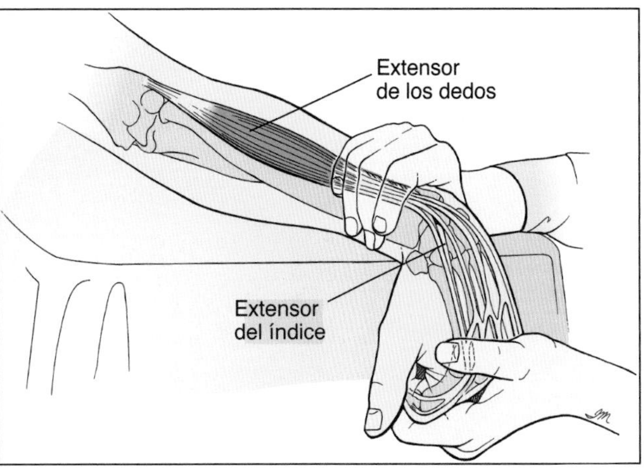

Figura 5-87 Extensión de los extensores largos de los dedos.

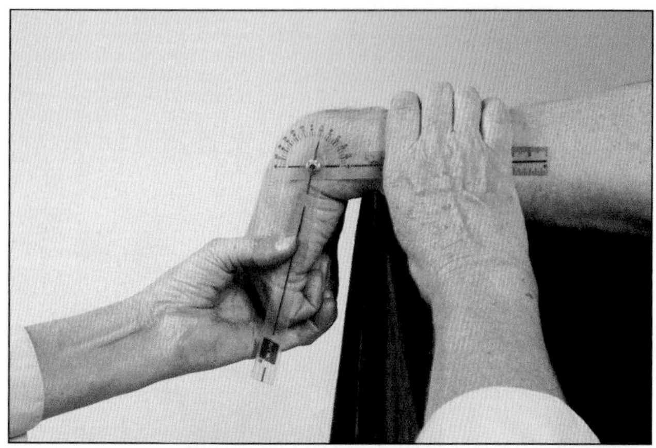

Figura 5-88 Medición con goniómetro: longitud de los extensores largos de los dedos.

Evaluación y medición. Si los extensores de los dedos están acortados, la AdM de flexión de la muñeca se verá restringida de manera proporcional al grado de acortamiento muscular. El terapeuta debe observar la AdMP disponible o emplear un goniómetro (fig. 5-88) para medir y registrar la AdMP de flexión de la muñeca disponible.

Sensación de tope. *Extensores largos de los dedos en estiramiento:* firme.

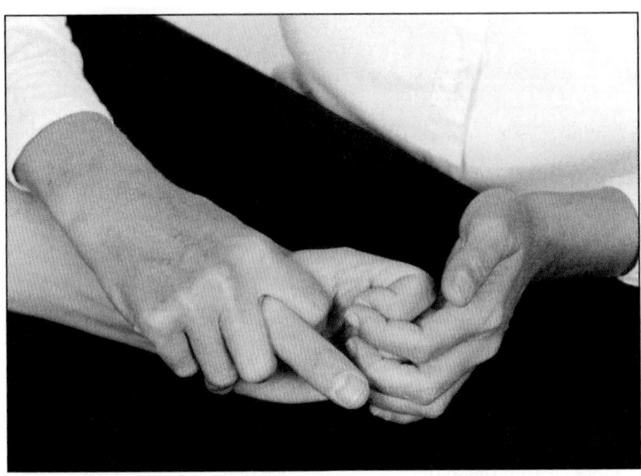

Figura 5-89 Posición inicial: longitud de los lumbricales.

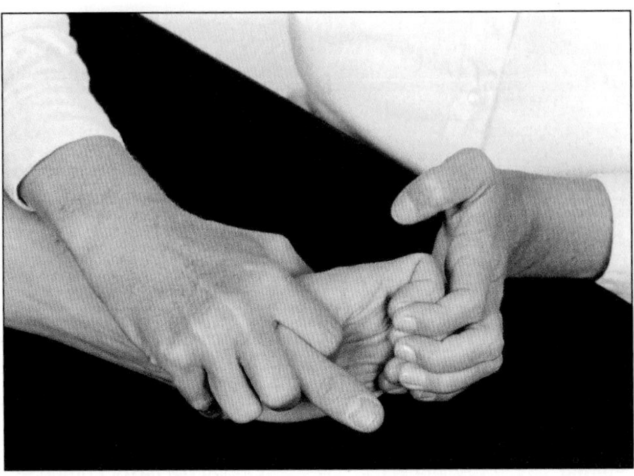

Figura 5-90 Lumbricales en extensión.

Lumbricales

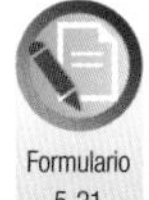
Formulario 5-21

Posición inicial. El paciente está sentado o en decúbito supino con el codo flexionado, el antebrazo en posición media o en supinación y la muñeca en extensión. Las articulaciones IF de los dedos están flexionadas (fig. 5-89).

Estabilización. El terapeuta estabiliza los metacarpianos del paciente.

Posición final. El terapeuta aplica sobrepresión para, al mismo tiempo, flexionar las articulaciones IF y extender las articulaciones MCF de los dedos hasta el límite del movimiento, de modo que los lumbricales se estiren al máximo (figs. 5-90 y 5-91). Los lumbricales pueden estirarse en grupo o individualmente.

Evaluación y medición. Si los lumbricales están acortados, la AdM de extensión de la articulación MCF se verá restringida en un grado proporcional al acortamiento muscular. El terapeuta debe observar la AdMP disponible o emplear un goniómetro (fig. 5-92) para medir y registrar la AdMP de extensión de la articulación MCF disponible.

Sensación de tope. *Lumbricales en estiramiento:* firme.

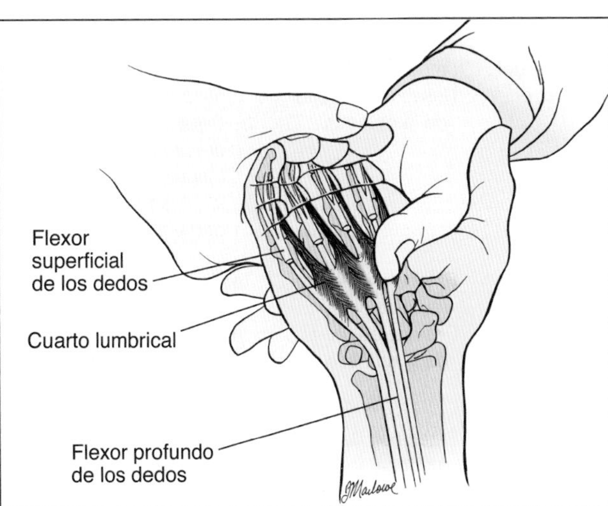

Figura 5-91 Extensión de la muñeca, extensión de la articulación metacarpofalángica y flexión de la articulación interfalángica para colocar los lumbricales en extensión.

Origen[2]	Inserción[2]
Lumbricales	
Tendones del flexor profundo de los dedos: a. Primer y segundo lumbricales: caras radial y palmar de los tendones de los dedos índice y medio. b. Tercer lumbrical: caras adyacentes de los tendones de los dedos medio y anular. c. Cuarto lumbrical: caras adyacentes de los tendones de los dedos anular y meñique.	Cara radial de la expansión digital dorsal de los correspondientes dedos índice, medio, anular y meñique.

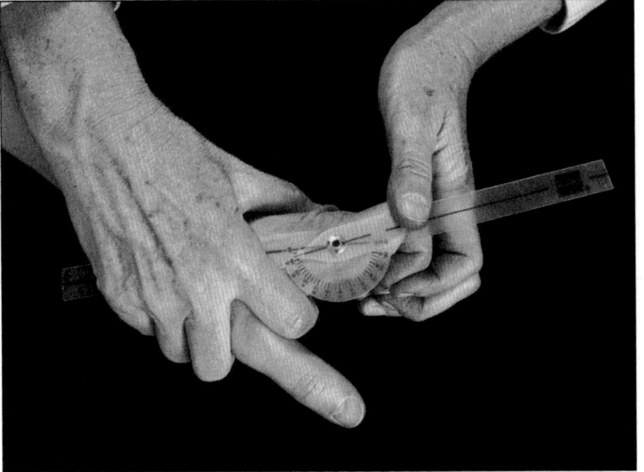

Figura 5-92 Medición con goniómetro: longitud de los lumbricales.

Evaluación de la fuerza muscular (tablas 5-4 y 5-5)

TABLA 5-4 **Acciones, inserciones e inervación de los músculos: muñeca y dedos**[20]

Músculo	Acción muscular principal	Origen muscular	Inserción muscular	Nervio periférico	Raíz nerviosa
Flexor radial del carpo	Flexión de la muñeca Desviación radial de la muñeca	Origen del flexor común en el epicóndilo medial del húmero	Superficie palmar de la base del segundo metacarpiano con ligera extensión hasta la base del tercer metacarpiano	Mediano	C67
Palmar largo	Sujeta la piel y la fascia palmar Flexión de la muñeca	Origen del flexor común en el epicóndilo medial del húmero	Cara palmar distal del retináculo flexor; aponeurosis palmar; piel y fascia de la palma distal e interdigital	Mediano	C78
Flexor cubital del carpo	Flexión de la muñeca Desviación cubital de la muñeca	a. Cabeza humeral: origen del flexor común en el epicóndilo medial del húmero b. Cabeza cubital: borde medial del proceso del olécranon y mediante una aponeurosis en los dos tercios superiores del borde posterior del cúbito	Hueso pisiforme: algunas divisiones se desvían hacia el gancho del ganchoso (ligamento pisiganchoso), hacia la base del quinto metacarpiano (ligamento pisimetacarpiano) y hacia el retináculo flexor	Cubital	C7**8**T1
Extensor radial largo del carpo	Extensión de la muñeca Desviación radial de la muñeca	Tercio inferior de la cresta supracondílea lateral del húmero; origen del extensor común en el epicóndilo lateral del húmero	Superficie dorsal de la base del segundo metacarpiano	Radial	C6**7**
Extensor radial corto del carpo	Extensión de la muñeca Desviación radial de la muñeca	Origen del extensor común en el epicóndilo lateral del húmero; ligamento colateral radial de la articulación del codo	Superficie dorsal de la base del tercer metacarpiano	Interóseo posterior (radial)	C**78**
Extensor cubital del carpo	Extensión de la muñeca Desviación cubital de la muñeca	Origen del extensor común en el epicóndilo lateral del húmero; aponeurosis en el borde posterior del cúbito	Tubérculo sobre la cara cubital de la base del quinto metacarpiano	Interóseo posterior	C**78**
Flexor superficial de los dedos	Flexión de las articulaciones interfalángicas (IF) proximales de los dedos	a. Cabeza humerocubital: origen del flexor común en el epicóndilo medial del húmero, banda anterior del ligamento colateral cubital y cara medial del proceso coronoides b. Cabeza radial: borde anterior del radio desde la tuberosidad radial hasta la inserción del pronador redondo	Superficie anterior de las falanges medias de los dedos índice, medio, anular y meñique	Mediano	C**8T1**

TABLA 5-4 **Acciones, inserciones e inervación de los músculos: muñeca y dedos (*continuación*)**

Músculo	Acción muscular principal	Origen muscular	Inserción muscular	Nervio periférico	Raíz nerviosa
Flexor profundo de los dedos	Flexión de las articulaciones IF distales de los dedos	Tres cuartas partes superiores de las caras anterior y medial del cúbito; cara medial del proceso coronoides; mediante una aponeurosis en las tres cuartas partes superiores del borde posterior del cúbito; superficie anterior de la mitad medial de la membrana interósea	Cara palmar de las bases de las falanges distales de los dedos índice, medio, anular y meñique	a. Porción lateral del músculo: interóseo anterior, ramo del mediano b. Porción medial del músculo: cubital	C**8**T1
Extensor común de los dedos	Extensión de las articulaciones metacarpofalángicas (MCF) de los dedos	Origen del extensor común en el epicóndilo lateral del húmero	Superficies dorsales de las bases de las falanges distales y medias de los dedos índice, medio, anular y meñique	Interóseo posterior	C**7**8
Extensor propio del índice	Extensión de la articulación MCF del dedo índice	Superficie posterior del cúbito, distal al origen del extensor largo del pulgar; cara posterior de la membrana interósea	Cara cubital del tendón del extensor del dedo índice, a la altura de la cabeza del segundo metacarpiano	Interóseo posterior	C**7**8
Extensor del meñique	Extensión de la articulación MCF del meñique	Origen del extensor común en el epicóndilo lateral del húmero	Expansión digital dorsal del meñique	Interóseo posterior	C**7**8
Interóseo					
a. Dorsal	Abducción de las articulaciones MCF de los dedos	a. Primero: caras adyacentes de los huesos metacarpianos primero y segundo b. Segundo: caras adyacentes de los huesos metacarpianos segundo y tercero c. Tercero: caras adyacentes de los huesos metacarpianos tercero y cuarto d. Cuarto: caras adyacentes de los huesos metacarpianos cuarto y quinto	Todos se insertan en las expansiones digitales dorsales de los dedos índice, medio o anular: a. Primero: cara radial de la base de la falange proximal del dedo índice b. Segundo y tercero: caras radial y cubital, respectivamente, de la base de la falange proximal del dedo medio c. Cuarto: cara cubital de la base de la falange proximal del dedo anular	Cubital	C8T**1**
b. Palmar	Aducción de las articulaciones MCF de los dedos	a. Primero: lado cubital de la base del primer hueso metacarpiano b. Segundo: lado cubital de la cara palmar del segundo hueso metacarpiano c. Tercero: lado radial de la cara palmar del cuarto hueso metacarpiano d. Cuarto: lado radial de la cara palmar del quinto hueso metacarpiano	Todos se insertan en las expansiones digitales dorsales del pulgar o de los dedos índice, anular o meñique El primero también se inserta en el hueso sesamoideo, sobre el lado cubital de la base de la falange proximal del pulgar y en la falange El cuarto también se inserta en el lado radial de la base de la falange proximal del dedo meñique	Cubital	C8T**1**

(*continúa*)

TABLA 5-4 **Acciones, inserciones e inervación de los músculos: muñeca y dedos (*continuación*)**

Músculo	Acción muscular principal	Origen muscular	Inserción muscular	Nervio periférico	Raíz nerviosa
Lumbricales	Flexión de las articulaciones MCF y extensión de las articulaciones IF de los dedos	Tendones del flexor profundo de los dedos: a. Primero y segundo: caras radiales y superficies palmares de los tendones de los dedos índice y medio b. Tercero: caras adyacentes de los tendones de los dedos medio y anular c. Cuarto: caras adyacentes de los tendones de los dedos anular y meñique	Cara radial de la expansión digital dorsal de los dedos índice, medio, anular y meñique, respectivamente	a. Dos lumbricales mediales: cubital b. Dos lumbricales laterales: mediano	**C8T1** **C8T1**
Abductor del meñique	Abducción de la articulación MCF del meñique	Hueso pisiforme; ligamento pisiganchoso; tendón del flexor cubital del carpo	Cara cubital de la base de la falange proximal del dedo meñique; expansión digital dorsal del dedo meñique	Cubital	**C8T1**
Oponente del meñique	Oposición del meñique (flexión y rotación interna del quinto metacarpiano)	Gancho del ganchoso; retináculo flexor	Superficies cubital y palmar adyacentes del quinto metacarpiano	Cubital	**C8T1**
Flexor corto del meñique	Flexión de la articulación MCF del meñique	Gancho del ganchoso; retináculo flexor	Cara cubital de la base de la falange proximal del dedo meñique	Cubital	**C8T1**

TABLA 5-5 **Acciones, inserciones e inervación de los músculos: pulgar**[20]

Músculo	Acción muscular principal	Origen muscular	Inserción muscular	Nervio periférico	Raíz nerviosa
Flexor largo del pulgar	Flexión de la articulación interfalángica (IF) del pulgar	Superficie anterior del radio, entre la tuberosidad bicipital y el pronador cuadrado; superficie anterior de la mitad lateral de la membrana interósea; cara lateral del proceso coronoides y el epicóndilo medial del húmero	Cara palmar de la base de la falange distal del pulgar	Ramo interóseo anterior del mediano	C7**8**
Flexor corto del pulgar	Flexión de la articulación metacarpofalángica (MCF) del pulgar	a. Cabeza superficial: retináculo flexor y tubérculo del trapecio b. Cabeza profunda: huesos grande y trapecio y ligamentos palmares de la hilera distal de los huesos del carpo	Cara radial de la base de la falange proximal del pulgar	a. Cabeza superficial: mediano b. Cabeza profunda: cubital	C8T**1**
Extensor largo del pulgar	Extensión de la articulación IF del pulgar	Tercio medio de la cara posterolateral del cúbito; superficie posterior de la membrana interósea	Cara dorsal de la base de la falange distal del pulgar	Interóseo posterior	C7**8**
Extensor corto del pulgar	Extensión de la articulación MCF del pulgar	Cara posterior del radio, por debajo del abductor largo del pulgar; superficie posterior de la membrana interósea	Cara dorsal de la base de la falange proximal del pulgar	Interóseo posterior	C7**8**
Abductor largo del pulgar	Abducción radial del pulgar	Cara posterior del eje del cúbito, distal a la inserción del ancóneo; cara posterior del eje del radio, distal a la inserción del supinador; cara posterior de la membrana interósea	Cara radial de la base del primer hueso metacarpiano; hueso trapecio	Interóseo posterior	C7**8**
Abductor corto del pulgar	Abducción palmar del pulgar	Retináculo flexor; tubérculos de los huesos escafoides y trapecio; tendón del abductor largo del pulgar	Cara radial de la base de la falange proximal del pulgar; expansión digital dorsal del pulgar	Mediano	C8T**1**
Aductor del pulgar	Aducción del pulgar	a. Cabeza oblicua: hueso grande y superficies palmares de las bases de los huesos metacarpianos segundo y tercero b. Cabeza transversal: dos tercios distales de la superficie palmar del eje del tercer metacarpiano	Cara cubital de la base de la falange proximal del pulgar; expansión digital dorsal del pulgar	Cubital	C8T**1**
Oponente del pulgar	Oposición del pulgar (abducción, flexión y rotación interna del primer metacarpiano)	Retináculo flexor; tubérculo del trapecio	Cara lateral de la superficie palmar del primer hueso metacarpiano	Mediano	C8T**1**

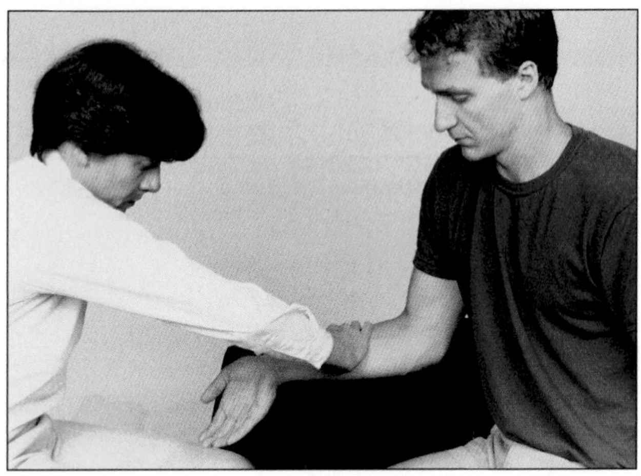

Figura 5-93 Posición inicial: flexor radial del carpo.

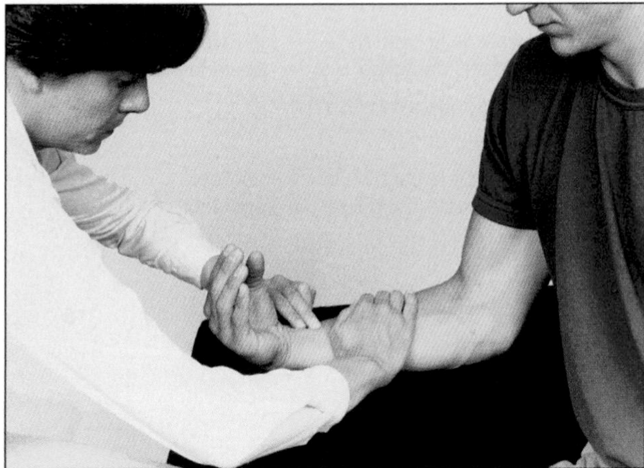

Figura 5-94 Posición de exploración: flexor radial del carpo.

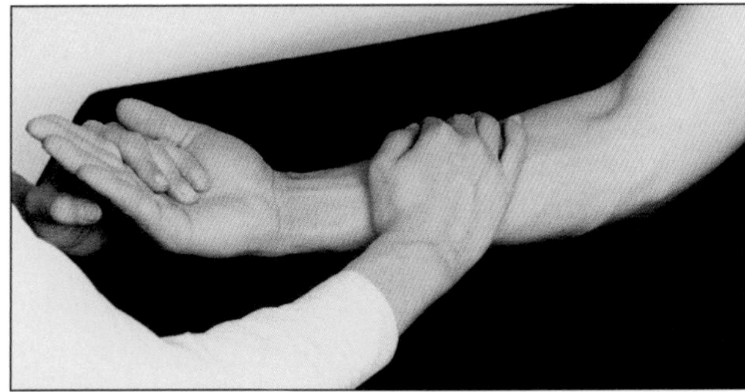

Figura 5-95 Resistencia: flexor radial del carpo.

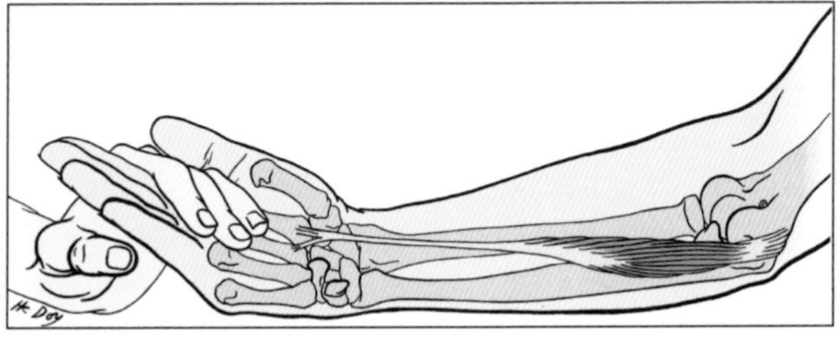

Figura 5-96 Flexor radial del carpo.

La práctica hace al maestro

Para practicar las habilidades expuestas en esta sección o para hacer un repaso práctico, utilice los formularios de resumen y evaluación «La práctica hace al maestro» que se encuentran en:
http://thepoint.lww.com/Clarkson4e.

Flexión y desviación radial de la muñeca

Contra la gravedad: flexor radial del carpo

Formulario 5-22

Músculos accesorios: flexor cubital del carpo y palmar largo.

Posición inicial. El paciente está sentado o en decúbito supino. Si se encuentra sentado, se supina el antebrazo y se apoya en una mesa. La muñeca está extendida y en desviación cubital, en tanto que los dedos y el pulgar están relajados (fig. 5-93).

Estabilización. El terapeuta estabiliza el antebrazo proximal a la muñeca.

Movimiento. El paciente flexiona y desvía en dirección radial la muñeca (fig. 5-94). Se debe indicar al paciente que mantenga los dedos y el pulgar relajados.

Palpación. Cara anterolateral de la muñeca en línea con el segundo espacio interdigital, en el lado radial del palmar largo.

Movimiento sustituto. El paciente podría flexionar la muñeca con el palmar largo y el flexor cubital del carpo. Utilizando solo el flexor cubital del carpo, el paciente flexionará con desviación cubital. Si el paciente flexiona los dedos, los flexores superficial y profundo de los dedos podrían sustituir a los flexores de la muñeca al inicio del movimiento.[21]

Ubicación de la resistencia. Se aplica de manera distal a la muñeca sobre la eminencia tenar o la cara lateral de la palma de la mano (figs. 5-95 y 5-96).

Dirección de la resistencia. Extensión de la muñeca y desviación cubital.

Gravedad eliminada: flexor radial del carpo

Posición inicial. El paciente está sentado o en decúbito supino. El antebrazo se coloca en ligera pronación y se apoya en una mesa o en alguna otra superficie. La muñeca está extendida y en desviación cubital y los dedos y el pulgar están relajados (fig. 5-97).

Estabilización. El terapeuta estabiliza el antebrazo proximal a la muñeca.

Posición final. El paciente flexiona y desvía de forma radial la muñeca hasta la AdM completa (fig. 5-98).

Movimiento sustituto. Flexor cubital del carpo, palmar largo y flexores superficial y profundo de los dedos. A medida que el paciente flexiona la muñeca desde la posición anatómica, se puede intentar la pronación del antebrazo y la abducción del pulgar por medio de la acción del abductor largo del pulgar.

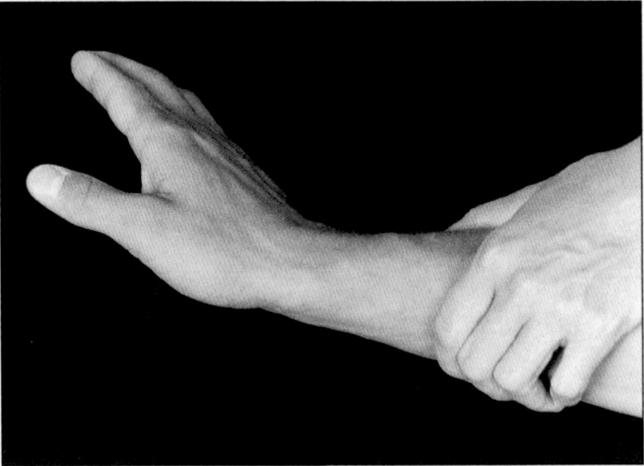

Figura 5-97 Posición inicial: flexor radial del carpo.

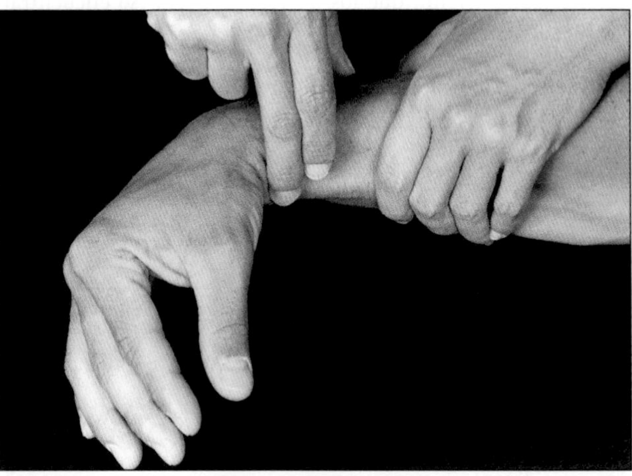

Figura 5-98 Posición final: flexor radial del carpo.

Flexión y desviación cubital de la muñeca

Contra la gravedad: flexor cubital del carpo

Formulario 5-23

Músculos accesorios: flexor radial del carpo y palmar largo.

Posición inicial. El paciente está sentado o en decúbito supino. Si se encuentra sentado, se supina el antebrazo y se apoya en una mesa. La muñeca está extendida y en desviación radial, en tanto que los dedos y el pulgar se encuentran relajados (fig. 5-99).

Estabilización. El terapeuta estabiliza el antebrazo proximal a la muñeca.

Movimiento. El paciente flexiona y desvía de forma cubital la muñeca hasta la AdM completa (fig. 5-100).

Palpación. Cara anteromedial de la muñeca, proximal al hueso pisiforme.

Movimiento sustituto. Flexor radial del carpo, palmar largo y flexores superficial y profundo de los dedos. Usando solo el flexor radial del carpo, el paciente ejecutará la flexión con desviación radial.

Ubicación de la resistencia. Se aplica sobre la eminencia hipotenar (figs. 5-101 y 5-102).

Dirección de la resistencia. Extensión de la muñeca y desviación radial.

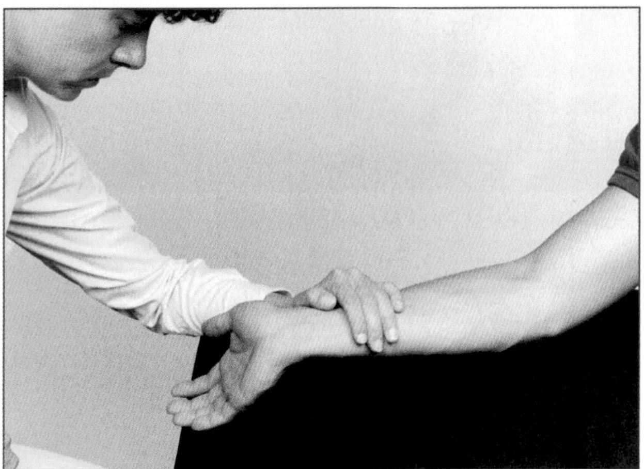

Figura 5-99 Posición inicial: flexor cubital del carpo.

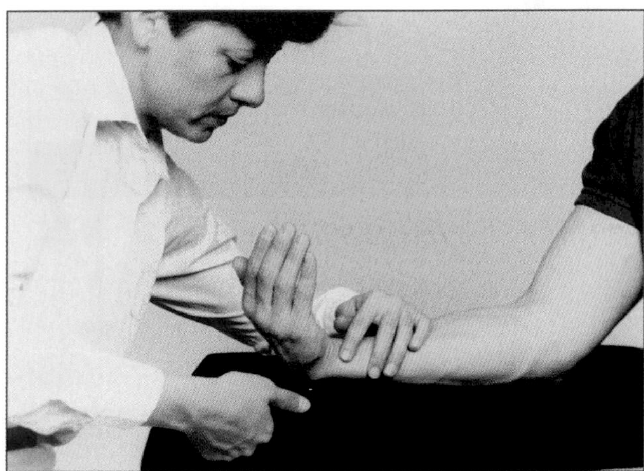

Figura 5-100 Posición de exploración: flexor cubital del carpo.

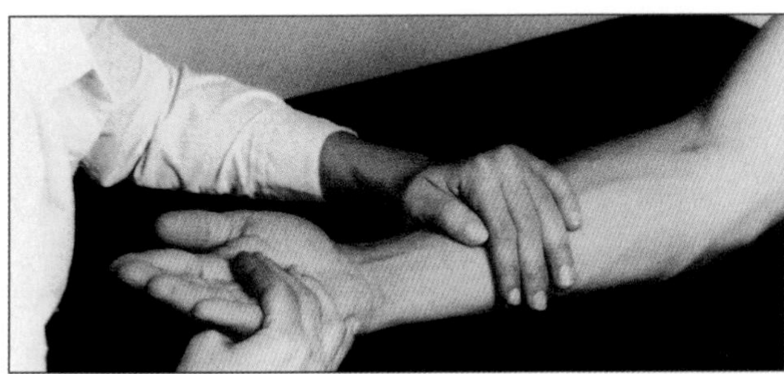

Figura 5-101 Resistencia: flexor cubital del carpo.

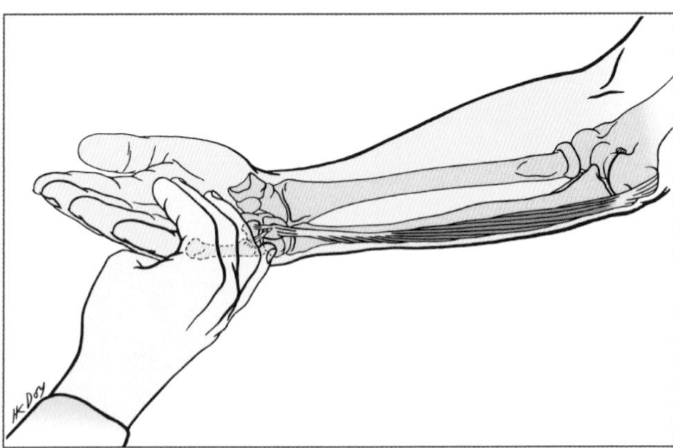

Figura 5-102 Flexor cubital del carpo.

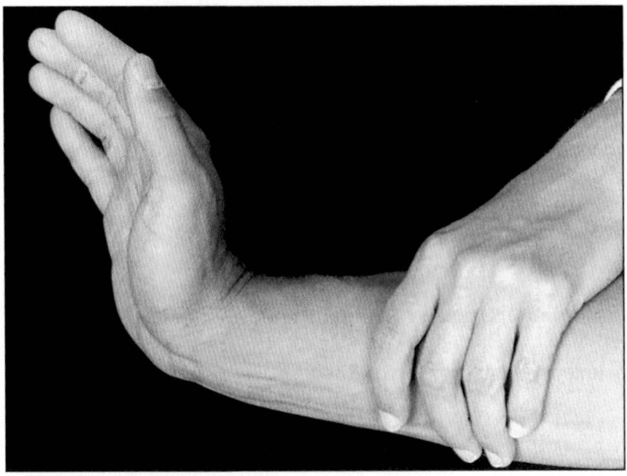

Figura 5-103 Posición inicial: flexor cubital del carpo.

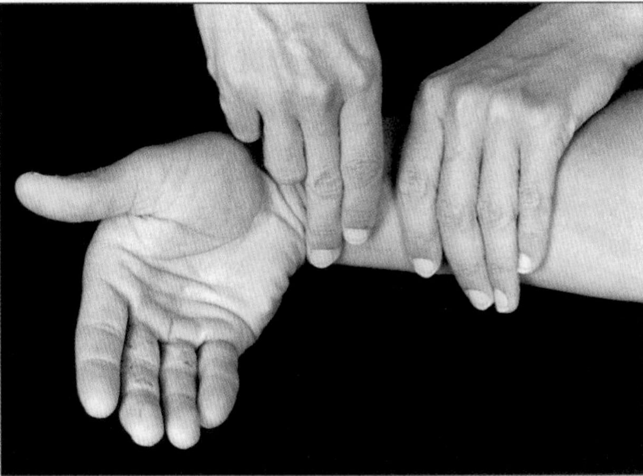

Figura 5-104 Posición final: flexor cubital del carpo.

Gravedad eliminada: flexor cubital del carpo

Posición inicial. El paciente se encuentra sentado o en decúbito supino. El antebrazo está en ligera supinación y apoyado en una mesa o en alguna otra superficie. La muñeca se encuentra extendida y en desviación radial, mientras que los dedos y el pulgar están relajados (fig. 5-103).

Estabilización. El terapeuta estabiliza el antebrazo proximal a la muñeca.

Posición final. El paciente flexiona la muñeca con desviación cubital hasta la AdM completa (fig. 5-104).

Movimiento sustituto. Flexor radial del carpo, palmar largo y flexores superficial y profundo de los dedos.

Flexión de la muñeca (no se muestra)

Contra la gravedad: flexor radial y flexor cubital del carpo

Formulario 5-24

Músculo accesorio: palmar largo.

Posición inicial. El paciente se coloca sentado o en decúbito supino. Si se encuentra sentado, se supina el antebrazo y se apoya en una mesa. La muñeca está en posición extendida y los dedos y el pulgar relajados.

Estabilización. El terapeuta estabiliza el antebrazo proximal a la muñeca.

Movimiento. El paciente flexiona la muñeca hasta la AdM completa.

Palpación. *Flexor radial del carpo:* cara anterolateral de la muñeca en línea con el segundo espacio interdigital, en el lado radial del palmar largo. *Flexor cubital del carpo:* cara anteromedial de la muñeca, proximal al hueso pisiforme.

Movimiento sustituto. Flexores superficial y profundo de los dedos.

Ubicación de la resistencia. Se aplica sobre la palma de la mano.

Dirección de la resistencia. Extensión de muñeca.

Gravedad eliminada: flexor radial y flexor cubital del carpo

Posición inicial. El paciente está sentado o en decúbito supino. El antebrazo se encuentra en posición media y apoyado en una mesa o en alguna otra superficie. La muñeca está extendida y los dedos y el pulgar están relajados.

Estabilización. El terapeuta estabiliza el antebrazo proximal a la muñeca.

Posición final. El paciente flexiona la muñeca hasta la AdM completa.

Movimiento sustituto. Flexores superficial y profundo de los dedos.

Palmar largo

El palmar largo es un flexor débil de la muñeca y no suele aislarse para realizar pruebas musculares individuales. Puede palparse en la línea media de la cara anterior de la muñeca durante la evaluación de los flexores radial y cubital del carpo.

La presencia del palmar largo puede determinarse flexionando la muñeca y acunando los dedos y la palma de la mano (figs. 5-105 y 5-106). Cuando está presente, el tendón del músculo sobresale de manera notable. Sin embargo, el palmar largo es un músculo vestigial en cerca del 13% de las personas.[22] La disminución de la fuerza de prensión o de pinza no se asocia a la ausencia del palmar largo.[23]

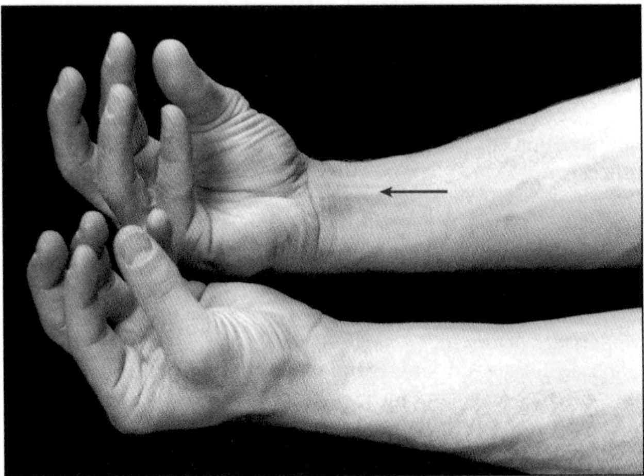

Figura 5-105 Palmar largo: el músculo está presente en el brazo derecho (observe el tendón en la muñeca). El músculo está ausente en el brazo izquierdo.

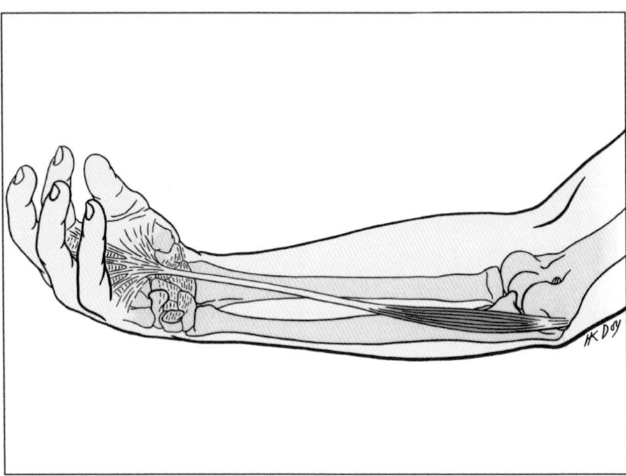

Figura 5-106 Palmar largo.

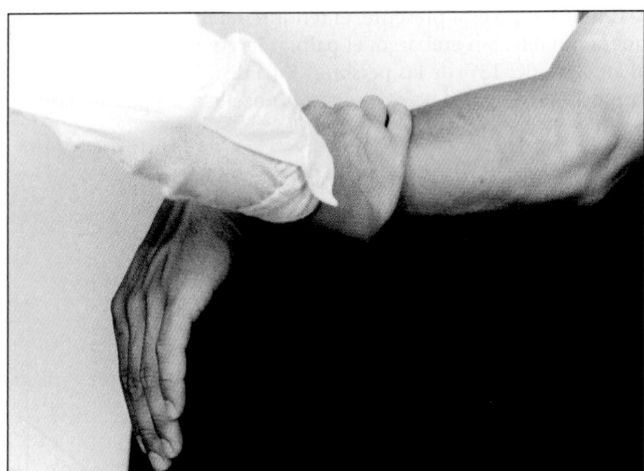

Figura 5-107 Posición inicial: extensores radiales largo y corto del carpo.

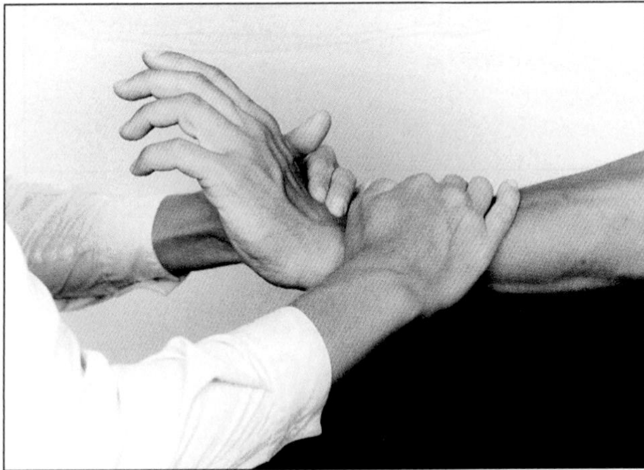

Figura 5-108 Posición de exploración: extensores radiales largo y corto del carpo.

Extensión y desviación radial de la muñeca

Contra la gravedad: extensor radial largo y extensor radial corto del carpo

Formulario 5-25

Músculo accesorio: extensor cubital del carpo.

Posición inicial. El paciente está sentado o en decúbito supino. En sedestación, el antebrazo del paciente se coloca en pronación y se apoya en una mesa. La muñeca se encuentra flexionada y en desviación cubital, mientras que los dedos y el pulgar están un poco flexionados (fig. 5-107).

Estabilización. El terapeuta estabiliza el antebrazo proximal a la muñeca.

Movimiento. El paciente extiende y desvía de manera radial la muñeca hasta la AdM completa (fig. 5-108). Se debe indicar al paciente que mantenga el pulgar y los dedos relajados.

Palpación. *Extensor radial largo del carpo:* cara dorsal de la muñeca, en la base del segundo metacarpiano. *Extensor radial corto del carpo:* base del tercer metacarpiano.

Movimiento sustituto. Extensores largos de los dedos (extensor común de los dedos, extensor del índice y extensor del meñique). El paciente podría hacer la extensión utilizando el extensor cubital del carpo. Usando solo este músculo, el paciente realizará la extensión con desviación cubital.

Ubicación de la resistencia. Se aplica en la cara dorsal de la mano, sobre el segundo y el tercer metacarpianos (figs. 5-109 y 5-110).

Dirección de la resistencia. Flexión y desviación cubital de la muñeca.

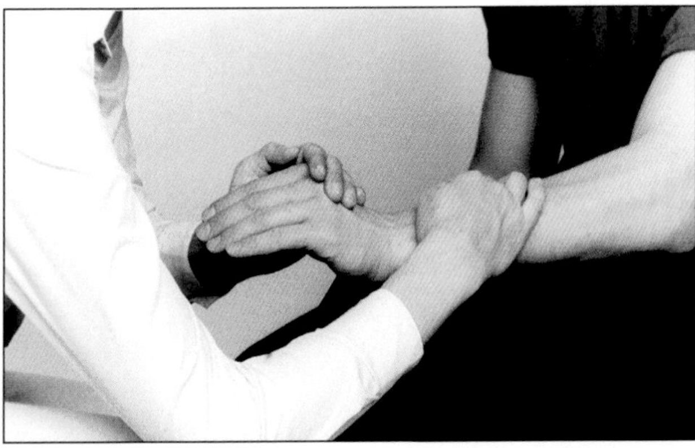

Figura 5-109 Resistencia: extensores radiales largo y corto del carpo.

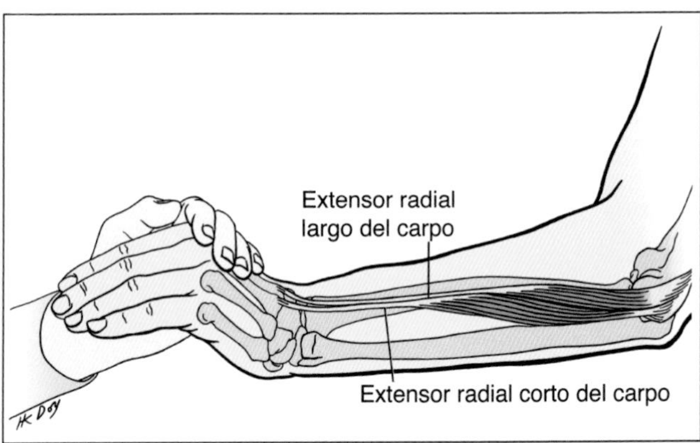

Figura 5-110 Extensores radiales largo y corto del carpo.

Gravedad eliminada: extensor radial largo y extensor radial corto del carpo

Posición inicial. El paciente está sentado o en decúbito supino. El antebrazo se coloca en ligera supinación y se apoya en una mesa o en alguna otra superficie. La muñeca se flexiona en desviación cubital. Los dedos y el pulgar están un poco flexionados (fig. 5-111).

Estabilización. El terapeuta estabiliza el antebrazo proximal a la muñeca.

Posición final. El paciente extiende la muñeca con desviación radial simultánea a lo largo de toda la AdM (fig. 5-112).

Movimiento sustituto. Extensores largos de los dedos (extensor común de los dedos, extensor del índice y extensor del meñique). Extensor cubital del carpo.

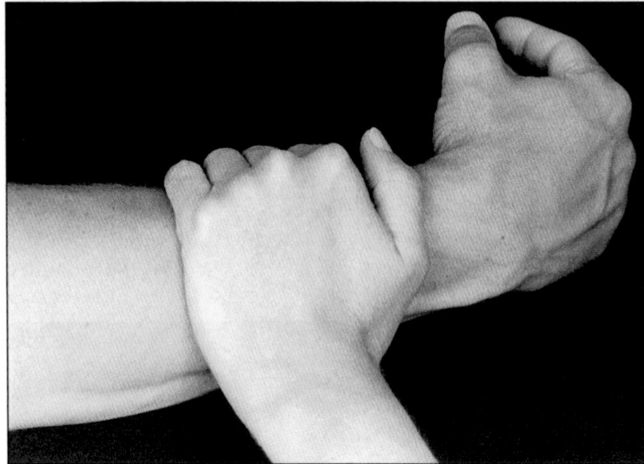

Figura 5-111 Posición inicial: extensores radiales largo y corto del carpo.

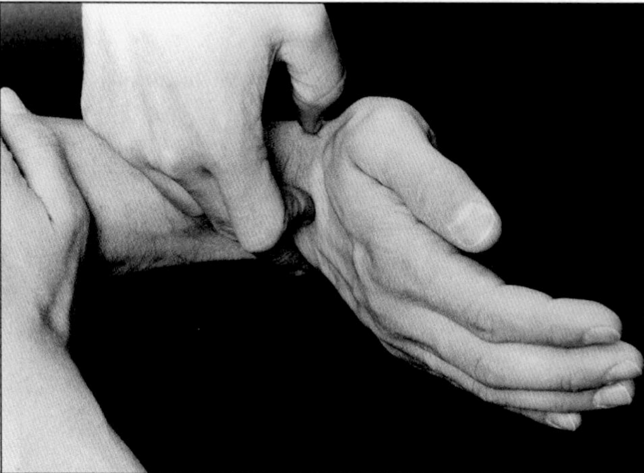

Figura 5-112 Posición final: extensores radiales largo y corto del carpo.

Extensión y desviación cubital de la muñeca

Contra la gravedad: extensor cubital del carpo

Músculos accesorios: extensores radiales largo y corto del carpo.

Formulario 5-26

Posición inicial. El paciente está sentado o en decúbito supino. Si se encuentra sentado, el antebrazo se coloca en pronación y se apoya en una mesa. La muñeca está flexionada y en desviación radial, mientras que los dedos y el pulgar se posicionan ligeramente flexionados (fig. 5-113).

Estabilización. El terapeuta estabiliza el antebrazo proximal a la muñeca.

Movimiento. El paciente extiende y desvía de manera cubital la muñeca hasta la AdM completa (fig. 5-114). Se debe indicar al paciente que mantenga los dedos relajados.

Palpación. Cara dorsal de la muñeca, proximal al quinto metacarpiano y distal al proceso estiloides del cúbito.

Movimiento sustituto. Extensores largos de los dedos (extensor común de los dedos, extensor del índice y extensor del meñique). El paciente podría extender y desviar en dirección radial la muñeca mediante la acción de los extensores radiales largo y corto del carpo.

Ubicación de la resistencia. Se aplica en la cara dorsal de la mano, sobre el cuarto y el quinto metacarpianos (figs. 5-115 y 5-116).

Dirección de la resistencia. Flexión y desviación radial de la muñeca.

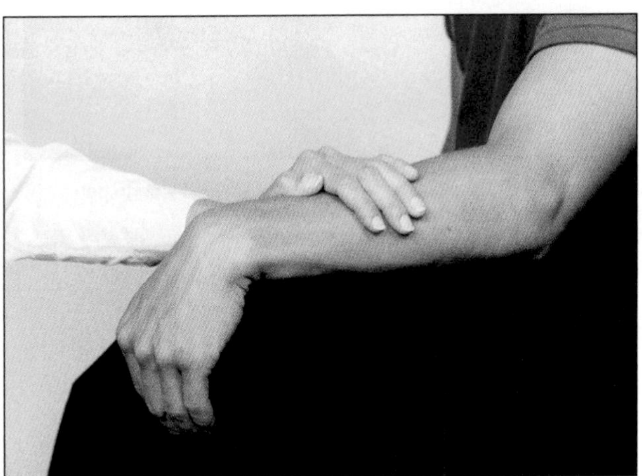

Figura 5-113 Posición inicial: extensor cubital del carpo.

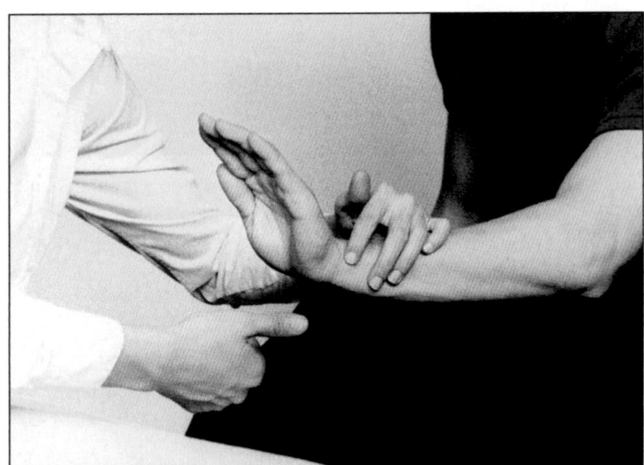

Figura 5-114 Posición de exploración: extensor cubital del carpo.

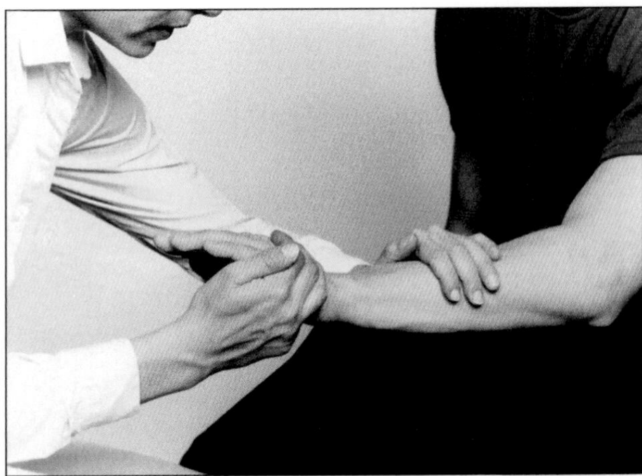

Figura 5-115 Resistencia: extensor cubital del carpo.

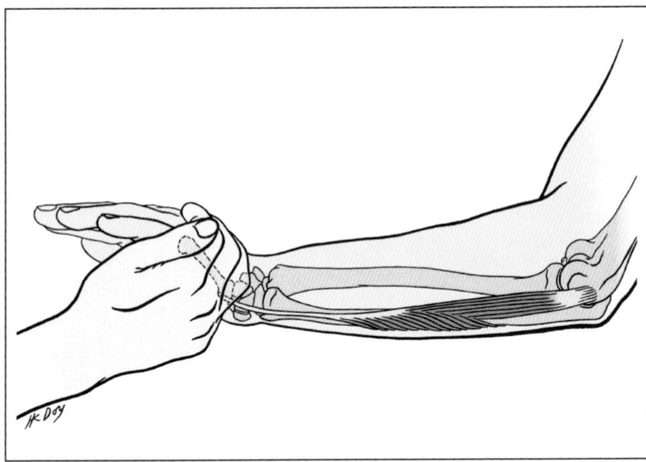

Figura 5-116 Extensor cubital del carpo.

Gravedad eliminada: extensor cubital del carpo

Posición inicial. El paciente está sentado o en decúbito supino. El antebrazo se coloca en ligera pronación y se apoya en una mesa o en alguna otra superficie. La muñeca se flexiona en desviación radial. Los dedos y el pulgar están flexionados (fig. 5-117).

Estabilización. El terapeuta estabiliza el antebrazo proximal a la muñeca.

Posición final. El paciente extiende la muñeca con desviación cubital simultánea hasta la AdM completa (fig. 5-118).

Movimiento sustituto. Extensores largos de los dedos (extensor común de los dedos, extensor del índice y extensor del meñique). Extensores radiales largo y corto del carpo.

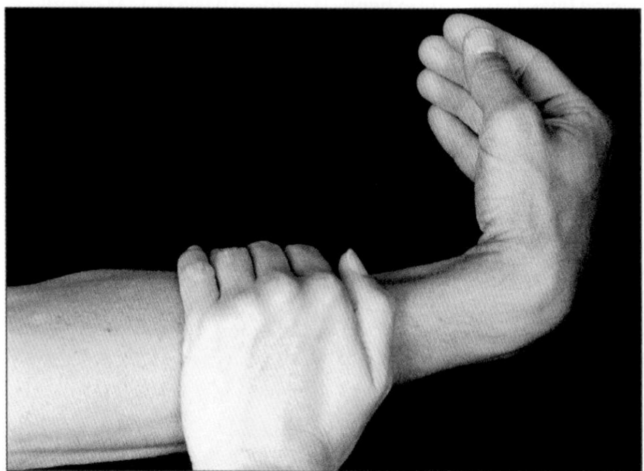

Figura 5-117 Posición inicial: extensor cubital del carpo.

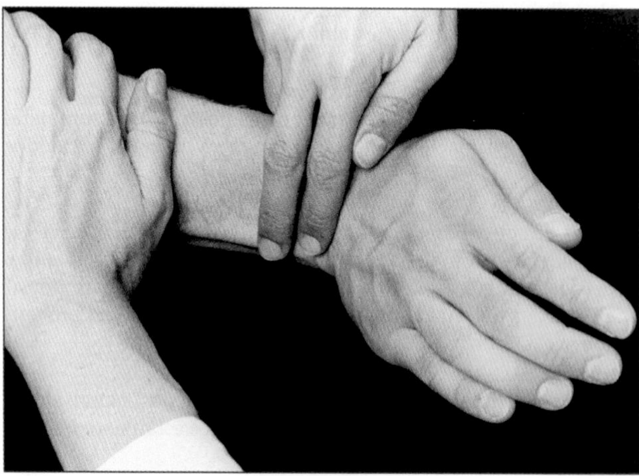

Figura 5-118 Posición final: extensor cubital del carpo.

Extensión de la muñeca (no se muestra)

Contra la gravedad: extensor radial largo, extensor radial corto y extensor cubital del carpo

Formulario 5-27

Posición inicial. El paciente está sentado o en decúbito supino. Si se encuentra sentado, el antebrazo se coloca en pronación y se apoya en una mesa. La muñeca se flexiona y los dedos y el pulgar se mantienen relajados.

Estabilización. El terapeuta estabiliza el antebrazo proximal a la muñeca.

Movimiento. El paciente extiende la muñeca hasta la AdM completa. Se debe indicar al paciente que mantenga el pulgar y los dedos relajados.

Palpación. *Extensor radial largo del carpo:* cara dorsal de la muñeca, en la base del segundo metacarpiano. *Extensor radial corto del carpo:* base del tercer metacarpiano. *Extensor cubital del carpo:* cara dorsal de la muñeca, proximal al quinto metacarpiano y distal al proceso estiloides del cúbito.

Movimiento sustituto. Extensor común de los dedos, extensor del meñique y extensor del índice cuando los dedos están extendidos.

Ubicación de la resistencia. Se aplica en la cara dorsal de la mano, sobre los metacarpianos.

Dirección de la resistencia. Flexión de la muñeca.

Gravedad eliminada: extensor radial largo, extensor radial corto y extensor cubital del carpo

Posición inicial. El paciente está sentado o en decúbito supino. El antebrazo se encuentra en posición media y apoyado en una mesa o en alguna otra superficie. La muñeca se flexiona y los dedos y el pulgar se mantienen relajados.

Estabilización. El terapeuta estabiliza el antebrazo proximal a la muñeca.

Posición final. El paciente extiende la muñeca hasta la AdM completa.

Movimiento sustituto. Extensor de los dedos, extensor del meñique y extensor del índice.

Músculos de los dedos y del pulgar

La gravedad no se considera un factor de importancia en las pruebas musculares manuales de los dedos y del pulgar puesto que el peso del segmento corporal resulta ser pequeño en comparación con la fuerza del músculo.[21] Los músculos de los dedos de las manos y de los pies pueden evaluarse en posición con gravedad eliminada o en posición contra la gravedad para todos los grados. En la tabla 5-6 se incluye una descripción de la calificación para los dedos de las manos y de los pies.

TABLA 5-6 **Calificación para los dedos de las manos y de los pies**

Número	Descripción
	El paciente puede mover de manera activa:
5	Toda la amplitud de movimiento (AdM) disponible contra resistencia máxima, con gravedad eliminada o contra la gravedad
4	Toda la AdM disponible contra resistencia moderada, con gravedad eliminada o contra la gravedad
3	Toda la AdM disponible con gravedad eliminada o contra la gravedad
2	Parte de la AdM disponible con gravedad eliminada o contra la gravedad
1	Nada de la AdM disponible, pero hay un ligero intento palpable u observable de una contracción muscular, con gravedad eliminada o contra la gravedad
0	Nada de la AdM disponible, y no hay contracción muscular palpable u observable, con gravedad eliminada o contra la gravedad

Extensión de las articulaciones MCF de los dedos

Extensor común de los dedos, extensor propio del índice y extensor del meñique

Formulario 5-28

Posición inicial. El paciente se encuentra sentado o en decúbito supino. El antebrazo está en pronación, la muñeca en posición neutra y los dedos flexionados (fig. 5-119).

Estabilización. El terapeuta estabiliza los metacarpianos del paciente.

Movimiento. El paciente extiende las cuatro articulaciones MCF mientras mantiene la flexión en las articulaciones IF (fig. 5-120).

Palpación (fig. 5-121). *Extensor de los dedos:* los tendones de cada dedo pueden palparse en el dorso de la mano, de manera proximal a cada cabeza metacarpiana. *Extensor del índice*: medial al tendón del extensor de los dedos para el dedo índice. *Extensor del meñique:* lateral al tendón del extensor de los dedos para el dedo meñique.

Movimiento sustituto. La estabilización de la muñeca evita el efecto de tenodesis de flexión de la muñeca y la extensión de la articulación MCF posterior.[14,19]

Ubicación de la resistencia. Cara dorsal de la falange proximal de cada dedo (figs. 5-122 y 5-123).

Dirección de la resistencia. Flexión de la articulación MCF.

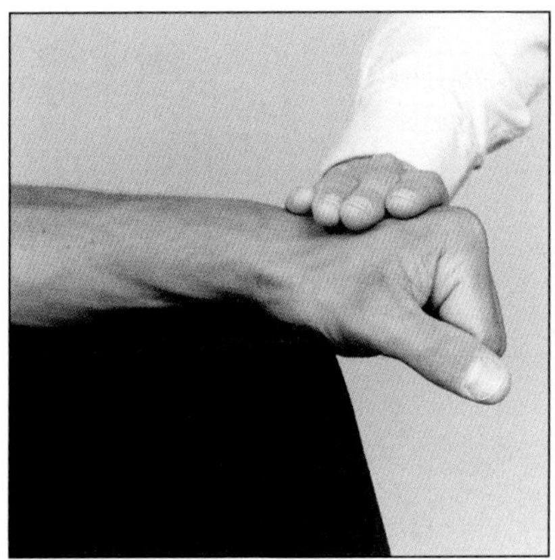

Figura 5-119 Posición inicial: extensor de los dedos, extensor propio del índice y extensor del meñique.

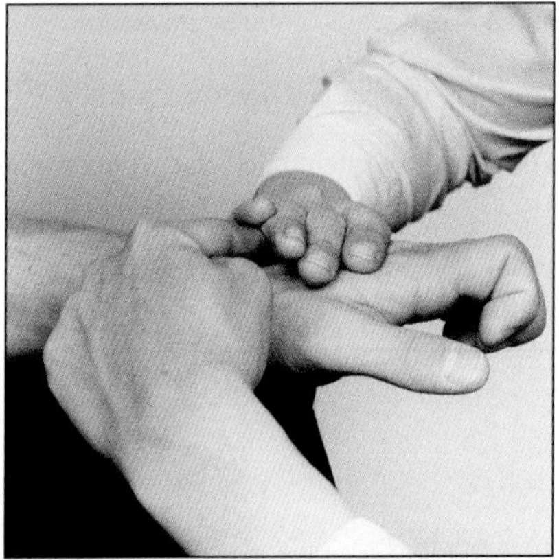

Figura 5-120 Posición de exploración: extensor de los dedos, extensor propio del índice y extensor del meñique.

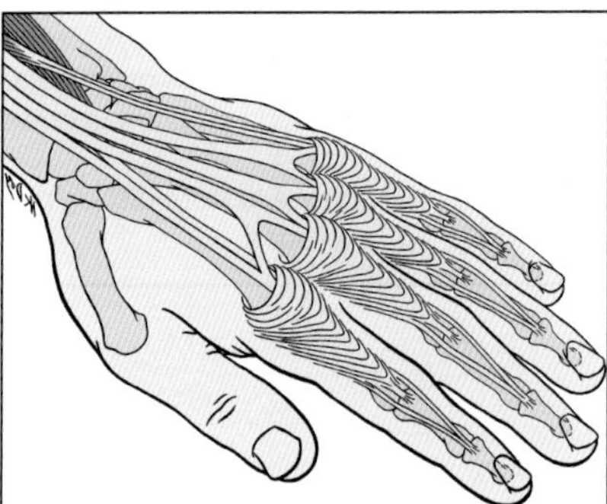

Figura 5-121 Expansión de los extensores.

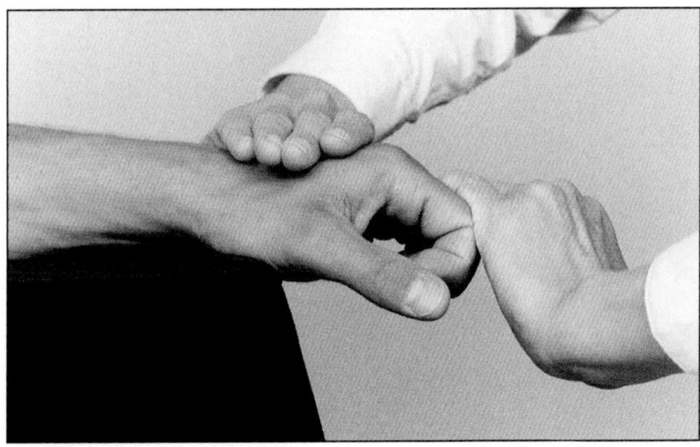

Figura 5-122 Resistencia: extensor de los dedos, extensor propio del índice y extensor del meñique.

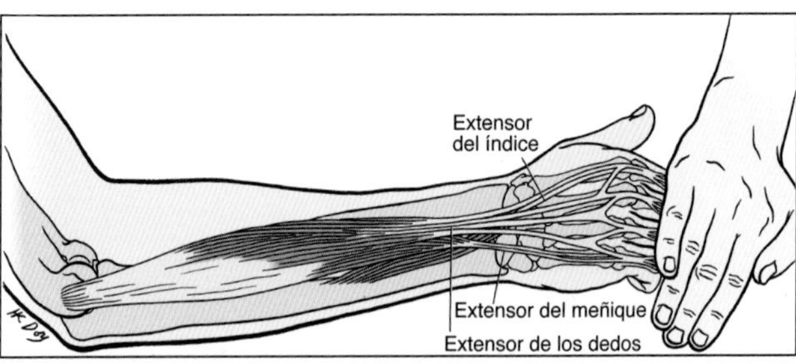

Figura 5-123 Extensor de los dedos, extensor propio del índice y extensor del meñique.

Abducción de las articulaciones MCF de los dedos

Interóseos dorsales y abductor del meñique

Formularios 5-29 y 5-30

Posición inicial. El paciente se encuentra sentado o en decúbito supino. *Interóseos dorsales* (fig. 5-124)*:* el antebrazo está en pronación y apoyado en una mesa, la muñeca se encuentra en posición neutra y los dedos están extendidos y en aducción. *Abductor del meñique* (fig. 5-125)*:* el antebrazo está en supinación.

Estabilización. *Interóseos dorsales:* el terapeuta estabiliza el dorso de la mano del paciente sobre los huesos metacarpianos y la muñeca. *Abductor del meñique:* el terapeuta estabiliza la muñeca y los tres metacarpianos laterales del paciente. El dedo adyacente al que se mueve también puede estabilizarse.

Movimiento. *Interóseos dorsales* (fig. 5-126)*:* el paciente abduce el dedo índice hacia el pulgar, el dedo medio hacia el índice y hacia el anular, y el anular hacia el meñique. Para evitar la contribución del dedo adyacente, puede ser necesario estabilizar los dedos que no están sometidos a evaluación. *Abductor del meñique* (fig. 5-127)*:* el paciente abduce el dedo meñique.

Palpación. El *primer interóseo dorsal* se palpa en la cara radial del segundo metacarpiano (*véase* fig. 5-126). Los interóseos restantes no pueden palparse. El *abductor del meñique* se palpa en la cara cubital del quinto metacarpiano (*véase* fig. 5-127).

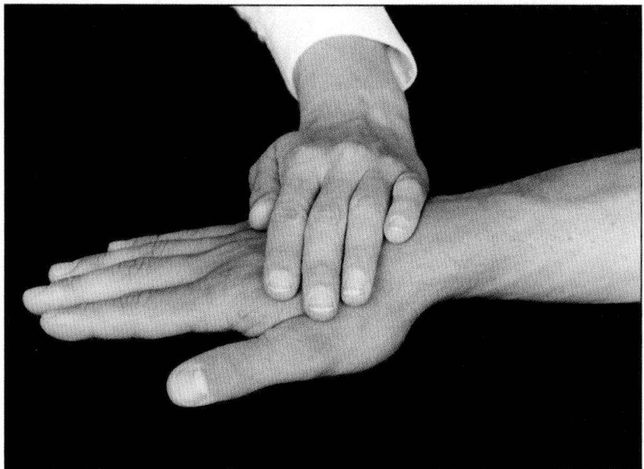

Figura 5-124 Posición inicial: interóseos dorsales.

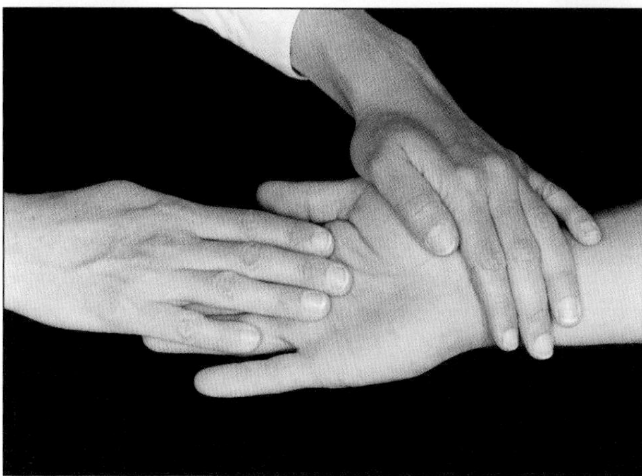

Figura 5-125 Posición inicial: abductor del meñique.

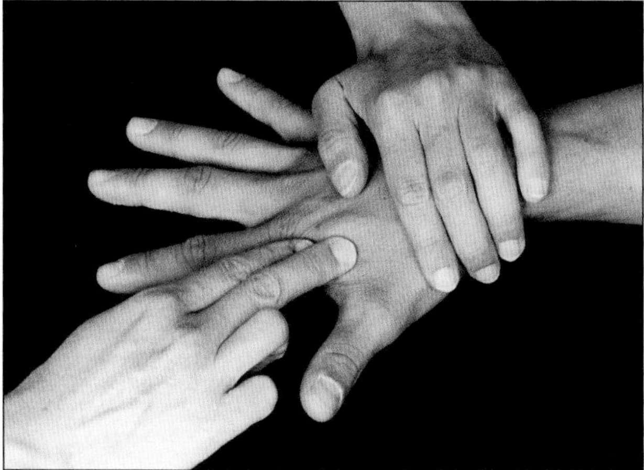

Figura 5-126 Posición de exploración: interóseos dorsales.

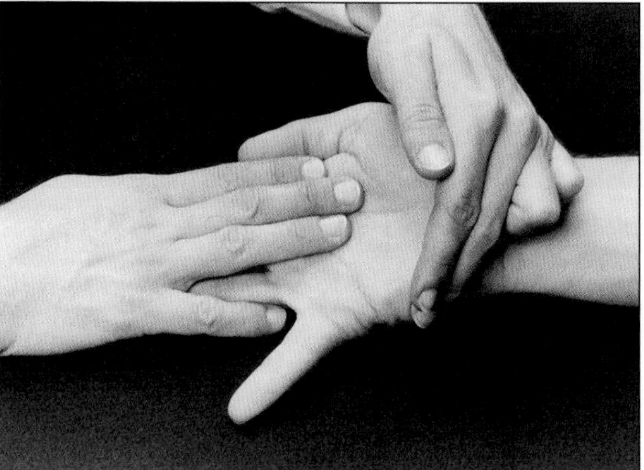

Figura 5-127 Posición de exploración: abductor del meñique.

Movimiento sustituto. Mantenga las articulaciones MCF en posición neutra para evitar la abducción de los dedos mediante el movimiento de contracción del extensor común de los dedos.

Ubicación de la resistencia. Contra la falange proximal del dedo evaluado. El terapeuta procede a aplicar resistencia en la cara radial de los dedos índice y medio, así como en la cara cubital del dedo medio, del dedo anular (figs. 5-128 y 5-129) y del dedo meñique (figs. 5-130 y 5-131).

Dirección de la resistencia. Aducción.

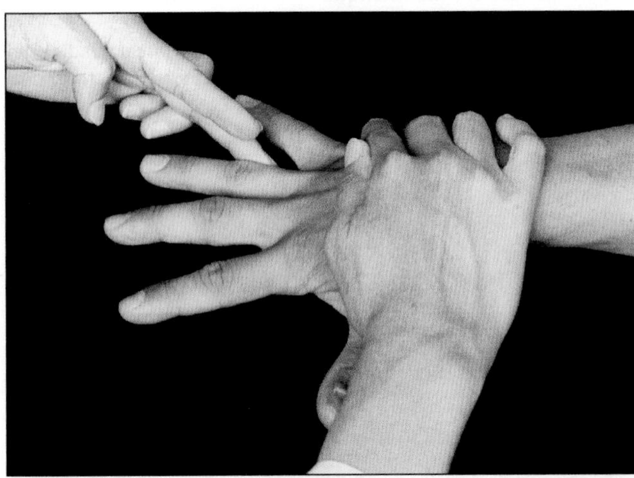

Figura 5-128 Resistencia: cuarto interóseo dorsal.

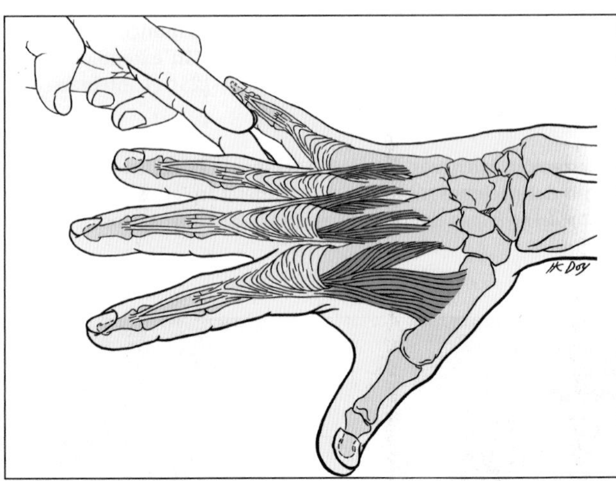

Figura 5-129 Interóseos dorsales.

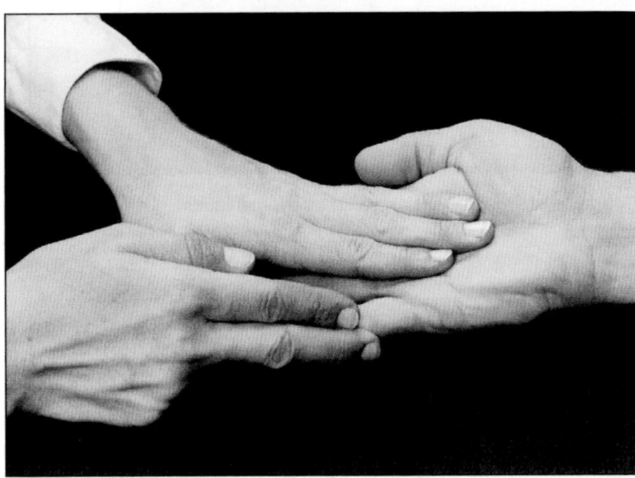

Figura 5-130 Resistencia: abductor del meñique.

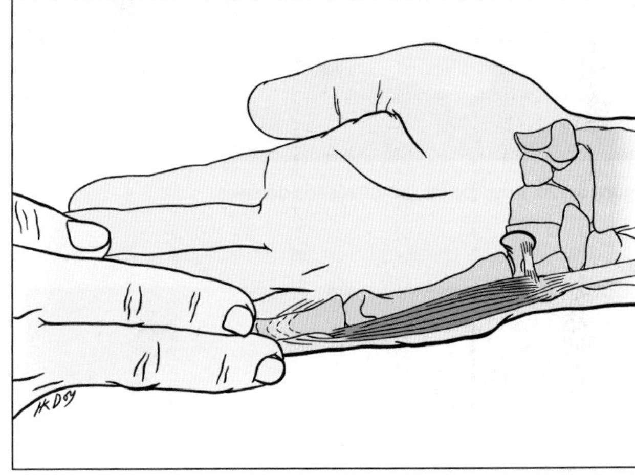

Figura 5-131 Abductor del meñique.

Aducción de las articulaciones MCF de los dedos

Interóseos palmares

Formulario 5-31

Posición inicial. El paciente se encuentra sentado o en decúbito supino. Si está sentado, el antebrazo se coloca en supinación y se apoya en una mesa, la muñeca se ubica en posición neutra y los dedos se colocan en abducción (fig. 5-132).

Estabilización. El terapeuta estabiliza los huesos metacarpianos y la muñeca del paciente. También puede estabilizar el dedo adyacente al dedo que se evalúa (no se muestra).

Movimiento. El paciente aduce los dedos índice, anular y meñique hacia el dedo medio (fig. 5-133).

Palpación. Estos músculos no pueden palparse.

Movimiento sustituto. Ninguno.

Ubicación de la resistencia. Contra la falange proximal del dedo evaluado (figs. 5-134 y 5-135). El terapeuta aplica resistencia en la cara cubital del dedo índice y en la cara radial de los dedos anular y meñique.

Dirección de la resistencia. Abducción.

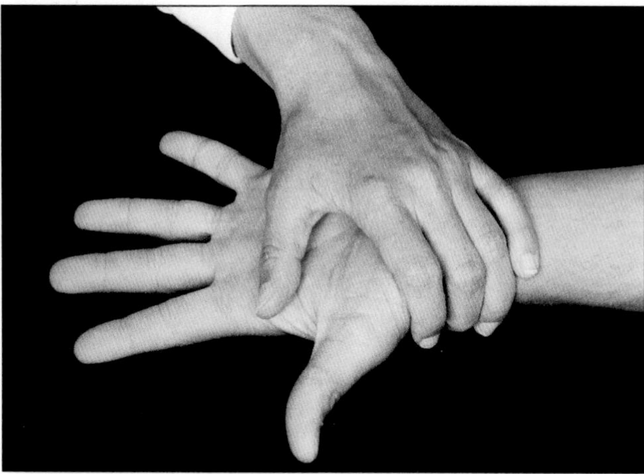

Figura 5-132 Posición inicial: interóseos palmares.

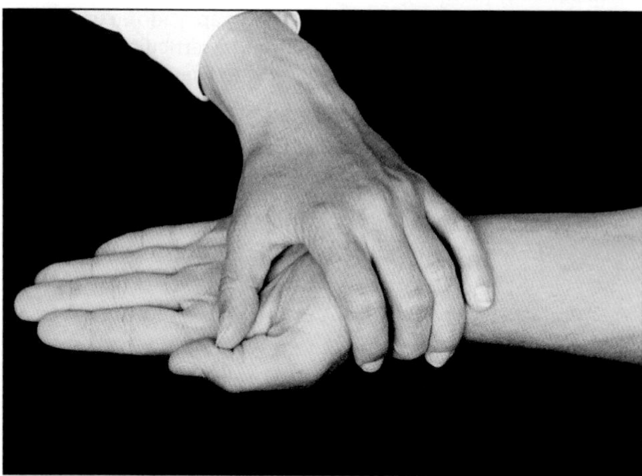

Figura 5-133 Posición de exploración: interóseos palmares.

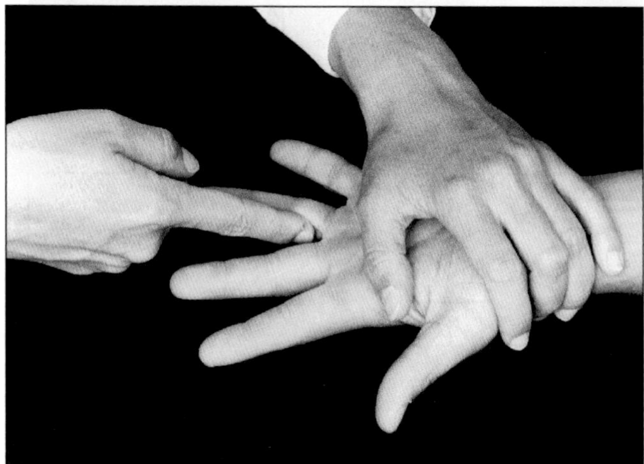

Figura 5-134 Resistencia: tercer interóseo palmar.

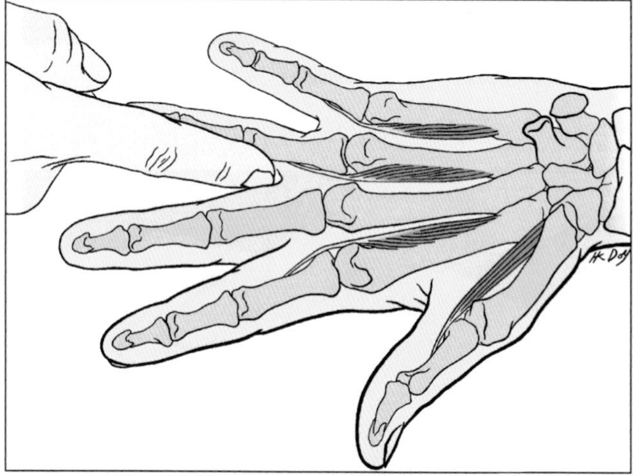

Figura 5-135 Interóseos palmares.

Flexión de las articulaciones MCF y extensión de las articulaciones IF de los dedos

Lumbricales

Formulario 5-32

Los músculos interóseos también flexionan las articulaciones MCF y extienden, al mismo tiempo, las articulaciones IF. En ocasiones, se han aislado los interóseos para evaluarlos como abductores y aductores. Si los interóseos son fuertes, la debilidad causada por esta prueba muscular puede atribuirse a los lumbricales. Músculo accesorio: flexor corto del meñique (flexión de la articulación MCF).

Posición inicial. El paciente está sentado o en decúbito supino. El antebrazo está en pronación o en posición media y apoyado en una mesa. La muñeca se coloca en posición neutra, las articulaciones MCF están extendidas y en aducción y las articulaciones IF se encuentran flexionadas ligeramente (fig. 5-136).

Estabilización. El terapeuta estabiliza los metacarpianos.

Movimiento. El paciente flexiona las articulaciones MCF al mismo tiempo que extiende las articulaciones IF (fig. 5-137). Se permite la abducción de los dedos para evitar que los dedos adyacentes contribuyan a la aducción estática.

Palpación. Los lumbricales no pueden palparse.

Movimiento sustituto. Extensor común de los dedos.

Ubicación de la resistencia. La resistencia se aplica en la superficie anterior de la falange proximal y en la superficie dorsal de la falange media (figs. 5-138 y 5-139).

Dirección de la resistencia. Extensión de la articulación MCF y flexión de la articulación IF.

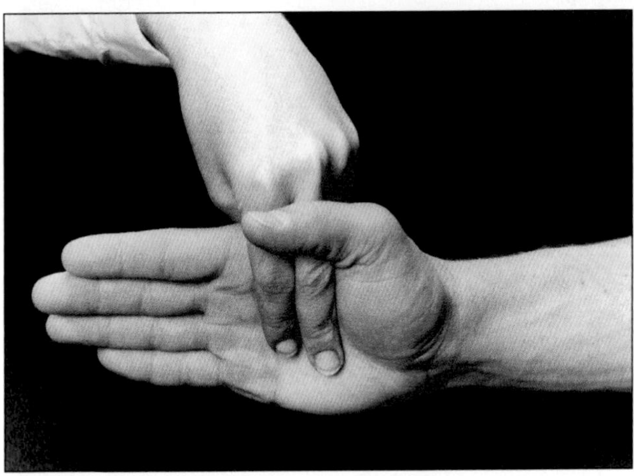

Figura 5-136 Posición inicial: lumbricales.

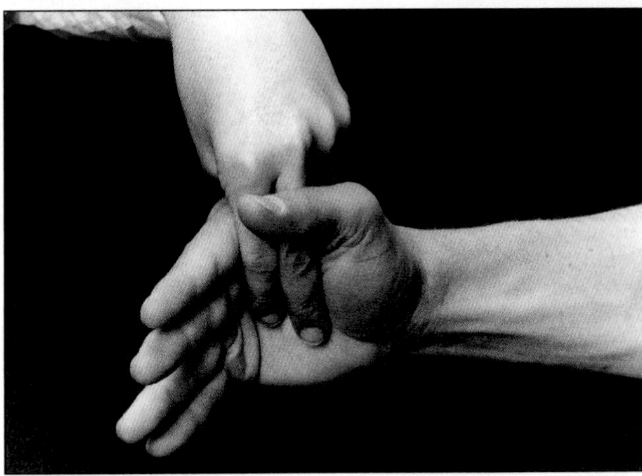

Figura 5-137 Posición de exploración: lumbricales.

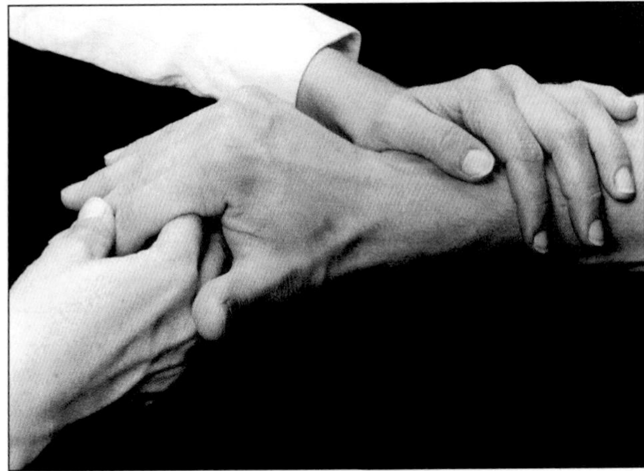

Figura 5-138 Resistencia: primer lumbrical.

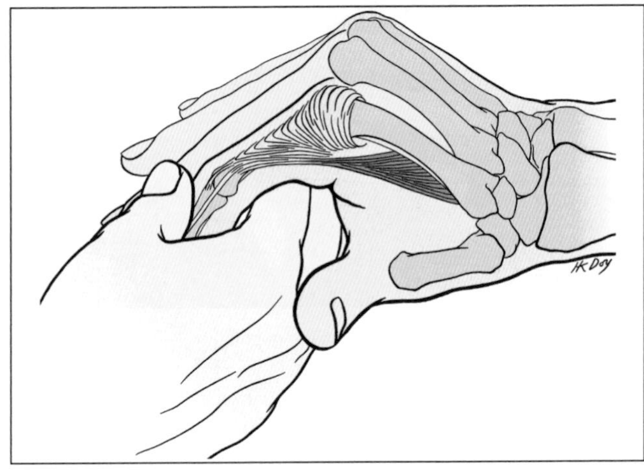

Figura 5-139 Primer lumbrical.

Flexión de la articulación MCF del meñique

Flexor corto del meñique

Formulario 5-33

Músculos accesorios: cuarto lumbrical, cuarto interóseo palmar y abductor del meñique.

Posición inicial. El paciente se encuentra sentado o en decúbito supino. Si está sentado, se supina el antebrazo y se apoya en una mesa. La muñeca se coloca en posición neutra y los dedos extendidos (fig. 5-140).

Estabilización. El terapeuta estabiliza los metacarpianos.

Movimiento. El paciente flexiona la articulación MCF del meñique mientras mantiene la extensión de la articulación IF (fig. 5-141).

Palpación. En la eminencia hipotenar, medial al abductor del dedo meñique.

Movimiento sustituto. El paciente podría intentar utilizar los flexores superficial y profundo de los dedos. El terapeuta debe asegurarse de que no se produce flexión de las articulaciones IF. Si no se puede iniciar la flexión, el paciente podría abducir el dedo meñique mediante la acción del abductor del meñique.

Ubicación de la resistencia. Se aplica en la cara anterior de la falange proximal del dedo meñique (figs. 5-142 y 5-143).

Dirección de la resistencia. Extensión.

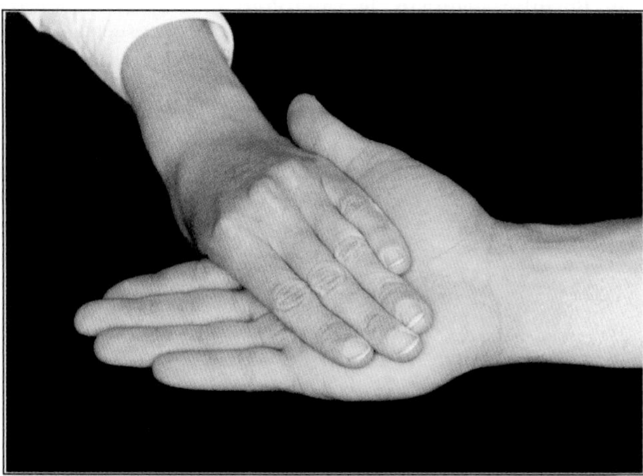

Figura 5-140 Posición inicial: flexor corto del meñique.

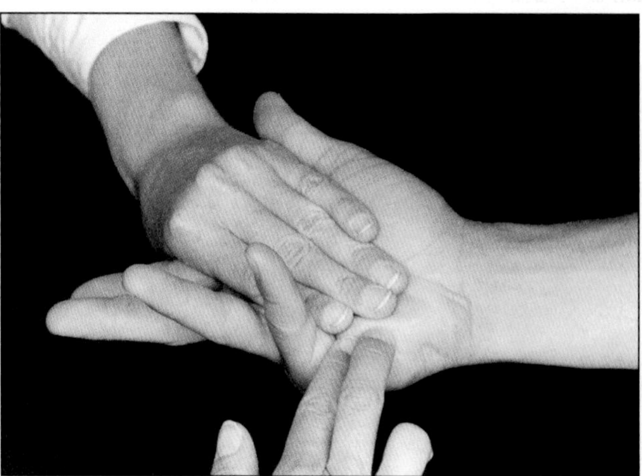

Figura 5-141 Posición de exploración: flexor corto del meñique.

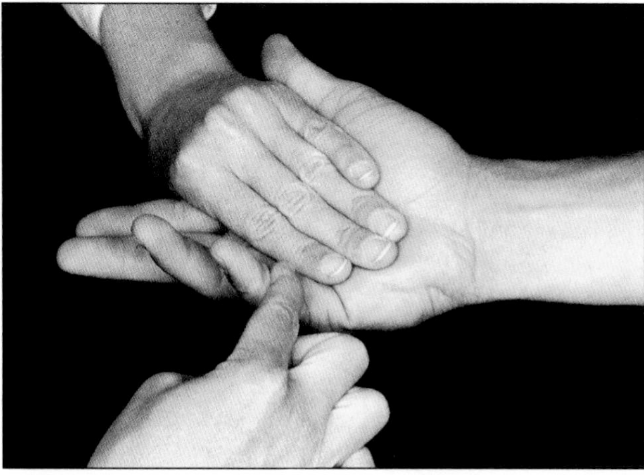

Figura 5-142 Resistencia: flexor corto del meñique.

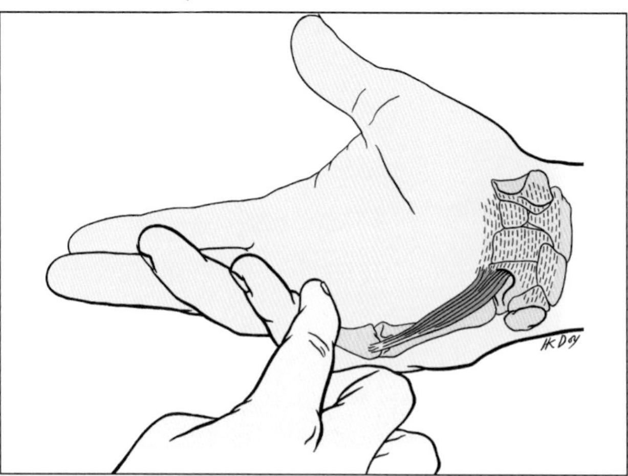

Figura 5-143 Flexor corto del meñique.

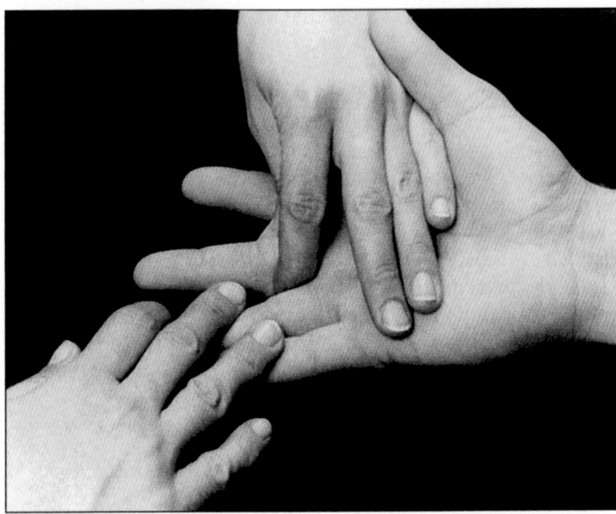

Figura 5-144 Posición inicial: flexor superficial de los dedos.

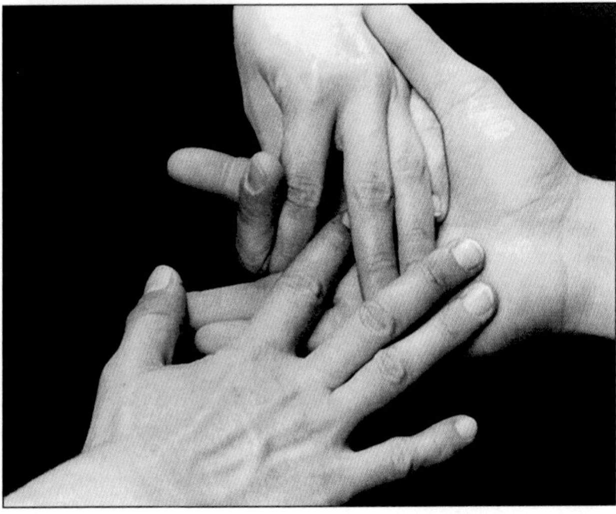

Figura 5-145 Posición de exploración: flexor superficial de los dedos.

Flexión de las articulaciones IFP de los dedos

Flexor superficial de los dedos

Formulario 5-34

Músculo accesorio: flexor profundo de los dedos.

Posición inicial. El paciente se encuentra sentado o en decúbito supino. En sedestación, el antebrazo se coloca en supinación y se apoya en una mesa. La muñeca está en posición neutra o poco extendida y los dedos se encuentran extendidos. Para descartar la contribución del flexor profundo de los dedos, los dedos no sometidos a evaluación pueden mantenerse en extensión (fig. 5-144).[24]

Estabilización. El terapeuta estabiliza los metacarpianos y la falange proximal del dedo sometido a evaluación.

Movimiento. El paciente flexiona la articulación IFP de cada dedo mientras mantiene la extensión de la articulación IFD (fig. 5-145). El dedo meñique no se aísla para la prueba y puede flexionarse con el dedo anular. La acción aislada del flexor superficial del meñique no siempre es posible.[25]

Palpación. Superficie anterior de la muñeca, entre los tendones del palmar largo y del flexor cubital del carpo o en la falange proximal.

Movimiento sustituto. Flexor profundo de los dedos. Los tendones del flexor profundo de los tres dedos cubitales a menudo se originan en un vientre muscular común; por lo tanto, la acción del profundo es interdependiente en estos dedos.[26] Por ello, mantener los dedos no evaluados en extensión impide un funcionamiento con normalidad del tendón profundo del dedo evaluado.

Ubicación de la resistencia. Se aplica en la superficie anterior de la falange media (figs. 5-146 y 5-147).

Dirección de la resistencia. Extensión.

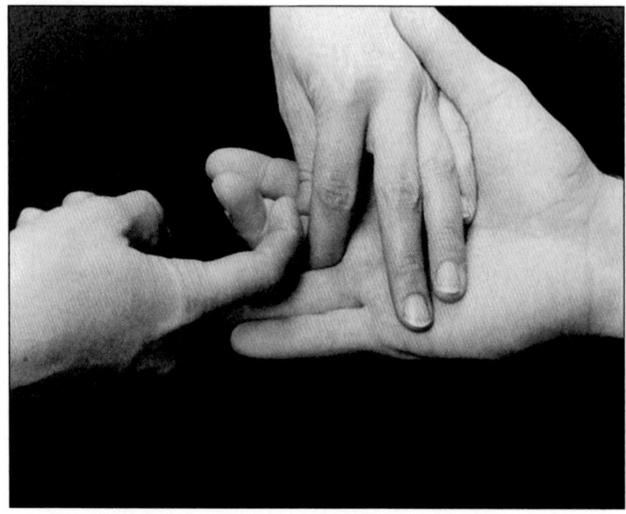

Figura 5-146 Resistencia: flexor superficial de los dedos.

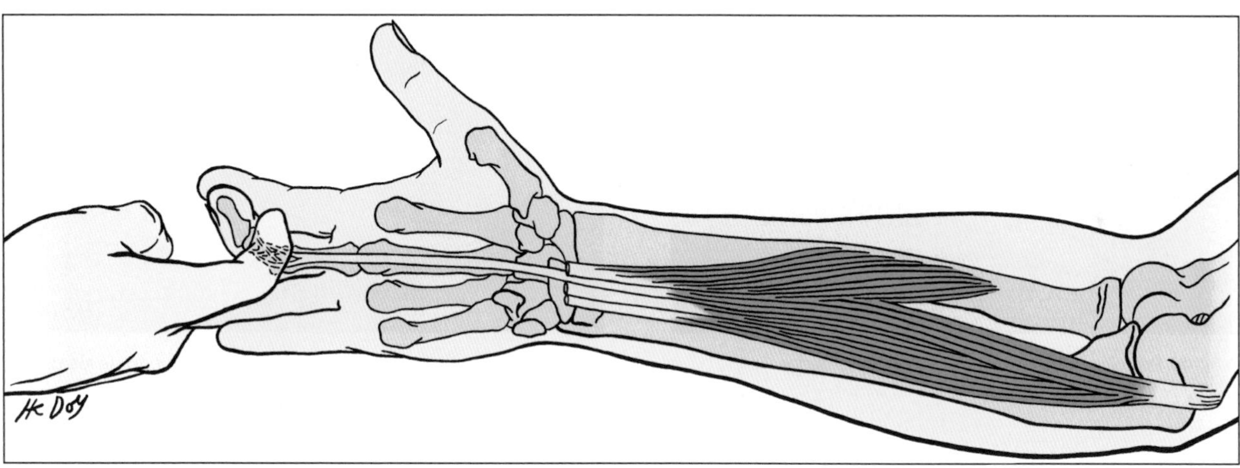

Figura 5-147 Flexor superficial de los dedos.

Flexión de las articulaciones IFD de los dedos

Flexor profundo de los dedos

Formulario 5-35

Posición inicial. El paciente se encuentra sentado o en decúbito supino. Si está sentado, se supina el antebrazo y se apoya en una mesa. Después, la muñeca se coloca en posición neutra o ligeramente extendida y el dedo a evaluar en extensión (fig. 5-148).

Estabilización. El terapeuta estabiliza las falanges proximal y media del dedo a evaluar.

Movimiento. El paciente flexiona la articulación IFD hasta llegar al final de la AdM (fig. 5-149).

Los tendones del flexor profundo de los tres dedos cubitales suelen originarse de un mismo vientre muscular; por lo tanto, la acción del flexor profundo es interdependiente en estos dedos. Por ello, los dedos no sometidos a evaluación deben mantenerse en ligera flexión durante la prueba.[26]

Palpación. Superficie anterior de la falange media.

Ubicación de la resistencia. Se aplica en la cara anterior de la falange distal (figs. 5-150 y 5-151).

Dirección de la resistencia. Extensión.

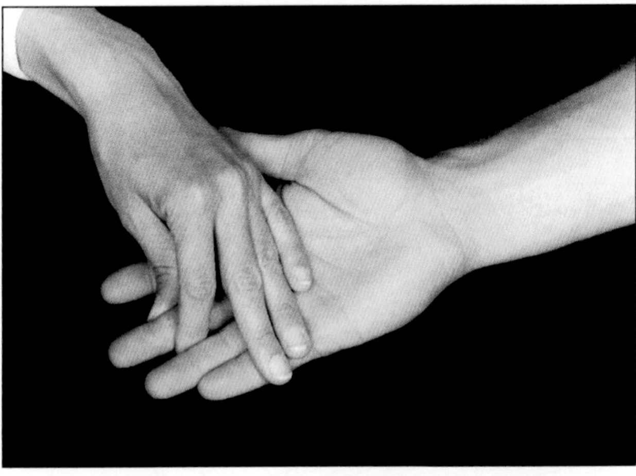

Figura 5-148 Posición inicial: flexor profundo de los dedos.

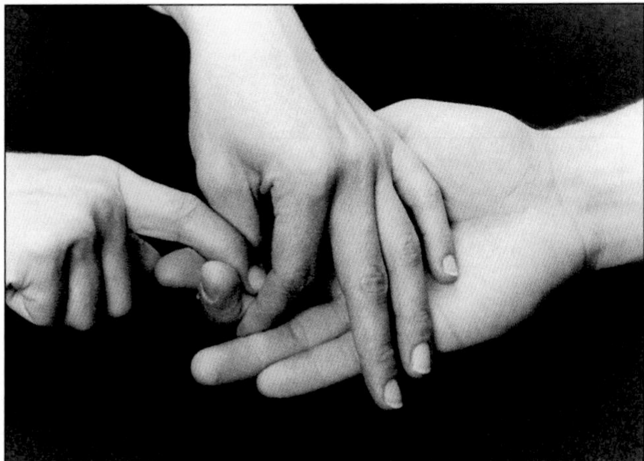

Figura 5-149 Posición de exploración: flexor profundo de los dedos.

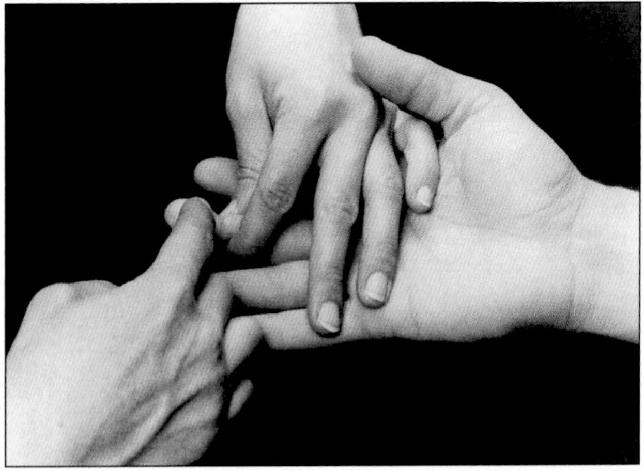

Figura 5-150 Resistencia: flexor profundo de los dedos.

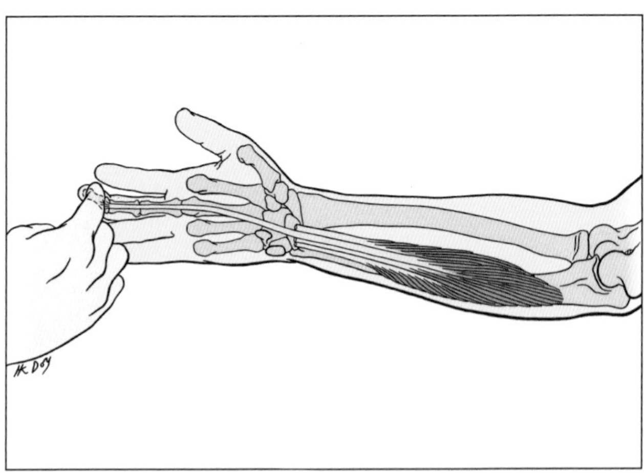

Figura 5-151 Flexor profundo de los dedos.

Flexión de la articulación IF del pulgar

Flexor largo del pulgar

Formulario 5-36

Posición inicial. El paciente se encuentra sentado o en decúbito supino. El antebrazo está en supinación, la muñeca en posición neutra y el pulgar extendido (fig. 5-152).

Estabilización. El terapeuta estabiliza la muñeca, el metacarpo y la falange proximal del pulgar del paciente.

Movimiento. El paciente flexiona la articulación IF hasta la AdM completa (fig. 5-153).

Palpación. Cara anterior de la falange proximal.

Movimiento sustituto. La relajación del pulgar tras la extensión de la articulación IF puede dar la impresión de contracción del flexor largo del pulgar.

Ubicación de la resistencia. Se aplica en la superficie anterior de la falange distal (figs. 5-154 y 5-155).

Dirección de la resistencia. Extensión.

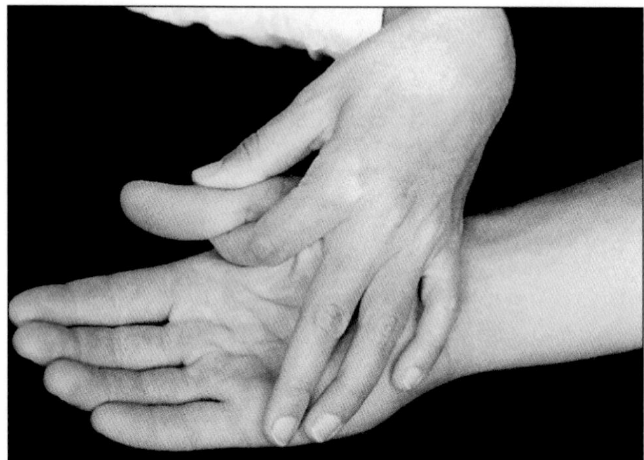

Figura 5-152 Posición inicial: flexor largo del pulgar.

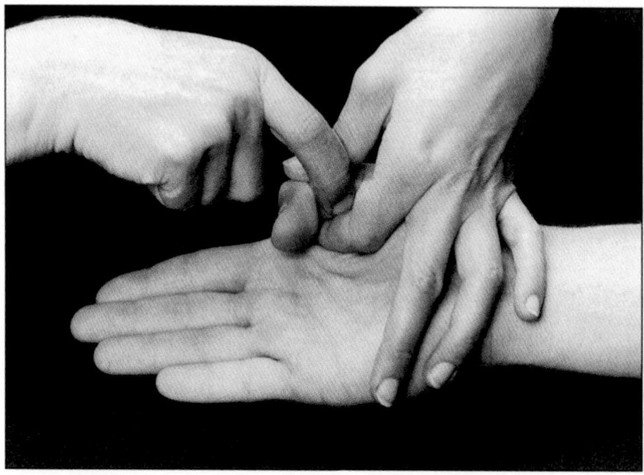

Figura 5-153 Posición de exploración: flexor largo del pulgar.

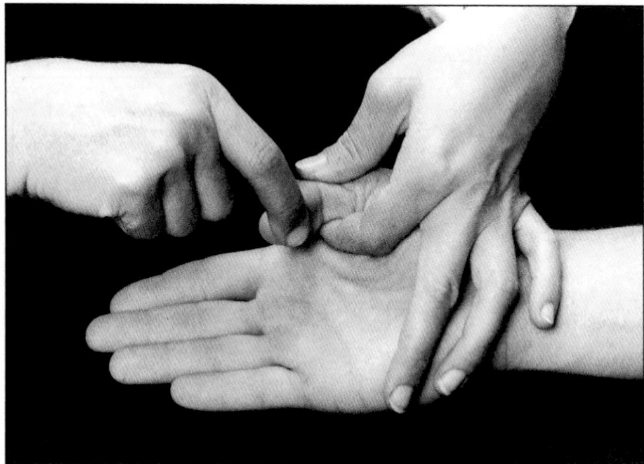

Figura 5-154 Resistencia: flexor largo del pulgar.

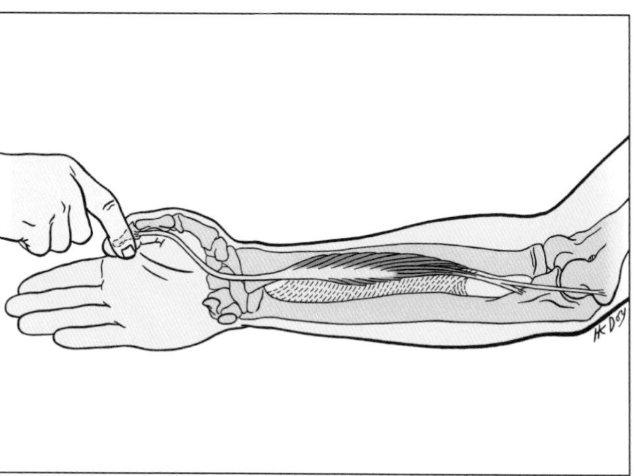

Figura 5-155 Flexor largo del pulgar.

Flexión de la articulación MCF del pulgar

Flexor corto del pulgar

Formulario 5-37

Músculo accesorio: flexor largo del pulgar.

Posición inicial. El paciente se encuentra sentado o en decúbito supino. El antebrazo está en supinación, la muñeca se encuentra en posición neutra y el pulgar está extendido y en aducción (fig. 5-156).

Estabilización. El terapeuta estabiliza la muñeca y el metacarpo del pulgar del paciente.

Movimiento. El paciente flexiona la articulación MCF mientras mantiene la extensión de la articulación IF para reducir al mínimo la acción del flexor largo del pulgar (fig. 5-157).

Palpación. Proximal a la articulación MCF en la parte media de la eminencia tenar, medial al abductor corto del pulgar.

Movimiento sustituto. Flexor largo del pulgar.

Ubicación de la resistencia. Se aplica en la cara anterior de la falange proximal (figs. 5-158 y 5-159).

Dirección de la resistencia. Extensión.

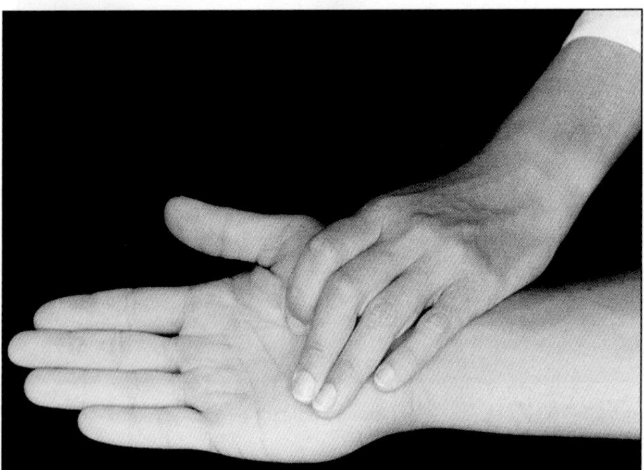

Figura 5-156 Posición inicial: flexor corto del pulgar.

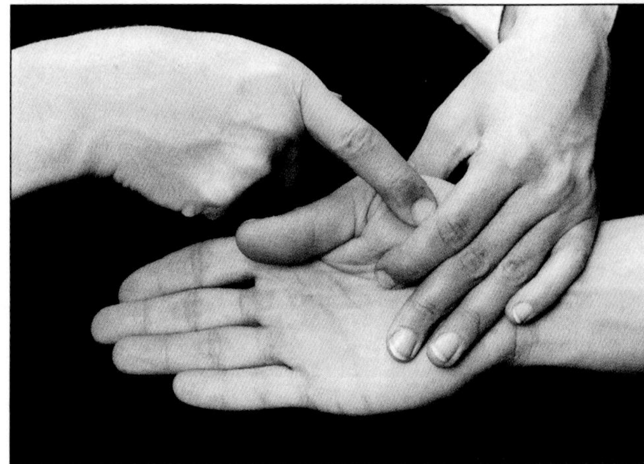

Figura 5-157 Posición de exploración: flexor corto del pulgar.

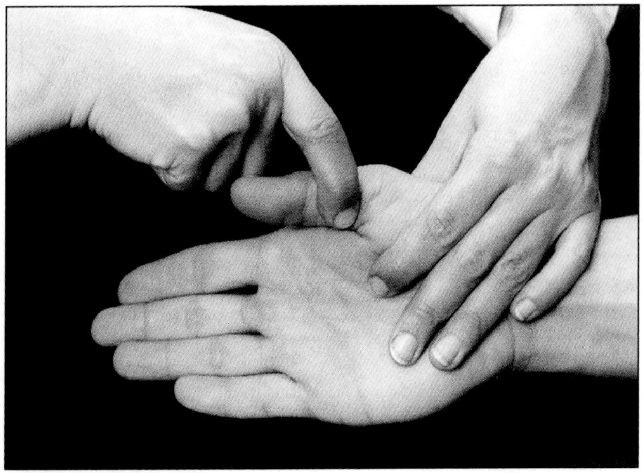

Figura 5-158 Resistencia: flexor corto del pulgar.

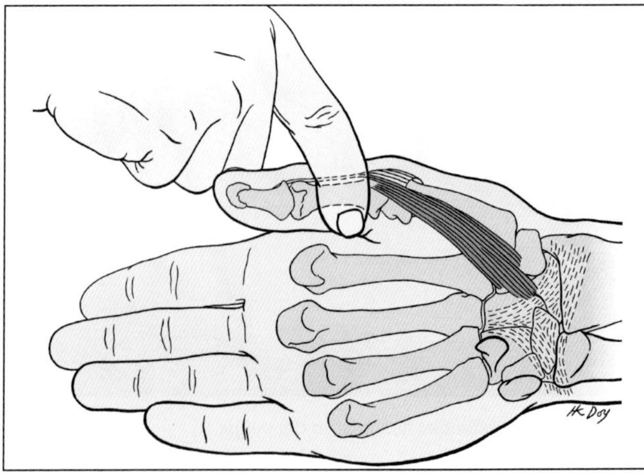

Figura 5-159 Flexor corto del pulgar.

Extensión de la articulación IF del pulgar

Extensor largo del pulgar

Formulario 5-38

Posición inicial. El paciente está sentado o en decúbito supino. El antebrazo se coloca en posición media o en ligera pronación y la muñeca se ubica en posición neutra. El pulgar se aduce con la articulación MCF extendida y la articulación IF flexionada (fig. 5-160).

Estabilización. El terapeuta estabiliza el metacarpo y la falange proximal del pulgar del paciente.

Movimiento. El paciente extiende la articulación IF hasta completar la AdM (fig. 5-161A).

Palpación. Superficie dorsal de la falange proximal o borde cubital de la tabaquera anatómica (fig. 5-161B).

Movimiento sustituto. La posición del pulgar en aducción limita la acción extensora del abductor corto del pulgar y del flexor corto del pulgar.[24] Contracción de rebote del flexor largo del pulgar.

Ubicación de la resistencia. Se aplica en la cara dorsal de la falange distal (figs. 5-162 y 5-163).

Dirección de la resistencia. Flexión.

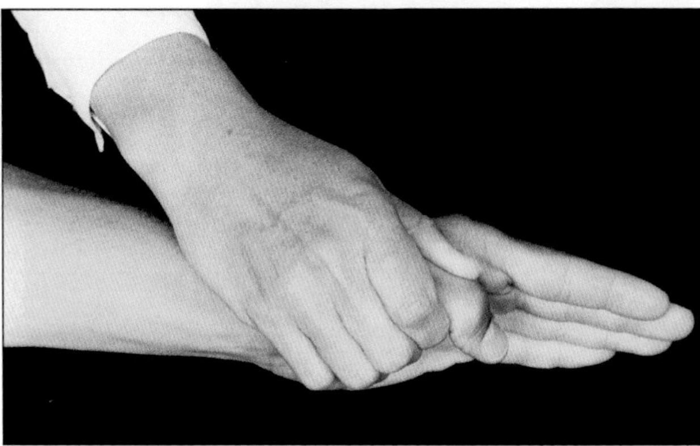

Figura 5-160 Posición inicial: extensor largo del pulgar.

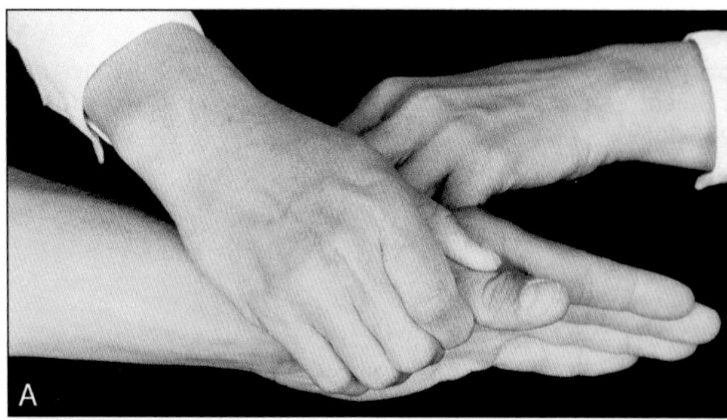

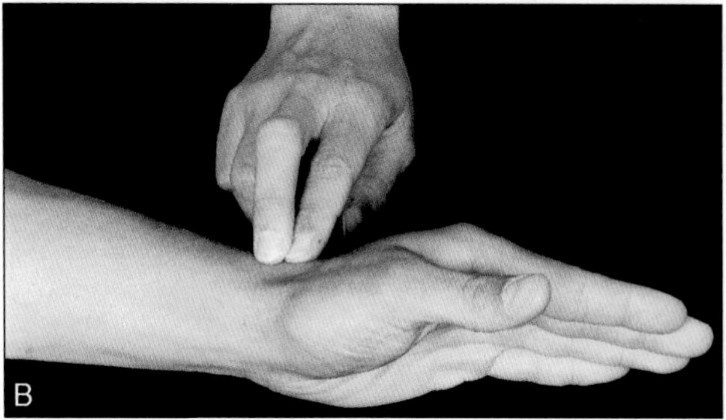

Figura 5-161 **A.** Posición de exploración: extensor largo del pulgar. **B.** Palpación: extensor largo del pulgar.

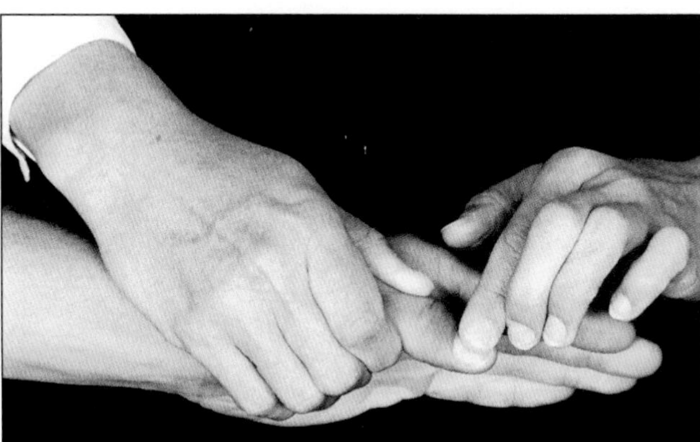

Figura 5-162 Resistencia: extensor largo del pulgar.

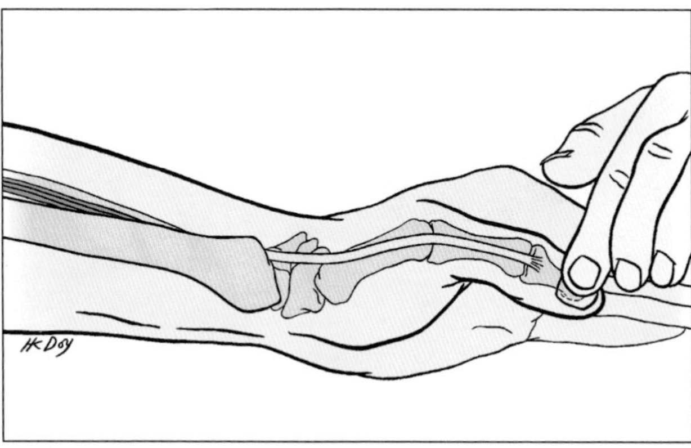

Figura 5-163 Extensor largo del pulgar.

Extensión de la articulación MCF del pulgar

Extensor corto del pulgar

Formulario 5-39

Músculo accesorio: extensor largo del pulgar.

Posición inicial. El paciente se encuentra sentado o en decúbito supino. El antebrazo se coloca en posición media o en pronación ligera y la muñeca se ubica en posición neutra. Las articulaciones MCF e IF del pulgar están flexionadas (fig. 5-164).

Estabilización. El terapeuta estabiliza el primer metacarpiano del paciente.

Movimiento. El paciente extiende la articulación MCF del pulgar mientras mantiene una ligera flexión de la articulación IF (fig. 5-165A).

Palpación. Cara dorsorradial de la muñeca, en la base del eje del metacarpiano del pulgar. Forma el borde radial de la tabaquera anatómica y es medial al tendón del abductor largo del pulgar (fig. 5-165B).

Movimiento sustituto. Extensor largo del pulgar.

Ubicación de la resistencia. Se aplica en la superficie dorsal de la falange proximal (figs. 5-166 y 5-167).

Dirección de la resistencia. Flexión.

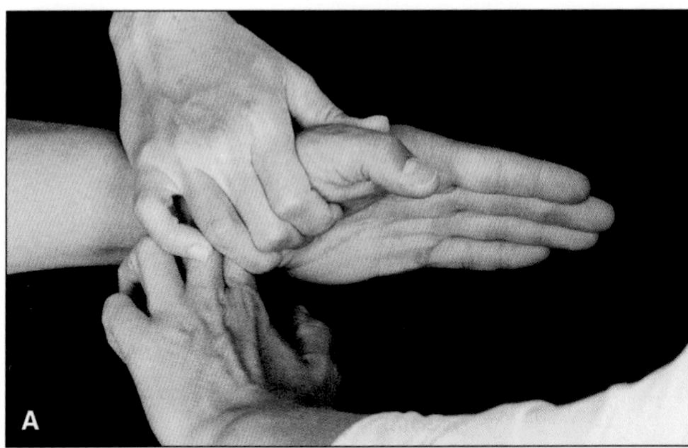

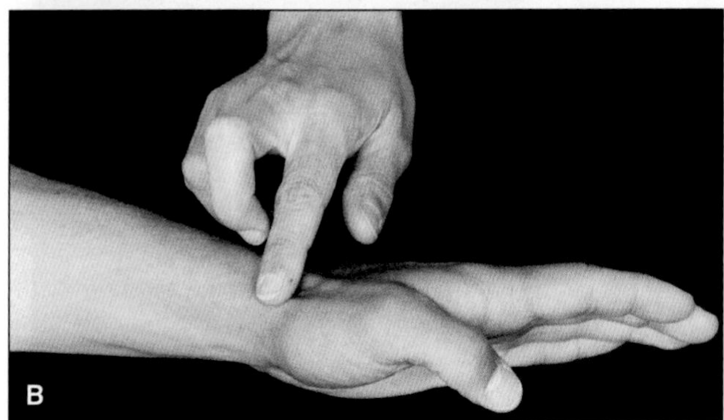

Figura 5-165 A. Posición de exploración: extensor corto del pulgar. **B.** Palpación: extensor corto del pulgar.

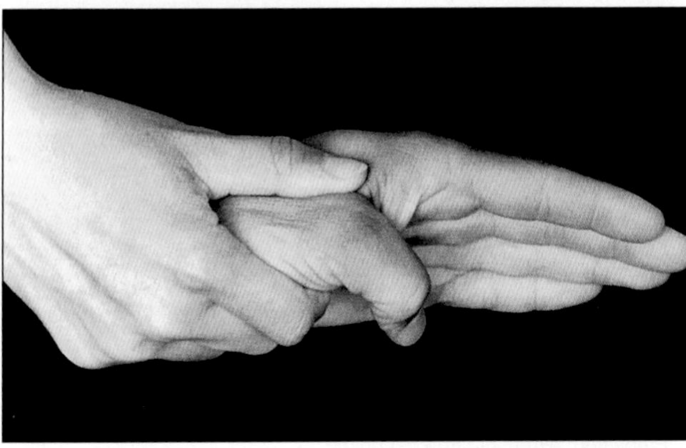

Figura 5-164 Posición inicial: extensor corto del pulgar.

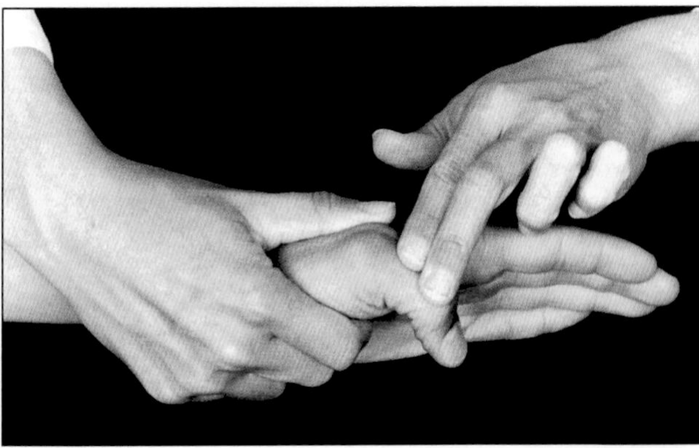

Figura 5-166 Resistencia: extensor corto del pulgar.

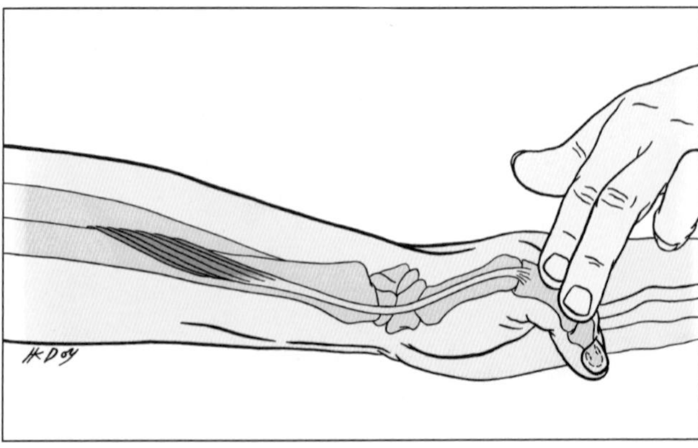

Figura 5-167 Extensor corto del pulgar.

Abducción radial del pulgar

Abductor largo del pulgar

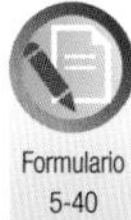
Formulario 5-40

Posición inicial. El paciente se encuentra sentado o en decúbito supino. El antebrazo se coloca en supinación y la muñeca en posición neutra. El pulgar se aduce contra la cara anterior del dedo índice (fig. 5-168).

Estabilización. El terapeuta estabiliza la muñeca y el segundo metacarpiano del paciente.

Movimiento. El paciente abduce el pulgar en dirección radial hasta el fin de la AdM (fig. 5-169). El pulgar se aleja del índice en un ángulo de 45°[24] hacia la extensión.

Palpación. Cara lateral de la muñeca, en la base del metacarpiano del pulgar y en la cara radial del extensor corto del pulgar.

Movimiento sustituto. La abducción palmar puede intentarse por medio de la acción del abductor corto del pulgar.[27]

Ubicación de la resistencia. Se aplica en la cara lateral del metacarpiano del pulgar (figs. 5-170 y 5-171).

Dirección de la resistencia. Aducción y flexión.

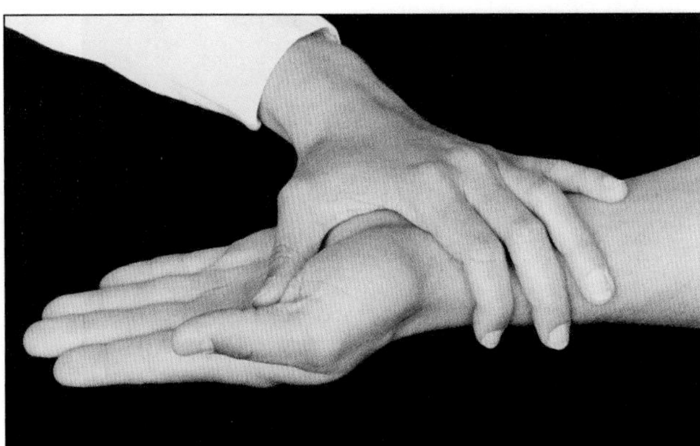

Figura 5-168 Posición inicial: abductor largo del pulgar.

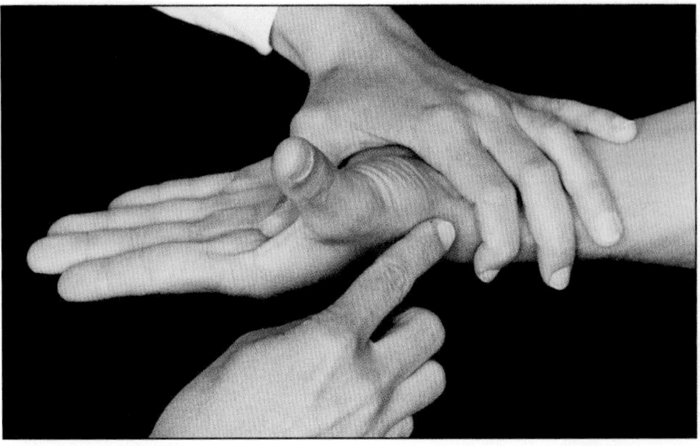

Figura 5-169 Posición de exploración: abductor largo del pulgar.

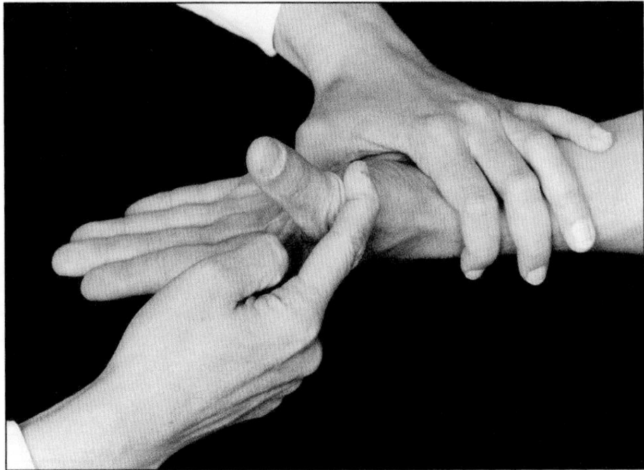

Figura 5-170 Resistencia: abductor largo del pulgar.

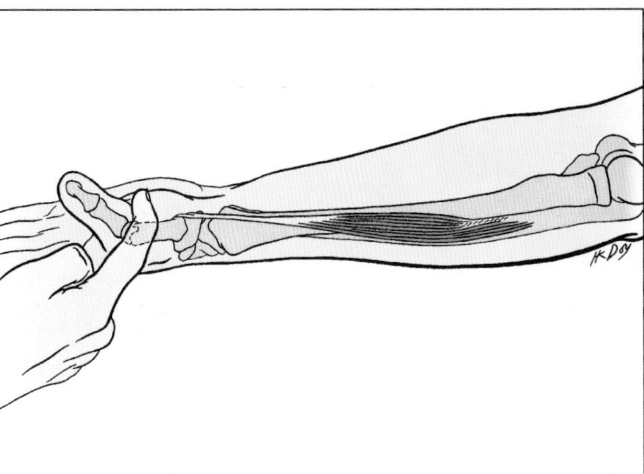

Figura 5-171 Abductor largo del pulgar.

Abducción palmar del pulgar

Abductor corto del pulgar

Formulario 5-41

Posición inicial. El paciente se encuentra sentado o en decúbito supino. Se coloca el antebrazo en supinación y la muñeca en posición neutra. El pulgar se aduce contra la cara anterior del dedo índice (fig. 5-172).

Estabilización. El terapeuta estabiliza la muñeca y el segundo metacarpiano del paciente.

Movimiento. El paciente abduce el pulgar hasta la AdM completa (fig. 5-173). El pulgar se aleja hasta formar un ángulo recto con el índice.[24]

Palpación. Cara lateral del metacarpiano del pulgar.

Movimiento sustituto. La abducción radial puede intentarse a través de la acción del abductor largo del pulgar.[27]

Ubicación de la resistencia. Se aplica en la cara lateral de la falange proximal (figs. 5-174 y 5-175).

Dirección de la resistencia. Aducción.

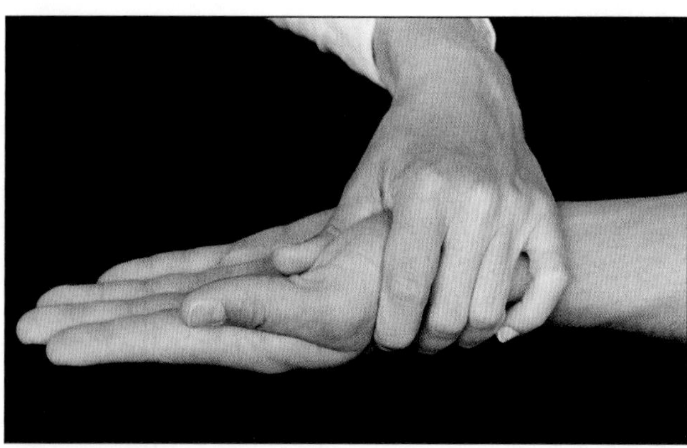

Figura 5-172 Posición inicial: abductor corto del pulgar.

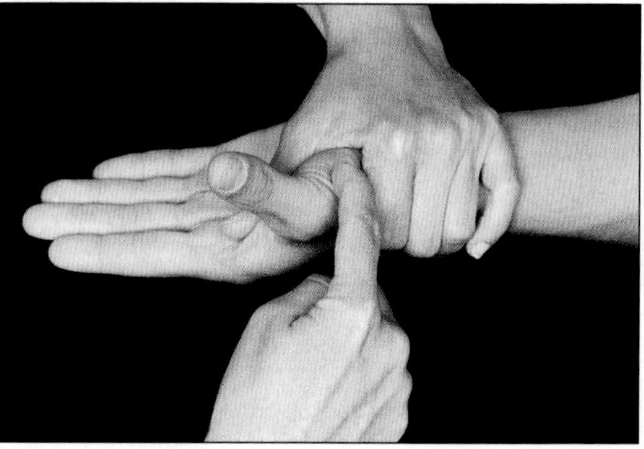

Figura 5-173 Posición de exploración: abductor corto del pulgar.

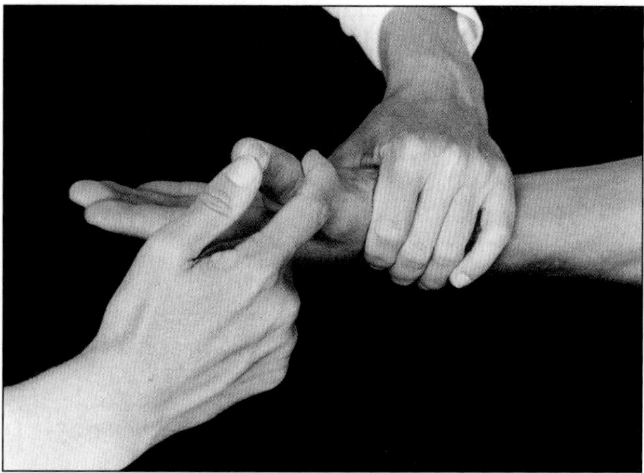

Figura 5-174 Resistencia: abductor corto del pulgar.

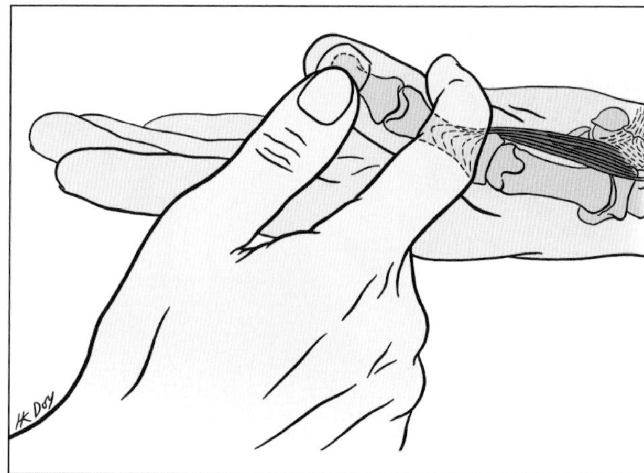

Figura 5-175 Abductor corto del pulgar.

Aducción del pulgar

Aductor del pulgar

Formulario 5-42

Músculo accesorio: flexor corto del pulgar.

Posición inicial. El paciente se encuentra sentado o en decúbito supino. El antebrazo está en supinación y la muñeca se coloca en posición neutra con los dedos extendidos. Las articulaciones MCF e IF del pulgar están flexionadas y el pulgar se encuentra en abducción palmar (fig. 5-176).

Estabilización. El terapeuta estabiliza la muñeca y los metacarpianos segundo a quinto.

Movimiento. El paciente aduce el pulgar manteniendo la flexión de las articulaciones MCF e IF (fig. 5-177). Si el paciente tiene dificultades para mantener la flexión, estas articulaciones pueden permanecer en extensión.

Palpación. Superficie palmar de la mano, entre el primer y el segundo metacarpianos.

Movimiento sustituto. Flexor largo del pulgar y extensor largo del pulgar.[19,24]

Ubicación de la resistencia. Se aplica en la cara medial de la falange proximal (figs. 5-178 y 5-179).

Dirección de la resistencia. Abducción palmar.

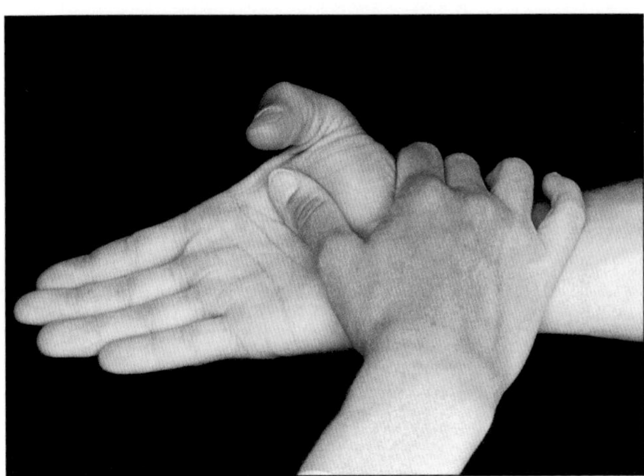

Figura 5-176 Posición inicial: aductor del pulgar.

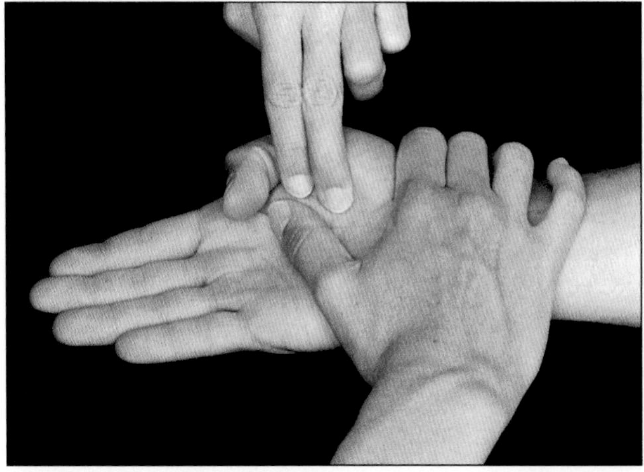

Figura 5-177 Posición de exploración: aductor del pulgar.

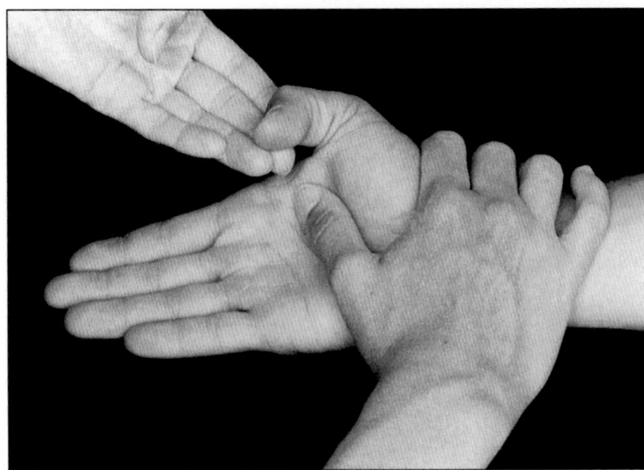

Figura 5-178 Resistencia: aductor del pulgar.

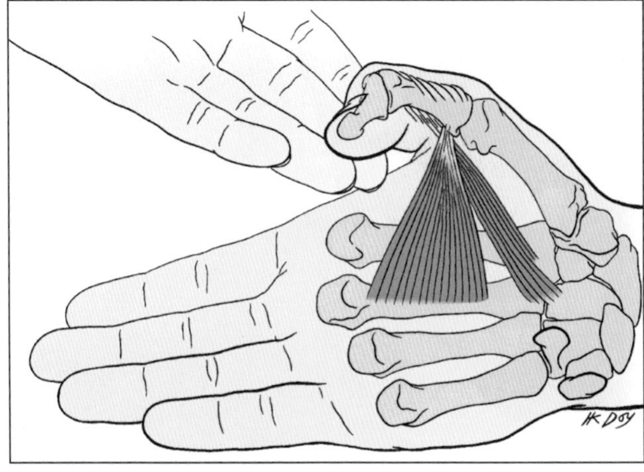

Figura 5-179 Aductor del pulgar.

Oposición entre el pulgar y el meñique

Oponente del pulgar y oponente del meñique

Músculos accesorios: abductor corto del pulgar, aductor corto del pulgar y flexor corto del pulgar.

Formulario 5-43

Posición inicial. El paciente está sentado o en decúbito supino. El antebrazo se coloca en supinación y la muñeca en posición neutra (fig. 5-180). Los dedos están extendidos y las articulaciones MCF e IF del pulgar también. El pulgar está en abducción palmar puesto que el oponente del pulgar no puede hacer una oposición eficaz hasta que el pulgar esté abducido.[24]

Estabilización. El terapeuta estabiliza el antebrazo distal. El pulgar puede apoyarse en abducción si el abductor corto del pulgar se encuentra débil.

Movimiento. El paciente flexiona y rota de forma medial el metacarpiano del pulgar hacia el meñique, y el meñique se flexiona y rota hacia el pulgar, de forma que las yemas de ambos dedos se toquen (fig. 5-181). Las falanges distales permanecen en extensión durante todo el movimiento.

Palpación. *Oponente del pulgar:* lateral al abductor corto del pulgar, en la cara radial del eje del metacarpiano del pulgar. *Oponente del meñique:* en la cara anterior del eje del quinto metacarpiano (*véase* fig. 5-181).

Movimiento sustituto. Hacia el final de la amplitud, el paciente podría flexionar las articulaciones distales del pulgar y del meñique para aparentar una oposición completa. Esta sustitución está ausente si, en plena oposición, se observa que la uña del pulgar se encuentra en un plano paralelo al de la palma de la mano.

Ubicación de la resistencia. Se aplica resistencia simultánea para ambos movimientos en la superficie anterior del metacarpiano del pulgar y del meñique (figs. 5-182 y 5-183).

Dirección de la resistencia. Extensión, aducción y rotación lateral.

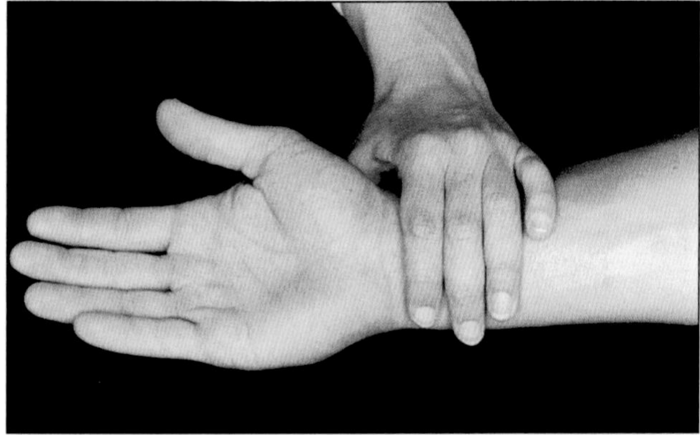

Figura 5-180 Posición inicial: oponente del pulgar y oponente del meñique.

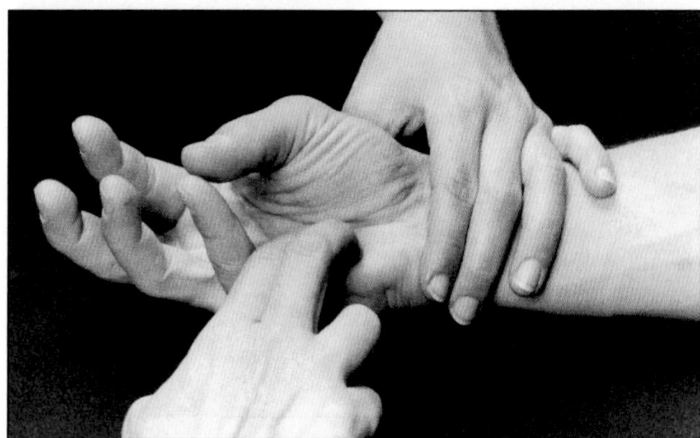

Figura 5-181 Posición de exploración: oponente del pulgar y oponente del meñique.

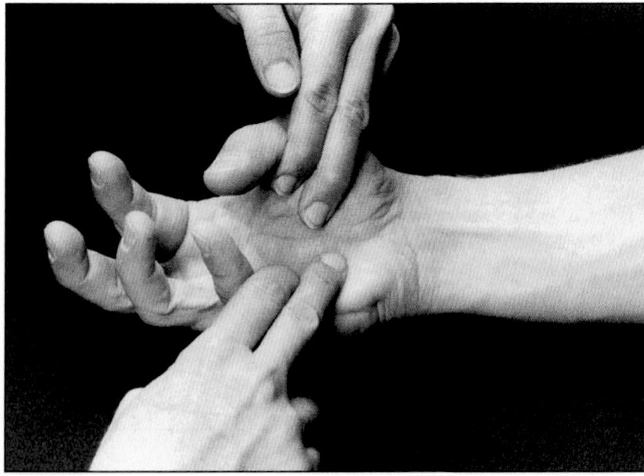

Figura 5-182 Resistencia: oponente del pulgar y oponente del meñique.

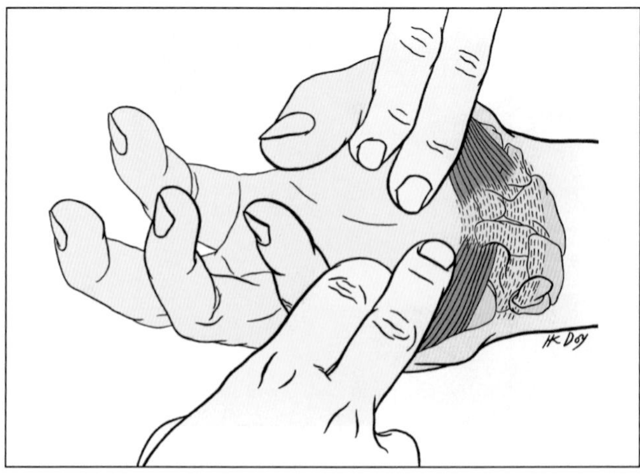

Figura 5-183 Oponente del pulgar y oponente del meñique.

APLICACIÓN FUNCIONAL

Función articular: muñeca

La muñeca optimiza el funcionamiento de la mano a fin de que pueda tocar, sujetar o manipular objetos. El movimiento de la muñeca posiciona la mano en el espacio en relación con el antebrazo y sirve para transmitir la carga entre la mano y el antebrazo.[28] Gracias a su movimiento y a su posición estática, la muñeca sirve para controlar las relaciones longitud-tensión de los músculos extrínsecos de la mano.

La posición de la muñeca afecta la AdM de los dedos. Cuando la muñeca se mueve desde una posición de flexión hacia la extensión, genera una flexión sinérgica de los dedos en las articulaciones MCF, IFP e IFD debido a la tensión pasiva en los flexores largos de los dedos.[29] Por el contrario, cuando se mueve desde una posición de extensión hacia la flexión, los dedos se extienden debido a la tensión pasiva en los extensores largos de los dedos y la mano se abre.

AdM funcional: muñeca

La extensión de la muñeca y la desviación cubital son las posiciones o movimientos[30] más importantes para las actividades de la vida diaria (AdVD). En la mayoría de las actividades cotidianas,

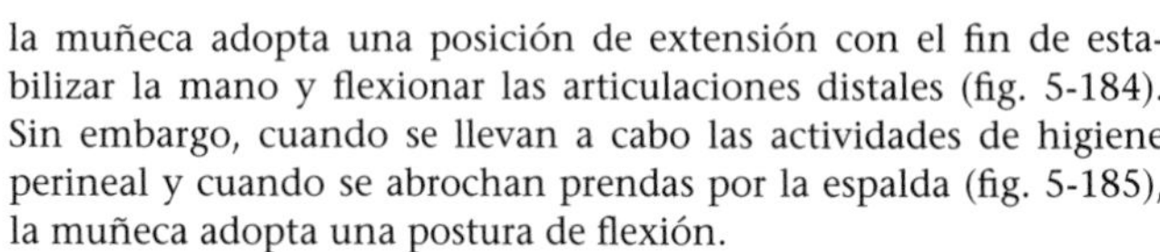

la muñeca adopta una posición de extensión con el fin de estabilizar la mano y flexionar las articulaciones distales (fig. 5-184). Sin embargo, cuando se llevan a cabo las actividades de higiene perineal y cuando se abrochan prendas por la espalda (fig. 5-185), la muñeca adopta una postura de flexión.

Se han empleado dos técnicas para determinar la AdM de la muñeca necesaria para realizar satisfactoriamente las AdVD.

En *una de estas técnicas*, se evaluó la AdM de la muñeca mientras los individuos sanos hacían sus AdVD. Brumfield y Champoux[31] evaluaron 15 AdVD y descubrieron que la amplitud funcional dentro de la normalidad del movimiento de la muñeca para la mayoría de las actividades se situaba entre los 10° de flexión y los 35° de extensión. Por su parte, Palmer y cols.,[32] al evaluar 52 tareas

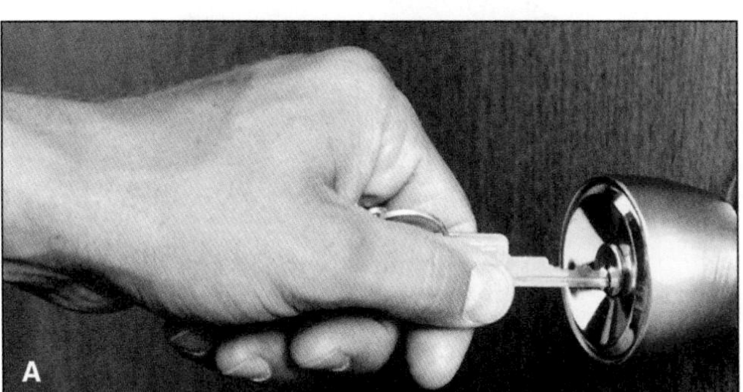

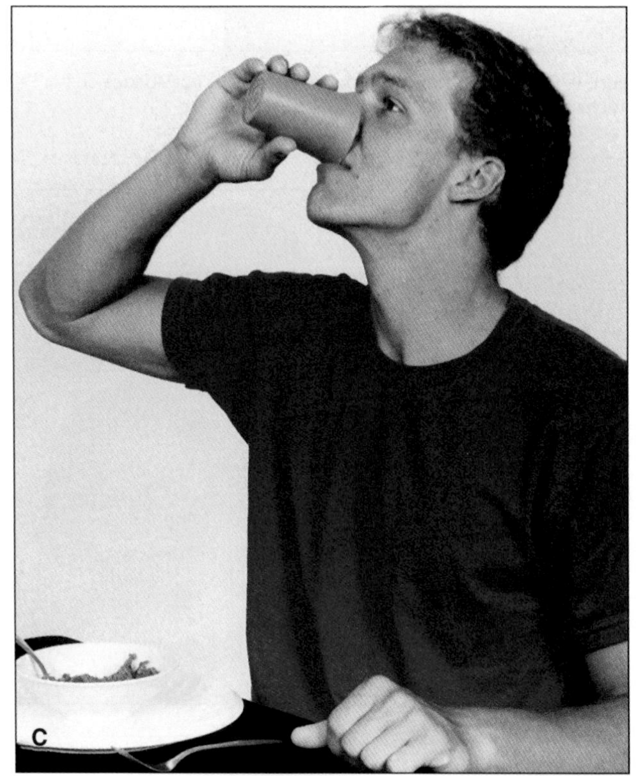

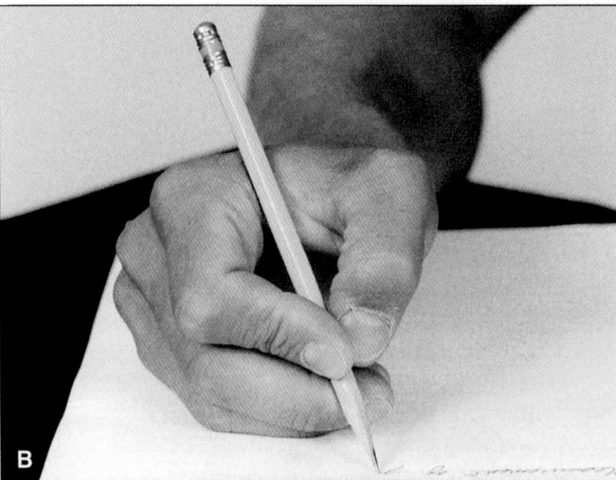

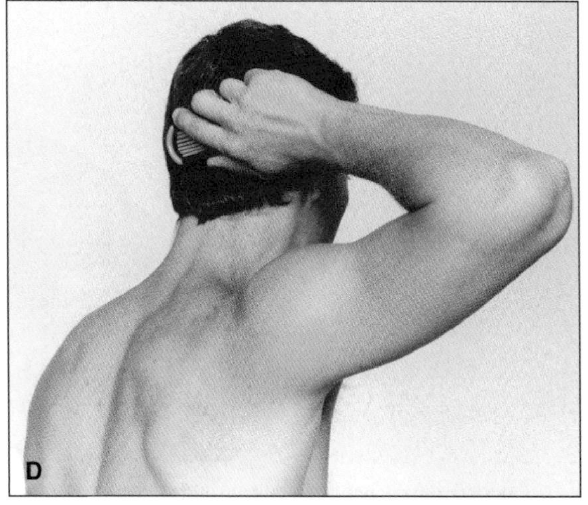

Figura 5-184 En la mayoría de las actividades de la vida diaria, la muñeca adopta una posición de extensión. **A.** Abrir una puerta utilizando una llave. **B.** Escribir. **C.** Beber de una taza. **D.** Cepillarse el cabello.

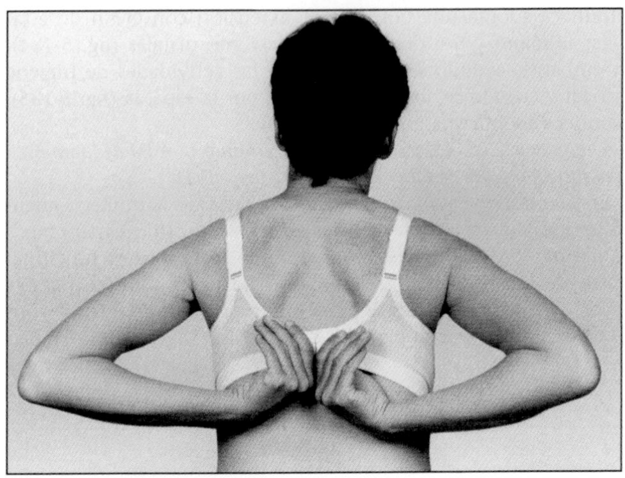

Figura 5-185 La muñeca está flexionada al realizar actividades como abrocharse alguna prenda por la espalda.

estandarizadas, encontraron amplitudes requeridas equiparables, entre los 5° de flexión y los 30° de extensión. La amplitud funcional normal para la desviación cubital era de 15° y para la radial de 10°.[32]

Ryu y cols.[30] comunicaron valores superiores (54° de flexión, 60° de extensión, 40° de desviación cubital y 17° de desviación radial) para el movimiento máximo de la muñeca necesario para llevar a cabo las AdVD al evaluar 31 actividades. Los autores sugirieron que el uso de diferentes métodos de análisis de datos y el diseño y la aplicación del goniómetro podrían ser algunas de las razones para que estos valores resultaran más altos en comparación con otros estudios.

Para las actividades de alimentación (fig. 5-186) (es decir, beber de una taza o de un vaso, comer con tenedor o con cuchara y cortar utilizando un cuchillo), los requisitos más específicos de la AdM son alrededor de 3° de flexión a 35° de extensión de la muñeca[31,33] y de 20° de desviación cubital a 5° de desviación radial.[33]

Mediante *otra técnica*, se restringió artificialmente la AdM de la muñeca y se evaluó la capacidad para completar las AdVD. Nelson[34] evaluó la capacidad para llevar a cabo 125 AdVD (no se incluyeron actividades ocupacionales o recreativas) con la muñeca entablillada

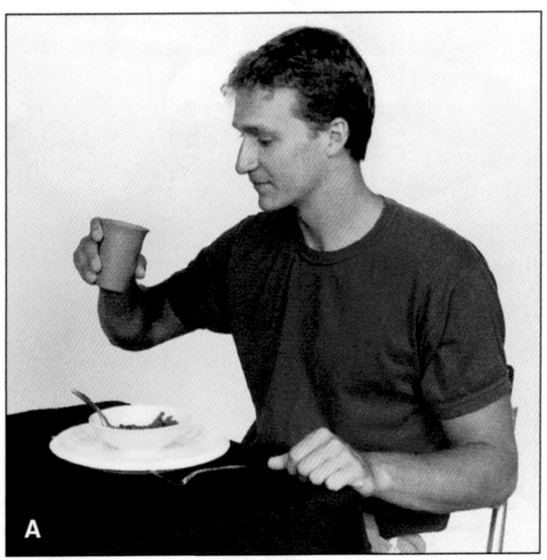

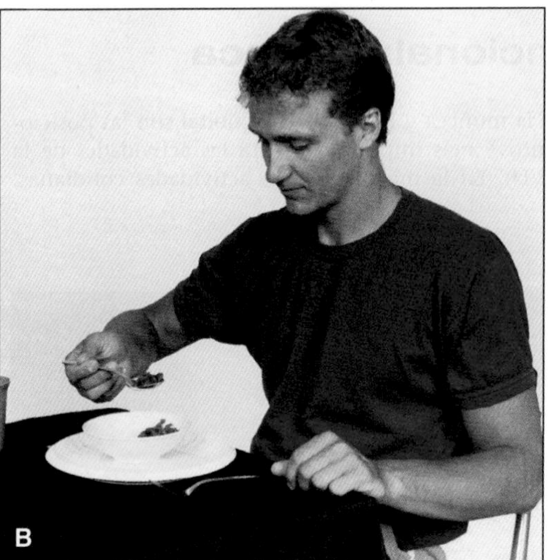

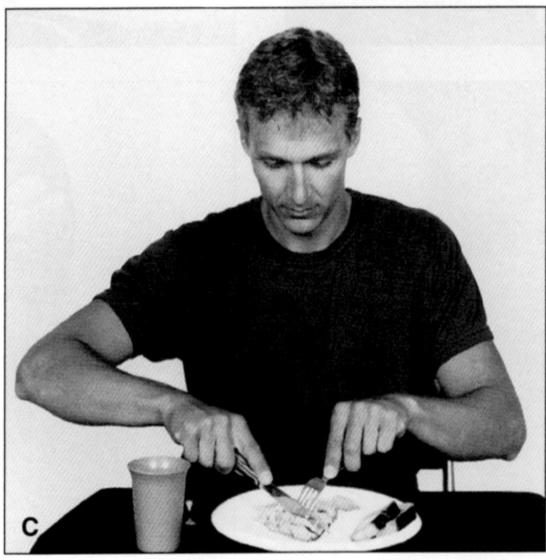

Figura 5-186 Se requiere una amplitud de movimiento de la muñeca de cerca de 3° de flexión a 35° de extensión[23,25] y de 20° de desviación cubital y 5° de desviación radial[25] para efectuar las actividades relacionadas con la alimentación. **A.** Beber de una taza. **B.** Comer con cuchara. **C.** Comer con cuchillo y tenedor.

de tal modo que solo se contaba con 5° de flexión, 6° de extensión, 7° de desviación radial y 6° de desviación cubital. Con la muñeca entablillada de esta forma, se podían completar 123 AdVD. Por lo tanto, una pérdida considerable de la AdM de la muñeca puede no dificultar de manera importante la capacidad del paciente para llevar a cabo sus AdVD.

Franko y cols.[35] recurrieron a parámetros objetivos de la AdM, a una prueba objetiva cronometrada y a encuestas subjetivas para evaluar las diferencias funcionales entre las condiciones dentro de la normalidad de la AdM de una muñeca sin restricciones (100%), de una restringida de manera parcial (42%) y de una muy restringida (15%). La prueba objetiva cronometrada incluía AdVD contemporáneas no estudiadas con anterioridad, como el uso de un ratón de equipo informático y de un teléfono móvil y la escritura en un teclado de equipo informático y en un dispositivo portátil. Los investigadores concluyeron que, a medida que disminuía la AdM de la muñeca, aumentaba la limitación funcional objetiva y subjetiva; no obstante, «todos los individuos en condiciones de movimiento muy restringido y parcialmente restringido tenían, de manera sorprendente, un grado alto de movimiento funcional, lo que sugiere que no existe una correlación directa entre la pérdida del movimiento y la pérdida de la función».[35 (p. 495.e6)]

Movimiento acoplado de la muñeca[11,36]

Los movimientos de la muñeca están acoplados durante las tareas dinámicas. La desviación radial de la muñeca se produce con el máximo de la extensión de la muñeca, en tanto que la desviación cubital ocurre con la flexión máxima.

Efecto de la posición de los dedos en la AdM de la muñeca

Gehrmann y cols.[12] evaluaron la AdM de la muñeca con los dedos libres de tensión y en tres diferentes posiciones de flexión. Con el aumento de los ángulos de flexión de los dedos, la AdM de flexión y desviación cubital de la muñeca disminuyó de manera considerable. Las posiciones de flexión de los dedos se producen, por ejemplo, al sujetar el mango de un objeto, un asa o una herramienta y, en estas situaciones, la AdM de la muñeca puede verse reducida.

Función articular: mano

La mano tiene diversas funciones asociadas a las AdVD. Las funciones principales son sujetar (función de pinza o de prensión), manipular objetos, comunicarse y recibir información sensorial del ambiente. Se ha elegido explicar la función de pinza con más detalle en esta sección.

AdM funcional: mano

La apertura completa de la mano puede no ser necesaria para efectuar las tareas que requieren usar la función de pinza en las actividades cotidianas de autocuidado, pero puede que sí se requiera para hacer tareas de ocio u ocupacionales. Al sujetar un objeto, su forma, tamaño y peso influyen en el grado de flexión de los dedos, la zona de contacto palmar y la posición del pulgar (fig. 5-187). El pulgar puede estar incluido en el movimiento de prensión (fig. 5-187A).[10] Al sujetar cilindros de distinto tamaño, el ángulo de la articulación IFD permanece constante y los dedos se ajustan al nuevo tamaño del cilindro mediante cambios en los ángulos articulares de las articulaciones MCF e IFP.[37]

Pieniazek y cols.[38] evaluaron la AdM de flexión y de extensión en las articulaciones MCF, IFP e IFD de la mano durante tres AdVD: peinarse, cerrar una cremallera y responder a una llamada telefónica. Los valores de la AdM fueron casi intermedios y nunca alcanzaron los valores máximos de flexión y extensión. El patrón de movilidad relativa era similar en todos los dedos, siendo mayor en las articulaciones MCF y disminuyendo de las articulaciones IFP a las IFD, excepto en el dedo índice, donde el movimiento de la articulación IFP era mayor que el de la articulación MCF.

Hume y cols.[39] informaron la AdM de flexión de las articulaciones MCF e IF necesaria para llevar a cabo 11 AdVD. No se encontraron diferencias de importancia en las posiciones funcionales de los dedos individuales; por lo tanto, las posiciones de los dedos se informaron de manera conjunta. Las posiciones medias de flexión funcional en las articulaciones de los dedos fueron de 61° en la articulación MCF, 60° en la articulación IFP y 39° en la articulación IFD. Las posiciones medias de flexión funcional de las articulaciones MCF e IF del pulgar fueron de 21° y 18°, respectivamente.

Otros tres equipos de investigación, Hayashi y Shimizu,[40] Murai y cols.[41] y Bain y cols.,[42] investigaron la AdM articular funcional de la mano mientras los participantes del estudio hacían diversas AdVD. Estos grupos de investigación reclutaron a hombres y a mujeres jóvenes sanos y usaron goniómetros eléctricos para registrar la AdM de la articulación de la mano dominante durante la realización de algunas AdVD. Cada equipo de investigación empleó un conjunto diferente de AdVD para su investigación.

Hayashi y Shimizu[40] registraron los ángulos máximos de extensión y flexión de las articulaciones MCF de los dedos índice, medio, anular y meñique mientras los participantes llevaban a cabo 19 AdVD. Estas actividades incluían el cuidado y la higiene personales, tareas domésticas y actividades recreativas, con base en los criterios de medición del cuestionario *Disabilities of the Arm, Shoulder and Hand*. Los valores medios de la AdM para la extensión-flexión en las articulaciones MCF de cada dedo oscilaron entre −10° y 60°, −10° y 75°, −10° y 80° y entre −10° y 85° para los dedos índice, medio, anular y meñique, respectivamente. *Nota:* observe que los valores negativos significan ángulos de flexión que representan la AdM de extensión articular. La mayoría de las AdVD se completaron empleando solo ángulos de flexión en las articulaciones MCF de los dedos. Sin embargo, tres de las 19 AdVD requerían la AdM de extensión de las articulaciones MCF de todos los dedos, con ángulos de extensión que oscilaban entre 1° y 15°. Estas tareas incluían ponerse un suéter, hacer la cama y efectuar tareas domésticas pesadas como limpiar las paredes. Se encontraron diferencias importantes en la AdM máxima de flexión de las articulaciones MCF de los dedos a medida que la AdM de flexión de la articulación MCF aumentaba del dedo índice al meñique.

Murai y cols.[41] midieron la AdM de las articulaciones MCF de los dedos y del pulgar necesaria para completar 16 AdVD, las cuales incluían escribir con un teclado de equipo informático y utilizar un ratón de equipo informático. Las AdM funcionales en las articulaciones MCF, redondeadas al grado más próximo, eran para el pulgar de −8° a 35°, el índice de 11° a 68°, el dedo medio de 4° a 80°, el anular de 3° a 84° y el meñique de 3° a 91°. *Nota:* observe que en este estudio los valores negativos de la AdM significan la AdM de extensión y los valores positivos la AdM de flexión. Se observó que el arco total de la AdM funcional de la articulación MCF para el pulgar y el índice era considerablemente inferior al de los tres dedos cubitales y los dos dedos cubitales, respectivamente. Tanto Murai y cols.[41] como Hayashi y Shimizu[40] descubrieron que la mayoría de las AdVD se completaban usando solo la AdM de flexión en las articulaciones MCF de los dedos. Murai y cols.[41] también señalaron lo mismo para la articulación MCF del pulgar.

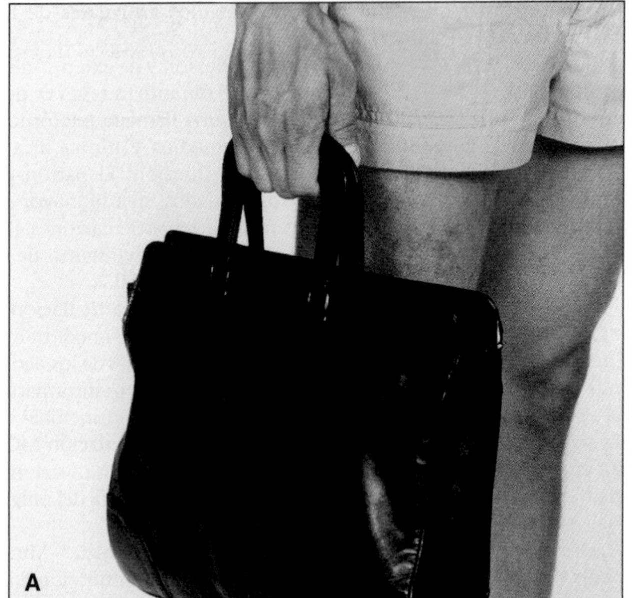

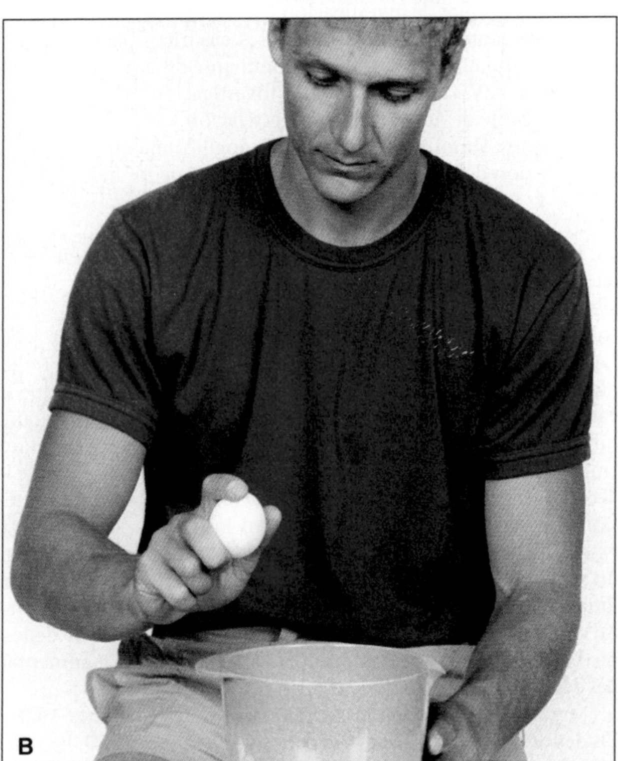

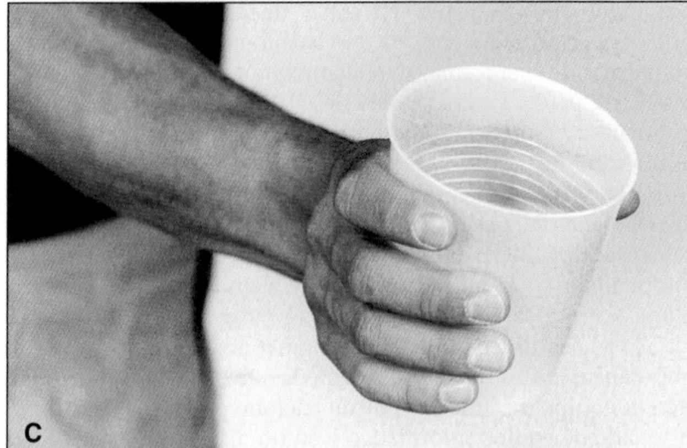

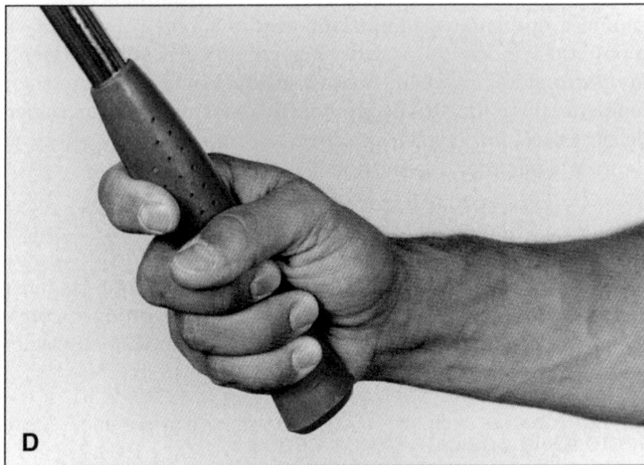

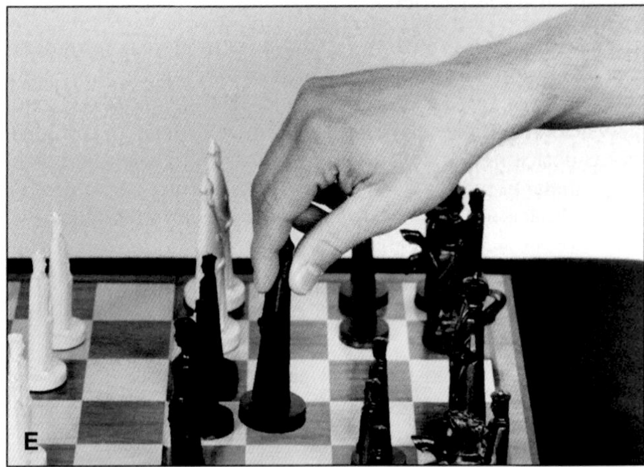

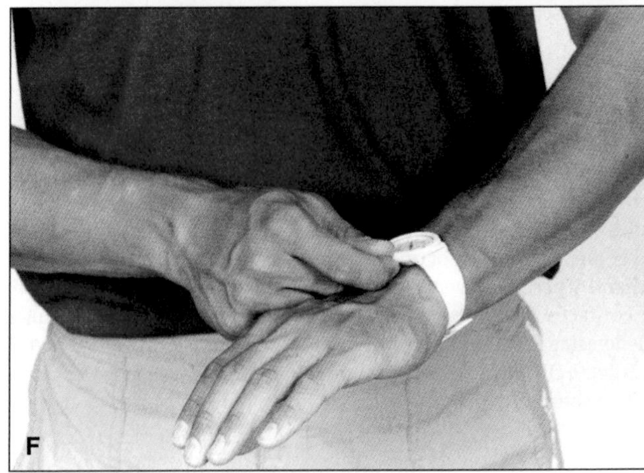

Figura 5-187 Al sujetar un objeto, su forma, tamaño y peso influyen en el grado de flexión de los dedos, en la zona de contacto palmar y en la posición del pulgar, como se observa al (**A**) cargar un maletín, (**B**) quebrar un huevo, (**C**) sujetar una taza grande, (**D**) sujetar el mango de un martillo, (**E**) mover una pieza de ajedrez y (**F**) dar cuerda a un reloj.

TABLA 5-7 Arcos de la mano[19]

Arco	Ubicación	Hueso central	Movilidad
Arco carpiano	Hilera distal de los huesos del carpo	Hueso grande	Fijo
	Hilera proximal de los huesos del carpo	—	Móvil
Arco metacarpiano	A la altura de las cabezas metacarpianas	Cabeza del tercer metacarpiano	Móvil
Arcos longitudinales	Huesos del carpo y cada uno de los cinco radios*	Articulaciones metacarpofalángicas	Móvil; fijo (índice y metacarpiano medio)

*Radio: el metacarpiano y las falanges de un dedo o del pulgar.

Por su parte, Bain y cols.[42] midieron la AdM funcional necesaria en las articulaciones MCF, IFP e IFD de los dedos para hacer 20 AdVD, de acuerdo con lo establecido en la prueba de Sollerman para la prensión manual basada en las prensiones manuales usadas con frecuencia en las AdVD. Para cada actividad, se evaluó la AdM de las articulaciones MCF, IFP e IFD de cada dedo. La AdM se midió en la posición previa a la pinza con extensión relativa de los dedos cuando la mano se abría y se preparaba para sujetar el objeto, así como en la posición de pinza con flexión relativa cuando los dedos se flexionaban para sujetar el objeto. El equipo de Bain[42] registró la AdM funcional (es decir, la AdM necesaria para completar el 90% de las 20 AdVD) en las articulaciones MCF, IFP e IFD de 19° a 71°, 23° a 87° y 10° a 64° de flexión, respectivamente. Para completar el 100% de las 20 AdVD estudiadas, se requería una AdM de extensión de las articulaciones MCF más amplia para conseguir una mayor apertura de la mano al sujetar objetos más grandes, pero no se identificaron diferencias considerables en los requisitos de la AdM para las articulaciones IFP e IFD con esta misma acción. El equipo de Bain[42] informó que la AdM funcional difería entre cada dedo. La AdM funcional media de las articulaciones MCF fue mayor en el lado cubital de la mano y menor en el lado radial. La AdM funcional media de las articulaciones IFP fue mayor en los dedos meñique e índice; en el caso de la articulación IFD, la AdM funcional fue mayor en el dedo índice durante las actividades de pinza.

Arcos de la mano

En la tabla 5-7 se muestra una descripción de los arcos de la mano. Estos arcos se pueden observar cuando el antebrazo se coloca en supinación y la mano se encuentra apoyada en una mesa (fig. 5-188).

El arco carpiano, un segmento relativamente fijo, está cubierto por el retináculo flexor. Esta disposición permite mantener los flexores largos de los dedos cerca de la articulación de la muñeca, lo que permite reducir la capacidad de estos músculos para producir su flexión y así potenciar la acción sinérgica de los flexores y los extensores de la muñeca en la prensión de fuerza.[19]

Cuando la mano se coloca en una posición relajada, por lo regular es posible observar una sutil concavidad ahuecada. Al sujetar o manipular objetos, la concavidad palmar se hace más profunda y toma forma de canal. Cuando la mano se abre por completo, la palma se aplana. El acanalamiento y el aplanamiento de la palma resultan de la movilidad disponible en los radios de los dedos anular, meñique y pulgar. Cada radio está formado por el metacarpo y las falanges del dedo o del pulgar. Estos radios se flexionan, giran y se mueven hacia el centro de la palma, de modo que las yemas de los dedos y el pulgar llegan a tocarse. Este tipo de movimiento se produce en las articulaciones CMC. Los radios periféricos móviles se desplazan alrededor de los metacarpianos fijos de los dedos índice y medio.

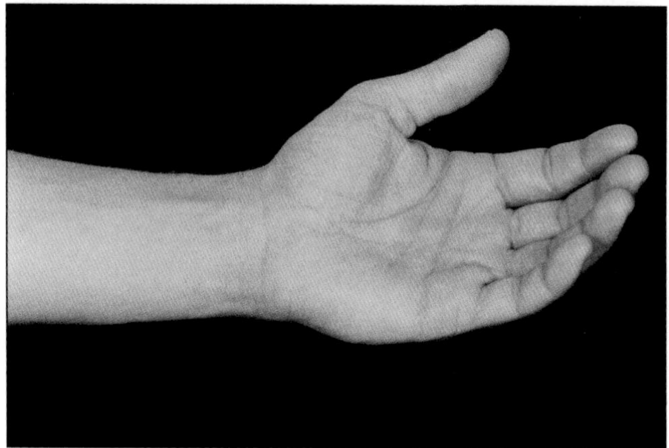

Figura 5-188 Arcos palmares. Observe las concavidades palmares transversales a la altura de la hilera distal de los huesos del carpo y de los huesos metacarpianos y las concavidades longitudinales a lo largo de los radios de cada dedo.

Función de pinza de la muñeca y la mano

Los dos términos relacionados con la función de pinza de la mano son *agarre* y *prensión*. Tubiana y cols.[19] señalan que existe una diferencia fundamental en el significado de ambos términos. Definen el *agarre* como «... todas las funciones que se ponen en juego cuando se toma un objeto con las manos: intención, control sensorial permanente y mecanismo de prensión».[19 (p.161)] La *prensión* se define como «el componente mecánico manual del agarre».[19 (p.161)]

Napier[43] clasifica la *prensión* en dos variantes principales: prensión de fuerza y prensión de precisión. Subraya que estas dos posiciones constituyen la base anatómica de todas las actividades hábiles o no hábiles de la mano y que la fuerza y la precisión son las características dominantes en todas las actividades de agarre. La prensión de fuerza se aplica cuando se requiere potencia en un movimiento de pinza (fig. 5-189). El objeto se sujeta usando una pinza formada por los dedos flexionados y la palma de la mano, ejerciendo una contrapresión opcional con el pulgar.

Cuando se requiere precisión en una actividad, la mano adopta una posición de prensión de precisión (fig. 5-190). El objeto se sujeta entre la cara anterior de los dedos y el pulgar opuesto. La prensión de precisión[43] implica la estabilización de un objeto entre los dedos y el pulgar. La función de esta posición es asegurar el objeto para que los segmentos más proximales de la extremidad puedan moverlo. Un objeto también puede ser manipulado en la mano. Landsmeer[44] se refiere a esta función como «manipulación de precisión».[44 (p. 165)] La primera fase es la colocación de los dedos y el pulgar para sujetar el objeto y la segunda fase es propiamente la manipulación o manejo real del objeto.

La siguiente descripción de la función de la muñeca y la mano se limita al análisis de la prensión de fuerza, la prensión de precisión y la manipulación de precisión. Se hace hincapié en las fases del proceso de prensión, los patrones de movimiento, la posición estática y la actividad muscular de cada tipo de prensión.

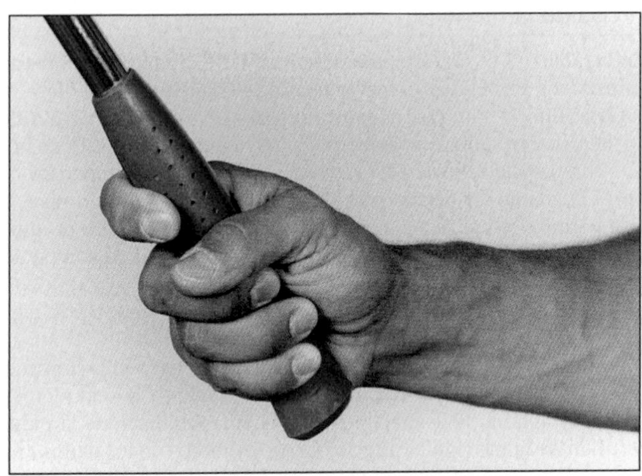

Figura 5-189 Prensión de fuerza.

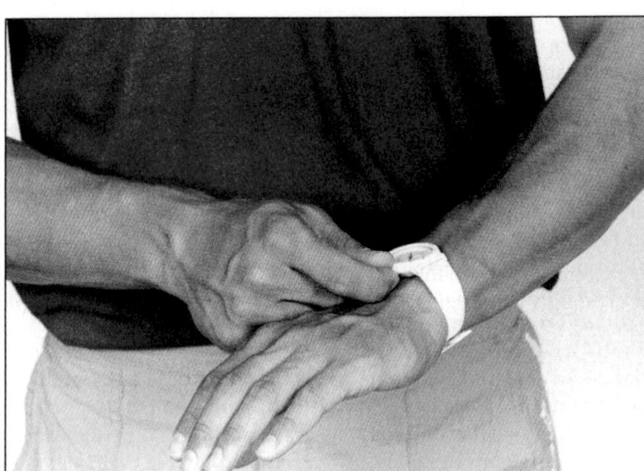

Figura 5-190 Prensión de precisión.

Prensión de fuerza

La prensión de fuerza consta de cuatro fases: apertura de la mano, colocación de los dedos, acercamiento de los dedos o de los dedos y el pulgar al objeto y prensión propiamente dicha.[44] Cada fase constituye un requisito para una prensión eficaz.

Fase de apertura (fig. 5-191)

La apertura es una acción intuitiva, y la amplitud en la que se produce está predeterminada por la intención de sujetar un objeto específico.[45] La mano adopta una postura que se acomoda a la estructura física del objeto. La apertura completa no es necesaria para las tareas de pinza en las actividades cotidianas de autocuidado, pero puede ser necesaria en tareas de ocio u ocupacionales.

La posición de la muñeca influye en los dedos y el pulgar. La flexión de la muñeca permite la extensión completa de los dedos[19,46] para abrir la mano y sujetar objetos grandes. En esta posición, la punta del pulgar está a la altura de las articulaciones IFP de los dedos.[47] A medida que la distancia entre los dedos y el pulgar abarca un espacio excesivo en relación con el objeto, las articulaciones MCF de los dedos se mantienen extendidas en su totalidad, mientras que las articulaciones IF se flexionan hasta cierto grado, de modo que las superficies de prensión de los dedos miren hacia el objeto.[45]

La fase de apertura es una fase dinámica,[44] caracterizada por una contracción muscular concéntrica. La apertura activa se consigue por medio de la acción muscular sinérgica de los flexores de la muñeca y los extensores de los dedos.[46-48] Los extensores largos de los dedos extienden las articulaciones MCF y tienen un efecto extensor secundario de la muñeca. Para evitar que la acción extensora se concentre en la muñeca, los flexores de la muñeca funcionan como sinergistas antagonistas, manteniendo la muñeca en posición neutra o en flexión.[46] La integridad del extensor de los dedos es esencial para crear una apertura activa de los dedos.[45] Cuanto mayor es el objeto que se piensa sujetar, mayor es la abducción de los dedos y la abducción o la extensión radial del pulgar.

Fase de colocación de los dedos y del pulgar (opcional) (*véase* fig. 5-191)

La elección de la posición de los dedos se produce al mismo tiempo que la fase de apertura, y el ajuste a la posición deseada tiene lugar en las articulaciones MCF e IF.[44] La integridad de la actividad del extensor de los dedos para extender las articulaciones MCF y los lumbricales y así crear una posición de prensión es esencial en esta fase.[45] Cuando la desviación cubital de una o más articulaciones MCF es un componente del tipo de prensión deseado, los interóseos sustituyen a los lumbricales.[45]

Fase de acercamiento (fig. 5-192)

El patrón de movimiento identificado para esta fase es la extensión de la muñeca, la flexión de los dedos y el pulgar y la aducción. Como en la fase de apertura, la posición de la muñeca influye en los dedos y en el pulgar. La extensión de la muñeca permite la flexión completa de los dedos[19,46] al sujetar un objeto. A medida que se acercan al objeto, los dedos suelen flexionarse al mismo tiempo y cerrarse alrededor de este,[46] de modo que la palma de la mano entre en contacto con lo que se quiere sujetar. El flexor profundo de los dedos es el músculo crítico usado en el cierre de la mano.[49] Los extensores de la muñeca funcionan para estabilizarla y evitar su flexión por parte del flexor profundo y el superficial.[46] Cuando el pulgar forma parte de la acción, los músculos tenares se activan a medida que el pulgar se acerca al objeto para su posición final de aducción o de oposición. Tanto la posición como la actividad muscular se ven influidas por la forma del objeto que se quiere sostener.

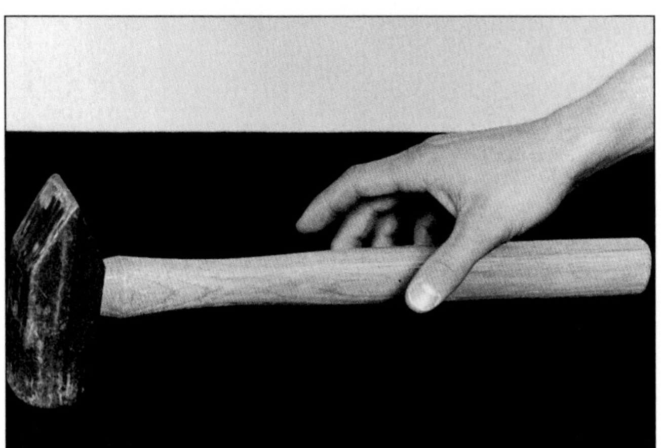

Figura 5-191 Prensión de fuerza: fase de apertura y fase de colocación de los dedos y del pulgar (opcional).

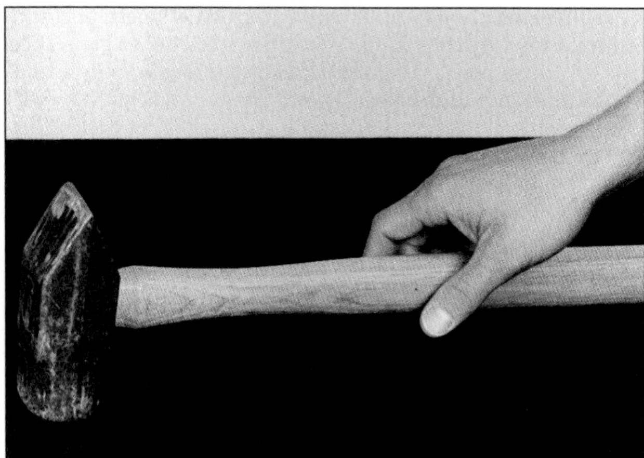

Figura 5-192 Prensión de fuerza: fase de acercamiento.

Fase de prensión estática (fig. 5-193)

La *fase de prensión estática* es una fase de fuerza o estabilización y se caracteriza por una contracción muscular isométrica. La función del complejo articular de la mano es estabilizar un objeto para que pueda ser movido por los segmentos proximales de la extremidad[44] y contribuye a la fuerza total del brazo.

La prensión de fuerza tiene tres características de importancia: *1*) la muñeca se mantiene en posición neutra o en extensión; *2*) los dedos se mantienen en flexión y abducción o aducción y *3*) las superficies anteriores de los dedos y las porciones de la palma hacen contacto firme con el objeto. El pulgar puede estar incluido en la prensión.[10] Por ejemplo, al tomar un maletín (fig. 5-194), el pulgar no contribuye en la acción; este tipo de prensión se denomina *agarre en gancho*. Al sujetar un objeto cilíndrico, como un martillo o un vaso (fig. 5-195), el pulgar sí participa en la prensión. Cuando se incluye para tener mayor fuerza, el pulgar puede estar flexionado y aducido. Cuando se incluye para una actividad que requiere más precisión, el pulgar suele estar abducido y flexionado.

La forma, el tamaño y el peso del objeto repercuten en el grado de flexión de los dedos, la zona de contacto palmar y la posición del pulgar. Al sujetar cilindros de diferentes tamaños, el ángulo de las articulaciones IFD permanece constante y los dedos se ajustan al nuevo tamaño del cilindro mediante cambios en los ángulos articulares de las articulaciones MCF e IFP.[37] También debe tenerse en cuenta que, a medida que aumenta el diámetro de un objeto cilíndrico, se ha constatado que disminuye la fuerza de prensión total.[50]

La capacidad de los dos dedos cubitales para flexionarse y rotar en las articulaciones CMC y flexionarse más de 90° en las articulaciones MCF contribuye al contacto digitopalmar en el lado cubital de la mano. Las investigaciones de Bendz[51] indicaron que los músculos hipotenares, en particular el flexor corto del meñique y el abductor del meñique, se contraen para flexionar el quinto metacarpiano y la falange proximal del meñique. El abductor del meñique también rota el quinto metacarpiano. Estos músculos se contraen para proporcionar fuerza de prensión, pero para obtener la fuerza completa se recurre después al flexor cubital del carpo para aumentar las contracciones del flexor y el abductor del meñique a través de la inserción común de estos músculos en el hueso pisiforme.[51] Sin embargo, los dedos anular y meñique solo pueden generar cerca del 70% de la fuerza de los dedos índice y medio, por lo que las necesidades de fuerza recaen en los dedos radiales.[52,53] A medida que se requiere una mayor fuerza en el agarre, la muñeca se desvía en dirección cubital. La mayor fuerza producida en las falanges se obtiene cuando la muñeca está en desviación cubital.[52] Dentro de la clasificación general de Napier[43] para los tipos de prensión de fuerza, pueden identificarse varios subgrupos de posiciones. Kamakura y cols.[54] identifican cinco patrones de prensión de fuerza. Estos patrones tienen las tres características generales especificadas con anterioridad. Los patrones específicos pueden diferenciarse por la implicación del pulgar, el grado de AdM, la posición de los dedos y la superficie de contacto digitopalmar. Sollerman y Sperling[55] desarrollaron un sistema de códigos que clasifica las prensiones manuales según la participación de las distintas partes de la mano, la colocación de los dedos y las articulaciones, las superficies de contacto y la relación entre el eje longitudinal del objeto y la mano. Los detalles de las posiciones descritas en ambos estudios ilustran la inmensa variedad de formas en las que se puede sujetar un objeto y la actividad muscular concurrente que puede existir en estas posturas.

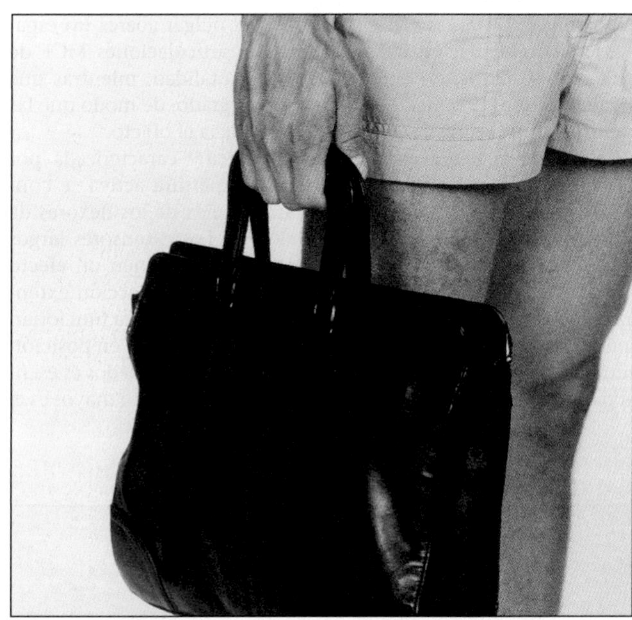

Figura 5-194 Prensión de fuerza sin la participación del pulgar.

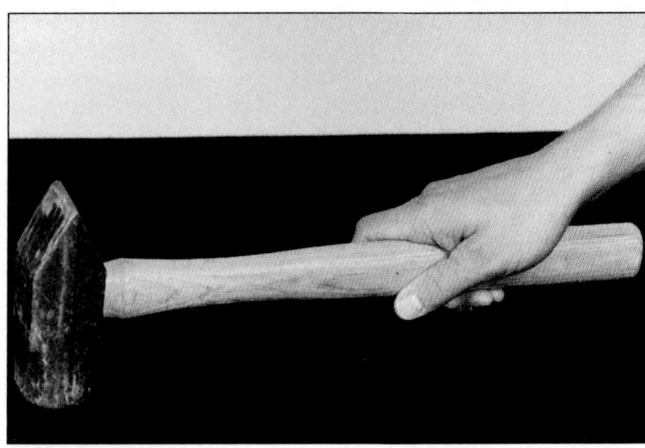

Figura 5-193 Prensión de fuerza: fase de prensión estática.

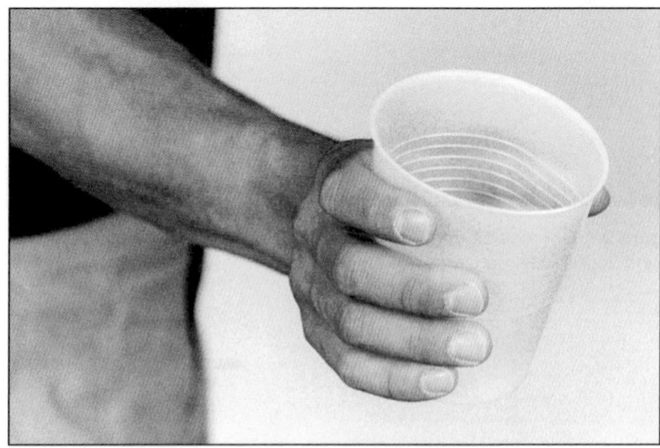

Figura 5-195 Prensión de fuerza con la contribución del pulgar.

Long y cols.[49] presentan datos electromiográficos de la actividad muscular intrínseca y extrínseca detectada en cinco clasificaciones de prensión de fuerza: prensión simple, prensión de martillo, prensión de destornillador, prensión de disco y prensión esférica. El siguiente resumen de sus hallazgos nos brinda un panorama de los patrones de actividad muscular que toman parte en la fase de prensión estática de la mano.

Los flexores extrínsecos de los dedos proporcionan la mayor fuerza de prensión. Tanto el flexor profundo de los dedos como el superficial contribuyen a la fuerza de prensión; se ha observado que este último aumenta su participación a medida que se incrementan las necesidades de fuerza. La mayor participación intrínseca se produce a través de los interóseos. Estos abducen o aducen la falange proximal para alinear los dedos con el objeto, de modo que los flexores extrínsecos puedan proporcionar la fuerza de prensión. Los interóseos también generan fuerza de prensión al flexionar las articulaciones MCF.

Cuando el pulgar se aduce y flexiona en la prensión de fuerza, la fuerza muscular se produce por medio de la contracción isométrica del aductor del pulgar[47-49,56] y del flexor largo del pulgar.[47,48] El flexor corto del pulgar contribuye a la estabilidad necesaria en una pinza firme.[47,56]

Prensión y manipulación de precisión

Es posible identificar tres fases generales de los movimientos de prensión y manipulación de precisión: abrir la mano, colocar los dedos y el pulgar y acercar los dedos y el pulgar al objeto. La última fase de la prensión de precisión es la prensión estática. La última fase de la manipulación de precisión es la manipulación en sí del objeto.

Fase de apertura (fig. 5-196)

El grado de apertura y el número de dedos implicados varían de acuerdo con la forma y el propósito del objeto. La posición de la muñeca también varía en función de la finalidad del objeto o de la tarea a realizar y de la ubicación del objeto. La postura de apertura elegida es la que posiciona la muñeca, los dedos y el pulgar para la función de estabilización o manipulación subsecuente. Debido al infinito número de formas en las que puede estabilizarse o manipularse un objeto, la AdM y la actividad muscular son más variables que en la prensión de fuerza. El mismo patrón de movimiento es evidente, pero, a medida que se exige más precisión, se requiere un control motor más fino.

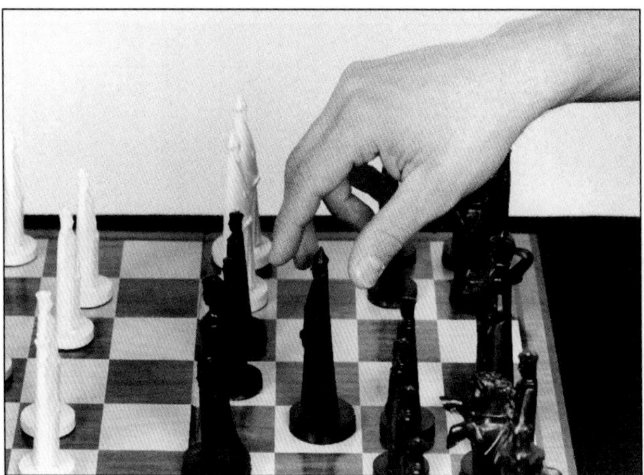

Figura 5-196 Prensión o manipulación de precisión: fase de apertura y fase de colocación de los dedos y el pulgar.

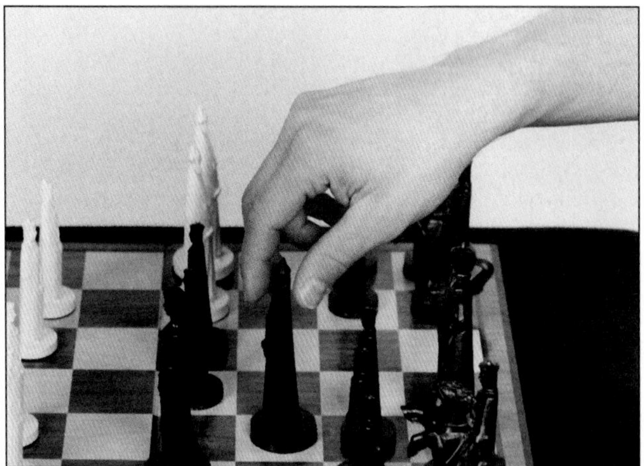

Figura 5-197 Prensión o manipulación de precisión: fase de acercamiento.

Fase de colocación de los dedos y el pulgar (*véase* fig. 5-196)

Como se indica para la prensión de fuerza, el ajuste de los dedos y el pulgar al objeto se produce simultáneamente a la fase de apertura, con una gran variedad de posturas de acuerdo con la colocación de las articulaciones MCF e IF. Sin embargo, en la prensión o la manipulación de precisión siempre participa el pulgar, el cual se coloca de tal forma que se logre una oposición que lo ponga en contacto yema con yema con el dedo o los dedos.

Fase de acercamiento (fig. 5-197)

El patrón de movimiento y los requisitos musculares de la muñeca son similares a los vistos en la prensión de fuerza. La muñeca puede moverse en extensión mientras las articulaciones MCF se flexionan, o bien, puede permanecer en flexión con las articulaciones MCF flexionadas. Las articulaciones MCF de los dedos índice, medio y anular suelen flexionarse en la prensión y la manipulación de precisión. La articulación MCF del dedo meñique puede estar flexionada o extendida. La posición se ve influida por su función. Cuando el dedo meñique participa en la compresión sobre el objeto o contra los demás dedos, se flexiona. Cuando se sujeta o se manipula un objeto con los otros tres dedos, el meñique puede extenderse para proporcionar información táctil a la mano o para contribuir a la estabilización de la mano sobre una superficie de trabajo. No se produce desviación de la muñeca.[43] Además de la flexión de las articulaciones MCF de los dedos, se observa abducción o aducción de uno o más dedos. La(s) articulación(es) IFP del (de los) dedo(s) se flexiona(n) o se extiende(n).[57] Aunque la flexión de la articulación IF es necesaria para la manipulación posterior, la flexión o la extensión pueden ser necesarias en la prensión de precisión. Las articulaciones IFD pueden estar flexionadas o extendidas. Al igual que en la prensión de fuerza, la integridad del flexor profundo de los dedos es fundamental para acercarse el objeto empleando movimientos de flexión. La actividad lumbrical es un requisito previo para poder llevar a cabo el abordaje mediante movimientos de extensión.[58]

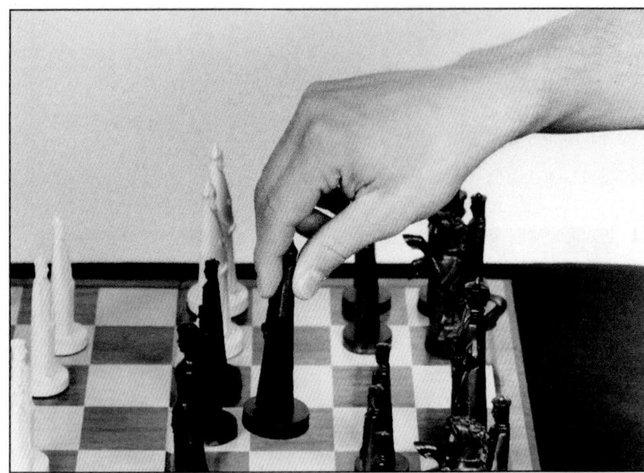

Figura 5-198 Prensión de precisión: fase de prensión estática.

El acercamiento del pulgar incorpora el movimiento de oposición, ya que la función del pulgar es, precisamente, oponerse al resto de los dedos. La oposición es un movimiento secuencial que incorpora la abducción, la flexión y la aducción del primer metacarpiano con rotación simultánea.[10] El control muscular del tendón se produce a través del oponente del pulgar, el flexor corto del pulgar, el abductor corto del pulgar y el aductor del pulgar.

Prensión de precisión (fig. 5-198)

Cuando los dedos y el pulgar entran en contacto con el objeto, la mano lo prensa. La prensión de precisión[43] implica la estabilización de un objeto entre los dedos y el pulgar. La función de la prensión de precisión es sujetar un objeto para que los segmentos más proximales de la extremidad puedan moverlo.

Hay cinco posturas de la mano que ilustran las características de la prensión de precisión y que se emplean con frecuencia en las AdVD: pinza de prensión con las yemas de los dedos (fig. 5-199), pinza con tres dedos (fig. 5-200), pinza con las cinco yemas de los dedos (fig. 5-201), pinza lateral (fig. 5-202) y pinza con la punta de los dedos (fig. 5-203). Estas posturas comparten como característica común formar una pinza entre el pulgar y uno o varios dedos. Sollerman y Sperling[59] informan que, de las cinco posturas de pinza de la mano usadas en las AdVD, las cuatro primeras se usan el 65% de las veces. La posición específica que se adopta al tomar un objeto con una pinza de prensión está relacionada con la finalidad del objeto.[43,60] La pinza de prensión con la yema de los dedos y la pinza lateral se han seleccionado en este texto para hacer un análisis de la postura y la actividad muscular.

Pinza de prensión con las yemas de los dedos (*véanse* figs. 5-199 a 5-201)

El objeto se toma mediante una pinza formada por la yema del pulgar y la(s) yema(s) de uno o varios dedos. El pulgar y el (los) dedo(s) se oponen entre sí. Los dedos más empleados son el índice y el medio. El dedo índice tiene un valor considerable para diversas actividades. Es fuerte, puede abducirse, tiene una relativa independencia de su musculatura y está próximo al pulgar.[19] El dedo medio añade un elemento de fuerza a la prensión de precisión (pinza con tres dedos). Los dedos anular y meñique contribuyen a la pinza de prensión con las cinco yemas de los dedos.

El pulgar adopta una posición de flexión, abducción y rotación de las articulaciones CMC. Las articulaciones MCF e IF pueden flexionarse o extenderse por completo. La fuerza de compresión para estabilizar el objeto se consigue mediante la contracción muscular del oponente del pulgar, el aductor del pulgar y el flexor corto del pulgar.[49] El aductor del pulgar aumenta su contribución a medida que se requiere una mayor presión. El flexor largo del pulgar contribuye a la compresión de la falange distal cuando esta se flexiona.[48,56]

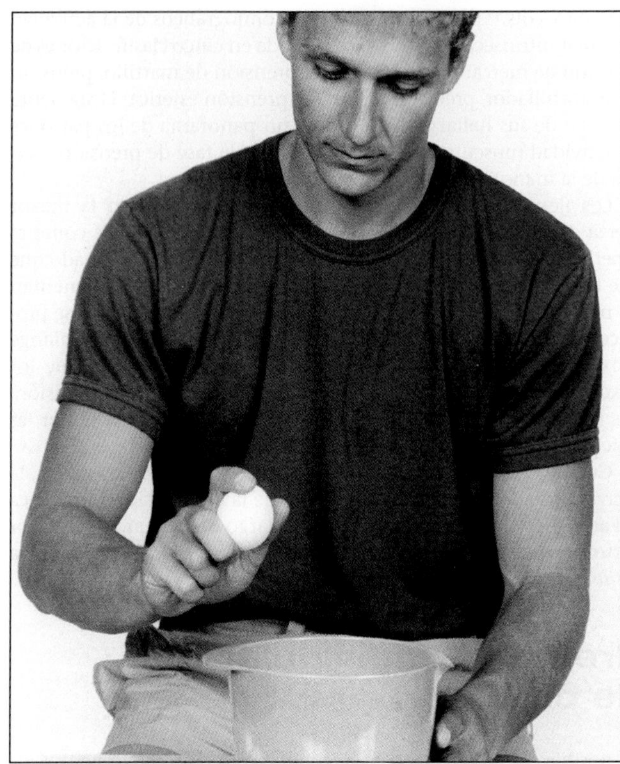

Figura 5-199 Pinza de prensión con las yemas de los dedos.

Los tres dedos radiales se flexionan a menudo en la articulación MCF. El dedo meñique puede estar flexionado o extendido. Las articulaciones IFD de los dedos pueden estar flexionadas o extendidas. Cuando está flexionado, el flexor profundo de los dedos des-

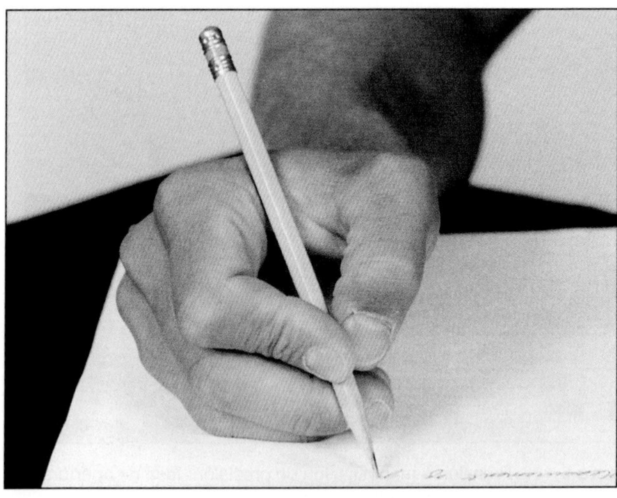

Figura 5-200 Pinza de prensión con tres dedos.

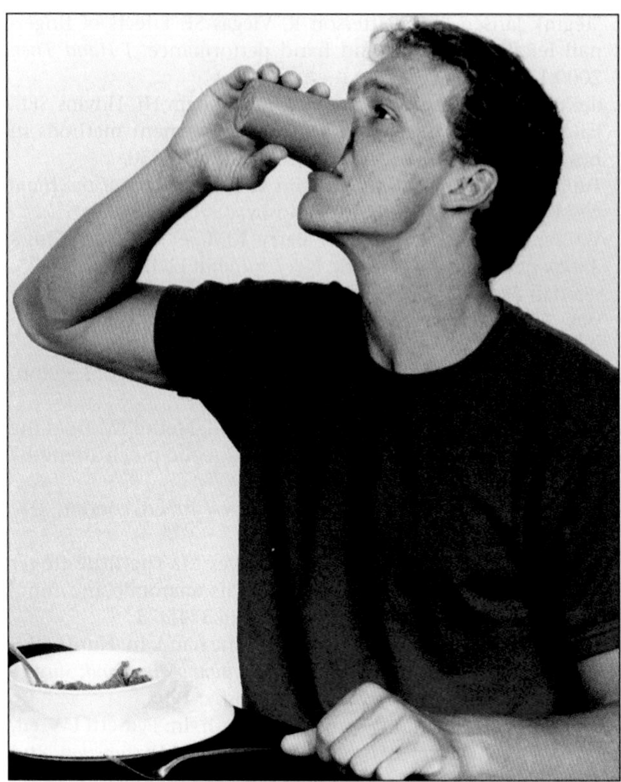

Figura 5-201 Pinza de prensión con las cinco yemas de los dedos.

empeña un papel clave en la compresión. Cuando la articulación distal se extiende, el flexor superficial de los dedos es el músculo que se utiliza para mantener la posición. Estos músculos extrínsecos contribuyen a la fuerza de la pinza, con la ayuda del primer interóseo palmar y dorsal y el primer lumbrical.[49] Maier y cols.[61] han sugerido que los músculos intrínsecos pueden incluso desempeñar un papel primordial en la producción de fuerzas isométricas bajas en la prensión de precisión.

Pinza lateral (*véase* fig. 5-202)

La diferencia entre esta forma de pinza y la pinza con la yema de los dedos es que la yema del pulgar estabiliza al objeto contra el lateral del dedo índice, mientras que la contrapresión la proporciona el propio dedo índice. El pulgar está más aducido y no tan rotado. La actividad muscular es la misma que se usa en la pinza con la yema de los dedos, salvo que el interóseo palmar y el lumbrical reducen su actividad y el primer interóseo dorsal se encuentra muy activo al proporcionar fuerza de abducción al dedo índice para estabilizar el objeto.[49] El dedo índice está flexionado en la articulación MCF y puede estar flexionado o extendido en las articulaciones IFP e IFD.[57] Aunque la flexión de la falange proximal es la posición más usada, la extensión puede ser la postura deseada para la prensión de precisión de objetos con superficies planas, como un plato, un libro o una revista. Los músculos lumbricales e interóseos dorsales se encuentran activos en la posición de extensión.[57]

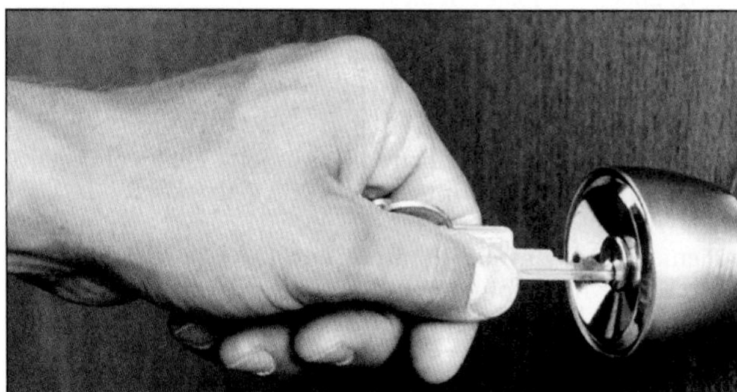

Figura 5-202 Pinza lateral.

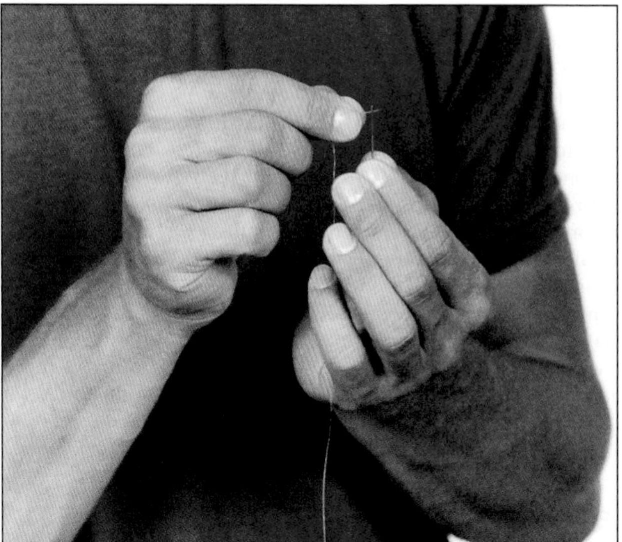

Figura 5-203 Pinza de prensión con la punta de los dedos para ensartar un hilo usando la manipulación de precisión.

Manipulación de precisión (*véase* fig. 5-203)

La *manipulación de precisión* se refiere a la manipulación de un objeto usando los dedos y el pulgar.[44] Su característica dominante es la manipulación por medio de la contracción muscular concéntrica. La fase estática es muy breve y la presión aplicada al objeto es ligera. En la mayoría de las actividades cotidianas, la muñeca suele adoptar una posición de extensión con el fin de estabilizar la mano y flexionar las articulaciones distales. Sin embargo, cuando se llevan a cabo las actividades de higiene perineal y al abrocharse prendas por la espalda, la muñeca adopta una postura flexionada. La posición de los dedos y el pulgar viene determinada en parte por el tamaño y la forma del objeto, pero el principal factor que influye es que el objeto precise de un cambio de posición.[49]

Long y cols.[49] describen dos tipos de movimientos que caracterizan la manipulación de precisión con participación del pulgar y los dos dedos radiales: la traslación y la rotación. En la traslación, el objeto es empujado o devuelto a la palma de la mano por las yemas de los dedos. Existe una fase de manipulación y una fase de retorno para las secuencia de movimiento. La traslación hacia la palma de la mano implica las secuencias de movimiento de flexión en las articulaciones MCF e IF (fase de manipulación) y de extensión de las articulaciones IF (fase de retorno). La traslación hacia la palma está controlada por los flexores extrínsecos e interóseos en la fase de manipulación y por los lumbricales en la fase de retorno. La traslación hacia afuera de la palma implica las secuencias de movimiento de flexión en las articulaciones MCF, con extensión de las articulaciones IF (fase de manipulación), y de flexión en las articulaciones

MCF e IF (fase de retorno). Los músculos interóseos y lumbricales son los dominantes en la traslación hacia fuera de la palma.

En la rotación, el objeto gira en sentido horario o antihorario. La rotación del objeto se hace a través de los músculos interóseos en abducción y aducción. Los músculos lumbricales funcionan para extender las articulaciones IF y se mantienen activos en ambas rotaciones.

Durante la manipulación de precisión, se activa la tríada del flexor corto del pulgar, el oponente del pulgar y el abductor corto del pulgar. El aductor del pulgar solo se activa cuando se requiere aplicar fuerza contra el dedo índice.

En la manipulación de precisión suelen intervenir los dos dedos radiales y el pulgar. No obstante, los dos dedos restantes pueden participar en la manipulación o la estabilización. Los músculos hipotenares están activos cuando el dedo meñique está flexionado y abducido a través de la actividad del abductor del meñique, el oponente del meñique y el flexor corto del meñique.[56]

Referencias

1. Kapandji IA. *The Physiology of the Joints. Vol. 1. The Upper Limb.* 6th ed. New York, NY: Churchill Livingstone Elsevier; 2007.
2. Standring S, ed. *Gray's Anatomy: The Anatomical Basis of Clinical Practice.* 39th ed. London, UK: Elsevier Churchill Livingstone; 2005.
3. Norkin CC, White DJ. *Measurement of Joint Motion: A Guide to Goniometry.* 4th ed. Philadelphia, PA: FA Davis; 2009.
4. Daniels L, Worthingham C. *Muscle Testing: Techniques of Manual Examination.* 5th ed. Philadelphia, PA: WB Saunders; 1986.
5. Magee DJ. *Orthopedic Physical Assessment.* 5th ed. Philadelphia, PA: Saunders Elsevier; 2008.
6. American Academy of Orthopaedic Surgeons. *Joint Motion: Method of Measuring and Recording.* Chicago, IL: AAOS; 1965.
7. Berryman Reese N, Bandy WD. *Joint Range of Motion and Muscle Length Testing.* 2nd ed. Philadelphia, PA: Saunders Elsevier; 2010.
8. Cyriax J. *Textbook of Orthopaedic Medicine, Vol. 1. Diagnosis of Soft Tissue Lesions.* 8th ed. London, UK: Bailliere Tindall; 1982.
9. Knutson JS, Kilgore KL, Mansour JM, Crago PE. Intrinsic and extrinsic contributions to the passive movement at the metacarpophalangeal joint. *J Biomech.* 2000;33:1675-1681.
10. Li Z-M, Kuxhaus L, Fisk JA, Christophel TH. Coupling between wrist flexion-extension and radial-ulnar deviation. *Clin Biomech (Bristol, Avon).* 2005;20:177-183.
11. Levangie PK, Norkin CC. *Joint Structure and Function: A Comprehensive Analysis.* 4th ed. Philadelphia, PA: FA Davis; 2005.
12. Gehrmann SV, Kaufmann RA, Li Z-M. Wrist circumduction reduced by finger constraints. *J Hand Surg Am.* 2008;33A:1287-1292.
13. Neumann DA. *Kinesiology of the Musculoskeletal System: Foundations for Physical Rehabilitation.* 2ª ed. St Louis, MO: Mosby Elsevier; 2010.
14. Scott AD, Trombly CA. Evaluation. In: Trombly CA. *Occupational Therapy for Physical Dysfunction.* 2nd ed. Baltimore, MD: Williams & Wilkins; 1983.
15. Kato M, Echigo A, Ohta H, et al. The accuracy of goniometric measurements of proximal interphalangeal joints in fresh cadavers: comparison between methods of measurement, types of goniometers, and fingers. *J Hand Ther.* 2007;20(1):12-18.
16. Swanson AB, Goran-Hagert C, DeGroot Swanson G. Evaluation of impairment of hand function. In: Hunter JM, Schneider LH, Mackin EJ, Bell JA. *Rehabilitation of the Hand.* St Louis, MO: CV Mosby; 1978.
17. Stegink Jansen CW, Patterson R, Viegas SF. Effects of fingernail length on finger and hand performance. *J Hand Ther.* 2000;13:211-217.
18. deKraker M, Selles RW, Schreuders TAR, Stam HJ, Hovius SER. Palmar abduction: reliability of 6 measurement methods in healthy adults. *J Hand Surg Am.* 2009;34A:523-530.
19. Tubiana R, Thomine JM, Macklin E. *Examination of the Hand and Wrist.* 2ª ed. St Louis, MO: Mosby; 1996.
20. Williams PL, Bannister LH, Berry MM, et al., eds. *Gray's Anatomy.* 38th ed. New York, NY: Churchill Livingstone; 1995.
21. Kendall FP, McCreary EK, Provance PG, Rodgers MM, Romani WA. *Muscles Testing and Function.* 5th ed. Baltimore, MD: Williams & Wilkins; 2005.
22. Woodburne RT. *Essentials of Human Anatomy.* 5th ed. London, UK: Oxford University Press; 1973.
23. Sebastin SJ, Lim AYT, Bee WH, Wong TCM, Methil BV. Does the absence of the palmaris longus affect grip and pinch strength? *J Hand Surg.* 2005;30B(4):406-408.
24. Wynn Parry CB. *Rehabilitation of the Hand.* 4th ed. London, UK: Butterworths; 1981.
25. Baker DS, Gaul JS, Williams VK, Graves M. The little finger superficialis—clinical investigation of its anatomic and functional shortcomings. *J Hand Surg.* 1981;6:374-378.
26. Aulincino PL. Clinical examination of the hand. In: Hunter JM, Macklin EJ, Callahan AD, eds. *Rehabilitation of the Hand: Surgery and Therapy.* 4th ed. St. Louis, MO: Mosby; 1995.
27. Pedretti LW. Evaluation of muscle strength. In: Pedretti LW, ed. *Occupational Therapy Practice Skills for Physical Dysfunction.* 2nd ed. St. Louis, MO: CV Mosby; 1985.
28. Nordin M, Frankel VH. *Basic Biomechanics of the Musculoskeletal System.* 3rd ed. Philadelphia, PA: Lippincott Williams & Wilkins; 2001.
29. Su F-C, Chou YL, Yang CS, Lin GT, An KN. Movement of finger joints induced by synergistic wrist motion. *Clin Biomech (Bristol, Avon).* 2005;20:491-497.
30. Ryu J, Cooney WP, Askew LJ, et al. Functional ranges of motion of the wrist joint. *J Hand Surg Am.* 1991;16:409-419.
31. Brumfield RH, Champoux JA. A biomechanical study of normal functional wrist motion. *Clin Orthop Relat Res.* 1984;187:23-25.
32. Palmer AK, Werner FW, Murphy DM, Glisson R. Functional wrist motion: a biomechanical study. *J Hand Surg Am.* 1985; 10:39-46.
33. Safaee-Rad R, Shwedyk E, Quanbury AO, Cooper JE. Normal functional range of motion of upper limb joints during performance of three feeding activities. *Arch Phys Med Rehabil.* 1990;71:505-509.
34. Nelson DL. Functional wrist motion. *Hand Clin.* 1997;13: 83-92.
35. Franko OI, Zurakowski D, Day CS. Functional disability of the wrist: direct correlation with decreased wrist motion. *J Hand Surg.* 2008;33A:485.e1-485.e9.
36. Wigderowitz CA, Scott I, Jariwala A, Arnold GP, Abboud RJ. Adapting the Fastrak® System for three-dimensional measurement of the motion of the wrist. *J Hand Surg Eur Vol.* 2007;32E(6):700-704.
37. Lee JW, Rim K. Measurement of finger joint angles and maximum finger forces during cylinder grip activity. *J Biomed Eng.* 1991;13:152-162.
38. Pieniazek M, Chwala W, Szczechowicz J, Pelczar-Pieniazek M. Upper limb joint mobility ranges during activities of daily living determined by three-dimensional motion analysis–preliminary report. *Ortop Traumatol Rehabil.* 2007;9(4): 413-422.
39. Hume MC, Gellman H, McKellop H, Brumfield RH. Functional range of motion of the joints of the hand. *J Hand Surg Am.* 1990;15:240-243.

40. Hayashi H, Shimizu H. Essential motion of metacarpophalangeal joints during activities of daily living. *J Hand Ther.* 2013;26:69-74.
41. Murai T, Uchiyama S, Nakamura K, Ido Y, Hata Y, Kato H. Functional range of motion in the metacarpophalangeal joints of the hand measured by single axis electric goniometers. *J Orthop Sci.* 2018;23:504-510.
42. Bain GI, Polites N, Higgs BG, Heptinstall RJ, McGrath AM. The functional range of motion of the finger joints. *J Hand Surg Eur Vol.* 2015;40E(4):406-411.
43. Napier JR. The prehensile movements of the human hand. *J Bone Joint Surg Br.* 1956;38:902-913.
44. Landsmeer JMF. Power grip and precision handling. *Ann Rheum Dis.* 1962;21:164-169.
45. Benz P. The motor balance of the fingers of the open hand. *Scand J Rehabil Med.* 1980;12:115-121.
46. Smith LK, Weiss EL, Lehmkuhl LD. *Brunnstrom's Clinical Kinesiology.* 5th ed. Philadelphia, PA: FA Davis; 1996.
47. Tubiana R. Architecture and functions of the hand. In: Tubiana R, Thomine JM, Mackin E, eds. *Examination of the Hand & Upper Limb.* Philadelphia, PA: WB Saunders; 1984.
48. Norkin CC, Levangie PK. *Joint Structure & Function: A Comprehensive Analysis.* 2nd ed. Philadelphia, PA: FA Davis; 1992.
49. Long C, Conrad PW, Hall EA, Furler SL. Intrinsic-extrinsic muscle control of the hand in power grip and precision handling. *J Bone Joint Surg Am.* 1970;52:853-867.
50. Radhakrishnan S, Nagaravindra M. Analysis of hand forces in health and disease during maximum isometric grasping of cylinders. *Med Biol Eng Comput.* 1993;31:372-376.
51. Bendz P. The functional significance of the fifth metacarpus and hypothenar in two useful grips of the hand. *Am J Phys Med Rehabil.* 1993;72:210-213.
52. Hazelton FT, Smidt GL, Flatt AE, Stephens RI. The influence of wrist position on the force produced by the finger flexors. *J Biomech.* 1975;8:301-306.
53. MacDermid JC, Lee A, Richards RS, Roth JH. Individual finger strength: are the ulnar digits "powerful"?.*J Hand Ther.* 2004;17:364-367.
54. Kamakura N, Matsuo M, Ishii H, Mitsuboshi F, Miura Y. Patterns of static prehension in normal hands. *Am J Occup Ther.* 1980;34:437-445.
55. Sollerman C, Sperling L. Evaluation of ADL function-especially hand function. *Scand J Rehabil Med.* 1978;10:139-143.
56. Basmajian JV, DeLuca CJ. *Muscles Alive: Their Function Revealed by Electromyography.* 5th ed. Baltimore, MD: Williams & Wilkins; 1985.
57. Benz P. Systemization of the grip of the hand in relation to finger motor systems. *Scand J Rehabil Med.* 1974;6:158-165.
58. Benz P. Motor balance in formation and release of the extension grip. *Scand J Rehabil Med.* 1980;12:155-160.
59. Sollerman C, Sperling L. Classification of the hand grip: a preliminary study. *Am J Occup Med.* 1976;18: 395-398.
60. Sperling L, Jacobson-Sollerman C. The grip pattern of the healthy hand during eating. *Scand J Rehabil Med.* 1977;9:115-121.
61. Maier MA, Hepp-Reymond M-C. EMG activation patterns during force production in precision grip. *Exp Brain Res.* 1995;103:108-122.

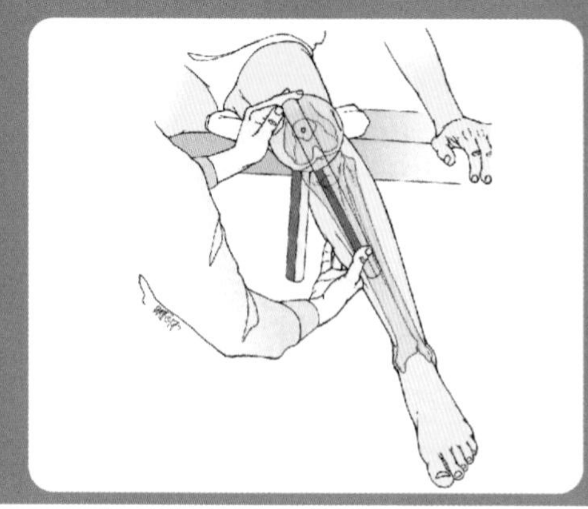

Cadera 6

BÚSQUEDA RÁPIDA

(*continúa*)

BÚSQUEDA RÁPIDA *(continuación)*

La práctica hace al maestro: formularios de resumen y evaluación. Formularios 6-1 a 6-19 disponibles en: http://thepoint.lww.com/Clarkson4e

ARTICULACIONES Y MOVIMIENTOS

La *articulación de la cadera* es una enartrosis (articulación esferoidea) (fig. 6-1) formada proximalmente por la superficie cóncava (en forma de copa) del acetábulo de la pelvis y, de manera distal, por la cabeza convexa (con forma esférica) del fémur. Los movimientos de la articulación de la cadera incluyen flexión, extensión, abducción, aducción y rotaciones interna y externa.

Desde la posición anatómica, la articulación de la cadera se puede flexionar y extender en el plano sagital, con movimiento alrededor de un eje frontal, y abducirse y aducirse en el plano frontal alrededor de un eje sagital (fig. 6-2). Con la cadera en posición de 90° de flexión, las rotaciones interna y externa de la cadera se producen en el plano frontal alrededor de un eje sagital (fig. 6-3). La rotación de la cadera también puede efectuarse en posición anatómica, con movimiento en el plano transversal alrededor de un eje longitudinal (vertical).

Los movimientos en la articulación de la cadera pueden atribuirse al movimiento del fémur sobre la pelvis, de la pelvis sobre el fémur o del fémur y la pelvis. Las técnicas de evaluación de la amplitud de movimiento (AdM) y la fuerza muscular de la articulación de la

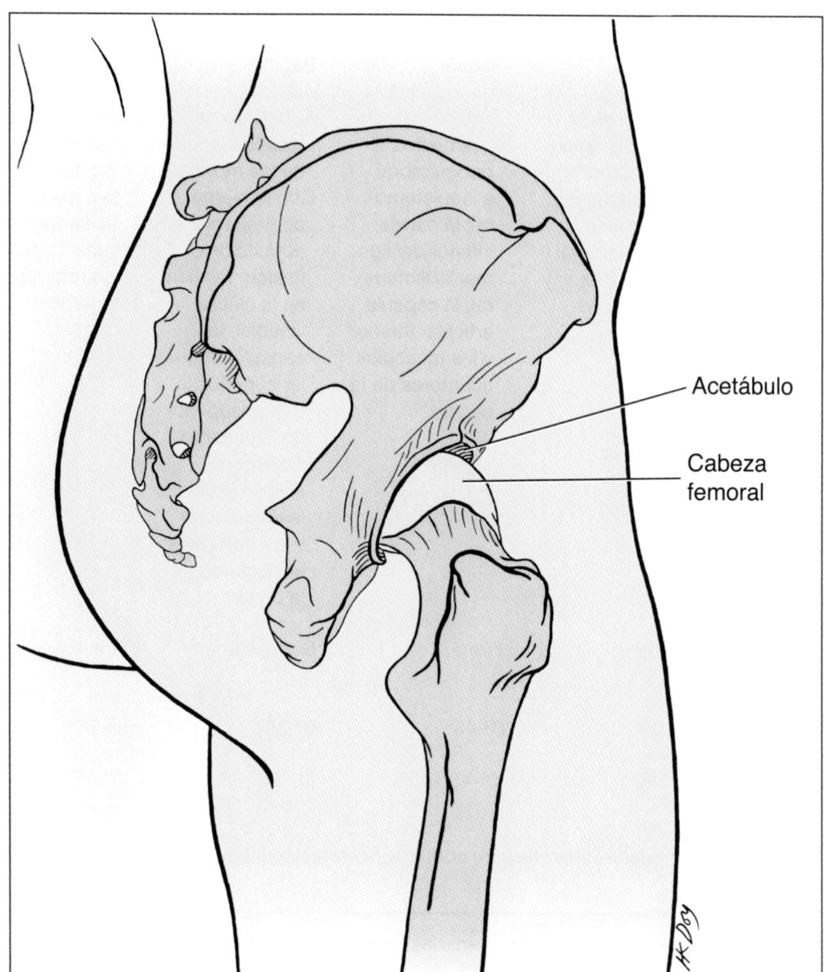

Figura 6-1 Articulación de la cadera: la cabeza convexa del fémur se articula con la superficie cóncava del acetábulo.

cadera se llevan a cabo moviendo el fémur sobre una pelvis que se encuentra fija. Los movimientos que se producen en las articulaciones más centrales pueden potenciar el movimiento en la articulación de la cadera. Por lo tanto, al llevar a cabo la evaluación de la AdM y la fuerza muscular de esta articulación, resulta necesario estabilizar la pelvis para evitar el movimiento lumbopélvico que aumentaría el movimiento de la cadera y, a su vez, daría la apariencia de una AdM de la cadera mayor de la que en realidad se presenta. Los movimientos de la articulación de la cadera se describen en la tabla 6-1.

TABLA 6-1 Estructura articular: movimientos de la cadera

	Flexión	Extensión	Abducción	Aducción	Rotación interna	Rotación externa
Articulación[1,2]	Cadera	Cadera	Cadera	Cadera	Cadera	Cadera
Plano	Sagital	Sagital	Frontal	Frontal	Horizontal	Horizontal
Eje	Frontal	Frontal	Sagital	Sagital	Longitudinal	Longitudinal
Factores limitantes normales[1,3-6,*] (*véase* fig. 6-4A y B)	Aposición de tejidos blandos de la cara anterior del muslo y el abdomen (la rodilla está flexionada); tensión en la cápsula articular posterior de la cadera y el glúteo mayor	Tensión en la cápsula articular anterior; los ligamentos iliofemoral, isquiofemoral y pubofemoral; y el iliopsoas	Tensión en los ligamentos pubofemoral e isquiofemoral, la banda inferior del ligamento iliofemoral, la cápsula articular inferior y los músculos aductores de la cadera	Aposición de tejidos blandos de los muslos Con la pierna contralateral en abducción o flexión; tensión en la cintilla iliotibial, la cápsula articular superior, la banda superior del ligamento iliofemoral, el ligamento isquiofemoral y los músculos abductores de la cadera	Tensión en el ligamento isquiofemoral, la cápsula articular posterior y los músculos rotadores externos	Tensión en los ligamentos iliofemoral y pubofemoral, la cápsula articular anterior y los músculos rotadores mediales
Sensación de tope normal[3,7]	Suave/firme	Firme	Firme	Suave/firme	Firme	Firme
AdMA normal[8]	0°-120°	0°-30°	0°-45°	0°-30°	0°-45°	0°-45°
(AdMA)[9]	(0°-120°)	(0°-20°)	(0°-40°-45°)	(0°-25°-30°)	(0°-35°-40°)	(0°-35°-40°)
Patrón capsular[7,10]	El orden de restricción puede variar: flexión, abducción y rotación interna					

Nota: la amplitud de movimiento normal de extensión de la cadera varía según las fuentes, oscilando entre 10° y 30°.[4,8,9,11-13]

*Hay pocas investigaciones concluyentes que identifiquen los factores limitantes normales (FLN) del movimiento articular. Los FLN y las sensaciones de tope aquí indicadas se basan en el conocimiento de la anatomía, la experiencia clínica y las referencias disponibles.

AdMA: amplitud de movimiento activo.

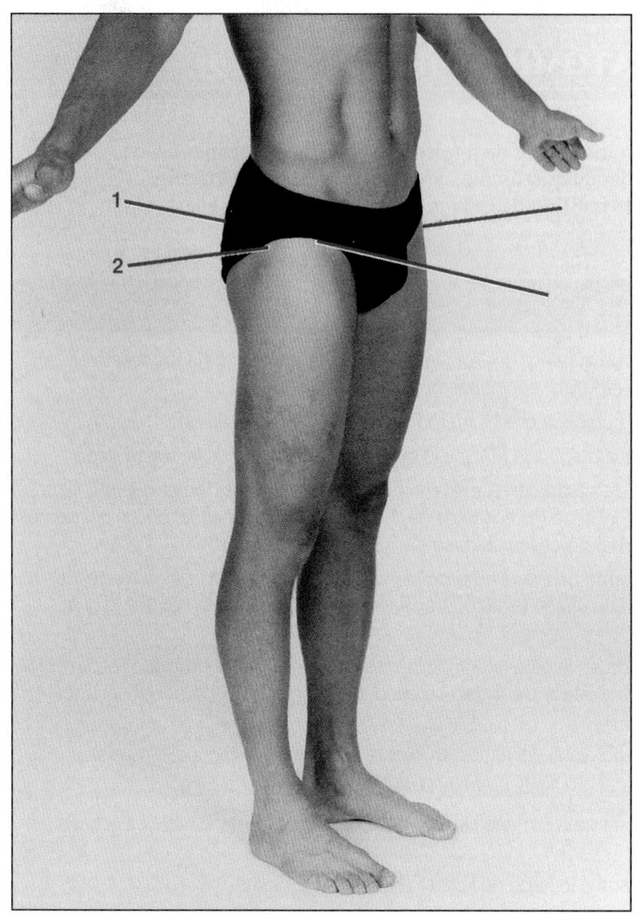

Figura 6-2 Ejes de la articulación de la cadera: (*1*) abducción y aducción; (*2*) flexión y extensión.

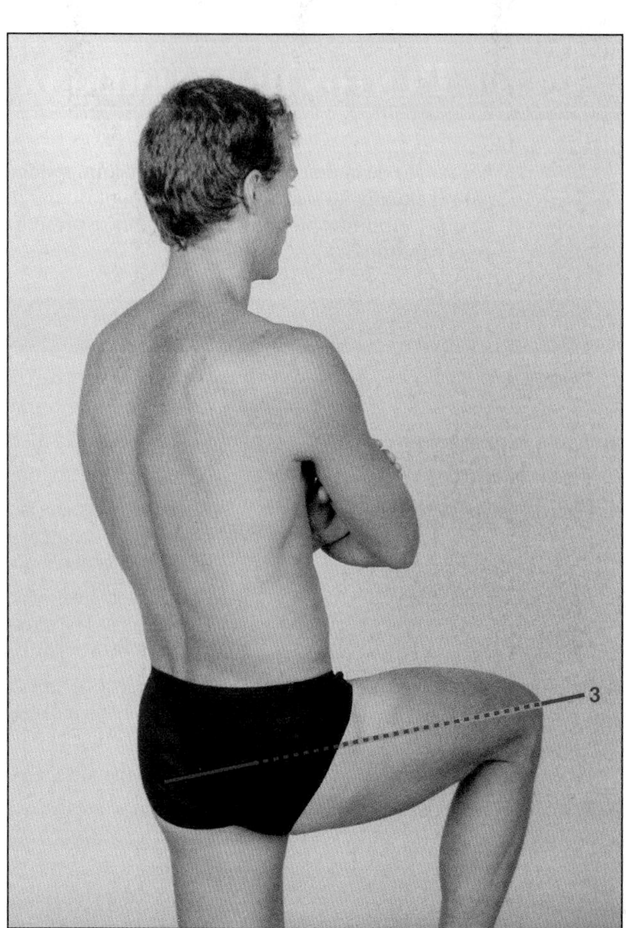

Figura 6-3 Ejes de la articulación de la cadera: (*3*) rotaciones interna y externa.

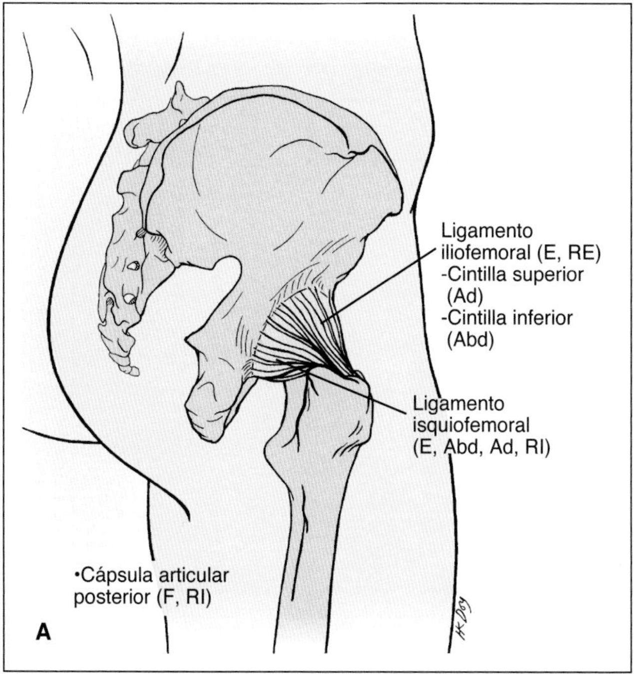

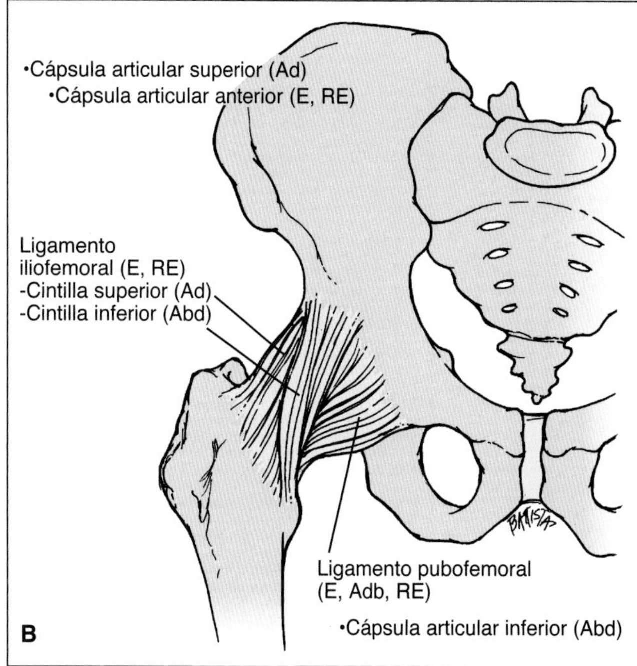

Figura 6-4 Factores limitantes normales. **A.** Vista posterolateral de la articulación de la cadera en la que se muestran las estructuras no contráctiles que a menudo limitan el movimiento. **B.** Vista anterolateral de la articulación de la cadera en la que se muestran las estructuras no contráctiles que suelen limitar el movimiento. El movimiento limitado por estructuras se identifica entre paréntesis mediante las siguientes abreviaturas: Abd: abducción; Ad: aducción; E: extensión; F: flexión; RE: rotación externa; RI: rotación interna. No se ilustran los músculos que por lo general limitan el movimiento.

PUNTOS DE REFERENCIA ANATÓMICOS (FIGS. 6-5 A 6-9)

Por medio de la descripción y la ilustración, se identifican los puntos de referencia anatómicos pertinentes para evaluar la AdM articular y la fuerza muscular de la cadera. Los músculos se excluyen de esta descripción ya que los puntos precisos de palpación se presentan en la revisión de cada prueba muscular más adelante en el capítulo.

Estructura	Ubicación
1. Cresta ilíaca	Borde óseo convexo en el borde superior del ilion; la parte superior de la cresta ilíaca está al mismo nivel que los procesos (apófisis) espinosos de L4 y L5.
2. Espina ilíaca anterosuperior (EIAS)	Prominencia ósea redondeada ubicada en el extremo anterior de la cresta ilíaca.
3. Tubérculo del ilion	Cerca de 5 cm por encima de y lateral a la EIAS, a lo largo del labio lateral de la cresta ilíaca.
4. Espina ilíaca posterosuperior (EIPS)	Protuberancia ósea redondeada situada en el extremo posterior de la cresta ilíaca, que se palpa de manera subcutánea en el fondo de los hoyuelos de Venus en la cara proximal de las nalgas; las espinas se encuentran a nivel del proceso espinoso de S2.
5. Tuberosidad isquiática	Con la cadera flexionada de forma pasiva, esta prominencia ósea es lateral a la línea media del cuerpo y justo proximal al pliegue glúteo (el surco transversal profundo entre la nalga y la cara posterior del muslo).
6. Trocánter mayor	Con la punta del pulgar ubicada en la cara lateral de la cresta ilíaca, la punta del dedo medio colocado de manera distal en la cara lateral del muslo se encuentra con el borde superior del trocánter mayor.
7. Tubérculo del aductor	Proyección medial en el extremo distal del fémur, en la cara proximal del epicóndilo medial.
8. Epicóndilo lateral del fémur	Pequeña prominencia ósea en el cóndilo lateral del fémur.
9. Rótula	Hueso sesamoideo triangular de gran tamaño situado en la cara anterior de la rodilla. Su base es proximal y su vértice distal.
10. Borde anterior de la tibia	Cresta ósea subcutánea ubicada a lo largo de la cara anterior de la pierna.

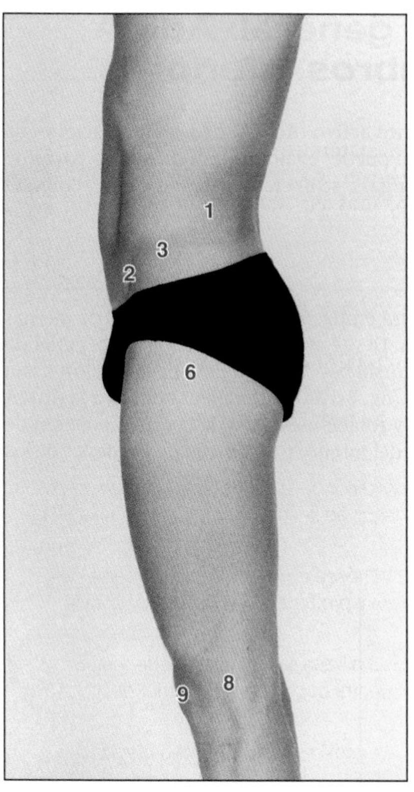

Figura 6-5 Cara lateral del tronco y el muslo.

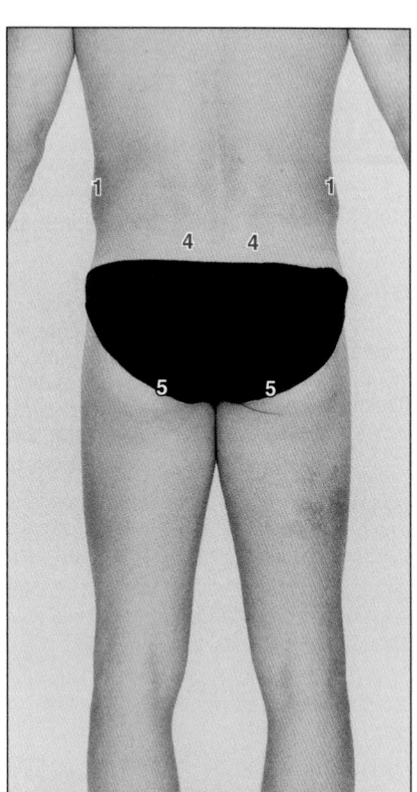

Figura 6-6 Cara posterior del tronco y el muslo.

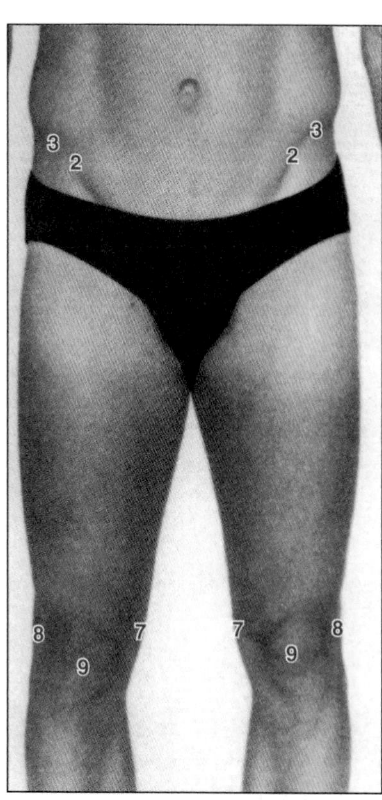

Figura 6-7 Cara anterior del tronco y el muslo.

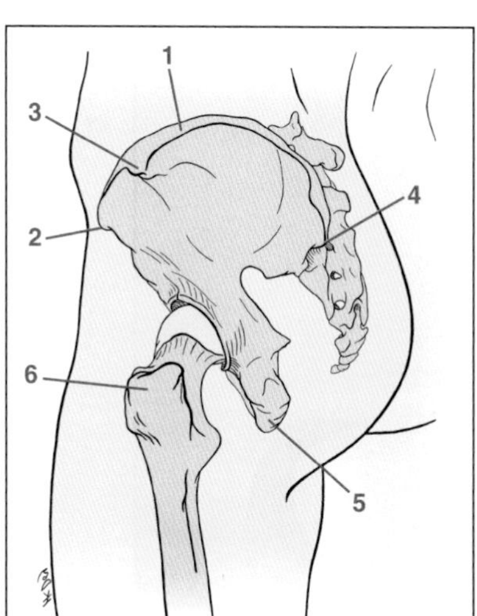

Figura 6-8 Características anatómicas óseas: cara posterolateral de la pelvis y el muslo.

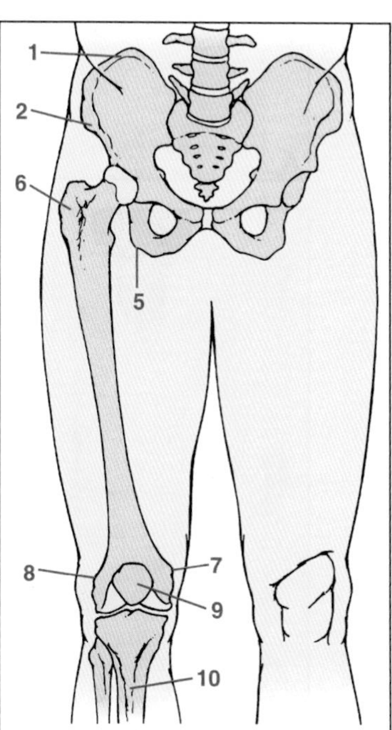

Figura 6-9 Características anatómicas óseas: cara anterior de la pelvis, el muslo y la rodilla.

EVALUACIÓN Y MEDICIÓN DE LA ADM ARTICULAR

La práctica hace al maestro

Para practicar las habilidades expuestas en esta sección o para hacer un repaso práctico, utilice los formularios de resumen y evaluación «La práctica hace al maestro» que se encuentran en:

http://thepoint.lww.com/Clarkson4e.

Exploración general: AdMA de los miembros inferiores

La amplitud de movimiento activo (AdMA) de las articulaciones de los miembros inferiores puede evaluarse mientras el paciente soporta su propio peso (carga) o se libera de este (descarga), como se indica a continuación.

Descarga

1. El paciente se encuentra en decúbito supino con ambas piernas en posición anatómica. Desde esta posición, el paciente extiende los dedos de los pies, dorsiflexiona el tobillo y lleva el talón hacia la cadera contralateral (fig. 6-10A). El terapeuta observa la AdMA de flexión, abducción y rotación externa de la cadera; flexión de la rodilla; dorsiflexión del tobillo; y extensión de los dedos de los

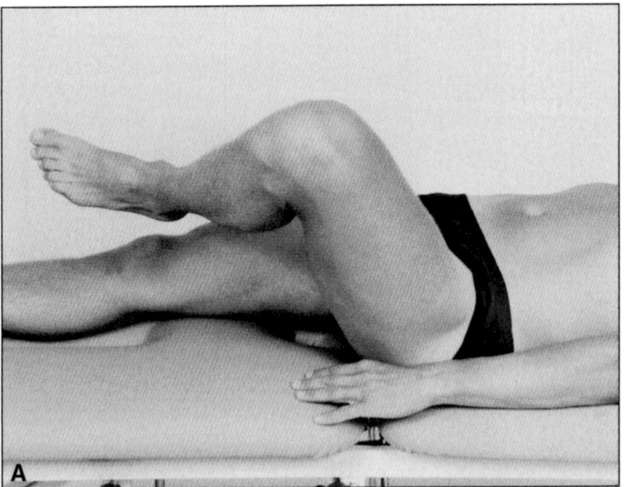

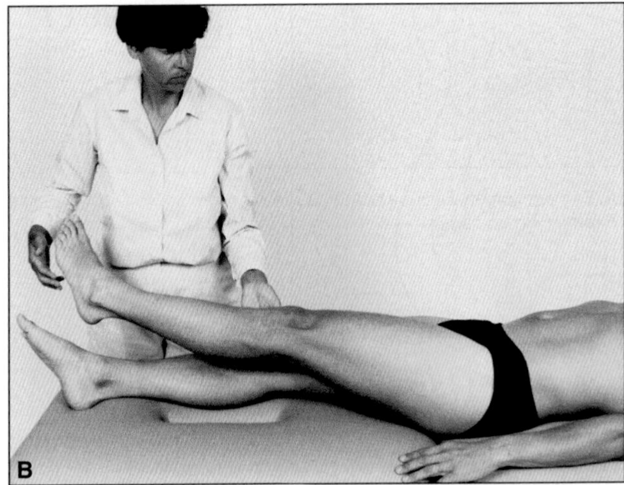

Figura 6-10 **A.** Exploración en descarga: amplitud de movimiento activo (AdMA) de los miembros inferiores. **B.** Exploración con descarga: AdMA de los miembros inferiores.

pies. El nivel alcanzado por el talón mientras el paciente intenta tocar la cadera contralateral puede usarse como guía de la AdMA de las articulaciones de la cadera y de la rodilla.

2. Después, el paciente flexiona los dedos de los pies, hace flexión plantar del tobillo, extiende y aduce la rodilla, rota en dirección interna y extiende la cadera para mover el dedo gordo del pie hacia la esquina al otro lado de la camilla de exploración (*véase* fig. 6-10B). El terapeuta observa la AdMA de aducción y rotación interna de la cadera; extensión de la rodilla; flexión plantar del tobillo; y flexión de los dedos del pie.

Carga

1. El paciente se pone en cuclillas (fig. 6-11A). El terapeuta observa la AdMA de flexión bilateral de la cadera, flexión de la rodilla, dorsiflexión del tobillo y extensión de los dedos del pie.

2. Una vez de pie, el paciente se eleva sobre las puntas de los dedos (fig. 6-11B). El terapeuta observa la AdMA de extensión de la cadera, de extensión de la rodilla, de flexión plantar del tobillo y de extensión de los dedos de los pies de ambos lados.

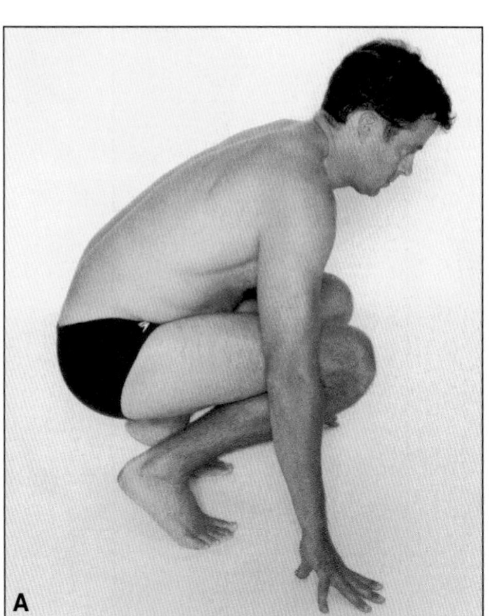

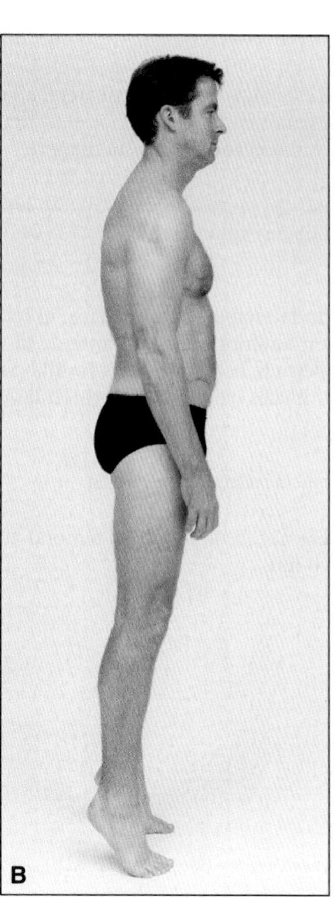

Figura 6-11 **A.** Exploración en carga: amplitud de movimiento activo (AdMA) de los miembros inferiores. **B.** Exploración en carga: AdMA de los miembros inferiores.

Flexión de la cadera

Evaluación de la AdMA

Movimiento sustituto. Basculación pélvica posterior y flexión de la columna lumbar.

Evaluación de la AdMP

Posición inicial. El paciente está en decúbito supino. La cadera y la rodilla del lado a evaluar se colocan en posición anatómica (fig. 6-12). La pelvis se ubica en posición neutra, es decir, las EIAS y la sínfisis del pubis se ubican en el mismo plano frontal y las EIAS derecha e izquierda se encuentran en el mismo plano transversal.[11,14]

Estabilización. El terapeuta estabiliza la pelvis ipsilateral a la altura de la EIAS y la cresta ilíaca para mantener una posición neutra. El tronco se estabiliza al posicionar el cuerpo de esta manera.

Colocación distal de la mano del terapeuta. El terapeuta levanta el miembro inferior de la camilla de exploración y sujeta la cara posterior del fémur distal.

Posición final. Manteniendo la estabilización pélvica, el terapeuta mueve el fémur en dirección anterior hasta el límite de la flexión de la cadera (fig. 6-13). Se permite la flexión de la rodilla para evitar que los músculos isquiotibiales biarticulares limiten la AdM de flexión de la cadera.

Sensación de tope. *Flexión de la cadera:* suave/firme.

Rotación articular.[6] *Flexión de la cadera:* la cabeza femoral convexa gira en el acetábulo cóncavo fijo.

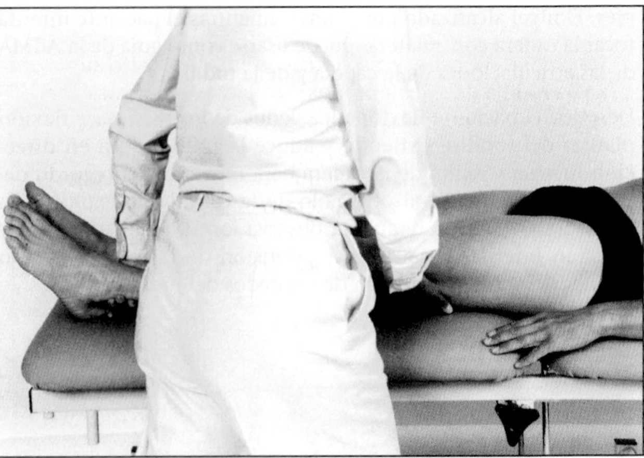

Figura 6-12 Posición inicial: flexión de la cadera.

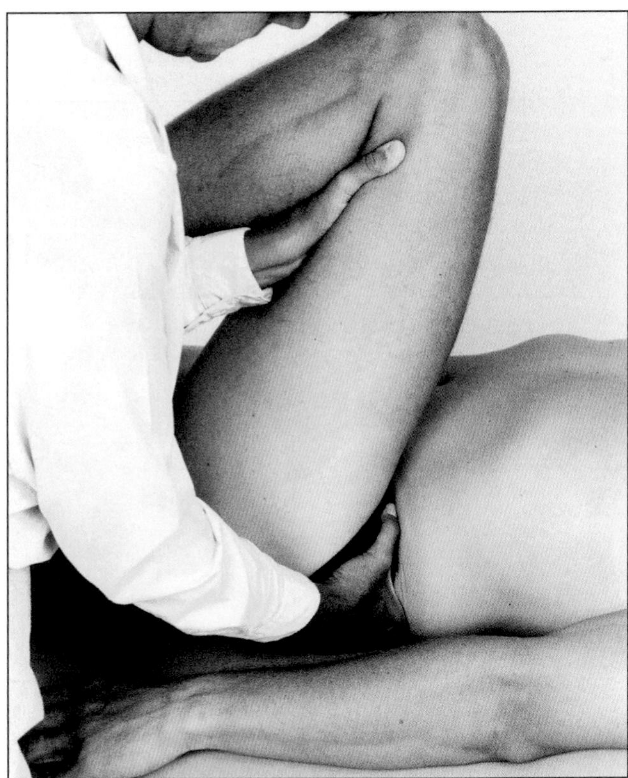

Figura 6-13 Sensación de tope suave o firme al final de la flexión de la cadera.

Medición: goniómetro universal

Posición inicial. El paciente se encuentra en decúbito supino. La cadera y la rodilla del lado a evaluar se colocan en posición anatómica (fig. 6-14). La pelvis se ubica posición neutra.

Estabilización. El tronco se estabiliza con la posición inicial y el terapeuta estabiliza la pelvis ipsilateral.

Eje del goniómetro. El eje se coloca sobre el trocánter mayor del fémur (fig. 6-15).

Brazo fijo. Se ubica paralelo a la línea axilar media del tronco.

Brazo móvil. Se posiciona paralelo al eje longitudinal del fémur, apuntando hacia el epicóndilo lateral.

Posición final. La cadera se desplaza hasta el límite de la **flexión de la cadera (120°)** (fig. 6-16). Se permite la flexión de la rodilla para evitar que los músculos isquiotibiales limiten la AdM de flexión de la cadera.

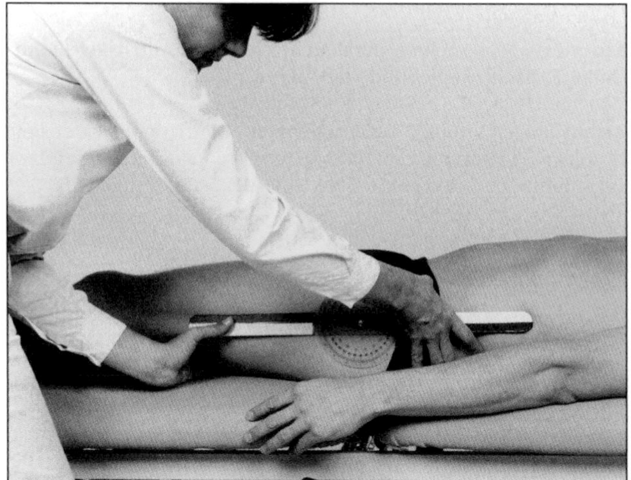

Figura 6-14 Posición inicial: flexión de la cadera.

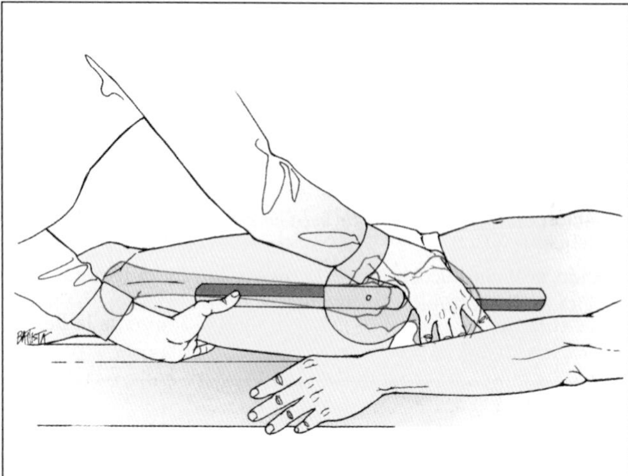

Figura 6-15 Alineación del goniómetro: flexión de la cadera.

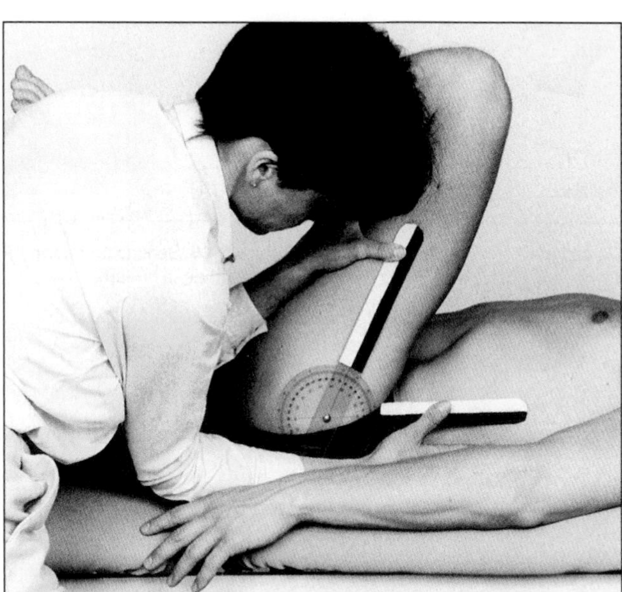

Figura 6-16 Posición final: flexión de la cadera.

Extensión de la cadera

Evaluación de la AdMA

Movimiento sustituto. Basculación pélvica anterior y extensión de la columna lumbar.

Evaluación de la AdMP

Formulario 6-2

Posición inicial. El paciente está en decúbito prono. Ambas caderas y rodillas se ubican en posición anatómica. Los pies se colocan sobre el extremo de la camilla (fig. 6-17).

Estabilización. El terapeuta estabiliza la pelvis.

Colocación distal de la mano del terapeuta. El terapeuta sujeta la cara anterior del fémur distal.

Posición final. El terapeuta desplaza el fémur en dirección posterior hasta el límite de la extensión de la cadera (fig. 6-18).

Sensación de tope. *Extensión de la cadera:* firme.

Rotación articular.[6] *Extensión de la cadera:* la cabeza femoral convexa gira en el acetábulo cóncavo fijo.

Medición: goniómetro universal

Posición inicial. El paciente está en decúbito prono. Las caderas y las rodillas se colocan en posición anatómica. Los pies se ubican sobre el extremo de la camilla de exploración (fig. 6-19).

Estabilización. La pelvis se estabiliza por medio del uso de correas. Como alternativa, un segundo terapeuta puede ayudar a estabilizar la pelvis de forma manual.

Eje del goniómetro. El eje del goniómetro se coloca sobre el trocánter mayor del fémur.

Brazo fijo. Se ubica paralelo a la línea axilar media del tronco.

Brazo móvil. Se posiciona paralelo al eje longitudinal del fémur, apuntando hacia el epicóndilo lateral.

Posición final. La rodilla del paciente se mantiene en extensión para colocar el recto femoral libre de tensión. La cadera se desplaza hasta el límite de la **extensión de la cadera (30°)** (fig. 6-20).

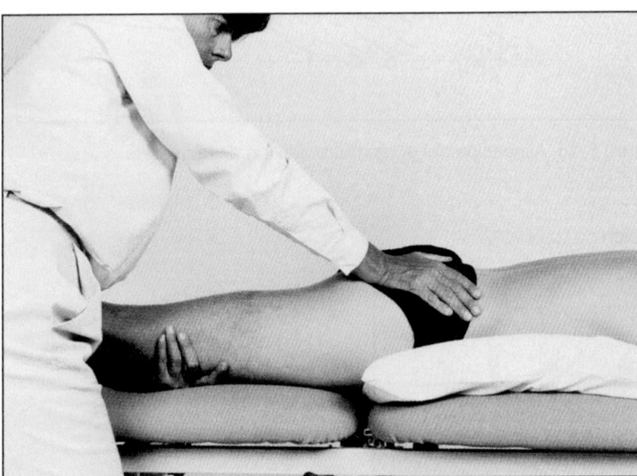

Figura 6-17 Posición inicial: extensión de la cadera.

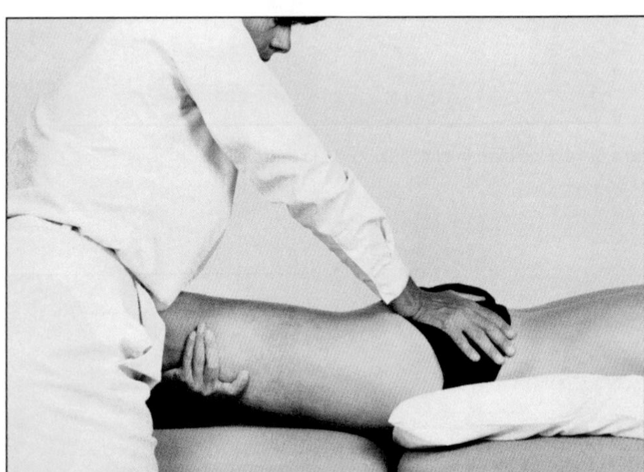

Figura 6-18 Sensación de tope firme al final del movimiento de extensión de la cadera.

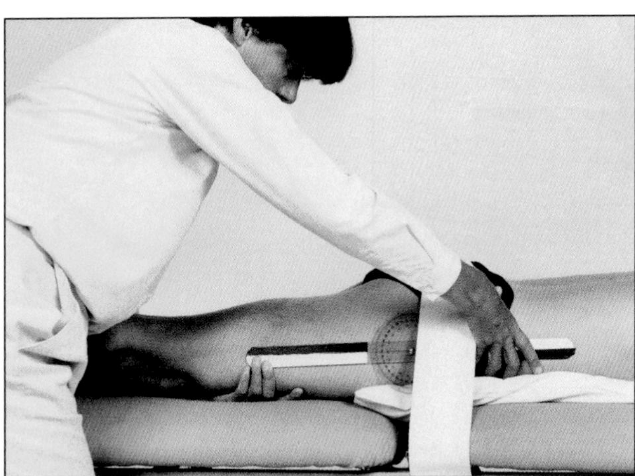

Figura 6-19 Posición inicial: extensión de la cadera.

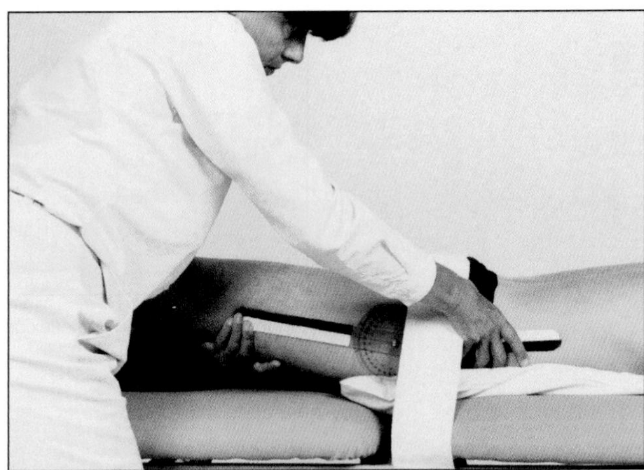

Figura 6-20 Posición final: extensión de la cadera.

Abducción de la cadera

Evaluación de la AdMA

Movimiento sustituto. Rotación externa y flexión de la cadera y desplazamiento de la pelvis ipsilateral.

Evaluación de la AdMP

Formulario 6-3

Posición inicial. El paciente está en decúbito supino, la pelvis está nivelada y los miembros inferiores se encuentran en posición anatómica (fig. 6-21).

Estabilización. El terapeuta estabiliza la pelvis ipsilateral. Si se requiere una estabilización adicional del tronco y la pelvis, el miembro inferior contralateral se puede colocar en abducción de la cadera, con la rodilla flexionada sobre el borde de la camilla y el pie apoyado en un taburete (*véase* fig. 6-26).

Colocación distal de la mano del terapeuta. El terapeuta sujeta la cara medial del fémur distal.

Posición final. El terapeuta mueve el fémur hasta el límite del movimiento de abducción de la cadera (fig. 6-22).

Sensación de tope. *Abducción de la cadera:* firme

Deslizamiento articular. *Abducción de la cadera:* la cabeza femoral convexa se desliza de manera inferior sobre el acetábulo cóncavo fijo.

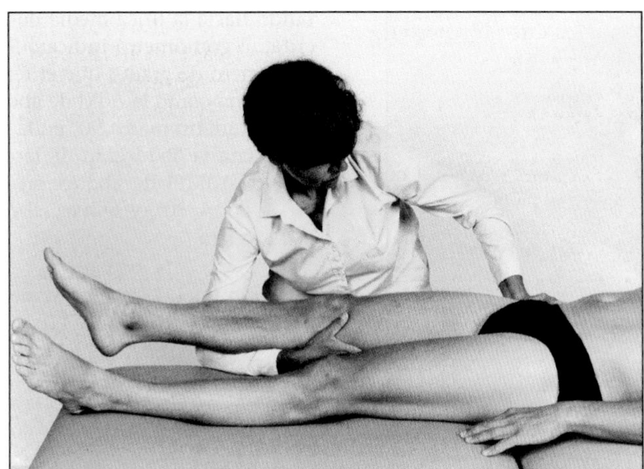

Figura 6-21 Posición inicial para la abducción de la cadera.

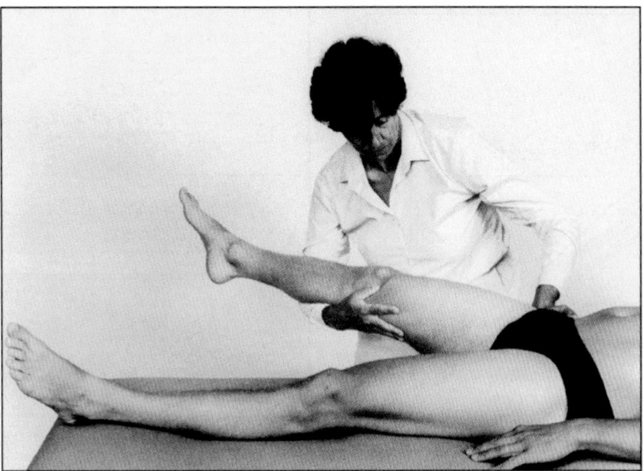

Figura 6-22 Sensación de tope firme al final de la abducción de la cadera.

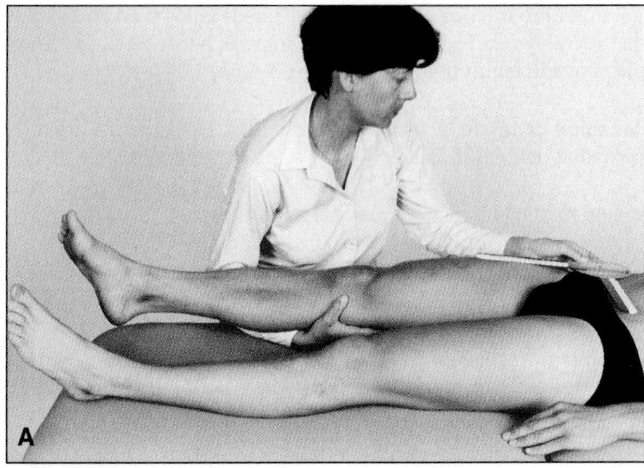

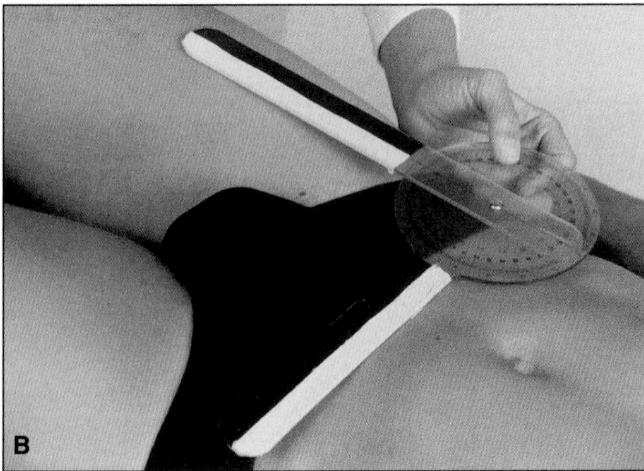

Figura 6-23 **A.** Posición inicial: abducción de la cadera. **B.** Alineación del goniómetro.

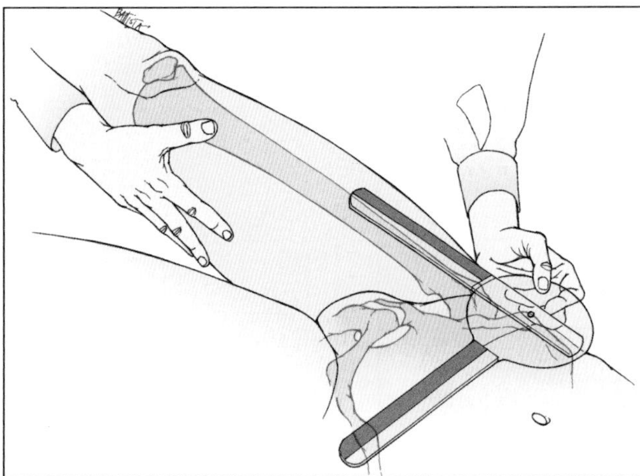

Figura 6-24 Alineación del goniómetro: abducción y aducción de la cadera.

Medición: goniómetro universal

Posición inicial. El paciente está en decúbito supino con los miembros inferiores en posición anatómica (fig. 6-23A). El terapeuta debe asegurarse de que la pelvis esté nivelada.

Estabilización. El terapeuta estabiliza la pelvis ipsilateral. Si se requiere una estabilización adicional del tronco y de la pelvis, el miembro inferior contralateral se puede colocar en abducción de la cadera, con la rodilla flexionada sobre el borde de la camilla y el pie apoyado sobre un taburete (*véase* fig. 6-26).

Eje del goniómetro. Se coloca sobre la EIAS del lado que se va a medir (figs. 6-23B y 6-24).

Brazo fijo. Se ubica a lo largo de una línea que une las dos EIAS.

Brazo móvil. Se coloca paralelo al eje longitudinal del fémur, apuntando hacia la línea media de la rótula. En la posición inicial descrita, el goniómetro indicará 90°. Lo anterior se registra como 0°. El número de grados que el fémur se aleja de esta posición inicial se registra como la AdM de abducción de la cadera. Por ejemplo, si el goniómetro marca 90° en la posición inicial y 60° en la posición final para la abducción de la cadera, la amplitud de movimiento pasivo (AdMP) de abducción de la cadera será de 30° (es decir, 90° − 60° = 30°) y se hace el registro como 0° a 30° de abducción de la cadera.

Posición final. La cadera se desplaza hasta el límite de la **abducción de la cadera (45°)** (fig. 6-25).

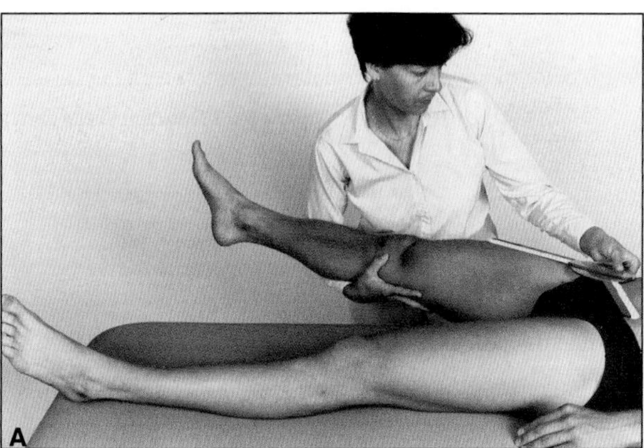

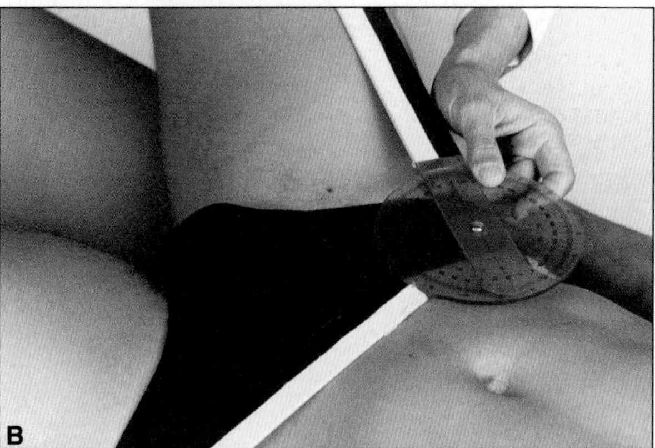

Figura 6-25 A. Posición final: abducción de la cadera. **B.** Alineación del goniómetro.

Aducción de la cadera

Evaluación de la AdMA

Movimiento sustituto. Rotación interna de la cadera y desplazamiento de la pelvis contralateral.

Evaluación de la AdMP

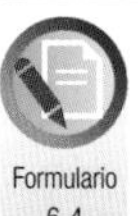
Formulario 6-4

Posición inicial. El paciente se encuentra en decúbito supino, la pelvis está nivelada y el miembro inferior se coloca en posición anatómica. La cadera del lado no evaluado se abduce para permitir una AdM de aducción completa en el lado sometido a la prueba. La extremidad no evaluada en abducción puede permanecer en la camilla de exploración o la rodilla puede flexionarse sobre el borde de esta, con el pie apoyado sobre un taburete (fig. 6-26).

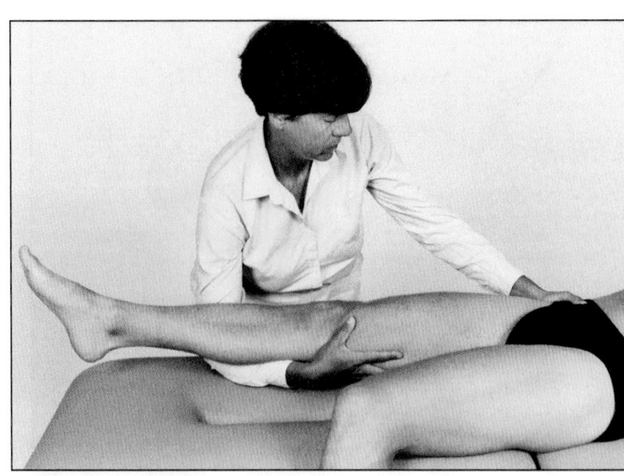

Figura 6-26 Posición inicial: aducción de la cadera.

Estabilización. El terapeuta estabiliza la pelvis ipsilateral.

Colocación distal de la mano del terapeuta. El terapeuta sujeta el fémur distal.

Posición final. El terapeuta mueve el fémur hasta el límite de la AdM de aducción de la cadera (fig. 6-27).

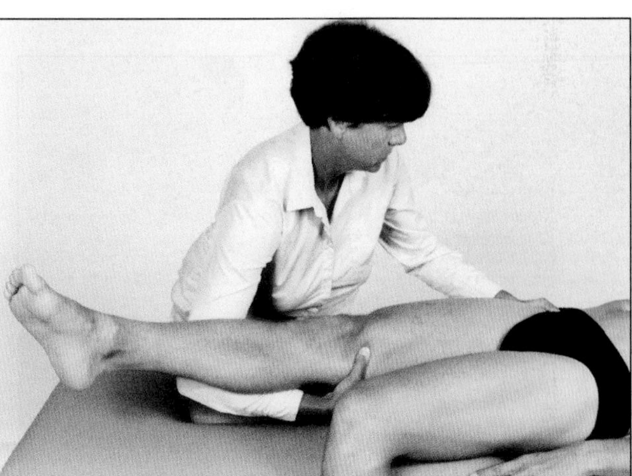

Figura 6-27 Sensación de tope suave o firme hacia el final de la aducción de la cadera.

Sensación de tope. *Aducción de la cadera:* suave/firme.

Deslizamiento articular. *Aducción de la cadera:* la cabeza femoral convexa se desliza superiormente sobre el acetábulo cóncavo fijo.

Medición: goniómetro universal

Posición inicial. El paciente está en decúbito supino con el miembro inferior colocado en posición anatómica. La cadera del lado no evaluado se abduce para permitir una amplitud completa de aducción de la cadera del lado sometido a la prueba. La pelvis se encuentra nivelada.

Estabilización. El terapeuta estabiliza la pelvis ipsilateral.

Eje del goniómetro. Se posiciona sobre la EIAS del lado que se está midiendo. El goniómetro se alinea de la misma manera que para efectuar la medición de la AdM de abducción de la cadera (*véase* fig. 6-24).

Brazo fijo. Se coloca a lo largo de una línea que une las dos EIAS.

Brazo móvil. Se ubica paralelo al eje longitudinal del fémur, apuntando hacia la línea media de la rótula. En la posición inicial descrita, el goniómetro indicará 90°. Esto se registra como 0°. El número de grados que el fémur se aleja de esta posición inicial se registra como la AdM de aducción de la cadera. Por ejemplo, si el goniómetro marca 90° en la posición inicial y 105° en la posición final para la aducción de la cadera, la AdMP de aducción de la cadera sería de 15° (es decir, 105° − 90° = 15°) y se registraría como 0° a 15° de aducción de la cadera.

Posición final. La cadera se desplaza hasta el límite de la **aducción de la cadera (30°)** (fig. 6-28).

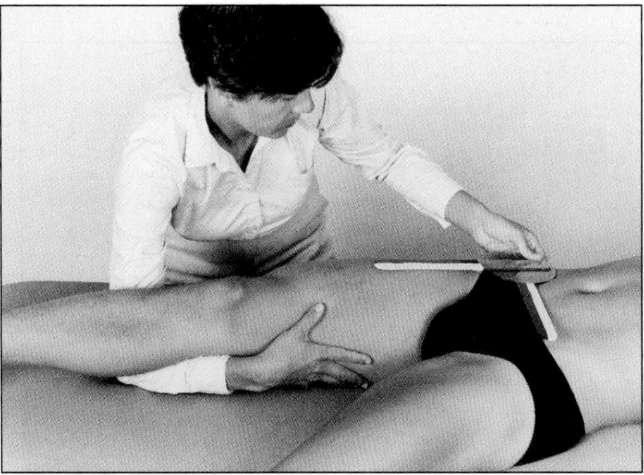

Figura 6-28 Posición final: medición con goniómetro universal de la aducción de la cadera.

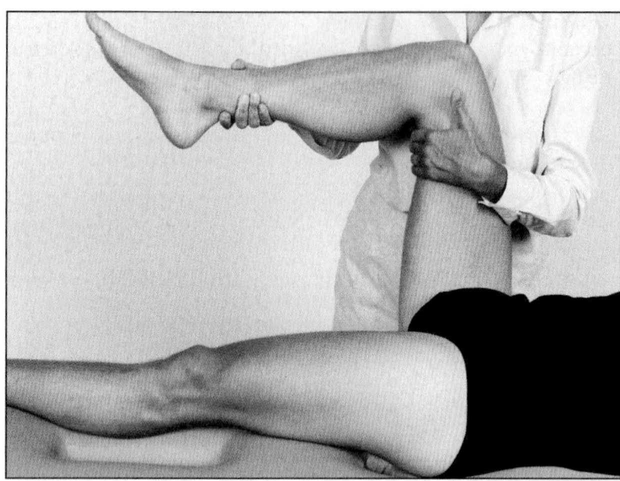

Figura 6-29 Posición inicial: rotación interna y rotación externa de la cadera.

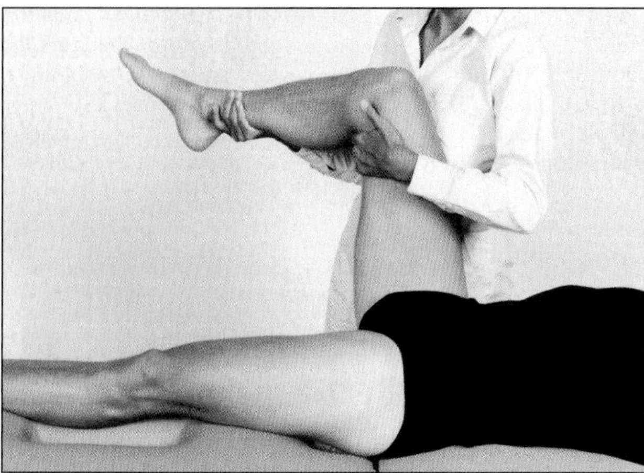

Figura 6-30 Sensación de tope firme en el límite de la rotación interna de la cadera.

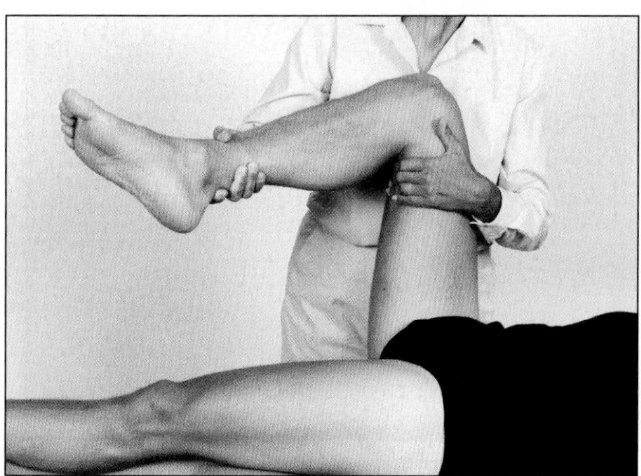

Figura 6-31 Sensación de tope firme en el límite de la rotación externa de la cadera.

Rotaciones interna y externa de la cadera

Evaluación de la AdMA

Movimiento sustituto. Inclinación lateral de la pelvis. Al sentarse, el paciente desplaza el peso del cuerpo para elevar la pelvis y levantar las nalgas de la superficie del asiento.

Evaluación de la AdMP

Formularios 6-5 y 6-6

Posición inicial. El paciente se encuentra en sedestación o en decúbito supino con la cadera y la rodilla flexionadas a 90° (fig. 6-29).

Estabilización. La pelvis se estabiliza con la posición inicial. El terapeuta mantiene la posición del fémur sin restringir el movimiento.

Colocación distal de la mano del terapeuta. El terapeuta sujeta la tibia distal y el peroné.

Posición final. El terapeuta mueve la tibia y el peroné en dirección lateral hasta el límite de la rotación interna de la cadera (fig. 6-30) y en dirección medial hasta el límite de la rotación externa de la cadera (fig. 6-31). Deben tenerse en cuenta las tensiones que soporta la articulación de la rodilla y actuar con precaución.

Sensaciones de tope. *Rotación interna de la cadera:* firme; *rotación externa de la cadera:* firme.

Deslizamiento articular. *Rotación interna de la cadera:* la cabeza femoral convexa se desliza sobre el acetábulo cóncavo fijo en dirección posterior (con la cadera en posición anatómica) y en dirección inferior (con la cadera flexionada a 90°).

Rotación externa de la cadera: la cabeza femoral convexa se desliza sobre el acetábulo cóncavo fijo en dirección anterior (con la cadera en posición anatómica) y en dirección superior (con la cadera flexionada a 90°).

Medición: goniómetro universal

Posición inicial. El paciente está sentado. En esta posición, la cadera que se mide está en 90º de flexión y rotación neutra, con la rodilla flexionada a 90º. Se coloca una almohadilla bajo la parte distal del muslo para mantenerlo en posición horizontal. La cadera contralateral se abduce y el pie se apoya sobre un taburete (fig. 6-32).

Posiciones iniciales alternas:

- Decúbito supino con los miembros inferiores colocados en posición anatómica
- Decúbito supino con la cadera y la rodilla flexionadas a 90º (*véase* fig. 6-29)
- Decúbito supino-sedestación (es decir, en decúbito supino con las rodillas flexionadas a 90º sobre el extremo de la camilla)
- Decúbito prono con la rodilla flexionada a 90º (*véase* fig. 6-37)

La AdMP de rotación de la cadera es mayor cuando se mide con el paciente en decúbito prono que cuando se encuentra sentado.[15] Las mediciones de la rotación pasiva de la cadera también difieren cuando el paciente se coloca en sedestación frente a supinación.[16] Para evaluar con precisión el progreso del paciente, el terapeuta debe registrar la posición usada para medir la AdMP de rotación de la cadera[15] y emplear la misma posición en las ocasiones siguientes.

Estabilización. La pelvis se estabiliza mediante la posición inicial. El terapeuta mantiene la posición del fémur sin restringir el movimiento. Al sentarse, el paciente se sujeta del borde de la camilla. En decúbito prono, la pelvis se estabiliza por medio del uso de correas (*véase* fig. 6-37).

Eje del goniómetro. El eje del goniómetro se coloca sobre el punto medio de la rótula (figs. 6-33 y 6-34).

Brazo fijo. Se ubica perpendicular al piso.

Brazo móvil. Se posiciona paralelo a la línea media anterior de la tibia.

Posiciones finales. *Rotación interna* (fig. 6-35; *véase* fig. 6-34): la cadera se desplaza hasta el límite de la **rotación interna de la cadera (45º)** mientras la pierna y el pie se mueven en dirección lateral.

Rotación externa (figs. 6-36 y 6-37): la cadera se desplaza hasta el límite de la **rotación externa de la cadera (45º)** mientras la pierna y el pie se mueven en dirección medial.

Las mediciones de la AdMP de rotación de la cadera pueden no ser exactas cuando la técnica de medición se ve influida por la movilidad en la articulación de la rodilla. Harris-Hayes y cols.[17] midieron la AdMP de rotación de la cadera en decúbito prono con la rodilla flexionada a 90º, con y sin la articulación tibiofemoral estabilizada. Los investigadores hallaron un aumento clínico relevante en la AdMP de rotación de la cadera en las mujeres (no en los hombres), el cual se atribuye al movimiento en la articulación de la rodilla.

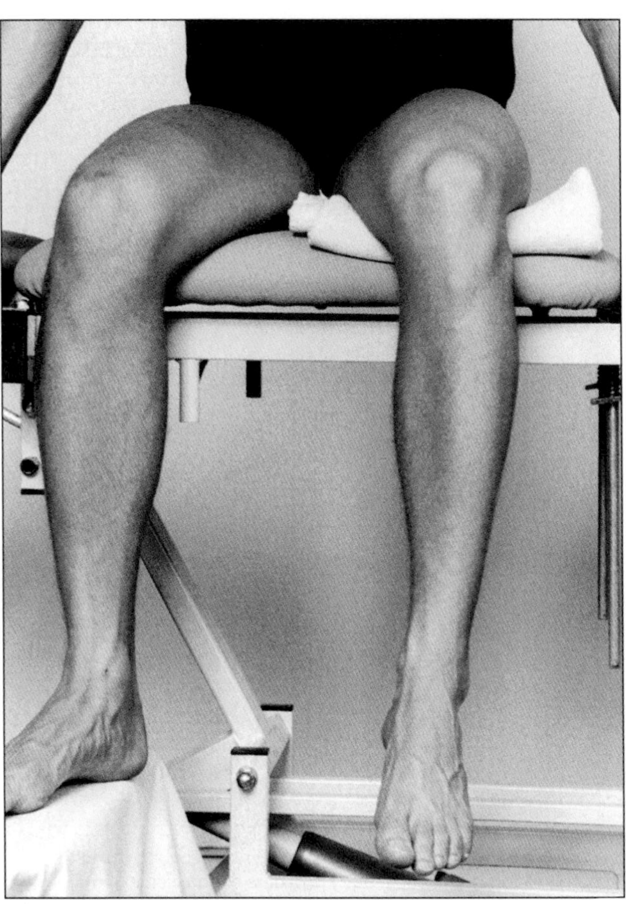

Figura 6-32 Posición inicial: rotación interna y rotación externa de la cadera.

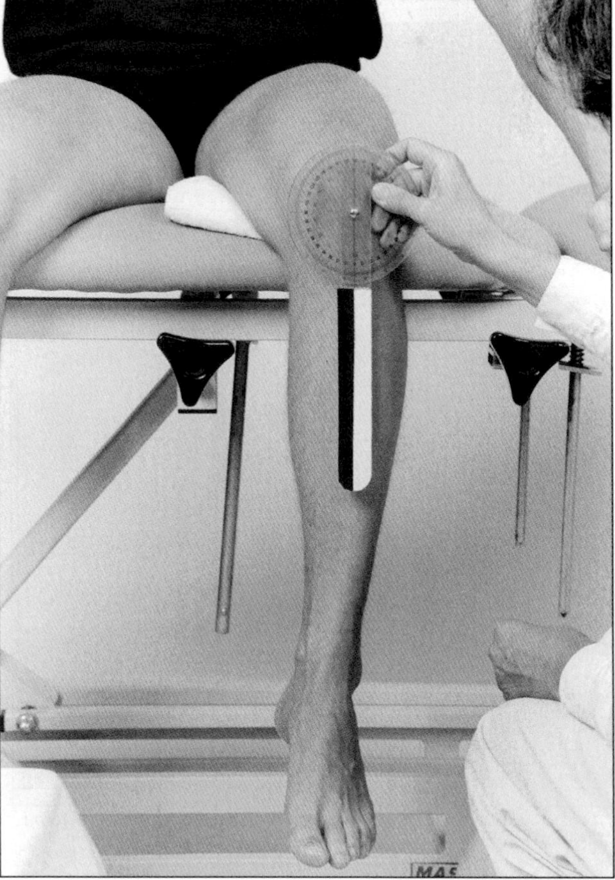

Figura 6-33 Posición inicial: colocación del goniómetro para la rotación interna y la rotación externa de la cadera.

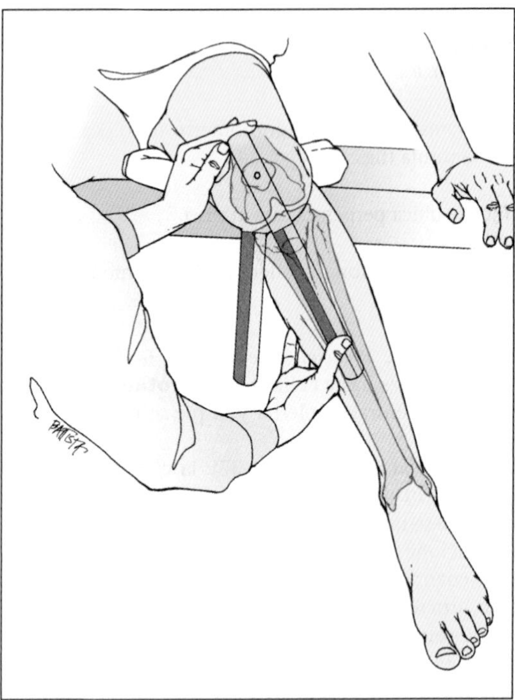

Figura 6-34 Alineación del goniómetro: rotación interna y rotación externa de la cadera. Ilustrada con la cadera en rotación interna.

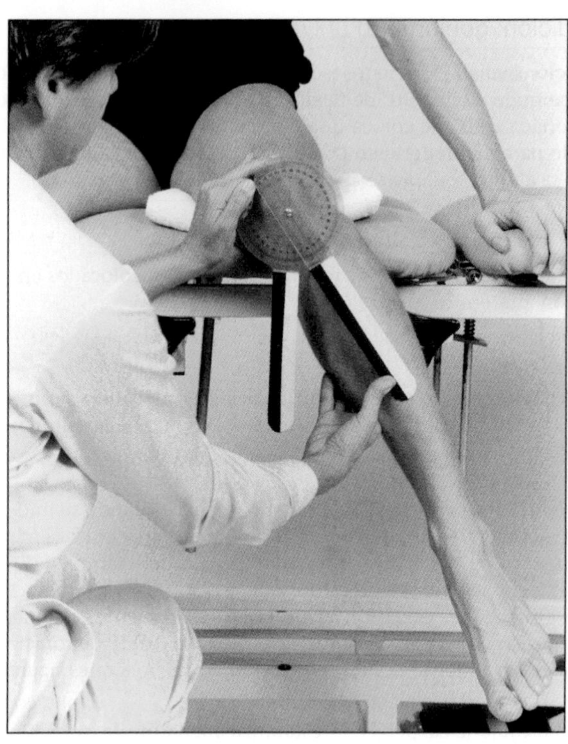

Figura 6-35 Posición final: rotación interna.

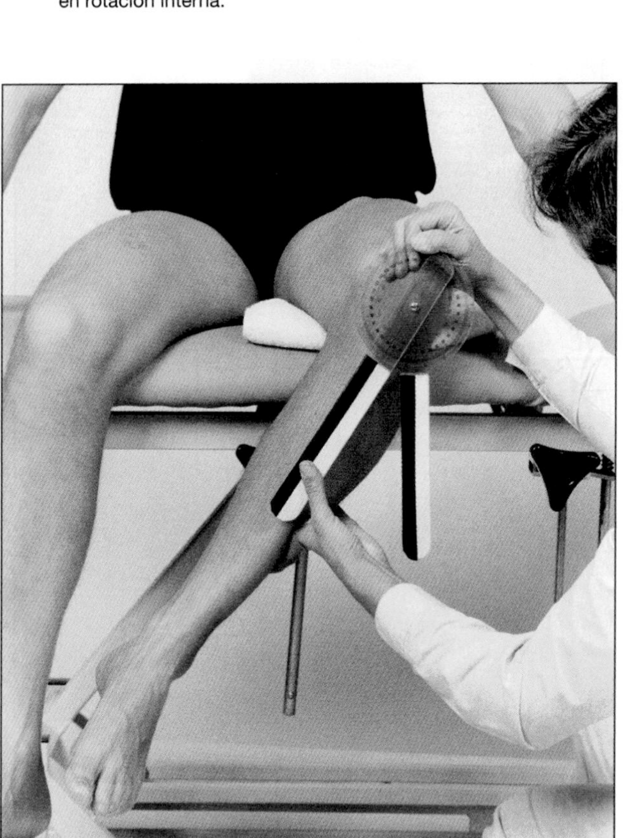

Figura 6-36 Posición final: rotación externa.

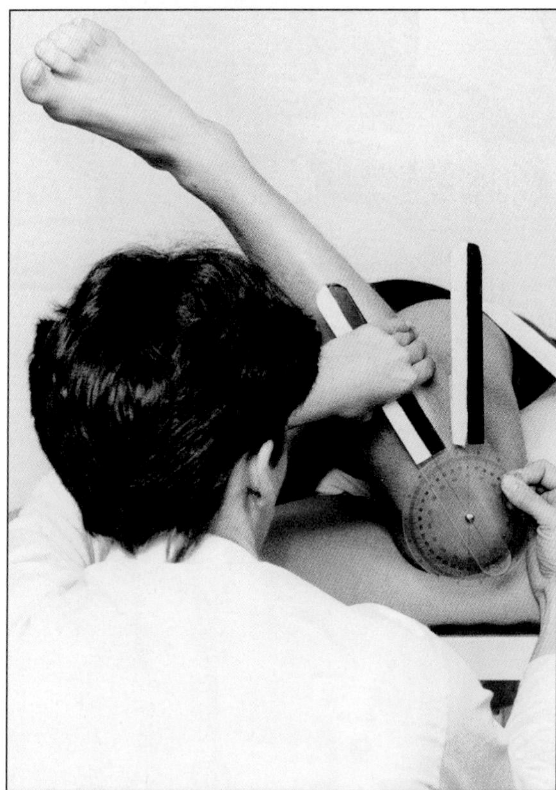

Figura 6-37 Posición de evaluación alterna: decúbito prono con la rodilla flexionada a 90° y la cadera en rotación externa.

Medición: goniómetro OB

El procedimiento para medir la AdMP de rotación interna y rotación externa de la cadera es el mismo que el descrito para la medición con goniómetro universal, excepto en lo que respecta a la colocación y el uso del goniómetro OB.

Colocación del goniómetro OB. La correa se posiciona rodeando la parte inferior de la pierna, proximal al tobillo. El disco se ubica en la cara anterior de la pantorrilla (figs. 6-38 a 6-40).

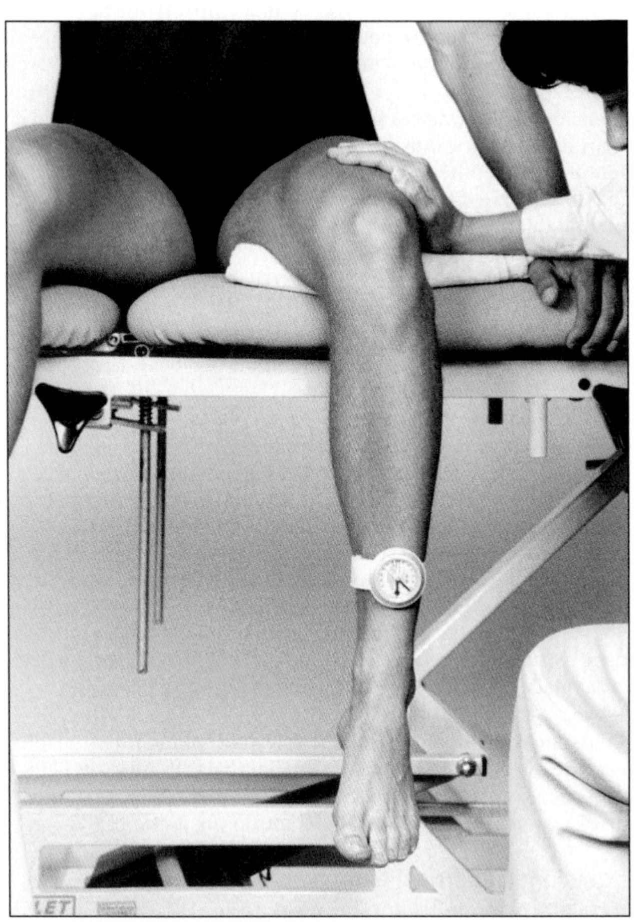

Figura 6-38 Posición inicial: medición con goniómetro OB de la rotación de la cadera.

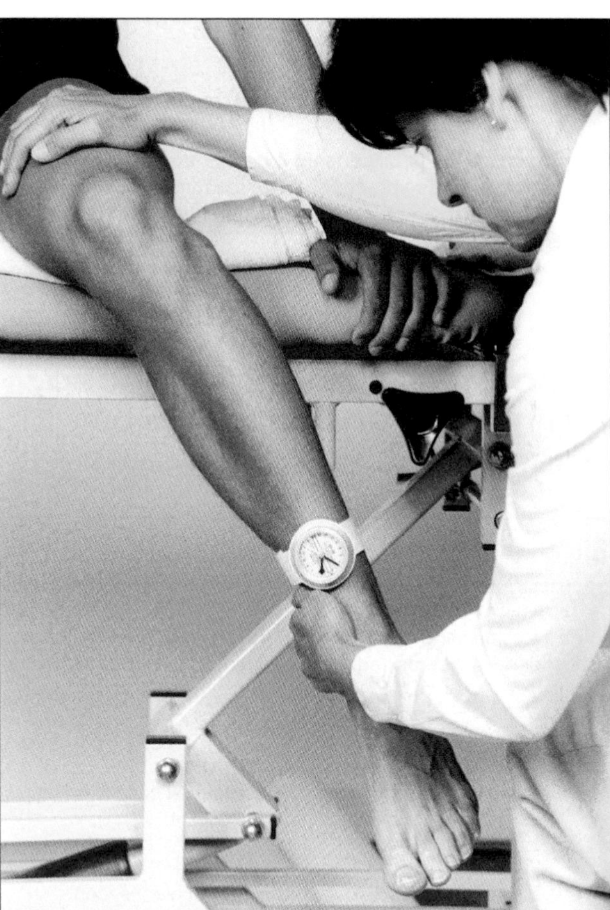

Figura 6-39 Rotación interna.

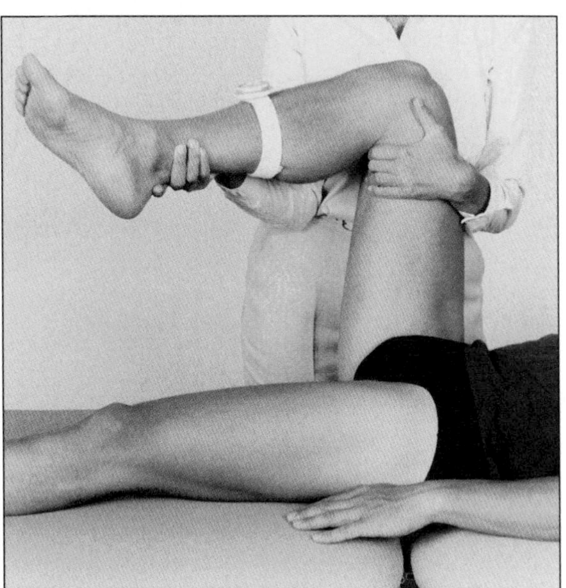

Figura 6-40 Rotación externa.

EVALUACIÓN Y MEDICIÓN DE LA LONGITUD MUSCULAR

La práctica hace al maestro

Para practicar las habilidades expuestas en esta sección o para hacer un repaso práctico, utilice los formularios de resumen y evaluación «La práctica hace al maestro» que se encuentran en:

http://thepoint.lww.com/Clarkson4e.

Isquiotibiales (semitendinoso, semimembranoso y bíceps femoral)

Orígenes[2]	Inserciones[2]
Semitendinoso	
Parte inferomedial en la cara superior de la tuberosidad isquiática.	Parte proximal de la superficie medial de la tibia.
Semimembranoso	
Cara superolateral de la tuberosidad isquiática.	Tubérculo en la cara posterior del cóndilo medial de la tibia.
Bíceps femoral	
a. Cabeza larga: parte inferomedial en la cara superior de la tuberosidad isquiática; porción inferior del ligamento sacrotuberoso. b. Cabeza corta: labio lateral de la línea áspera y línea supracondílea lateral.	Cabeza del peroné, con fibras al cóndilo lateral de la tibia y al ligamento colateral lateral.

Elevación pasiva con la pierna recta

Formulario 6-7

Posición inicial. El paciente está en decúbito supino con los miembros inferiores en posición anatómica (fig. 6-41). La zona lumbar y el sacro deben estar planos sobre la camilla de exploración.[11] La dorsiflexión del tobillo limita la AdM de elevación pasiva con la pierna recta (EPPR);[18,19] por lo tanto, la prueba se realiza con el tobillo relajado en flexión plantar.

Estabilización. Es difícil estabilizar la pelvis al llevar a cabo la EPPR, y la rotación pélvica no se elimina del movimiento.[20] Sin embargo, el terapeuta se debe asegurar de evitar una basculación pélvica anterior o posterior excesiva garantizando el uso de una posición de inicio precisa y una estabilización adecuada y observando el movimiento pélvico. Para estabilizar la pelvis, el muslo no evaluado del paciente se sujeta a la camilla con el uso de una correa (*véase* fig. 6-41) o la rodilla del terapeuta se coloca sobre la cara distal de la superficie anterior del muslo (no se muestra).

Posición final. La cadera se flexiona hasta el límite del movimiento manteniendo la extensión de la rodilla, de modo que el bíceps femoral, el semitendinoso y el semimembranoso se estiren al máximo (figs. 6-42 y 6-43). El tobillo se mantiene relajado en flexión plantar durante la evaluación.

Sensación de tope. *Isquiotibiales en estiramiento:* firme.

Medición. El terapeuta emplea un goniómetro para medir y registrar la AdMP de flexión de la cadera disponible (fig. 6-44; *véanse* figs. 6-42 y 6-43).

Colocación del goniómetro universal. El goniómetro se coloca igual que para la flexión de la cadera. Un segundo terapeuta puede ayudar a alinear y leer el goniómetro. La AdM y la longitud dentro de la normalidad de los isquiotibiales es de alrededor de 80° de flexión de la cadera.[11] Youdas y cols.[21] evaluaron la AdM de EPPR de 214 hombres y mujeres, de entre 20 y 79 años de edad, e informaron una AdM de flexión de la cadera promedio de 76° para las mujeres y 69° para los hombres. Al interpretar los resultados de las pruebas, se debe considerar que las alteraciones en la EPPR también pueden ser ocasionadas por cambios en el grado de rotación pélvica.[22]

Colocación del goniómetro OB. Este procedimiento de medición permite al terapeuta evaluar de manera fácil la AdM de EPPR sin ayuda. La correa se coloca alrededor de la parte distal del muslo y el disco se ubica en la cara lateral del muslo (fig. 6-45).

Posiciones alternas: extensión pasiva de la rodilla en decúbito supino y en sedestación

Estas técnicas alternas usadas para evaluar la longitud del músculo isquiotibial se describen en el capítulo 7 (p. 339 y 340).

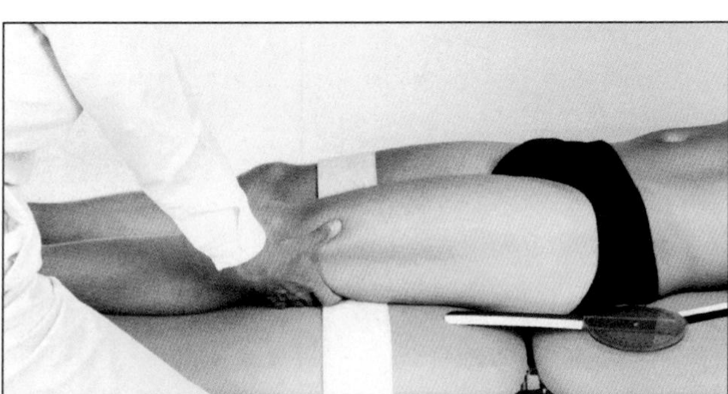

Figura 6-41 Posición inicial: longitud de los isquiotibiales.

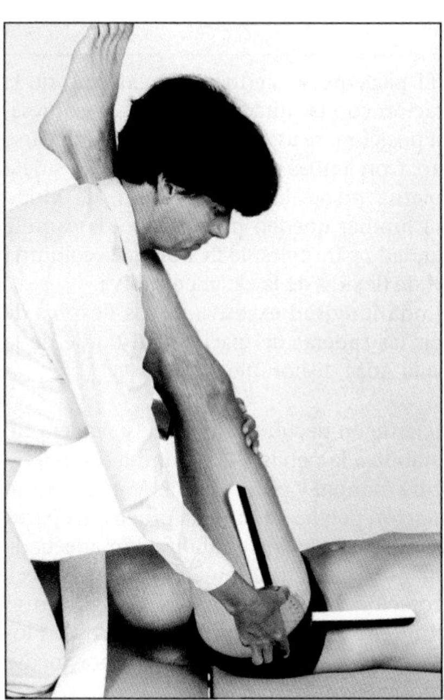

Figura 6-42 Posición final: medición con goniómetro de la longitud de los isquiotibiales.

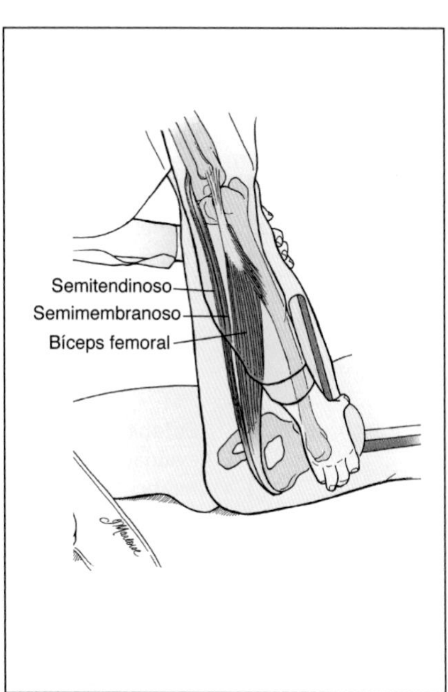

Figura 6-43 Músculos isquiotibiales en estiramiento.

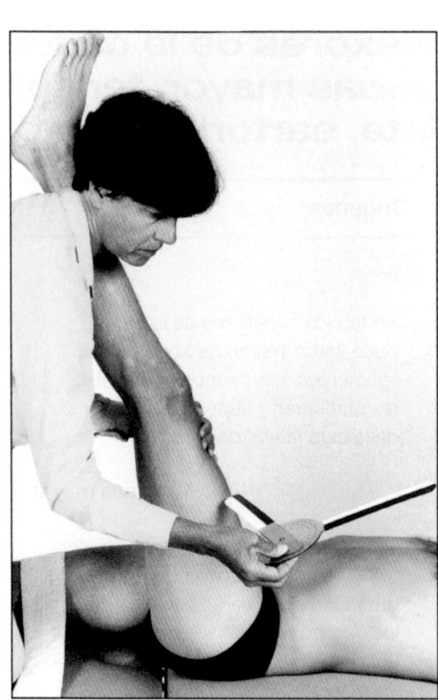

Figura 6-44 Lectura del goniómetro: longitud de los isquiotibiales.

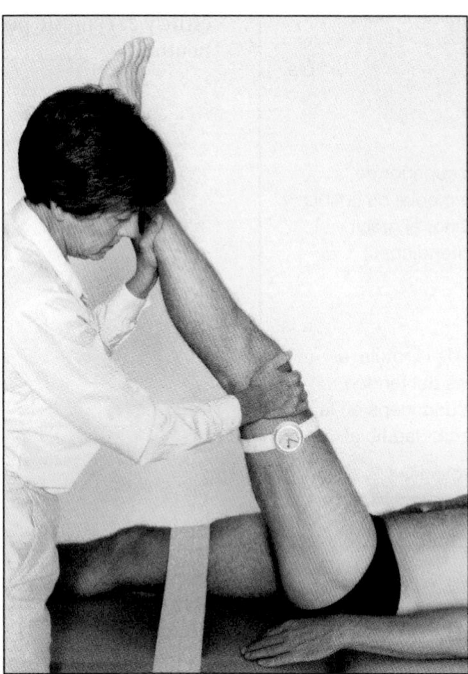

Figura 6-45 Posición final: medición con goniómetro OB de la longitud de los isquiotibiales.

Flexores de la cadera[11] (ilíaco, psoas mayor, tensor de la fascia lata, sartorio y recto femoral)

Orígenes[2]	Inserciones[2]
Ilíaco	
Dos tercios superiores de la fosa ilíaca, labio interno de la cresta ilíaca, ligamentos sacroilíacos e iliolumbares anteriores y superficie superior de la cara lateral del sacro.	Cara lateral del tendón del psoas mayor y trocánter menor.
Psoas mayor	
Caras anteriores de los procesos transversales de todas las vértebras lumbares, caras laterales de los cuerpos y discos intervertebrales de T12 y de todas las vértebras lumbares.	Trocánter menor del fémur.
Tensor de la fascia lata	
Cara anterior del labio externo de la cresta ilíaca, superficie externa y escotadura por debajo de la EIAS y superficie profunda de la fascia lata.	A través de la cintilla iliotibial, sobre el cóndilo lateral de la tibia.
Sartorio	
EIAS y mitad superior de la escotadura que se encuentra por debajo de ella.	Parte superior de la cara medial de la tibia (anterior al grácil y al semitendinoso).
Recto femoral	
a. Cabeza recta: cara anterior de la espina ilíaca anteroinferior. b. Cabeza reflejada: surco sobre el acetábulo y cápsula articular de la cadera.	Base de la rótula, a través del tendón del cuádriceps en la tuberosidad tibial.

Prueba de Thomas

Posición inicial. El paciente se sienta en el extremo de la camilla de exploración con la mitad de sus muslos sobresaliendo. Desde esta posición, se ayuda al paciente a colocarse en decúbito supino. Con ambas manos, el paciente se sujeta la cadera de la pierna no evaluada en flexión, de modo que el sacro y la columna lumbar queden planos sobre la camilla (fig. 6-46). Se debe tener cuidado para evitar la flexión de la columna lumbar debido a una AdM de flexión de la cadera excesiva.

Nota: en presencia de una longitud excesiva de los flexores de la cadera, es mejor colocar las caderas del paciente al borde de la camilla para permitir toda la AdM disponible.[11]

Estabilización. Con el paciente en decúbito supino y su cadera no evaluada en flexión, se estabiliza la pelvis y la columna lumbar. El terapeuta estabiliza de forma manual y observa las EIAS para asegurarse de que no hay basculación pélvica durante la prueba. La participación del terapeuta para garantizar una estabilización adecuada es de suma importancia cuando se evalúa a mujeres, ya que Beneck y cols.[23] observaron una rotación anterior de la pelvis en pacientes femeninas y ningún movimiento fuera de la posición neutra en los hombres cuando la cadera se movía hacia la extensión por medio de la prueba de Thomas modificada.

Posición final. Se permite que la pierna evaluada descienda hacia la camilla en extensión de la cadera (fig. 6-47). A medida que la pierna se dirige hacia la camilla, el terapeuta se asegura de que *1)* la rodilla se mueva libre en extensión para evitar que el recto femoral se estire y *2)* el muslo permanezca en aducción o abducción y rotación neutras.

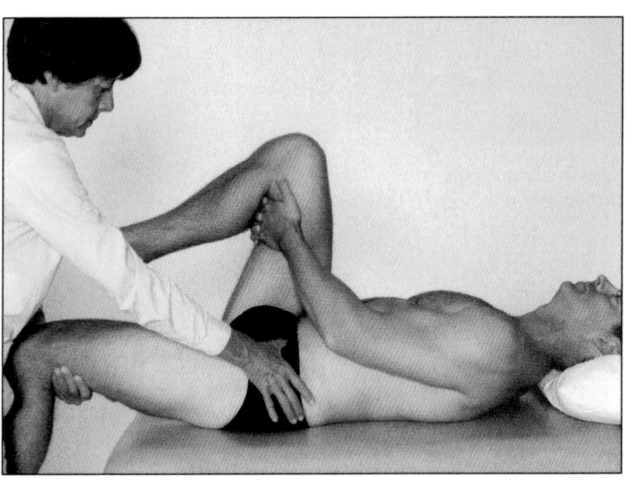

Figura 6-46 Posición inicial: longitud de los flexores de la cadera.

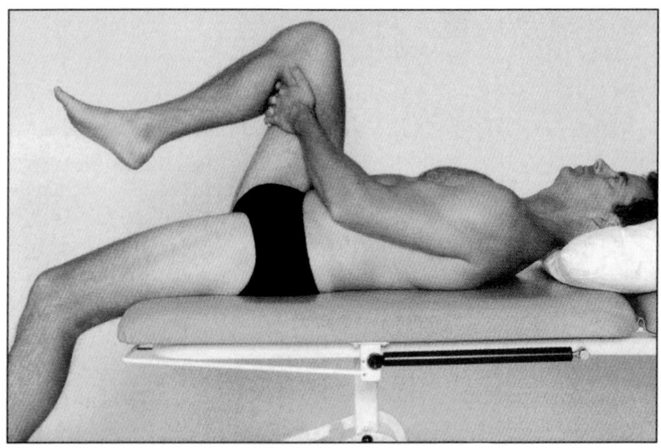

Figura 6-47 Posición final: el muslo en contacto con la camilla indica una longitud dentro de la normalidad de los flexores de la cadera.

Si el muslo toca la camilla de exploración (*véase* fig. 6-47), se considera que los flexores de la cadera, es decir, el iliopsoas, tienen una longitud dentro de la normalidad.[11]

Si el muslo no toca la camilla (fig. 6-48), el terapeuta extiende la rodilla de forma pasiva y:

1. Si el muslo toca la camilla de exploración (fig. 6-49), el acortamiento del recto femoral restringe la AdM de extensión de la cadera.
2. Si no se produce ningún cambio en la posición del muslo, el terapeuta aplica una ligera sobrepresión en la cara anterior del muslo para desplazarlo de manera pasiva en sentido posterior hasta el límite del movimiento (figs. 6-50 y 6-51). Se evalúa entonces la sensación de tope para determinar si el acortamiento del iliopsoas es la causa de la restricción de la AdM de extensión de la cadera. Obsérvese que una alteración en la flexión de la cadera puede quedar oculta por un aumento de la lordosis lumbar.[24]

Sensación de tope. *Ilíaco y psoas mayor en estiramiento:* firme.

Medición. Con unos flexores de la cadera (es decir, el iliopsoas) más cortos, el ángulo entre la línea axilar media del tronco y el eje longitudinal del fémur es equivalente al grado de contractura en la flexión de la cadera (*véanse* figs. 6-50 y 6-51).

Colocación del goniómetro universal. Aplica lo mismo que para la flexión y la extensión de la cadera, con el eje sobre el trocánter mayor del fémur (*véanse* figs. 6-50 y 6-51).

Consideraciones adicionales. Si existe una restricción en la extensión de la articulación de la cadera (es decir, el muslo no descansa en la camilla) con la articulación de la rodilla en extensión, la insuficiencia de los músculos iliopsoas, sartorio o tensor de la fascia lata podría contribuir a la limitación de la AdM. El acortamiento muscular causante de la restricción puede determinarse aplicando los siguientes criterios:[11]

- Debe sospecharse la presencia de un acortamiento del *sartorio* si la articulación de la cadera adopta una posición de rotación externa y abducción o la rodilla se flexiona en el límite de la restricción de extensión de la cadera.
- Puede sospecharse la existencia de un acortamiento del *tensor de la fascia lata* si se observa que el muslo se abduce al extender la articulación de la cadera. Si durante la evaluación el muslo se abduce mientras se extiende la cadera y esto ocasiona un aumento de la extensión, existe un acortamiento del tensor de la fascia lata. Debe hacerse una prueba específica de longitud de este músculo para confirmar este hallazgo. Van Dillen y cols.[25] sugieren que la abducción de la cadera puede hacer que las fibras anteriores del glúteo medio y el glúteo menor se relajen y así contribuyan también a un aumento en la extensión de la cadera. Si la abducción de la cadera no supone ninguna diferencia en la restricción de la AdM de extensión de la cadera, el músculo *iliopsoas* es el que muestra acortamiento e impide el movimiento completo.

Si se evita la abducción del muslo durante la evaluación, un tensor de la fascia lata acortado también puede producir rotación interna de la cadera, desviación lateral de la rótula, rotación externa de la tibia o extensión de la rodilla.

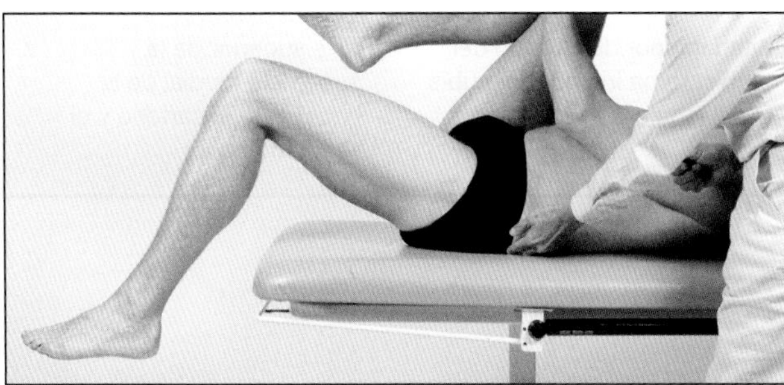

Figura 6-48 Posición final: el muslo no toca la camilla.

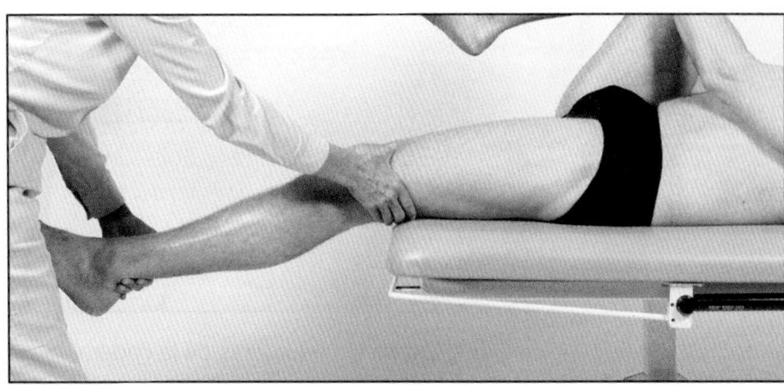

Figura 6-49 El muslo toca la camilla con la rodilla extendida.

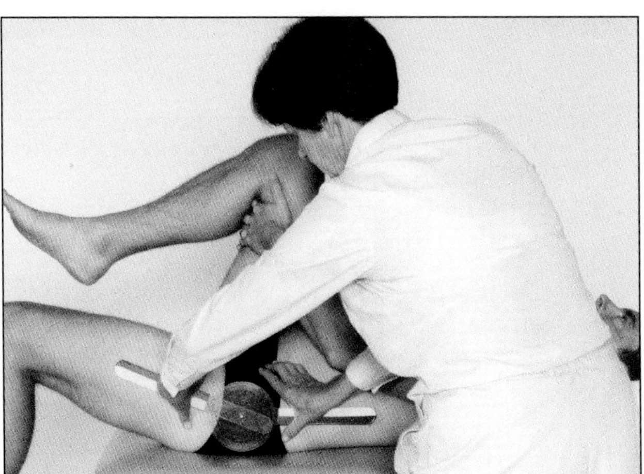

Figura 6-50 Medición con goniómetro: longitud de los flexores de la cadera con acortamiento.

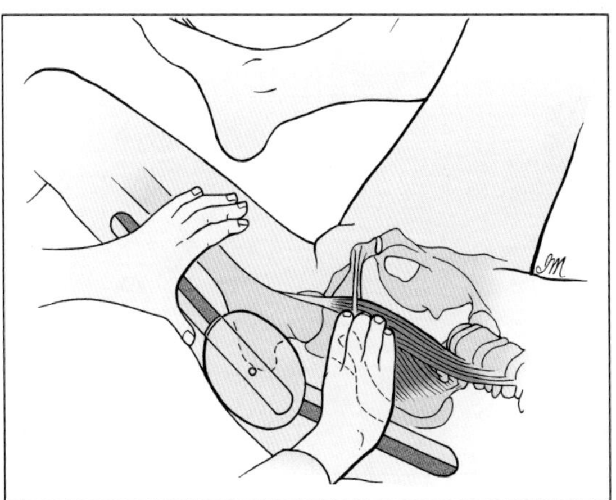

Figura 6-51 Flexores de la cadera en estiramiento.

Aductores de la cadera (aductor largo, aductor corto, aductor mayor, pectíneo y grácil)

Formulario 6-9

Posición inicial. El paciente está en decúbito supino con el miembro inferior en posición anatómica. Del lado no evaluado, la cadera se coloca en abducción, la rodilla flexionada y el pie apoyado en un taburete junto a la camilla de exploración (fig. 6-52).

Estabilización. El terapeuta estabiliza la pelvis ipsilateral.

Posición final. La cadera se abduce hasta el límite del movimiento para que los músculos aductores de la cadera se estiren al máximo (fig. 6-53).

Sensación de tope. *Aductores de la cadera en estiramiento:* firme.

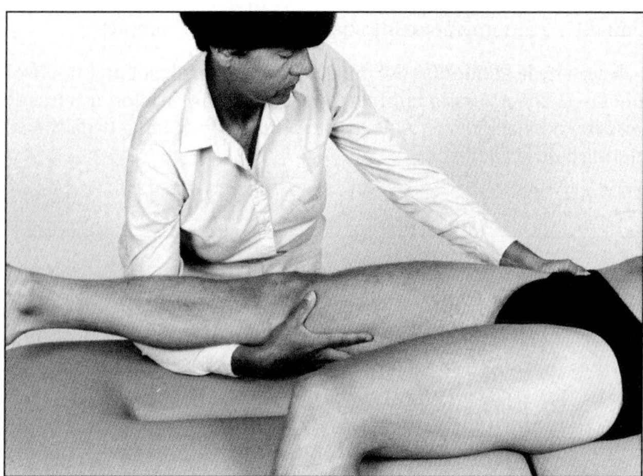

Figura 6-52 Posición inicial: longitud de los aductores de la cadera.

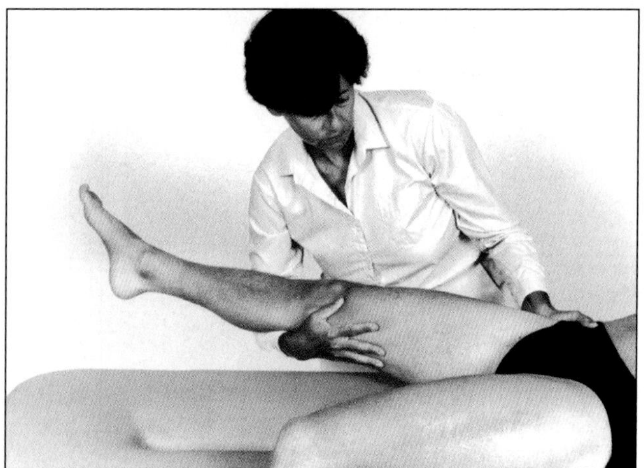

Figura 6-53 Aductores de la cadera en estiramiento.

Orígenes[2]	Inserciones[2]
Aductor largo	
Parte anterior del pubis, en el ángulo entre la cresta y la sínfisis.	Tercio medio de la línea áspera del fémur.
Aductor corto	
Superficie externa de la rama inferior del pubis, entre el grácil y el obturador externo.	Línea entre el trocánter menor y la línea áspera, parte superior de la línea áspera.
Aductor mayor	
Superficie externa de la rama inferior del pubis adyacente al isquion, superficie externa de la rama inferior del isquion y cara inferolateral de la tuberosidad isquiática.	Borde medial de la tuberosidad glútea del fémur, labio medial de la línea áspera, línea supracondílea medial, tubérculo del aductor.
Pectíneo	
Pecten del pubis, entre la eminencia iliopectínea y el tubérculo del pubis.	Línea entre el trocánter menor y la línea áspera.
Grácil	
Mitad inferior del cuerpo del pubis, rama inferior del pubis y del isquion.	Parte superior de la superficie medial de la tibia (entre el sartorio y el semitendinoso).

Medición. Si se acortan los aductores de la cadera, la AdMP de abducción de la cadera se restringirá de forma proporcional a la disminución de la longitud muscular. El terapeuta emplea un goniómetro para medir y registrar la AdMP de abducción de la cadera disponible (figs. 6-54 y 6-55).

Colocación del goniómetro universal. El goniómetro se coloca de la misma manera que para medir la abducción de la cadera (*véase* fig. 6-55).

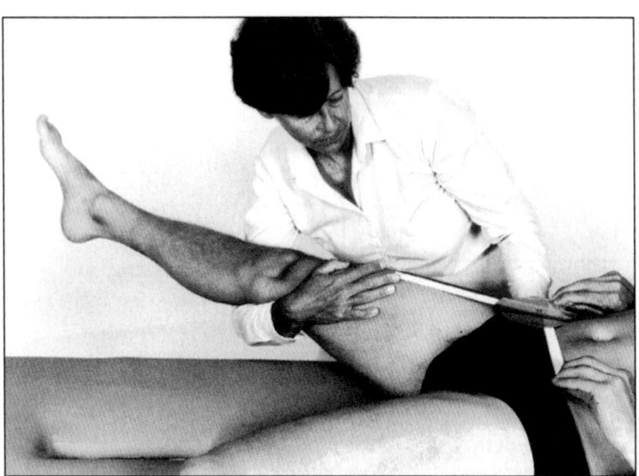

Figura 6-54 Medición con goniómetro: longitud de los aductores de la cadera.

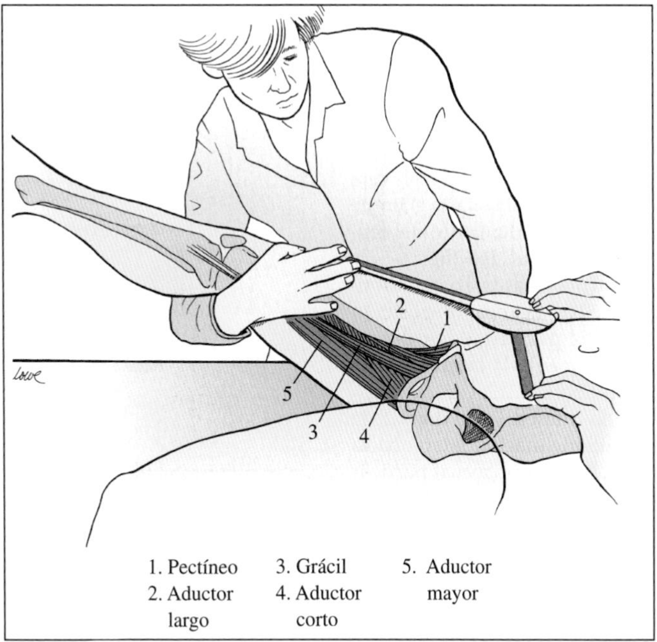

Figura 6-55 Aductores de la cadera en estiramiento.

Tensor de la fascia lata (cintilla iliotibial)

Origen[2]	Inserción[2]
Tensor de la fascia lata	
Cara anterior del labio externo de la cresta ilíaca, la superficie externa y la escotadura por debajo de la EIAS y la superficie profunda de la fascia lata.	A través de la cintilla iliotibial, sobre la cara anterolateral del cóndilo lateral de la tibia.

Prueba de Ober[26]

Formulario 6-10

Posición inicial. El paciente se coloca en decúbito lateral sobre el lado no evaluado y mantiene la pierna que no participará en la prueba en flexión de la cadera y de la rodilla para aplanar la columna lumbar. El terapeuta se coloca por detrás y contra la pelvis del paciente para mantener la posición de decúbito lateral. La cadera se coloca en abducción y luego en extensión para estirar la cintilla iliotibial sobre el trocánter mayor. La cadera está en rotación neutra y la rodilla en flexión de 90° (fig. 6-56).

Estabilización. La posición de la pierna no evaluada estabiliza la pelvis y la columna lumbar; el terapeuta estabiliza la pelvis lateral en la cara superior de la cresta ilíaca.

Posición final. Se permite que la pierna evaluada se desplace hacia la camilla. El terapeuta puede aplicar una ligera sobrepresión en la cara lateral del muslo para aducir la cadera de forma pasiva hasta el límite del movimiento (no se muestra). En caso de acortamiento del tensor de la fascia lata, la cadera permanece en abducción (figs. 6-57 y 6-58). Si la pierna no puede aducirse de manera pasiva hasta la horizontal, existe una tensión máxima; si se alcanza la posición horizontal, la tensión es moderada; y si la pierna cae por debajo de la horizontal pero no alcanza completamente la camilla, existe una tensión mínima.[27]

Obsérvese que la tensión del tensor de la fascia lata a nivel de la cadera puede quedar oculta debido a una inclinación lateral hacia abajo de la pelvis en el lado sometido a evaluación, la cual puede ir acompañada de una flexión lateral del tronco en el lado opuesto. La posición de la pierna a evaluar debe mantenerse, con precaución, en extensión de la cadera y en rotación externa neutra o ligera para realizar una prueba precisa de la tensión en el tensor de la fascia lata.

Si el músculo recto femoral está tenso o es necesario disminuir la tensión en la región de la rodilla, la prueba de Ober puede modificarse (prueba de Ober modificada) y hacerse con la rodilla en extensión[11] (no se muestra). Tenga en cuenta que el grado de la AdM de aducción de la cadera usado para indicar la longitud del tensor de la fascia lata estará más restringido con la rodilla en flexión (prueba de Ober) que con la rodilla en extensión (prueba de Ober modificada).[28,29] Por lo tanto, estas pruebas no deben utilizarse de manera indistinta al evaluar la longitud del músculo tensor de la fascia lata.

Sensación de tope. *Tensor de la fascia lata (cintilla iliotibial) en estiramiento:* firme.

Medición. Si el tensor de la fascia lata se acorta, la AdMP de aducción de la cadera se restringirá proporcionalmente a la disminución en la longitud del músculo.

Colocación del goniómetro universal. El goniómetro se coloca igual que para medir la abducción o aducción de la cadera. Se necesita un segundo terapeuta que ayude con la alineación y la lectura del goniómetro.

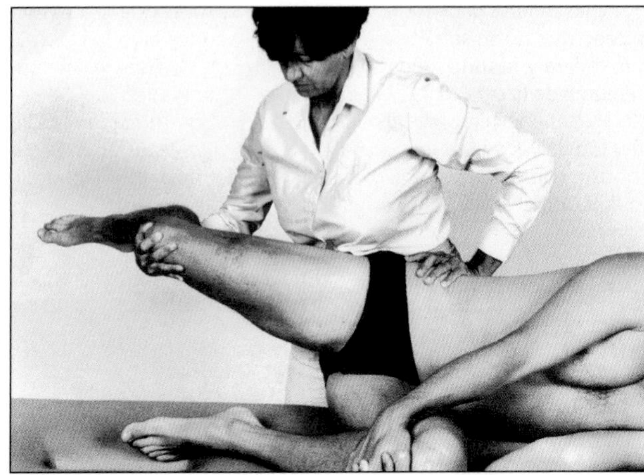

Figura 6-56 Posición inicial de la prueba de Ober: longitud del tensor de la fascia lata.

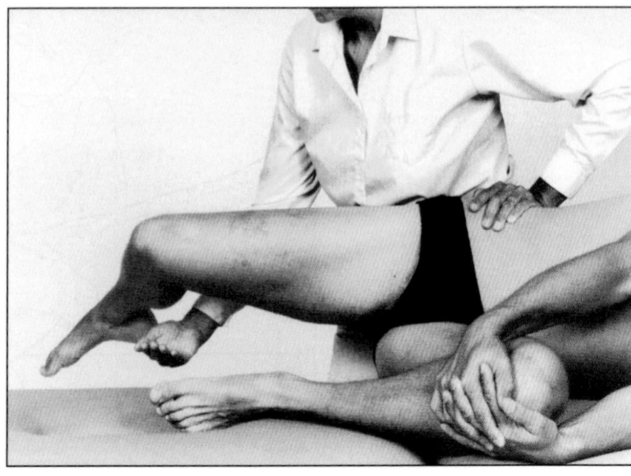

Figura 6-57 Posición final de la prueba de Ober: tensor de la fascia lata en estiramiento.

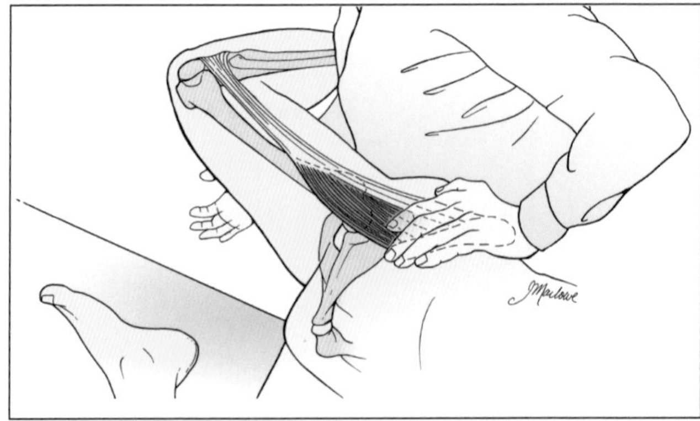

Figura 6-58 Prueba de Ober: tensor de la fascia lata en estiramiento.

Medición alterna: prueba de Ober con el tronco en decúbito prono

Kendall y cols.[11] describen la «prueba de Ober modificada: con el tronco en decúbito prono» para evaluar la longitud del tensor de la fascia lata. Esta prueba proporciona una mejor estabilización que la prueba de Ober.

Posición inicial. El paciente está de pie en el extremo de la camilla y flexiona las caderas para que el tronco descanse sobre esta (fig. 6-59). La pierna que no se somete a evaluación se coloca bajo la camilla con la cadera y la rodilla flexionadas. El paciente coloca los brazos por encima de la cabeza y se sujeta a los lados de la camilla. El terapeuta sostiene la pierna a evaluar y, mientras mantiene la rodilla en flexión de 90° y la cadera en rotación neutra, mueve la cadera en abducción completa, seguida de extensión completa, para estirar la cintilla iliotibial sobre el trocánter mayor.

Estabilización. El terapeuta estabiliza la cara posterior de la pelvis ipsilateral para evitar la basculación pélvica anterior. También es importante estabilizar la cara lateral de la pelvis para evitar la elevación de la pelvis contralateral y la inclinación lateral y hacia abajo de la pelvis ipsilateral. La posición de los brazos del paciente ayuda a evitar la inclinación lateral de la pelvis. El peso del tronco ofrece estabilización.

Posición final. Con la cadera mantenida en extensión completa y rotación neutra, la cadera se aduce hasta el límite del movimiento para colocar el tensor de la fascia lata en estiramiento completo (fig. 6-60). En caso de que el tensor de la fascia lata se acorte, la AdMP de aducción de la cadera con la cadera en extensión se restringirá de manera proporcional a la disminución de la longitud del músculo.

Sensación de tope. *Tensor de la fascia lata en estiramiento:* firme.

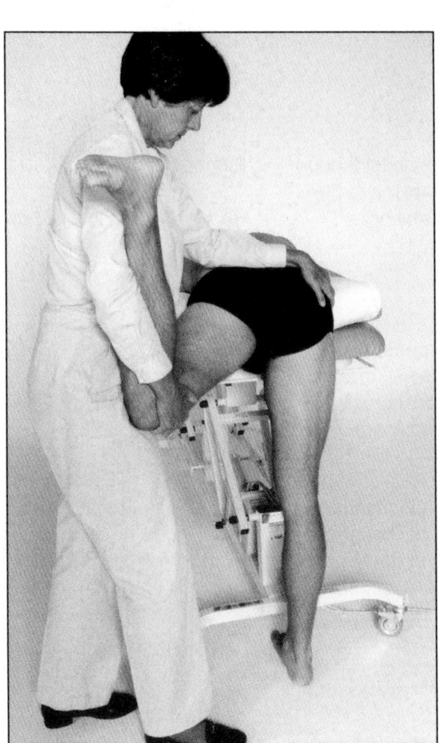

Figura 6-59 Posición inicial de la prueba de Ober: tronco en decúbito prono.

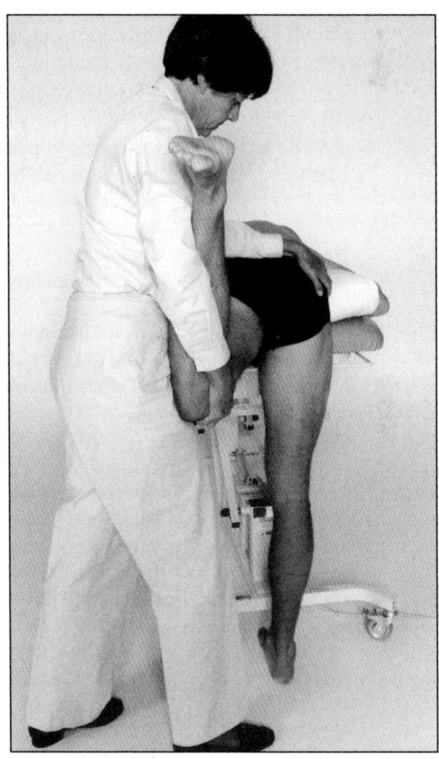

Figura 6-60 Posición final: tensor de la fascia lata en estiramiento.

EVALUACIÓN DE LA FUERZA MUSCULAR (TABLA 6-2)

La práctica hace al maestro

Para practicar las habilidades expuestas en esta sección o para hacer un repaso práctico, utilice los formularios de resumen y evaluación «La práctica hace al maestro» que se encuentran en:

http://thepoint.lww.com/Clarkson4e.

TABLA 6-2 Acciones, inserciones e inervación de los músculos: cadera[30]

Músculo	Acción muscular primaria	Origen muscular	Inserción muscular	Nervio periférico	Raíz nerviosa
Psoas mayor	Flexión de la cadera	Caras anteriores de los procesos transversos de todas las vértebras lumbares; caras laterales de los cuerpos y discos intervertebrales de T12 y de todas las vértebras lumbares	Trocánter menor del fémur	Ramos lumbares anteriores	L123
Ilíaco	Flexión de la cadera	Dos tercios superiores de la fosa ilíaca, labio interno de la cresta ilíaca; ligamentos sacroilíaco anterior e iliolumbar y superficie superior de la cara lateral del sacro	Cara lateral del tendón del psoas mayor; trocánter menor	Femoral	L23
Sartorio	Flexión, abducción y rotación externa de la cadera Flexión de la rodilla	Espina ilíaca anterosuperior y mitad superior de la escotadura por debajo de ella	Parte superior de la cara medial de la tibia (anterior al grácil y al semitendinoso)	Femoral	L23
Obturador interno	Rotación externa de la cadera	Superficie pélvica de la rama inferior del pubis y del isquion y de la rama superior del pubis; superficie pélvica de la membrana obturatriz; por encima y por detrás del agujero obturador, hasta la parte superior del agujero ciático mayor	Parte anterior en la cara medial del trocánter mayor del fémur, superior y anterior a la fosa trocantérea (después de pasar por la escotadura ciática menor)	Nervio del obturador interno	L5S1
Gemelo superior	Rotación externa de la cadera	Cara dorsal de la espina del isquion	Cara medial del trocánter mayor, junto con el obturador interno	Nervio del obturador interno	L5S1
Gemelo inferior	Rotación externa de la cadera	Cara superior de la tuberosidad del isquion	Cara medial del trocánter mayor, junto con el obturador interno	Nervio del cuadrado femoral	L5S1
Obturador externo	Rotación externa de la cadera	Ramas superior e inferior del pubis y rama inferior del isquion; dos tercios mediales de la superficie externa de la membrana obturatriz; cara medial del agujero obturador	Fosa trocantérea del trocánter mayor del fémur	Obturador	L34
Cuadrado femoral	Rotación externa de la cadera	Porción superior de la cara externa de la tuberosidad isquiática	Tubérculo cuadrado y zona ósea justo debajo de este en el fémur	Nervio del cuadrado femoral	L5S1

TABLA 6-2 Acciones, inserciones e inervación de los músculos: cadera (*continuación*)

Músculo	Acción muscular primaria	Origen muscular	Inserción muscular	Nervio periférico	Raíz nerviosa
Pectíneo	Aducción de la cadera	Pecten del pubis, entre la eminencia iliopectínea y el tubérculo del pubis	Línea entre el trocánter menor y la línea áspera	Femoral	L**2**3
Aductor largo	Aducción de la cadera	Parte anterior del pubis, en el ángulo entre la cresta y la sínfisis	Tercio medio de la línea áspera del fémur	Obturador	L**23**4
Aductor corto	Aducción de la cadera	Superficie externa de la rama pública inferior, entre el grácil y el obturador externo	Línea entre el trocánter menor y la línea áspera; parte superior de la línea áspera	Obturador	L23
Grácil	Aducción de la cadera	Mitad inferior del cuerpo del pubis; rama inferior del pubis y del isquion	Parte superior de la cara medial de la tibia (entre el sartorio y el semitendinoso)	Obturador	L**2**3
Aductor mayor	Aducción de la cadera	Superficie externa de la rama inferior del pubis adyacente al isquion; superficie externa de la rama inferior del isquion; cara inferolateral de la tuberosidad isquiática	Borde medial de la tuberosidad glútea del fémur; labio medial de la línea áspera y la línea supracondílea medial; tubérculo del aductor	Obturador, ciático (división tibial)	L**23**4
Piriforme	Rotación externa de la cadera	Superficie pélvica del sacro entre el segundo y cuarto agujeros sacros; superficie glútea del ilion, adyacente a la espina ilíaca posteroinferior	Cara medial del borde superior del trocánter mayor del fémur (después de pasar por el agujero ciático mayor)	Ramos de	L5S**12**
Glúteo mayor	Extensión de la cadera	Línea glútea posterior del ilion y de la cresta ilíaca, por encima y por detrás de la línea; aponeurosis de los erectores espinales; superficie dorsal de la parte inferior del sacro y lateral del cóccix; ligamento sacrotuberoso	Cintilla iliotibial y tuberosidad glútea	Glúteo inferior	L**5**S**12**
Tensor de la fascia lata	Flexión, abducción y rotación interna de la cadera (a través de la cintilla iliotibial [extensión de la rodilla])	Cara anterior del labio externo de la cresta ilíaca; superficie externa y escotadura por debajo de la espina ilíaca anterosuperior; superficie profunda de la fascia lata	Cintilla iliotibial	Glúteo superior	L**45**S1
Glúteo medio	Abducción y rotación interna de la cadera	Superficie externa del ilion, entre la cresta ilíaca y la línea glútea posterior por arriba y la línea glútea anterior por abajo	Cresta oblicua, hacia abajo y adelante, en la superficie lateral del trocánter mayor	Glúteo superior	L**45**S1
Glúteo menor	Abducción y rotación interna de la cadera	Superficie externa del ilion, entre las líneas glúteas anterior e inferior y el borde de la escotadura ciática mayor	Cara anterolateral del trocánter mayor	Glúteo superior	L**45**S1

Flexión de la cadera

Contra la gravedad: iliopsoas

Formulario 6-12

Músculos accesorios: recto femoral, sartorio, tensor de la fascia lata y pectíneo.

Posición inicial. El paciente se encuentra sentado con la rodilla flexionada y el pie colgando, sin apoyo. El pie contralateral se apoya en un taburete (fig. 6-61).

Posición inicial alterna. El paciente se encuentra en decúbito supino. La cadera y la rodilla están en posición anatómica. La pierna que no se somete a evaluación se flexiona en la cadera y la rodilla (fig. 6-62). En esta posición, la gravedad ayuda a la flexión de la cadera más allá de los 90°. Cuando se evalúa un grado 3 (no se muestra), se añade una resistencia igual al peso de la extremidad para compensar.

Estabilización. El terapeuta estabiliza la pelvis colocando la mano sobre la cresta ilíaca ipsilateral. Si está sentado, el paciente también se sujeta al borde de la camilla para estabilizar los segmentos proximales del cuerpo.

Movimiento. El paciente flexiona la cadera hasta la AdM completa. Se permite la flexión de la rodilla (fig. 6-63). En decúbito supino, la cadera y la rodilla están flexionadas (fig. 6-64). Más allá de los 90°, la gravedad contribuye al movimiento y el terapeuta puede añadir resistencia.

Palpación. El ilíaco y el psoas mayor no son fáciles de palpar.

Movimiento sustituto. La sustitución por los músculos accesorios se puede observar cuando existen patrones de movimiento adicionales: abducción y rotación externa a través del sartorio; abducción y rotación interna por medio del tensor de la fascia lata.[4]

Ubicación de la resistencia. Se aplica sobre la cara anterior del muslo, proximal a la articulación de la rodilla (figs. 6-65 a 6-67).

Dirección de la resistencia. Extensión de la cadera.

Figura 6-61 Posición inicial: iliopsoas.

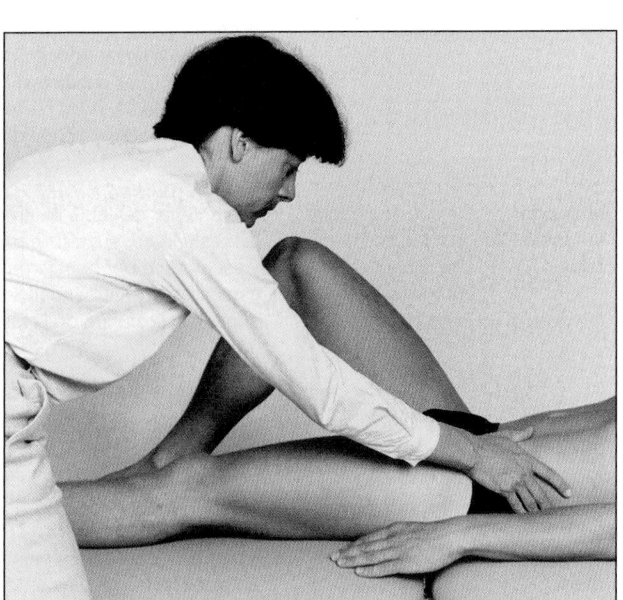

Figura 6-62 Posición inicial alterna: iliopsoas.

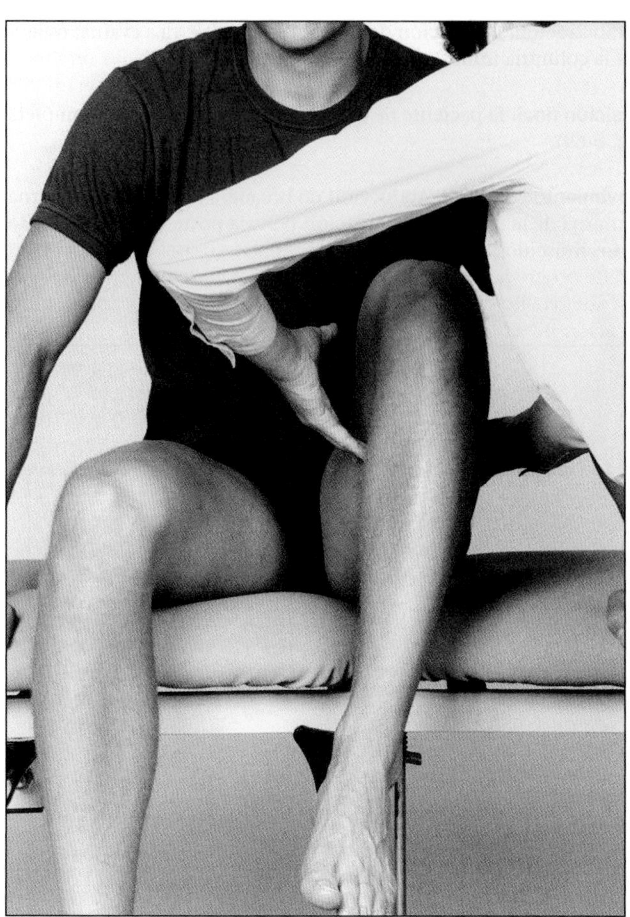

Figura 6-63 Posición de exploración: iliopsoas.

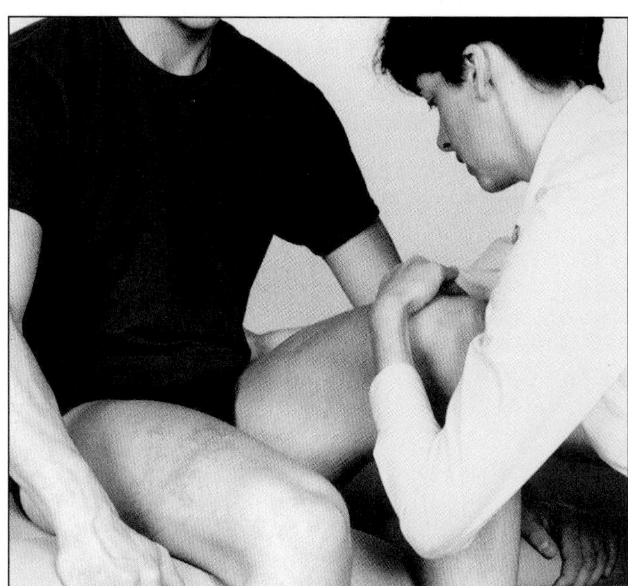

Figura 6-65 Resistencia: iliopsoas.

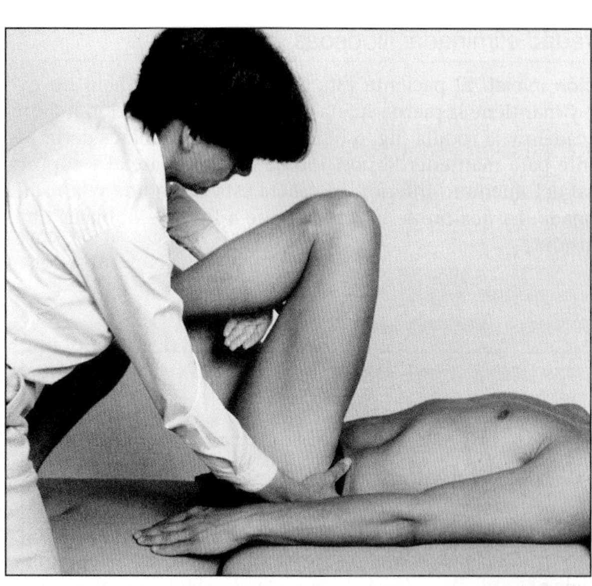

Figura 6-64 Posición alterna de exploración: iliopsoas.

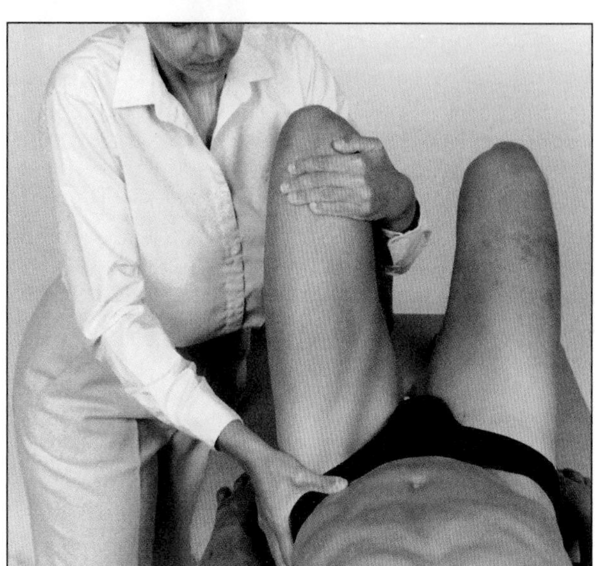

Figura 6-66 Resistencia en posición de evaluación alterna: iliopsoas.

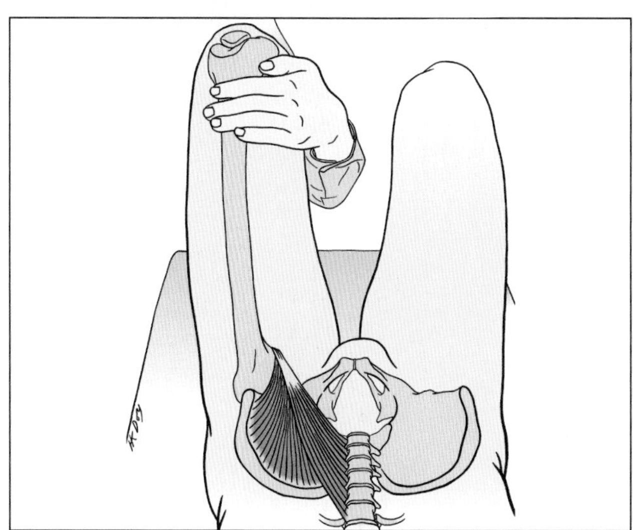

Figura 6-67 Iliopsoas.

Gravedad eliminada: iliopsoas

Posición inicial. El paciente está recostado sobre el lado no evaluado y mantiene la pierna sujeta a exploración en flexión máxima de la cadera y la rodilla (fig. 6-68). El terapeuta se coloca detrás del paciente para mantener la posición de decúbito lateral y soportar el peso del miembro inferior. La cadera está extendida y la rodilla flexionada. La flexión de la rodilla pone a los isquiotibiales libres de tensión.

Estabilización. La posición de la pierna que no se va a evaluar estabiliza la columna lumbar; el terapeuta estabiliza la pelvis.

Posición final. El paciente flexiona la cadera hasta la AdM completa (fig. 6-69).

Movimiento sustituto. Abducción de la cadera con rotación externa o interna de la cadera[4] y basculación pélvica posterior haciendo uso de los músculos abdominales.[31]

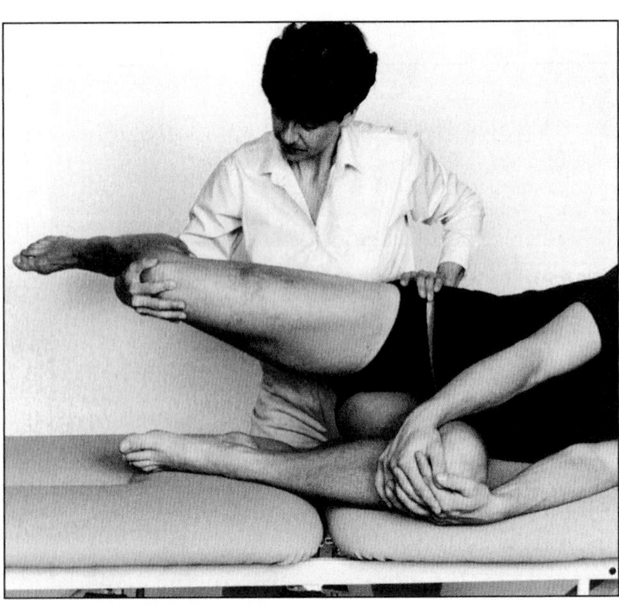

Figura 6-68 Posición inicial: iliopsoas.

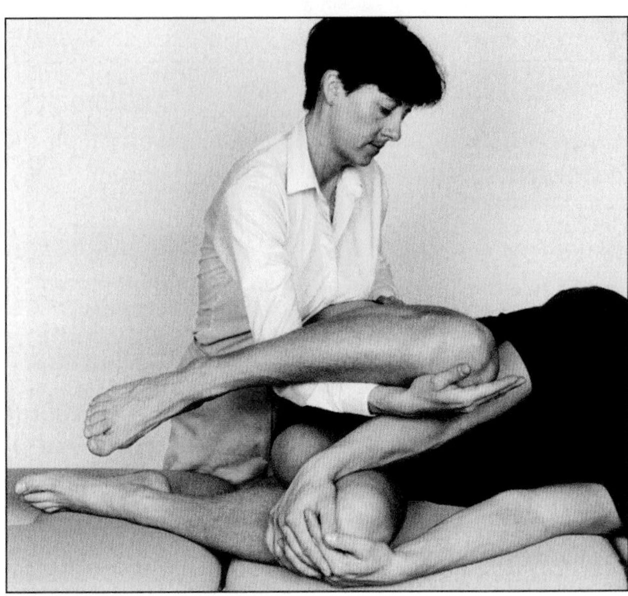

Figura 6-69 Posición final: iliopsoas.

Flexión, abducción y rotación externa de la cadera con flexión de la rodilla

Contra la gravedad: sartorio

Formulario 6-13

Músculos accesorios: iliopsoas, recto femoral y tensor de la fascia lata.

Posición inicial. El paciente está en decúbito supino con ambas piernas en posición anatómica (fig. 6-70).

Posición inicial alterna. El paciente está sentado con la rodilla flexionada y el pie colgando sin apoyo. El pie contralateral se apoya en un taburete (fig. 6-71).

Estabilización. El peso del tronco en decúbito supino ofrece estabilización. En sedestación, el terapeuta estabiliza la pelvis en la cresta ilíaca ipsilateral y el paciente se sujeta al borde de la camilla.

Movimiento. El paciente flexiona, abduce y rota de manera externa la cadera y flexiona la rodilla (figs. 6-72 y 6-73).

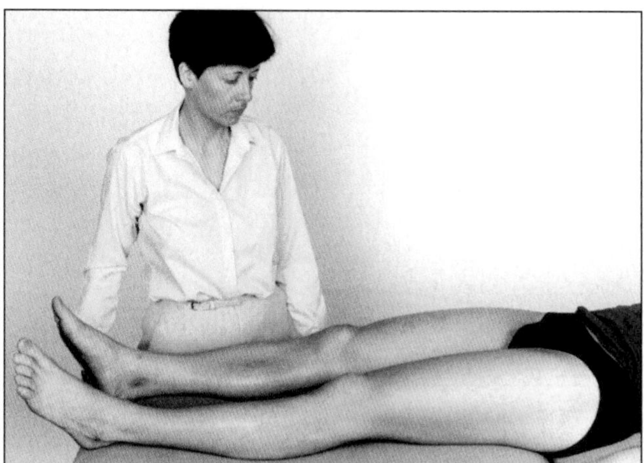

Figura 6-70 Posición inicial: sartorio.

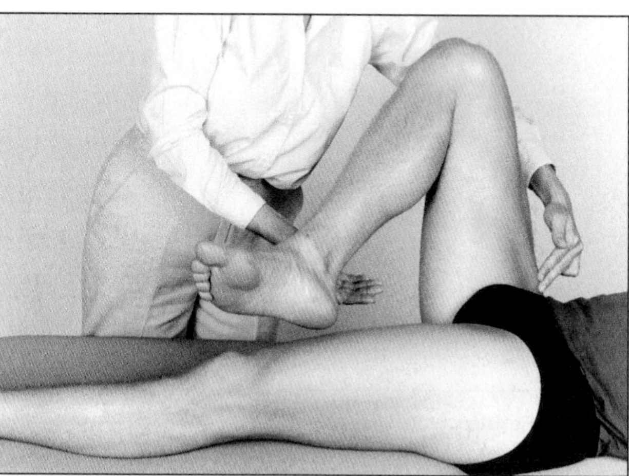

Figura 6-72 Posición de exploración: sartorio.

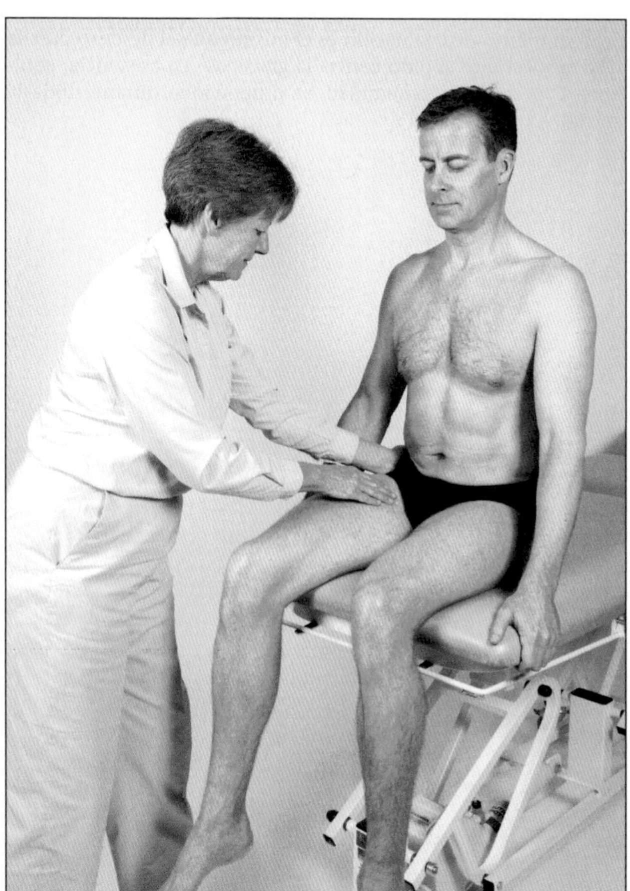

Figura 6-71 Posición inicial alterna: sartorio.

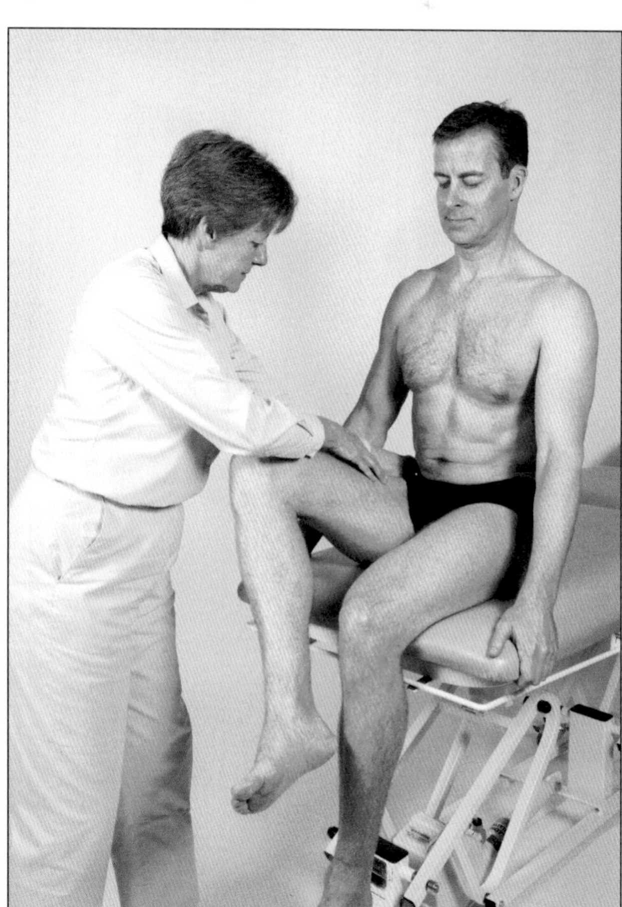

Figura 6-73 Posición alterna de exploración: sartorio.

Palpación. En la cara anterior del muslo, medial al tensor de la fascia lata.

Movimiento sustituto. Iliopsoas y recto femoral. Para asegurar el movimiento correcto, el talón de la pierna a evaluar debe pasar justo por encima y paralelo a la espinilla de la pierna contralateral. La actividad del tensor de la fascia lata disminuye cuando se combina la flexión de la cadera con la rotación externa.[32]

Ubicación de la resistencia. Se aplica de manera simultánea *1)* en la cara anterolateral del muslo, proximal a la articulación de la rodilla, y *2)* en la cara posterior de la parte inferior de la pierna, proximal a la articulación del tobillo (figs. 6-74 a 6-76).

Dirección de la resistencia. *1)* Extensión, aducción y rotación interna de la cadera; *2)* extensión de la rodilla.

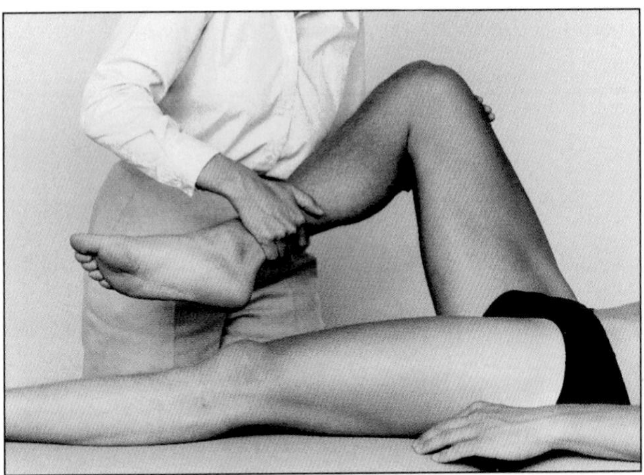

Figura 6-74 Resistencia: sartorio.

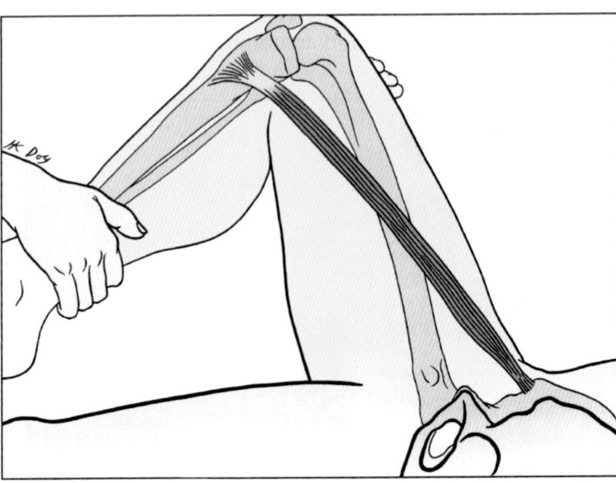

Figura 6-75 Sartorio.

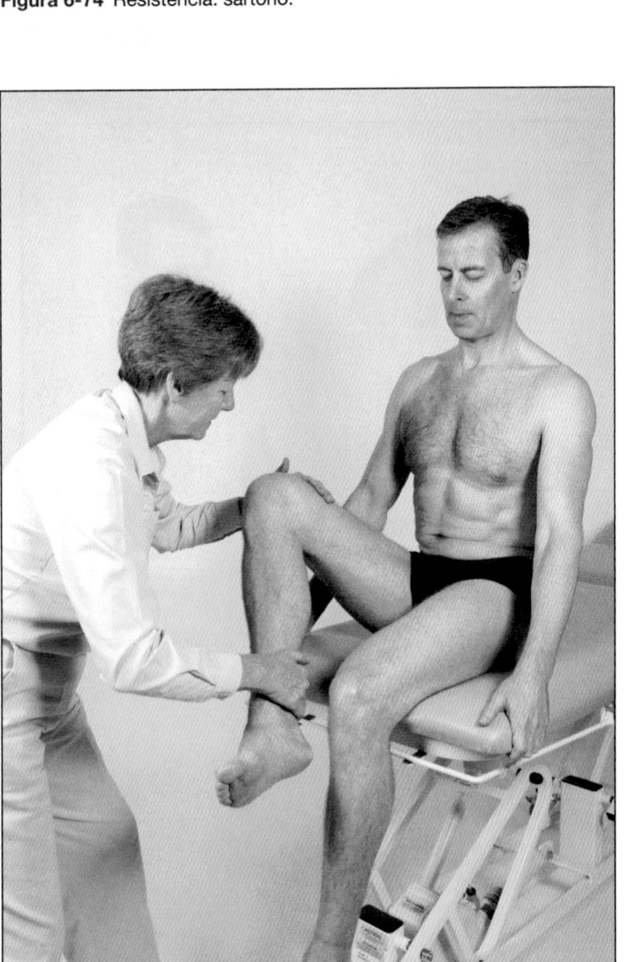

Figura 6-76 Resistencia: posición alterna para evaluar el sartorio.

Asistida contra la gravedad: sartorio

El procedimiento de evaluación es el mismo que el descrito para la prueba en decúbito supino contra la gravedad. La asistencia, equivalente al peso de la extremidad, se proporciona durante toda la amplitud.

Extensión de la cadera

Contra la gravedad: glúteo mayor, bíceps femoral, semitendinoso y semimembranoso

Músculos accesorios: aductor mayor, piriforme y glúteo medio.

Formulario 6-14

Posición inicial. Esta posición está indicada para evaluar a pacientes con los flexores de la cadera tensos (fig. 6-77). El paciente se encuentra de pie con el tronco flexionado y el tórax apoyado en la camilla. La pierna que no se va a evaluar se coloca debajo de la camilla, de forma que la cadera y la rodilla queden flexionadas. La cadera de la pierna a evaluar se flexionada y la rodilla se mantiene en extensión.

Posición inicial alterna. El paciente está en decúbito prono con las piernas en posición anatómica y se colocan dos almohadas bajo la pelvis para flexionar las caderas (fig. 6-78).

Estabilización. Se estabiliza la pelvis por medio de la acción del terapeuta o utilizando una correa. El paciente se sujeta a los bordes de la camilla; el peso del tronco brinda estabilización.

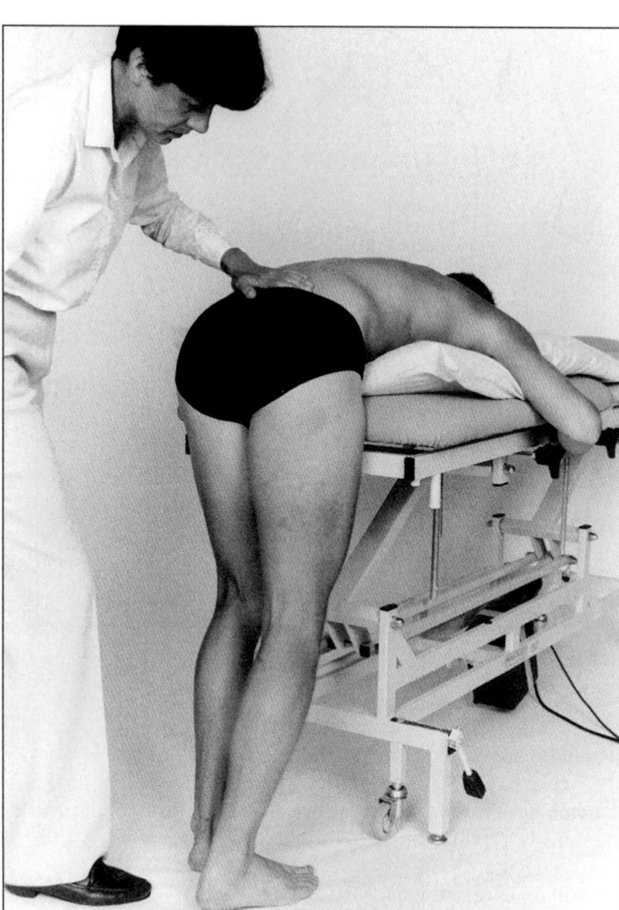

Figura 6-77 Posición inicial: extensores de la cadera.

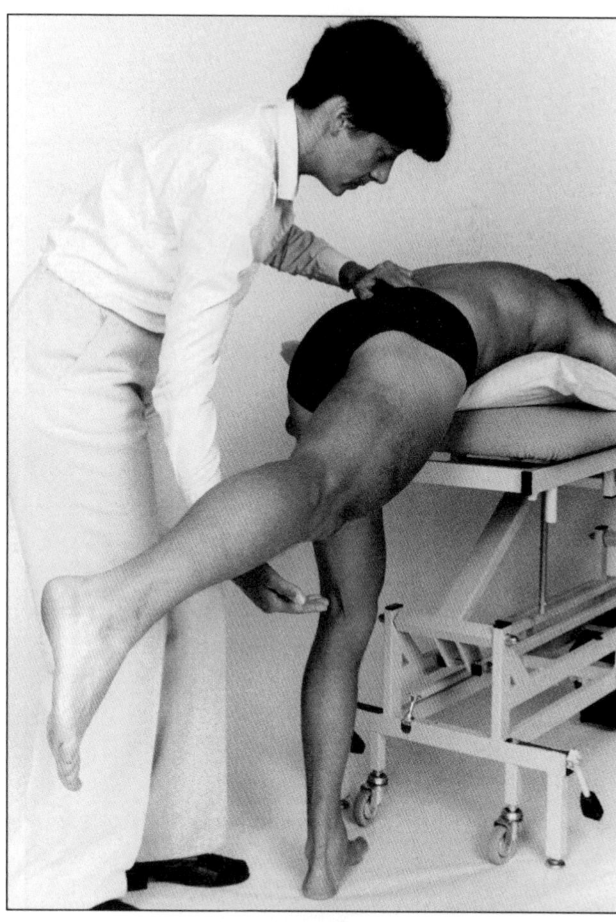

Figura 6-79 Posición de exploración: extensores de la cadera.

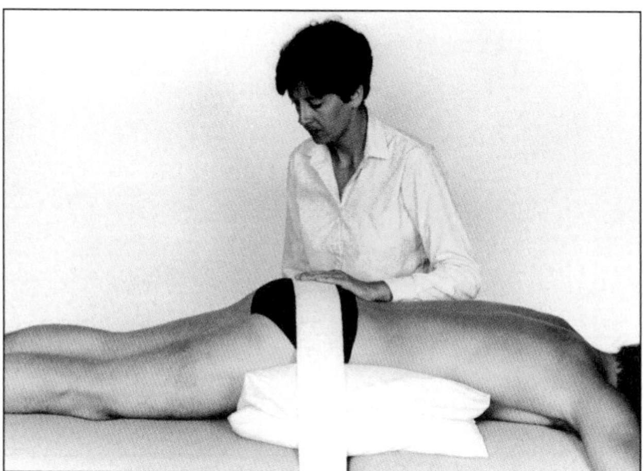

Figura 6-78 Posición inicial alterna: extensores de la cadera.

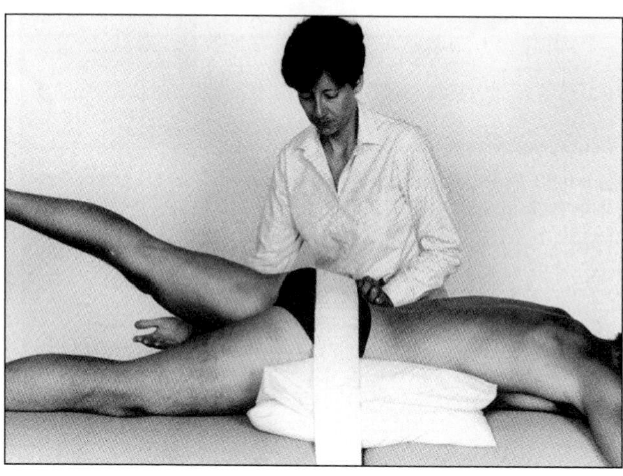

Figura 6-80 Posición alterna de exploración: extensores de la cadera.

Movimiento. El paciente extiende la cadera con la rodilla en extensión (*véanse* figs. 6-79 y 6-80). El terapeuta indica al paciente que mantenga la rotación externa para conseguir la máxima contracción del glúteo mayor. Extender la cadera con la rodilla en flexión activa coloca los isquiotibiales en una posición de acortamiento, y esta posición ha sido bien aceptada para aislar el glúteo mayor.[4] Aunque parte de la eficacia de los isquiotibiales puede disminuir cuando la rodilla se mantiene en flexión activa,[5,33] estos músculos participan en el mantenimiento de la flexión de la rodilla y no pueden eliminarse.[33,34] El terapeuta puede mantener la rodilla en flexión de manera pasiva para aislar el glúteo mayor, pero es difícil mantener la posición de la rodilla mientras se aplica presión sobre el muslo.[34]

La rodilla debe mantenerse en extensión en presencia de tensión en el recto femoral.

Palpación. *Glúteo mayor:* medial a su inserción en la tuberosidad glútea o adyacente a su origen en la cara posterior del ilion (*véase* fig. 6-85B).

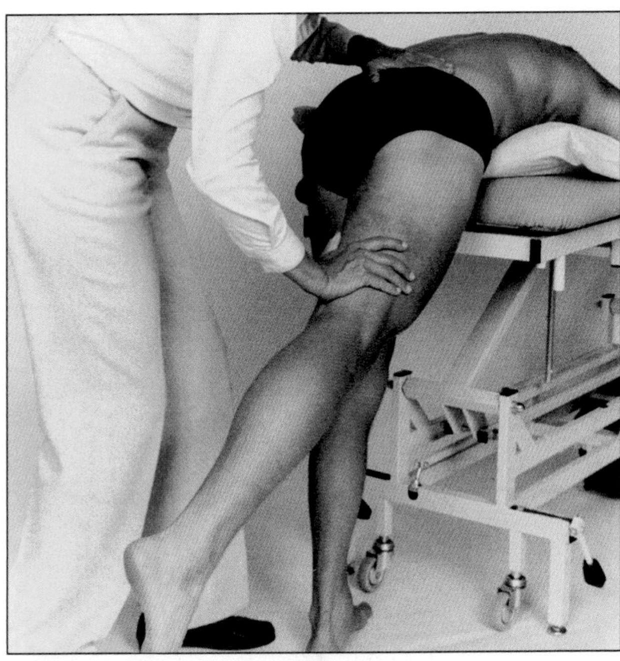

Figura 6-81 Resistencia: extensores de la cadera.

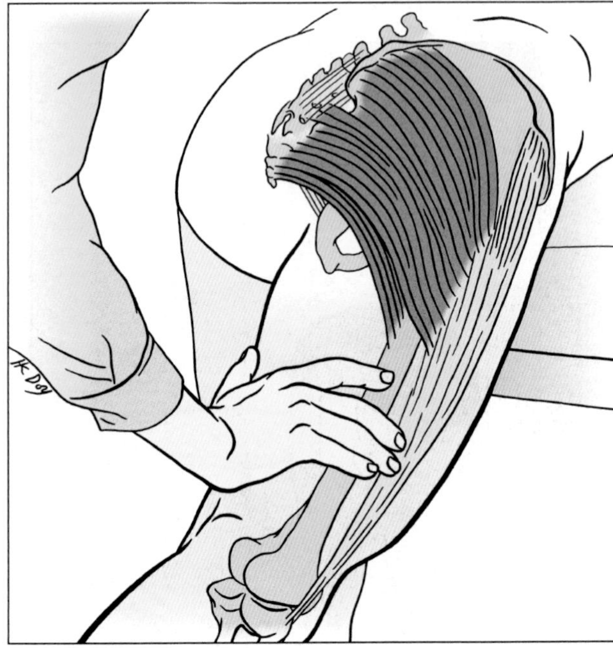

Figura 6-82 Glúteo mayor.

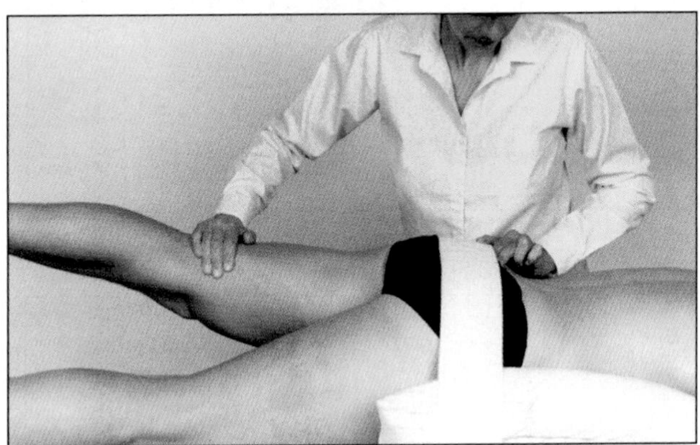

Figura 6-83 Resistencia: posición alterna para evaluar los extensores de la cadera.

Movimiento sustituto. Extensión de la columna lumbar.

Ubicación de la resistencia. Se aplica en la cara posterior del muslo, proximal a la articulación de la rodilla (figs. 6-81 a 6-83).

Dirección de la resistencia. Flexión de la cadera.

Gravedad eliminada: glúteo mayor, bíceps femoral, semitendinoso y semimembranoso

Posición inicial. El paciente está recostado sobre el lado que no se evaluará, con la cadera y la rodilla flexionadas (fig. 6-84).

Estabilización. El paciente mantiene la pierna no evaluada en flexión máxima de la cadera y la rodilla para estabilizar el tronco y la pelvis y evitar la extensión de la columna lumbar.

Posición final. El paciente extiende la cadera hasta la AdM completa (fig. 6-85A). Se permite la extensión de la rodilla si hay tensión en el recto femoral.

Movimiento sustituto. Abducción o aducción de la cadera.

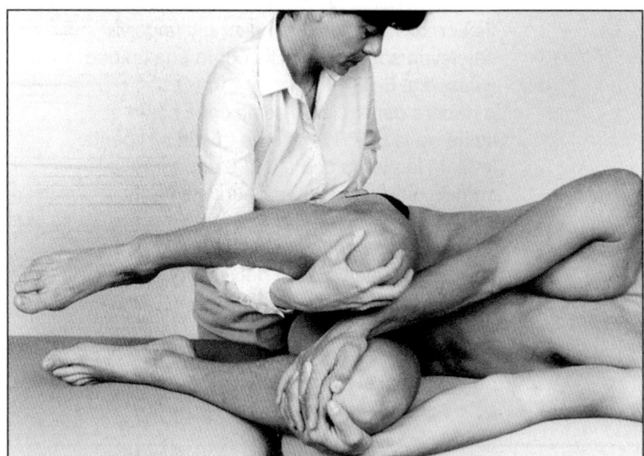

Figura 6-84 Posición inicial: extensores de la cadera.

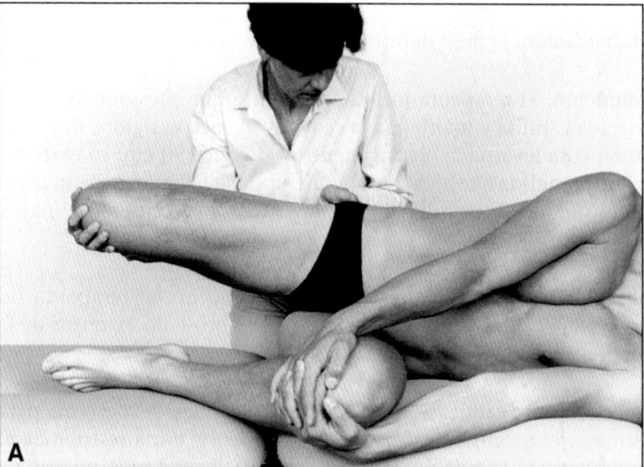

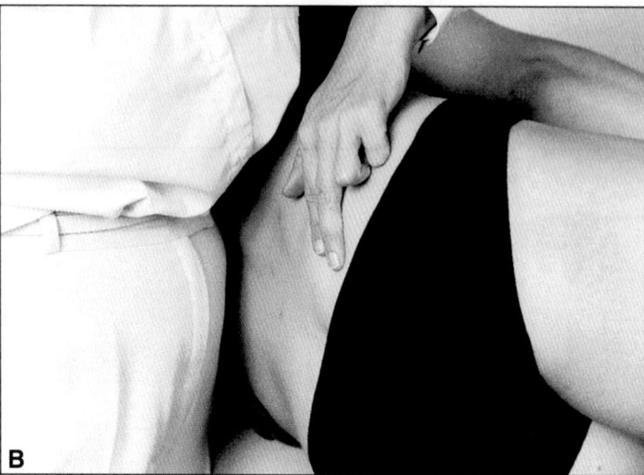

Figura 6-85 **A.** Posición final: extensores de la cadera. **B.** El terapeuta palpa el glúteo mayor.

Prueba de los extensores de la cadera en decúbito supino[35]

La prueba de los extensores de la cadera en decúbito supino es un método fiable y válido para evaluar la fuerza (grados 2-5) en estos músculos[35] en pacientes que no pueden colocarse en decúbito prono.

Posición inicial. El paciente se encuentra en decúbito supino con los talones sobresaliendo del extremo de la camilla y los brazos doblados sobre el tórax (fig. 6-86). El terapeuta coloca ambas manos bajo el talón de la pierna a evaluar.

Estabilización. El peso del tronco brinda estabilización.

Evaluación. El terapeuta indica al paciente que presione la pierna contra la camilla y mantenga la cadera y el cuerpo rígidos mientras el terapeuta levanta la pierna alrededor de unos 90 cm. La extremidad no sometida a evaluación también puede levantarse de manera involuntaria de la camilla durante la prueba y no representa mayor problema.

Palpación. Con el paciente en decúbito supino, el terapeuta no puede palpar ni observar la contracción del músculo extensor de la cadera para evaluar los grados 1 o 0.

Calificación. La calificación se basa en la capacidad del paciente para mantener la extensión completa de la cadera y en la resistencia al movimiento percibida por el terapeuta al realizar el movimiento de flexión de la cadera.

Grado	Descripción
	A medida que el terapeuta levanta la pierna del paciente de la camilla:
5	La posición de la cadera permanece en la posición inicial (es decir, en extensión),* y la pelvis y la pierna se elevan sobre la camilla como una unidad (*véase* fig. 6-87).
4	La cadera se flexiona hasta unos 30° antes de que el paciente pueda resistir una mayor flexión de la cadera, y la pierna y la pelvis se elevan sobre la camilla como una unidad (*véase* fig. 6-88). La cadera del paciente se flexiona hasta el límite de la EPPR a medida que el terapeuta levanta la pierna cerca de 90 cm sobre la camilla; entonces el terapeuta siente:
3	Buena resistencia al movimiento, con poca o ninguna elevación de la pelvis sobre la camilla (*véase* fig. 6-89).
2	Resistencia mínima (es decir, mayor que el peso de la pierna) al movimiento, sin elevación de la pelvis sobre la camilla (*véase* fig. 6-89).

*En presencia de una contractura en flexión de la cadera, no se puede asumir la posición inicial de extensión y, por lo tanto, no se puede evaluar el grado 5 mediante la prueba de los extensores de la cadera en decúbito supino.

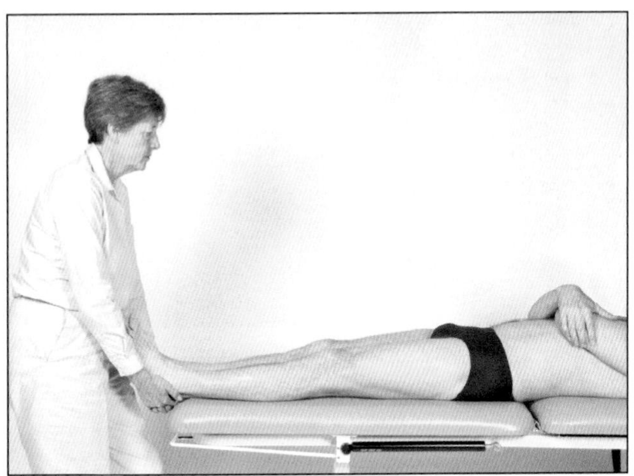

Figura 6-86 Posición inicial: prueba de extensión de la cadera en decúbito supino.

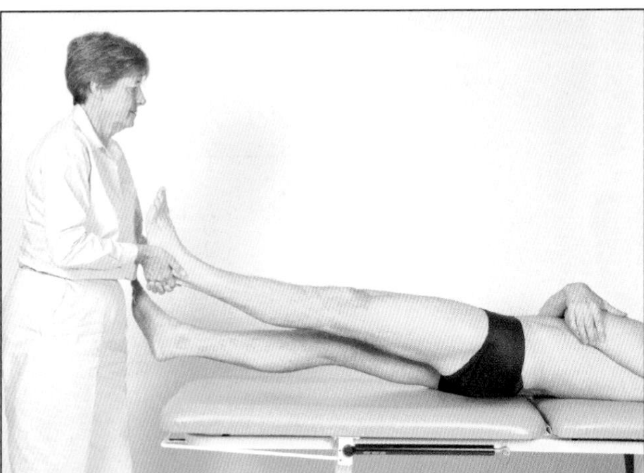

Figura 6-87 Grado 5: la cadera se extiende y la pierna y la pelvis se elevan sobre la camilla.

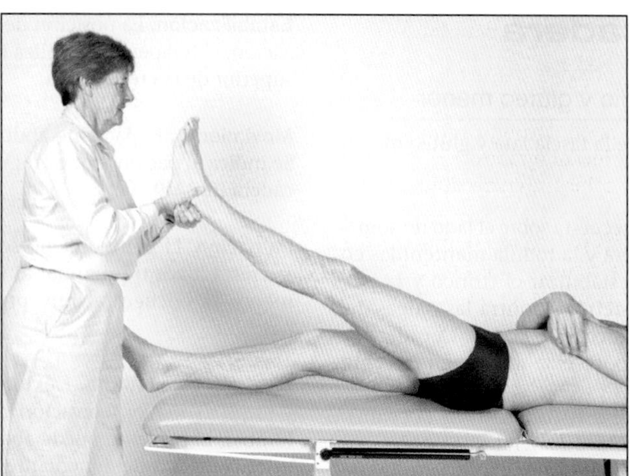

Figura 6-88 Grado 4: la cadera se flexiona ~30° y la pierna y la pelvis se elevan sobre la camilla.

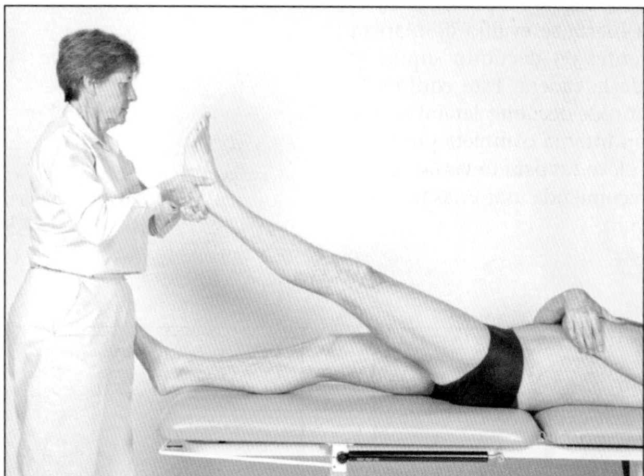

Figura 6-89 Grados 3 o 2: se siente una resistencia buena o mínima al flexionar la cadera.

Abducción de la cadera

Contra la gravedad: glúteo medio y glúteo menor

Formulario 6-15

Músculos accesorios: tensor de la fascia lata y glúteo mayor (fibras superiores).

Posición inicial. El paciente se recuesta sobre el lado no sometido a evaluación, con la cadera y la rodilla mantenidas en flexión por el mismo paciente para estabilizar el tronco y la pelvis (fig. 6-90). El terapeuta se coloca detrás y contra las nalgas del paciente para mantener la posición de decúbito lateral. La cadera de la pierna que se va a evaluar está un poco extendida y en rotación neutra.

Widler y cols.[36] evaluaron la validez y la fiabilidad de la evaluación de la fuerza muscular de abducción unilateral de la cadera en posición lateral, en decúbito supino y en bipedestación. Estos investigadores[36] descubrieron que la posición en decúbito lateral es fiable y, por lo tanto, válida para evaluar la fuerza del músculo abductor de la cadera.

Por su parte, Otten y cols.[37] emplearon la electromiografía de superficie para evaluar los grados de activación de las fibras musculares anteriores, medias y posteriores del glúteo medio en personas sanas jóvenes de sexo masculino cuando la fuerza se evalúo de manera isométrica en ocho posiciones diferentes en decúbito supino y lateral, junto con varias posiciones de la cadera. Este equipo de investigación[37] descubrió que la posición de decúbito lateral con la cadera en posición neutra o en rotación interna completa producía los grados de activación muscular más elevados para todas las partes del glúteo medio y, en consecuencia, recomienda usar estas posiciones para evaluar la fuerza de este músculo.

Estabilización. La posición de la pierna no evaluada ofrece estabilización; el terapeuta estabiliza la pelvis colocando la mano en la cara superior de la cresta ilíaca.

Movimiento. El paciente abduce la cadera hasta la AdM completa. Se indica al paciente que empuje el talón para evitar la flexión de la cadera (fig. 6-91).

Palpación. El glúteo medio se palpa justo distal al labio lateral de la cresta ilíaca o proximal al trocánter mayor del fémur. El glúteo menor se encuentra muy profundo en el glúteo medio y no es palpable.

Movimiento sustituto. Flexión de la cadera haciendo uso del ilíaco y el psoas mayor, elevación de la pelvis por medio del cuadrado lumbar. El paciente puede abducir la pierna con flexión y rotación interna de la cadera mediante la acción del tensor de la fascia lata.

Ubicación de la resistencia. Se aplica en la cara lateral del muslo, proximal a la rodilla (figs. 6-92 a 6-94).

Dirección de la resistencia. Aducción de la cadera.

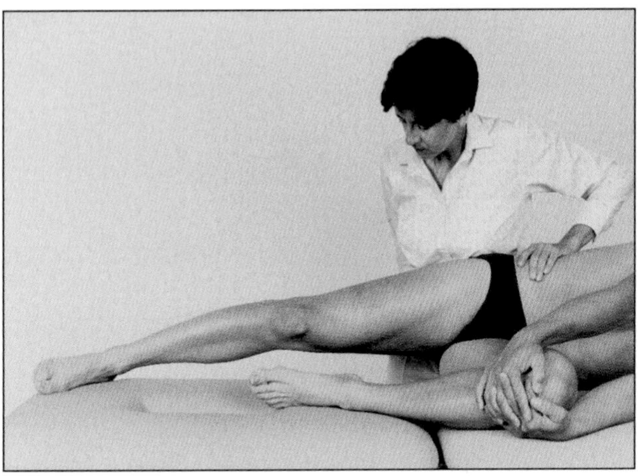

Figura 6-90 Posición inicial: glúteo medio y glúteo menor.

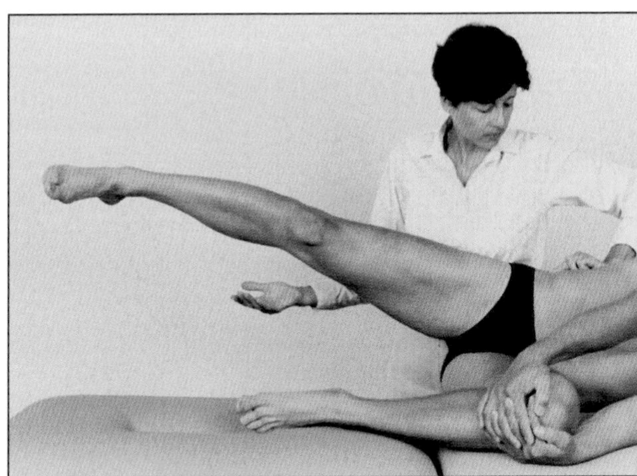

Figura 6-91 Posición de exploración: glúteo medio y glúteo menor.

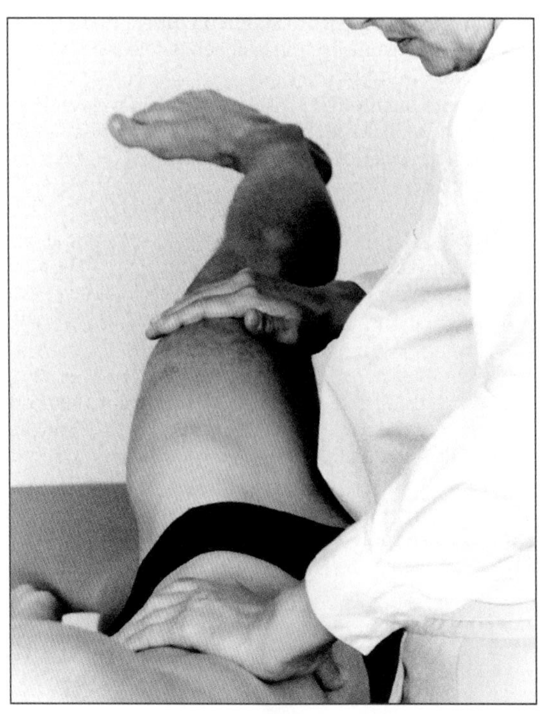

Figura 6-92 Resistencia: glúteo medio y glúteo menor.

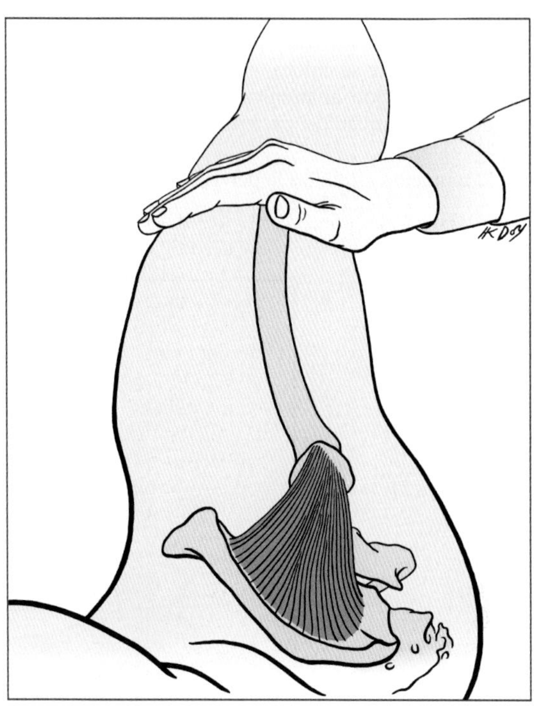

Figura 6-93 Glúteo medio.

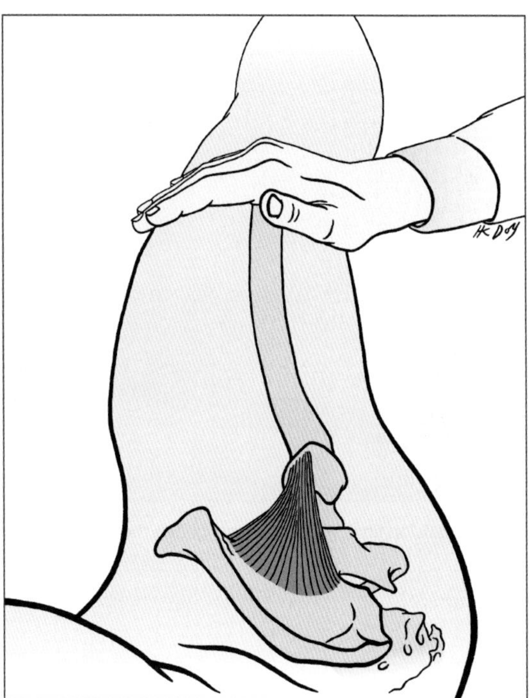

Figura 6-94 Glúteo menor.

Gravedad eliminada: glúteo medio y glúteo menor

Posición inicial. El paciente se coloca en decúbito supino con el miembro inferior en posición anatómica (fig. 6-95). El terapeuta soporta el peso de la extremidad del paciente.

Estabilización. El terapeuta estabiliza la pelvis del paciente.

Posición final. El paciente abduce la cadera hasta la AdM completa (fig. 6-96).

Movimiento sustituto. Flexión de la cadera y elevación de la pelvis.

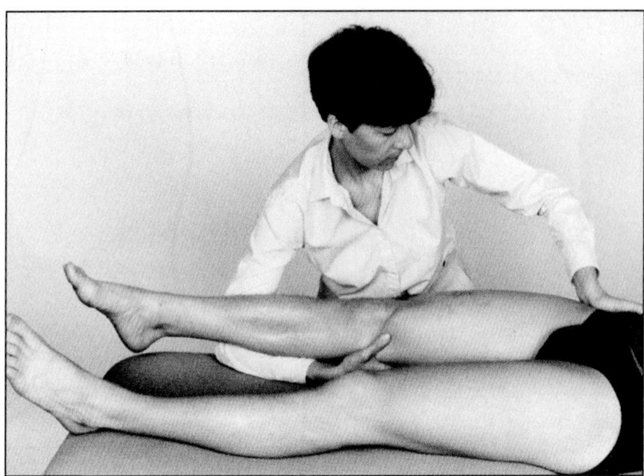

Figura 6-95 Posición inicial: glúteo medio y glúteo menor.

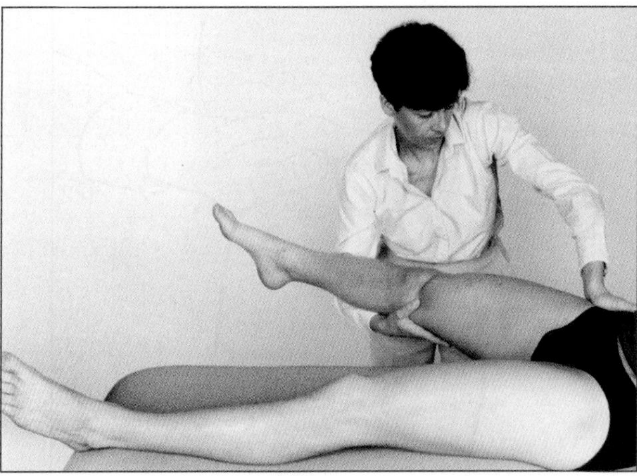

Figura 6-96 Posición final: glúteo medio y glúteo menor.

Abducción y flexión de la cadera

Contra la gravedad: tensor de la fascia lata

Formulario 6-16

Músculos accesorios: glúteo medio y glúteo menor.

Posición inicial. El paciente está recostado sobre el lado no evaluado y apoya la pierna no sometida a prueba en flexión máxima de la cadera y la rodilla (fig. 6-97). La pierna a evaluar se coloca en 10° a 20° de flexión de la cadera y en rotación interna. La pelvis se gira hacia atrás y el terapeuta se coloca detrás y contra las nalgas del paciente para mantener esta posición en decúbito lateral. La rodilla está en extensión.

Estabilización. La posición de la pierna no evaluada ofrece estabilización; el terapeuta estabiliza la pelvis colocando una mano en la cara superior de la cresta ilíaca.

Movimiento. El paciente abduce la cadera hasta la AdM completa y la flexiona ligeramente (fig. 6-98).

Palpación. Lateral a la porción superior del sartorio o distal al trocánter mayor en la cintilla iliotibial.

Movimiento sustituto. Elevación de la pelvis (cuadrado lumbar), flexión de la cadera (ilíaco y psoas mayor) y abducción de la cadera (glúteo medio y glúteo menor).

Ubicación de la resistencia. Se aplica en la cara anterolateral del muslo, proximal a la articulación de la rodilla (figs. 6-99 y 6-100).

Dirección de la resistencia. Aducción y extensión de la cadera.

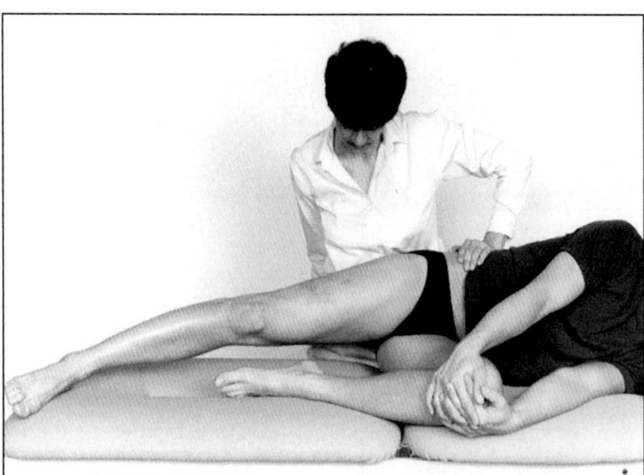

Figura 6-97 Posición inicial: tensor de la fascia lata.

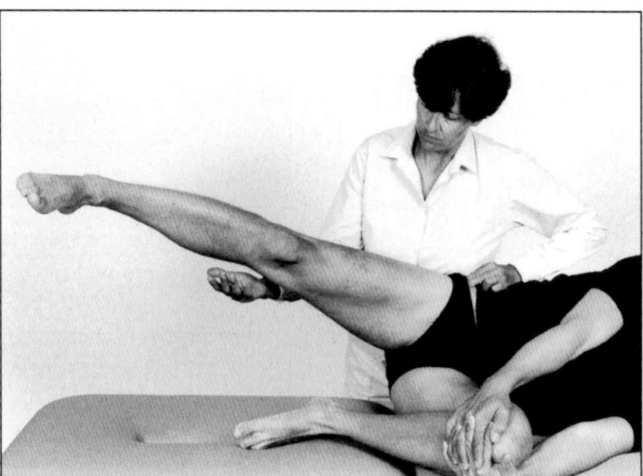

Figura 6-98 Posición de exploración: tensor de la fascia lata.

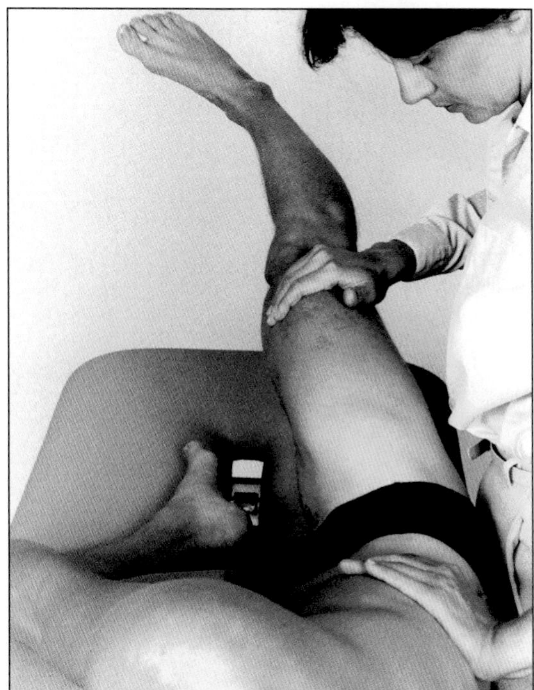

Figura 6-99 Resistencia: tensor de la fascia lata.

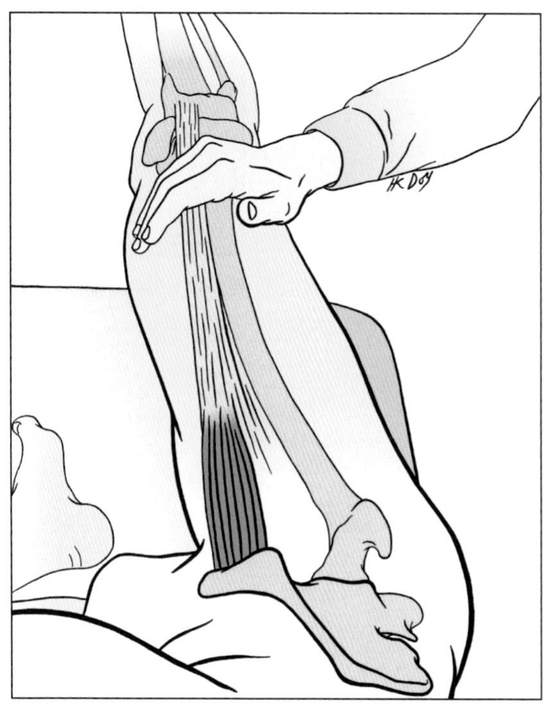

Figura 6-100 Tensor de la fascia lata.

Gravedad eliminada: tensor de la fascia lata

Posición inicial. El paciente se encuentra en decúbito supino. El terapeuta soporta el peso del miembro inferior del paciente en 10º a 20º de flexión de la cadera, rotación interna y extensión de la rodilla y mantiene el apoyo durante todo el movimiento (fig. 6-101).

Estabilización. El peso del tronco del paciente ofrece estabilización.

Posición final. El paciente abduce la cadera hasta la AdM completa y la flexiona de manera ligera (fig. 6-102).

Movimiento sustituto. Cuadrado lumbar, ilíaco, psoas mayor, glúteo medio y glúteo menor.

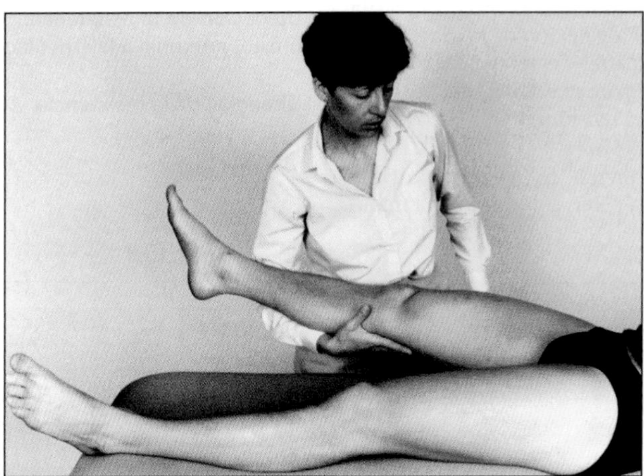

Figura 6-101 Posición inicial: tensor de la fascia lata.

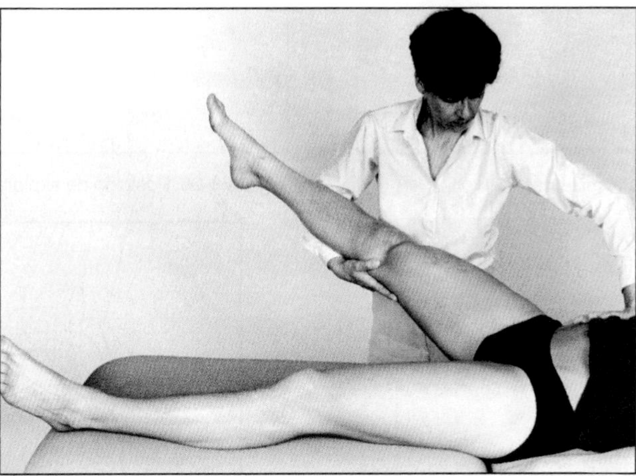

Figura 6-102 Posición final: tensor de la fascia lata.

Prueba clínica: debilidad del mecanismo abductor de la cadera

La función principal de los músculos abductores de la cadera es mantener la pelvis nivelada durante la postura unilateral.[33] La adopción de una postura unilateral se produce al caminar cuando una pierna oscila hacia delante y el otro pie mantiene el contacto con el piso. En bipedestación con un pie separado del piso, el peso de la cabeza, los brazos, el tronco y la extremidad ipsilateral actúan para rotar la pelvis en dirección descendente en el lado sin apoyo.[33] Esta rotación descendente debe equilibrarse alrededor de la cabeza femoral mediante la contracción de los abductores de la cadera contralateral.[33] En presencia de debilidad o parálisis de los abductores de la pierna de apoyo, la pelvis del lado contralateral descenderá. La debilidad o la parálisis pueden detectarse de forma clínica por medio de la prueba de Trendelenburg.[5,24,38]

Prueba de Trendelenburg. El paciente está de pie sobre la pierna que se va a evaluar y coloca ligeramente las manos sobre una mesa para mantener el equilibrio (no se muestra). La cadera y la rodilla contralaterales se flexionan para que el pie se separe del piso. El terapeuta se coloca detrás del paciente y observa la postura de la pelvis y el tronco. Un signo de Trendelenburg negativo (fig. 6-103) indica la ausencia de debilidad abductora. Las EIPS están niveladas o poco inclinadas hacia el lado contrario al pie de apoyo. Un signo de Trendelenburg positivo (fig. 6-104) indica debilidad de los abductores. Las EIPS no están niveladas y la pelvis desciende en el lado contrario al pie de apoyo. Como mecanismo de equilibrio compensatorio para la debilidad de los abductores de la cadera, el paciente desplazará el tronco sobre la pierna de apoyo lateral afectada (es decir, el lado de los abductores de cadera débiles).

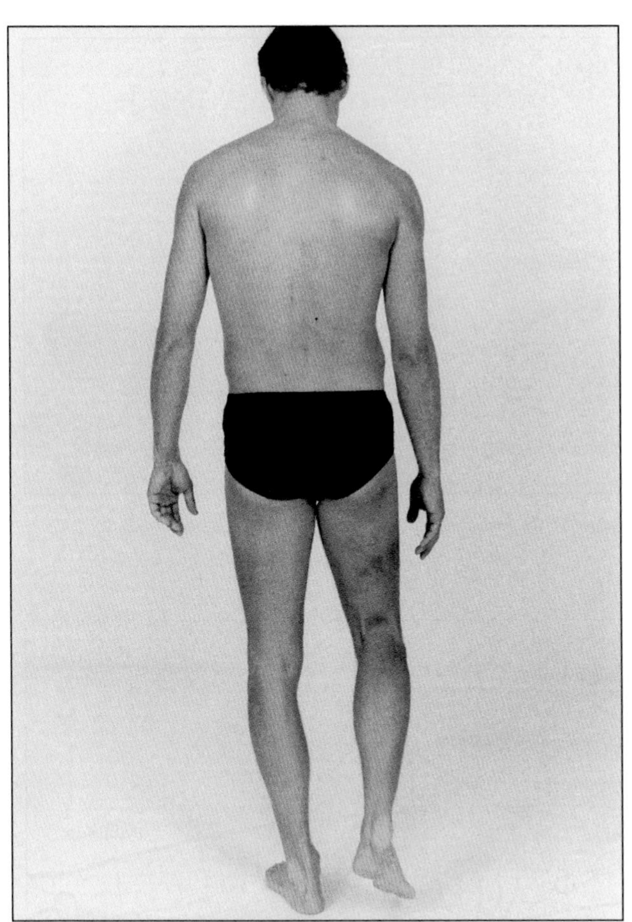

Figura 6-103 Signo de Trendelenburg negativo.

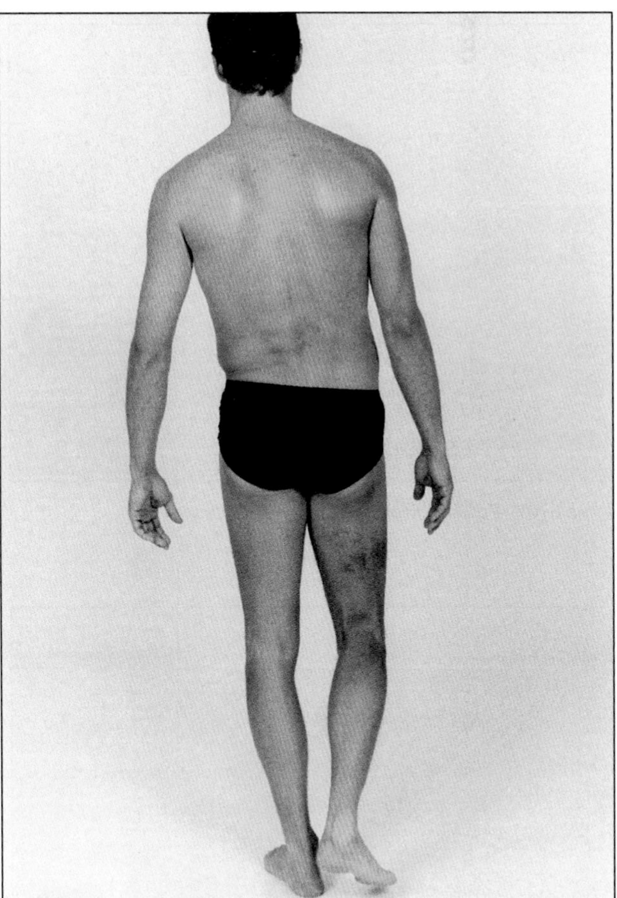

Figura 6-104 Signo de Trendelenburg positivo.

Aducción de la cadera

Contra la gravedad: aductor largo, aductor corto, aductor mayor, pectíneo y grácil

Formulario 6-17

Posición inicial. El paciente se recuesta sobre el lado a evaluar. El terapeuta se coloca detrás y contra las nalgas del paciente para mantener la posición de decúbito lateral. La cadera de la pierna no sometida a evaluación se abduce entre 25° y 30°, y el terapeuta la mantiene en posición brindando apoyo bajo la cara medial del muslo y la rodilla (fig. 6-105). De forma alternativa, los aductores de la cadera pueden evaluarse con el paciente en decúbito supino; en este caso, el terapeuta ofrece una resistencia a la aducción de la cadera equivalente al peso de la extremidad para semejar una situación contra la gravedad.

Estabilización. El paciente se sujeta al borde de la camilla.

Movimiento. La cadera se aduce hasta que el miembro inferior a evaluar entra en contacto con el otro miembro inferior que se encuentra por encima (fig. 6-106). El terapeuta indica al paciente que no gire la extremidad durante la prueba.

Palpación. Los aductores se palpan en grupo en las caras medial y distal del muslo.

Ubicación de la resistencia. Se aplica en la cara medial del muslo, proximal a la articulación de la rodilla (figs. 6-107 y 6-108).

Dirección de la resistencia. Abducción de la cadera.

Movimiento sustituto. Rodar hacia atrás desde la posición de decúbito lateral y rotar de manera interna la cadera para emplear los músculos flexores. Rodar hacia delante a partir de la posición de decúbito lateral y rotar en dirección externa la cadera para utilizar los músculos extensores.

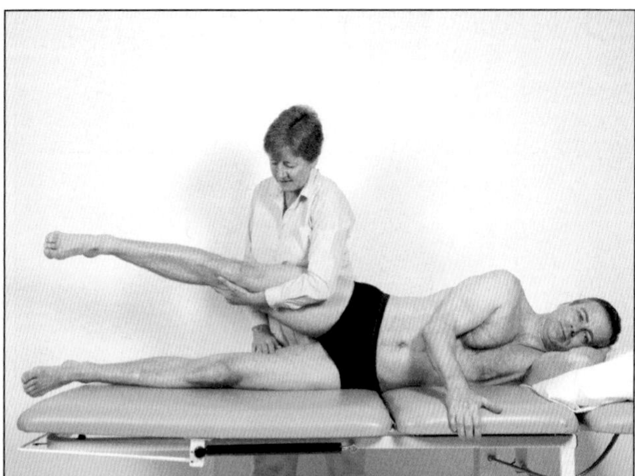

Figura 6-105 Posición inicial: aductores de la cadera.

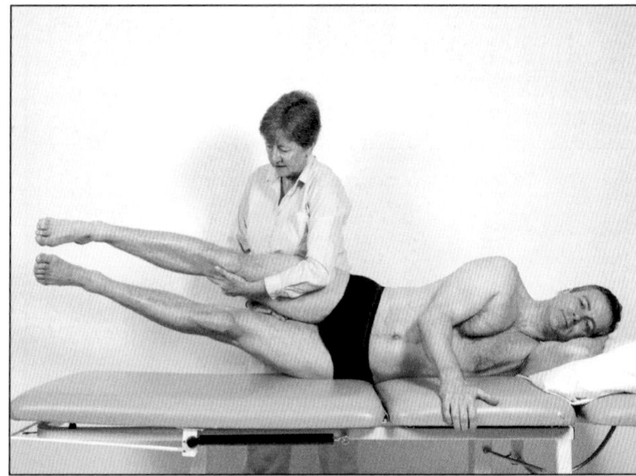

Figura 6-106 Posición de exploración: aductores de la cadera.

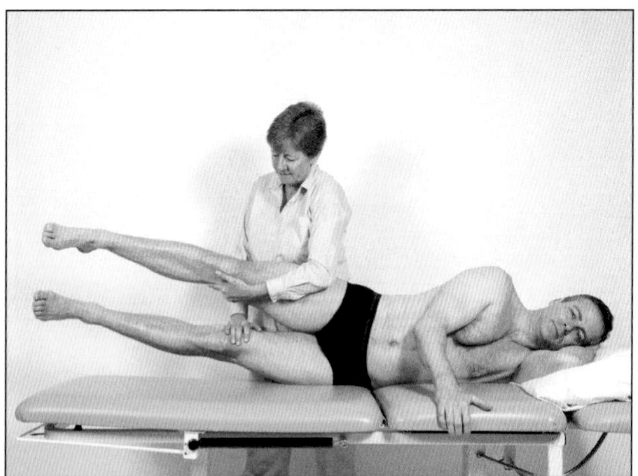

Figura 6-107 Resistencia: aductores de la cadera.

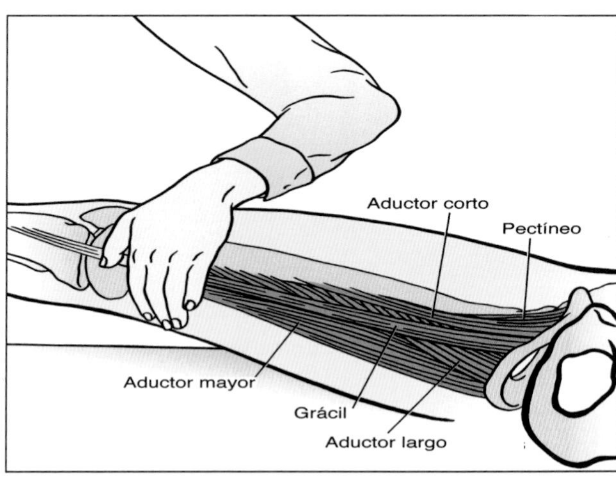

Figura 6-108 Aductores de la cadera.

Gravedad eliminada: aductor largo, aductor corto, aductor mayor, pectíneo y grácil

Posición inicial. El paciente se encuentra en decúbito supino. La cadera a evaluar se encuentra en abducción, rotación neutra y extensión de unos 25° a 30° (fig. 6-109). El terapeuta soporta el peso de la extremidad del paciente.

Estabilización. Se logra con el peso del cuerpo del paciente en decúbito supino; el terapeuta estabiliza la pelvis.

Posición final. El paciente aduce la cadera hasta la AdM completa (fig. 6-110).

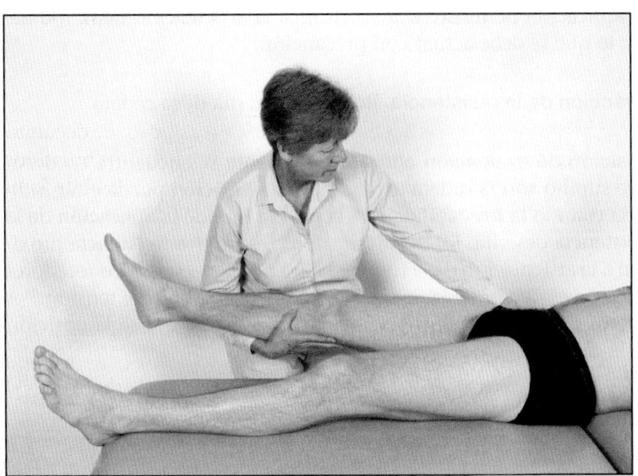

Figura 6-109 Posición inicial: aductores de la cadera.

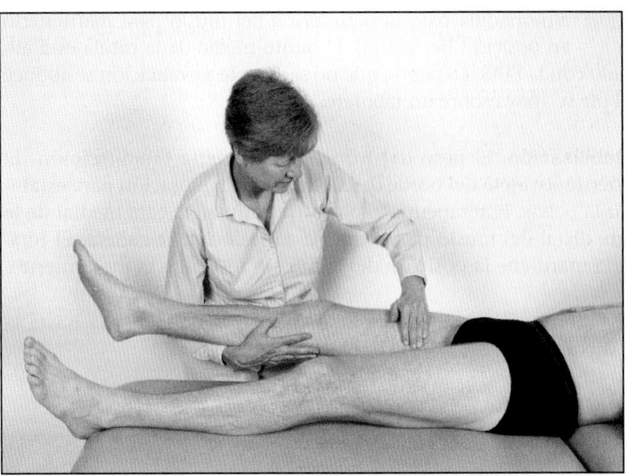

Figura 6-110 Posición final: aductores de la cadera.

Rotación interna de la cadera

Contra la gravedad: glúteo medio, glúteo menor y tensor de la fascia lata

Formulario 6-18

Músculo accesorio: aductor largo.

Posición inicial. El paciente está sentado (fig. 6-111). La cadera se coloca en 90° de flexión y rotación neutra. Se coloca una almohadilla bajo la parte distal del muslo para mantenerlo en posición horizontal. El punto medio de la rótula está alineado con la EIAS. La pierna que no se somete a evaluación se abduce y el pie se apoya sobre un taburete.

Estabilización. El peso del tronco ofrece cierta estabilización. El paciente se sujeta del borde de la camilla de exploración para estabilizar la pelvis. El terapeuta coloca una mano en la cara medial de la parte distal del muslo para evitar la aducción de la cadera. El terapeuta mantiene la posición del fémur sin restringir el movimiento.

Movimiento. El paciente rota de manera interna la cadera hasta la AdM completa (fig. 6-112).

Palpación. Consulte las descripciones de las evaluaciones anteriores para la palpación del glúteo medio, el glúteo menor y el tensor de la fascia lata.

Movimiento sustituto. Elevación de la pelvis, flexión del lado contralateral del tronco y aducción de la cadera.

Ubicación de la resistencia. Se aplica en la cara lateral de la parte inferior de la pierna, proximal a la articulación del tobillo (fig. 6-113). La aplicación de resistencia sobrecarga la articulación de la rodilla, por lo que se debe actuar con precaución.

Dirección de la resistencia. Rotación externa de la cadera.

Posición de evaluación alterna. El paciente se encuentra en decúbito supino con la cadera extendida. Esta posición puede estar indicada cuando la inestabilidad de la rodilla impide la aplicación de la resistencia descrita. En decúbito supino, se aplica resistencia proximal a la articulación de la rodilla. La fuerza ejercida por los rotadores internos es mayor en la flexión de la cadera que en la extensión.[39] A efectos de fiabilidad entre evaluadores, debe registrarse la posición de la cadera.

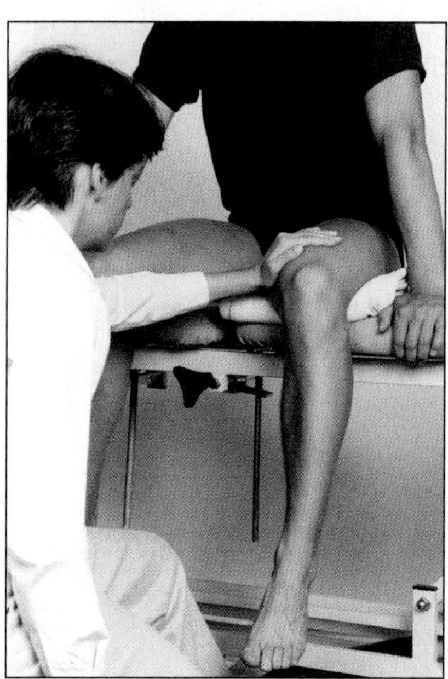

Figura 6-111 Posición inicial: rotadores internos de la cadera.

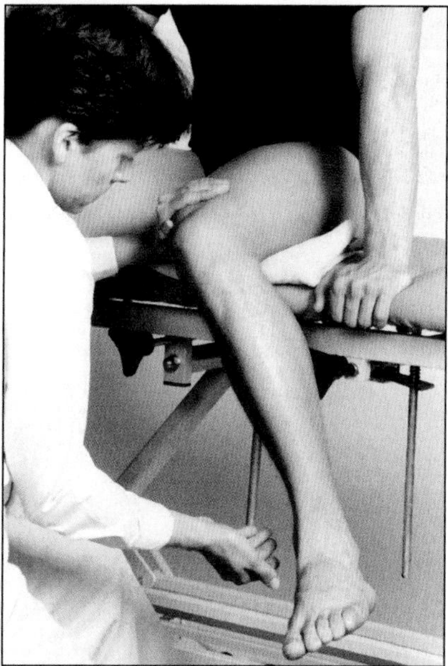

Figura 6-112 Posición de exploración: rotadores internos de la cadera.

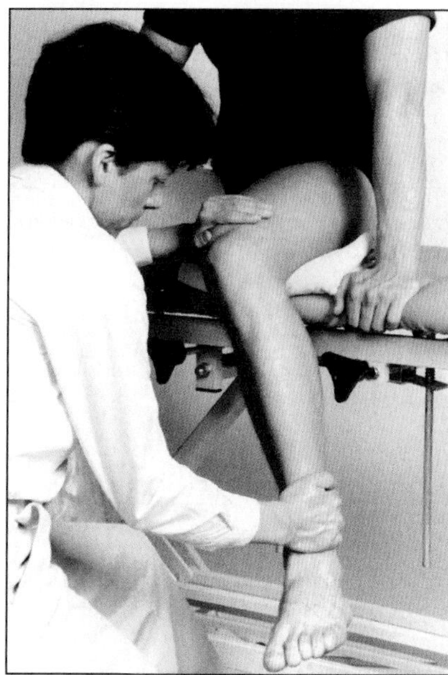

Figura 6-113 Resistencia: rotadores internos de la cadera.

Gravedad eliminada: glúteo medio, glúteo menor y tensor de la fascia lata

Posición inicial. El paciente se encuentra en decúbito supino. El terapeuta apoya la pierna del paciente en una posición de 90° de flexión de la cadera, rotación neutra y flexión de la rodilla (fig. 6-114).

Estabilización. El paciente se sujeta al borde de la camilla para estabilizar la pelvis.

Posición final. El paciente rota de manera interna la cadera hasta la AdM completa (fig. 6-115). La mano de apoyo del terapeuta sobre la cara medial del muslo debe permitir la rotación completa y evitar la aducción de la cadera. Se repite el movimiento y el terapeuta palpa los músculos.

Movimiento sustituto. Aducción de la cadera y flexión de la rodilla.

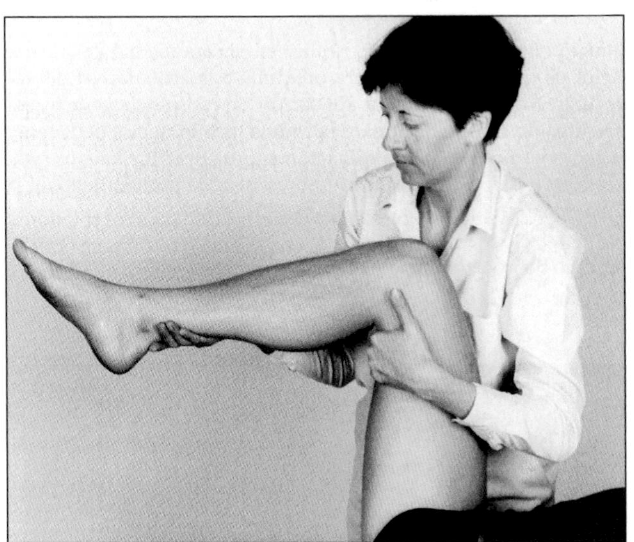

Figura 6-114 Posición inicial: rotadores internos de la cadera.

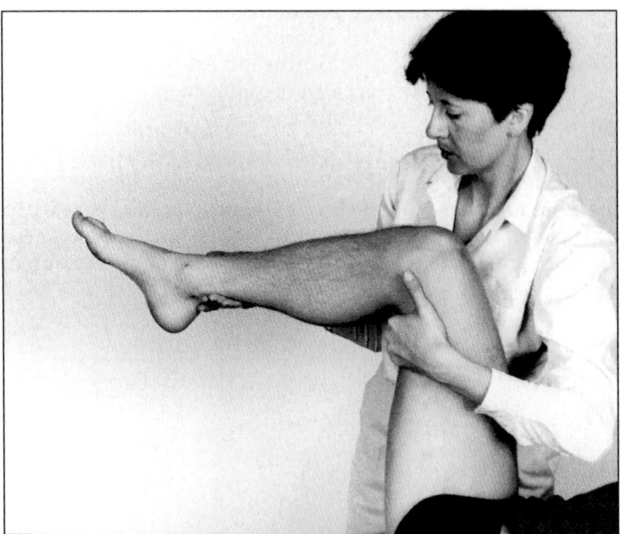

Figura 6-115 Posición final: rotadores internos de la cadera.

Rotación externa de la cadera

Contra la gravedad: piriforme, obturador externo, gemelo superior, cuadrado femoral, gemelo inferior y obturador interno

Músculo accesorio: glúteo mayor en extensión de la cadera.

Formulario 6-19

Posición inicial. El paciente está sentado (fig. 6-116). La cadera se coloca en 90º de flexión y rotación neutra. El terapeuta coloca una almohadilla bajo la parte distal del muslo para mantenerlo en posición horizontal. El punto medio de la rótula está alineado con la EIAS. Cuando existe inestabilidad de la rodilla, el paciente se coloca en decúbito supino con la cadera extendida.

Estabilización. El peso del tronco brinda cierta estabilización. El paciente se sujeta del borde de la camilla de exploración para estabilizar la pelvis. El terapeuta coloca una mano en la cara anterolateral de la parte distal del muslo para evitar la abducción y la flexión de la cadera. Asimismo, mantiene la posición del fémur sin restringir el movimiento.

Movimiento. El paciente rota la cadera en dirección externa hasta la AdM completa (fig. 6-117).

Palpación. Los rotadores externos se encuentran demasiado profundos para ser palpados.

Movimiento sustituto. Flexión y abducción de la cadera; flexión lateral del tronco ipsilateral.

Ubicación de la resistencia. Se aplica en la cara medial de la parte inferior de la pierna, de manera proximal a la articulación del tobillo (figs. 6-118 y 6-119). La aplicación de resistencia genera una sobrecarga en la articulación de la rodilla, por lo que se debe tener precaución. La posición de evaluación alterna descrita para los rotadores internos se puede utilizar en presencia de inestabilidad de la rodilla.

Dirección de la resistencia. Rotación interna.

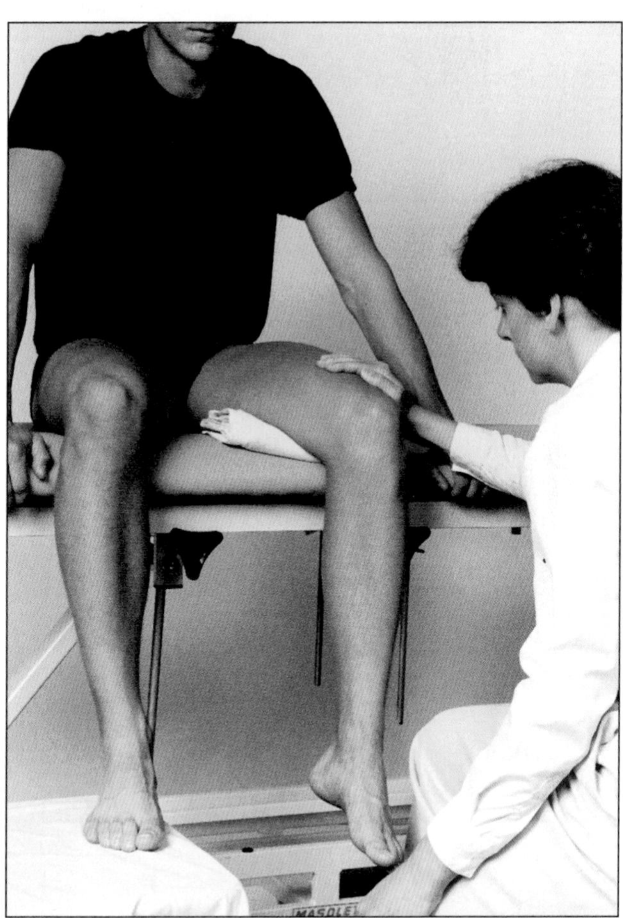

Figura 6-116 Posición inicial: rotadores externos de la cadera.

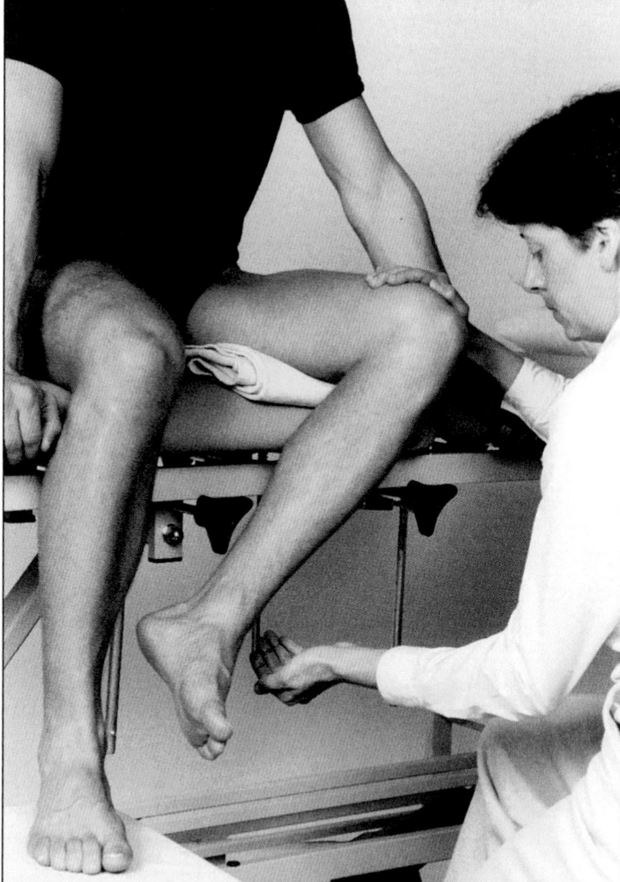

Figura 6-117 Posición de exploración: rotadores externos de la cadera.

Gravedad eliminada: piriforme, obturador externo, gemelo superior, cuadrado femoral, gemelo inferior y obturador interno

Posición inicial. La posición es la misma que la descrita para la rotación interna.

Posición final. El paciente rota la cadera en dirección externa hasta la AdM completa (fig. 6-120).

Movimiento sustituto. Flexión y abducción de la cadera y flexión de la rodilla.

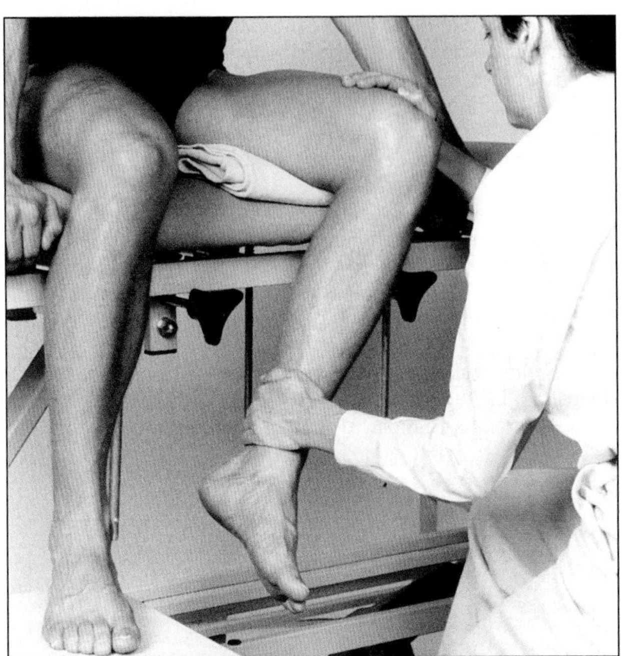

Figura 6-118 Resistencia: rotadores externos de la cadera.

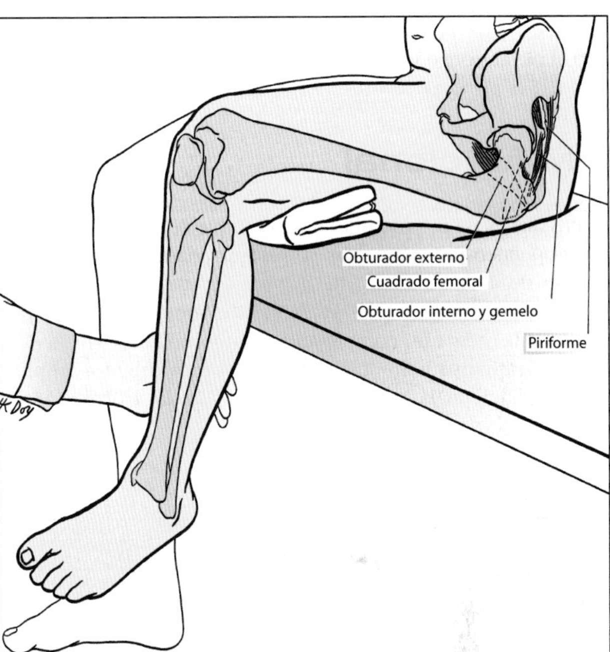

Figura 6-119 Rotadores externos de la cadera.

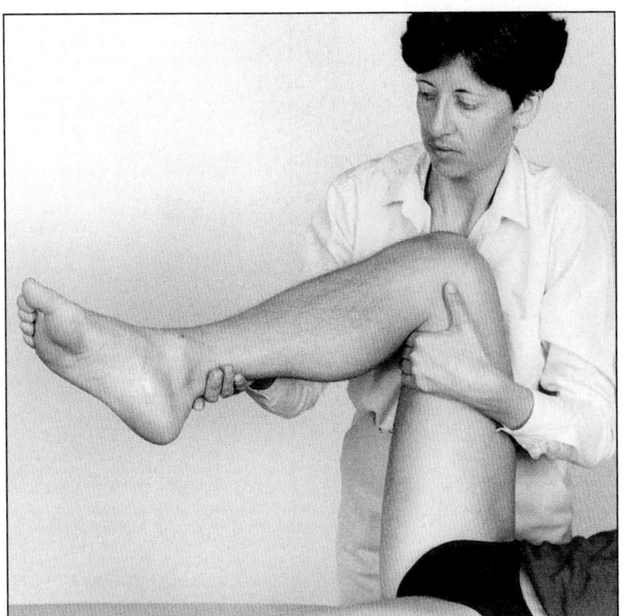

Figura 6-120 Posición final: rotadores externos de la cadera.

APLICACIÓN FUNCIONAL

Función articular[33]

La articulación de la cadera funciona para transmitir fuerzas entre el piso y la pelvis con el fin de soportar el peso del cuerpo y también actúa como punto de apoyo cuando la persona se sostiene en una sola pierna. Con el pie fijo en el piso, el movimiento de la cadera permite acercar o alejar el cuerpo del piso. El movimiento de la cadera acerca el pie al tronco y posiciona el miembro inferior en el espacio.

AdM funcional

Las actividades de la vida diaria (AdVD) que se hacen de manera habitual pueden llevarse a cabo con normalidad con una AdM de la cadera de al menos 120° de flexión, 20° de abducción y 20° de rotación externa.[40] Al realizar actividades funcionales, los movimientos de la cadera se acompañan en varios momentos de la AdM de los movimientos lumbopélvicos.[41] Estos movimientos amplían las capacidades de la amplitud funcional de la articulación de la cadera.

Flexión y extensión de la cadera

La AdM normal para la flexión de la cadera es de 0° a 120° y para la extensión es de 0° a 30°.[8] La AdM para la flexión y la extensión de la cadera es necesaria para muchas AdVD. El mantenerse de pie requiere 0° o una ligera extensión de la cadera.[42] Empleando mediciones electrogoniométricas, se ha descubierto que, sin emplear patrones de movimiento compensatorios en otras articulaciones, actividades como ponerse en cuclillas para recoger un objeto del piso, atarse los cordones de un zapato con el pie en el piso (fig. 6-121) o con el pie cruzado sobre el muslo opuesto, así como levantarse desde una posición de sedestación (fig. 6-122), requieren de un promedio de 110° a 120° de flexión de la cadera.[40]

Las actividades que requieren menos de 90° de flexión de la cadera incluyen sentarse en el piso con las piernas cruzadas,[43] sentarse en una silla de altura estándar,[40] ponerse unos pantalones (fig. 6-123) y subir (fig. 6-124) y bajar escaleras.[40,44] Subir escaleras requiere una media de 67° de flexión de la cadera; bajarlas, una media de 36° de flexión de la cadera.[40] Puede ser necesaria una extensión máxima de la cadera de alrededor de 1° a 2° para subir y bajar escaleras.[44] Arrodillarse[43,45] también requiere menos de 90° de flexión de la cadera; sin embargo, esta actividad puede requerir de una mayor flexión (de cerca de 101°) en los adultos mayores de ascendencia china que en los jóvenes del mismo linaje debido a su particular estilo para arrodillarse.

La amplitud necesaria para sentarse está determinada por la altura de la silla. Se requieren unos 84° de flexión de la cadera para sentarse en una silla estándar.[40] Para sentarse desde la bipedestación,

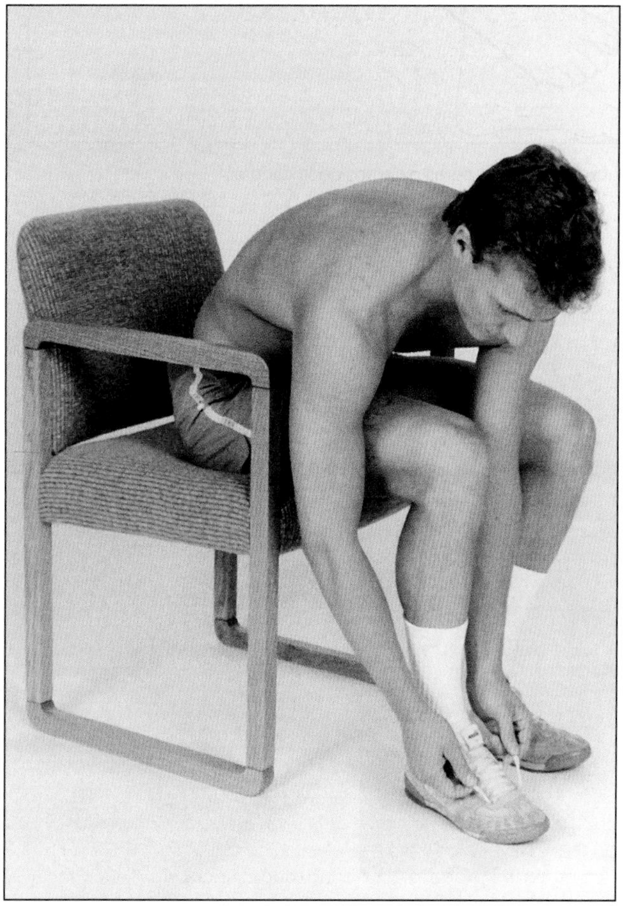

Figura 6-121 Atarse los cordones de un zapato con el pie apoyado en el piso requiere cerca de 120° de flexión de la cadera.[40]

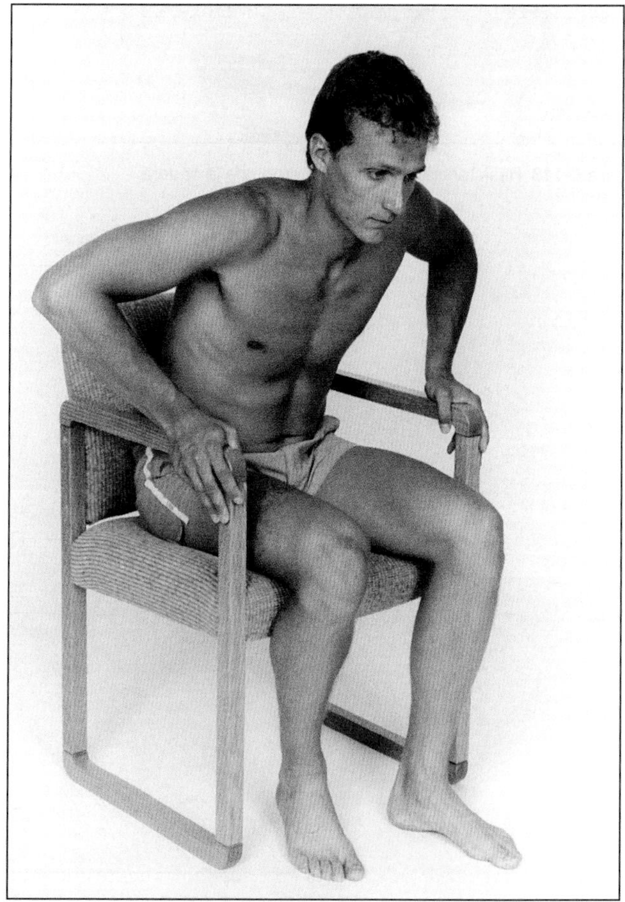

Figura 6-122 Levantarse desde una posición de sedestación requiere al menos 90° de flexión de la cadera.[40]

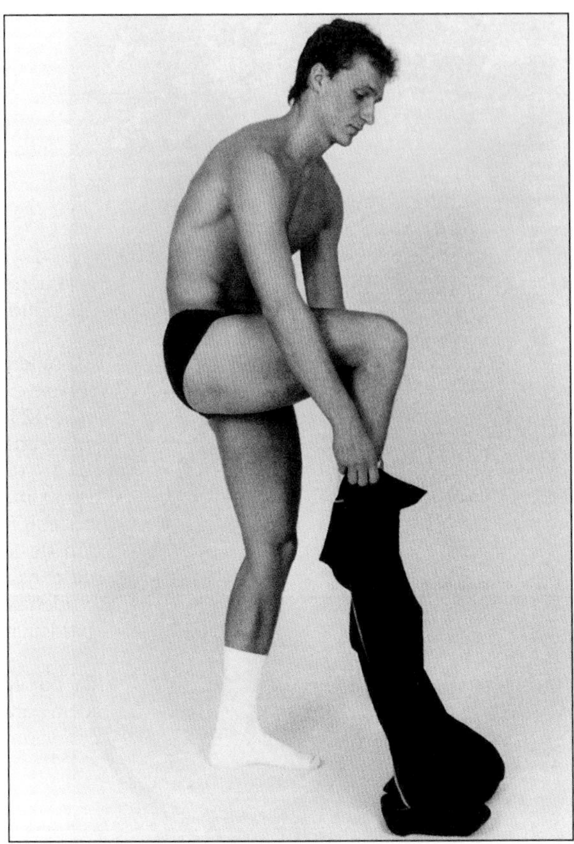

Figura 6-123 Ponerse un pantalón.

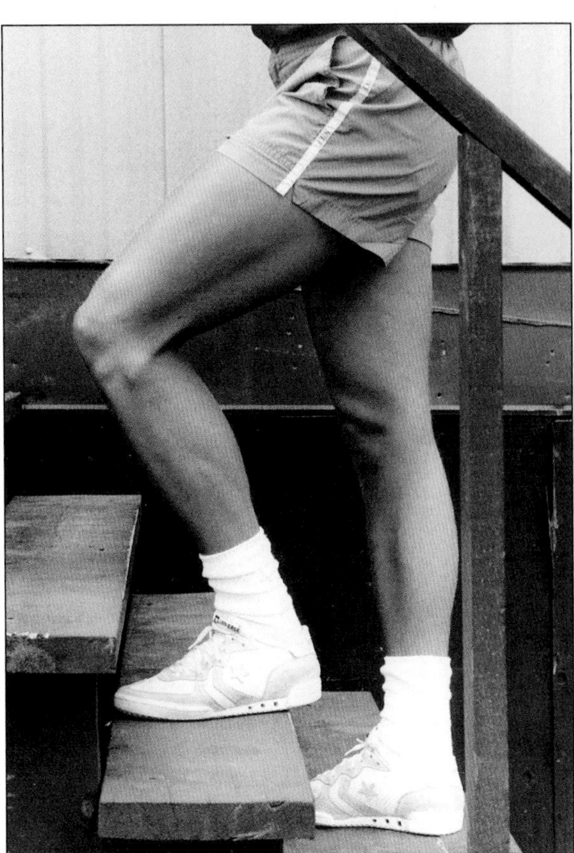

Figura 6-124 Subir escaleras.

se requiere un promedio de 104° de flexión de la cadera,[40] y para ponerse de pie se necesita un promedio de 98° a 101° de AdM de flexión de la cadera.[46] Estas amplitudes se incrementan con la disminución de la altura de la silla y disminuyen con el aumento de la altura de la silla.

Abducción y aducción de la cadera

La AdMA normal en la cadera para la abducción es de 0° a 45° y para la aducción es de 0° a 30°.[8] La mayoría de las funciones diarias no necesitan una AdM de abducción y aducción completa de la cadera.

Muchas AdVD pueden hacerse dentro de un arco de 0° a 20° de abducción de la cadera.[40] Ponerse en cuclillas para levantar un objeto y sentarse con el pie cruzado sobre el muslo opuesto (fig. 6-125) son ejemplos de AdVD realizadas dentro de esta AdM. Montar una bicicleta diseñada para hombre (fig. 6-126) puede requerir la amplitud completa de abducción bilateral de la cadera. Algunas posturas básicas para las AdVD aplicadas por las culturas asiáticas y orientales, como ponerse en cuclillas, sentarse con las piernas cruzadas y arrodillarse, requieren una AdM de abducción de la cadera de entre 30° y 40°.[43,47]

La aducción de la cadera para las AdVD se ilustra cuando una persona se sienta con los muslos cruzados (fig. 6-127) y cuando se pone de pie sobre una pierna; la pierna sobre la que se apoya se aduce como resultado de la caída de la pelvis en el lado contralateral.

Rotaciones interna y externa de la cadera

La AdMA de rotaciones interna y externa de la cadera es de 0° a 45° en ambas direcciones.[8] Los límites de estos movimientos de rotación rara vez se usan en las AdVD. Se requieren amplitudes de 0° a 20° de rotación externa para la mayoría de las AdVD.[40] Montar en bicicleta (*véase* fig. 6-126), sentarse en una silla con el pie cruzado sobre el muslo opuesto (*véase* fig. 6-125), atarse los cordones de los zapatos o inspeccionar visualmente la piel de la planta del pie al llevar a cabo actividades de higiene ilustran el uso de la rotación externa de la cadera. Las posturas básicas en las AdVD empleadas por las culturas asiáticas y orientales requieren una AdM completa de rotación externa de la cadera para sentarse con las piernas cruzadas en el piso[43,47] y una AdM promedio menor de rotación externa de la cadera para arrodillarse (25°) y ponerse en cuclillas (19°).[43]

Caminar y levantarse sobre una pierna para girar son ejemplos de actividades funcionales que usan la rotación interna de la cadera.

Marcha

Un patrón de marcha normal requiere el movimiento de la cadera en los planos sagital, frontal y horizontal. En el plano sagital, se requieren entre 10° y 20° de extensión de la cadera en la fase final de la fase de apoyo, y 30° de flexión de la cadera al final de la fase de oscilación y al principio de la fase de apoyo cuando la extremidad avanza hacia adelante para dar el siguiente paso (tomado de los formularios de análisis de la marcha del Rancho Los Amigos, citados en Levangie y Norkin).[42]

Con los pies fijos en el piso, las cabezas femorales pueden actuar como puntos de apoyo para la pelvis en sus basculaciones anterior y posterior. La pelvis también puede inclinarse de forma lateral, haciendo que las crestas ilíacas se desplacen hacia arriba o hacia abajo. La inclinación lateral de la pelvis se produce cuando una pierna se levanta del piso, la articulación de la cadera contralateral actúa como punto de apoyo y la inclinación da lugar a una abducción y una aducción relativas en las articulaciones de la cadera.[42] Al caminar, se produce una inclinación lateral hacia abajo de la pelvis en el lado sin apoyo durante la fase de oscilación del ciclo de la marcha. Esta caída de la pelvis en el lado sin apoyo produce una abducción ipsilateral de la cadera. A medida que la pelvis desciende,

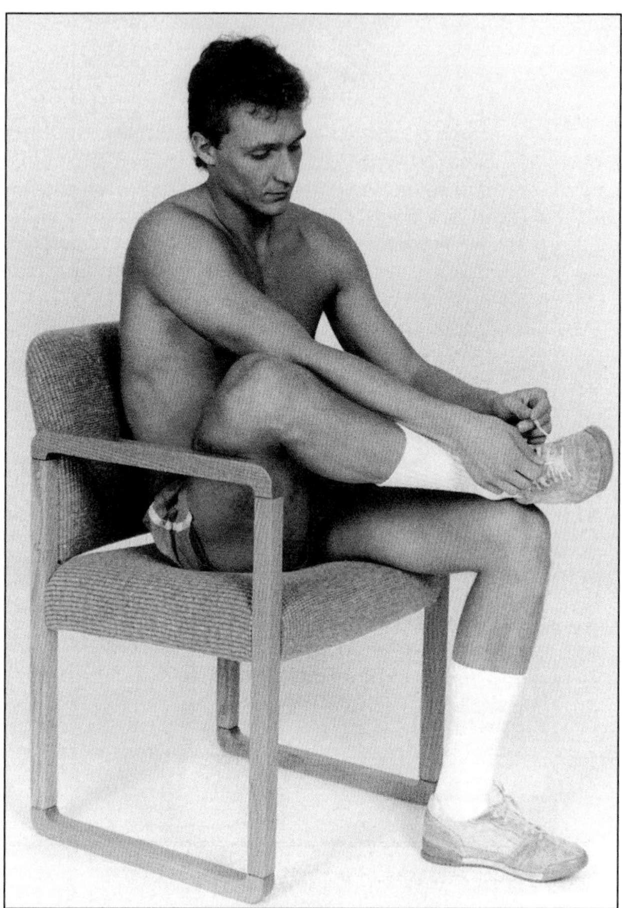

Figura 6-125 Sentarse con el pie cruzado sobre el muslo opuesto requiere flexión, abducción y rotación externa de la cadera, las cuales son funciones de los rotadores externos y del músculo sartorio.

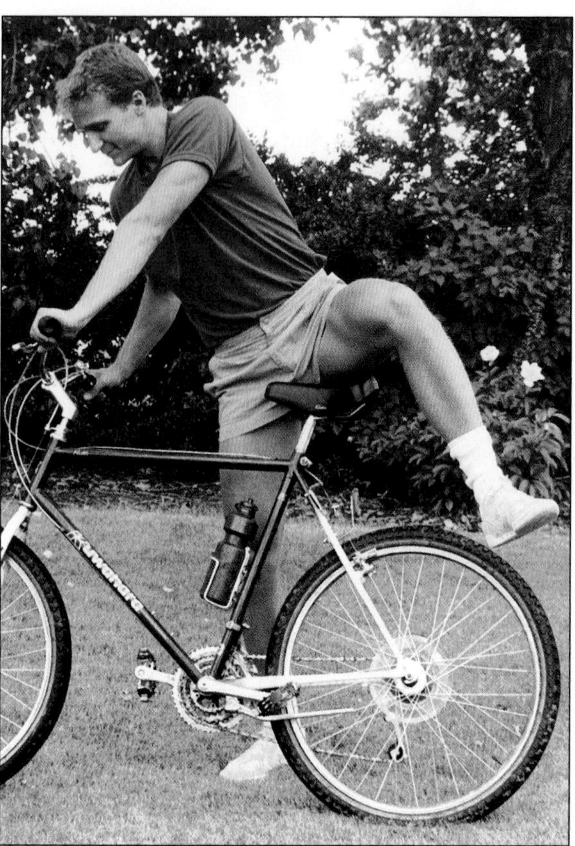

Figura 6-126 Montar en bicicleta requiere flexión, abducción y rotación externa de la cadera.

la cara inferior de la pelvis se desplaza hacia el fémur de la pierna de apoyo, lo que produce aducción de la cadera en este lado. Se requieren unos 7° de abducción de la cadera en la oscilación inicial y 5° de aducción de la cadera al final de la fase de apoyo del ciclo de la marcha.[48]

La rotación de la pelvis se produce en el plano horizontal alrededor de un eje vertical. Las rotaciones del muslo se producen en relación con la pelvis. A medida que la pierna oscilante avanza durante la locomoción, la pelvis rota hacia adelante en el mismo lado. El punto de apoyo de esta rotación de la pelvis es la cabeza del fémur de la pierna de apoyo. A medida que la pierna de apoyo se fija en el piso, la pelvis gira alrededor de la cabeza femoral, lo que da lugar a una rotación interna en la articulación de la cadera. A medida que la pelvis se desplaza hacia adelante en el lado de la oscilación, la pierna oscilante se desplaza hacia el frente en el plano sagital en la línea de progresión, lo que da lugar a una rotación externa de la cadera durante la fase de oscilación del ciclo de la marcha. Durante el ciclo normal de la marcha, se requieren cerca de 5° de rotación interna y 9° de rotación externa en la articulación de la cadera.[48] La rotación externa se produce al final de la fase de apoyo y durante la mayor parte de la fase de oscilación, y la rotación interna se produce al final de la oscilación, antes del contacto inicial hasta el final de la fase de apoyo.[48] Consulte el apéndice D para obtener más descripciones e ilustraciones de las posiciones y movimientos en la articulación de la cadera durante la marcha.

Los requisitos de la AdM de flexión y extensión de la cadera para correr son mayores que para caminar y varían en función de la velocidad. Al correr, el promedio de la AdM máxima de flexión de la cadera es de 65° y la AdM de extensión de la cadera es de 20°.[42]

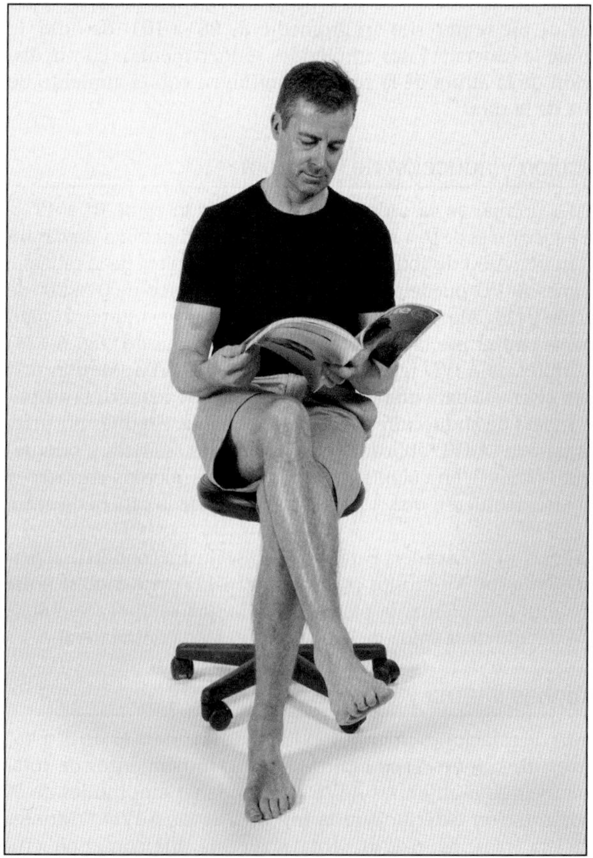

Figura 6-127 Aducción de la cadera.

Función muscular

Flexión de la cadera

El ilíaco y el psoas mayor (a menudo denominado *iliopsoas*) son los flexores primarios de la articulación de la cadera. El tensor de la fascia lata (fibras anteromediales),[49] el recto femoral, el sartorio, el grácil y los aductores de la cadera contribuyen a una adecuada función del iliopsoas. Los aductores de la cadera ayudan a la flexión cuando la cadera se encuentra en posición extendida.[33] El grácil, por su parte, flexiona la cadera, sobre todo en las fases iniciales del movimiento[50] y con la rodilla en extensión, pero no con la rodilla flexionada.[51] La acción de los aductores y del grácil en la flexión de la cadera queda bien ilustrada en la acción de patear un balón y al nadar empleando la patada de crol. La acción del sartorio como flexor, abductor y rotador externo de la cadera y flexor de la rodilla[52] se ilustra al colocar el pie cruzando el muslo cuando se está sentado (*véase* fig. 6-125).

El iliopsoas es el único flexor eficaz para llevar la cadera más allá de los 90° al estar sentado[35] para llevar a cabo actividades como elevar el miembro inferior para sentarse con los muslos cruzados (*véase* fig. 6-127) o ponerse un calcetín (fig. 6-128). Los músculos flexores de la cadera se contraen con los abdominales para elevar el tronco y pasar del decúbito supino a la sedestación en una cama. El iliopsoas controla el movimiento del tronco y la pelvis al inclinarse hacia atrás[35] para mirar hacia arriba estando sentado o cuando se baja el tronco para recostarse en una cama (a partir de una posición de sedestación). Otras actividades que requieren la contracción de los flexores de la cadera son ponerse unos pantalones (*véase* fig. 6-123), subir escaleras (*véase* fig. 6-124) y entrar y salir de la bañera.

Extensión de la cadera

Los músculos extensores de la cadera son el glúteo mayor, el semimembranoso, el semitendinoso, el bíceps femoral y el aductor mayor.[53] La contribución de los cinco extensores de la cadera en las actividades funcionales viene determinada en parte por la posición de la articulación de la cadera, así como por la fuerza necesaria para efectuar la extensión. Los isquiotibiales suelen iniciar el movimiento de extensión de la cadera[54] y el glúteo mayor se contrae cuando el muslo se desplaza más allá de la posición anatómica, en hiperextensión, o cuando la extensión se produce contra resistencia.[51,54] Los isquiotibiales generan el movimiento en las articulaciones de la cadera y la rodilla. Según Németh y cols.,[55] la posición de la rodilla no tiene ningún efecto en la fuerza de extensión de la cadera, siempre que esta se encuentra flexionada entre 0° y 90°. El aductor mayor actúa como extensor de la cadera desde los 90° a los 0° de flexión; su efecto como extensor es algo menor en los hombres en los últimos 30° del movimiento, ya que la porción anterior del músculo se vuelve ineficaz como extensor.[53]

La acción de los extensores de la cadera se ilustra en actividades en las que se eleva el cuerpo,[56,57] como levantarse después de haber estado sentado[58] (fig. 6-129), subir escaleras (*véase* fig. 6-124) y saltar. Los extensores de la cadera se contraen en las actividades de elevación que se hacen con las rodillas y las caderas flexionadas (fig. 6-130).[54,59,60] Los extensores controlan el movimiento anterior

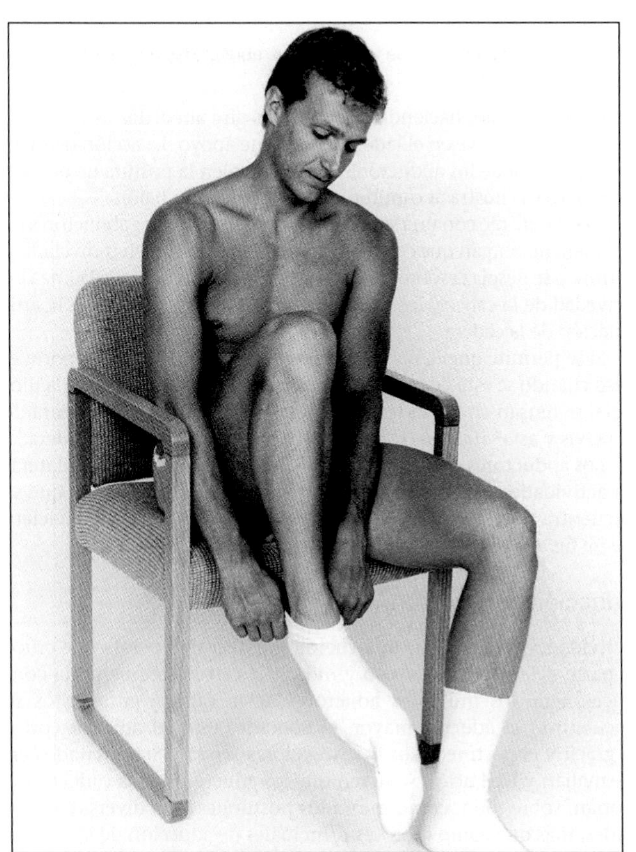

Figura 6-128 Función del músculo iliopsoas.

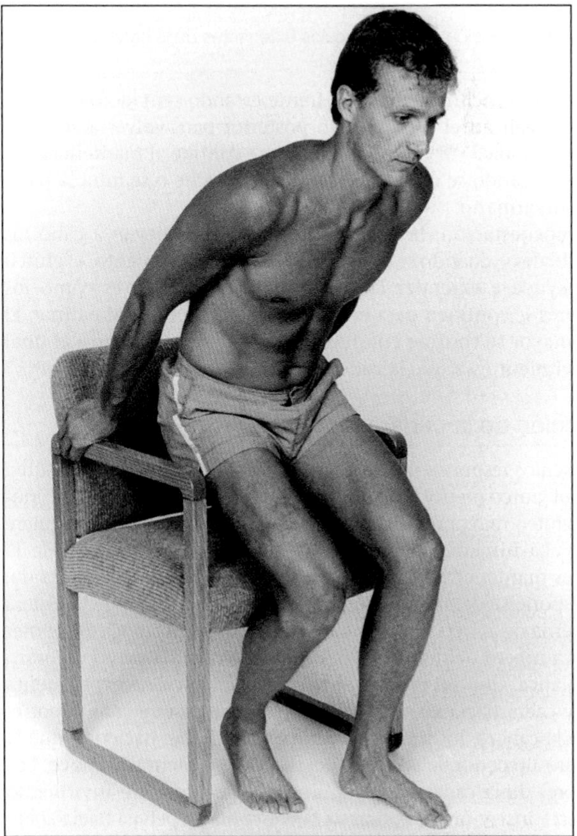

Figura 6-129 Los extensores de la cadera entran en función cuando el cuerpo se eleva al levantarse de una silla.

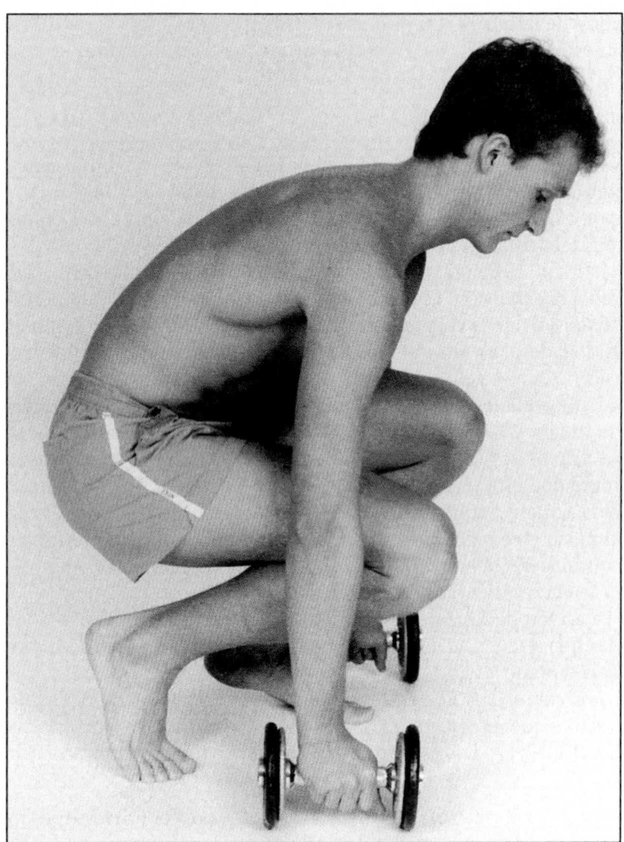

Figura 6-130 Función de los músculos extensores de la cadera.

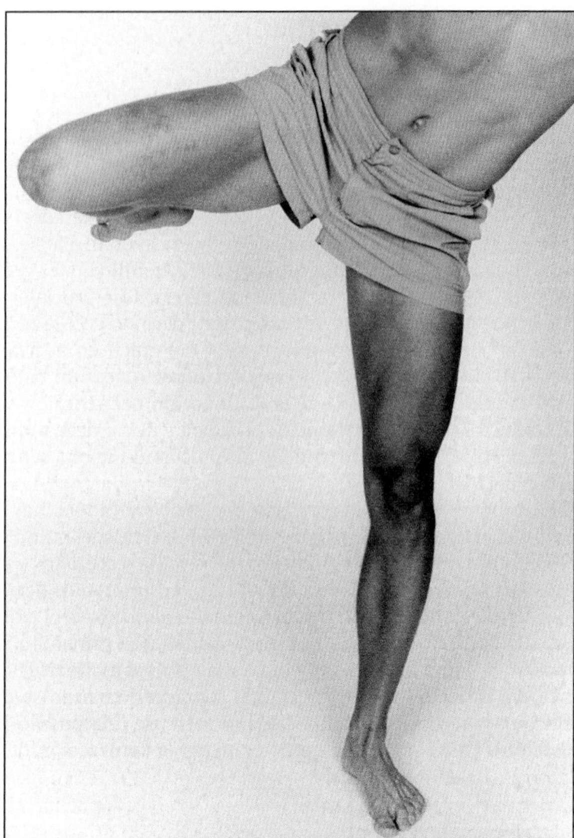

Figura 6-131 Función de los músculos abductores de la cadera.

de la pelvis al inclinarse hacia el frente estando sentado o de pie, e inician y realizan el movimiento posterior para volver a sentarse o ponerse de pie.[33,59,61] El glúteo mayor se contrae al mantenerse en cuclillas[57] cuando se cambia una rueda del coche o se mira la parte baja de un armario.

En bipedestación, la extensión del muslo la llevan a cabo los isquiotibiales y, cuando se añade resistencia al movimiento, el glúteo mayor ayuda a extender la cadera.[51] De esta forma es como los extensores se contraen para impulsarse hacia adelante al patinar. El glúteo mayor se contrae con fuerza para extender el muslo al final del movimiento, ya que la cadera se encuentra hiperextendida.[54,57]

Abducción de la cadera

Los músculos responsables de la abducción de la cadera son el glúteo medio, el glúteo menor y el tensor de la fascia lata. Las fibras superiores del glúteo mayor contribuyen a la abducción cuando se requiere fuerza.[62] La función principal de los músculos abductores de la cadera es mantener la pelvis nivelada cuando un pie se levanta del piso. Al ponerse de pie sobre una pierna, la articulación de la cadera de la pierna de apoyo y la pelvis actúan como una palanca de primer grado. La cabeza del fémur es el punto de apoyo; la pelvis, el brazo de la palanca. Con un pie elevado del piso, la pelvis no experimenta apoyo y caerá hacia el mismo lado debido al torque creado por el peso de la cabeza, los brazos, el tronco y la pierna, haciendo que la pelvis gire alrededor de la cabeza del fémur de la pierna de apoyo. Los abductores de la cadera del lado apoyado se contraen, invirtiendo su origen e inserción, para tirar de la cresta ilíaca (pelvis) hacia abajo en el mismo lado, haciendo que la pelvis gire alrededor de la cabeza del fémur y se eleve en el lado que no tiene apoyo. La acción de nivelación pélvica de los abductores de la cadera en la postura de pie con una pierna se ilustra al caminar, correr y patear un balón.

Al estar de pie con una sola pierna, es posible que los abductores de la cadera no tengan que contraerse para mantener la pelvis nivelada si el tronco se desplaza sobre la pierna de apoyo, de modo que la línea de gravedad de la cabeza, los brazos y el tronco caiga a través de la articulación de la cadera.

Si se permite que la pelvis descienda en el lado que no soporta el peso cuando se está de pie en un pierna, la fascia lata y la cintilla iliotibial se tensan en el lado contralateral para mantener la postura de la pelvis y así evitar que se contraigan los abductores de la cadera.[63]

Los abductores de la cadera pueden contraerse de forma bilateral en actividades que requieren la abducción de la extremidad que se encuentra libre peso, como ponerse en pie al montar una bicicleta (*véase* fig. 6-126) y practicar karate (fig. 6-131).

Aducción de la cadera

Actividades como trepar una cuerda,[33] patear una pelota que cruce la parte delantera del cuerpo y montar a caballo requieren la contracción de los músculos aductores de la cadera; entre estos se encuentran el aductor mayor, el aductor largo, el aductor corto, el grácil y el pectíneo. Los investigadores Janda y Stara (citados en Basmajian y De Luca[62]) sugieren que los aductores de la cadera funcionan, sobre todo, como músculos posturales para diversas actividades, más que como motores principales de aducción de la cadera.

Rotación interna de la cadera

Los rotadores internos principales de la cadera incluyen el tensor de la fascia lata, las fibras anteriores del glúteo medio, el glúteo menor[14] y los músculos aductores de la cadera.[64,65] El semimembranoso y el semitendinoso rotan en dirección interna la cadera cuando esta se encuentra en extensión.[51] Los rotadores internos se activan al caminar o al girar sobre un pie.[33]

Rotación externa de la cadera

El piriforme, el obturador interno, el obturador externo, el cuadrado femoral, el gemelo superior y el inferior y el sartorio rotan de manera externa la articulación de la cadera. El piriforme y el obturador interno funcionan con mayor eficacia como rotadores externos cuando el muslo está extendido y pierden eficacia a medida que el muslo se flexiona.[14] El glúteo mayor y el bíceps femoral también rotan la cadera en dirección externa cuando la cadera está en extensión.[51] Montar en bicicleta (*véase* fig. 6-126), practicar karate (*véase* fig. 6-131) y colocar el pie sobre el muslo opuesto para atarse los cordones de los zapatos (*véase* fig. 6-125) requieren la contracción de los rotadores externos de la cadera.

Bipedestación

La línea de gravedad se desplaza en relación con la articulación de la cadera y podría pasar a anterior ligeramente, a posterior un poco o a través de la articulación de la cadera en el plano sagital.[66] Sin importar la ubicación exacta de la línea de gravedad, existe poca actividad muscular en la cadera durante la bipedestación simétrica. La electromiografía no ha mostrado actividad en los glúteos mayor, medio y menor en una postura de pie cómoda.[61] Al parecer, existe una actividad variable en los músculos iliopsoas, ya que Basmajian[67] registró una actividad de leve a moderada, mientras que Joseph y Williams[61] no detectaron ninguna, al hacer la prueba con electromiografía.

Marcha[68]

Los isquiotibiales y el glúteo mayor se contraen al final de la fase de oscilación y al principio de la fase de apoyo para desacelerar la extremidad que se balancea hacia adelante y para extender la cadera en la respuesta de contacto inicial y carga. El glúteo mayor se inserta en la cintilla iliotibial y, al contraerse, tira de esta hacia atrás. El tensor de la fascia lata se contrae al inicio de la fase de apoyo para evitar el desplazamiento posterior de la cintilla iliotibial. Los abductores de la cadera, el glúteo medio y el menor, se contraen en el lado de la extremidad que soporta el peso cuando la pelvis pierde apoyo en el lado contralateral durante la fase de oscilación del ciclo de la marcha. La contracción del glúteo medio y del menor impiden que la pelvis caiga sobre el lado no apoyado durante la fase de oscilación. Los flexores de la cadera, el iliopsoas, el recto femoral[69] y el tensor de la fascia lata, se contraen al final de la fase de apoyo y al principio de la fase de oscilación para iniciar la flexión de la cadera. La actividad de los aductores de la cadera es variable, pero estos músculos están activos durante la fase de oscilación del ciclo de la marcha. Los aductores de la cadera se contraen para mantener la extremidad en la línea media y pueden ayudar a mantener la flexión de la cadera al final de la fase de oscilación.[70]

Montgomery y cols.[71] nos brindan una descripción de la actividad muscular de la cadera al momento de correr.

Referencias

1. Kapandji IA. *The Physiology of the Joints. Vol. 2. The Lower Limb.* 6th ed. New York, NY: Churchill Livingstone Elsevier; 2011.
2. Standring S, ed. *Gray's Anatomy: The Anatomical Basis of Clinical Practice.* 39th ed. London, UK: Elsevier Churchill Livingstone; 2005.
3. Norkin CC, White DJ. *Measurement of Joint Motion: A Guide to Goniometry.* 4th ed. Philadelphia, PA: FA Davis; 2009.
4. Daniels L, Worthingham C. *Muscle Testing: Techniques of Manual Examination.* 5th ed. Philadelphia, PA: WB Saunders; 1986.
5. Norkin CC, Levangie PK. *Joint Structure and Function: A Comprehensive Analysis.* Philadelphia, PA: FA Davis; 1983.
6. Neumann DA. *Kinesiology of the Musculoskeletal System: Foundations for Rehabilitation.* 2nd ed. St. Louis, MO: Mosby Elsevier; 2010.
7. Magee DJ. *Orthopedic Physical Assessment.* 5th ed. St. Louis, MO: Saunders Elsevier; 2008.
8. American Academy of Orthopaedic Surgeons. *Joint Motion: Method of Measuring and Recording.* Chicago, IL: AAOS; 1965.
9. Berryman Reese N, Bandy WD. *Joint Range of Motion and Muscle Length Testing.* 2nd ed. St. Louis, MO: Saunders Elsevier; 2010.
10. Cyriax J. *Textbook of Orthopaedic Medicine. Vol. 1. Diagnosis of Soft Tissue Lesions.* 8th ed. London, UK: Bailliere Tindall; 1982.
11. Kendall FP, McCreary EK, Provance PG, Rogers MM, Romani WA. *Muscles Testing and Function with Posture and Pain.* 5th ed. Baltimore, MD: Lippincott Williams & Wilkins; 2005.
12. Cailliet R. *Soft Tissue Pain and Disability.* Philadelphia, PA: FA Davis; 1977.
13. Boone DC, Azen SP. Normal range of motion of joints in male subjects. *J Bone Joint Surg Am.* 1979;61:756-759.
14. Steindler A. *Kinesiology of the Human Body Under Normal and Pathological Conditions.* Springfield, IL: Charles C Thomas; 1955.
15. Hollman JH, Burgess B, Bokermann JC. Passive hip rotation range of motion: effects of testing position and age in runners and non-runners. *Physiother Theor Pract.* 2003;19:77-86.
16. Gradoz MC, Bauer LE, Grindstaff TL, Bagwell JJ. Reliability of hip range of motion in supine and seated positions. *J Sport Rehabil.* 2018;16:1-4. doi:10.1123/jsr.2017-0243.
17. Harris-Hayes M, Wendl PM, Sahrmann SA, Van Dillen LR. Does stabilization of the tibiofemoral joint affect passive prone hip rotation range of motion measures in unimpaired individuals? A preliminary report. *Physiother Theor Pract.* 2007;23:315-323.
18. Gajdosik RL, LeVeau BF, Bohannon RW. Effects of ankle dorsiflexion on active and passive unilateral straight leg raising. *Phys Ther.* 1985;65:1478-1482.
19. Palmer TB, Kazuma Akehi K, Thiele RM, Smith DB, Warren AJ, Thompson BJ. Dorsiflexion, plantar-flexion, and neutral ankle positions during passive resistance assessments of the posterior hip and thigh muscles. *J Athl Train.* 2015;50(5):467-474. doi:10.4085/1062-6050-49.6.04.
20. Bohannon RW. Cinematographic analysis of the passive straight-leg-raising test for hamstring muscle length. *Phys Ther.* 1982;62:1269-1274.
21. Youdas JW, Krause DA, Hollman JH, Harmsen WS, Laskowski E. The influence of gender and age on hamstring muscle length in healthy adults. *J Orthop Sports Phys Ther.* 2005;35:246-252.
22. Bohannon R, Gajdosik R, LeVeau BF. Contribution of pelvic and lower limb motion to increases in the angle of passive straight leg raising. *Phys Ther.* 1985;65:474-476.

23. Beneck GJ, Selkowitz DM, Janzen DS, Malecha E, Tiemeyer BR. The influence of pelvic rotation on clinical measurements of hip flexion and extension range of motion across sex and age. *Phys Ther Sports*. 2018;30:1-7. doi:10.1016/j.ptsp.2017.07.005.
24. Salter RB. *Textbook of Disorders and Injuries of the Musculoskeletal System*. 2nd ed. Baltimore, MD: Williams & Wilkins; 1983.
25. Van Dillen LR, McDonnell MK, Fleming DA, Sahrmann SA. Effect of knee and hip position on hip extension range of motion in individuals with and without low back pain. *J Orthop Sports Phys Ther*. 2000;30:307-316.
26. Ober FR. Back strain and sciatica. *JAMA*. 1935;104:1580-1583.
27. Gose JC, Schweizer P. Iliotibial band tightness. *J Orthop Sports Phys Ther*. 1989;10:399-407.
28. Gajdosik RL, Sandler MM, Marr HL. Influence of knee positions and gender on the Ober test for length of the iliotibial band. *Clin Biomech (Bristol, Avon)*. 2003;18:77-79.
29. Berryman Reese N, Bandy WD. Use of an inclinometer to measure flexibility of the iliotibial band using the Ober test and the modified Ober test: differences in magnitude and reliability of measurements. *J Orthop Sports Phys Ther*. 2003;33: 326-330.
30. Williams PL, Bannister LH, Berry MM, et al., eds. *Gray's Anatomy*. 38th ed. New York, NY: Churchill Livingstone; 1995.
31. Trombly CA. Evaluation of biomechanical and physiological aspects of motor performance. In: Trombly CA, ed. *Occupational Therapy for Physical Dysfunction*. 4th ed. Baltimore, MD: Williams & Wilkins; 1995.
32. Carlsoo S, Fohlin L. The mechanics of the two-joint muscles rectus femoris, sartorius and tensor fascia latae in relation to their activity. *Scand J Rehabil Med*. 1969;1:107–111.
33. Smith LK, Weiss EL, Lehmkuhl LD. *Brunnstrom's Clinical Kinesiology*. 5th ed. Philadelphia, PA: FA Davis; 1996.
34. Kendall FP, McCreary EK, Provance PG. *Muscles Testing and Function*. 4th ed. Baltimore, MD: Williams & Wilkins; 1993.
35. Perry J, Weiss WB, Burnfield JM, Gronley JK. The supine hip extensor manual muscle test: a reliability and validity study. *Arch Phys Med Rehabil*. 2004;85:1345–1350.
36. Widler KS, Glatthorn JF, Bizzini M, et al. Assessment of hip abductor muscle strength. A validity and reliability study. *J Bone Joint Surg Am*. 2009;91:2666–2672.
37. Otten R, Tol JL, Holmich P, Whiteley R: Electromyography activation levels of the 3 gluteus medius subdivisions during manual strength testing. *J Sport Rehabil*. 2015;24(3):244–251. http://dx.doi.org/10.1123/jsr.2013-0149.
38. Hoppenfeld S. *Physical Examination of the Spine and Extremities*. New York, NY: Appleton-Century-Crofts; 1976.
39. Jarvis DK. Relative strength of the hip rotator muscle groups. *Phys Ther Rev*. 1952;32:500–503.
40. Johnston RC, Smidt GL. Hip motion measurements for selected activities of daily living. *Clin Orthop Relat Res*. 1970;72:205-215.
41. Cailliet R. *Low Back Pain Syndrome*. 2nd ed. Philadelphia, PA: FA Davis; 1968.
42. Levangie PK, Norkin CC. *Joint Structure and Function. A Comprehensive Analysis*. 3rd ed. Philadelphia, PA: FA Davis; 2001.
43. Hemmerich A, Brown H, Smith S, Marthandam SSK, Wyss UP. Hip, knee, and ankle kinematics of high range of motion activities of daily living. *J Orthop Res*. 2006;24:770-781.
44. Livingston LA, Stevenson JM, Olney SJ. Stairclimbing kinematics on stairs of differing dimensions. *Arch Phys Med Rehabil*. 1991;72:398-402.
45. Zhou H, Wang DM, Liu TR, Zeng XS, Wang CT. Kinematics of hip, knee, ankle of the young and elderly Chinese people during kneeling activity. *J Zhejiang Univ Sci B*. 2012;13(10):831-838.
46. Ikeda ER, Schenkman ML, Riley PO, Hodge WA. Influence of age on dynamics of rising from a chair. *Phys Ther*. 1991;71:473-481.
47. Kapoor A, Mishra SK, Kewangan SK, Mody BS. Range of movements of lower limb joints in cross-legged sitting posture. *J Arthroplasty*. 2008;23:451-453.
48. Johnston RC, Smidt GL. Measurement of hip-joint motion during walking. Evaluation of an electrogoniometric method. *J Bone Joint Surg Am*. 1969;51:1083-1094.
49. Paré EB, Stern JT, Schwartz JM. Functional differentiation within the tensor fasciae latae. *J Bone Joint Surg Am*. 1981;63:1457–1471.
50. Jonsson B, Steen B. Function of the gracilis muscle. An electromyographic study. *Acta Morphol Neerl Scand*. 1964;6:325–341.
51. Wheatley MD, Jahnke WD. Electromyographic study of the superficial thigh and hip muscles in normal individuals. *Arch Phys Med*. 1951;32:508–515.
52. Johnson CE, Basmajian JV, Dasher W. Electromyography of sartorius muscle. *Anat Rec*. 1972;173:127–130.
53. Németh G, Ohlsén H. In vivo moment arm lengths for hip extensor muscles at different angles of hip flexion. *J Biomech*. 1985;18:129–140.
54. Fischer FJ, Houtz SJ. Evaluation of the function of the gluteus maximus muscle. *Am J Phys Med*. 1968;47:182–191.
55. Németh G, Ekholm J, Arborelius UP, Harms-Ringdahl K, Schüldt K. Influence of knee flexion on isometric hip extensor strength. *Scand J Rehabil Med*. 1983;15:97–101.
56. Németh G, Ekholm J, Arborelius UP. Hip joint load and muscular activation during rising exercises. *Scand J Rehabil Med*. 1984;16:93–102.
57. Karlsson E, Jonsson B. Function of the gluteus maximus muscle. *Acta Morphol Neerl Scand*. 1965;6:161–169.
58. Wretenberg P, Arborelius UP. Power and work produced in different leg muscle groups when rising from a chair. *Eur J Appl Physiol*. 1994;68:413–417.
59. Németh G, Ekholm J, Arborelius UP. Hip load moments and muscular activity during lifting. *Scand J Rehabil Med*. 1984;16:103–111.
60. Vakos JP, Nitz AJ, Threlkeld AJ, Shapiro R, Horn T. Electromyographic activity of selected trunk and hip muscles during a squat lift. *Spine*. 1994;19:687–695.
61. Joseph J, Williams PL. Electromyography of certain hip muscles. *J Anat*. 1957;91:286–294.
62. Basmajian JV, DeLuca CJ. *Muscles Alive: Their Functions Revealed by Electromyography*. 5th ed. Baltimore, MD: Williams & Wilkins; 1985.
63. Inman VT. Functional aspects of the abductor muscles of the hip. *J Bone Joint Surg Am*. 1947;29:607–619.
64. Williams M, Wesley W. Hip rotator action of the adductor longus muscle. *Phys Ther Rev*. 1951;31:90–92.
65. Basmajian JV. *Muscles Alive: Their Functions Revealed by Electromyography*. 4th ed. Baltimore, MD: Williams & Wilkins; 1978.
66. Soderberg GL. *Kinesiology: Application to Pathological Motion*. 2nd ed. Baltimore, MD: Williams & Wilkins; 1997.
67. Basmajian JV. Electromyography of iliopsoas. *Anat Rec*. 1958;132:127–132.
68. Inman VT, Ralston HJ, Todd F. *Human Walking*. Baltimore, MD: Williams & Wilkins; 1981.
69. Rab GT. Muscle. In: Rose J, Gamble JG, eds. *Human Walking*. 2nd ed. Baltimore, MD: Williams & Wilkins; 1994.
70. Norkin CC, Levangie PK. *Joint Structure and Function: A Comprehensive Analysis*. 2nd ed. Philadelphia, PA: FA Davis; 1992.
71. Montgomery WH, Pink M, Perry J. Electromyographic analysis of hip and knee musculature during running. *Am J Sports Med*. 1994;22:272–278.

Rodilla 7

BÚSQUEDA RÁPIDA

La práctica hace al maestro: formularios de resumen y evaluación. Formularios 7-1 a 7-12 disponibles en: http://thepoint.lww.com/Clarkson4e

Articulaciones y movimientos

La rodilla está conformada por las articulaciones tibiofemoral y femororrotuliana (fig. 7-1). La *articulación tibiofemoral* es una articulación bicondílea formada proximalmente por los cóndilos convexos del fémur y distalmente por las superficies cóncavas de los cóndilos tibiales. La congruencia de estas superficies se ve reforzada por los meniscos situados entre ambos segmentos articulares.[1] Desde la posición anatómica, la articulación tibiofemoral puede flexionarse y extenderse en el plano sagital, con lo que se produce movimiento alrededor de un eje frontal (fig. 7-2). En la articulación tibiofemoral también se produce rotación, la cual es un componente esencial de la amplitud de movimiento (AdM) normal de la rodilla. La rotación se produce en el plano horizontal alrededor de un eje longitudinal (*véase* fig. 7-2). Al inicio del movimiento de flexión de la rodilla, comenzando desde la extensión completa, la tibia rota de manera automática en sentido interno sobre el fémur, y al final de la extensión de la rodilla, la tibia rota en automático en sentido externo. La rotación externa al final de la extensión de la rodilla bloquea la articulación en esta posición, lo que se denomina *mecanismo de atornillado*. La mayor amplitud de rotación tibial se consigue cuando la rodilla se flexiona a 90°.[2] Los movimientos de la rodilla se describen en la tabla 7-1.

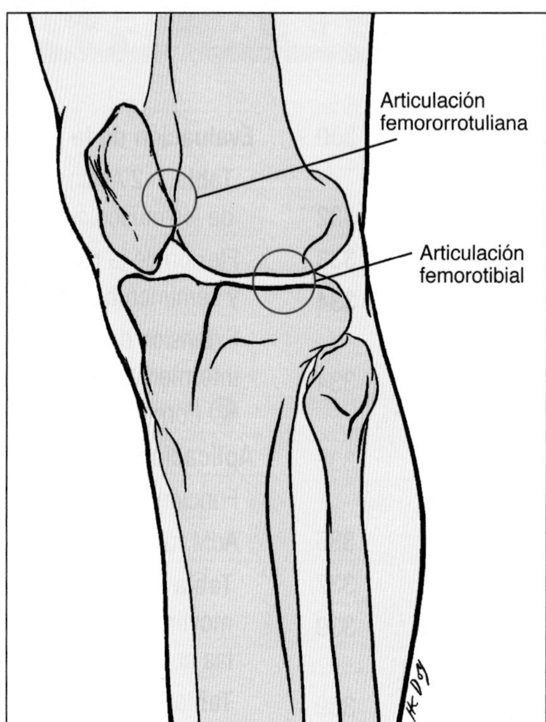

Figura 7-1 Vista anterolateral de las articulaciones de la rodilla.

La articulación femororrotuliana (*véase* fig. 7-1), una articulación incongruente, también se encuentra contenida dentro de la cápsula articular de la rodilla. La superficie articular rotuliana, dividida por una cresta vertical, es plana o un poco convexa superoinferior y mediolateralmente[13] y se articula con la superficie anterior del fémur, un área dividida por el surco intercondíleo y cóncava mediolateralmente y convexa superoinferiormente.[1] El «movimiento de la rótula en relación con el fémur o el surco femoral en la flexión y la extensión de la rodilla» se denomina *deslizamiento rotuliano*.[14 (p. 241)] El deslizamiento de la rótula sobre el fémur durante la flexión y la extensión de la rodilla es esencial para el movimiento normal de esta articulación. En flexión completa de la rodilla, la rótula se desliza de manera distal y se sitúa en la escotadura intercondílea.[13] En extensión completa de la rodilla, la rótula se desliza en dirección proximal y la porción inferior de la superficie rotuliana se articula con la superficie anterior del fémur.[1] Además del deslizamiento proximal-distal, la rótula se desplaza en dirección mediolateral durante el movimiento articular de la rodilla.[15] Al principio de la flexión de la rodilla, la rótula se desplaza ligeramente medial, y, a medida que aumenta la flexión de la rodilla, la rótula se desplaza hacia los lados de forma gradual.[14]

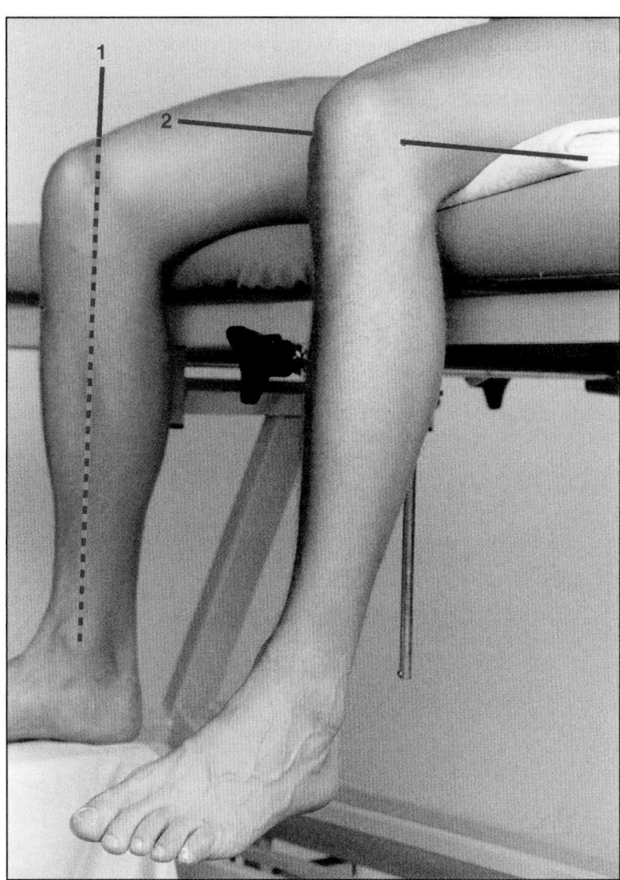

Figura 7-2 Ejes de la articulación de la rodilla: (*1*) rotaciones interna y externa de la tibia; (*2*) flexión y extensión.

TABLA 7-1 **Estructura articular: movimientos de la rodilla**

	Flexión	Extensión	Rotación interna	Rotación externa
Articulación[1,3]	Femorotibial Femororrotuliana	Femorotibial Femororrotuliana	Femorotibial	Femorotibial
Plano	Sagital	Sagital	Horizontal	Horizontal
Eje	Frontal	Frontal	Longitudinal	Longitudinal
Factores limitantes normales[2-6,*] (*véase* fig. 7-3A y B)	Tensión en el recto femoral (con la cadera en extensión); tensión en los músculos vastos; aposición de los tejidos blandos de las caras posteriores de la pantorrilla y el muslo o del talón y la nalga	Tensión en partes de ambos ligamentos cruzados, los ligamentos colaterales medial y lateral, la cara posterior de la cápsula y el ligamento poplíteo oblicuo	Tensión en los ligamentos cruzados	Tensión en los ligamentos colaterales
Sensación de tope normal[4,7]	Firme/suave	Firme	Firme	Firme
AdMA normal[8] (AdMA)[9]	0°-135° (0°-140°-145°)	135°-0° (0°)	40°[11]-58°[12] de AdMA completa a 90° de flexión de la rodilla	
Patrón capsular[7,10]	Articulación tibiofemoral: flexión, extensión			

*Hay pocas investigaciones concluyentes que identifiquen los factores limitantes normales (FLN) del movimiento articular. Los FLN y las sensaciones de tope aquí indicadas se basan en el conocimiento de la anatomía, la experiencia clínica y las referencias disponibles.

AdMA: amplitud de movimiento activo.

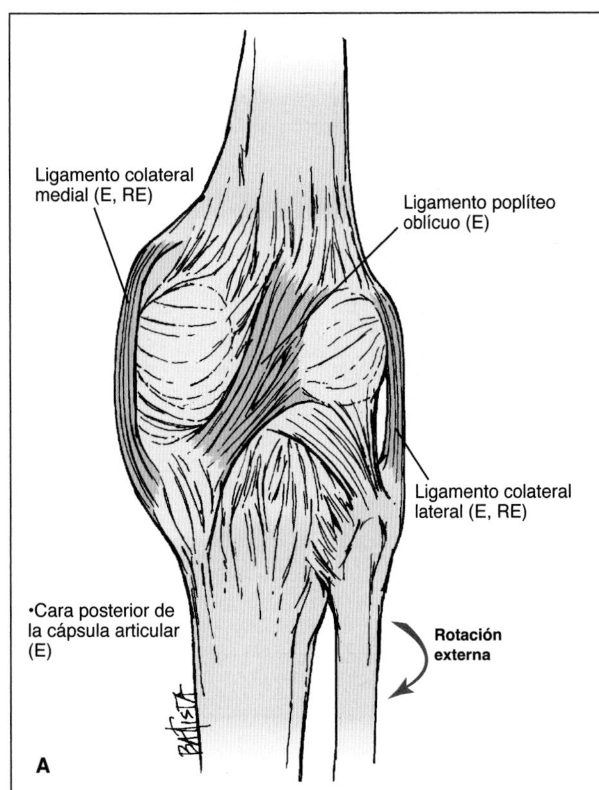

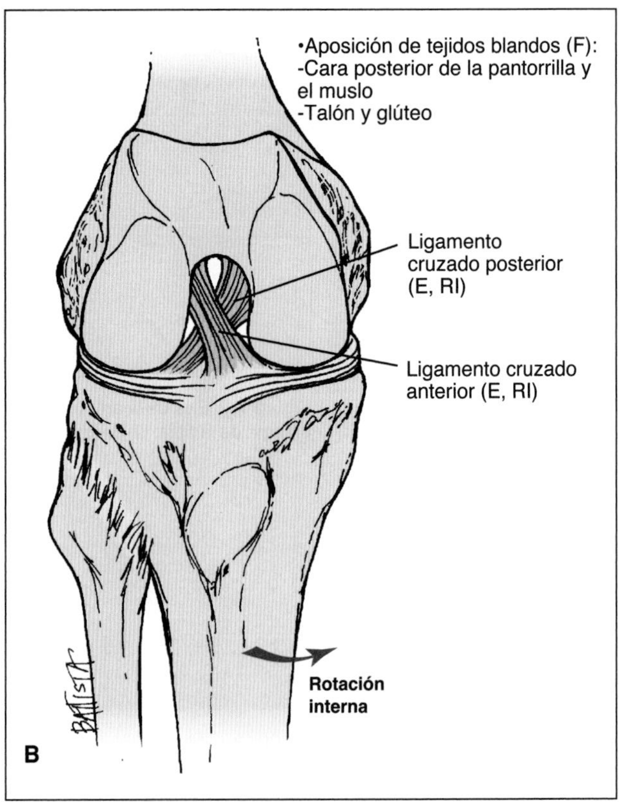

Figura 7-3 Factores limitantes normales. **A.** Vista posterior de la rodilla en la que se muestran las estructuras no contráctiles que a menudo limitan el movimiento. **B.** Vista anterior de la rodilla en la que se muestran las estructuras no contráctiles que suelen limitar el movimiento. El movimiento limitado por estructuras se identifica entre paréntesis mediante las siguientes abreviaturas: E: extensión; F: flexión; RE: rotación externa; RI: rotación interna. No se ilustran los músculos que por lo general limitan el movimiento.

PUNTOS DE REFERENCIA ANATÓMICOS (FIGS. 7-4 Y 7-5)

Por medio de la descripción y la ilustración, se identifican los puntos de referencia anatómicos pertinentes para evaluar la AdM articular y la fuerza muscular de la rodilla. Los músculos se excluyen de esta descripción ya que los puntos precisos de palpación se presentan en la revisión de cada prueba muscular más adelante en el capítulo.

Estructura	Ubicación
1. Trocánter mayor	El borde superior del trocánter mayor se puede encontrar cuando se coloca la punta del pulgar sobre la cresta ilíaca en la línea media y la punta del dedo medio se ubica de manera distal sobre la cara lateral del muslo.
2. Rótula	Hueso sesamoideo triangular de gran tamaño situado en la cara anterior de la rodilla. Su base es proximal y su vértice es distal.
3. Ligamento rotuliano	Se extiende desde el vértice de la rótula hasta el tendón de la tuberosidad tibial (ligamento rotuliano o tendón rotuliano). Cuando el paciente intenta extender la rodilla, se vuelven palpables los bordes de este tendón.
4. Tuberosidad tibial	Prominencia ósea en el extremo proximal del borde anterior de la tibia y la inserción del ligamento rotuliano.
5. Mesetas tibiales	Los bordes superiores de las mesetas tibiales medial y lateral se sitúan en las depresiones de tejido blando a ambos lados del ligamento rotuliano. Siguiendo las mesetas medial y lateralmente es posible descubrir la línea articular de la rodilla.
6. Cabeza del peroné	Protuberancia ósea redondeada en la cara lateral de la pierna, a nivel de la tuberosidad tibial.
7. Maléolo externo (lateral)	Extremo distal prominente del peroné en la cara lateral del tobillo.
8. Epicóndilo externo (lateral) del fémur	Pequeña prominencia ósea en el cóndilo lateral del fémur.

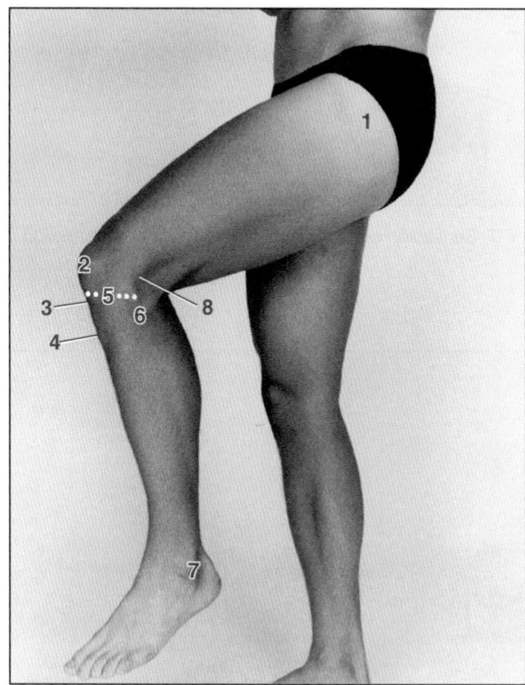

Figura 7-4 Cara anterolateral del miembro inferior.

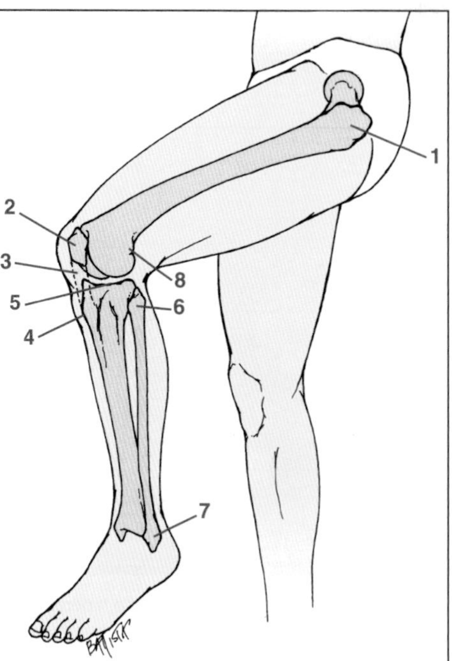

Figura 7-5 Características anatómicas óseas: cara anterolateral del miembro inferior.

Evaluación y medición de la AdM articular

La práctica hace al maestro

Para practicar las habilidades expuestas en esta sección o para hacer un repaso práctico, utilice los formularios de resumen y evaluación «La práctica hace al maestro» que se encuentran en:

http://thepoint.lww.com/Clarkson4e.

Flexión y extensión de la rodilla

Evaluación de la AdMA

Movimiento sustituto. Flexión de la cadera.

Evaluación de la AdMP

Formularios 7-1 y 7-2

Posición inicial. El paciente se encuentra en decúbito supino, con la cadera y la rodilla en posición anatómica (fig. 7-6). Se coloca una toalla bajo la parte distal del muslo.

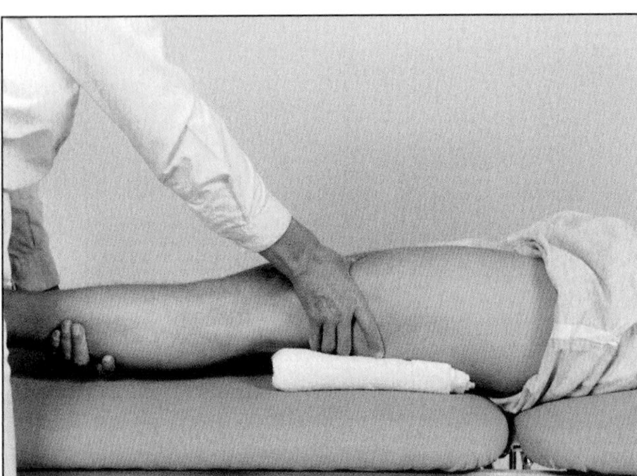

Figura 7-6 Posición inicial: flexión y extensión o hiperextensión de la rodilla.

Estabilización. La pelvis se estabiliza con el peso del cuerpo del paciente. El terapeuta estabiliza el fémur.

Colocación distal de la mano del terapeuta. El terapeuta sujeta la tibia distal y el peroné.

Posiciones finales. El terapeuta mueve la parte inferior de la pierna del paciente para flexionar la cadera y la rodilla hasta el límite de la flexión de la rodilla (fig. 7-7).

El terapeuta extiende la rodilla del paciente hasta el límite de la extensión o hiperextensión de la rodilla (fig. 7-8).

Sensaciones de tope. *Flexión:* firme/suave; *extensión o hiperextensión:* firme.

Deslizamiento articular. *Flexión:* los cóndilos tibiales cóncavos se deslizan en dirección posterior sobre los cóndilos femorales convexos fijos. *Extensión:* los cóndilos tibiales cóncavos se deslizan en dirección anterior sobre los cóndilos femorales convexos fijos.

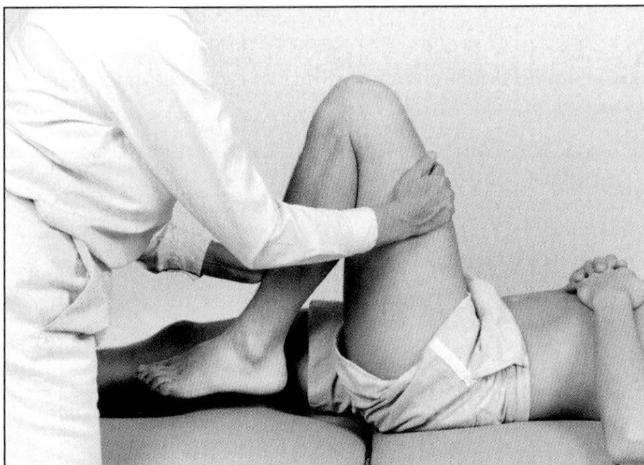

Figura 7-7 Sensación de tope firme o suave al final de la flexión de la rodilla.

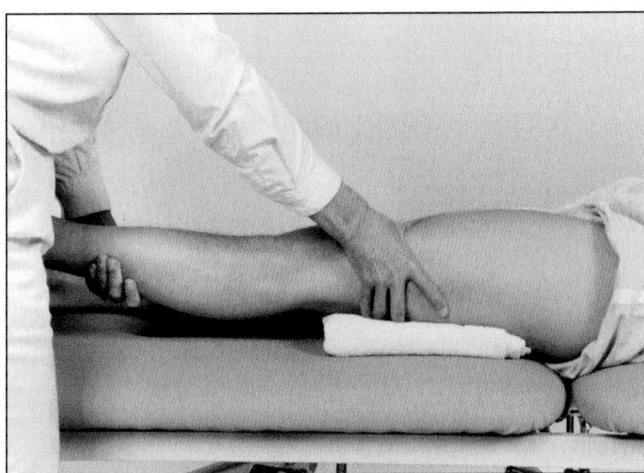

Figura 7-8 Sensación de tope firme al final de la extensión o hiperextensión de la rodilla.

Medición: goniómetro universal

Posición inicial. El paciente se coloca en decúbito supino. La cadera está en posición anatómica y la rodilla en extensión (0°) (fig. 7-9). Se coloca una toalla bajo la parte distal del muslo.

Estabilización. La pelvis se estabiliza con el peso del cuerpo del paciente. El terapeuta estabiliza el fémur.

Eje del goniómetro. El eje se coloca sobre el epicóndilo lateral del fémur (fig. 7-10).

Brazo fijo. Se posiciona paralelo al eje longitudinal del fémur, apuntando hacia el trocánter mayor.

Brazo móvil. Se ubica paralelo al eje longitudinal del peroné, apuntando hacia el maléolo lateral.

Posición final. Desde la posición inicial de **extensión de la rodilla (0°)**, se flexionan la cadera y la rodilla (fig. 7-11). El talón se desplaza hacia la nalga hasta el límite de la **flexión de la rodilla (135°)**.

Hiperextensión. El fémur se estabiliza, y la parte inferior de la pierna se mueve en dirección anterior más allá de los 0° de extensión (fig. 7-12). **Puede haber hiperextensión de la rodilla de los 0° a los 10°.**

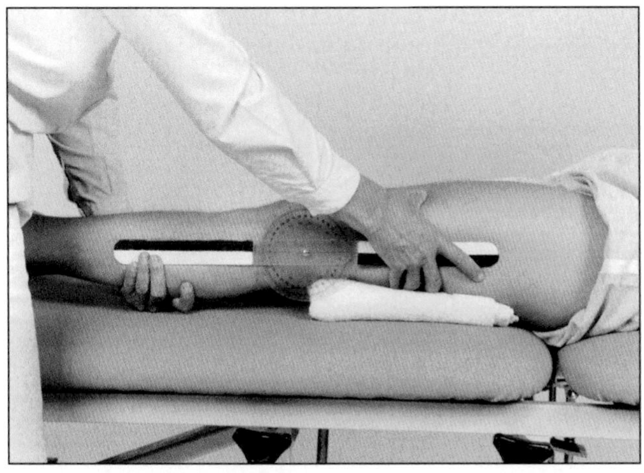

Figura 7-9 Posición inicial: colocación del goniómetro para la flexión y la extensión o hiperextensión de la rodilla.

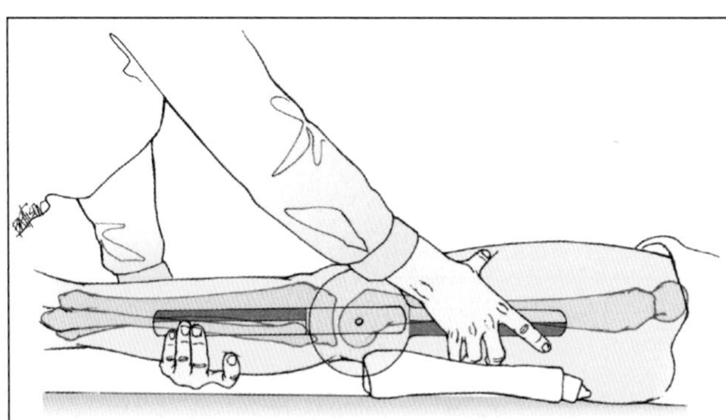

Figura 7-10 Colocación del goniómetro para la flexión y la extensión de la rodilla.

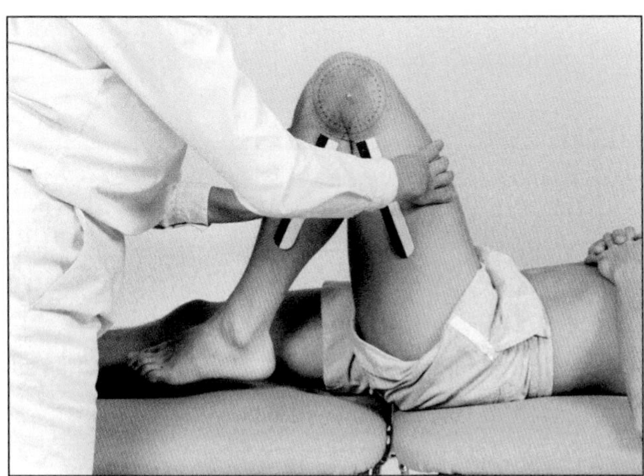

Figura 7-11 Flexión de la rodilla.

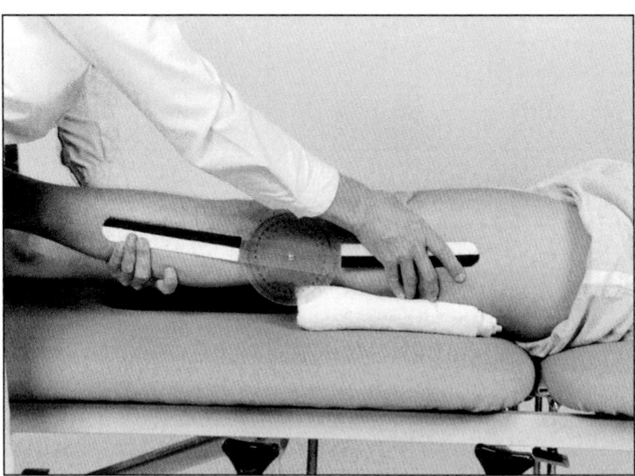

Figura 7-12 Hiperextensión de la rodilla.

Movilidad rotuliana: deslizamiento distal

Evaluación de la AdMP

Formulario 7-3

Posición inicial. El paciente está en posición de decúbito supino; una toalla enrollada sostiene la articulación de la rodilla en ligera flexión (fig. 7-13).

Estabilización. El fémur descansa sobre la camilla.

Procedimiento.[16] El terapeuta coloca el talón de una mano contra la base de la rótula, con el antebrazo apoyado a lo largo del muslo. La otra mano está encima, y ambas manos mueven la rótula de manera distal hasta el final del movimiento. El movimiento de la rótula en dirección posterior la comprime contra el fémur y se debe evitar. El terapeuta registra si el movimiento es completo o restringido. La rótula se desplaza de forma vertical un total de 8 cm desde la flexión completa hasta la extensión completa de la rodilla.[17]

Sensación de tope. Firme.

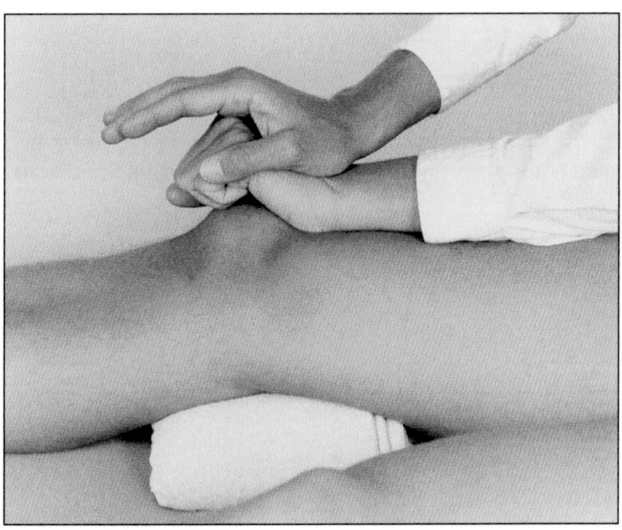

Figura 7-13 Deslizamiento distal de la rótula.

Movilidad rotuliana: deslizamiento mediolateral

Evaluación de la AdMP

Formulario 7-4

Posición inicial. El paciente está en posición de decúbito supino; una toalla enrollada sostiene la articulación de la rodilla en ligera flexión (fig. 7-14).

Estabilización. El terapeuta estabiliza el fémur y la tibia.

Procedimiento. Las caras palmares de los pulgares se colocan en el borde lateral de la rótula. Las yemas de los dedos índices se colocan en el borde medial de la rótula. Los pulgares mueven la rótula en dirección medial y los dedos índices lo hacen de forma lateral, en un movimiento de lado a lado. Con la rodilla en extensión, **el movimiento pasivo de la rótula debe promediar 9.6 mm medialmente y 5.4 mm lateralmente.**[18] Se registra la AdM normal, excesiva o restringida.

Sensación de tope. Firme.

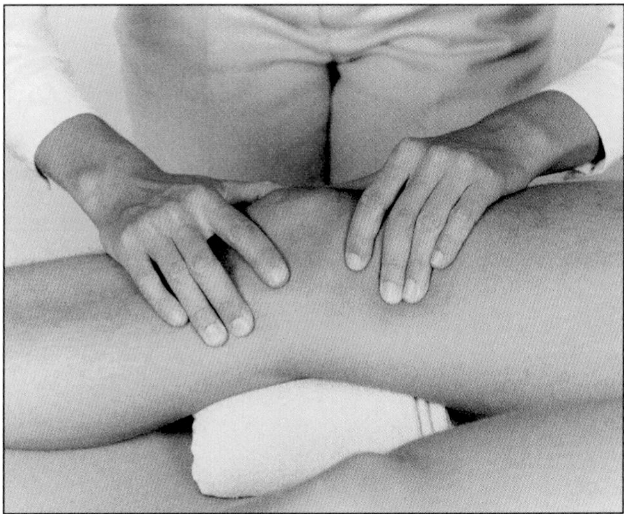

Figura 7-14 Deslizamiento mediolateral de la rótula.

Rotación tibial

La rotación tibial es un componente esencial de la AdM normal de la rodilla. La evaluación de la AdM de rotación completa es más fiable que la evaluación de las rotaciones tibiales interna y externa debido a la dificultad para definir la posición de inicio cero para los movimientos individuales.[19] La mayor amplitud de rotación tibial se consigue cuando la rodilla se flexiona a 90°.[13]

Evaluación de la AdMA

Movimiento sustituto. *Rotación tibial interna:* rotación interna de la cadera, dorsiflexión o flexión plantar del tobillo, inversión articular subastragalina, aducción del antepié. *Rotación tibial externa:* rotación externa de la cadera, dorsiflexión o flexión plantar del tobillo, eversión articular subastragalina, abducción del antepié.

Evaluación de la AdMP

Formulario 7-5

Posición inicial. El paciente está sentado, con la rodilla en flexión de 90° y la tibia en rotación interna completa (fig. 7-15A). Se coloca una toalla bajo la parte distal del muslo para mantenerlo en posición horizontal.

Estabilización. El terapeuta estabiliza el fémur.

Procedimiento. A partir de la rotación interna completa, el terapeuta rota la tibia en dirección externa a través de toda la AdM disponible (fig. 7-16A). Se observa la amplitud de rotación tibial completa (la amplitud de movimiento activo [AdMA] completa promedio es de unos 40° en las mujeres[11] y de 58° en los hombres)[12] y se registra como excesiva, normal o restringida.

Sensaciones de tope. *Rotación interna:* firme; *rotación externa:* firme.

Rotación articular. La superficie cóncava proximal de la tibia rota sobre los cóndilos convexos fijos del fémur. Esta rotación se produce a la par del rodamiento y el deslizamiento de la superficie articular durante la flexión y la extensión de la rodilla.

Medición: goniómetro OB

Posición inicial. El paciente se encuentra sentado, con la rodilla en flexión de 90° y la tibia en rotación interna completa (*véase* fig. 7-15A). El terapeuta coloca una toalla bajo la parte distal del muslo para mantenerlo en posición horizontal. En esta posición, el terapeuta gira el contenedor lleno de líquido del goniómetro hasta que la flecha de 0° quede alineada por debajo de la aguja de la brújula (fig. 7-15B).

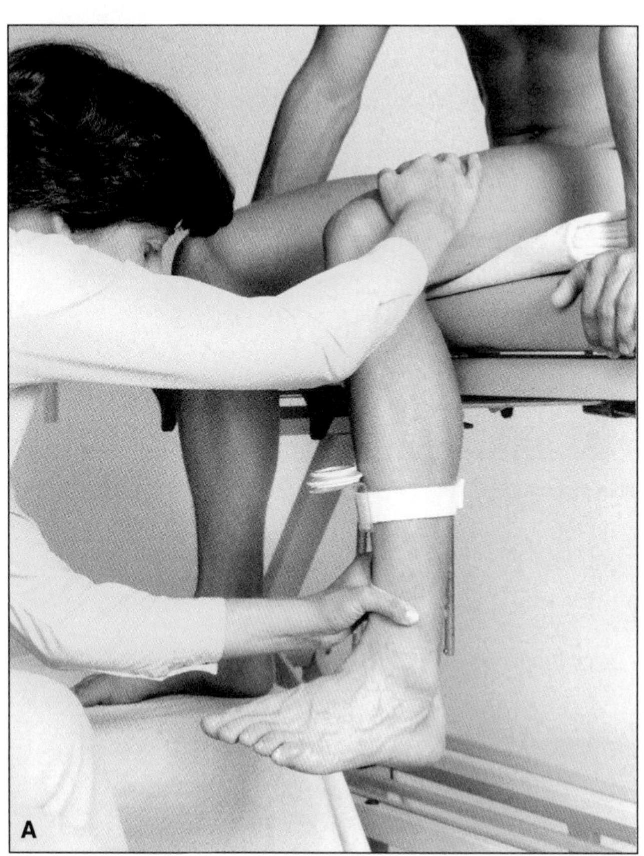

A

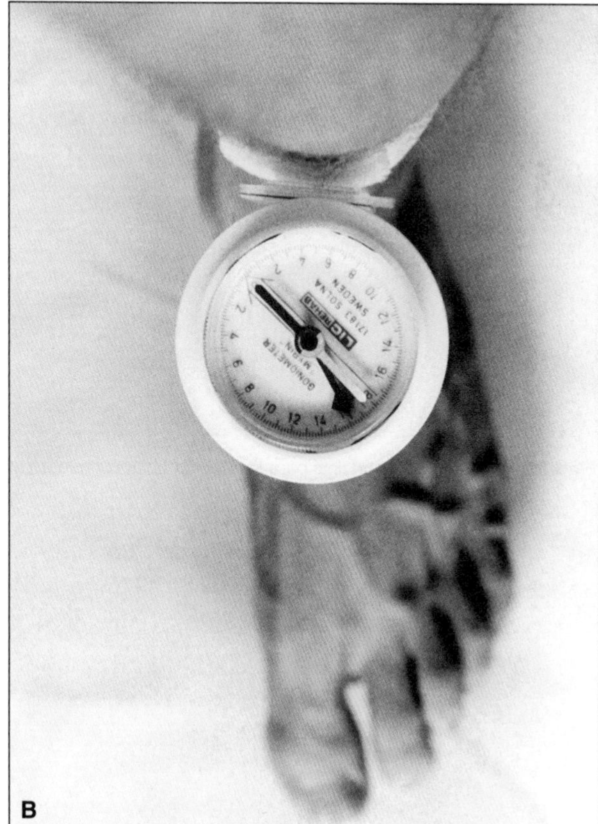

B

Figura 7-15 A y B. Posición inicial para la rotación tibial completa: rotación tibial interna.

Colocación del goniómetro. La correa se coloca alrededor de la pierna, distal al músculo gastrocnemio, y el disco se posiciona en ángulo recto en la placa de extensión en la cara anterior de la pierna.

Estabilización. El terapeuta estabiliza el fémur.

Posición final. A partir de la rotación interna completa, el terapeuta rota la tibia en dirección externa a través de toda la amplitud de movimiento pasivo (AdMP) disponible (*véase* fig. 7-16A). El número de grados que la aguja de la brújula se aleja de la flecha de 0° se registra como la **amplitud de rotación tibial completa** (fig. 7-16B) **(la AdMA completa promedio es de alrededor de 40° en las mujeres[11] y de 58° en los hombres[12])**. Es difícil establecer valores normales definitivos para la AdMA y la AdMP de rotación tibial completas a partir de la literatura médica. Sin embargo, en un estudio de Almquist y cols.[20] se empleó el «rotómetro» para evaluar la AdMP de rotación tibial completa de 60 hombres y 60 mujeres, de edades comprendidas entre los 15 y los 60 años, con rodillas sanas. La AdMP de rotación tibial completa se evaluó en tres posiciones diferentes de flexión de la rodilla (30°, 60° y 90°), y la tibia se rotó de forma pasiva por medio de tres torques distintos (6 Nm, 9 Nm y la sensación de tope determinada por parte del evaluador). Los investigadores no encontraron diferencias relevantes en la AdMP de rotación tibial completa entre las rodillas derecha e izquierda en ninguno de los ángulos de flexión de la rodilla ni en los tres torques aplicados (incluida la detención del movimiento por parte del evaluador a partir de la sensación de tope). Con base en estos hallazgos, si está disponible, puede usarse la rodilla sana contralateral del paciente para definir la AdMP de rotación tibial normal del paciente.

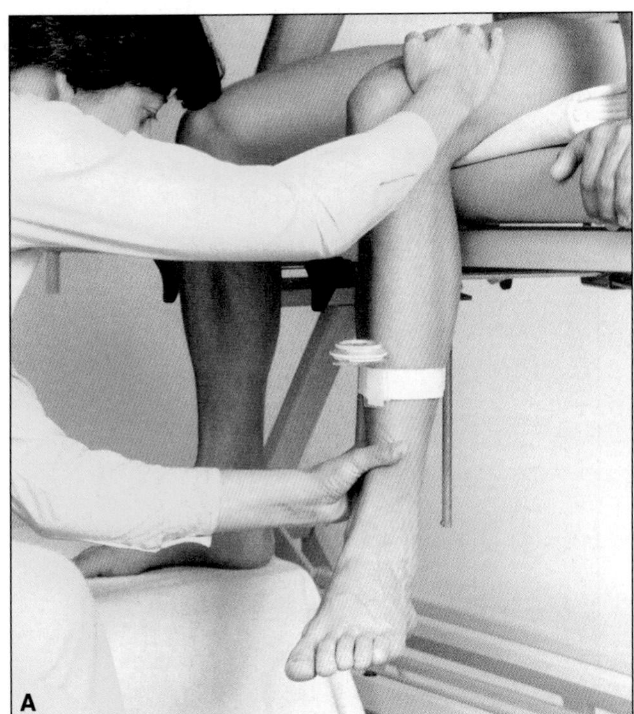

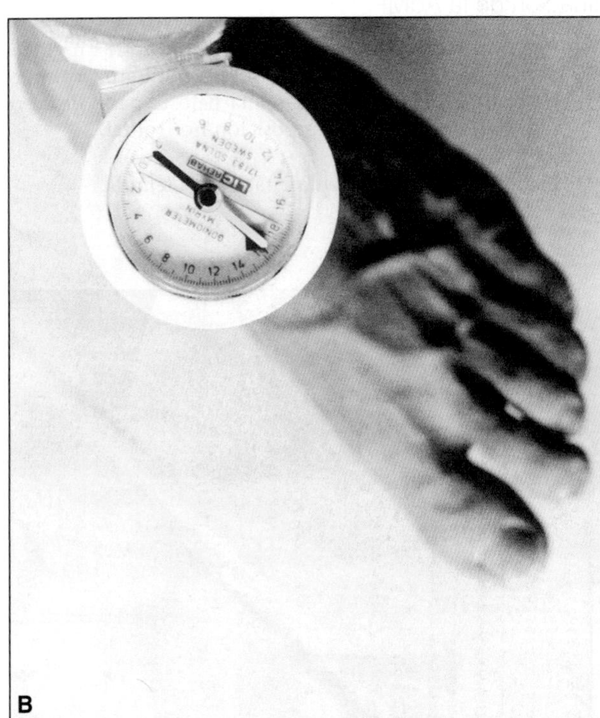

Figura 7-16 A y B. Posición final para la rotación tibial completa: rotación tibial externa.

EVALUACIÓN Y MEDICIÓN DE LA LONGITUD MUSCULAR

La práctica hace al maestro

Para practicar las habilidades expuestas en esta sección o para hacer un repaso práctico, utilice los formularios de resumen y evaluación «La práctica hace al maestro» que se encuentran en:

http://thepoint.lww.com/Clarkson4e.

Isquiotibiales (semitendinoso, semimembranoso y bíceps femoral)

Orígenes[1]	Inserciones[1]
Semitendinoso	
Parte inferomedial en la cara superior de la tuberosidad isquiática.	Parte proximal de la superficie medial de la tibia.
Semimembranoso	
Cara superolateral de la tuberosidad isquiática.	Tubérculo en la cara posterior del cóndilo medial de la tibia.
Bíceps femoral	
a. Cabeza larga: parte inferomedial en la cara superior de la tuberosidad isquiática; porción inferior del ligamento sacrotuberoso. b. Cabeza corta: labio lateral de la línea áspera y línea supracondílea lateral.	Cabeza del peroné; se extiende hasta el cóndilo lateral de la tibia y hasta el ligamento colateral lateral.

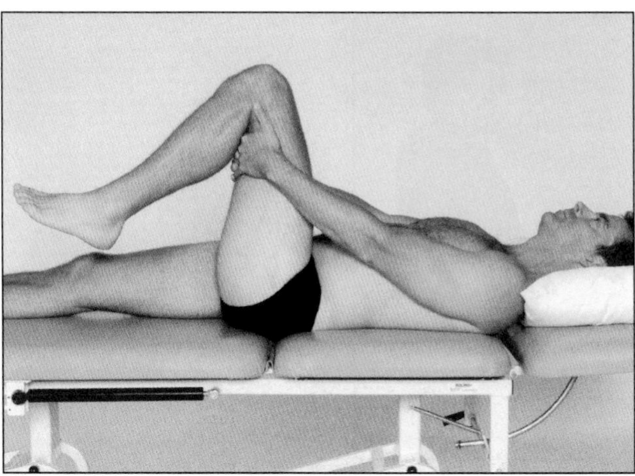

Figura 7-17 Extensión pasiva de la rodilla: longitud de los isquiotibiales.

Extensión pasiva de la rodilla en decúbito supino[21]

Formulario 7-6

Posición inicial. El paciente se coloca en decúbito supino (fig. 7-17). La cadera se flexiona a 90°. El paciente mantiene esta posición colocando ambas manos alrededor de la parte distal del muslo. Si el paciente no puede conservar esta postura, el terapeuta estabiliza el muslo. La rodilla está flexionada y el tobillo se encuentra relajado en flexión plantar.

Estabilización. El paciente o el terapeuta estabilizan el fémur para mantener la cadera en flexión de 90°. Se evita la basculación posterior de la pelvis mediante el uso de una posición de inicio precisa, la observación del movimiento pélvico y, si es necesario, el uso de una correa que se coloca sobre la cara anterior de la parte distal del muslo del lado no sometido a evaluación (*véase* fig. 6-41).

Colocación del goniómetro. El goniómetro se coloca de igual forma que para medir la flexión de la rodilla (fig. 7-18). En caso de que el terapeuta estabilice el muslo, puede ser necesaria la asistencia de un segundo terapeuta para ayudar con la alineación y la lectura del goniómetro universal.

Posición final. Mientras se mantiene la cadera en flexión de 90°, la rodilla se extiende hasta el límite del movimiento para que los músculos isquiotibiales se estiren al máximo (*véase* fig. 7-18). El tobillo está relajado en flexión plantar durante la evaluación.

El ángulo de flexión de la rodilla resulta indicativo de la longitud del músculo isquiotibial. Si la rodilla no puede extenderse más allá de los 20° de flexión, esto se debe interpretar, según algunas fuentes,[22,23] como rigidez de los isquiotibiales. Sin embargo, Youdas y cols.[24] realizaron la prueba de extensión pasiva de la rodilla (EPR) a 214 hombres y mujeres, de entre 20 y 79 años de edad, e informaron una AdMP de flexión de la rodilla promedio de 28° para las mujeres y de 39° para los hombres.

Sensación de tope. *Isquiotibiales en estiramiento:* firme.

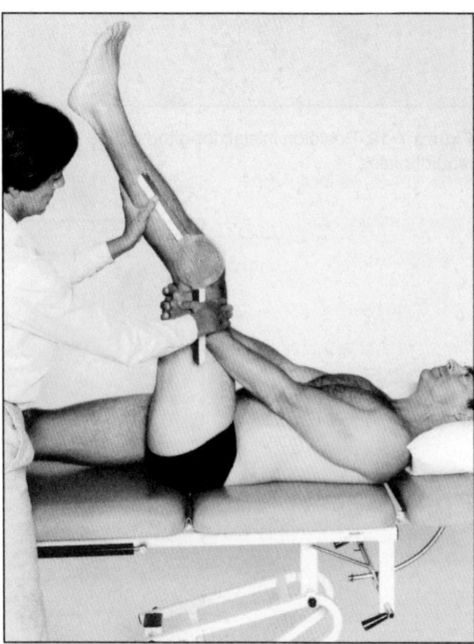

Figura 7-18 Posición final: medición con goniómetro universal de la flexión de la rodilla para la longitud de los isquiotibiales.

Posición alterna: sedestación

Formulario 7-7

Posición inicial. El paciente está sentado y se sujeta al borde de la camilla y el pie no evaluado se encuentra apoyado en un taburete (fig. 7-19). Se coloca una toalla bajo la parte distal del muslo para mantenerlo en posición horizontal. El tobillo del lado a evaluar está relajado en flexión plantar.

Estabilización. El terapeuta estabiliza el fémur. El paciente se sujeta al borde de la camilla de exploración, y se le indica que se mantenga sentado en posición erguida.

Colocación del goniómetro. El goniómetro se coloca de igual forma que para medir la flexión y la extensión de la rodilla (fig. 7-20).

Posición final. El terapeuta extiende la rodilla hasta el límite del movimiento para que los isquiotibiales se estiren al máximo (*véase* fig. 7-20). El tobillo está relajado en flexión plantar durante todo el movimiento para evitar que la tensión del músculo gastrocnemio limite la AdM de la rodilla.

Sensación de tope. *Isquiotibiales en estiramiento:* firme.

Movimiento sustituto. El paciente se inclina hacia atrás para bascular la pelvis de manera posterior, extendiendo la articulación de la cadera para colocar los isquiotibiales libres de tensión y permitir así una mayor extensión de la rodilla (fig. 7-21).

Posición alterna: elevación pasiva con la pierna recta

La técnica de elevación pasiva con la pierna recta (EPPR) empleada para evaluar la longitud del músculo isquiotibial se describe en el capítulo 6. *Nota:* las pruebas de EPR y EPPR no deben usarse indistintamente para evaluar la longitud de los músculos isquiotibiales.[23]

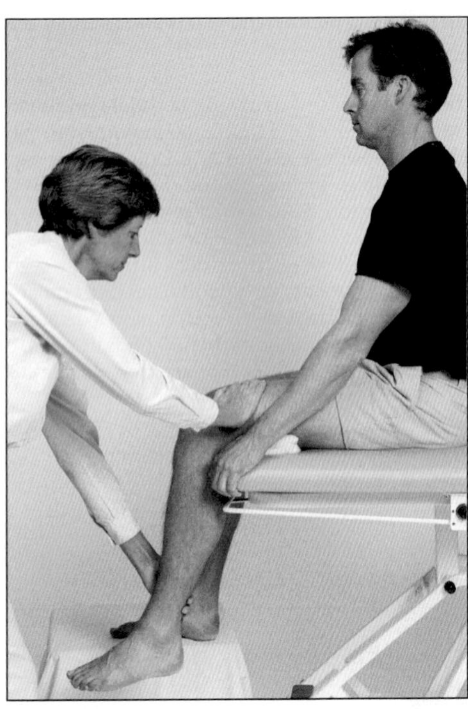

Figura 7-19 Posición inicial: longitud de los isquiotibiales.

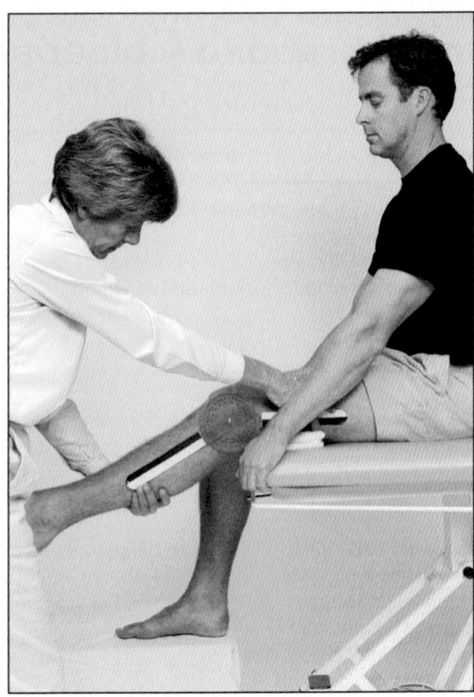

Figura 7-20 Medición con goniómetro: longitud de los isquiotibiales.

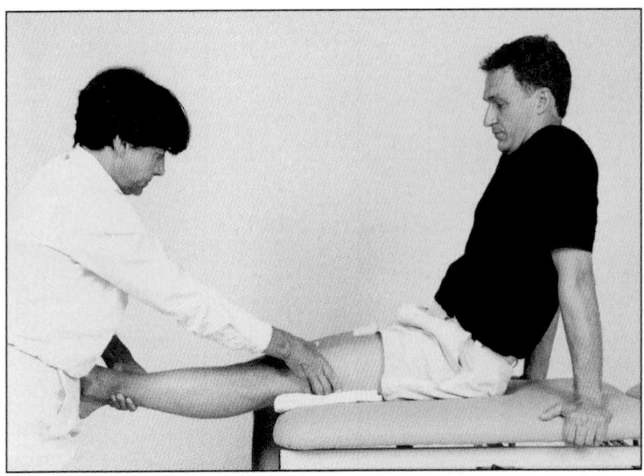

Figura 7-21 Movimiento sustituto: basculación posterior durante la evaluación de la longitud de los isquiotibiales.

Recto femoral

Orígenes[1]	Inserción[1]
Recto femoral	
a. Cabeza recta: espina ilíaca anteroinferior.	Base de la rótula, a través del tendón del cuádriceps en la tuberosidad tibial.
b. Cabeza reflejada: surco sobre el acetábulo y la cápsula articular de la cadera.	

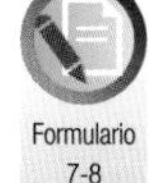
Formulario 7-8

Posición inicial. El paciente está en decúbito prono. Para colocar la pelvis en basculación posterior, la pierna que no será evaluada se coloca a un lado de la camilla con la cadera flexionada y el pie en el piso (fig. 7-22). Se ha comprobado que esta posición de la pierna inclina de manera eficaz la pelvis hacia atrás y, por lo tanto, aumenta la extensión de la cadera de la pierna a evaluar a fin de garantizar el estiramiento máximo del músculo recto femoral.[25] La pierna sometida a prueba se encuentra en posición anatómica, con la rodilla en extensión (0°). Puede colocarse una toalla bajo el muslo para eliminar la presión sobre la rótula.

Estabilización. La posición en decúbito prono del paciente con la pierna no evaluada a un lado de la camilla con la cadera flexionada y el pie en el piso estabiliza la pelvis. También puede colocarse una correa sobre las nalgas para estabilizar la pelvis. El terapeuta estabiliza el fémur.

Colocación del goniómetro. El goniómetro se coloca igual que para la medir la flexión y la extensión de la rodilla.

Posición final. La parte inferior de la pierna se desplaza en dirección posterior, de modo que el talón se aproxime a la nalga hasta el límite de la flexión de la rodilla. La disminución de la longitud del recto femoral restringe la AdM de flexión de la rodilla cuando el paciente está en decúbito prono (fig. 7-23).

Sensación de tope. *Recto femoral en estiramiento:* firme.

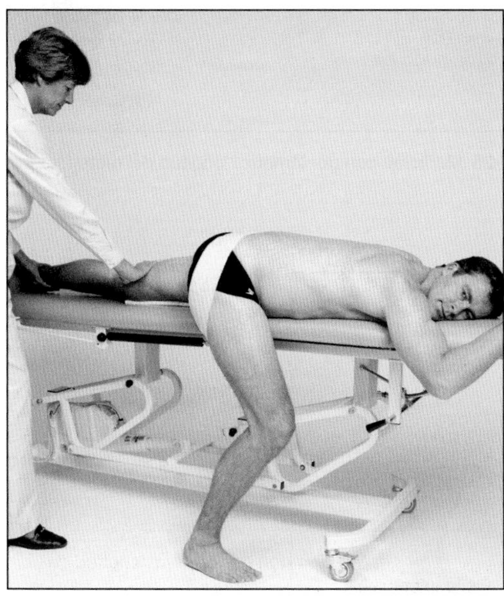

Figura 7-22 Posición inicial: longitud del recto femoral.

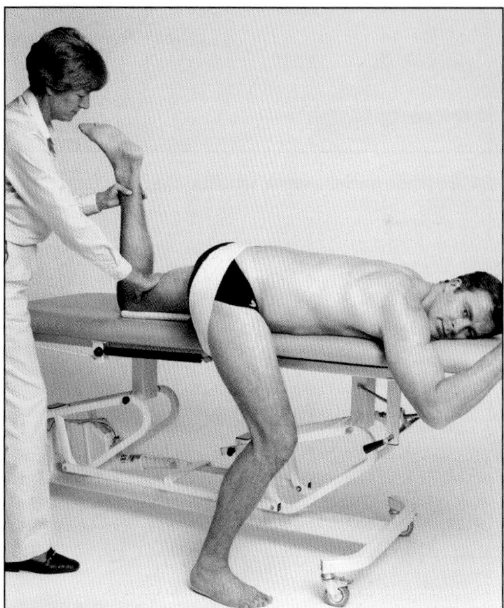

Figura 7-23 Posición final: longitud del recto femoral.

Posición alterna: prueba de Ely

Formulario 7-9

Posición inicial. El paciente se encuentra en decúbito prono. Se puede colocar una toalla bajo el muslo para eliminar la presión sobre la rótula. La pierna está en posición anatómica con la rodilla en extensión (0°) (fig. 7-24).

Estabilización. La posición en decúbito prono del paciente estabiliza la pelvis. También se puede colocar una correa sobre las nalgas para estabilizar la pelvis. El terapeuta observa la pelvis para asegurarse de que no hay basculación; también estabiliza el fémur.

Colocación del goniómetro. El goniómetro se coloca de igual forma que para medir la flexión y la extensión de la rodilla.

Posición final. La parte inferior de la pierna se desplaza en dirección posterior para que el talón se aproxime a la nalga hasta el límite de la flexión de la rodilla. La disminución de la longitud del recto femoral restringe la AdM de flexión de la rodilla cuando el paciente está en decúbito prono (fig. 7-25).

Sensación de tope. *Recto femoral en estiramiento:* firme.

Movimiento sustituto. El paciente bascula de manera anterior la pelvis y flexiona la cadera para colocar el recto femoral libre de tensión y permitir así una mayor flexión de la rodilla (fig. 7-26).

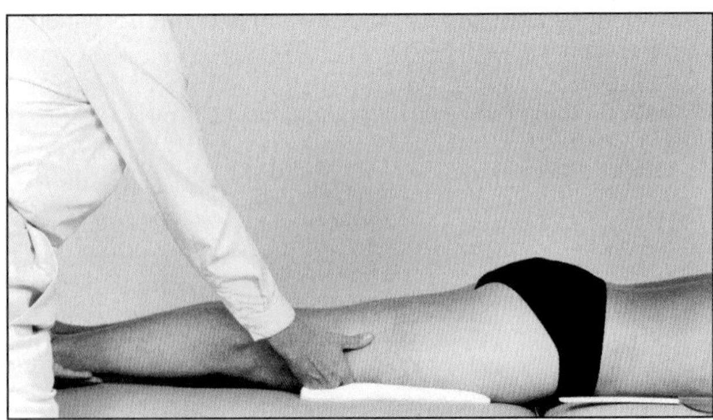

Figura 7-24 Posición inicial alterna: longitud del recto femoral.

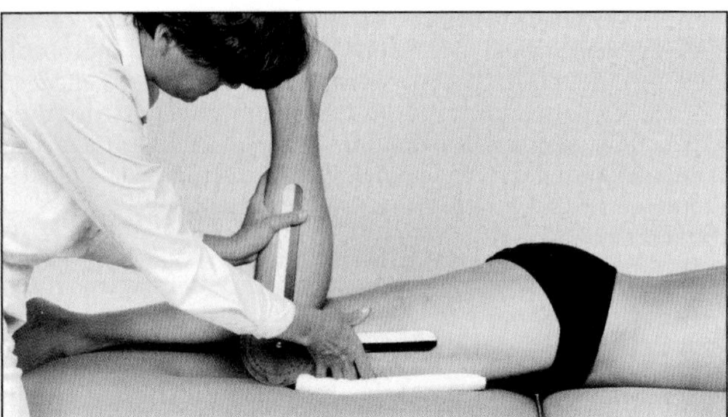

Figura 7-25 Medición con goniómetro: longitud del recto femoral.

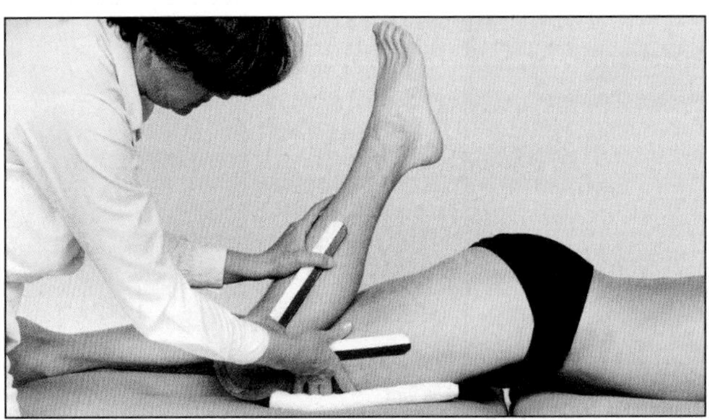

Figura 7-26 Movimiento sustituto: basculación anterior de la pelvis y flexión de la cadera colocando el recto femoral libre de tensión.

Posición alterna: prueba de Thomas

Formulario 7-10

Posición inicial. El paciente se sienta en el extremo de la camilla de exploración con la mitad de sus muslos fuera de esta. Desde esta posición, el terapeuta ayuda al paciente a colocarse en decúbito supino. Con ambas manos, el paciente sujeta la cadera en flexión de la pierna no sometida a prueba, de modo que el sacro y la columna lumbar queden planos sobre la camilla. Se debe tener cuidado para evitar la flexión de la columna lumbar debido a una AdM de flexión de cadera excesiva. Con la cadera en abducción, esta se extiende hasta el límite del movimiento[26] (fig. 7-27).

Estabilización. La posición en decúbito supino del paciente y la sujeción de la cadera no sometida a prueba en flexión estabilizan la pelvis y la columna lumbar. El terapeuta observa la espina ilíaca anterosuperior para asegurarse de que no hay basculación pélvica; también estabiliza el fémur.

Colocación del goniómetro. El goniómetro se coloca igual que para medir la flexión y la extensión de la rodilla (*véase* fig. 7-29).

Posición final. La rodilla se flexiona hasta el límite del movimiento para evaluar el acortamiento del recto femoral (figs. 7-28 y 7-29). Si el recto femoral se acorta, la AdMP de flexión de la rodilla se restringirá de forma proporcional a la disminución de la longitud del músculo. Una flexión de rodilla inferior a 80° es indicativa del grado de acortamiento muscular.[27]

Sensación de tope. *Recto femoral en estiramiento:* firme.

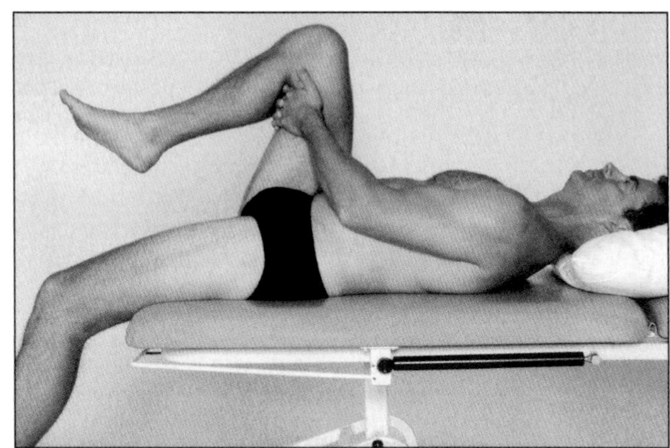

Figura 7-27 Posición inicial alterna: longitud del recto femoral.

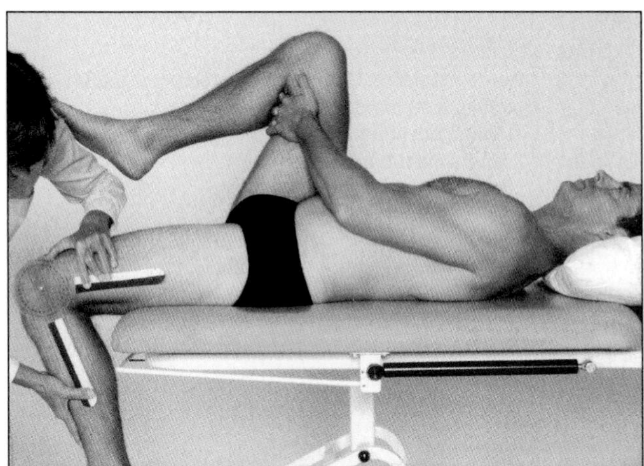

Figura 7-28 Posición final: longitud del recto femoral.

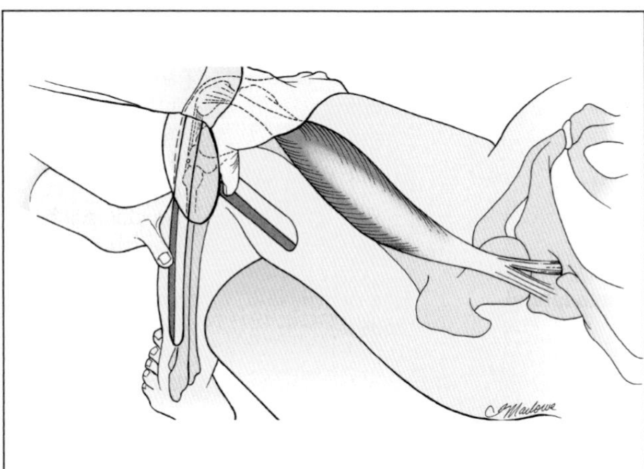

Figura 7-29 Medición con goniómetro alterna: longitud del recto femoral.

EVALUACIÓN DE LA FUERZA MUSCULAR (TABLA 7-2)

La práctica hace al maestro

Para practicar las habilidades expuestas en esta sección o para hacer un repaso práctico, utilice los formularios de resumen y evaluación «La práctica hace al maestro» que se encuentran en:
http://thepoint.lww.com/Clarkson4e.

TABLA 7-2 Acciones, inserciones e inervación de los músculos: rodilla[28]

Músculo	Acción muscular primaria	Origen muscular	Inserción muscular	Nervio periférico	Raíz nerviosa
		Isquiotibiales			
Semimembranoso	Flexión de la rodilla Rotación interna de la rodilla flexionada	Cara superolateral de la tuberosidad isquiática	Tubérculo en la cara posterior del cóndilo medial de la tibia	Ciático (porción tibial)	L5S12
Semitendinoso	Flexión de la rodilla Rotación interna de la rodilla flexionada	Parte inferomedial en la cara superior de la tuberosidad isquiática	Parte proximal de la superficie medial de la tibia	Ciático (porción tibial)	L5S12
Bíceps femoral	Flexión de la rodilla Rotación externa de la rodilla flexionada	a. Cabeza larga: parte inferomedial en la cara superior de la tuberosidad isquiática; porción inferior del ligamento sacrotuberoso b. Cabeza corta: labio lateral de la línea áspera y línea supracondílea lateral	Cabeza del peroné; se extiende hasta el cóndilo lateral de la tibia y hasta el ligamento colateral lateral	Ciático (porciones tibial y peronea común)	L5S12
		Cuádriceps			
Vasto medial	Extensión de la rodilla	Parte inferior de la línea intertrocantérea y de la línea espiral, labio medial de la línea áspera, parte proximal de la línea supracondílea, tendones de los aductores largo y mayor y tabique intermuscular	Borde medial de la rótula, a través del tendón del cuádriceps en la tuberosidad tibial	Femoral	L234
Vasto lateral	Extensión de la rodilla	Parte superior de la línea intertrocantérea, bordes anterior e inferior del trocánter mayor, labio lateral de la tuberosidad glútea y mitad superior del labio lateral de la línea áspera	Borde lateral y base de la rótula, a través del tendón del cuádriceps en la tuberosidad tibial	Femoral	L234
Vasto intermedio	Extensión de la rodilla	Dos tercios superiores de las superficies anterior y lateral de la diáfisis femoral	Base de la rótula, a través del tendón del cuádriceps en la tuberosidad tibial	Femoral	L234
Recto femoral	Flexión de la cadera Extensión de la rodilla	a. Cabeza recta: cara anterior de la espina ilíaca anteroinferior b. Cabeza reflejada: surco sobre el acetábulo y la cápsula articular de la cadera	Base de la rótula, a través del tendón del cuádriceps en la tuberosidad tibial	Femoral	L234

Flexión de la rodilla

Contra la gravedad: bíceps femoral, semitendinoso y semimembranoso

Formulario 7-11

Músculos accesorios: gastrocnemio, poplíteo, grácil y sartorio.

Las investigaciones[29,30] parecen respaldar la práctica de evaluar los isquiotibiales de manera grupal, con la tibia colocada en rotación neutra, y aislar los isquiotibiales medial y lateral colocando la tibia en rotación interna o externa, respectivamente.

Posición inicial. El paciente se encuentra en decúbito prono con una almohada bajo el abdomen (fig. 7-30). La rodilla está en extensión; la tibia, en rotación neutra; y el pie, sobre el extremo de la camilla. El recto femoral podría limitar la AdM de flexión de la rodilla en decúbito prono.

Estabilización. Una correa pélvica estabiliza la pelvis. El terapeuta estabiliza el muslo.

Movimiento. El paciente flexiona la rodilla hasta la AdM completa (fig. 7-31).

Palpación. *Bíceps femoral:* proximal a la articulación de la rodilla en el borde lateral de la fosa poplítea. *Semitendinoso:* proximal a la articulación de la rodilla en el borde medial de la fosa poplítea. *Semimembranoso:* proximal a la articulación de la rodilla a ambos lados del tendón del semitendinoso.[31]

Movimiento sustituto. Flexión y rotación externa de la cadera (producidas por el sartorio) y aducción de la cadera (producida por el grácil).[5]

Ubicación de la resistencia. Se aplica de forma proximal a la articulación del tobillo en la cara posterior de la pierna (fig. 7-32). Walmsley y Yang[32] descubrieron que, con la cadera a 0° o cerca de los 0°, no se podía realizar una contracción fuerte de flexión de la rodilla más allá de los 90° debido a la incomodidad. No es infrecuente que se produzcan calambres en los músculos isquiotibiales si se aplica demasiada resistencia a medida que la rodilla se desplaza hacia mayores grados de flexión.[27]

Dirección de la resistencia. Extensión de la rodilla.

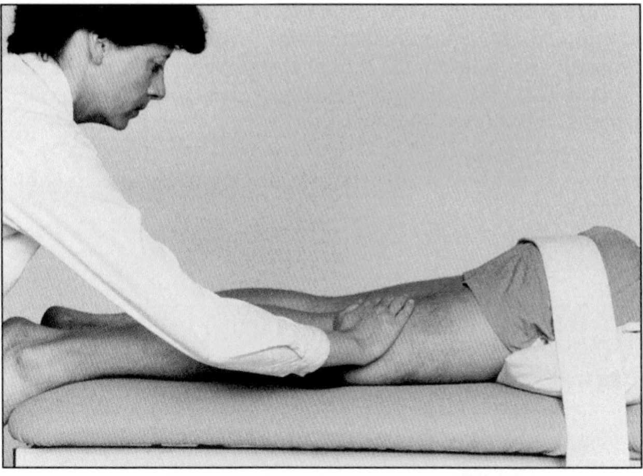

Figura 7-30 Posición inicial: bíceps femoral, semitendinoso y semimembranoso.

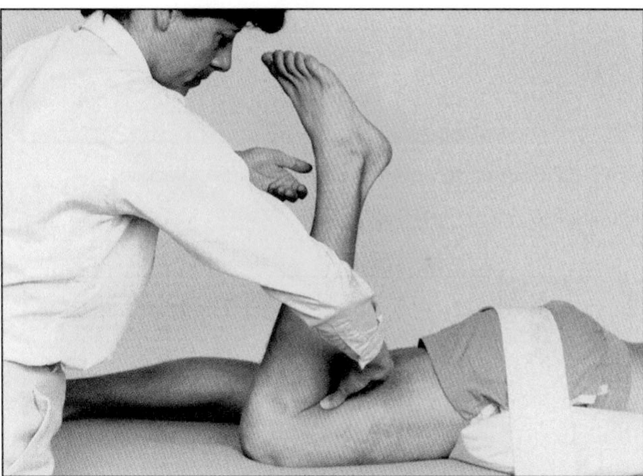

Figura 7-31 Posición de exploración: bíceps femoral, semitendinoso y semimembranoso.

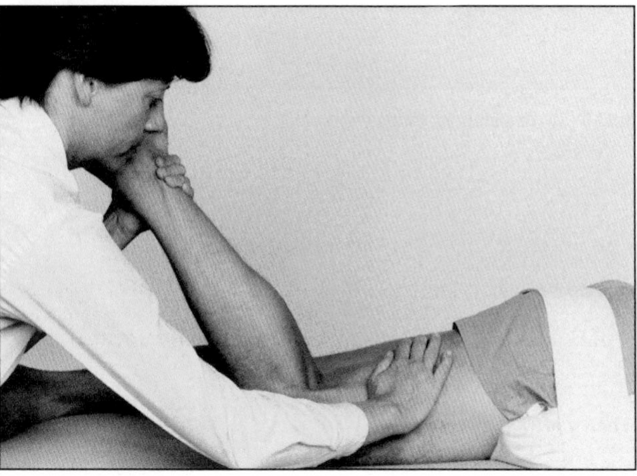

Figura 7-32 Resistencia: bíceps femoral, semitendinoso y semimembranoso.

Aislamiento de los isquiotibiales mediales. Los isquiotibiales mediales (semitendinoso y semimembranoso) rotan la tibia en dirección interna durante la flexión de la rodilla. El paciente mantiene la tibia en rotación interna y lleva el talón hacia la cara lateral de la nalga ipsilateral (figs. 7-33 y 7-34).

Dirección de la resistencia. Extensión de la rodilla y rotación tibial externa.

Aislamiento de los isquiotibiales laterales. El isquiotibial lateral (bíceps femoral) rota la tibia en dirección externa durante la flexión de la rodilla. El paciente mantiene la tibia en rotación externa y lleva el talón hacia la nalga contralateral (figs. 7-35 y 7-36).

Dirección de la resistencia. Extensión de la rodilla y rotación tibial interna.

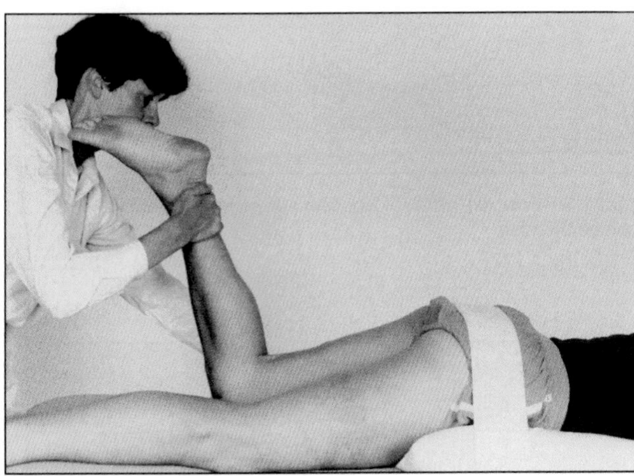

Figura 7-33 Resistencia: semitendinoso y semimembranoso.

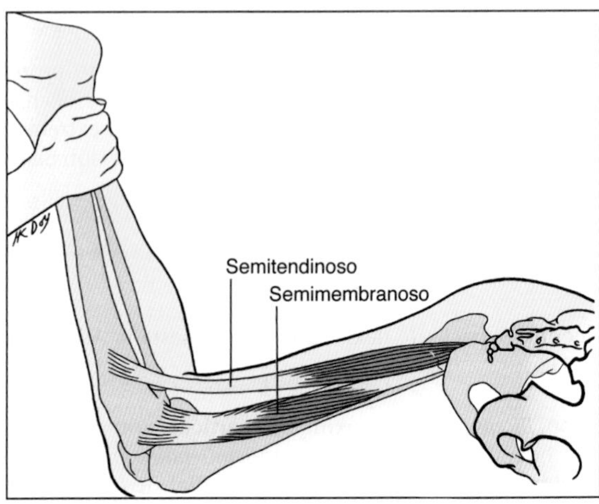

Figura 7-34 Semitendinoso y semimembranoso.

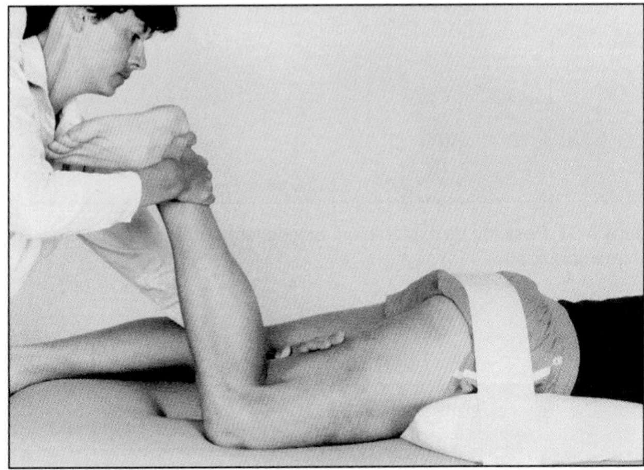

Figura 7-35 Resistencia: bíceps femoral.

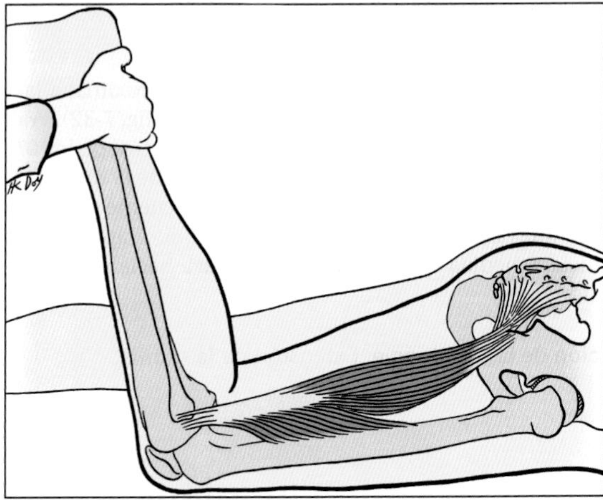

Figura 7-36 Bíceps femoral.

Gravedad eliminada: bíceps femoral, semitendinoso y semimembranoso

Posición inicial. El paciente se encuentra en decúbito lateral sobre el lado no sometido a evaluación (fig. 7-37). El terapeuta soporta el peso del miembro inferior. La cadera está en posición anatómica con la rodilla extendida.

Estabilización. El terapeuta estabiliza el muslo.

Posición final. El paciente flexiona la rodilla hasta la AdM completa (fig. 7-38).

Movimiento sustituto. La flexión de la cadera produce una flexión pasiva de la rodilla.

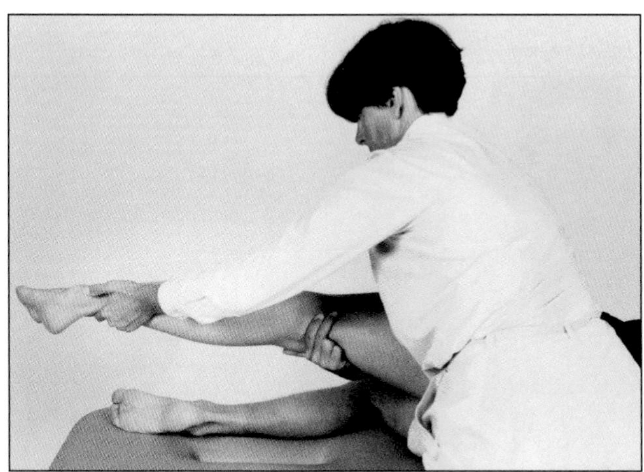

Figura 7-37 Posición inicial: bíceps femoral, semitendinoso y semimembranoso.

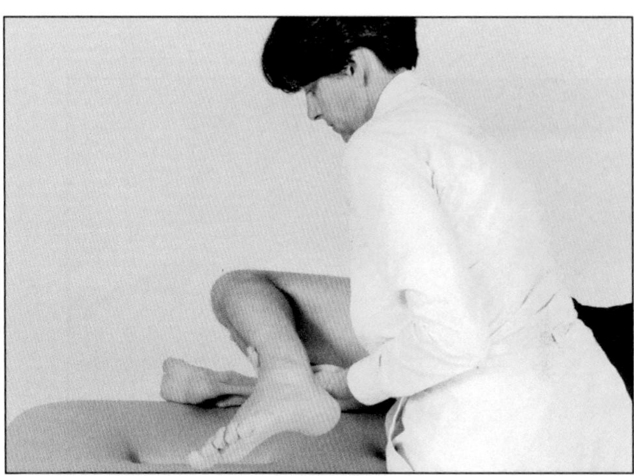

Figura 7-38 Posición final: bíceps femoral, semitendinoso y semimembranoso.

Extensión de la rodilla

Contra la gravedad: recto femoral, vasto intermedio, vasto lateral y vasto medial

Formulario 7-12

Posición inicial. El paciente está sentado (fig. 7-39). Se flexiona la rodilla y se coloca una toalla bajo la parte distal del muslo del paciente para mantenerlo en posición horizontal.

Estabilización. El terapeuta estabiliza el muslo y el paciente se sujeta al borde de la camilla.

Movimiento. El paciente extiende la rodilla hasta la AdM completa (fig. 7-40). Si los isquiotibiales se tensan, el paciente podría inclinarse hacia atrás para aliviar la tensión en estos músculos durante el movimiento. El paciente podría intentar inclinarse hacia atrás durante la evaluación para estirar el músculo recto femoral y aumentar la contribución de este a la extensión de la rodilla.[31]

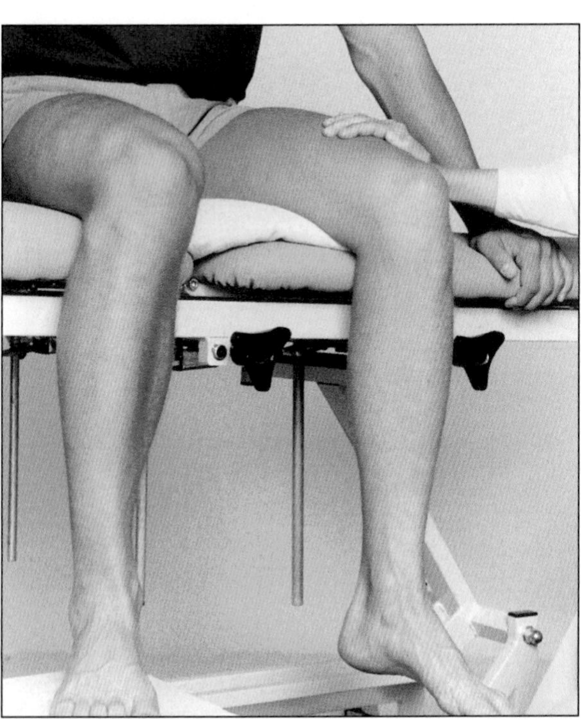

Figura 7-39 Posición inicial: recto femoral, vasto intermedio, vasto lateral y vasto medial.

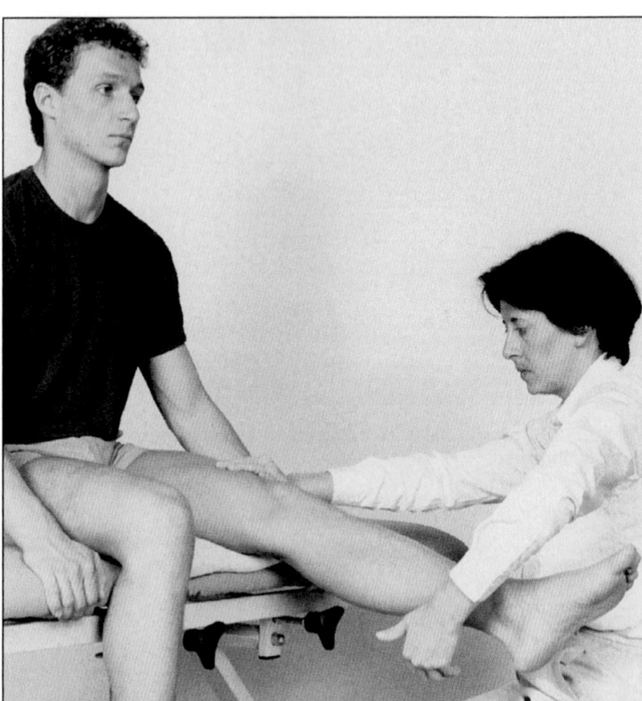

Figura 7-40 Posición de exploración: recto femoral, vasto intermedio, vasto lateral y vasto medial.

Palpación. *Recto femoral:* en la parte anterior del muslo. *Vasto intermedio:* es demasiado profundo para palparlo. *Vasto lateral:* parte lateral del muslo. *Vasto medial:* cara medial distal del muslo. El *grupo muscular del cuádriceps* puede palparse proximal a la tuberosidad tibial en el tendón rotuliano.

Movimiento sustituto. Tensor de la fascia lata (observe la rotación interna de la cadera).[27]

Ubicación de la resistencia. Se aplica en la superficie anterior del extremo distal de la pierna (figs. 7-41 y 7-42). El terapeuta se debe asegurar de que el paciente no bloquee la rodilla en extensión completa (posición de bloqueo).

Dirección de la resistencia. Flexión de la rodilla.

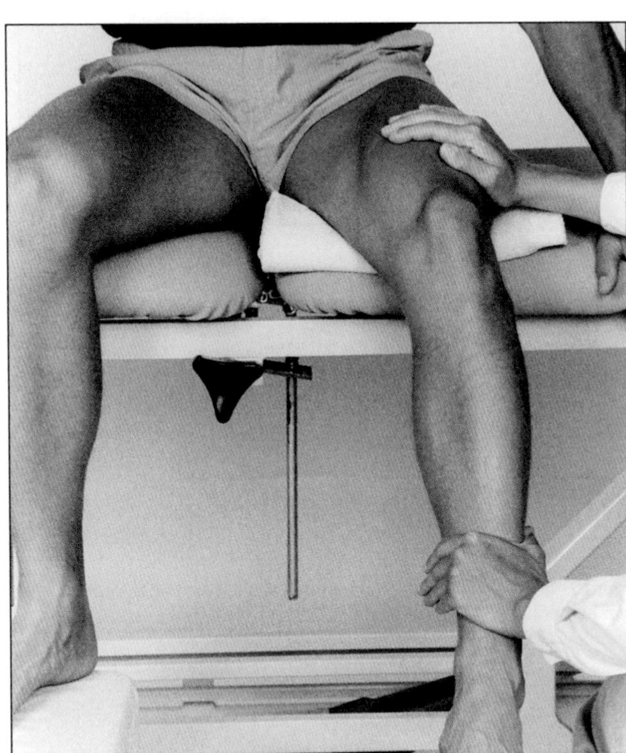

Figura 7-41 Resistencia: recto femoral, vasto intermedio, vasto lateral y vasto medial.

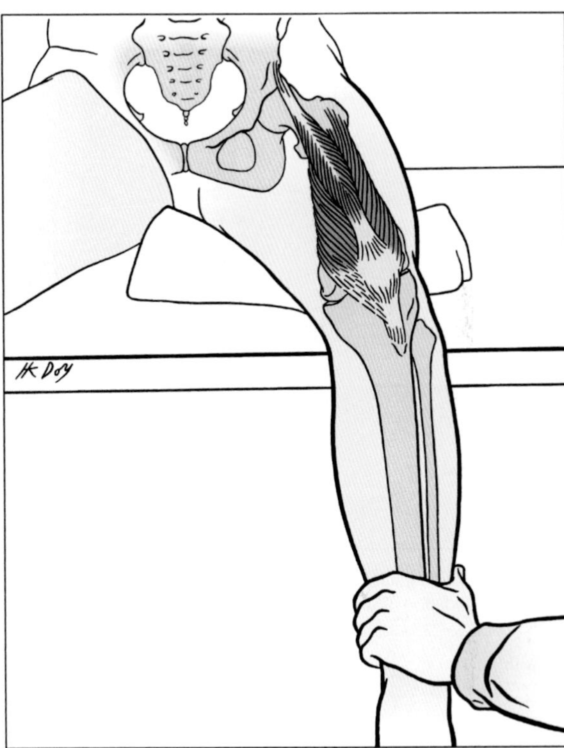

Figura 7-42 Recto femoral, vasto intermedio, vasto lateral y vasto medial.

Gravedad eliminada: recto femoral, vasto intermedio, vasto lateral y vasto medial

Posición inicial. El paciente se encuentra en decúbito lateral sobre el lado no sometido a evaluación (fig. 7-43). El terapeuta soporta el peso del miembro inferior. La cadera está en posición anatómica con la rodilla flexionada.

Estabilización. El terapeuta estabiliza el muslo.

Posición final. El paciente extiende la rodilla hasta la AdM completa (fig. 7-44).

Movimiento sustituto. La extensión de la cadera desde una posición flexionada puede causar una EPR.[5]

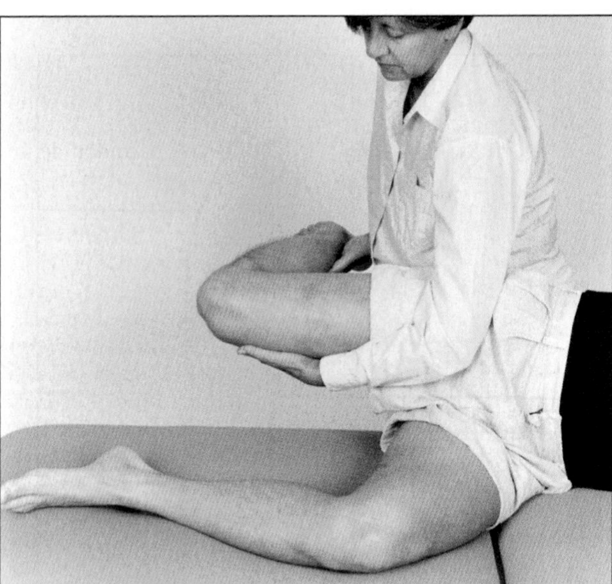

Figura 7-43 Posición inicial: recto femoral, vasto intermedio, vasto lateral y vasto medial.

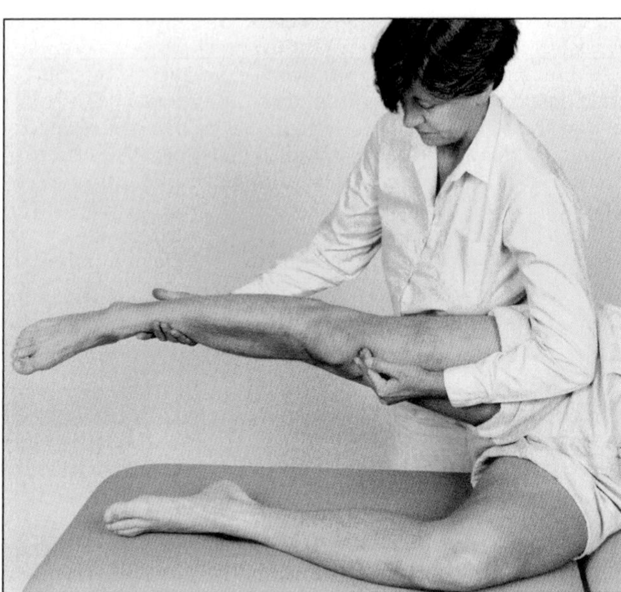

Figura 7-44 Posición final: recto femoral, vasto intermedio, vasto lateral y vasto medial.

Aplicación funcional

Función articular

La articulación de la rodilla tiene como función soportar el peso del cuerpo y permite acortar o alargar los miembros inferiores.[2] La flexión de la rodilla con el pie plantado acerca el cuerpo al piso, mientras que la extensión de la rodilla lo eleva.[31] Cuando el pie se despega del piso, la orientación del pie en el espacio se consigue[2] flexionando o extendiendo la rodilla, o rotando la tibia. La movilidad de rotación de la articulación de la rodilla hace posibles los movimientos de torsión del cuerpo cuando el pie está plantado en el piso.[31] Al caminar, la articulación de la rodilla actúa como amortiguador, disminuye el desplazamiento vertical del cuerpo y, mediante la flexión, acorta el miembro inferior para permitir que los dedos de los pies se separen del piso durante la fase de oscilación en el ciclo de la marcha.[33,34]

AdM funcional

La AdMA normal de la rodilla va de los 0° de movimiento de extensión a los 135° de flexión. La extensión completa es necesaria para un funcionamiento con normalidad, pero muchas actividades cotidianas requieren menos de los 135° de flexión de la rodilla. Rowe y cols.[35] sugieren que de 0° a por lo menos 110° de flexión de la rodilla sería un objetivo adecuado para la rehabilitación. Un objetivo de 110° de flexión de la rodilla permitiría al paciente caminar, sentarse, levantarse de una silla y subir escaleras. El uso de la bañera requeriría una AdM mayor, de alrededor de los 135° de flexión, para realizar las actividades con normalidad.

La rodilla debe estar extendida por completo para mantener el cuerpo erguido en bipedestación (fig. 7-45). La extensión completa o casi completa de las rodillas es necesaria para alcanzar cierta altura (fig. 7-46) o para que el pie entre en contacto con un objeto o superficie distante, como al pisar el pedal de freno de un coche o bajar escaleras (fig. 7-47). Al vestirse, es necesario extender la rodilla para ponerse un pantalón (fig. 7-48) o un pantalón corto. La extensión completa de la rodilla es muy usual en posturas asimétricas, por ejemplo, la posición de pie prolongada cuando se emplea una pierna para soportar la mayor parte del peso corporal o cuando se hacen potentes movimientos de empuje,[1] como en los saltos.

Las actividades de la vida diaria (AdVD) que implican la AdM de la rodilla de hasta un promedio de 117° de flexión incluyen levantar un objeto del piso (fig. 7-49), sentarse en una silla (fig. 7-50), bajar y subir escaleras (fig. 7-51; *véase* fig. 7-47), atarse el cordón de un zapato[37] y ponerse un calcetín (media) (fig. 7-52). Muchas de las funciones cotidianas mencionadas con anterioridad requieren un promedio inferior a 25° de rotación tibial.[37] En la tabla 7-3 se muestra la AdM de flexión de la rodilla necesaria para determinadas AdVD.

Las culturas no occidentales acostumbradas a realizar AdVD como ponerse en cuclillas, sentarse con las piernas cruzadas y arrodillarse utilizan una AdM de flexión de la rodilla mucho mayor (*véase* tabla 7-4).[39,40] Para efectuar estas acciones, se requiere una AdM con un promedio mínimo de 135° de flexión de la rodilla (para sentarse con las piernas cruzadas)[40] y un promedio máximo de unos 157° de flexión (para ponerse en cuclillas con los talones hacia arriba).[39] Estas posturas, es decir, ponerse en cuclillas, sentarse con las piernas cruzadas y arrodillarse son indispensables para las AdVD en las culturas asiáticas y orientales y requieren de una AdM de flexión de la rodilla elevada, acompañada de una AdM de rotación interna de la tibia hasta un promedio máximo de 33° para sentarse con las piernas cruzadas.[39] Para conseguir la AdM de flexión de la rodilla necesaria para ponerse en cuclillas y arrodillarse, la cadera se

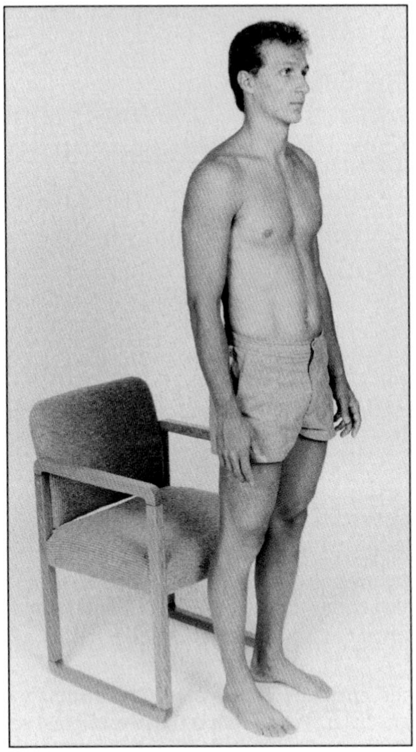

Figura 7-45 Se requiere la extensión completa de la rodilla para pararse en posición erguida.

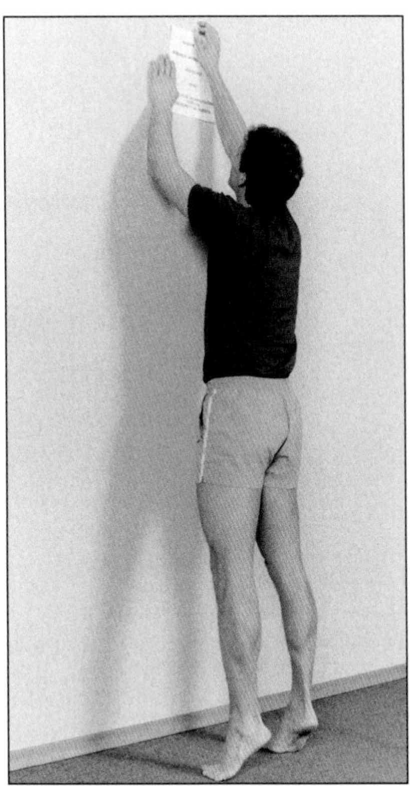

Figura 7-46 Para alcanzar cierta altura, se requiere una extensión completa o casi completa de las rodillas.

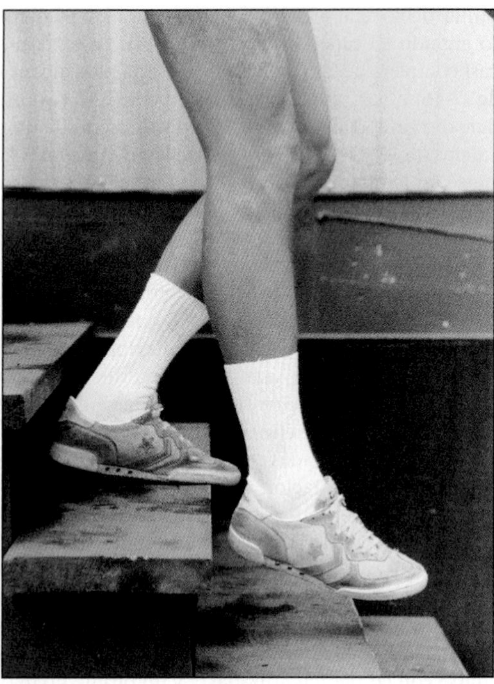

Figura 7-47 Bajar escaleras requiere un promedio de 86° a 107° de flexión de la rodilla y la extensión completa o casi completa de la rodilla,[36] así como contracción excéntrica del cuádriceps.

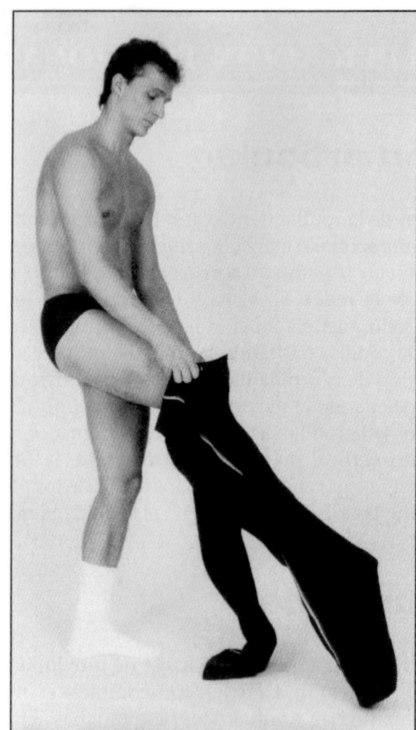

Figura 7-48 La rodilla está en extensión al ponerse un pantalón.

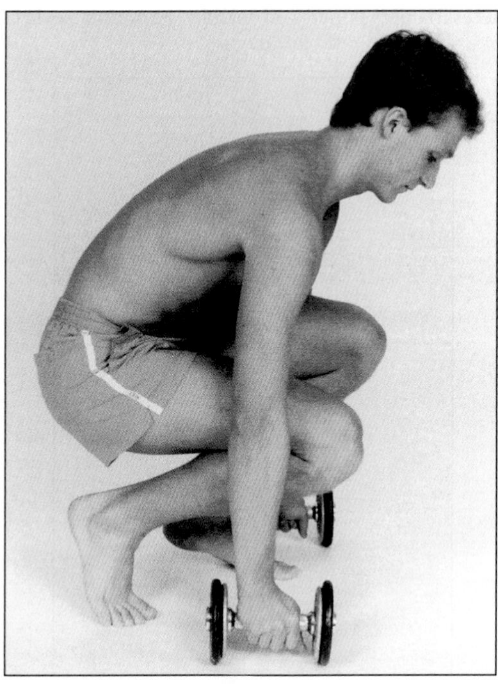

Figura 7-49 Levantar un objeto del piso requiere un promedio de 117° de flexión de la rodilla.[37]

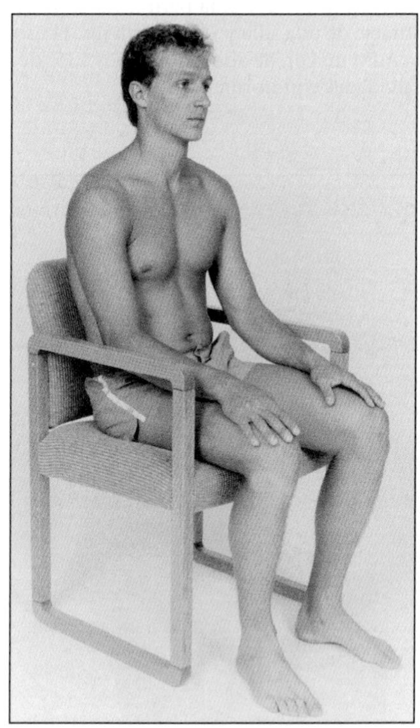

Figura 7-50 Para sentarse en una silla, se requiere un promedio de 93° de flexión de la rodilla.[37]

flexiona colocando el recto femoral libre de tensión y el peso corporal ayuda a flexionar de manera pasiva la articulación de la rodilla.

Livingston y cols.[36] evaluaron la AdM de flexión de la rodilla necesaria para subir y bajar tres escaleras diferentes, todas con distintas dimensiones. Dependiendo del tamaño de los escalones y de la estatura del individuo, la AdM máxima requerida de flexión de rodilla osciló entre los 83° y los 105° para subir y entre los 86° y los 107° para bajar. Para subir o bajar escaleras, se necesitaron promedios mínimos de AdM de flexión de la rodilla de entre los 2° y los 15°. Parece que los cambios en la AdM de la articulación de la rodilla, más que los de la cadera y el tobillo, son necesarios para ajustarse a las diferentes dimensiones de los escalones.[36]

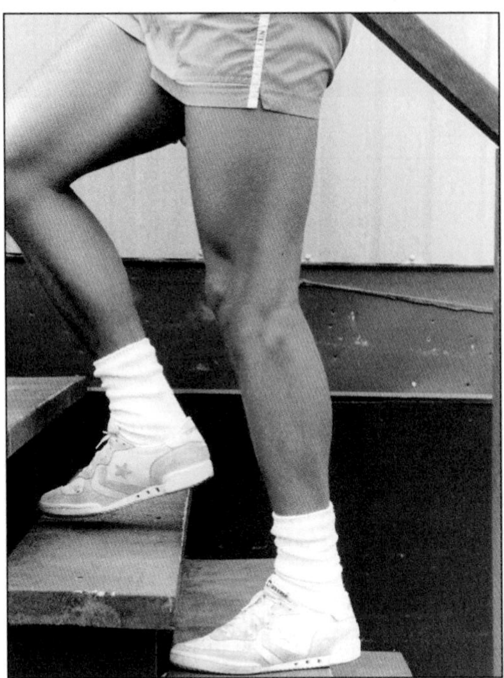

Figura 7-51 Subir escaleras requiere un promedio de 83° a 105° de flexión de la rodilla y una extensión completa o casi completa de la rodilla.[36]

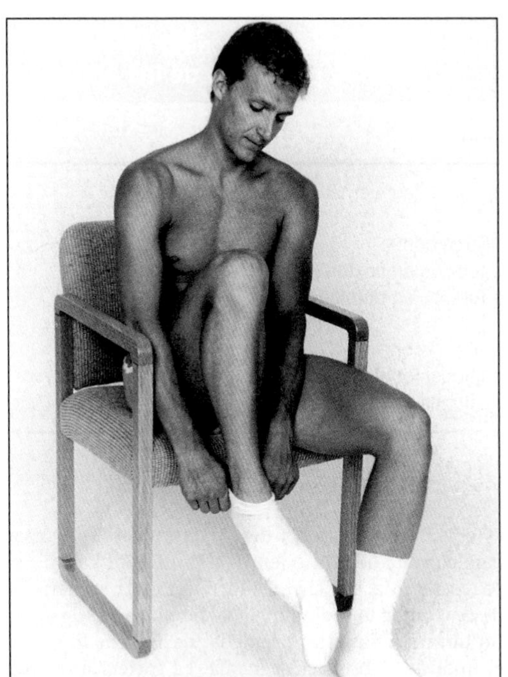

Figura 7-52 Amplitud de la rodilla dentro del arco de 0° a 117° de flexión.

Marcha

Caminar requiere una AdM que va desde cerca de los 0° de extensión de la rodilla, mientras la pierna avanza hacia delante para hacer contacto inicial con el piso (fig. 7-53), hasta un máximo de alrededor de los 60° de flexión de la rodilla en la oscilación inicial para que el pie se despegue del piso mientras la extremidad avanza hacia adelante (tomado de los formularios de análisis de la marcha de Rancho Los Amigos, citados en el trabajo de Levangie y Norkin).[2]

La tibia rota de manera interna sobre el fémur al final de la fase de oscilación y mantiene esta posición de rotación interna durante la fase de apoyo hasta momentos antes de la fase de oscilación, cuando la tibia rota en dirección externa hasta la parte media de la oscilación.[42] Se requiere un promedio de unos 13° de rotación tibial para una marcha normal.[43] Para obtener más descripciones e ilustraciones de las posiciones y los movimientos en la articulación de la rodilla durante la marcha, *véase* el apéndice D.

TABLA 7-3 Valores promedio de las amplitudes de movimiento de flexión de la rodilla necesarias para las actividades de la vida diaria

Actividad	Flexión de la rodilla
Bañarse[35]	135°
Atarse el cordón de un zapato: sentarse y levantar el pie del piso*	106°
Sentarse: sin tocar la silla con las manos*	93°
Levantar un objeto del piso:*	
Doblándose al nivel de las caderas para agacharse	71°
Con la espalda recta y las rodillas flexionadas	117°
Escaleras†	
Subir	83°-105°
Bajar	86°-107°
Marcha‡	60°
Carrera a ritmo acelerado[38] (más rápido que 4.5 min por km)	103°

*La amplitud de movimiento (AdM) de flexión de la rodilla de 30 personas se midió desde la posición de apoyo normal del individuo y no desde la posición anatómica cero.[37]

†AdM de flexión de la rodilla de 15 personas durante el ascenso y el descenso de tres escaleras con diferentes dimensiones. Los requisitos máximos de la AdM de flexión de la rodilla variaron en función de las dimensiones de los escalones y de la estatura de los individuos.[36]

‡Datos tomados de los formularios de análisis de la marcha de Rancho Los Amigos, citados en Levangie y Norkin.[2]

TABLA 7-4 Posiciones básicas para las actividades de la vida diaria en las culturas asiáticas y orientales: valores promedio de las amplitudes de movimiento de flexión de la rodilla requeridas

Actividad	Flexión de la rodilla
Sentarse con las piernas cruzadas	135°[40]-150°[39]
Arrodillarse con:	
Los tobillos en flexión plantar	144°[39]
Los tobillos en dorsiflexión	140°[41]-155°[39]
En cuclillas[39] con:	
Los talones abajo	154°
Los talones arriba	157°

Pink y cols.[38] investigaron y describieron la AdM necesaria en la rodilla para correr a un ritmo lento (< 5 min por km) y a un ritmo acelerado (> 4.5 min por km). La carrera rápida requería una AdM de la articulación de la rodilla que iba desde los 11° de flexión en la oscilación terminal hasta un promedio de 103° de flexión máxima cerca del final de la oscilación media. La carrera a un ritmo más lento requirió menos flexión durante la mayor parte de la fase de oscilación en comparación con la carrera a ritmo acelerado.

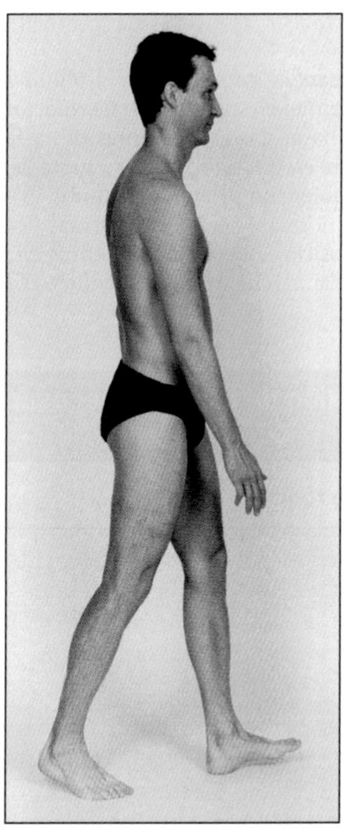

Figura 7-53 La extensión completa de la rodilla es necesaria para una marcha normal.

Función muscular

Flexores de la rodilla

Los músculos flexores de la rodilla incluyen el bíceps femoral, el semitendinoso, el semimembranoso, el sartorio, el grácil, el poplíteo y el gastrocnemio. La mayoría de los flexores de la rodilla son músculos biarticulares y también producen movimiento en la articulación de la cadera o del tobillo. El poplíteo y la cabeza corta del bíceps femoral son los únicos flexores monoarticulares de la rodilla.

El músculo grácil contribuye al movimiento flexor de la rodilla en todos los ángulos de esta articulación.[44] El gastrocnemio también flexiona la misma articulación en todos los ángulos y controla la hiperextensión.[17] La contribución del gastrocnemio a la flexión de la rodilla es mayor cuando la articulación se encuentra en extensión completa y disminuye a medida que la rodilla se flexiona, independientemente de la posición de la articulación del tobillo.[45] El torque de flexión del gastrocnemio es mayor cuando el tobillo está en dorsiflexión que cuando se coloca en flexión plantar.[45]

A excepción del gastrocnemio, los flexores de la rodilla rotan la tibia. El bíceps femoral se contrae para rotar en dirección externa y flexionar la tibia sobre el fémur. Los otros flexores de la rodilla giran la tibia de manera interna sobre el fémur.

La acción del poplíteo es mínima como flexor de la rodilla, pero este músculo funciona para rotar la tibia en dirección interna sobre el fémur[46] mediante su contracción al inicio de la flexión de la rodilla a fin de desbloquearla.[47] Cuando se carga peso al caminar cuesta abajo, la actividad del poplíteo aumenta para estabilizar la rodilla en una posición intermedia respecto a la que se usa en la marcha nivelada o cuesta abajo.[48] Cuando se adopta una posición agazapada, el poplíteo se contrae para así impedir el desplazamiento hacia delante del fémur sobre la tibia,[47] algo frecuente en actividades como ponerse en cuclillas para recoger un objeto (*véase* fig. 7-49).

La acción de los flexores de la rodilla queda ilustrada al estar sentado, cuando el tobillo se coloca cruzado sobre el muslo opuesto (fig. 7-54) o cuando las piernas se cruzan por los tobillos con los pies colocados por debajo de la silla. Estando de pie, los flexores de la rodilla se contraen para permitir a una persona inspeccionar la planta de su pie. Los flexores también se contraen cuando

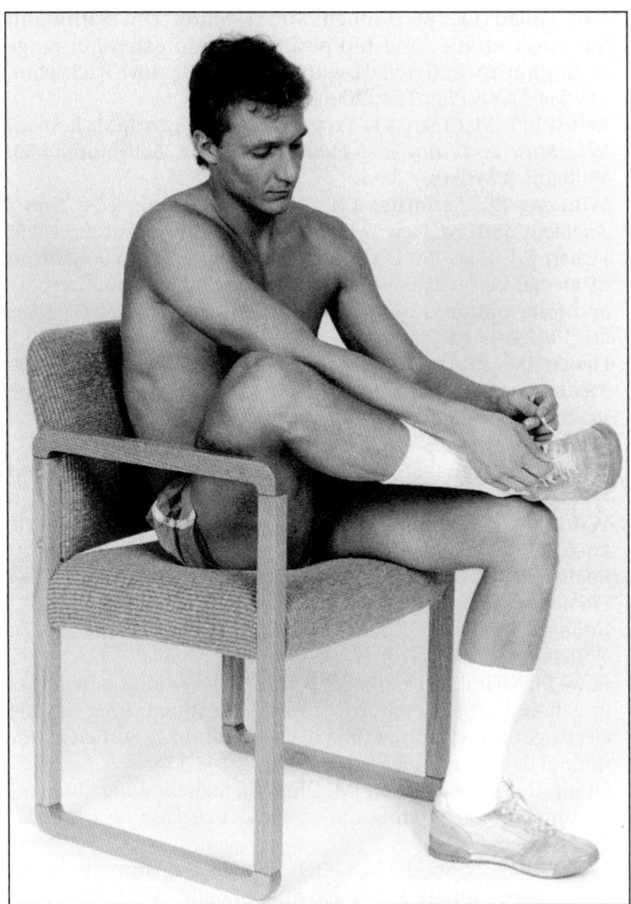

Figura 7-54 Los flexores de la rodilla se contraen para colocar el pie sobre el muslo opuesto.

se fuerza la flexión de la rodilla al final de la AdM, por ejemplo, al ponerse un calcetín (media) (*véase* fig. 7-52). Al caminar o correr, los flexores de la rodilla se contraen de forma excéntrica para desacelerar la pierna cuando la rodilla se extiende para dar un paso hacia adelante. Actividades como subir escaleras no requieren la contracción de los flexores de la rodilla porque esta se flexiona de manera pasiva gracias a la flexión activa de la cadera.

Los flexores de la rodilla que funcionan como rotadores inician y controlan la rotación de la rodilla para hacer actividades como correr y girar.[31] Estos músculos también se activan al ponerse en cuclillas y de rodillas, cuando el tronco y los miembros superiores producen movimientos de la rodilla sobre una tibia que se mantiene fija.[31]

Extensores de la rodilla

Los extensores de la rodilla son el recto femoral, el vasto medial, el vasto lateral y el vasto intermedio. El recto femoral actúa en las articulaciones de la cadera y la rodilla y es más eficaz como extensor de la rodilla cuando la cadera se extiende y el músculo se estira.[49] Okamoto descubrió que la cadera debe estar estabilizada para que el recto femoral actúe de forma plena como extensor de la rodilla (citado en Basmajian y DeLuca).[50] El vasto medial se contrae con el resto de músculos vastos a lo largo de toda la AdM para realizar la extensión de la rodilla.[51-54] Se cree que las fibras oblicuas inferiores del vasto medial funcionan al final de la extensión para evitar el desplazamiento lateral de la rótula, atrayéndola en dirección medial.[50]

En los miembros inferiores se producen dos patrones principales de movimiento cuando se llevan a cabo las AdVD. Un patrón incluye flexión de la cadera, flexión de la rodilla y dorsiflexión del tobillo.[49] En este patrón, los extensores de la rodilla suelen contraerse de manera excéntrica para controlar la flexión de la rodilla. Esto se ilustra en actividades en las que el pie está fijo y el cuerpo se acerca al piso, como al ponerse en cuclillas para levantar un objeto, sentarse en una silla y bajar escaleras (*véase* fig. 7-47). El otro patrón de movimiento frecuente de los miembros inferiores consiste en la extensión de la cadera, la extensión de la rodilla y la flexión plantar del tobillo.[49] En este patrón, los extensores de la rodilla suelen contraerse de forma concéntrica para extender la articulación de la rodilla. Esta sinergia se ilustra al levantarse de una silla, saltar, subir las escaleras (*véase* fig. 7-51) y levantarse para salir de la bañera.

Cuando el pie no está fijo en el piso, los extensores de la rodilla se contraen en el momento en el que la rodilla se extiende contra una resistencia, incluido el propio peso de la pierna. Patear un balón, ponerse unos pantalones y nadar empleando la patada de rana requieren la contracción de los extensores de la rodilla.

Bipedestación

No hay contracción del cuádriceps en la bipedestación porque la línea de gravedad tiende a caer anterior a la articulación de la rodilla. Mediante electromiografía, Portnoy y Morin[55] descubrieron que los músculos isquiotibiales y gastrocnemios se contraen al mantenerse de pie. Estos músculos pueden impedir que la rodilla se extienda o se hiperextienda.[31]

Marcha

Los extensores y los flexores de la rodilla se contraen al mismo tiempo para estabilizar la rodilla en posición extendida y prepararla para el contacto inicial.[56] Durante la primera parte de la fase de apoyo, el cuádriceps se contrae de manera excéntrica para evitar que se produzca la flexión de la rodilla en el contacto inicial y como respuesta a la carga a medida que se transfiere el peso a esta extremidad. En la posición intermedia, el cuádriceps puede contraerse como respuesta a la carga para extender la rodilla. En cuanto se incrementa la velocidad de la marcha, el cuádriceps puede contraerse para evitar una flexión excesiva de la rodilla y para iniciar la extensión de la articulación en la oscilación inicial.[34] Los isquiotibiales se contraen de forma excéntrica en la oscilación final para desacelerar la extremidad que se mueve hacia adelante.[56] El sartorio está activo durante toda la fase de oscilación del ciclo de la marcha, ayudando a flexionar la cadera para elevar los dedos de los pies del piso y para la rotación externa de la cadera a medida que la pelvis rota hacia adelante en el mismo lado.[57] El grácil se contrae al final de la fase de apoyo y al principio de la fase de oscilación del ciclo de la marcha.[58] El poplíteo rota en dirección interna la tibia sobre el fémur y mantiene esta posición desde la mitad de la oscilación hasta la fase previa a la oscilación.[42]

Montgomery y cols.[59] proporcionan una descripción de la actividad muscular de la rodilla durante la carrera.

Referencias

1. Standring S, ed. *Gray's Anatomy: The Anatomical Basis of Clinical Practice.* 39th ed. London, UK: Elsevier Churchill Livingstone; 2001.
2. Levangie PK, Norkin CC. *Joint Structure and Function. A Comprehensive Analysis.* 3rd ed. Philadelphia, PA: FA Davis; 2001.
3. Kapandji IA. *The Physiology of the Joints. Vol. 2. The Lower Limb.* 6th ed. New York, NY: Churchill Livingstone Elsevier; 2011.
4. Norkin CC, White DJ. *Measurement of Joint Motion: A Guide to Goniometry.* 4th ed. Philadelphia, PA: FA Davis Company; 2009.
5. Daniels L, Worthingham C. *Muscle Testing: Techniques of Manual Examination.* 5th ed. Philadelphia, PA: WB Saunders; 1986.
6. Woodburne RT. *Essentials of Human Anatomy.* 5th ed. London: Oxford University Press; 1973.
7. Magee DJ. *Orthopedic Physical Assessment.* 5th ed. St. Louis, MO: Saunders Elsevier; 2008.
8. American Academy of Orthopaedic Surgeons. *Joint Motion: Method of Measuring and Recording.* Chicago, IL: AAOS; 1965.
9. Berryman Reese N, Bandy WD. *Joint Range of Motion and Muscle Length Testing.* 2nd ed. St. Louis, MO: Saunders Elsevier; 2010.
10. Cyriax J. *Textbook of Orthopaedic Medicine. Vol. 1. Diagnosis of Soft Tissue Lesions.* 8th ed. London, UK: Bailliere Tindall; 1982.
11. Mossberg KA, Smith LK. Axial rotation of the knee in women. *J Orthop Sports Phys Ther.* 1983;4(4):236-240.
12. Osternig LR, Bates BT, James SL. Patterns of tibial rotary torque in knees of healthy subjects. *Med Sci Sports Exerc.* 1980;12:195-199.
13. Levangie PK, Norkin CC. *Joint Structure and Function. A Comprehensive Analysis.* 4th ed. Philadelphia, PA: FA Davis; 2005.
14. Katchburian MV, Bull AMJ, Shih Y-F, Heatley FW, Amis AA. Measurement of patellar tracking: assessment and analysis of the literature. *Clin Orthop Relat Res.* 2003;412:241-259.
15. Heegaard J, Leyvraz P-F, Van Kampen A, Rakotomanana L, Rubin PJ, Blankevoort L. Influence of soft structures on patellar three-dimensional tracking. *Clin Orthop Relat Res.* 1994;299:235-243.
16. Kaltenborn FM. *Mobilization of the Extremity Joints: Examination and Basic Treatment Techniques.* 3rd ed. Oslo, Norway: Olaf Norlis Bokhandel; 1985.
17. Soderberg GL. *Kinesiology: Application to Pathological Motion.* 2nd ed. Baltimore, MD: Williams & Wilkins; 1997.
18. Skalley TC, Terry GC, Teitge RA. The quantitative measurement of normal passive medial and lateral patellar motion limits. *Am J Sports Med.* 1993;21:728-732.
19. Zarins B, Rowe CR, Harris BA, Watkins MP. Rotational motion of the knee. *Am J Sports Med.* 1983;11:152-156.
20. Almquist PO, Ekdahl C, Isberg P-E, Fridén T. Knee rotation in healthy individuals related to age and gender. *J Orthop Res.* 2013;31(1):23-28. doi: 10.1002/jor.22184.
21. Holt KS. *Assessment of Cerebral Palsy. I. Muscle Function, Locomotion and Hand Function.* London: Lloyd-Luke Medical Books; 1965.
22. Palmer ML, Epler ME. *Clinical Assessment Procedures in Physical Therapy.* Philadelphia, PA: JB Lippincott; 1990.
23. Davis DS, Quinn RO, Whiteman CT, Williams JD, Young CR. Concurrent validity of four clinical tests used to measure hamstring flexibility. *J Strength Cond Res.* 2008;22(2):583-588.
24. Youdas JW, Krause DA, Hollman JH, Harmsen WS, Laskowski E. The influence of gender and age on hamstring muscle length in healthy adults. *J Orthop Sports Phys Ther.* 2005; 35: 246-252.
25. Hamberg J, Bjorklund M, Nordgren B, Sahistedt B. Stretchability of the rectus femoris muscle: investigation of validity and intratester reliability of two methods including x-ray analysis of pelvic tilt. *Arch Phys Med Rehabil.* 1993;74:263-270.
26. Van Dillen LR, McDonnell MK, Fleming DA, Sahrmann SA. Effect of knee and hip position on hip extension range of motion in individuals with and without low back pain. *J Orthop Sports Phys Ther.* 2000;30:307-316.
27. Kendall FP, McCreary EK, Provance PG, Rodgers MM, Romani WA. *Muscles Testing and Function.* 5th ed. Baltimore, MD: Williams & Wilkins; 2005.
28. Williams PL, Bannister LH, Berry MM, et al., eds. *Gray's Anatomy.* 38th ed. New York, NY: Churchill Livingstone; 1995.
29. Fiebert IM, Haas JM, Dworkin KJ, LeBlanc WG. A comparison of medial versus lateral hamstring electromyographic activity and force output during isometric contractions. *Isokinet Exerc Sci.* 1992;2:47-55.
30. Fiebert IM, Pahl CH, Applegate EB, Spielholz NI, Beernik K. Medial-lateral hamstring electromyographic activity during maximum isometric knee flexion at different angles. *Isokinet Exerc Sci.* 1996;6:157-162.
31. Smith LK, Weiss EL, Lehmkuhl LD. *Brunnstrom's Clinical Kinesiology.* 5th ed. Philadelphia, PA: FA Davis; 1996.
32. Walmsley RP, Yang JF. Measurement of maximum isometric knee flexor movement. *Physiother Can.* 1980;32:83–86.
33. Edelstein JE. Biomechanics of normal ambulation. *J Can Physiother Assoc.* 1965;17:174-185.
34. Inman VT, Ralston HJ, Todd F. *Human Walking.* Baltimore, MD: Williams & Wilkins; 1981.
35. Rowe PJ, Myles CM, Walker C, Nutton R. Knee joint kinematics in gait and other functional activities measured using flexible electrogoniometry: how much knee motion is sufficient for normal daily life? *Gait Posture.* 2000;12:143-155.
36. Livingston LA, Stevenson JM, Olney SJ. Stairclimbing kinematics on stairs of differing dimensions. *Arch Phys Med Rehabil.* 1991;72:398-402.
37. Laubenthal KN, Smidt GL, Kettelkamp DB. A quantitative analysis of knee motion during activities of daily living. *Phys Ther.* 1972;52:34-42.
38. Pink M, Perry J, Houglum PA, Devine DJ. Lower extremity range of motion in the recreational sport runner. *Am J Sports Med.* 1994;22:541-549.
39. Hemmerich A, Brown H, Smith S, Marthandam SSK, Wyss UP. Hip, knee, and ankle kinematics of high range of motion activities of daily living. *J Orthop Res.* 2006;24:770-781.
40. Kapoor A, Mishra SK, Kewangan SK, Mody BS. Range of movements of lower limb joints in cross-legged sitting posture. *J Arthroplasty.* 2008;23:451-453.
41. Zhou H, Wang D, Liu T, Zeng X, Wang C. Kinematics of hip, knee, ankle of the young and elderly Chinese people during kneeling activity. *J Zhejiang Univ Sci B.* 2012;13(10):831-838.
42. Mann RA, Hagy JL. The popliteus muscle. *J Bone Joint Surg Am.* 1977;59:924-927.
43. Kettelkamp DB, Johnson RJ, Smidt GL, Chao EYS, Walker M. An electrogoniometric study of knee motion in normal gait. *J Bone Joint Surg Am.* 1970;52:775-790.
44. Yucesoy CA, Ates F, Akgün U, Karahan M. Measurement of human gracilis muscle isometric force as a function of knee angle, intraoperatively. *J Biomech.* 2010;43:2665–2671.
45. Li L, Landin D, Grodesky J, Myers J. The function of gastrocnemius as a knee flexor at selected knee and ankle angles. *J Electromyogr Kinesiol.* 2002;12:385–390.
46. Basmajian JV, Lovejoy JF. Functions of the popliteus muscle in man. *J Bone Joint Surg Am.* 1971;53:557–562.
47. Barnett CH, Richardson AT. The postural function of the popliteus muscle. *Ann Phys Med.* 1953;1:177–179.
48. Davis M, Newsam CJ, Perry J. Electromyograph analysis of the popliteus muscle in level and downhill walking. *Clin Orthop.* 1995;310:211–217.
49. Norkin CC, Levangie PK. *Joint Structure & Function: A Comprehensive Analysis.* Philadelphia, PA: FA Davis; 1983.

50. Basmajian JV, DeLuca CJ. *Muscles Alive: Their Functions Revealed by Electromyography*. 5th ed. Baltimore, MD: Williams & Wilkins; 1985.
51. Duarte Cintra AI, Furlani J. Electromyographic study of quadriceps femoris in man. *Electromyogr Clin Neurophysiol*. 1981;21:539–554.
52. Lieb FJ, Perry J. Quadriceps function. *J Bone Joint Surg Am*. 1971;53:749–758.
53. Signorile JF, Kacsik D, Perry A, et al. The effect of knee and foot position on the electromyographical activity of the superficial quadriceps. *J Orthop Sports Phys Ther*. 1995;22:2–9.
54. Salzman A, Torburn L, Perry J. Contribution of rectus femoris and vasti to knee extension. *Clin Orthop*. 1993;290:236–243.
55. Portnoy H, Morin F. Electromyographic study of postural muscles in various positions and movements. *Am J Physiol*. 1956;186:122–126.
56. Rab GT. Muscle. In: Rose J, Gamble JG, eds. *Human Walking*. 2nd ed. Baltimore, MD: Williams & Wilkins; 1994.
57. Johnson CE, Basmajian JV, Dasher W. Electromyography of sartorius muscle. *Anat Rec*. 1972;173:127-130.
58. Jonsson B, Steen B. Function of the gracilis muscle: an electromyographic study. *Acta Morphol Neerl Scand*. 1964;6: 325-341.
59. Montgomery WH, Pink M, Perry J. Electromyographic analysis of hip and knee musculature during running. *Am J Sports Med*. 1994;22:272-278.

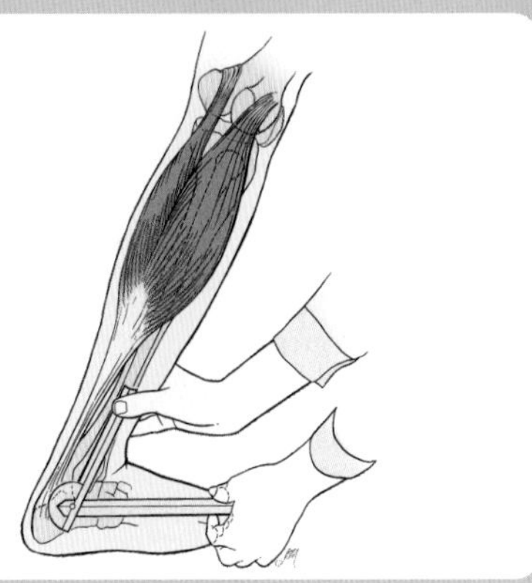

Tobillo y pie 8

BÚSQUEDA RÁPIDA

(*continúa*)

BÚSQUEDA RÁPIDA (continuación)

Articulaciones y movimientos

En la figura 8-1 se muestran las articulaciones del tobillo y del pie. Las articulaciones en las que se suele medir la amplitud de movimiento (AdM) son la articulación supraastragalina (del tobillo), la articulación subastragalina y las articulaciones metatarsofalángicas (MTF) e interfalángicas (IF) del dedo gordo del pie (también llamado *dedo grueso* o *hallux*). Los movimientos de estas articulaciones se describen en las tablas 8-1 y 8-2.

Se considera que el tobillo es una articulación en bisagra. La superficie cóncava proximal de la articulación, con frecuencia denominada *mortaja articular del tobillo*, está conformada por la cara medial del maléolo lateral, la tibia distal y la cara lateral del maléolo medial. Esta superficie cóncava se acopla con la superficie convexa del cuerpo del astrágalo. Los movimientos primarios en el tobillo, la dorsiflexión y la flexión plantar, se producen alrededor de un eje frontal oblicuo en un plano sagital oblicuo (fig. 8-2). Con el tobillo en flexión plantar, la cara posterior más estrecha del cuerpo del astrágalo queda dentro de la mortaja y permite que se produzca un movimiento adicional en la articulación. Este movimiento es ligero e incluye deslizamiento de lado a lado, rotación, abducción y aducción.[2]

La articulación subastragalina está formada por dos articulaciones independientes ubicadas entre el astrágalo y el calcáneo y separadas por el túnel tarsiano. Por detrás de este túnel, la superficie cóncava de la cara inferior del astrágalo se articula con la cara posterior convexa de la superficie superior del calcáneo. Por adelante del túnel, la cabeza convexa del astrágalo se articula con las caras cóncavas media y anterior de la superficie superior del calcáneo. El eje de la articulación subastragalina discurre de forma posteroanterior, en dirección oblicua hacia arriba desde el plano transversal y medial al plano sagital (fig. 8-3). Debido a la oblicuidad del eje articular y a las formas opuestas de las superficies articulares (es decir, superficies del astrágalo: posterior cóncava, anterior convexa; superficies del calcáneo: posterior convexa, anterior cóncava), el movimiento en la articulación subastragalina se produce en tres planos y se identifica como supinación y pronación. En condiciones de descarga o sin peso, cuando la articulación subastragalina está en supinación, el calcáneo se invierte en el plano frontal alrededor de un eje sagital, se aduce en el plano transversal alrededor de un eje vertical y realiza flexión plantar en el plano sagital alrededor de un eje frontal.[5] La pronación incluye, por el contrario, la eversión, la abducción y la dorsiflexión del calcáneo. En el contexto clínico, no es posible medir de manera directa la AdM de la articulación subastragalina en los tres planos. «Por convención, la inversión y la eversión del calcáneo en un solo eje se consideran representativas del movimiento que tiene lugar en los tres planos de la articulación».[11 (p. 430)] Por lo tanto, en el contexto clínico se evalúan y miden los movimientos de inversión y eversión, que resultan más fáciles de observar,[5] para obtener la AdM de la articulación subastragalina.

El movimiento en las articulaciones transversas del tarso (es decir, las articulaciones astragalocalcaneonavicular y calcaneocuboidea),

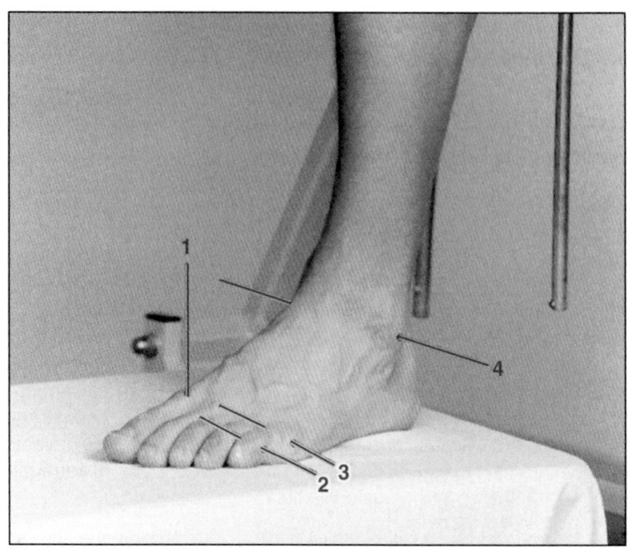

Figura 8-2 Ejes del tobillo y del pie: (*1*) abducción y aducción de la articulación metatarsofalángica (MTF); (*2*) flexión y extensión de la articulación interfalángica; (*3*) flexión y extensión de la articulación MTF; (*4*) dorsiflexión y flexión plantar de la articulación supraastragalina.

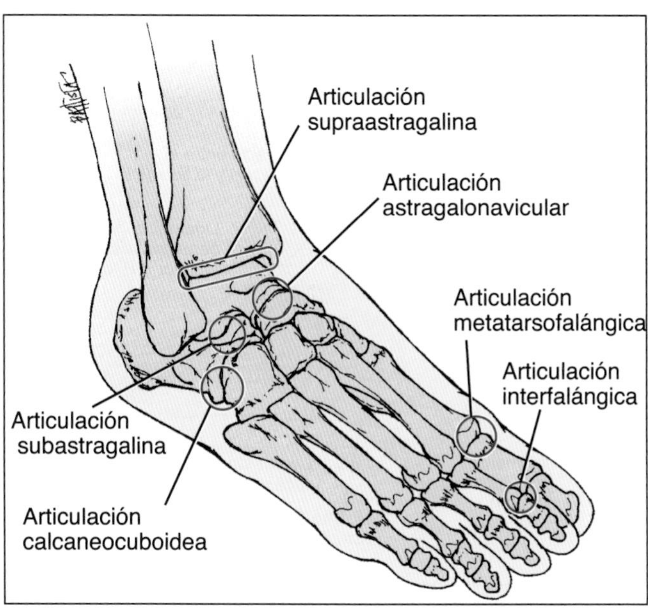

Figura 8-1 Articulaciones del tobillo y del pie.

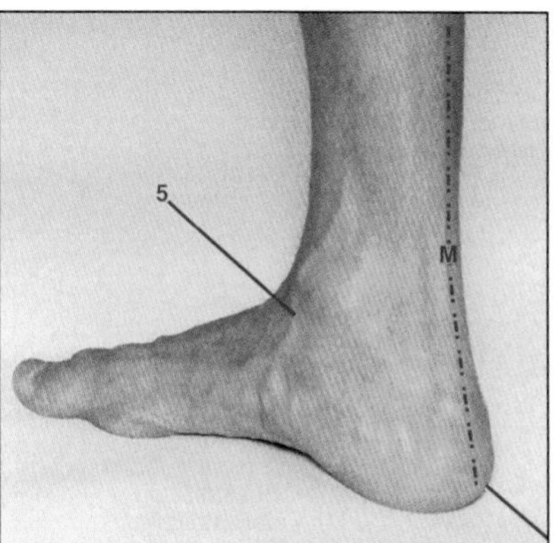

Figura 8-3 Eje de la articulación subastragalina: (*5*) inversión y eversión; *M*: línea media de la pierna y del talón.

TABLA 8-1 Estructura articular: movimientos del tobillo y del pie

	Flexión plantar	Dorsiflexión	Inversión	Eversión
Articulación[1,2]	Supraastragalina	Supraastragalina	Subastragalina	Subastragalina
Plano	Sagital oblicuo	Sagital oblicuo	Frontal oblicuo	Frontal oblicuo
Eje	Frontal oblicuo	Frontal oblicuo	Sagital oblicuo	Sagital oblicuo
Factores limitantes normales[1-6,*] **(*véase* fig. 8-4A y B)**	Tensión en la cápsula articular anterior, la porción anterior del deltoides, los ligamentos peroneoastragalino anteriores y los dorsiflexores del tobillo; contacto entre el astrágalo y la tibia	Tensión en la cápsula articular posterior; los ligamentos deltoideo, calcaneoperoneo y peroneoastragalino posterior; y el sóleo; contacto entre el astrágalo y la tibia	Tensión en el ligamento colateral lateral, los eversores del tobillo, los ligamentos astragalocalcáneos laterales, el ligamento cervical y la cápsula articular lateral	Contacto entre el astrágalo y el calcáneo; tensión en la cápsula articular medial, los ligamentos colaterales mediales, el ligamento astragalocalcáneo medial, el tibial posterior, el flexor largo del dedo gordo y el flexor largo de los dedos
Sensación de tope normal[3,7]	Firme/dura	Firme/dura	Firme	Dura/firme
AdMA normal[8] **(AdMA)**[9]	0°-50° (0°-40° a 50°)	0°-20° (0°-15° a 20°)	0°-5°: antepié 0°-35° (0°-30° a 35°)	0°-5°: antepié 0°-15° (0°-20°)
Patrón capsular[7,10]	Articulación supraastragalina: flexión plantar, dorsiflexión Articulación subastragalina: varo (es decir, inversión), valgo (es decir, eversión)			

*Hay pocas investigaciones concluyentes que identifiquen los factores limitantes normales (FLN) del movimiento articular. Los FLN y las sensaciones de tope aquí indicadas se basan en el conocimiento de la anatomía, la experiencia clínica y las referencias disponibles.

AdMA: amplitud de movimiento activo.

las intertarsianas, las tarsometatarsianas y las intermetatarsianas (*véase* fig. 8-1) resulta esencial para el funcionamiento normal del tobillo y del pie. La función de estas articulaciones es regular los movimientos entre el retropié y el antepié para elevar o aplanar el arco y permitir así que el pie se adapte a la superficie de apoyo. En el contexto clínico, no es posible medir directamente los movimientos en estas articulaciones.

Las articulaciones MTF e IF de los dedos constituyen las articulaciones distales del pie (*véase* fig. 8-1). Las MTF son articulaciones condíleas (elipsoides),[2] cada una formada de manera proximal por

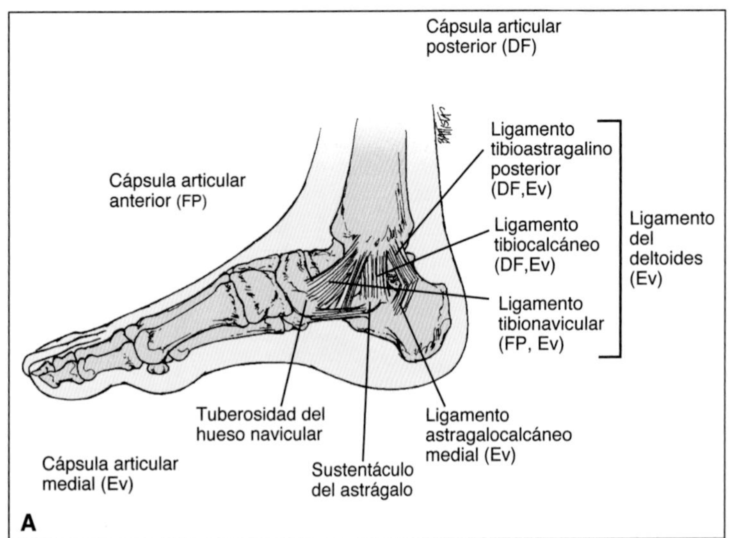

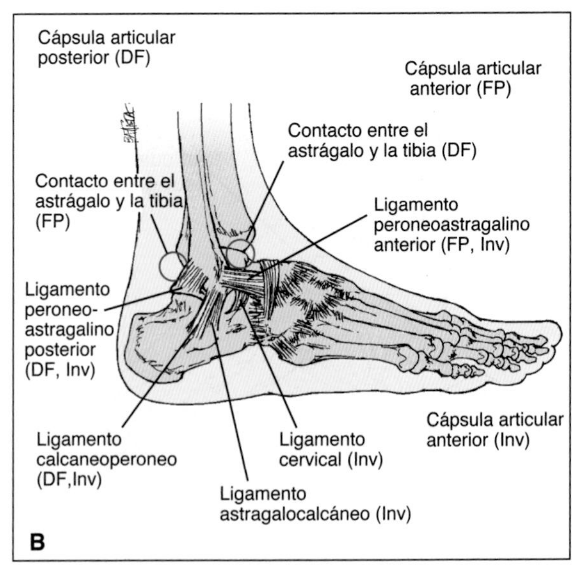

Figura 8-4 Factores limitantes normales. **A.** Vista medial del tobillo y el pie en la que se muestran las estructuras no contráctiles que a menudo limitan el movimiento en el tobillo y las articulaciones subastragalinas. **B.** Vista lateral del tobillo y el pie en la que se muestran las estructuras no contráctiles que suelen limitar el movimiento en el tobillo y las articulaciones subastragalinas. El movimiento limitado por estructuras se identifica entre paréntesis mediante las siguientes abreviaturas: DF: dorsiflexión; Ev: eversión; FP: flexión plantar; Inv: inversión. No se ilustran los músculos que por lo general limitan el movimiento.

TABLA 8-2 **Estructura articular: movimientos de los dedos de los pies**

	Flexión	Extensión	Abducción	Aducción
Articulación[1,2]	MTF, IFP, IFD (del segundo al quinto dedos)	MTF IFP IFD	MTF	MTF
Plano	Sagital	Sagital	Transversal	Transversal
Eje	Frontal	Frontal	Vertical	Vertical
Factores limitantes normales[3,4,6,*] **(*véase* fig. 8-5)**	MTF: tensión en la cápsula articular posterior, los músculos extensores y los ligamentos colaterales IFP: aposición de tejidos blandos entre las caras plantares de las falanges; tensión en la cápsula articular posterior y los ligamentos colaterales IFD: tensión en la cápsula articular posterior, los ligamentos colaterales y los ligamentos retinaculares oblicuos	MTF: tensión en la cápsula articular plantar, el ligamento plantar y los músculos flexores IFP: tensión en la cápsula articular plantar y el ligamento plantar IFD: tensión en la cápsula articular plantar y el ligamento plantar	MTF: tensión en la cápsula articular medial, los ligamentos colaterales, los músculos aductores, la fascia y la piel de los espacios interdigitales y los músculos interóseos plantares	MTF: contacto entre los dedos de los pies
Sensación de tope normal[3,7]	MTF: firme IFP: suave/firme IFD: firme	MTF: firme IFP: firme IFD: firme	Firme	Suave
AdMA normal[8]	Dedo gordo del pie MTF: 0°-45° IF: 0°-90° Dedos segundo a quinto MTF: 0°-40° IFP: 0°-35° IFD: 0°-60°	Dedo gordo del pie MTF: 0°-70° IF: 0° Dedos segundo a quinto MTF: 0°-40° IF: 0°		
Patrón capsular[7,10]	Primera articulación MTF: extensión, flexión Articulaciones MTF segunda a quinta: variables, tienden a mantenerse en extensión con las articulaciones IF en flexión			

*Hay pocas investigaciones concluyentes que identifiquen los factores limitantes normales (FLN) del movimiento articular. Los FLN y las sensaciones de tope aquí indicadas se basan en el conocimiento de la anatomía, la experiencia clínica y las referencias disponibles.

AdMA: amplitud de movimiento activo; IFD: interfalángicas distales; IFP: interfalángicas proximales; MTF: metatarsofalángicas.

la cabeza convexa del metatarsiano, que se articula con la base cóncava de la falange proximal adyacente. Los movimientos en las articulaciones MTF incluyen flexión, extensión, abducción y aducción. Los movimientos de flexión y de extensión se llevan a cabo en el plano sagital alrededor de un eje frontal, y los movimientos de abducción y aducción se producen en el plano transversal alrededor de un eje vertical (*véase* fig. 8-2). Las articulaciones IF se clasifican como articulaciones en bisagra, formadas por la cabeza convexa de la falange proximal que se articula con la base cóncava de la falange distal adyacente. Las articulaciones IF hacen posibles los movimientos de flexión y extensión de los dedos de los pies.

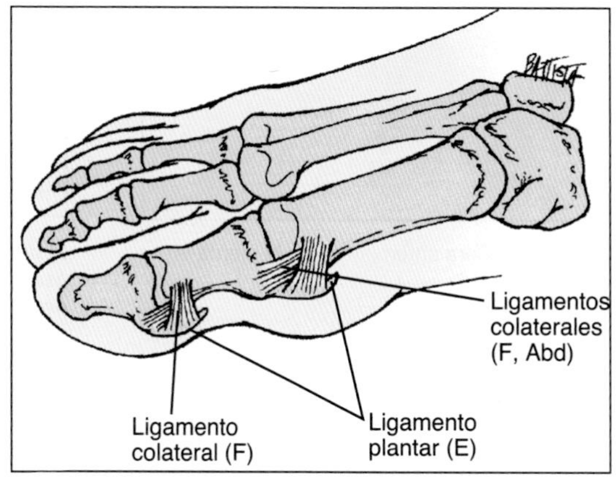

Figura 8-5 Factores limitantes normales. Vista anteromedial del pie en la que se muestran las estructuras no contráctiles que a menudo limitan el movimiento en las articulaciones metatarsofalángicas e interfalángicas (no se muestran los ligamentos colaterales mediales). El movimiento limitado por estructuras se identifica entre paréntesis mediante las siguientes abreviaturas: Abd: abducción; E: extensión; F: flexión. No se ilustran los músculos que por lo general limitan el movimiento.

PUNTOS DE REFERENCIA ANATÓMICOS (FIGS. 8-6 A 8-8)

Por medio de la descripción y la ilustración, se identifican los puntos de referencia anatómicos pertinentes para evaluar la AdM articular y la fuerza muscular del tobillo y el pie. Los músculos se excluyen de esta descripción ya que los puntos precisos de palpación se presentan en la revisión de cada prueba muscular más adelante en el capítulo.

Estructura	Ubicación
1. Cabeza del peroné	Prominencia ósea redondeada en la cara lateral de la pierna, a nivel de la tuberosidad tibial.
2. Borde anterior de la tibia	Borde óseo subcutáneo a lo largo de la cara anterior de la pierna.
3. Tendón de Aquiles	Cresta prominente en la cara posterior del tobillo; los bordes del tendón son palpables de manera proximal en la cara posterior del calcáneo.
4. Maléolo medial	Extremo distal prominente de la tibia en la cara medial del tobillo.
5. Maléolo lateral	Extremo distal prominente del peroné en la cara lateral del tobillo.
6. Tuberosidad del hueso navicular	Se encuentra unos 2.5 cm inferior y anterior al maléolo medial.
7. Base del quinto hueso metatarsiano	Pequeña prominencia ósea en el punto medio del borde lateral del pie.
8. Cabeza del primer metatarsiano	Prominencia ósea redondeada en la cara medial del metatarso del pie, en la base del dedo gordo del pie.
9. Calcáneo	Cara posterior del talón.
10. Tuberosidad tibial	Prominencia ósea en el extremo proximal del borde anterior de la tibia y la inserción del ligamento rotuliano (*véase* el punto de referencia anatómico número 4 en las figs. 7-4 y 7-5 del cap. 7).

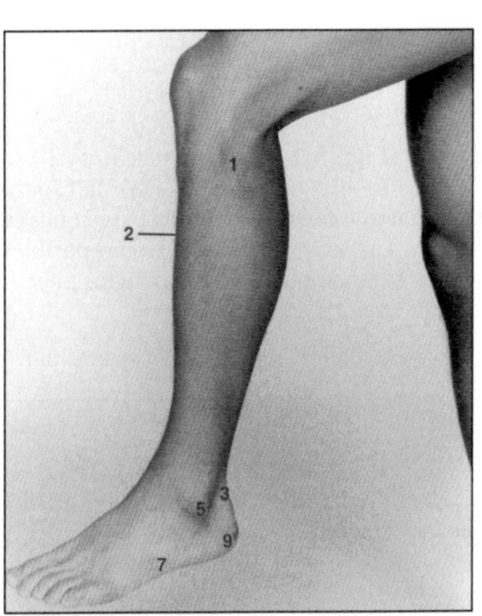

Figura 8-6 Cara anterolateral de la pierna y del pie.

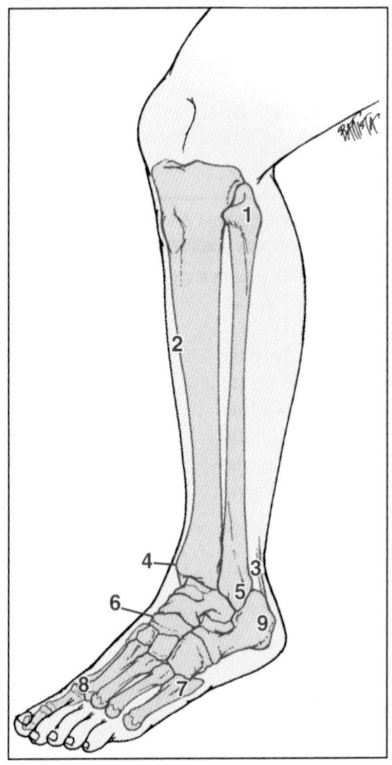

Figura 8-7 Características anatómicas óseas: cara anterolateral de la pierna y del pie.

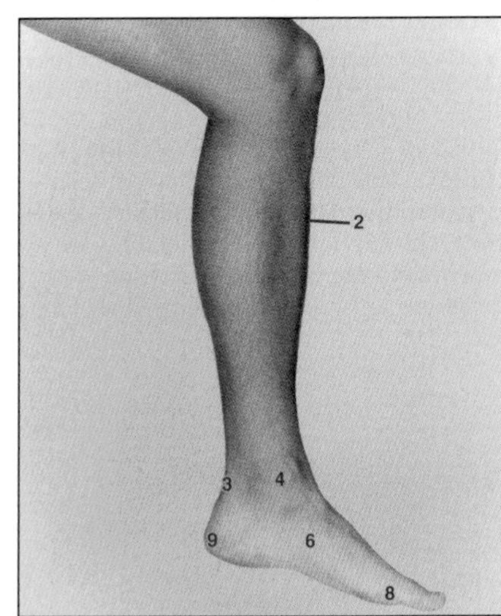

Figura 8-8 Cara medial de la pierna y del pie.

EVALUACIÓN Y MEDICIÓN DE LA ADM ARTICULAR

La práctica hace al maestro

Para practicar las habilidades expuestas en esta sección o para hacer un repaso práctico, utilice los formularios de resumen y evaluación «La práctica hace al maestro» que se encuentran en:
http://thepoint.lww.com/Clarkson4e.

Dorsiflexión y flexión plantar del tobillo

Evaluación de la AdMA

Movimiento sustituto. *Dorsiflexión:* extensión de la rodilla, extensión de los dedos del pie. *Flexión plantar:* flexión de la rodilla, flexión de los dedos del pie.

Evaluación de la AdMP

Dorsiflexión del tobillo

Formulario 8-1

Posición inicial. El paciente está en decúbito supino. Se coloca una toalla enrollada bajo la rodilla para ponerla en flexión de 20° a 30° y dejar al gastrocnemio libre de tensión (fig. 8-9A). La investigación llevada a cabo por Baumbach y cols.[12] respaldan la colocación de la rodilla en al menos 20° de flexión para eliminar por completo la restricción del músculo gastrocnemio sobre la AdM de dorsiflexión del tobillo. El tobillo se encuentra en posición anatómica o neutra, con el pie perpendicular a la parte inferior de la pierna (fig. 8-9B).

Estabilización. El terapeuta estabiliza la tibia y el peroné.

Colocación distal de la mano del terapeuta. El terapeuta sujeta la cara posterior del calcáneo y coloca el antebrazo contra la cara plantar del antepié (fig. 8-10).

Posición final. El terapeuta aplica tracción al calcáneo y, usando el antebrazo, mueve la cara dorsal del pie hacia la cara anterior de la pantorrilla, al límite de la dorsiflexión del tobillo (*véase* fig. 8-10).

Sensación de tope. *Dorsiflexión:* firme/dura.

Deslizamiento articular. *Dorsiflexión:* el cuerpo convexo del astrágalo se desliza en dirección posterior sobre la mortaja cóncava fija del tobillo.

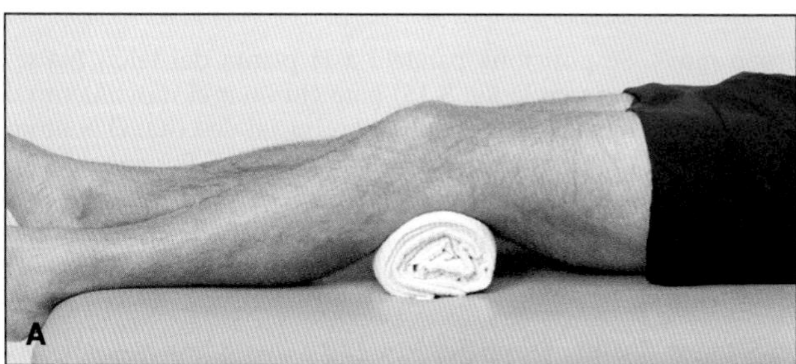

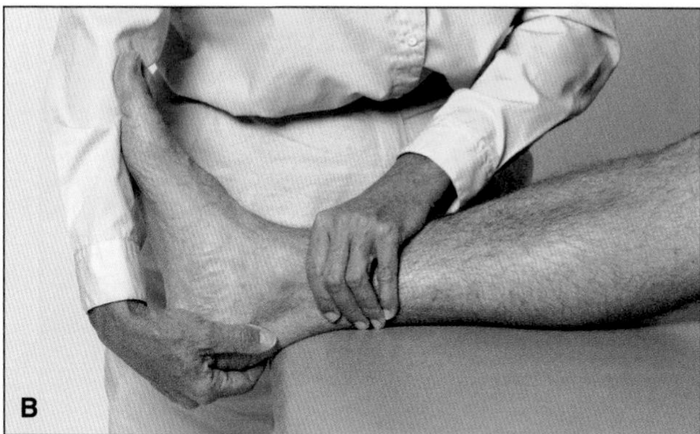

Figura 8-9 **A.** Posición de la rodilla en flexión de 20°-30° para evaluar la dorsiflexión del tobillo. **B.** Posición inicial: dorsiflexión del tobillo.

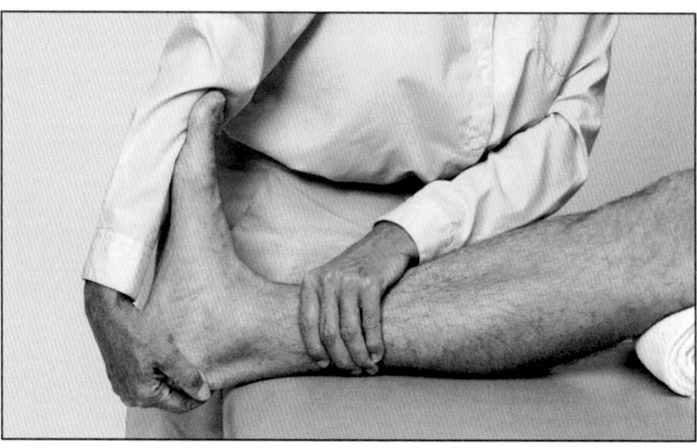

Figura 8-10 Sensación de tope firme o dura al final de la dorsiflexión del tobillo.

Flexión plantar del tobillo

Formulario 8-2

Posición inicial. El paciente está en decúbito supino. Se coloca una toalla enrollada bajo la rodilla para mantenerla en una flexión de 20° a 30°, y el tobillo se ubica en posición neutra (fig. 8-11).

Estabilización. El terapeuta estabiliza la tibia y el peroné.

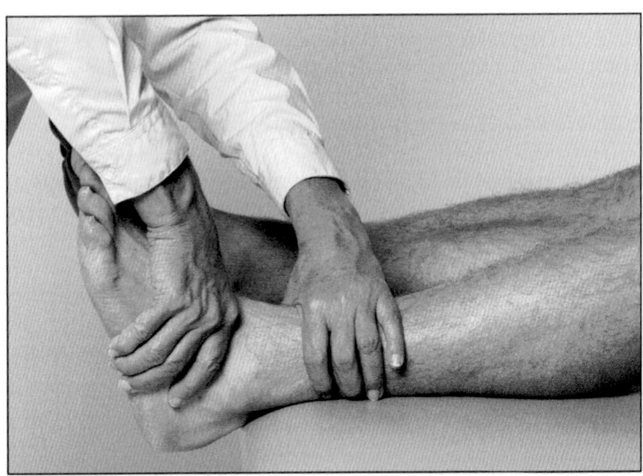

Figura 8-11 Posición inicial para la flexión plantar del tobillo.

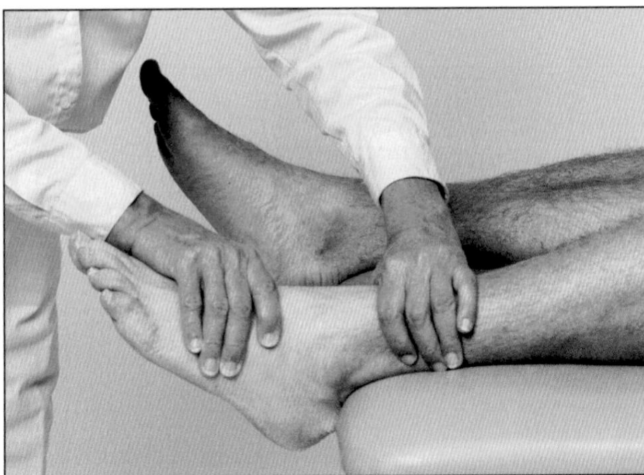

Figura 8-12 Sensación de tope firme o dura al final de la flexión plantar del tobillo.

Colocación distal de la mano del terapeuta. El terapeuta sujeta el dorso del pie con el borde radial del dedo índice sobre las caras anteriores del astrágalo y el calcáneo.

Posición final. El terapeuta mueve el astrágalo y el calcáneo en dirección descendente hasta el límite de la flexión plantar del tobillo (fig. 8-12).

Sensación de tope. *Flexión plantar:* firme/dura.

Deslizamiento articular. *Flexión plantar:* el cuerpo convexo del astrágalo se desliza de forma anterior sobre la mortaja cóncava fija del tobillo.

Medición: goniómetro universal

Dorsiflexión y flexión plantar del tobillo

Posición inicial. El paciente se coloca en decúbito supino con una toalla enrollada bajo la rodilla para mantenerla en flexión de 20° a 30° y para dejar el gastrocnemio libre de tensión (*véase* fig. 8-9A). El tobillo se encuentra en la posición anatómica de 0° (fig. 8-13). De manera alternativa, el paciente puede estar sentado con la rodilla flexionada a 90° y el tobillo en posición anatómica (fig. 8-14).

Estabilización. El terapeuta estabiliza la tibia y el peroné.

Eje del goniómetro. El eje del goniómetro se coloca inferior al maléolo lateral (fig. 8-15). Esta medición también puede obtenerse colocando el eje inferior al maléolo medial (no se muestra).

Brazo fijo. Se ubica paralelo al eje longitudinal del peroné, apuntando hacia la cabeza de dicho hueso.

Brazo móvil. Se posiciona paralelo a la planta del talón (*véase* la línea de referencia en la fig. 8-15) para eliminar el movimiento del antepié de la medición. En la posición inicial descrita, el goniómetro indicará 90°. Lo anterior se registra como 0°. Por ejemplo, si el goniómetro marca 90° en la posición inicial y 80° en la posición final, la amplitud de movimiento pasivo (AdMP) de dorsiflexión del tobillo será de 10°.

Posiciones finales. ***Dorsiflexión (20°)*** (fig. 8-16): el tobillo está flexionado con la cara dorsal del pie aproximándose a la cara anterior de la pantorrilla. ***Flexión plantar (50°)*** (fig. 8-17): el tobillo se extiende hasta el límite del movimiento.

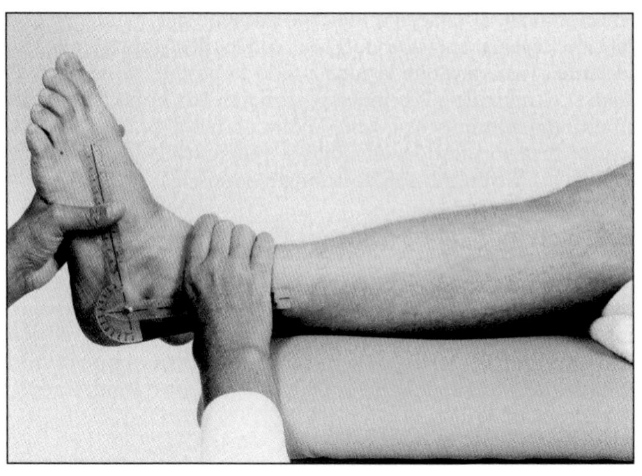

Figura 8-13 Posición inicial para la dorsiflexión y la flexión plantar del tobillo.

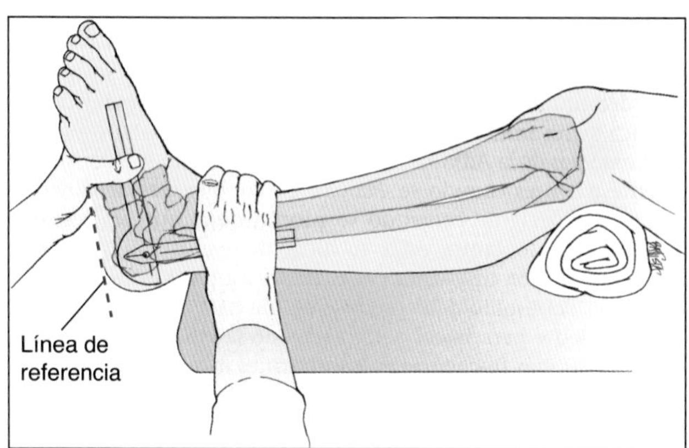

Figura 8-15 Alineación del goniómetro para la dorsiflexión y la flexión plantar del tobillo.

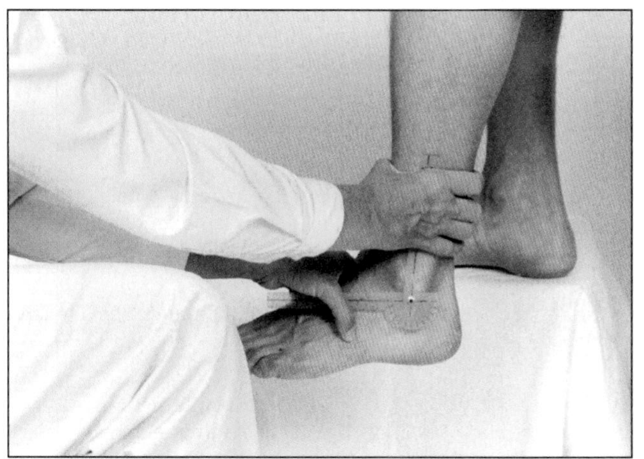

Figura 8-14 Posición inicial alterna para la dorsiflexión y la flexión plantar del tobillo.

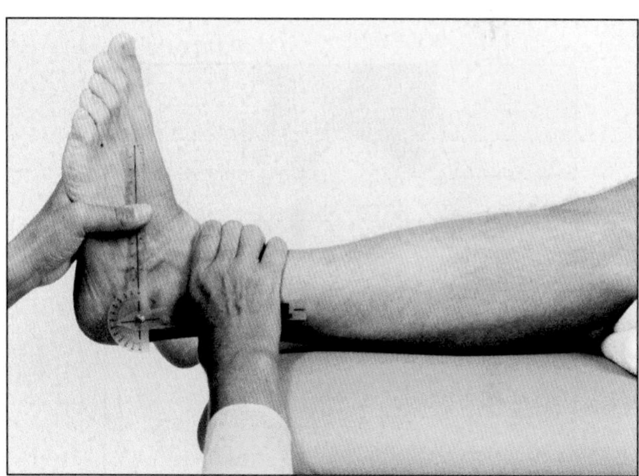

Figura 8-16 Dorsiflexión.

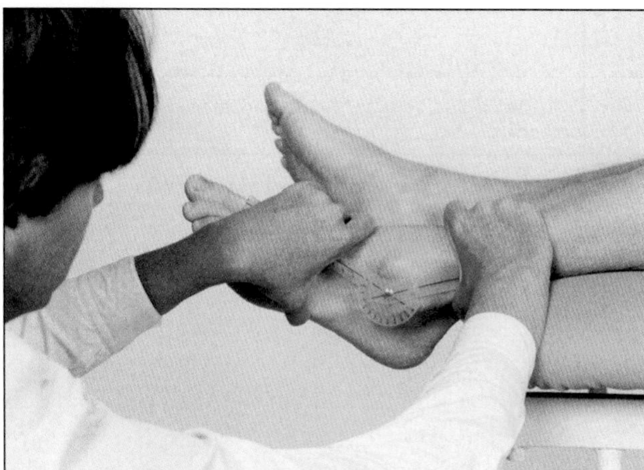

Figura 8-17 Flexión plantar.

Medición alterna

Esta prueba puede estar contraindicada para los pacientes con alteración del equilibrio en bipedestación o debilidad generalizada o específica de los miembros inferiores.

Las medidas de la AdMP de dorsiflexión del tobillo son considerablemente mayores cuando se evalúan en condiciones de carga, es decir, con el paciente cargando su propio peso, que en descarga (sin peso); por lo tanto, estas técnicas de evaluación no deben emplearse de forma indistinta.[13,14] Cuando sea posible, la AdMP de dorsiflexión del tobillo debe medirse de pie para evaluar la capacidad del paciente para hacer actividades de la vida diaria (AdVD), las cuales son más frecuentes en condiciones de carga.[13]

Posición inicial. El paciente se encuentra de pie (fig. 8-18). El pie que no se someterá a evaluación se eleva del piso o solo lo toca ligeramente para ayudar al equilibrio (fig. 8-19).

Estabilización. El paciente usa las barras paralelas u otra estructura estable para mantener el equilibrio. El pie del lado a evaluar se estabiliza con el peso corporal del paciente.

Posición final. El terapeuta indica al paciente que mantenga el pie del lado a evaluar apoyado en el piso, con los dedos apuntando hacia adelante, y que flexione la rodilla todo lo posible (*véase* fig. 8-19). *Nota:* si el músculo sóleo muestra acortamiento, el paciente sentirá un estiramiento muscular sobre la cara posterior de la pantorrilla y la AdM de la dorsiflexión del tobillo se verá restringida de forma proporcional a la disminución de la longitud muscular.

Medición: goniómetro universal

El terapeuta mide y registra la AdMP de dorsiflexión del tobillo disponible. El goniómetro se coloca tal y como se describe para medir la AdM de dorsiflexión del tobillo (*véase* fig. 8-15). La AdMP de dorsiflexión del tobillo que se mide cargando peso es mayor que la registrada en posición sin peso. Si se opta por la primera opción, se registra al medir la AdM.

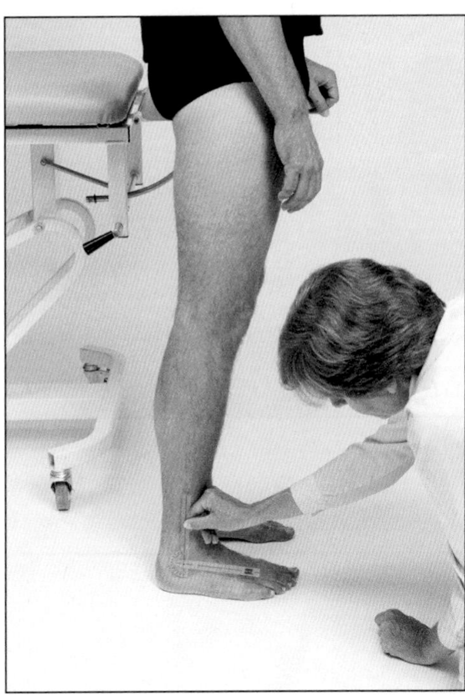

Figura 8-18 Posición inicial alterna para la dorsiflexión del tobillo.

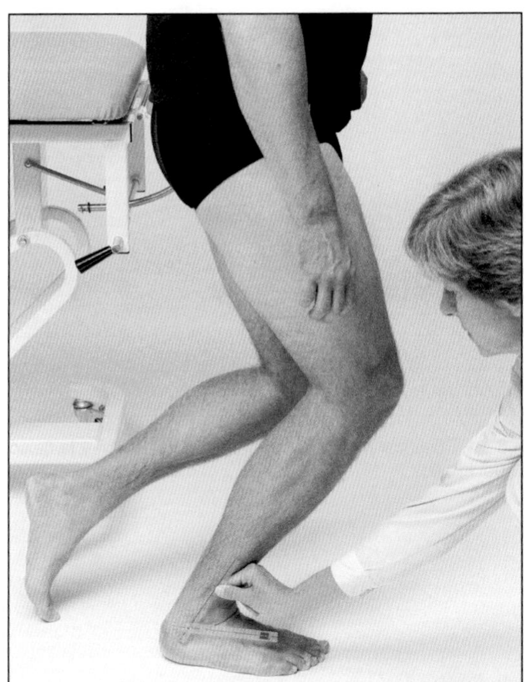

Figura 8-19 Medición con goniómetro de la dorsiflexión del tobillo.

Medición: goniómetro OB

Colocación del goniómetro. La correa se coloca alrededor de la parte inferior de la pierna en posición proximal al tobillo. El disco del goniómetro se coloca en la cara lateral de la parte inferior de la pierna (fig. 8-20). Con el paciente colocado en la posición de inicio, la aguja que marca la inclinación se alinea con la flecha de los 0° del contenedor lleno de líquido. En la posición final, el número de grados que la aguja de inclinación se aleja de la flecha de los 0° del disco del inclinómetro se registra como la AdMP de dorsiflexión del tobillo (fig. 8-21). Como una alternativa, existe la posibilidad de colocar un inclinómetro estándar en el borde anterior de la tibia para medir la dorsiflexión del tobillo en bipedestación (no se muestra).

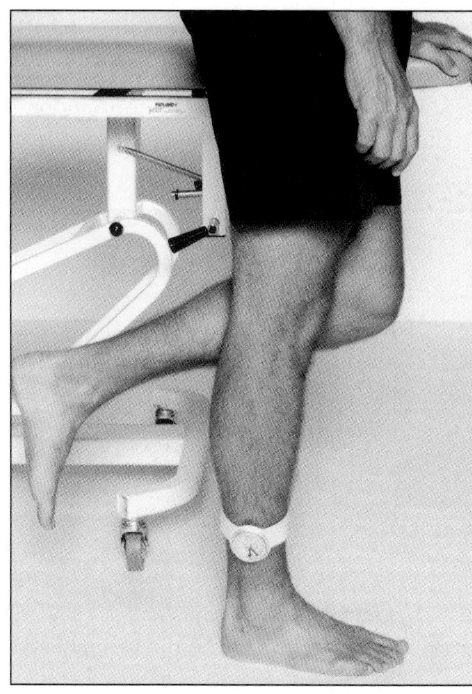

Figura 8-20 Posición inicial para la medición con el goniómetro OB de la dorsiflexión del tobillo.

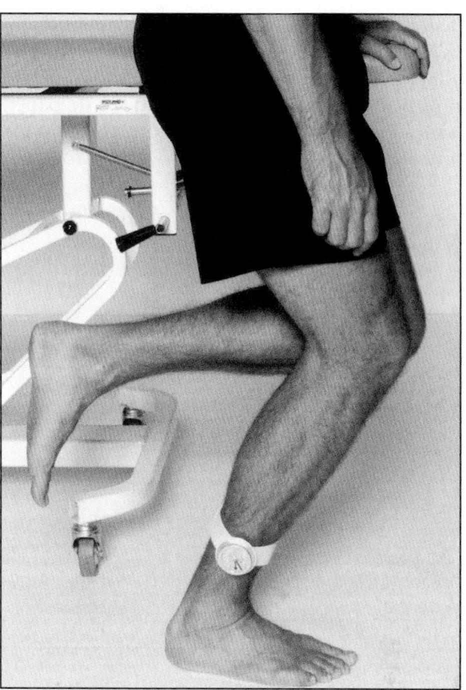

Figura 8-21 Posición final para la dorsiflexión del tobillo.

Inversión y eversión subastragalina

Evaluación de la AdMA

Movimiento sustituto. *Inversión:* rotación externa de la cadera. *Eversión:* rotación interna de la cadera.

Medición: goniómetro universal

Formulario 8-3

Posición inicial. El paciente se encuentra en decúbito supino (fig. 8-22). Se coloca una toalla enrollada bajo la rodilla para mantener una ligera flexión. El tobillo está en posición neutra. Se coloca un trozo de papel, adherido a una superficie plana, bajo el talón, así como un objeto de superficie plana (acrílico o libro) contra toda la planta del pie. Se traza una línea a lo largo del acrílico o del libro, como se muestra en la figura 8-22.

Estabilización. El terapeuta estabiliza la tibia y el peroné.

Posiciones finales. El pie se posiciona en inversión hasta el límite del movimiento (fig. 8-23). Se vuelve a colocar el acrílico contra toda la planta del pie en esta posición y se traza de nuevo una línea a lo largo del acrílico (fig. 8-24). El proceso se repite en el límite de la amplitud de movimiento activo (AdMA) de eversión (figs. 8-25 y 8-26).

Eje y brazos del goniómetro. El goniómetro se coloca sobre las líneas trazadas para obtener una medida del arco de movimiento (figs. 8-27 y 8-28).

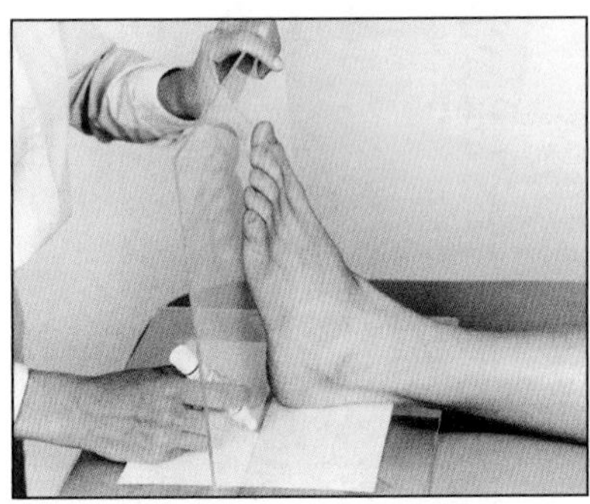

Figura 8-22 Posición inicial para calcular la amplitud de movimiento activo de inversión y eversión del pie.

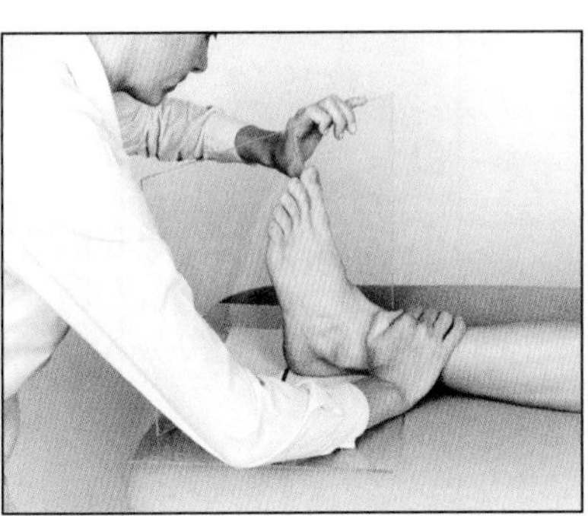

Figura 8-23 Colocación del pie en inversión.

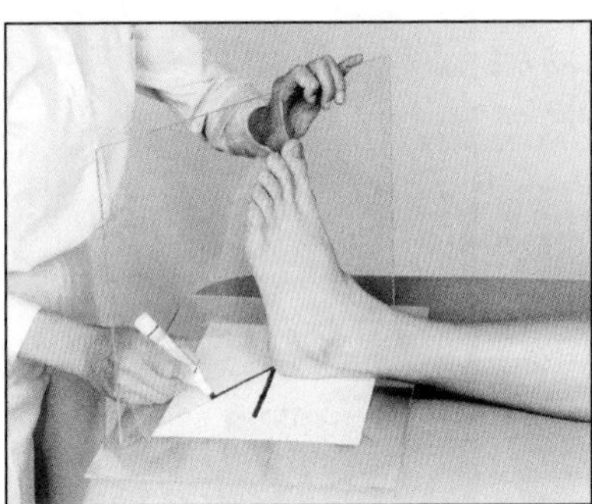

Figura 8-24 Inversión.

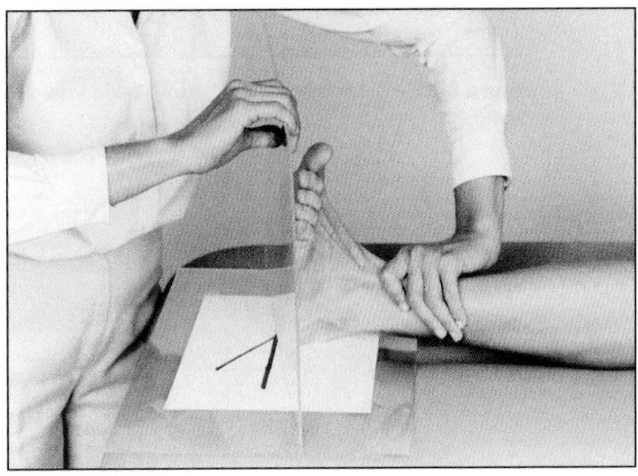

Figura 8-25 Colocación del pie en eversión.

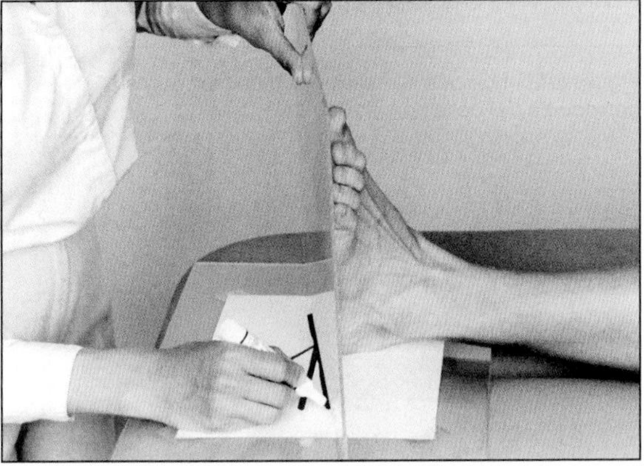

Figura 8-26 Eversión.

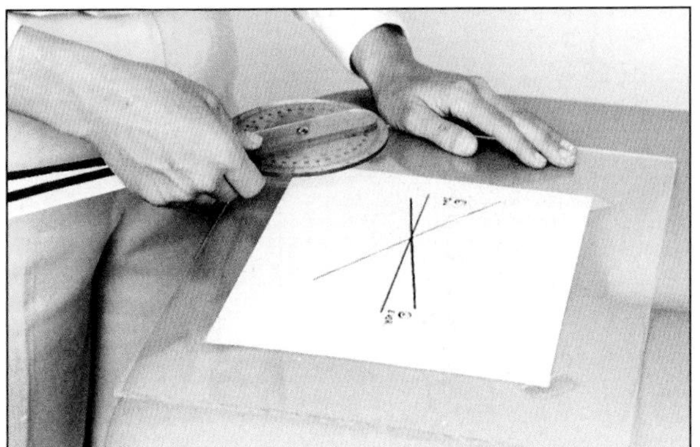

Figura 8-27 Mediciones completas de la amplitud de movimiento activo de inversión y eversión.

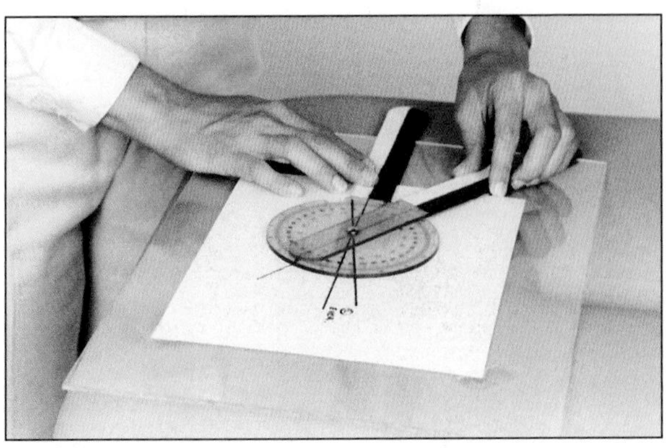

Figura 8-28 Colocación del goniómetro para medir la amplitud de movimiento activo de inversión.

Evaluación de la AdMP

Formularios 8-4 y 8-5

Posición inicial. El paciente está en decúbito supino. El tobillo se coloca en posición neutra (fig. 8-29).

Estabilización. El terapeuta estabiliza el astrágalo, inmediatamente anterior e inferior a los maléolos medial y lateral. Las investigaciones actuales[11] parecen respaldar la colocación del tobillo en dorsiflexión para ayudar a estabilizar el astrágalo, ya que la cara anterior más ancha del cuerpo de este hueso queda enclavada dentro de la mortaja.

Colocación distal de la mano del terapeuta. El terapeuta sujeta las caras posterior y lateral del calcáneo del paciente.

Posiciones finales. El terapeuta mueve el calcáneo hacia adentro hasta el límite de la inversión (fig. 8-30) y hacia afuera hasta el límite de la eversión (fig. 8-31).

Sensaciones de tope. *Inversión:* firme; *eversión:* dura/firme.

Deslizamiento articular. *Inversión: 1*) superficies articulares subastragalinas posteriores: la superficie convexa del calcáneo se desliza de forma lateral sobre la superficie cóncava fija del astrágalo; *2*) superficies articulares subastragalinas anteriores: las superficies cóncavas de las caras anterior y media del calcáneo se deslizan en dirección medial sobre la superficie convexa fija de la cabeza del astrágalo. *Eversión: 1*) superficies articulares subastragalinas posteriores: la superficie convexa del calcáneo se desliza de forma medial sobre la superficie cóncava fija del astrágalo; *2*) superficies articulares subastragalinas anteriores: las superficies cóncavas de las caras anterior y media del calcáneo se deslizan en dirección lateral sobre la superficie convexa fija de la cabeza del astrágalo.

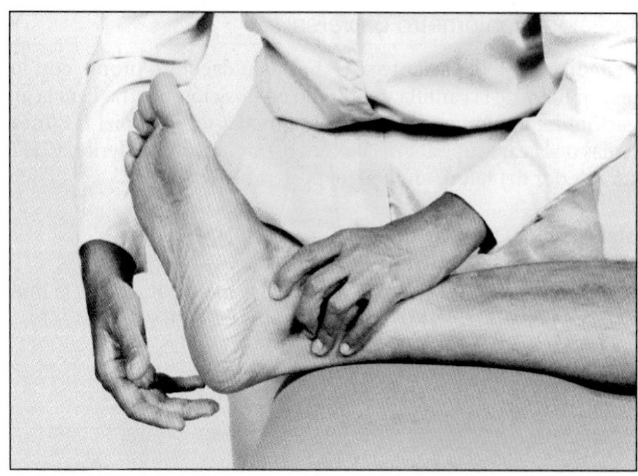

Figura 8-29 Posición inicial para la inversión y la eversión.

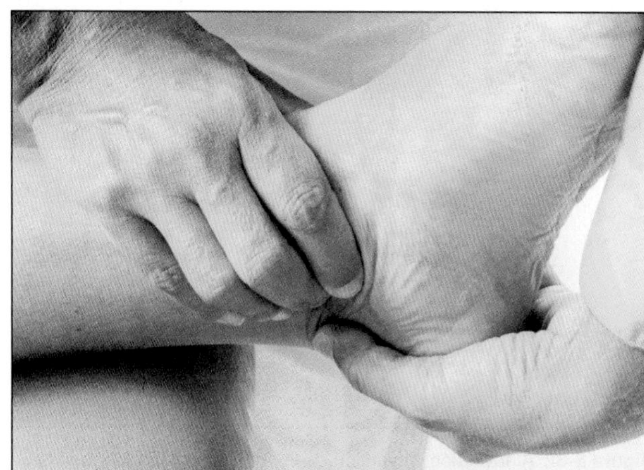

Figura 8-30 Sensación de tope firme al final de la inversión.

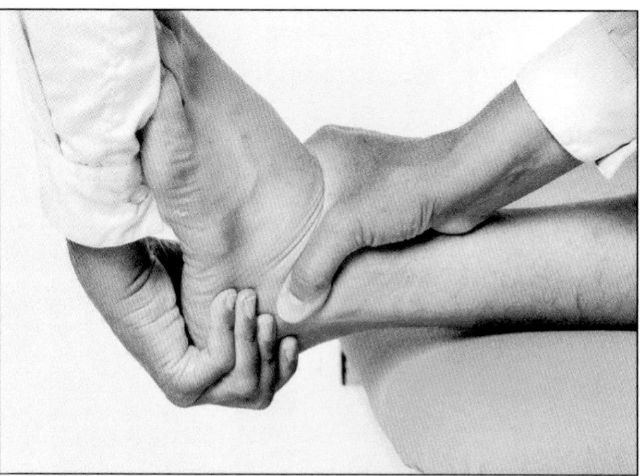

Figura 8-31 Sensación de tope dura o firme al final de la eversión.

Medición: goniómetro universal

Posición inicial. El paciente se recuesta en decúbito prono, con los pies por fuera de la camilla y el tobillo en posición neutra. Para la alineación del goniómetro, el terapeuta marca sobre la piel las líneas medias de la cara superior del calcáneo, por la parte posterior, y de la cara inferior del talón, en la parte posterior (fig. 8-32A).

Estabilización. El terapeuta estabiliza la tibia y el peroné.

Eje del goniómetro. El eje se coloca sobre la marca situada en la línea media de la parte superior del calcáneo (figs. 8-32B y 8-33).

Brazo fijo. Se posiciona paralelo al eje longitudinal de la pantorrilla.

Brazo móvil. Se sitúa a lo largo de la línea media de la cara posterior del calcáneo. Utilice la marca en la parte posterior del talón para ayudar a mantener la alineación del brazo móvil.

Posiciones finales. El calcáneo se invierte pasivamente (fig. 8-34) y luego se evierte también de forma pasiva (fig. 8-35) hasta el límite de la **inversión (5°)** y de la **eversión (5°)**, respectivamente.

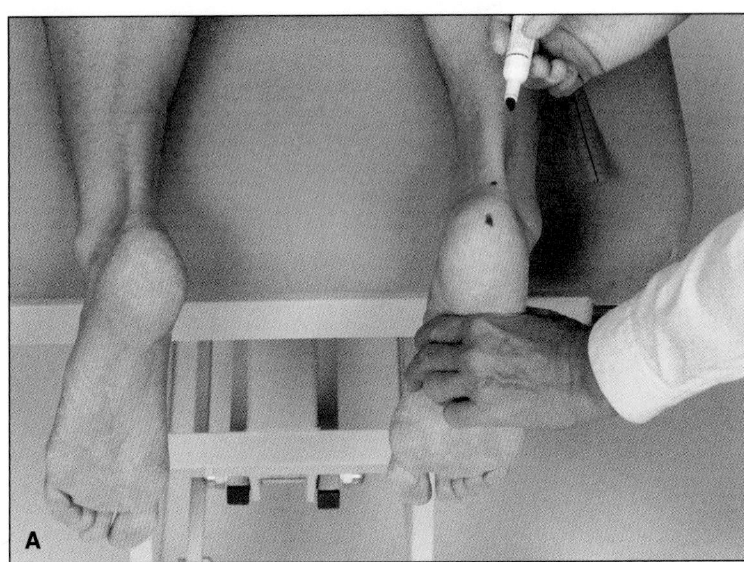

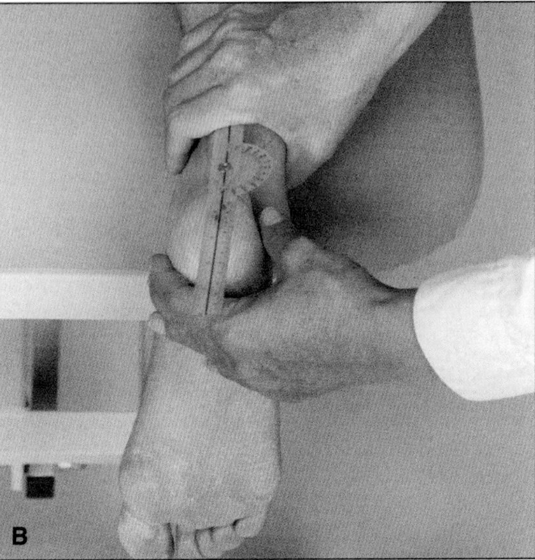

Figura 8-32 **A.** Inversión y eversión de la articulación subastragalina. Puntos marcados para alinear el goniómetro. **B.** Alineación del goniómetro para la inversión y la eversión de la articulación subastragalina.

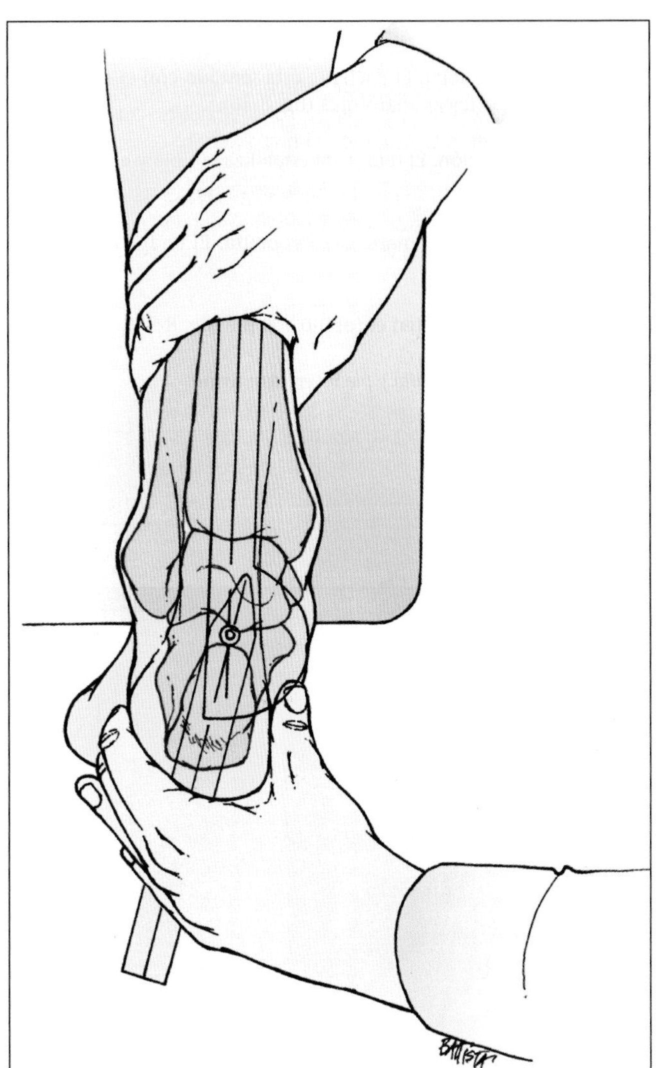

Figura 8-33 Colocación del goniómetro para la inversión y la eversión. Se muestra con la articulación subastragalina en eversión.

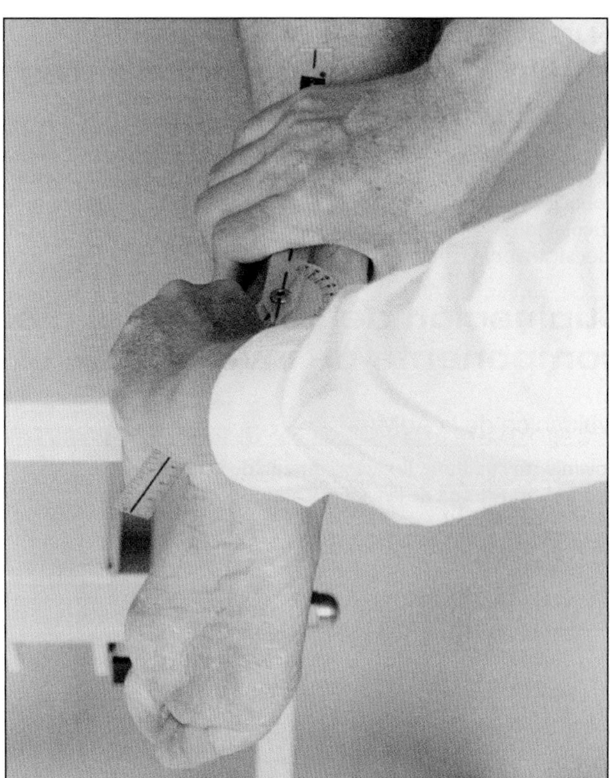

Figura 8-34 Posición final para medir la inversión de la articulación subastragalina derecha.

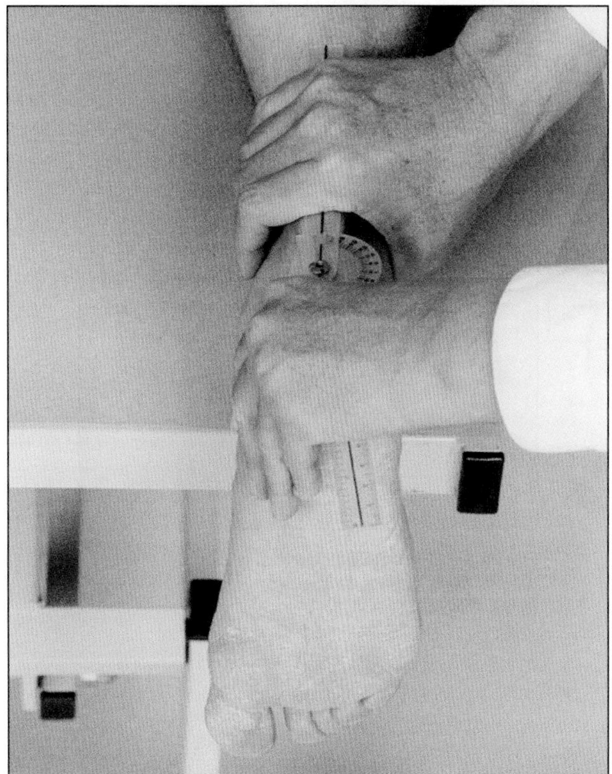

Figura 8-35 Posición final para medir la eversión de la articulación subastragalina derecha.

Supinación y pronación del tobillo y del pie: componentes de inversión y eversión

Los componentes de inversión y de eversión de la supinación y la pronación del tobillo y del pie se producen principalmente en las articulaciones subastragalina y transversa del tarso (es decir, astragalocalcaneonavicular y calcaneocuboidea).

Supinación del tobillo y del pie: componente de inversión

Evaluación de la AdMA

Movimiento sustituto. Rotación interna de la tibia, flexión de la rodilla, rotación externa de la cadera y abducción de la cadera.

Evaluación de la AdMP

Formulario 8-6

Posición inicial. El paciente está sentado con el tobillo y el pie en posición anatómica (fig. 8-36).

Estabilización. El terapeuta estabiliza la tibia y el peroné del paciente.

Colocación distal de la mano del terapeuta. El terapeuta sujeta la cara lateral del antepié.

Posición final. Se invierten el tobillo y el pie (fig. 8-37).

Sensación de tope. *Tobillo y pie invertidos:* firme.

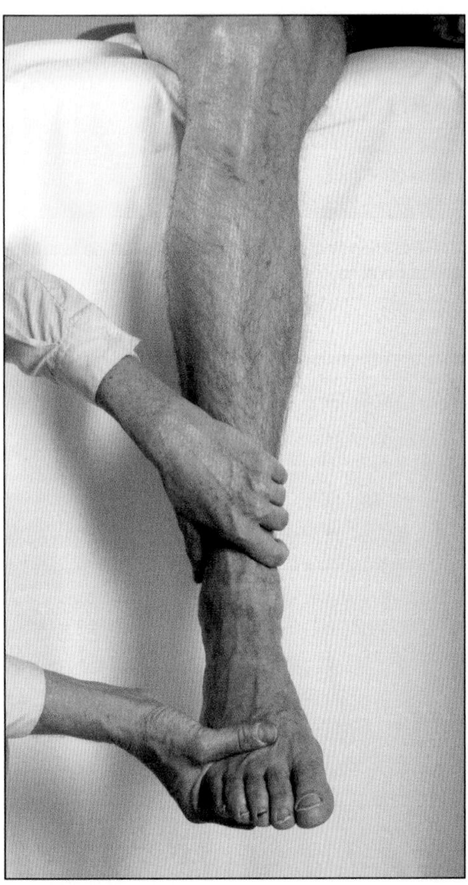

Figura 8-36 Posición inicial. Supinación del tobillo y del pie: componente de inversión.

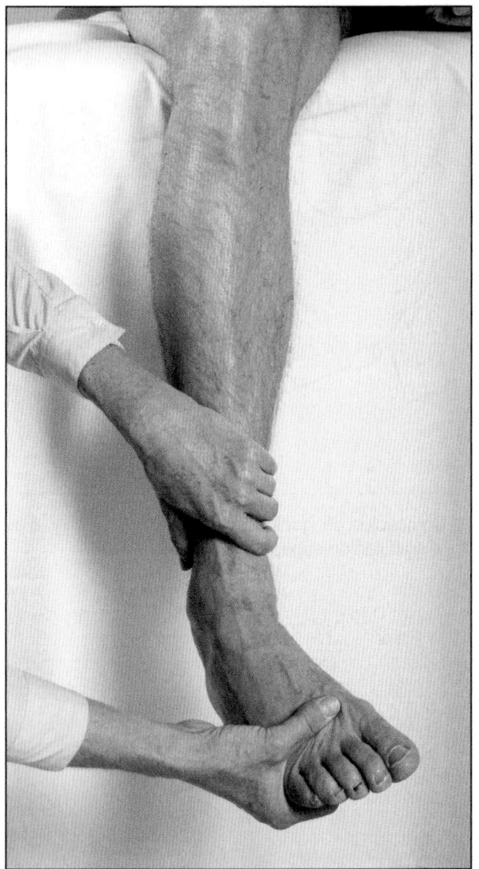

Figura 8-37 Sensación de tope firme en el límite de la supinación del tobillo y del pie: componente de inversión.

Medición: goniómetro universal

Posición inicial. El paciente está sentado con el tobillo y el pie en posición anatómica.

Estabilización. El terapeuta estabiliza la tibia y el peroné.

Eje del goniómetro. El eje del goniómetro se sitúa anterior a la articulación supraastragalina, a medio camino entre los maléolos medial y lateral (fig. 8-38).

Brazo fijo. Se coloca paralelo a la línea media de la tibia, apuntando hacia la tuberosidad tibial.

Brazo móvil. Se posiciona paralelo a la línea media del segundo metatarsiano.

Posición final. *Supinación del tobillo y del pie:* componente de inversión (fig. 8-39).

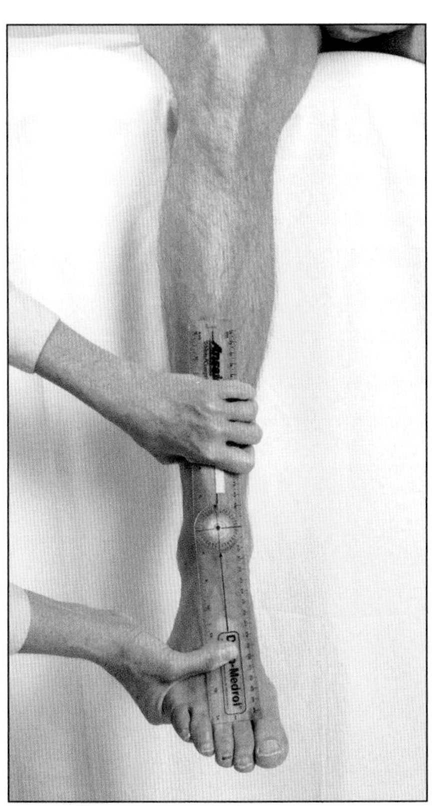

Figura 8-38 Alineación del goniómetro. Supinación del tobillo y del pie: componente de inversión.

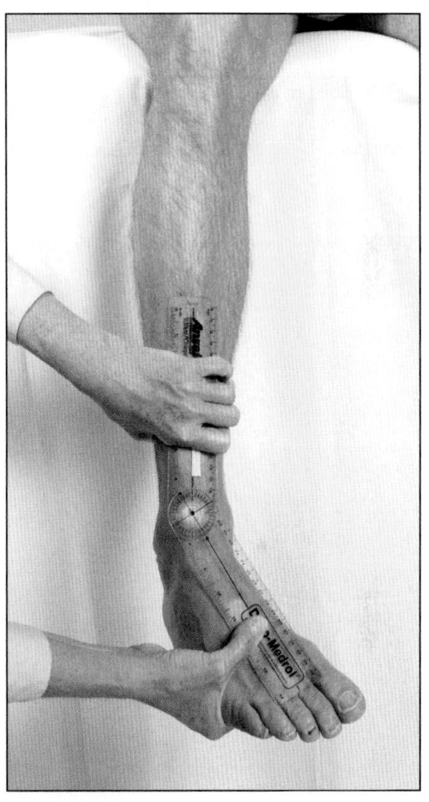

Figura 8-39 Posición final para la medición. Supinación del tobillo y del pie: componente de inversión.

Pronación del tobillo y del pie: componente de eversión

Evaluación de la AdMA

Movimiento sustituto. Rotación externa de la tibia, extensión de la rodilla, rotación interna de la cadera, aducción de la cadera.

Evaluación de la AdMP

Formulario 8-7

Posición inicial. El paciente está sentado con el tobillo y el pie en posición anatómica (fig. 8-40).

Estabilización. El terapeuta estabiliza la tibia y el peroné.

Colocación distal de la mano del terapeuta. El terapeuta sujeta la cara medial del antepié.

Posición final. Se evierten el tobillo y el pie (fig. 8-41).

Sensación de tope. *Eversión del tobillo y del pie:* firme/dura.

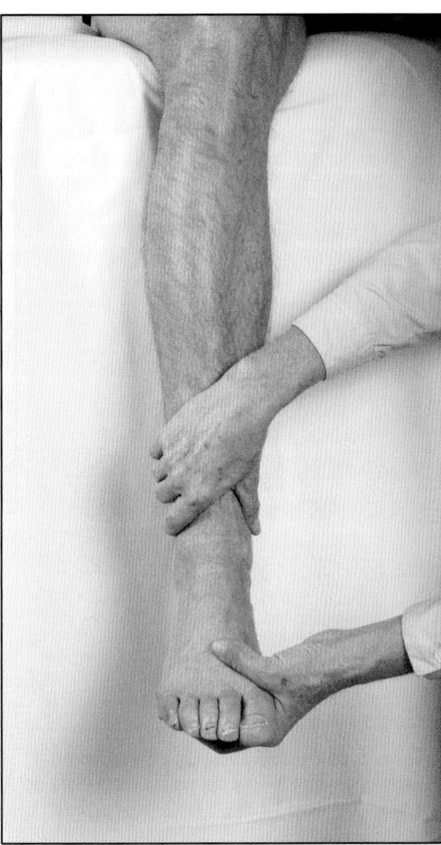

Figura 8-40 Posición inicial. Pronación del tobillo y del pie: componente de eversión.

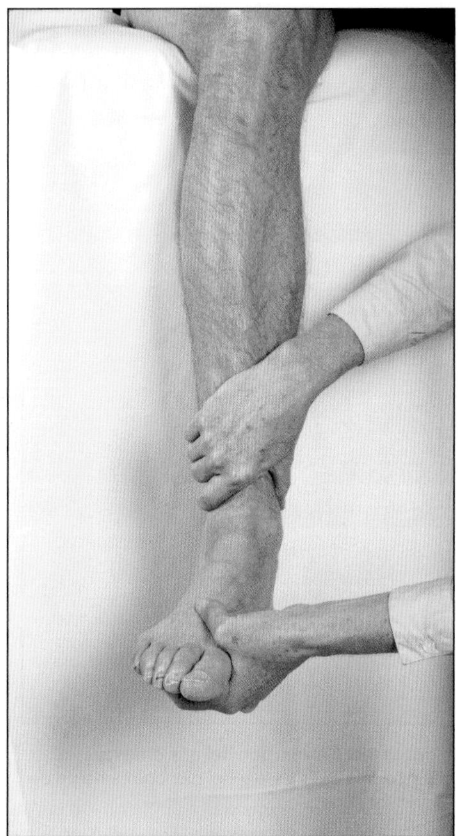

Figura 8-41 Sensación de tope firme o dura al final de la pronación del tobillo y del pie: componente de eversión.

Medición: goniómetro universal

Posición inicial. El paciente está sentado con el tobillo y el pie en posición anatómica.

Estabilización. El terapeuta estabiliza la tibia y el peroné.

Eje del goniómetro. El eje del goniómetro se coloca anterior a la articulación supraastragalina, a medio camino entre los maléolos medial y lateral (fig. 8-42).

Brazo fijo. Se coloca paralelo a la línea media de la tibia, apuntando hacia la tuberosidad tibial.

Brazo móvil. Se posiciona paralelo a la línea media del segundo metatarsiano.

Posición final. *Pronación del tobillo y del pie:* componente de eversión (fig. 8-43).

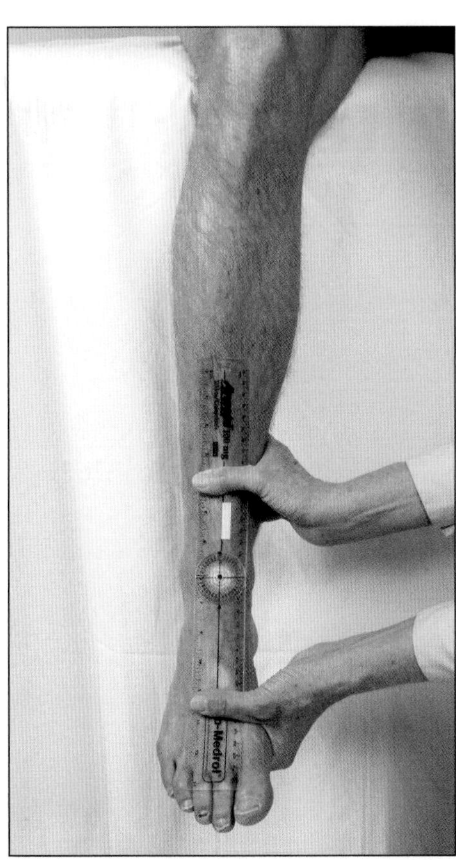

Figura 8-42 Alineación del goniómetro. Pronación del tobillo y del pie: componente de eversión.

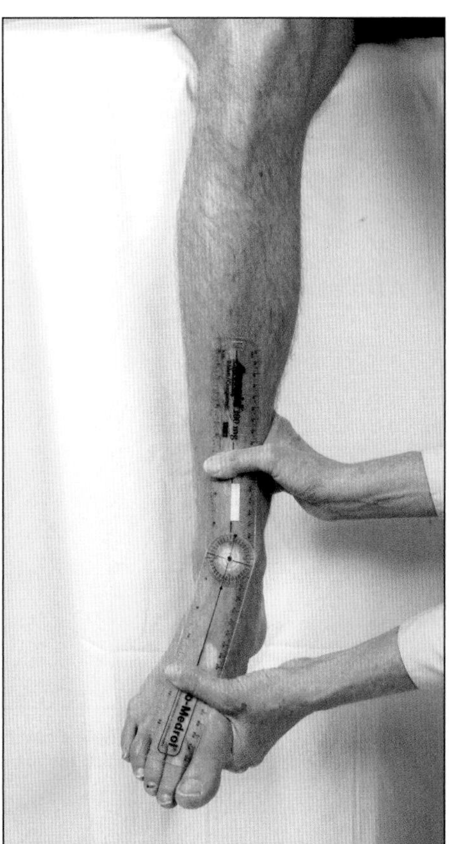

Figura 8-43 Posición final para la medición. Pronación del tobillo y del pie: componente de eversión.

Flexión y extensión de la articulación MTF del dedo gordo del pie

Evaluación de la AdMA

Movimiento sustituto. *Flexión de la articulación MTF:* flexión plantar del tobillo. *Extensión de la articulación MTF:* dorsiflexión del tobillo.

Evaluación de la AdMP

Formularios 8-8 y 8-9

Posición inicial. El paciente se encuentra en decúbito supino. El tobillo y los dedos del pie se colocan en posición neutra (fig. 8-44).

Estabilización. El terapeuta estabiliza el primer metatarsiano del paciente.

Colocación distal de la mano del terapeuta. El terapeuta sujeta la falange proximal.

Posiciones finales. El terapeuta mueve la falange proximal del dedo gordo del pie hasta el límite de la flexión (fig. 8-45) y la extensión de la articulación MTF (fig. 8-46).

Sensaciones de tope. *Flexión de la articulación MTF:* firme; *extensión de la articulación MTF:* firme.

Deslizamiento articular. *Flexión de la articulación MTF:* la base cóncava de la falange proximal se desliza en dirección plantar sobre la cabeza convexa fija del metatarso adyacente. *Extensión de la articulación MTF:* la base cóncava de la falange proximal se desliza en dirección dorsal sobre la cabeza convexa fija del metatarso adyacente.

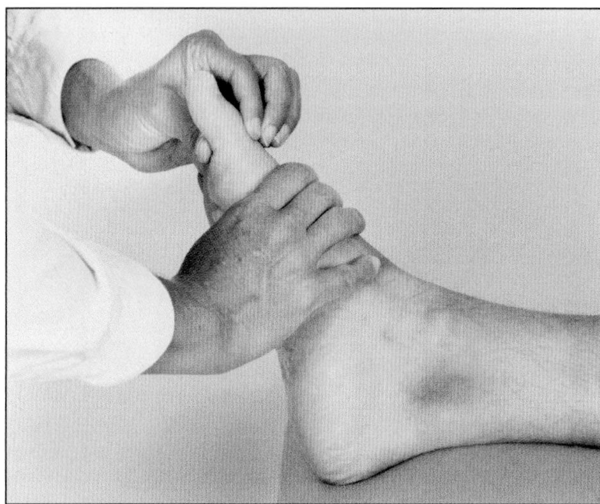

Figura 8-44 Posición inicial para la flexión y la extensión de la articulación metatarsofalángica del dedo gordo del pie.

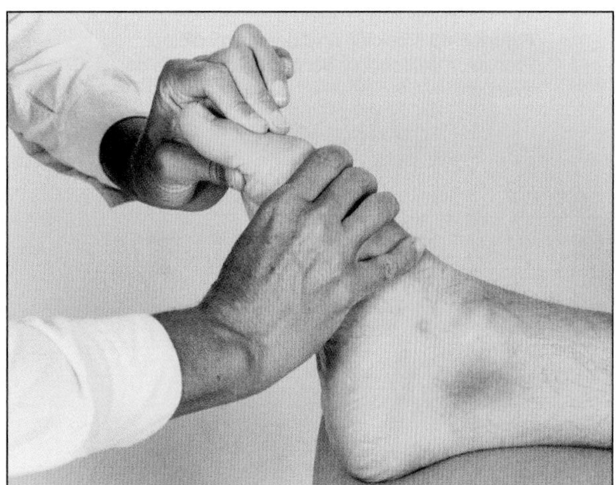

Figura 8-45 Sensación de tope firme al final de la flexión de la articulación metatarsofalángica del dedo gordo del pie.

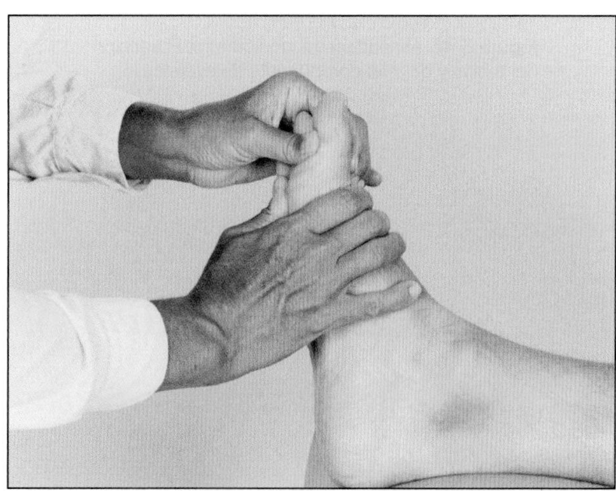

Figura 8-46 Sensación de tope firme al final de la extensión de la articulación metatarsofalángica del dedo gordo del pie.

Medición: goniómetro universal

Posición inicial. El paciente está en decúbito supino o sentado. El tobillo y los dedos del pie se colocan en posición neutra (fig. 8-47).

Estabilización. El terapeuta estabiliza el primer metatarsiano.

Eje del goniómetro. Para la flexión de la articulación MTF, el eje se coloca sobre el dorso de dicha articulación (*véase* fig. 8-47). Para la extensión de la articulación MTF, el eje del goniómetro se coloca sobre la cara plantar de la articulación (no se muestra). Como alternativa, se puede colocar sobre el eje de la articulación MTF, en la cara medial del dedo gordo del pie (*véanse* figs. 8-49 y 8-50).

Brazo fijo. El brazo fijo se coloca paralelo al eje longitudinal del primer metatarsiano.

Brazo móvil. Se posiciona paralelo al eje longitudinal de la falange proximal del dedo gordo del pie.

Posiciones finales. La articulación MTF se flexiona hasta el límite del movimiento de **flexión de la articulación MTF (45° para el dedo gordo)** (fig. 8-48). La articulación MTF del dedo gordo que se está midiendo se extiende hasta el límite de la **extensión de la articulación MTF (70° para el dedo gordo)** (figs. 8-49 y 8-50).

Flexión y extensión de las articulaciones MTF de los cuatro dedos menores del pie

La flexión y la extensión en las articulaciones MTF de los cuatro dedos menores no suelen medirse con un goniómetro universal. Para calcular la AdM, las articulaciones MTF de los cuatro dedos menores se flexionan hasta el límite de la **flexión de la articulación MTF (40°)** y se extienden hasta el límite de la **extensión de la articulación MTF (40°)**. Se observa la AdM y se registra como completa o disminuida.

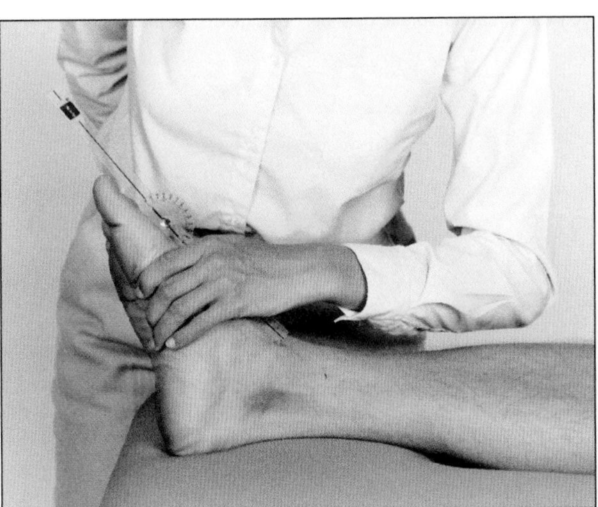

Figura 8-47 Posición inicial para la flexión de la articulación metatarsofalángica del dedo gordo del pie.

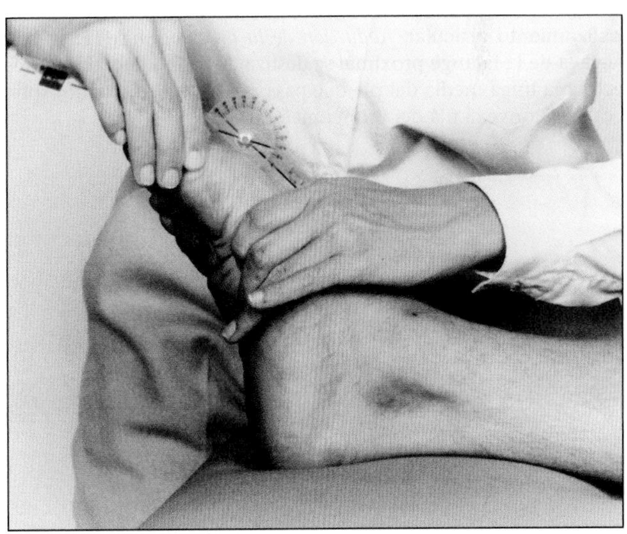

Figura 8-48 Flexión de la articulación metatarsofalángica del dedo gordo del pie.

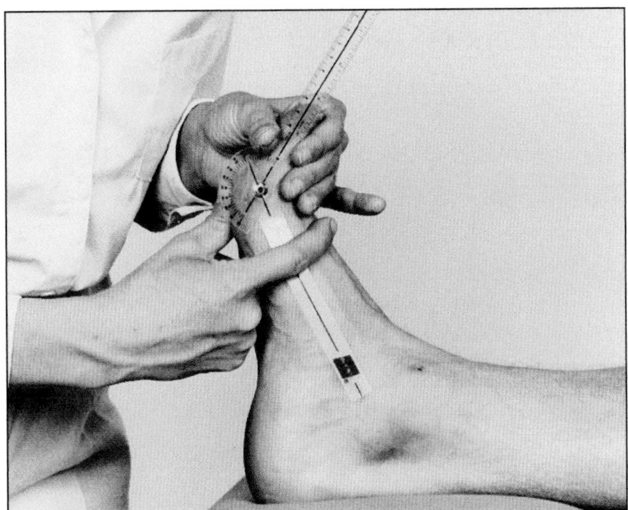

Figura 8-49 Extensión de la articulación metatarsofalángica del dedo gordo del pie.

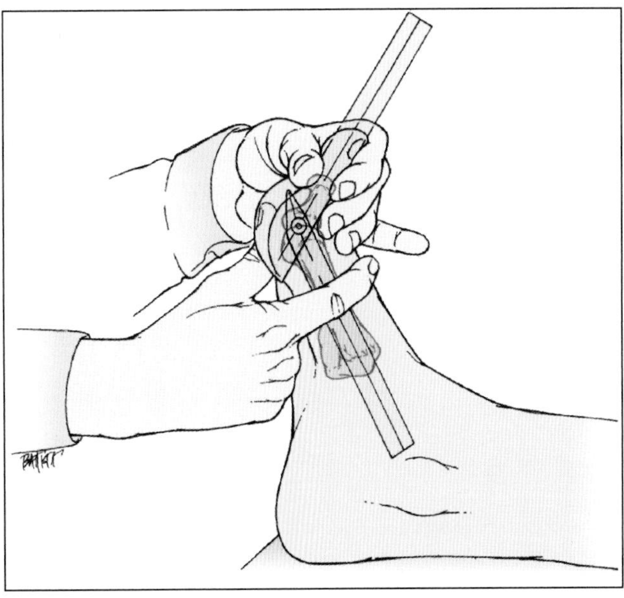

Figura 8-50 Alineación del goniómetro para la flexión y la extensión de la articulación metatarsofalángica del dedo gordo del pie.

CAPÍTULO 8

Abducción y aducción de la articulación MTF del dedo gordo del pie

Evaluación de la AdMP (abducción de la articulación MTF)

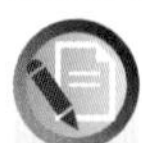

Formularios 8-10 y 8-11

Posición inicial. El paciente se encuentra en decúbito supino. El tobillo y el dedo gordo del pie están en posición neutra.

Estabilización. El terapeuta estabiliza el primer metatarsiano del paciente.

Colocación distal de la mano del terapeuta. El terapeuta sujeta la falange proximal del dedo gordo del pie.

Posición final. El terapeuta mueve la falange proximal hasta el límite de la abducción de la articulación MTF (fig. 8-51).

Sensación de tope. *Abducción de la articulación MTF:* firme.

Deslizamiento articular. *Abducción de la articulación MTF:* la base cóncava de la falange proximal se desliza de forma lateral (con respecto a la línea media del pie que pasa por el segundo dedo) sobre la cabeza convexa fija del primer metatarsiano.

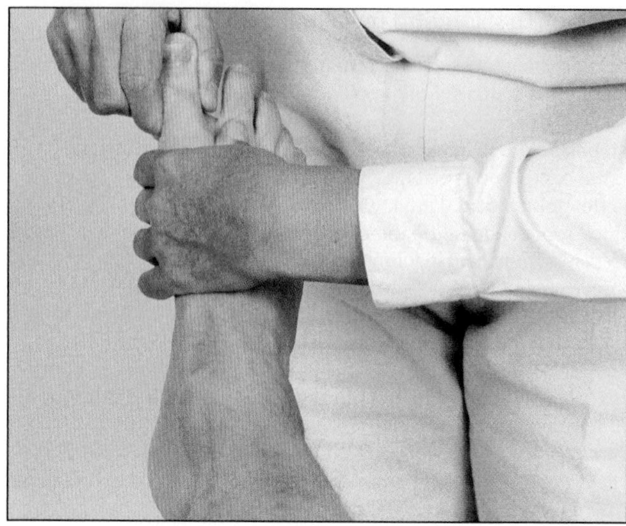

Figura 8-51 Sensación de tope firme al final de la abducción de la articulación metatarsofalángica del dedo gordo del pie.

Medición: goniómetro universal

Posición inicial. El paciente se coloca en decúbito supino o sentado. El tobillo y los dedos del pie están en posición neutra (fig. 8-52).

Estabilización. El terapeuta estabiliza el primer metatarsiano y el pie del paciente de manera proximal a la articulación MTF.

Eje del goniómetro. El eje se coloca en el dorso de la primera articulación MTF (fig. 8-53; *véase* fig. 8-52).

Brazo fijo. El brazo fijo se coloca paralelo al eje longitudinal del primer metatarsiano.

Brazo móvil. Se posiciona paralelo al eje longitudinal de la falange proximal del dedo gordo del pie.

Posiciones finales. La articulación MTF se abduce (fig. 8-54) y se aduce hasta el límite del movimiento (fig. 8-55).

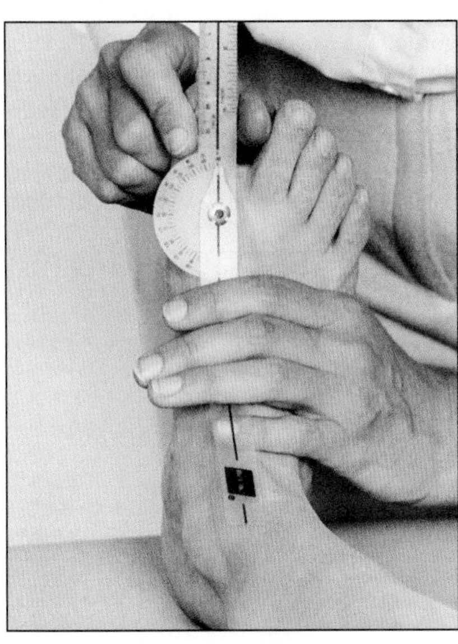

Figura 8-52 Posición inicial para la abducción y la aducción de la articulación metatarsofalángica del dedo gordo del pie.

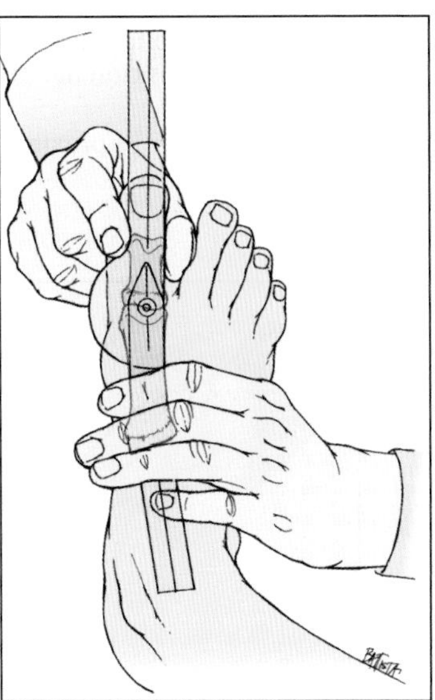

Figura 8-53 Posición inicial y alineación del goniómetro para la abducción y la aducción de la articulación metatarsofalángica del dedo gordo del pie.

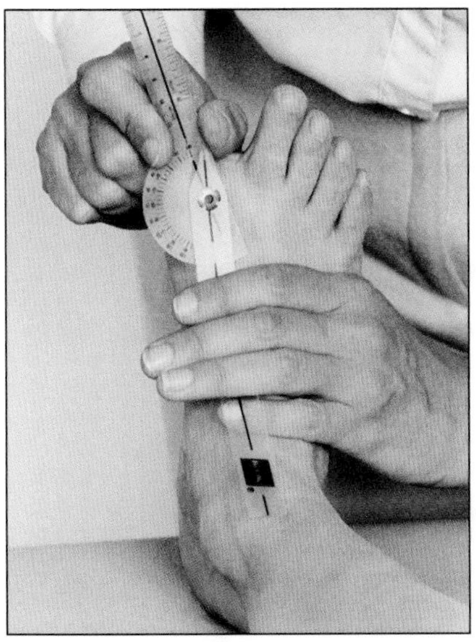

Figura 8-54 Abducción de la articulación metatarsofalángica del dedo gordo del pie.

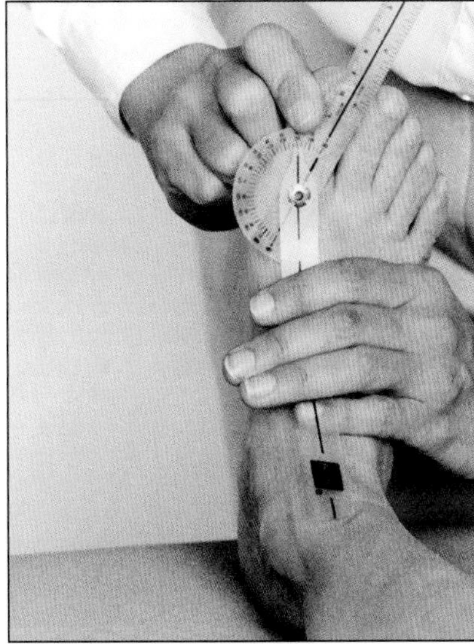

Figura 8-55 Aducción de la articulación metatarsofalángica del dedo gordo del pie.

Flexión y extensión de la articulación IF del dedo gordo del pie

Evaluación de la AdMA

Movimiento sustituto. *Flexión de la articulación IF:* flexión de la articulación MTF y flexión plantar del tobillo; *extensión de la articulación IF:* extensión de la articulación MTF y dorsiflexión del tobillo.

Evaluación de la AdMP

Formularios 8-12 y 8-13

Posición inicial. El paciente se coloca en decúbito supino. El tobillo y el dedo gordo del pie se ubican en posición neutra.

Estabilización. El terapeuta estabiliza la falange proximal del dedo gordo del pie.

Colocación distal de la mano del terapeuta. El terapeuta sujeta la falange distal del dedo gordo del pie.

Posiciones finales. El terapeuta mueve la falange distal hasta el límite de la flexión (fig. 8-56) y de la extensión de la articulación IF (fig. 8-57).

Sensaciones de tope. *Flexión de la articulación IF:* suave/firme; *extensión de la articulación IF:* firme.

Deslizamiento articular. *Flexión de la articulación IF:* la base cóncava de la falange distal del dedo gordo del pie se desliza en dirección plantar sobre la cabeza convexa fija de la falange proximal del dedo gordo. *Extensión de la articulación IF:* la base cóncava de la falange distal del dedo gordo del pie se desliza en dirección dorsal sobre la cabeza convexa fija de la falange proximal del dedo gordo.

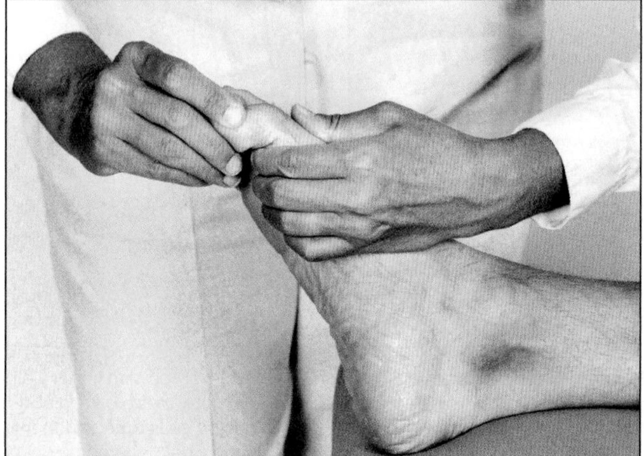

Figura 8-56 Sensación de tope suave o firme al final de la flexión de la articulación interfalángica del dedo gordo del pie.

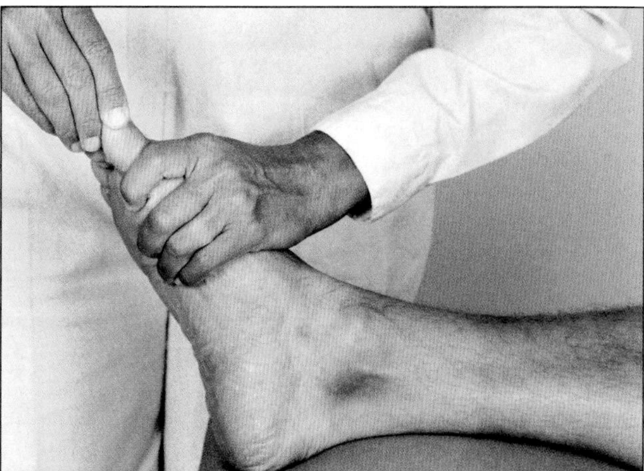

Figura 8-57 Sensación de tope firme al final de la extensión de la articulación interfalángica del dedo gordo del pie.

Medición: goniómetro universal

Posición inicial. El paciente se coloca en decúbito supino o sentado. El tobillo y los dedos del pie están en posición neutra (fig. 8-58).

Estabilización. El terapeuta estabiliza la falange proximal.

Eje del goniómetro. El eje se coloca sobre la cara dorsal de la articulación IF para la flexión (*véase* fig. 8-58) y sobre la cara plantar de dicha articulación para la extensión (no se muestra).

Brazo fijo. El brazo fijo se coloca paralelo al eje longitudinal de la falange proximal.

Brazo móvil. Se posiciona paralelo al eje longitudinal de la falange distal.

Posiciones finales. La articulación IF se flexiona hasta el límite de la **flexión de la articulación IF (90° para el dedo gordo del pie)** (fig. 8-59). La articulación IF se extiende hasta el límite de la **extensión de la articulación IF (0° para el dedo gordo del pie)** (no se muestra).

Flexión y extensión de las articulaciones MTF e IF de los cuatro dedos menores del pie

Los cuatro dedos menores se flexionan y se extienden simultáneamente; enseguida, se observa la AdM y se registra como completa o disminuida.

La flexión y la extensión en las articulaciones MTF e IF de los cuatro dedos menores no suelen medirse con un goniómetro universal. Sin embargo, si se llega a emplear, el goniómetro se coloca de acuerdo con los mismos principios empleados para medir las AdM de flexión y de extensión de las articulaciones MTF e IF de los dedos de la mano.

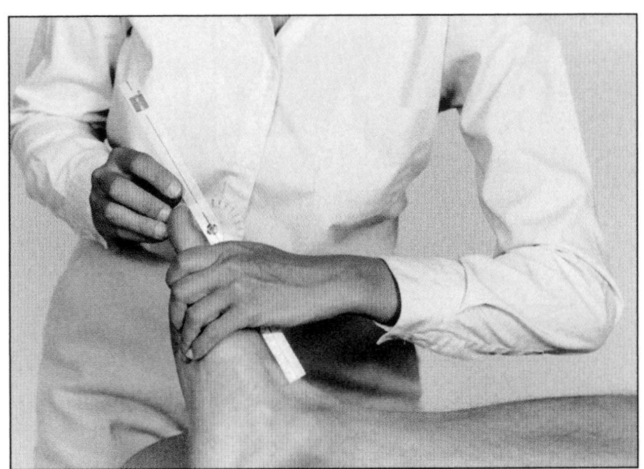

Figura 8-58 Posición inicial para la flexión de la articulación interfalángica del dedo gordo del pie.

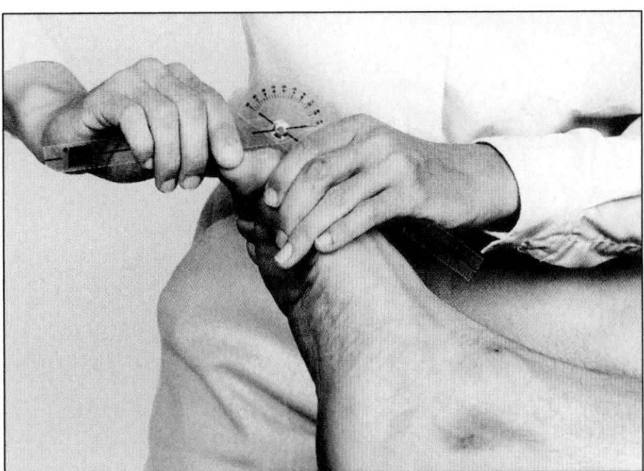

Figura 8-59 Flexión de la articulación interfalángica del dedo gordo del pie.

EVALUACIÓN Y MEDICIÓN DE LA LONGITUD MUSCULAR

La práctica hace al maestro

Para practicar las habilidades expuestas en esta sección o para hacer un repaso práctico, utilice los formularios de resumen y evaluación «La práctica hace al maestro» que se encuentran en:

http://thepoint.lww.com/Clarkson4e.

Gastrocnemio (gemelos)

Orígenes[2]	Inserción[2]
Gastrocnemio	
a. Cabeza medial: caras proximal y posterior del cóndilo medial del fémur, posterior al tubérculo del aductor. b. Cabeza lateral: caras lateral y posterior del cóndilo lateral del fémur; parte inferior de la línea supracondílea.	A través del tendón de Aquiles en el calcáneo.

Formulario 8-14

Posición inicial. El paciente se encuentra de pie con el miembro inferior en posición anatómica. Se coloca frente a una camilla de exploración estable o una pared.

Posición final. El paciente coloca la pierna no sometida a evaluación por delante de la pierna a evaluar y se inclina hacia el frente para colocar sus manos sobre la camilla de exploración o la pared (fig. 8-60). El terapeuta indica al paciente que mantenga el pie del lado a evaluar apoyado en el piso, con los dedos apuntando hacia delante, y que mantenga la rodilla en extensión completa mientras la pierna se desplaza sobre el pie. A medida que el paciente se inclina hacia la superficie de apoyo, la pierna se mueve sobre el pie hasta el límite de la dorsiflexión del tobillo y el gastrocnemio se estira al máximo. Algunas investigaciones[15] respaldan el uso de la AdMP de dorsiflexión del tobillo como indicador de la longitud del tendón de Aquiles.

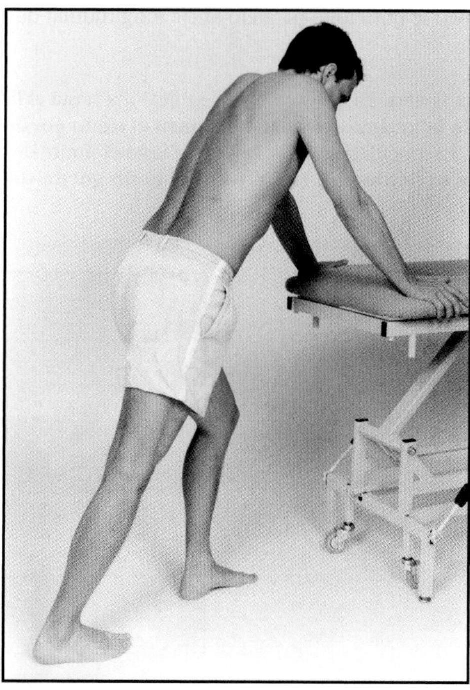

Figura 8-60 Posición final para la medición de la longitud del gastrocnemio.

Medición: goniómetro universal

Si el músculo gastrocnemio está acortado, la AdM de dorsiflexión del tobillo se restringirá de forma proporcional a la disminución de la longitud del músculo. El terapeuta mide y registra la AdMP de dorsiflexión del tobillo disponible.

Colocación del goniómetro universal. El goniómetro se coloca tal y como se describió para medir la AdM de dorsiflexión del tobillo (figs. 8-61 y 8-62).

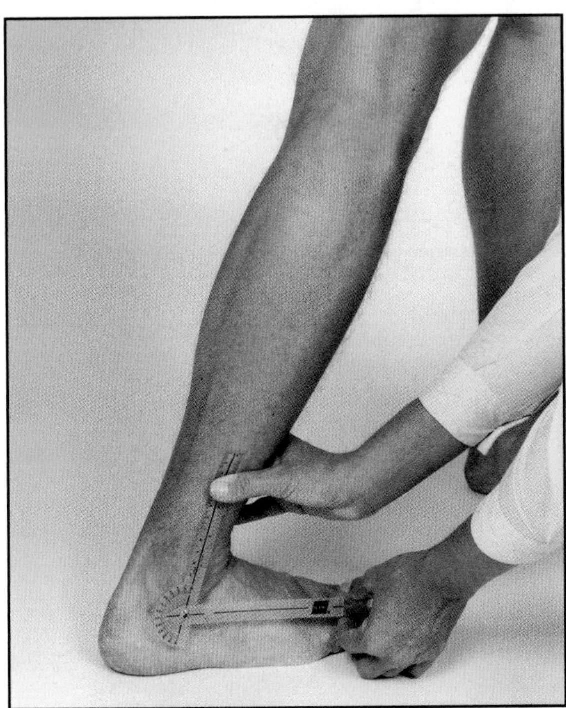

Figura 8-61 Medición con goniómetro de la longitud del gastrocnemio.

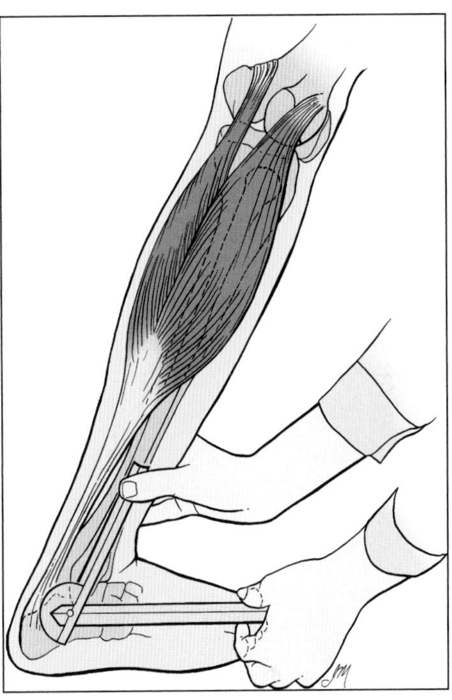

Figura 8-62 Gastrocnemio en estiramiento.

Medición: goniómetro OB

La correa se coloca alrededor de la parte inferior de la pierna, proximal al tobillo (fig. 8-63). El disco del goniómetro se coloca en la cara lateral de la parte inferior de la pierna. Con el paciente en la posición inicial, la aguja de inclinación se alinea con la flecha de 0° del contenedor lleno de líquido. Una vez en la posición final, se registra el número de grados que la aguja de inclinación se aleja de la flecha de 0° del inclinómetro para obtener la longitud del músculo gastrocnemio.

Nota: si la pierna contralateral (es decir, la pierna no evaluada) no se coloca por delante de la pierna a evaluar, el terapeuta se debe asegurar de que el talón de la pierna que no se evaluará se levante del piso ligeramente. Esta posición garantiza una prueba de evaluación real de la tensión del gastrocnemio en el lado evaluado, ya que el grado de inclinación hacia el frente que alcance el paciente no se verá limitado por la tensión del gastrocnemio contralateral, si está presente.

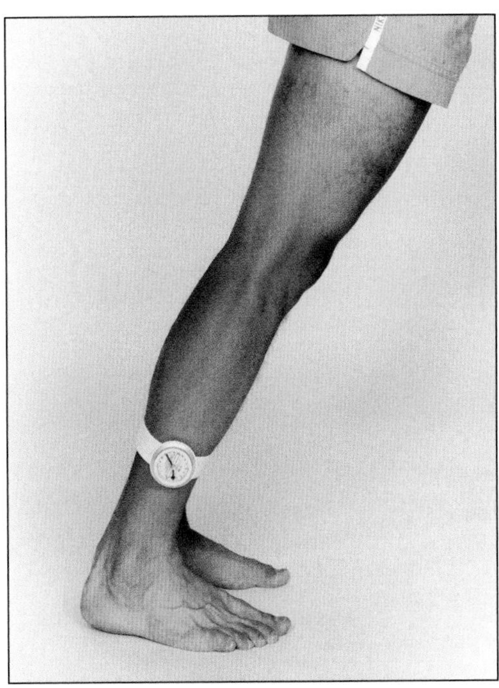

Figura 8-63 Medición con goniómetro OB de la longitud del músculo gastrocnemio.

Prueba alterna

Posición inicial. El paciente se encuentra en decúbito supino. La pierna se coloca en posición anatómica con la rodilla en extensión (0°) (fig. 8-64).

Estabilización. El terapeuta estabiliza la parte inferior de la pierna del paciente.

Posición final. El pie se desplaza hasta el límite de la dorsiflexión del tobillo (fig. 8-65).

Evaluación y medición. Si el músculo gastrocnemio está acortado, la AdM de dorsiflexión del tobillo se restringirá de manera proporcional a la disminución de la longitud del músculo. El terapeuta debe observar la AdMP disponible o emplear un goniómetro universal para medir y registrar la AdMP de dorsiflexión de tobillo. Cuando se emplea un goniómetro, se necesita la asistencia de un segundo terapeuta para medir la AdMP.

Sensación de tope. *Gastrocnemio en estiramiento:* firme.

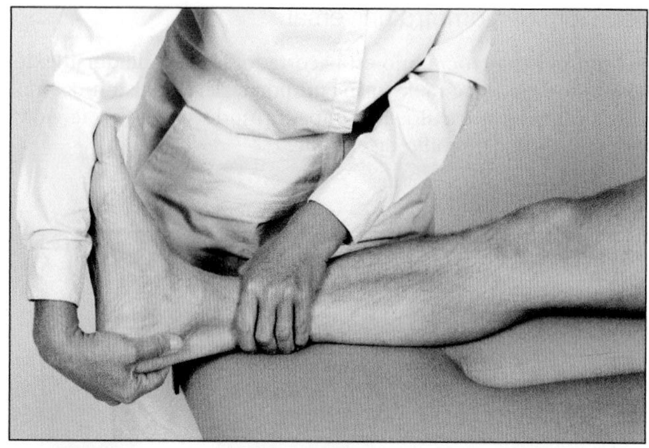

Figura 8-64 Posición inicial alterna para medir la longitud del gastrocnemio.

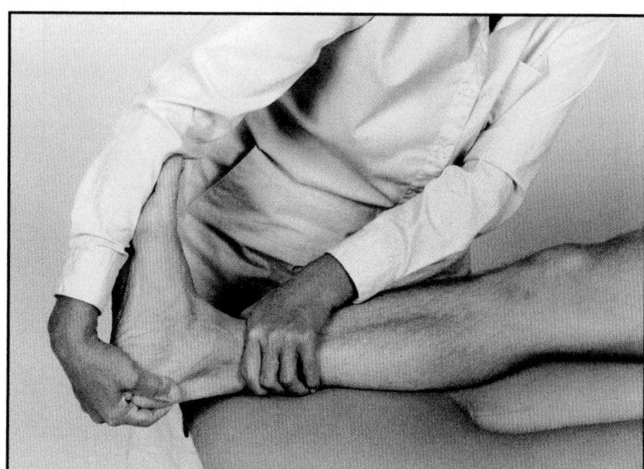

Figura 8-65 Gastrocnemio en estiramiento.

Evaluación de la fuerza muscular (Tabla 8-3)

La práctica hace al maestro

Para practicar las habilidades expuestas en esta sección o para hacer un repaso práctico, utilice los formularios de resumen y evaluación «La práctica hace al maestro» que se encuentran en:
http://thepoint.lww.com/Clarkson4e.

TABLA 8-3 Acciones, inserciones e inervación de los músculos: tobillo y pie[2]

Músculo	Acción muscular primaria	Origen muscular	Inserción muscular	Nervio periférico	Raíz nerviosa
Tibial anterior	Dorsiflexión del tobillo Inversión del pie	Cóndilo lateral de la tibia; de la mitad proximal a los dos tercios de la superficie lateral del eje de la tibia; cara anterior de la membrana interósea	Superficies medial e inferior del hueso cuneiforme medial; cara medial de la base del primer hueso metatarsiano	Peroneo profundo	L45
Gastrocnemio	Flexión plantar del tobillo Flexión de la rodilla	a. Cabeza medial: caras proximal y posterior del cóndilo medial del fémur, posterior al tubérculo del aductor b. Cabeza lateral: caras lateral y posterior del cóndilo lateral del fémur; parte inferior de la línea supracondílea	A través del tendón de Aquiles en el calcáneo	Tibial	S12
Sóleo	Flexión plantar del tobillo	Cara posterior de la cabeza y cuarto proximal de la diáfisis del peroné; línea del sóleo y tercio medio del borde medial de la tibia	A través del tendón de Aquiles en el calcáneo	Tibial	S12
Tibial posterior	Inversión del pie	Dos tercios superiores de la superficie posterolateral de la tibia por debajo de la línea del sóleo; superficie posterior de la membrana interósea; cara medial de los dos tercios proximales del peroné	Tuberosidad del hueso navicular; con expansiones a los cuneiformes medial, intermedio y lateral, al cuboides y a las bases del segundo, tercer y cuarto metatarsianos; la banda tendinosa pasa por la punta y el borde distal del sustentáculo del astrágalo	Tibial	L45
Peroneo largo	Eversión del pie Flexión plantar del tobillo	Cabeza y dos tercios superiores de la superficie lateral del peroné; algunas fibras del cóndilo lateral de la tibia	Cara lateral de la base del primer metatarsiano y huesos cuneiformes mediales	Peroneo superficial	L5S1
Peroneo corto	Eversión del pie	Dos tercios inferiores de la superficie lateral del peroné	Tubérculo en la cara lateral de la base del quinto metatarsiano	Peroneo superficial	L5S1

(*continúa*)

CAPÍTULO 8

TABLA 8-3 Acciones, inserciones e inervación de los músculos: tobillo y pie (*continuación*)

Músculo	Acción muscular primaria	Origen muscular	Inserción muscular	Nervio periférico	Raíz nerviosa
Flexor corto del dedo gordo del pie	Flexión de la articulación metatarsofalángica (MTF) del dedo gordo del pie	Parte medial de la superficie plantar del hueso cuboides y parte adyacente del hueso cuneiforme lateral	Caras medial y lateral de la base de la falange proximal del dedo gordo del pie	Plantar medial	S12
Flexor largo del dedo gordo del pie	Flexión de la articulación interfalángica (IF) del dedo gordo del pie	Dos tercios distales de la superficie posterior del peroné; superficie posterior de la membrana interósea	Cara plantar de la base de la falange distal del dedo gordo del pie	Tibial	L5S12
Flexor largo de los dedos	Flexión de las articulaciones IF distales de los cuatro dedos laterales	Superficie posterior de los tres quintos mediales de la tibia, por debajo de la línea del sóleo	Caras plantares de las bases de las falanges distales de los cuatro dedos laterales	Tibial	L5S12
Flexor corto de los dedos	Flexión de las articulaciones IF proximales de los cuatro dedos laterales	Proceso medial de la tuberosidad del calcáneo; fascia plantar	Caras medial y lateral de las falanges medias de los cuatro dedos laterales de los pies	Plantar medial	S12
Flexor corto del quinto dedo	Flexión de la articulación MTF del quinto dedo del pie	Cara plantar medial de la base del quinto metatarsiano; vaina del peroneo largo	Cara lateral de la base de la falange proximal del quinto dedo del pie	Plantar lateral	S23
Lumbricales	Flexión de las articulaciones MTF Extensión de las articulaciones IF de los dedos del pie	Primer lumbrical: cara medial del tendón del flexor largo de los dedos; segundo a cuarto lumbricales: lados adyacentes de los tendones de los flexores largos de los dedos	Caras mediales de las expansiones dorsales de los dedos en las falanges proximales de los cuatro dedos laterales de los pies	Primer lumbrical: plantar medial Segundo a cuarto lumbricales: plantar lateral	S23
Abductor del dedo gordo del pie	Abducción del dedo gordo del pie	Proceso medial de la tuberosidad del calcáneo; retináculo flexor y aponeurosis plantar	Cara medial de la base de la falange proximal del dedo gordo del pie	Plantar medial	S12
Abductor del quinto dedo	Abducción y flexión del quinto dedo del pie	Procesos medial y lateral de la tuberosidad del calcáneo; hueso situado entre las tuberosidades; fascia plantar	Cara lateral de la base de la falange proximal del quinto dedo del pie	Plantar lateral	S123
Interóseos dorsales	Abducción del segundo, el tercer y el cuarto dedos del pie Flexión de las articulaciones MTF	Lados adyacentes de los huesos metatarsianos	Primer interóseo: cara medial de la base de la falange proximal del segundo dedo; segundo a cuarto interóseos: caras laterales de las bases de las falanges proximales del segundo, tercer y cuarto dedos; expansiones dorsales de los dedos	Plantar lateral	S23

TABLA 8-3 **Acciones, inserciones e inervación de los músculos: tobillo y pie (*continuación*)**

Músculo	Acción muscular primaria	Origen muscular	Inserción muscular	Nervio periférico	Raíz nerviosa
Interóseos plantares	Aducción del tercer, cuarto y quinto dedos del pie Flexión de las articulaciones MTF	Bases y caras mediales de los huesos metatarsianos tercero, cuarto y quinto	Caras mediales de las bases de las falanges proximales de los dedos tercero, cuarto y quinto; expansiones dorsales de los dedos	Plantar lateral	S23
Aductor del dedo gordo del pie	Aducción del dedo gordo del pie	a. Cabeza oblicua: bases de los huesos metatarsianos segundo, tercero y cuarto; vaina del peroneo largo b. Cabeza transversal: ligamentos MTF plantares del tercer, cuarto y quinto dedos y ligamentos metatarsianos transversales profundos entre ellos	Hueso sesamoideo lateral y base de la primera falange del dedo gordo del pie	Plantar lateral	S23
Extensor largo del dedo gordo del pie	Extensión de la articulación IF del dedo gordo del pie	Mitad de la superficie medial del peroné; cara anterior de la membrana interósea	Superficie dorsal de la base de la falange distal del dedo gordo del pie	Peroneo profundo	L5
Extensor largo de los dedos	Extensión de las articulaciones MTF e IF de los cuatro dedos menores del pie	Cóndilo lateral de la tibia; tres cuartas partes proximales de la superficie medial del peroné; superficie anterior de la membrana interósea	Cara dorsal de la base de la falange media de los cuatro dedos menores; cara dorsal de la base de la falange distal de los cuatro dedos menores	Peroneo profundo	L5S1
Extensor corto de los dedos	Extensión de la primera articulación MTF Extensión de las falanges de los tres dedos centrales	Superficie superolateral anterior del calcáneo	Parte medial del músculo (extensor corto del dedo gordo): cara dorsal de la base de la falange proximal de los tendones del dedo gordo; para el segundo, tercero y cuarto dedos: en la cara lateral de los tendones de los extensores largos de los dedos correspondientes	Peroneo profundo	L5S1

Dorsiflexión del tobillo e inversión del pie

Contra la gravedad: tibial anterior

Formulario 8-15

Posición inicial. El paciente se encuentra sentado. El tobillo se coloca en flexión plantar y el pie se posiciona en ligera eversión (fig. 8-66).

Estabilización. La parte inferior de la pierna del paciente se apoya contra el muslo del terapeuta, quien estabiliza la pierna baja proximal al tobillo.

Movimiento. El paciente dorsiflexiona el tobillo e invierte el pie hasta la AdM completa (fig. 8-67). Se indica al paciente que mantenga los dedos de los pies relajados.

Palpación. El tibial anterior es el tendón más medial de la cara anteromedial de la articulación del tobillo o medial al borde anterior de la tibia.

Ubicación de la resistencia. Se aplica en la cara dorsomedial del antepié (figs. 8-68 y 8-69).

Dirección de la resistencia. Flexión plantar del tobillo y eversión del pie.

Movimiento sustituto. Extensor largo de los dedos y extensor largo del dedo gordo del pie (extensión de los dedos); estos músculos extienden los dedos antes de actuar para dorsiflexionar el tobillo.[16]

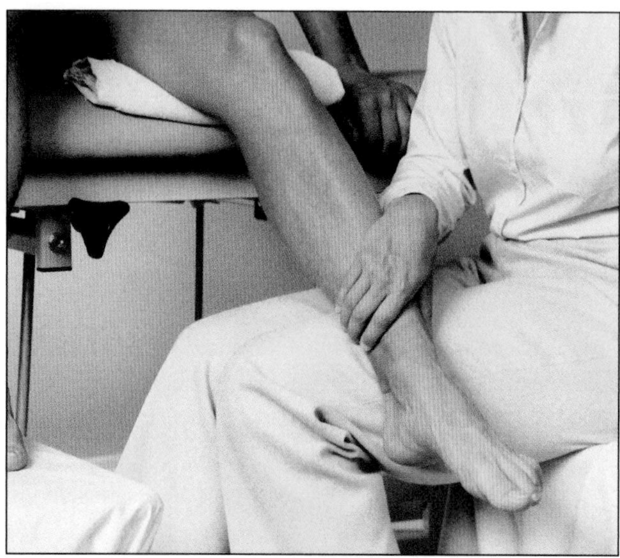

Figura 8-66 Posición inicial: tibial anterior.

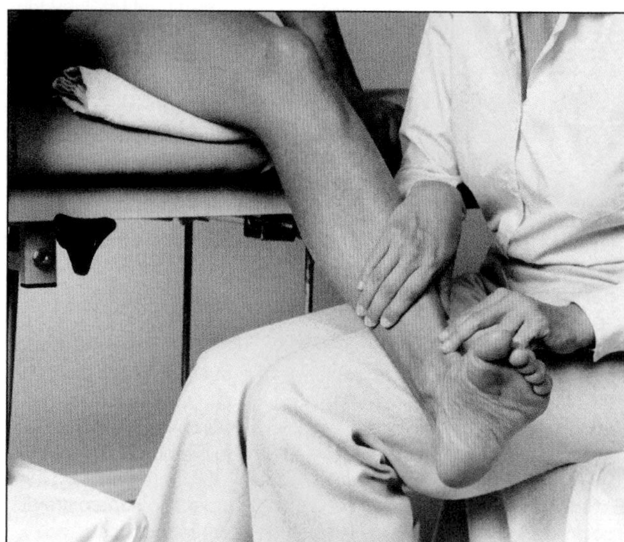

Figura 8-67 Posición de exploración: tibial anterior.

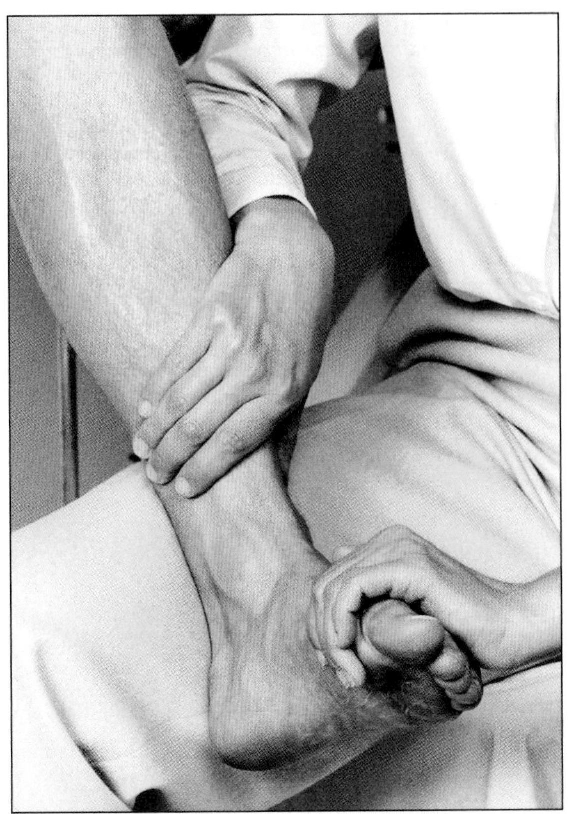

Figura 8-68 Resistencia: tibial anterior.

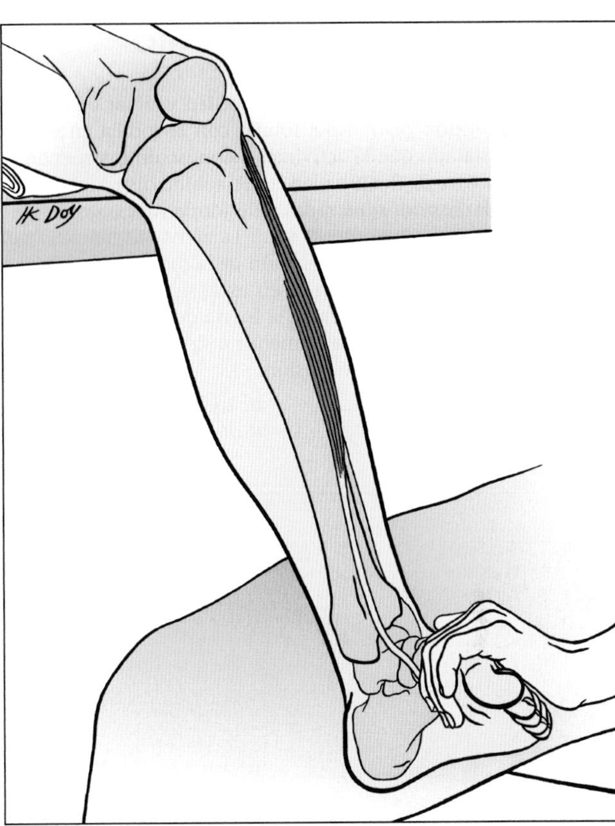

Figura 8-69 Tibial anterior.

Gravedad eliminada: tibial anterior

Posición inicial. El paciente está en decúbito lateral sobre el lado a evaluar. La rodilla está flexionada para colocar el gastrocnemio libre de tensión, el tobillo está en flexión plantar y el pie se encuentra en ligera eversión (fig. 8-70).

Estabilización. El terapeuta estabiliza la parte inferior de la pierna proximal al tobillo. Al colocar la mano debajo de la pierna del paciente, se elimina la fricción con la mesa.

Posición final. El paciente dorsiflexiona el tobillo e invierte el pie hasta la AdM completa (fig. 8-71).

Movimiento sustituto. Extensor largo del dedo gordo del pie y extensor largo de los dedos (extensión de los dedos).

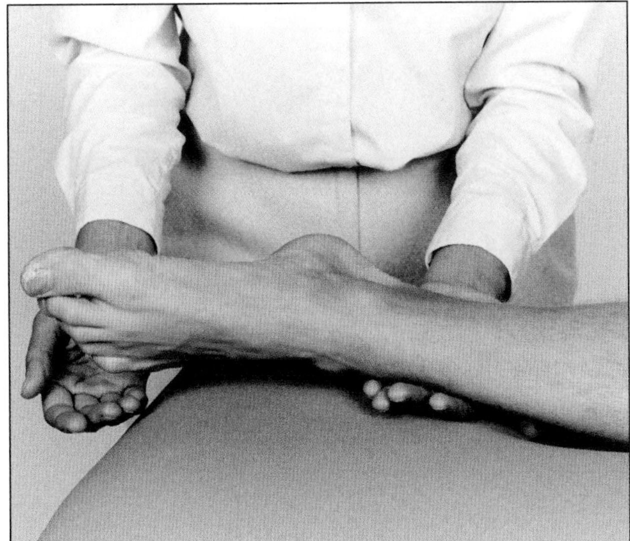

Figura 8-70 Posición inicial: tibial anterior.

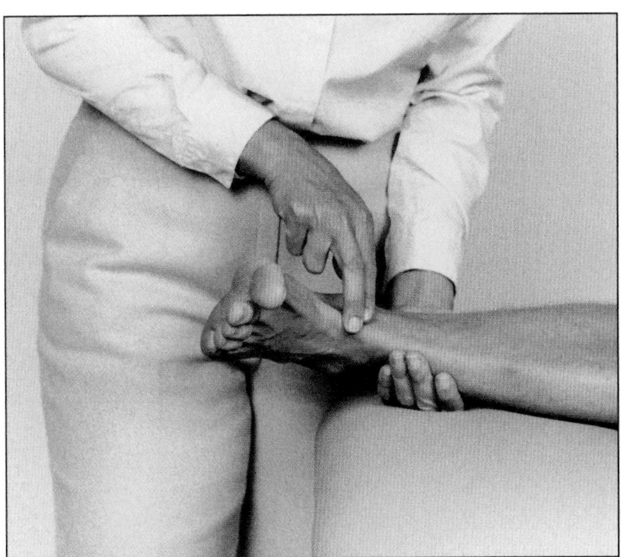

Figura 8-71 Posición final: tibial anterior.

Flexión plantar del tobillo

Los músculos gastrocnemio y sóleo se pueden evaluar cuando se lleva a cabo la flexión plantar del tobillo con la rodilla en extensión. Se ha constatado que la actividad del músculo gastrocnemio y la fuerza isométrica de flexión plantar del tobillo disminuyen con el aumento de la flexión de la rodilla, de forma más considerable en ángulos de flexión superiores a 45°.[17] La actividad del músculo sóleo (evaluada a 90°, 45° y 0° de flexión de la rodilla) fue mayor a 90° de flexión de la rodilla y menor en extensión completa.[18] Por lo tanto, la prueba más específica de la fuerza del músculo sóleo se realiza con la rodilla flexionada al menos 45°, cuando el músculo gastrocnemio se coloca libre de tensión.

Contra la gravedad: gastrocnemio y sóleo

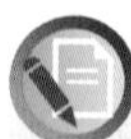
Formulario 8-16

Posición inicial. *Gastrocnemio* (fig. 8-72)*:* el paciente se recuesta en decúbito prono, con la rodilla extendida y los pies sobre el borde de la camilla. El tobillo está en dorsiflexión. *Sóleo* (fig. 8-73)*:* el paciente se recuesta en decúbito prono, con la rodilla del lado a evaluar flexionada a 90°. El tobillo está en dorsiflexión.

Estabilización. El terapeuta estabiliza la parte inferior de la pierna proximal al tobillo.

Movimiento. El paciente flexiona en dirección plantar el tobillo hasta la AdM completa (figs. 8-74 y 8-75). El terapeuta indica al paciente que mantenga los dedos de los pies relajados.

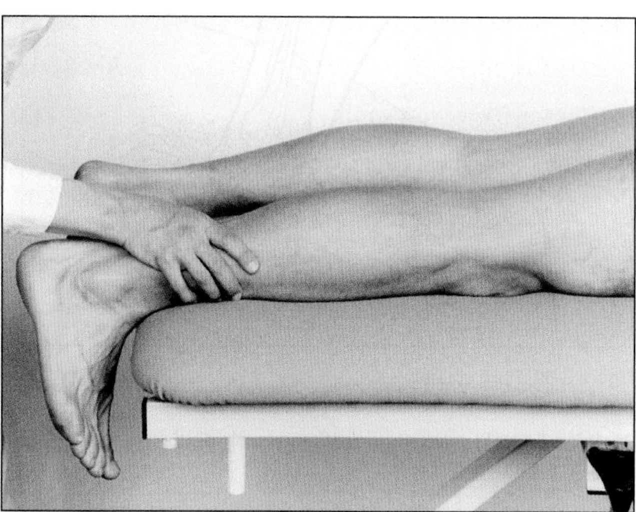

Figura 8-72 Posición inicial: gastrocnemio.

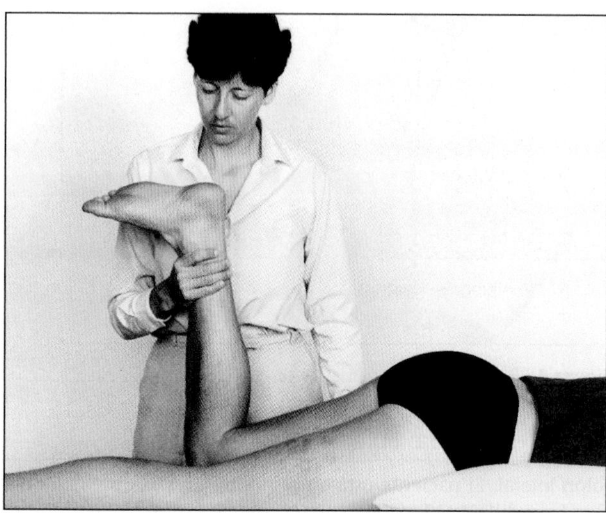

Figura 8-73 Posición inicial: sóleo.

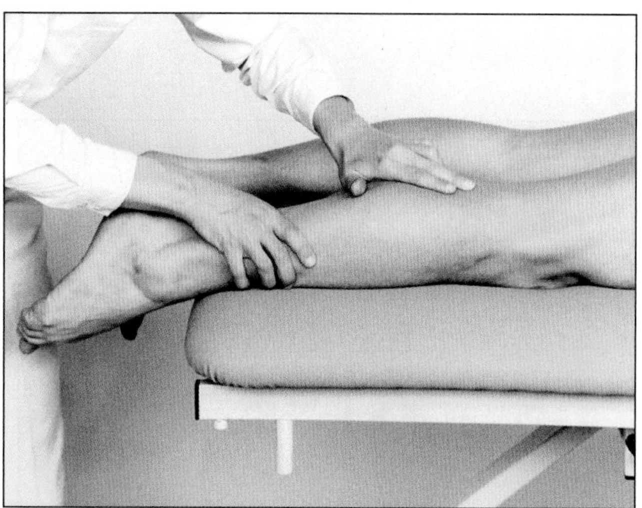

Figura 8-74 Posición de exploración: gastrocnemio.

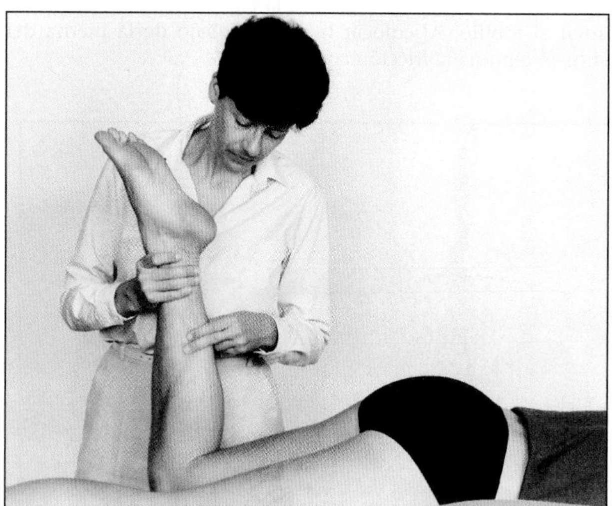

Figura 8-75 Posición de exploración: sóleo.

Palpación. *Gastrocnemio:* bordes medial y lateral de la fosa poplítea, distal a la articulación de la rodilla. *Sóleo:* a ambos lados del gastrocnemio, a media altura de la pantorrilla.

Ubicación de la resistencia. Se aplica en la cara posterior del calcáneo (figs. 8-76 a 8-79).

Dirección de la resistencia. En dirección anterior y hacia abajo para dorsiflexionar el tobillo.

Registro. El terapeuta registra el grado detectado e indica que se trata de una prueba hecha sin peso.

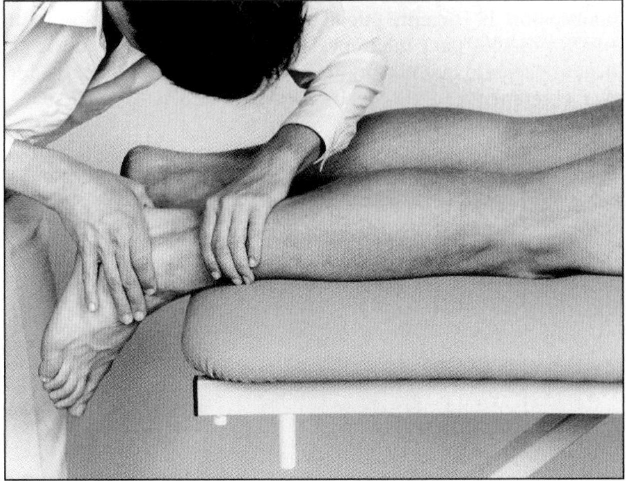

Figura 8-76 Resistencia: gastrocnemio.

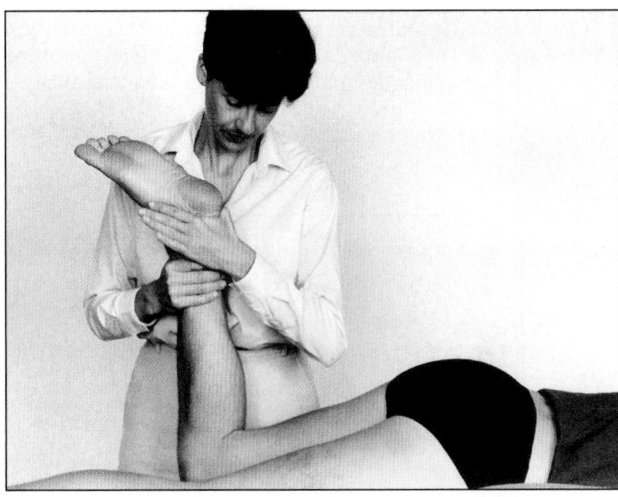

Figura 8-78 Resistencia: sóleo.

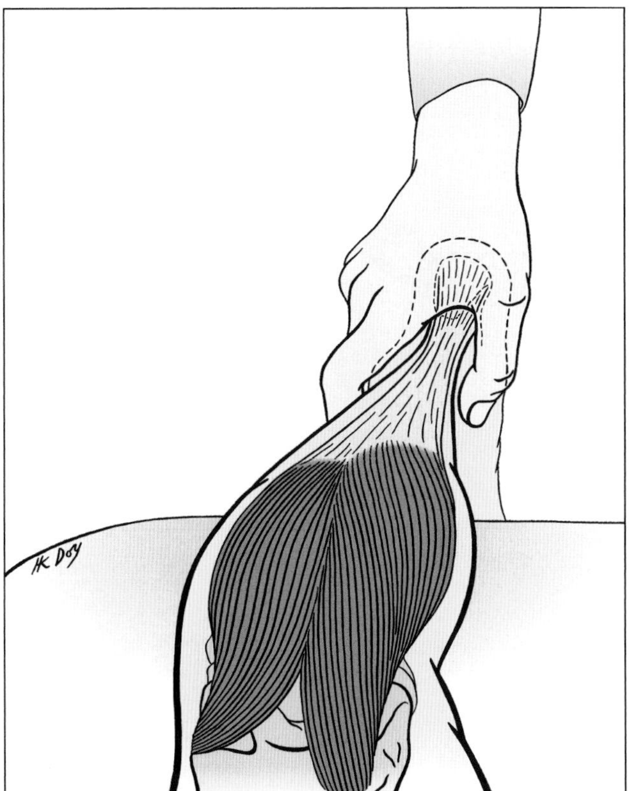

Figura 8-77 Gastrocnemio.

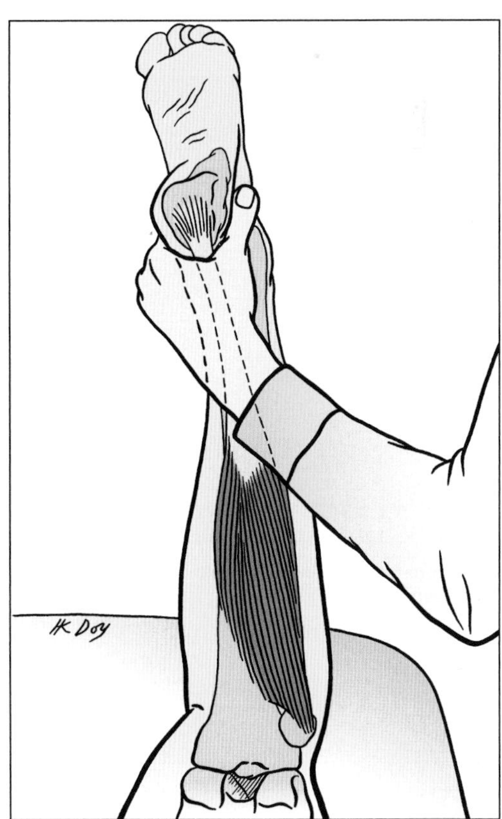

Figura 8-79 Sóleo.

Prueba alterna contra la gravedad: gastrocnemio y sóleo

Formulario 8-17

Esta prueba puede estar contraindicada para los pacientes con alteración del equilibrio en bipedestación o debilidad generalizada o específica de los miembros inferiores.

Posición inicial. *Gastrocnemio* (fig. 8-80): el paciente se encuentra de pie. Levanta el pie del piso del lado no sometido a evaluación. La rodilla del lado a evaluar está en extensión con el pie apoyado en el piso. *Sóleo* (fig. 8-81): se adopta la misma posición, con excepción de que la rodilla del lado a evaluar se flexiona unos 45°.

Aunque los ángulos a evaluar en la articulación de la rodilla suelen mantenerse inalterados durante las pruebas de los músculos gastrocnemio y sóleo en individuos jóvenes,[19] esto puede variar entre individuos en función de la edad, la capacidad para comprender las instrucciones y otros factores. La posición articular de la rodilla debe vigilarse durante cada fase de la evaluación para garantizar que los ángulos de la articulación se mantengan estables durante las pruebas en las que se carga peso.

Estabilización. El paciente puede utilizar las barras paralelas u otra estructura estable para mantener el equilibrio. El terapeuta debe indicar al paciente que no cargue peso con las manos. Como alternativa, el terapeuta puede proporcionar este apoyo.

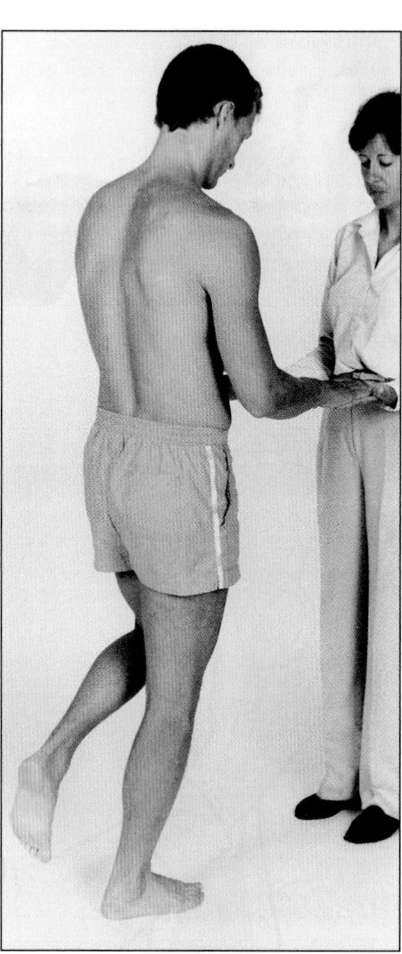

Figura 8-80 Posición inicial alterna: gastrocnemio.

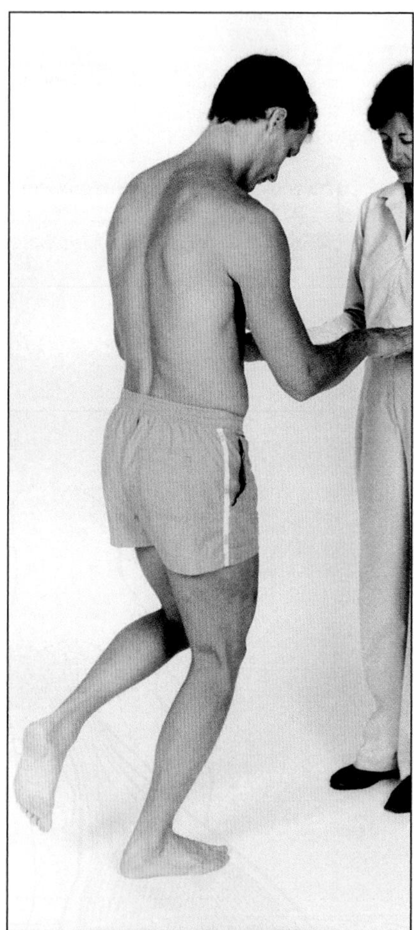

Figura 8-81 Posición inicial alterna: sóleo.

Movimiento. El paciente flexiona de forma plantar el tobillo para elevarse sobre las puntas de los pies (figs. 8-82 y 8-83) y repite el movimiento hasta experimentar cansancio o hasta que el terapeuta le indique que se detenga.

Resistencia. El peso del cuerpo resiste el movimiento.

Calificación. La calificación es la siguiente:

5 = mantener el talón separado por completo del piso durante más de seis repeticiones.

4 = permanecer con el talón despegado en su totalidad del piso durante tres a cinco repeticiones, con intentos posteriores que resulten en una menor amplitud.

3 = conservar el talón separado del piso durante una o dos repeticiones, con intentos posteriores que resultan en una menor amplitud.

Lunsford y Perry[20] estudiaron a 203 personas sanas de entre 20 y 59 años de edad y recomendaron hacer 25 repeticiones de levantamiento del talón de pie para una calificación de 5. No se estudiaron los parámetros de otros grados. Sin embargo, Jan y cols.[21] estudiaron la capacidad para elevar el talón de 180 individuos sedentarios sanos de entre 21 y 80 años y descubrieron que pocos podían realizar las 20 repeticiones para una fuerza muscular de flexión plantar «normal». Se observaron diferencias de importancia en el número de repeticiones posibles en función de la edad y el sexo, ya que las repeticiones de elevación disminuían a medida que aumentaba la edad y las mujeres hacían menos repeticiones que los hombres.

Tras una reciente revisión exhaustiva de la literatura médica,[22] no se ha podido establecer un consenso general o una descripción de los parámetros de prueba estandarizados definitivos ni de los valores que deben ser considerados como normales para la prueba de elevación del talón. Por lo tanto, es importante registrar el estándar de calificación que fue empleado para evaluar la fuerza de flexión plantar del tobillo.

Registro. El terapeuta debe registrar la calificación y el estándar de evaluación utilizado e indicar que se trata de una prueba con carga.

Movimiento sustituto. *1) Sóleo:* flexión de la articulación de la rodilla al evaluar el gastrocnemio, *2) gastrocnemio:* extensión de la articulación de la rodilla cuando se pone el sóleo a prueba, *3)* presión hacia abajo sobre barras paralelas u otro apoyo (solo en la prueba alterna), *4)* inclinación del cuerpo hacia adelante (solo si se realiza la prueba alterna) y *5)* al llevar a cabo la evaluación sin peso: movimiento hacia abajo del antepié o flexión de los dedos del pie (mediante la acción del tibial posterior, el peroneo largo, el peroneo corto, el flexor largo del dedo gordo del pie y el flexor largo de los dedos), lo que simula una flexión plantar del tobillo. Se debe verificar el movimiento ascendente del talón.

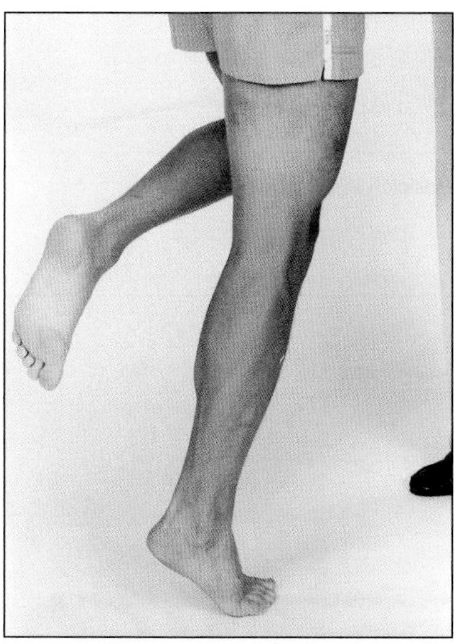

Figura 8-82 Posición final: gastrocnemio.

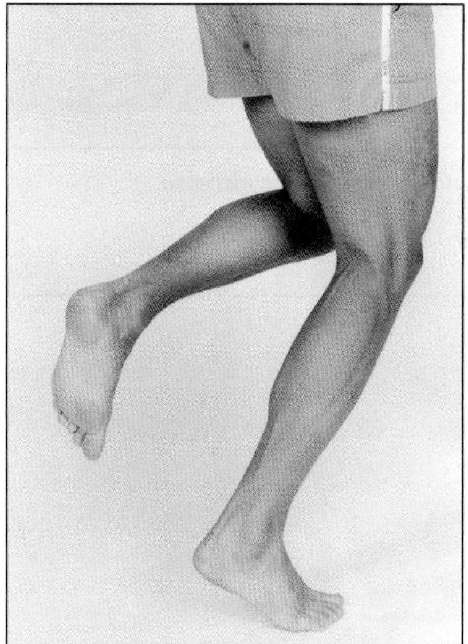

Figura 8-83 Posición final: sóleo.

Gravedad eliminada: gastrocnemio y sóleo

Posición inicial. Para ambas pruebas musculares, el paciente se encuentra en decúbito lateral con el miembro inferior del lado no sometido a prueba flexionado. *Gastrocnemio* (fig. 8-84)*:* la rodilla está extendida y el tobillo en dorsiflexión. *Sóleo* (fig. 8-85)*:* la rodilla está flexionada a 90° y el tobillo en dorsiflexión.

Estabilización. La parte inferior de la pierna se estabiliza y se le brinda apoyo en la zona proximal a la articulación del tobillo.

Posición final. El paciente flexiona de manera plantar el tobillo hasta la AdM completa para el gastrocnemio (fig. 8-86) y para el sóleo (fig. 8-87).

Movimiento sustituto. Movimiento del antepié o flexión de los dedos del pie igual que como se describe para la prueba contra la gravedad.

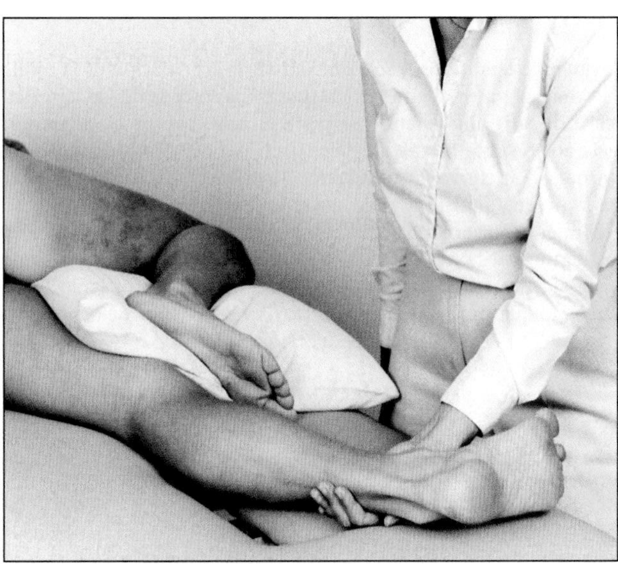

Figura 8-84 Posición inicial: gastrocnemio.

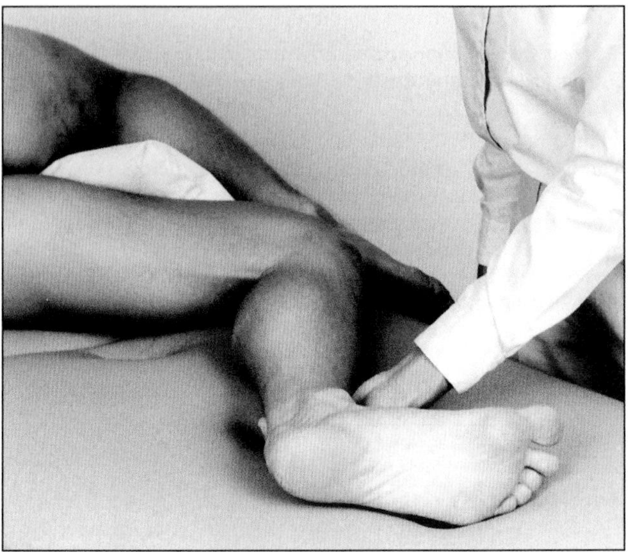

Figura 8-85 Posición inicial: sóleo.

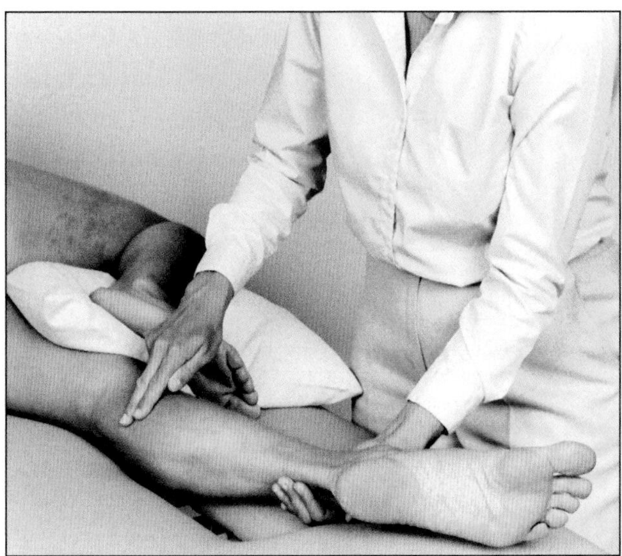

Figura 8-86 Posición final: gastrocnemio.

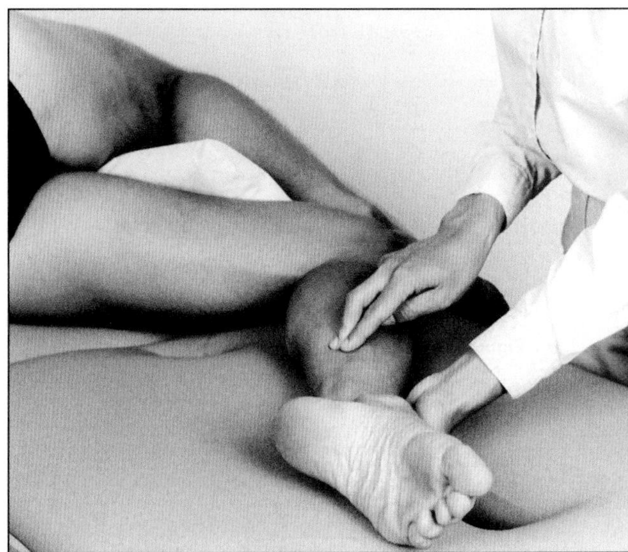

Figura 8-87 Posición final: sóleo.

Inversión del pie

Contra la gravedad: tibial posterior

Músculos accesorios: gastrocnemio, sóleo, flexor largo de los dedos, flexor largo del dedo gordo del pie y tibial anterior.

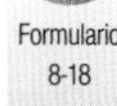
Formulario 8-18

Posición inicial. El paciente se encuentra en decúbito lateral sobre el lado a evaluar con la rodilla en ligera flexión (fig. 8-88). El pie sobresale del extremo de la camilla. Dado que el tibial anterior solo puede invertir el pie desde una posición evertida hasta la posición neutra,[16] el pie y el tobillo se colocan ahora en posición neutra.

Estabilización. El terapeuta estabiliza la parte inferior de la pierna del paciente proximal al tobillo.

Movimiento. El paciente invierte el pie hasta la AdM completa con una ligera flexión plantar (fig. 8-89). El terapeuta indica al paciente que mantenga los dedos de los pies relajados o ligeramente extendidos.

Palpación. Entre la punta del maléolo medial y el hueso navicular o proximal y posterior al maléolo medial.

Movimiento sustituto. Flexión de los dedos del pie; dorsiflexión del tobillo (tibial anterior).

Ubicación de la resistencia. Se aplica en el borde medial del antepié (figs. 8-90 y 8-91).

Dirección de la resistencia. Eversión del pie.

Gravedad eliminada: tibial posterior

Posición inicial. El paciente se posiciona en decúbito supino. El talón sobresale de la camilla y el pie y el tobillo están en posición neutra (fig. 8-92).

Estabilización. El terapeuta estabiliza la parte inferior de la pierna del paciente proximal al tobillo.

Posición final. El paciente invierte el pie hasta la AdM completa con una ligera flexión plantar (fig. 8-93).

Movimiento sustituto. Flexión de los dedos del pie.

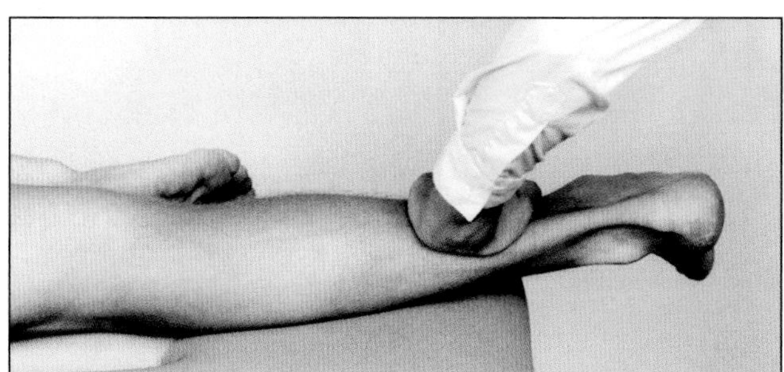

Figura 8-88 Posición inicial: tibial posterior.

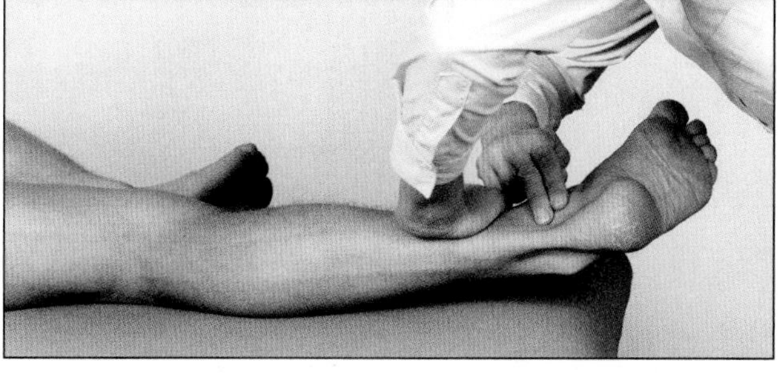

Figura 8-89 Posición de exploración: tibial posterior.

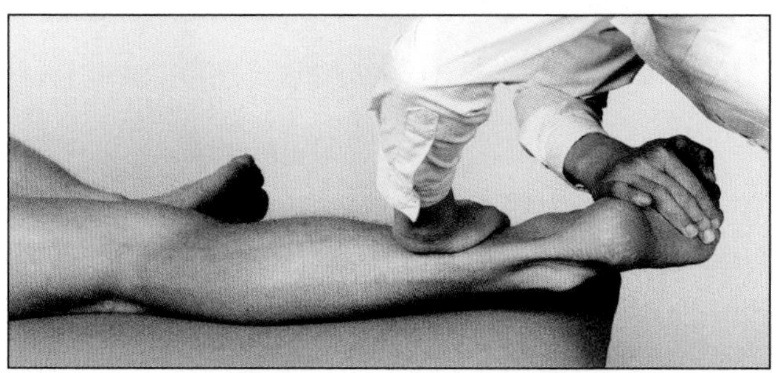

Figura 8-90 Resistencia: tibial posterior.

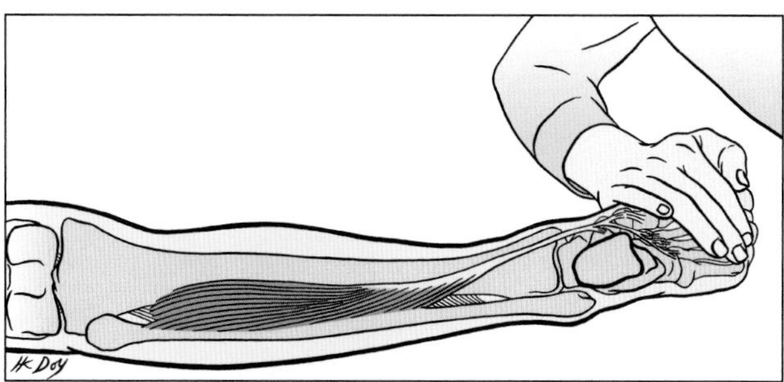

Figura 8-91 Tibial posterior.

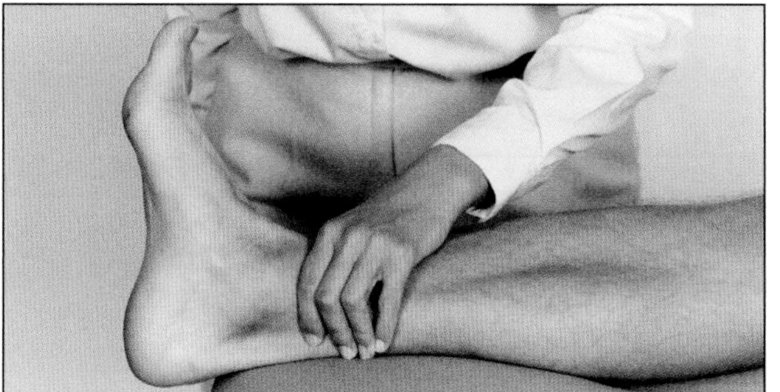

Figura 8-92 Posición inicial: tibial posterior.

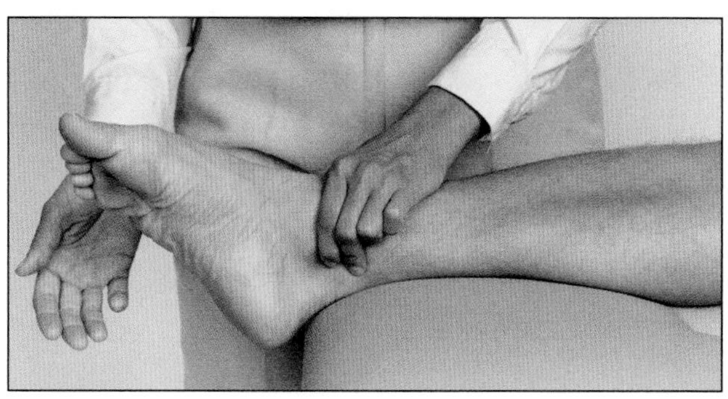

Figura 8-93 Posición final: tibial posterior.

Eversión del pie

Contra la gravedad: peroneo largo y peroneo corto

Formulario 8-19

Músculos accesorios: peroneo anterior (también llamado *tercer peroneo*) y extensor largo de los dedos.

Posición inicial. El paciente se encuentra en decúbito lateral sobre el lado no sometido a evaluación con el pie sobre el borde de la camilla (fig. 8-94). El tobillo está en flexión plantar y el pie está invertido.

Estabilización. El terapeuta estabiliza la parte inferior de la pierna del paciente proximal al tobillo.

Movimiento. El paciente evierte el pie hasta la AdM completa mientras mantiene los dedos relajados (fig. 8-95).

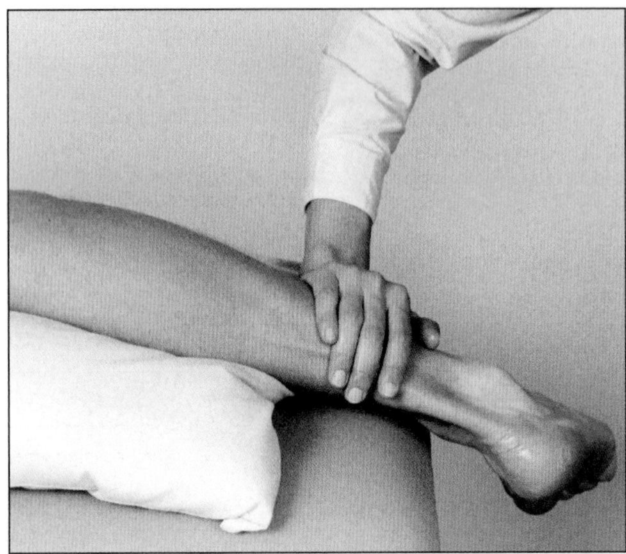

Figura 8-94 Posición inicial: peroneo largo y peroneo corto.

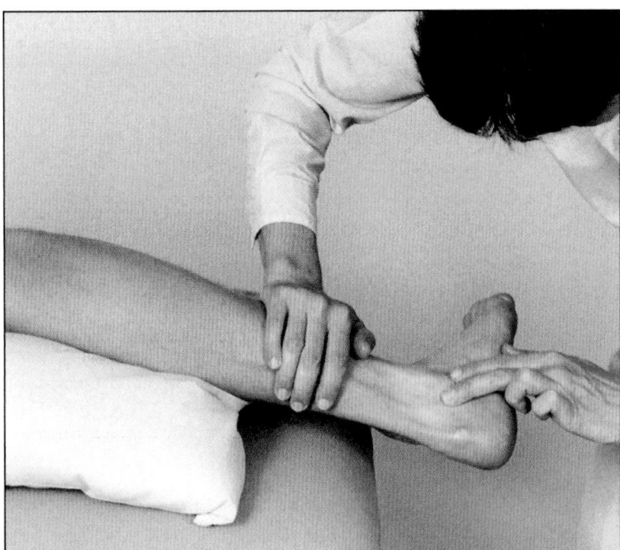

Figura 8-95 Posición de exploración: peroneo largo y peroneo corto.

Palpación. *Peroneo largo:* posterior al maléolo lateral o distal a la cabeza del peroné. *Peroneo corto:* proximal a la base del quinto metatarsiano en el borde lateral del pie.

Movimiento sustituto. Extensor largo de los dedos y peroneo anterior.

Ubicación de la resistencia. Se aplica en el borde lateral del pie y en la superficie plantar del primer metatarsiano (figs. 8-96 a 8-98).

Dirección de la resistencia. Inversión del pie y elevación del primer metatarsiano.

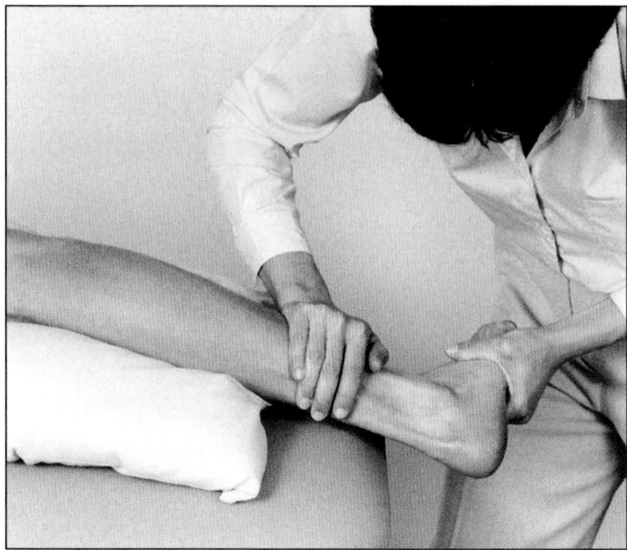

Figura 8-96 Resistencia: peroneo largo y peroneo corto.

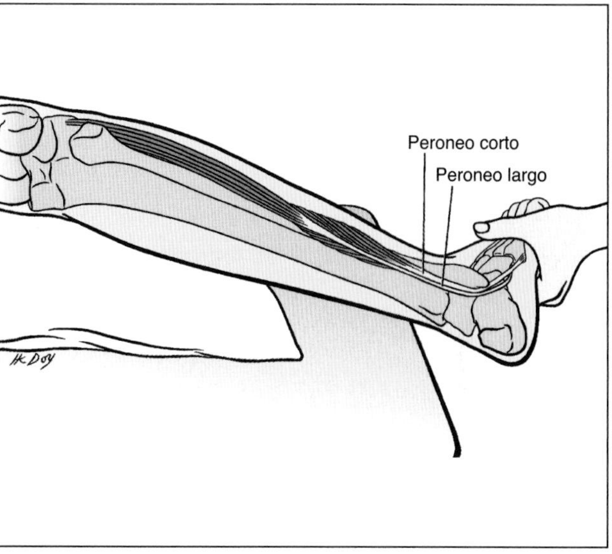

Figura 8-97 Peroneo largo y peroneo corto.

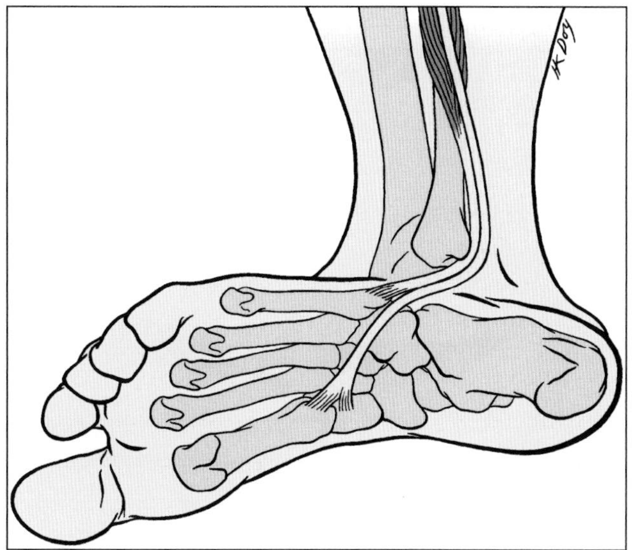

Figura 8-98 Inserciones del peroneo largo y del peroneo corto.

Gravedad eliminada: peroneo largo y peroneo corto

Posición inicial. El paciente se encuentra en decúbito supino con el talón sobre el borde de la camilla. El tobillo está en flexión plantar y el pie está invertido (fig. 8-99).

Estabilización. El terapeuta estabiliza la parte inferior de la pierna del paciente proximal al tobillo.

Posición final. El paciente evierte el pie hasta la AdM completa (fig. 8-100) mientras mantiene los dedos relajados.

Movimiento sustituto. Peroneo anterior y extensor largo de los dedos.

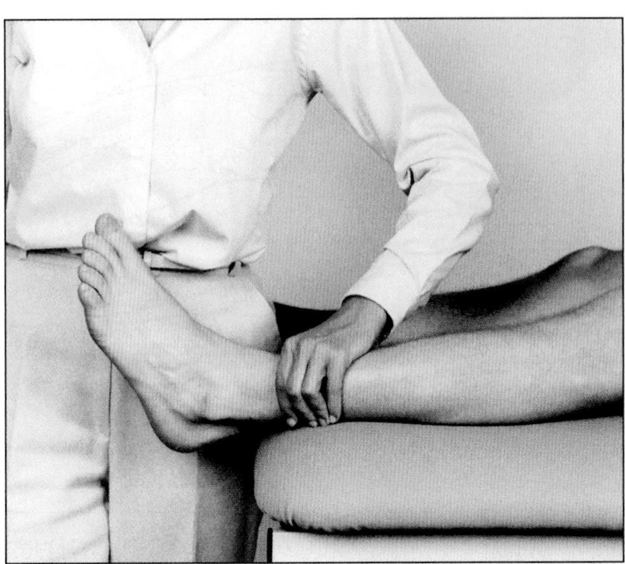

Figura 8-99 Posición inicial: peroneo largo y peroneo corto.

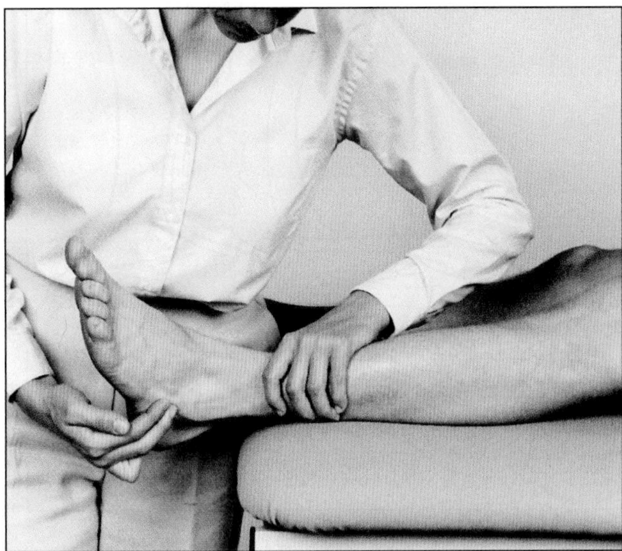

Figura 8-100 Posición final: peroneo largo y peroneo corto.

TABLA 8-4 Calificación de los dedos de las manos y de los pies	
Número	**Descripción**
	El paciente puede moverse de manera activa a través de:
5	Toda la amplitud de movimiento (AdM) disponible contra resistencia máxima, con gravedad eliminada o contra la gravedad
4	Toda la AdM disponible contra resistencia moderada, con gravedad eliminada o contra la gravedad
3	Toda la AdM disponible con gravedad eliminada o contra la gravedad
2	Una parte de la AdM disponible con gravedad eliminada o contra la gravedad
1	Ninguna AdM disponible, pero hay un intento palpable u observable de contracción muscular, con gravedad eliminada o contra la gravedad
0	Ninguna AdM disponible, y no hay contracción muscular palpable u observable, con gravedad eliminada o contra la gravedad

Movimientos de los dedos de los pies

La gravedad no se considera un factor importante al momento de evaluar los músculos de los dedos de los pies. Por ello, se pueden llevar a cabo las pruebas en posición de gravedad eliminada o contra la gravedad para todos los grados. En la tabla 8-4 se ofrece una descripción de la calificación de los dedos de los pies.

El movimiento aislado de los dedos de los pies rara vez es necesario para hacer AdVD y puede que no sea posible o práctico realizar movimientos aislados para hacer evaluaciones musculares específicas. No obstante, estas pruebas se describen a continuación.

Flexión de las articulaciones MTF

Flexor corto del dedo gordo del pie: dedo gordo del pie; y lumbricales: cuatro dedos menores

Músculos accesorios: flexor largo del dedo gordo, flexores largo y corto de los dedos, abductor largo del dedo gordo, abductor del quinto dedo e interóseos dorsal y plantar.

Posición inicial. El paciente se encuentra en posición de decúbito supino. El pie, el tobillo y los dedos se colocan en posición anatómica (fig. 8-101).

Estabilización. El terapeuta estabiliza los metatarsianos del paciente.

Movimiento. El paciente flexiona la(s) articulación(es) MTF mientras mantiene la extensión en la(s) articulación(es) IF. El dedo gordo se evalúa independientemente (fig. 8-102) de los cuatro dedos laterales.

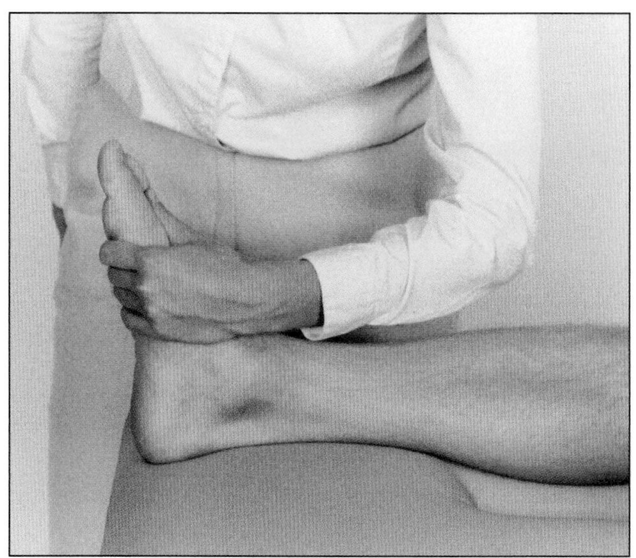

Figura 8-101 Posición inicial: flexor corto del dedo gordo del pie.

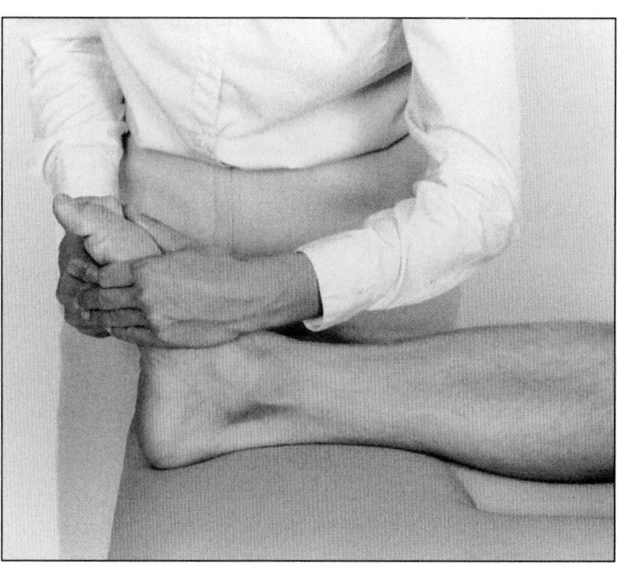

Figura 8-102 Posición de exploración: flexor corto del dedo gordo del pie.

Palpación. El *flexor corto del dedo gordo del pie* se palpa en el borde medial de la planta del pie.

Los *lumbricales* no son palpables.

Movimiento sustituto. *Dedo gordo del pie:* flexor largo del dedo gordo del pie. *Cuatro dedos menores:* flexores largo y corto de los dedos, flexor del quinto dedo e interóseos plantar y dorsal.

Ubicación de la resistencia. Se aplica en la superficie plantar de las falanges proximales del dedo gordo del pie (figs. 8-103 y 8-104) y de los cuatro dedos menores (fig. 8-105).

Dirección de la resistencia. Extensión de la articulación MTF.

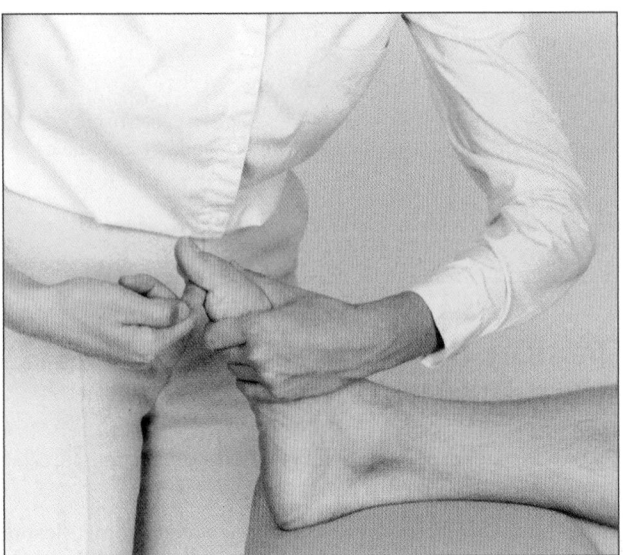

Figura 8-103 Resistencia: flexor corto del dedo gordo del pie.

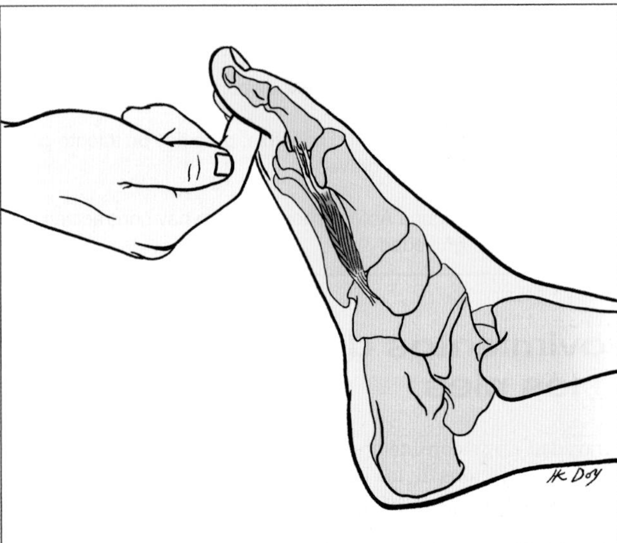

Figura 8-104 Flexor corto del dedo gordo del pie.

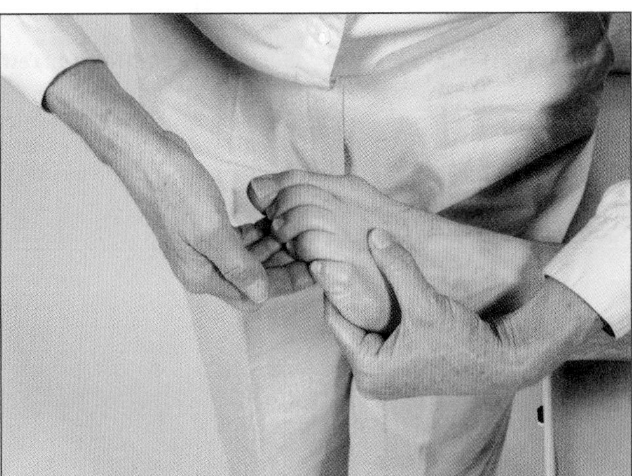

Figura 8-105 Resistencia: lumbricales.

Flexión de las articulaciones IF

Flexor largo del dedo gordo del pie: flexión de la articulación IF del dedo gordo; flexor largo de los dedos: flexión de las articulaciones IF distales de los cuatro dedos laterales; y flexor corto de los dedos: flexión de las articulaciones IF proximales de los cuatro dedos laterales

Formulario 8-21

Posición inicial. El paciente se encuentra en posición de decúbito supino. El pie, el tobillo y los dedos se colocan en posición anatómica (figs. 8-106 y 8-107).

Estabilización. El terapeuta estabiliza las articulaciones MTF de cada dedo del pie del paciente. Si el gastrocnemio y el sóleo están inmóviles, se debe estabilizar el calcáneo para ayudar a fijar el origen del flexor corto de los dedos.

Movimiento. El dedo gordo del pie se evalúa de forma independiente de los cuatro dedos laterales. El paciente flexiona la articulación IF del dedo gordo hasta la AdM completa (fig. 8-108). Después, flexiona las articulaciones IF proximales e IF distales de los cuatro dedos laterales hasta la AdM completa (fig. 8-109).

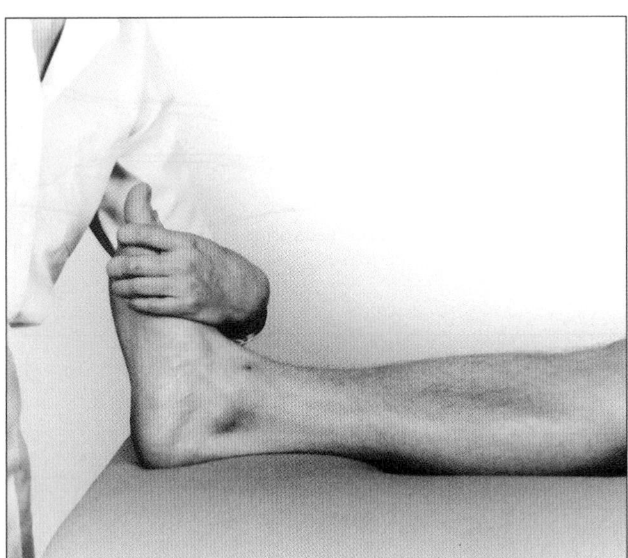

Figura 8-106 Posición inicial: flexor largo del dedo gordo del pie.

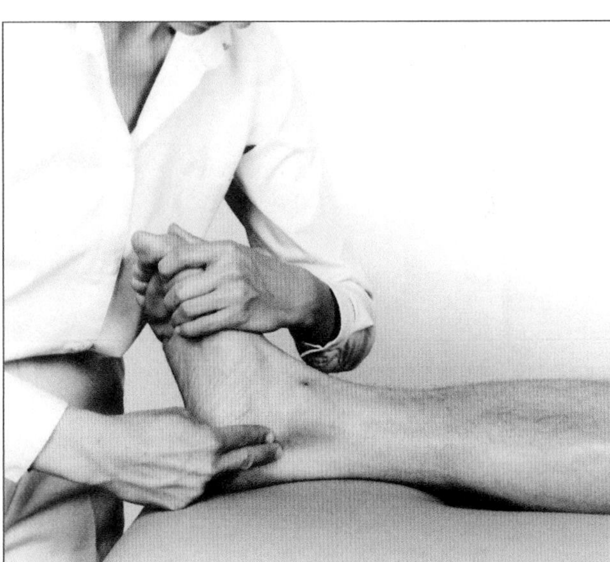

Figura 8-108 Posición de exploración: flexor largo del dedo gordo del pie.

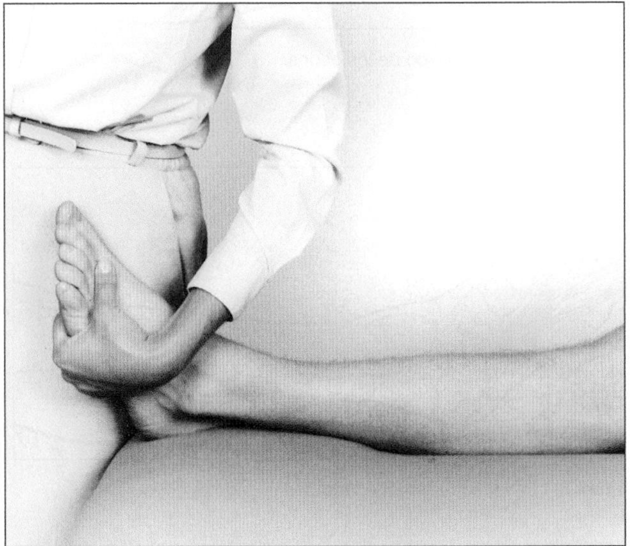

Figura 8-107 Posición inicial: flexores largo y corto de los dedos.

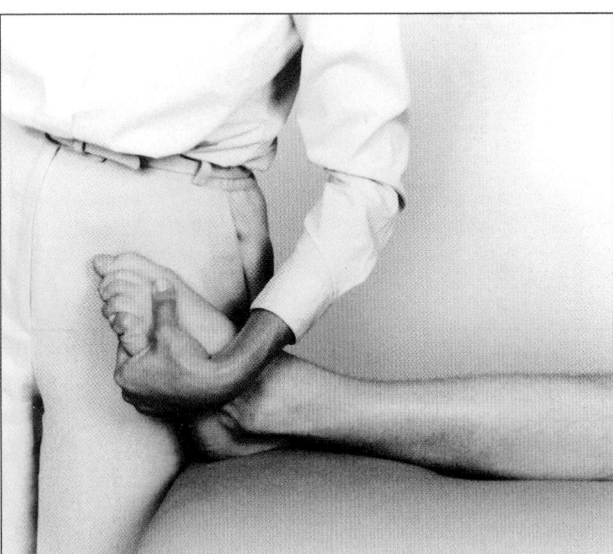

Figura 8-109 Posición de exploración: flexores largo y corto de los dedos.

Palpación. El *flexor largo del dedo gordo del pie* puede palparse en la superficie plantar de la falange proximal del dedo gordo o inferior al maléolo medial. El *flexor corto de los dedos* no es palpable. El *flexor largo de los dedos* puede palparse en algunos individuos en la cara plantar de las falanges proximales.

Ubicación de la resistencia. Se aplica en la superficie plantar de la falange distal del dedo gordo (figs. 8-110 y 8-111) y en las falanges distal y media de los cuatro dedos laterales (figs. 8-112 a 8-114).

Dirección de la resistencia. Extensión de dedos.

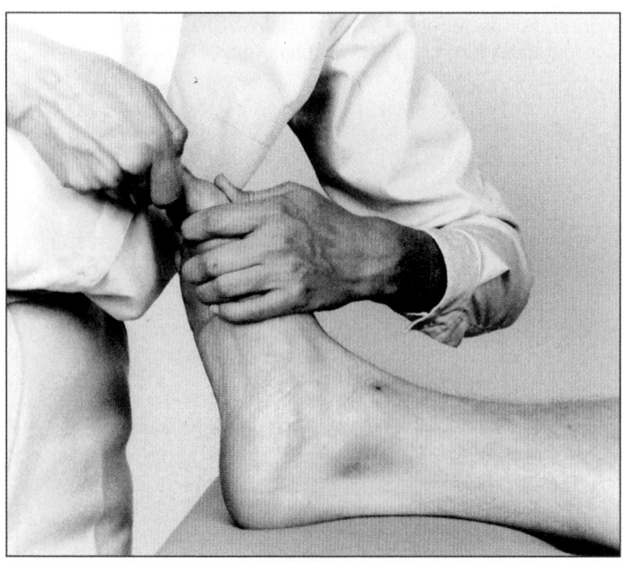

Figura 8-110 Resistencia: flexor largo del dedo gordo del pie.

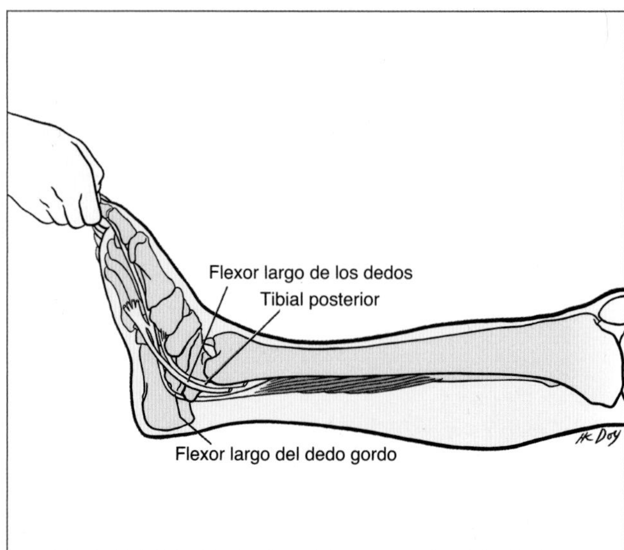

Figura 8-111 Flexor largo del dedo gordo del pie.

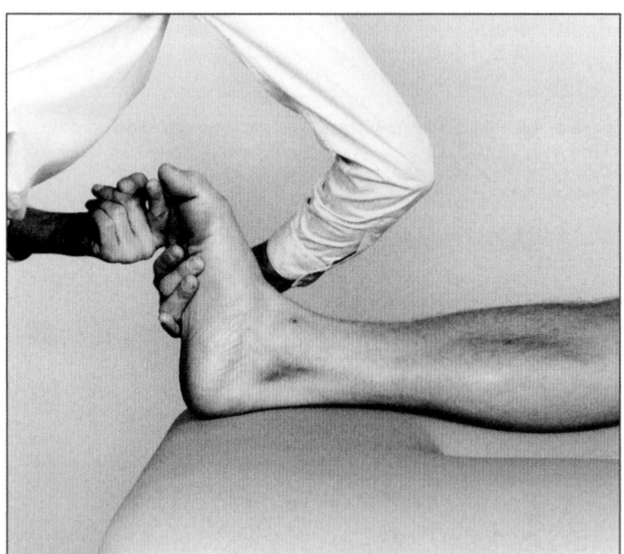

Figura 8-112 Resistencia: flexores largo y corto de los dedos.

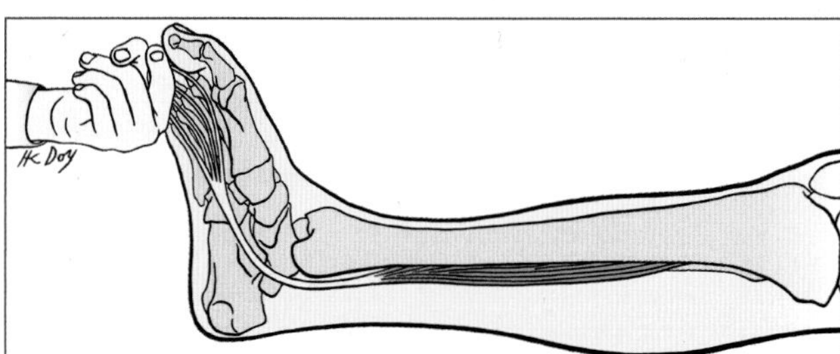

Figura 8-113 Flexor largo de los dedos.

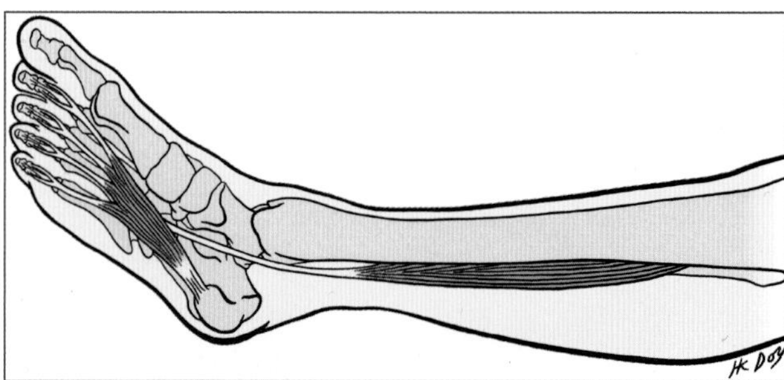

Figura 8-114 Flexores largo y corto de los dedos.

Abducción de la articulación MTF del dedo gordo del pie

Abductor del dedo gordo del pie

Formulario 8-22

Posición inicial. El paciente se encuentra en posición de decúbito supino. El tobillo, el pie y los dedos se colocan en posición anatómica (fig. 8-115).

Estabilización. El terapeuta estabiliza el primer hueso metatarsiano del paciente.

Movimiento. El paciente abduce el dedo gordo del pie hasta la AdM completa (fig. 8-116). El movimiento de abducción va acompañado de cierta flexión, ya que el abductor del dedo gordo abduce y flexiona la articulación MTF del dedo gordo del pie.

Palpación. En el borde medial del pie, superficial al primer hueso metatarsiano.

Ubicación de la resistencia. Se aplica en la cara medial de la falange proximal del dedo gordo del pie (figs. 8-117 y 8-118).

Dirección de la resistencia. Aducción del dedo gordo del pie.

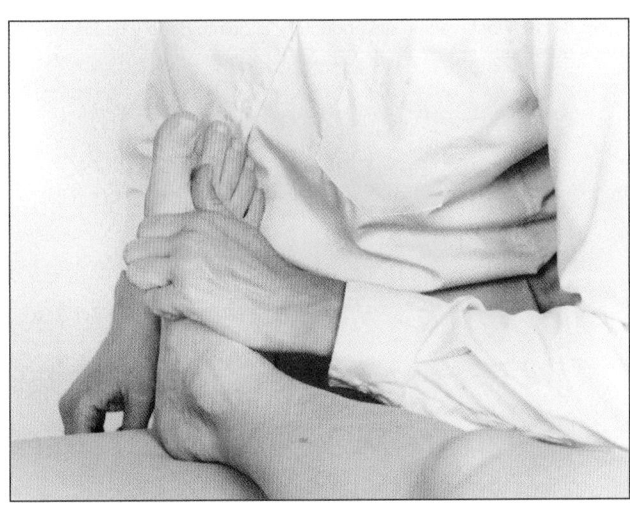
Figura 8-115 Posición inicial: abductor del dedo gordo del pie.

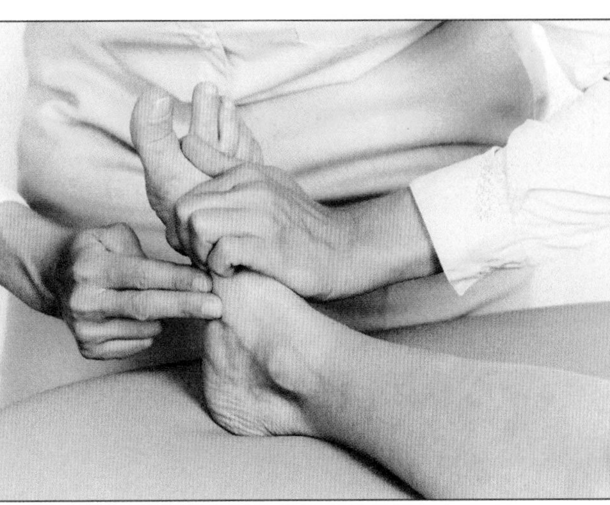
Figura 8-116 Posición de exploración: abductor del dedo gordo del pie.

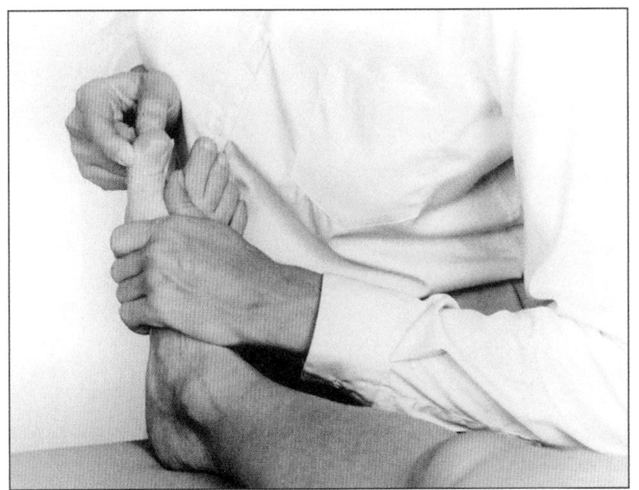
Figura 8-117 Resistencia: abductor del dedo gordo del pie.

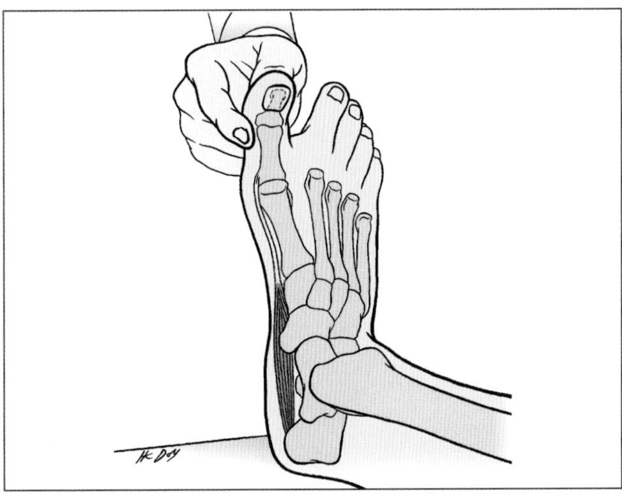
Figura 8-118 Abductor del dedo gordo del pie.

Abducción de las articulaciones MTF

Abductor del quinto dedo e interóseos dorsales

Estos dos músculos no se aíslan para su evaluación. El funcionamiento se determina al observar la abducción de los tres dedos laterales (fig. 8-119). Este movimiento se asocia con la flexión de las articulaciones MTF. El terapeuta estabiliza el dedo gordo del pie.

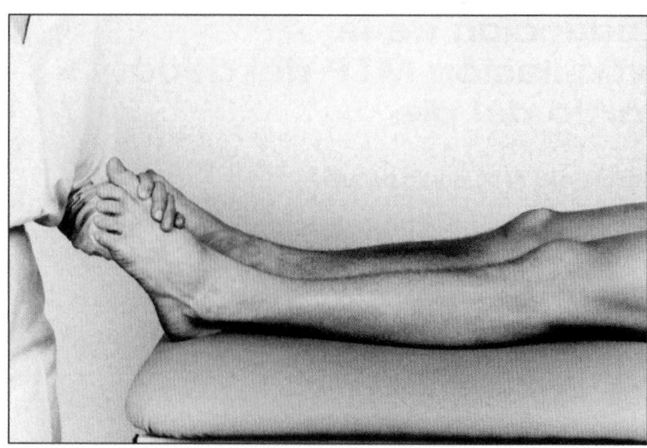

Figura 8-119 Observación del abductor del quinto dedo y de los interóseos dorsales.

Extensión de las articulaciones MTF e IF

Extensor largo del dedo gordo: extensión de la articulación IF del dedo gordo; extensor corto de los dedos: extensión de las articulaciones MTF e IF de los tres dedos medios y extensión de la articulación MTF del dedo gordo; y extensor largo de los dedos: extensión de las articulaciones MTF e IF de los cuatro dedos laterales

Formulario 8-23

Posición inicial. El paciente se encuentra en decúbito supino. El tobillo se coloca en posición neutra y los dedos de los pies flexionados (figs. 8-120 y 8-121).

Estabilización. El terapeuta estabiliza los metatarsianos.

Movimiento. El paciente extiende el dedo gordo del pie hasta la AdM completa (fig. 8-122). El paciente extiende los cuatro dedos laterales del pie hasta la AdM completa (fig. 8-123). Puede resultar difícil para el paciente extender de forma independiente el dedo gordo y los cuatro dedos laterales; en este caso, se tendrían que evaluar todos los dedos juntos.

Palpación. El *extensor largo del dedo gordo del pie* se palpa en la cara dorsal de la primera articulación MTF o en la cara anterior de la articulación del tobillo, lateral al tendón del tibial anterior. El *extensor corto de los dedos* se palpa en la cara dorsolateral del pie, por delante del maléolo lateral. El *extensor largo de los dedos* se palpa en la cara dorsal de los huesos metatarsianos de los cuatro dedos laterales o en la cara anterior de la articulación del tobillo, lateral al tendón del extensor largo del dedo gordo del pie.

Nota: el extensor corto de los dedos no se inserta en el quinto dedo; por lo tanto, la disminución en la fuerza de extensión de este dedo es indicativa de debilidad del extensor largo de los dedos.[23] La porción del extensor corto de los dedos que se inserta en la base de la falange proximal del dedo gordo del pie produce la extensión de la articulación MTF de dicho dedo.

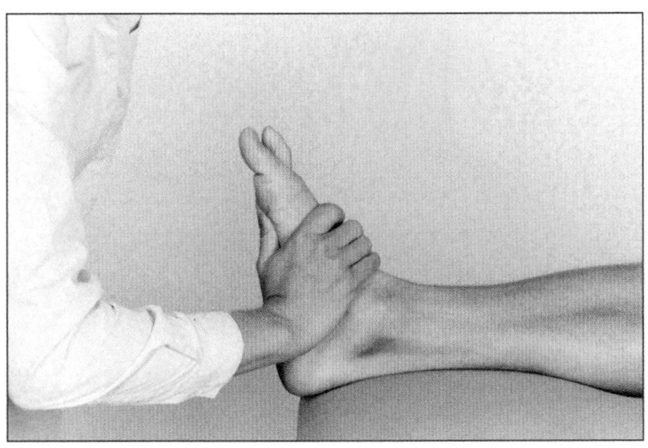

Figura 8-120 Posición inicial: extensores largo y corto del dedo gordo del pie.

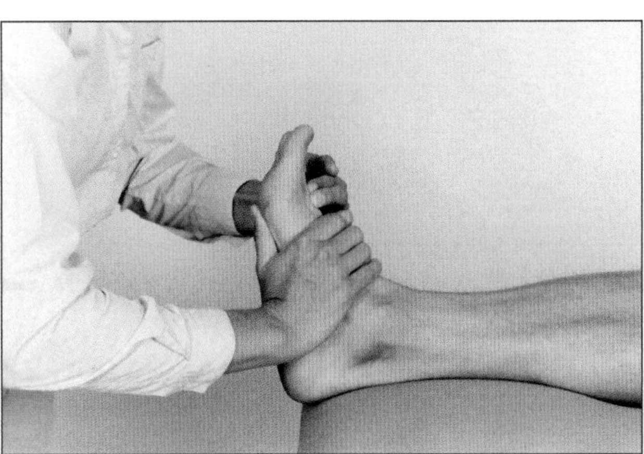

Figura 8-122 Posición de exploración: extensores largo y corto del dedo gordo del pie.

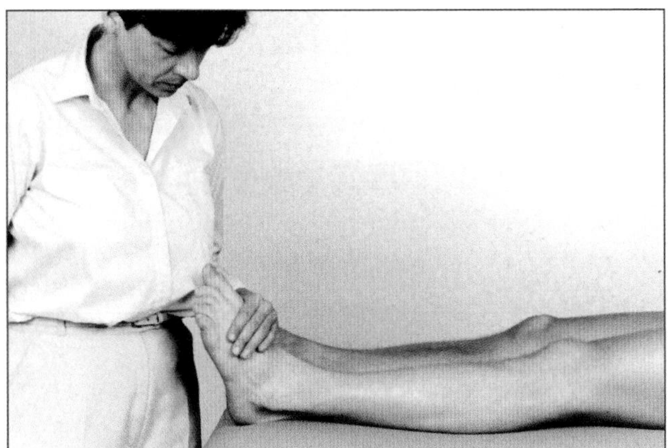

Figura 8-121 Posición inicial: extensores largo y corto de los dedos.

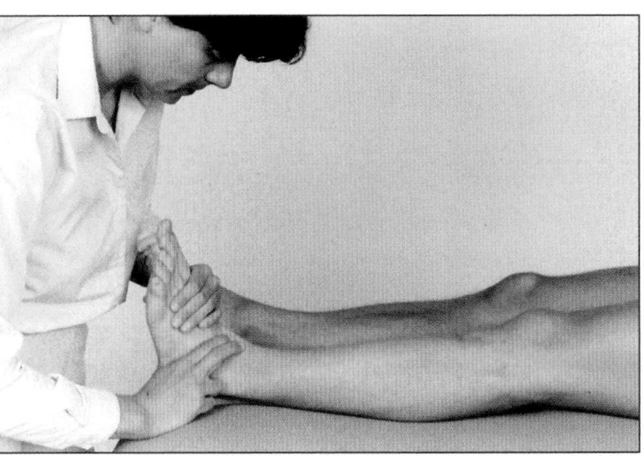

Figura 8-123 Posición de exploración: extensores largo y corto de los dedos.

Ubicación de la resistencia. *Extensor largo del dedo gordo del pie y extensor corto del dedo gordo del pie* (figs. 8-124 y 8-125)*:* se aplica sobre la cara dorsal de la falange distal del dedo gordo. *Extensores largo y corto de los dedos* (figs. 8-126 y 8-127)*:* se aplica sobre la superficie dorsal de los cuatro dedos laterales.

Dirección de la resistencia. Flexión de los dedos del pie.

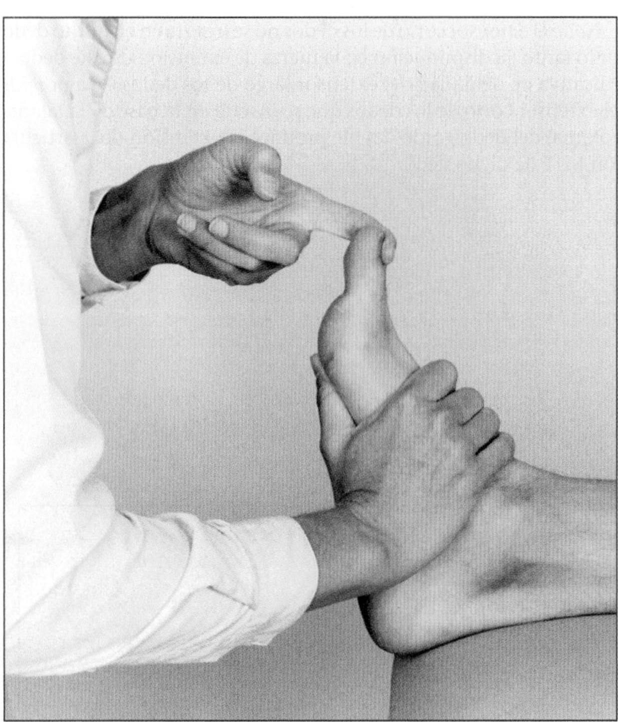

Figura 8-124 Resistencia: extensores largo y corto del dedo gordo del pie.

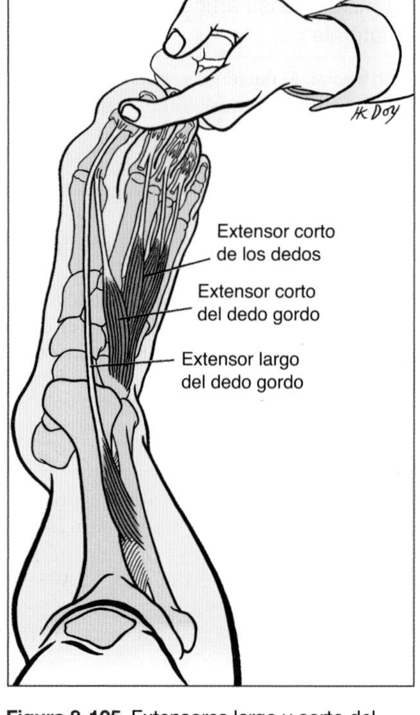

Figura 8-125 Extensores largo y corto del dedo gordo del pie y extensor corto de los dedos.

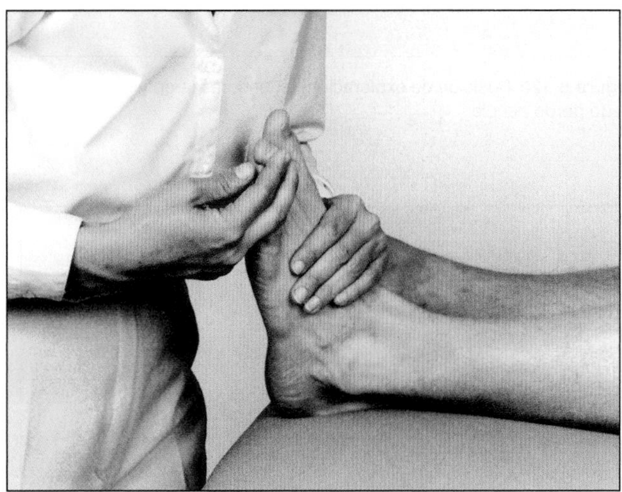

Figura 8-126 Resistencia: extensores corto y largo de los dedos.

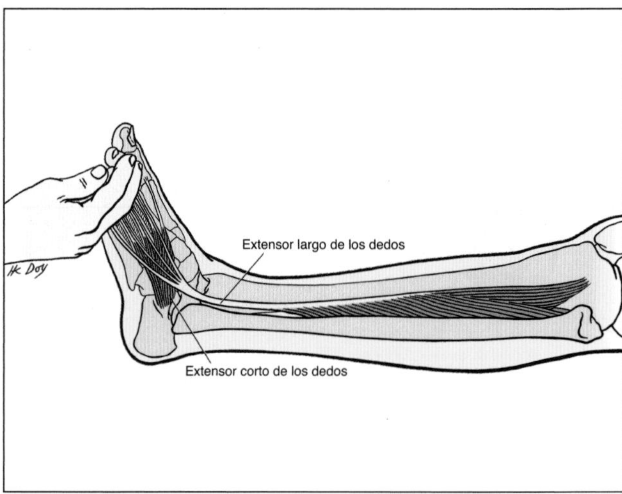

Figura 8-127 Extensores largo y corto de los dedos.

APLICACIÓN FUNCIONAL

Función articular

El pie funciona como una base flexible que puede adaptarse a terrenos irregulares;[16] también actúa como una palanca rígida durante la fase final de apoyo del patrón de la marcha.[5] Al transmitir fuerzas entre el pie y la pierna, el pie absorbe los impactos.[16] Con el pie plantado en el piso, el tobillo y el pie elevan el cuerpo; cuando se despega del piso, el pie se emplea para manipular maquinaria.[16] Cuando se transmite peso a través del pie, las articulaciones MTF permiten el movimiento del pie rígido sobre los dedos.[5]

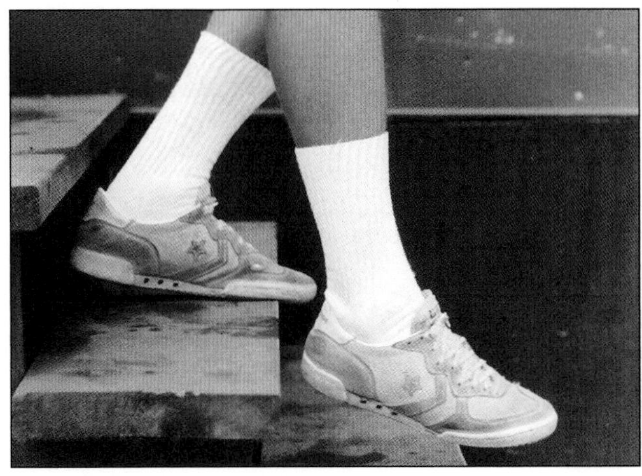

Figura 8-128 Para bajar escaleras, se requiere una amplitud de movimiento completa de dorsiflexión del tobillo.

AdM funcional (tabla 8-5)

Dorsiflexión y flexión plantar del tobillo

La AdMA normal de la articulación del tobillo es de 20° de dorsiflexión y 50° de flexión plantar. Sin embargo, la AdM de dorsiflexión del tobillo medida cargando peso (p. ej., en escaleras, al levantarse después de estar sentado, en cuclillas y al arrodillarse) es mayor que en las posiciones sin peso.

Se requiere una AdM completa de dorsiflexión del tobillo para bajar escaleras (fig. 8-128). Ponerse de pie desde la sedestación (fig. 8-129) también requiere una AdM de dorsiflexión del tobillo considerable (es decir, un promedio de 28°).[24] La AdM de dorsiflexión del tobillo es empleada por culturas no occidentales acostumbradas a realizar AdVD como arrodillarse y ponerse en cuclillas.[28,30]

La flexión plantar completa del tobillo puede ser necesaria al trepar, saltar o alcanzar objetos altos (fig. 8-130). Para llevar a cabo actividades como pisar el acelerador de un vehículo automóvil (fig. 8-131) o los pedales de un piano y llevar zapatos de tacón alto, puede emplearse una AdM de flexión plantar del tobillo inferior a la completa. Sentarse con las piernas cruzadas, una postura esencial para muchas de las AdVD de las culturas asiáticas y orientales, requiere una AdM de flexión plantar del tobillo menor a la completa, de unos 26°[28] a 29°.[29]

Livingston, Stevenson y Olney[25] descubrieron que los requisitos máximos de AdM de dorsiflexión del tobillo para subir y bajar

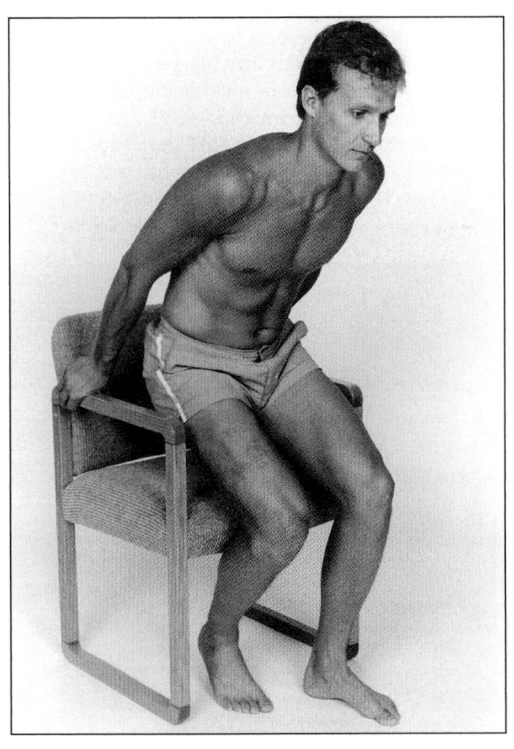

Figura 8-129 La dorsiflexión del tobillo es necesaria para levantarse después de estar sentado.

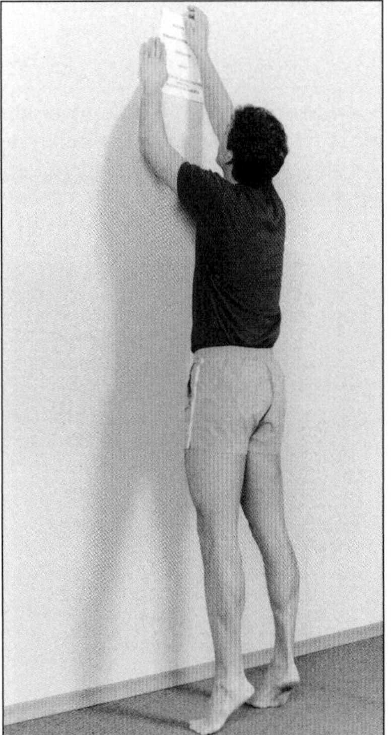

Figura 8-130 Extensión de los dedos de los pies, flexión plantar de los tobillos y contracción de los flexores plantares de los tobillos.

TABLA 8-5 Amplitudes de movimiento del tobillo y del dedo gordo del pie necesarias para realizar determinadas actividades de la vida diaria[5,24-30]

Actividad	Dorsiflexión del tobillo	Flexión plantar del tobillo	Extensión de la articulación metatarsofalángica del dedo gordo del pie
Levantarse de una silla[24,*]	28°		
Subir escaleras[25,†]	14°-27°	23°-30°	
Bajas escaleras [25,†]	21°-36°	24°-31°	
Caminar	10°[5,‡]	20°[5,‡]	90°[26]
Correr[27,§]	17°	32°	
Sentarse con las piernas cruzadas		26°[28]-29°[29]	
Ponerse de rodillas con los tobillos en dorsiflexión	37°[30,**]-40°[28]		
Ponerse en cuclillas con los talones hacia abajo	39°[28]		

*Promedio de los valores en jóvenes y adultos mayores obtenidos de la fuente original.[24]

†Valores de la amplitud de movimiento (AdM) de dorsiflexión y flexión plantar del tobillo de 15 personas obtenidos durante el ascenso y el descenso de escaleras de tres diferentes dimensiones. Los requisitos máximos de dorsiflexión y flexión plantar del tobillo variaron en función de las dimensiones de los escalones y de la estatura de los individuos.[25]

‡Datos tomados de los formularios de análisis de la marcha de Rancho Los Amigos, citados en Levangie y Norkin.[5]

§No hubo diferencias en la AdM promedio del tobillo al correr a ritmo acelerado (> 4.5 min/km) y a ritmo lento (< 5 min/km).[27]

**Promedio de los valores medios de jóvenes y adultos mayores tomados de la fuente original.[30]

escaleras oscilaban entre los 14° y los 27° para subir y los 21° y los 36° para bajar. La AdM de flexión plantar del tobillo máxima promedio requerida para subir escaleras osciló entre los 23° y los 30° y entre los 24° y los 31° para bajarlas.[25]

Movimientos del pie

La AdMA de la articulación subastragalina es de 5° de inversión y 5° de eversión sin movimiento del antepié. Las amplitudes de inversión y de eversión pueden aumentarse con un movimiento del antepié a los 35° y los 15°, respectivamente. La articulación subastragalina, la articulación transversa del tarso y las articulaciones del antepié deben encontrarse móviles en su totalidad para permitir que el pie se adapte a distintas superficies de terreno irregular (fig. 8-132). Con el pie cruzado sobre el muslo opuesto, se requieren movimientos de inversión para inspeccionar el pie.

En bipedestación, las articulaciones MTF están en al menos 25° de extensión debido a la inclinación descendente de los metatarsianos.[2] Para efectuar muchas AdVD, se requieren amplitudes de extensión de la articulación MTF del dedo gordo del pie cercanas a los 90°.[26] La extensión del dedo gordo y de los cuatro dedos menores es esencial para realizar actividades como levantarse sobre los

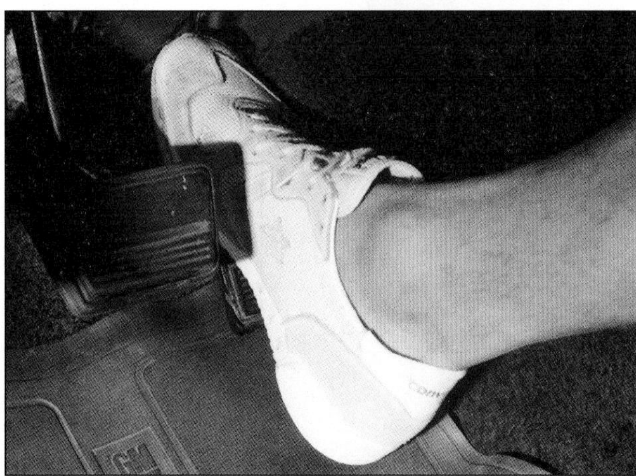

Figura 8-131 La flexión plantar del tobillo se utiliza para pisar el acelerador de un vehículo automóvil.

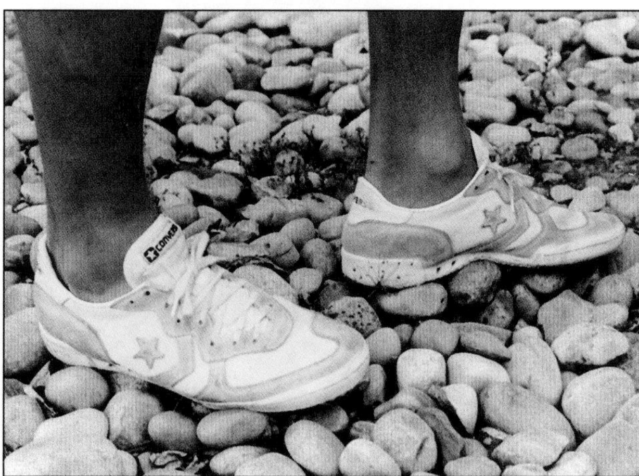

Figura 8-132 Las articulaciones móviles del tobillo y del pie se adaptan a terrenos irregulares.

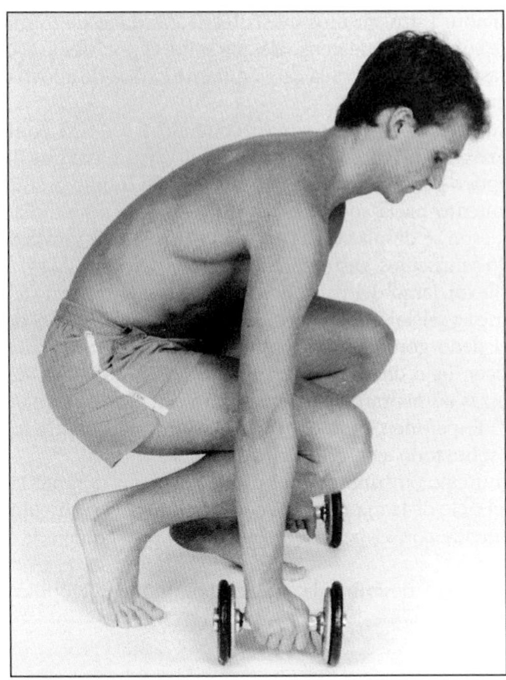

Figura 8-133 La extensión de los dedos de los pies es esencial para ponerse en cuclillas.

dedos de los pies para alcanzar objetos altos (*véase* fig. 8-130) y ponerse en cuclillas (fig. 8-133). Para la mayoría de las AdVD, solo se requieren unos pocos grados de flexión en el dedo gordo del pie.[26] No parece haber ninguna función de importancia que pueda atribuirse a la abducción y la aducción en las articulaciones MTF.[5]

Marcha

La marcha con normalidad (*véase* apéndice D) requiere un máximo de 10° de dorsiflexión del tobillo en la fase intermedia hasta la fase final, a medida que la tibia avanza sobre el pie fijo, y un máximo de 20° de flexión plantar al final de la fase previa a la oscilación (calculado a partir de los formularios de análisis de la marcha de Rancho Los Amigos, citados en el trabajo de Levangie y Norkin[5]). En la articulación MTF del dedo gordo del pie, se requieren casi 90° de extensión en la fase previa a la oscilación.[26] Asimismo, es necesaria la extensión de los cuatro dedos menores.[26] La extensión de los dedos estira la aponeurosis plantar, lo que da lugar a un apoyo longitudinal considerable del arco.[31]

Correr requiere una AdM de la articulación del tobillo que va desde una dorsiflexión promedio de 17° en la posición intermedia hasta una flexión plantar del tobillo máxima promedio de 32° en la oscilación inicial.[27] La AdM del tobillo fue la misma cuando se comparó la carrera a ritmo acelerado con la carrera a ritmo lento.[27]

Función muscular

Flexión plantar del tobillo

Los músculos del tríceps sural, el gastrocnemio y el sóleo, son los principales flexores plantares de la articulación del tobillo. El gastrocnemio cruza la articulación de la rodilla y es más eficaz como flexor plantar cuando esta se encuentra extendida.[32] Se ha mostrado que la actividad del músculo gastrocnemio y la fuerza isométrica de la flexión plantar del tobillo disminuyen con el aumento de la flexión de la rodilla, de mayor importancia en ángulos de flexión superiores a los 45°. Herman y Bragin[33] descubrieron que el gastrocnemio contribuye a la flexión plantar cuando el tobillo se encuentra en posición de flexión plantar, cuando la tensión se desarrolla rápidamente o cuando se requiere una contracción fuerte.

Se ha señalado que la actividad del músculo sóleo es mayor en la flexión de 90° de la rodilla y menor en la extensión completa de esta.[18] El sóleo está activo principalmente en la flexión plantar del tobillo cuando este se encuentra en dorsiflexión y cuando la contracción es mínima.[33] El tibial posterior, el flexor largo del dedo gordo del pie, el flexor largo de los dedos y los peroneos largo y corto actúan como flexores plantares accesorios en la articulación del tobillo. Las acciones de los flexores plantares se ilustran en actividades en las que el tobillo se flexiona contra resistencia, por ejemplo, levantarse sobre los dedos de los pies (*véase* fig. 8-130), saltar y pisar el acelerador de un vehículo automóvil (*véase* fig. 8-131). Los flexores plantares del tobillo también se contraen cuando se fuerza el movimiento al final de la flexión plantar, como cuando se tira de un calcetín (media) para ponérselo. Con el pie fijo en el piso, los flexores plantares controlan la dorsiflexión del tobillo al bajar escaleras (*véase* fig. 8-128).[34]

Dorsiflexión del tobillo

Los dorsiflexores del tobillo son el tibial anterior, el extensor largo del dedo gordo del pie, el extensor largo de los dedos y el peroneo anterior. La función del tibial anterior es iniciar la dorsiflexión del tobillo.[35] El tibial anterior y el extensor largo del dedo gordo son dorsiflexores fuertes en comparación con el extensor largo de los dedos y el peroneo anterior.[36] Los dorsiflexores se contraen y mantienen el tobillo en dorsiflexión para realizar actividades como cortarse las uñas de los pies o atarse los cordones de los zapatos. Estos músculos también se contraen para controlar la flexión plantar del tobillo al bajar el pie al piso, como se ilustra al golpetear suavemente el piso con el pie y en la respuesta a la carga en el ciclo de la marcha (*véase* apéndice D). Al pasar de la sedestación a la bipedestación con el pie apoyado en el piso, los dorsiflexores se contraen para estabilizar la tibia sobre el tarso.[37]

Inversión y eversión

El tibial posterior, el flexor largo del dedo gordo del pie, el flexor largo de los dedos, el sóleo, el gastrocnemio y el tibial anterior son responsables de la inversión. El tibial posterior es el principal inversor del pie. Los músculos gastrocnemio y sóleo producen la inversión del calcáneo con la flexión plantar del tobillo.[16] Las opiniones varían en cuanto a la contribución del tibial anterior a este tipo de movimiento. La línea de acción del tibial anterior se sitúa a lo largo del eje de la articulación subastragalina,[32] tanto para el movimiento de inversión como para el de eversión. Por este motivo, Soderberg[32] considera que no hay movimiento producido por el tibial anterior alrededor del eje de la articulación subastragalina. Smith y cols.[16] afirman que el tibial anterior y los músculos flexores de los dedos largos pueden ser inversores débiles del pie, llevándolo desde una posición de eversión hasta la posición neutra. O'Connell[35] concluyó que el tibial anterior solo funciona como inversor cuando el borde medial del pie se eleva al mismo tiempo. La acción de los inversores se ilustra cuando el pie se coloca sobre el muslo opuesto para inspeccionar el estado que guarda la piel de la planta o al caminar por terreno irregular, cuando los inversores ayudan a estabilizar el pie (*véase* fig. 8-132).

El peroneo largo y el peroneo corto, asistidos por el músculo extensor largo de los dedos y el peroneo anterior, llevan a cabo el movimiento de eversión. La acción de los eversores se ilustra al caminar por terrenos irregulares (*véase* fig. 8-132).

Flexión y extensión de los dedos del pie

Los flexores del dedo gordo del pie incluyen el flexor largo, el flexor corto y el abductor corto. El abductor corto del dedo gordo del pie flexiona la articulación MTF y extiende la articulación IF.[38] El flexor largo y el flexor corto de los dedos flexionan los cuatro dedos menores. El flexor corto y el abductor corto del quinto dedo también ayudan en la flexión de este dedo. Los flexores de los dedos del pie funcionan de forma tal que el dedo gordo presiona de manera firme el piso y los otros cuatro dedos se sujetan al piso para ayudar a mantener el equilibrio al pararse en un pie[39] o al ponerse en puntas (*véase* fig. 8-130). Los flexores de los dedos del pie se contraen de forma excéntrica para controlar la extensión pasiva de los dedos que se produce al agacharse para recoger un objeto del piso o al caminar.

El aparato extensor del pie es similar al de la mano. Los extensores del dedo gordo del pie incluyen el extensor largo, el extensor corto y el abductor corto. El extensor largo y el extensor corto de los dedos extienden los cuatro dedos menores en las articulaciones MTF. No hay extensor corto del quinto dedo, pero sus fibras de los músculos abductor y flexor se unen a la expansión digital dorsal de este dedo[38] para ayudar en la extensión. Los lumbricales y los interóseos flexionan las articulaciones MTF y extienden las articulaciones IF de los cuatro dedos menores de forma simultánea. Los extensores de los dedos de los pies se contraen al caminar y al subir escaleras. Una acción que ilustra la función de los extensores de los dedos del pie es cuando se extienden los dedos y se mantiene esta posición para cortarse las uñas.

Mantenimiento de los arcos

A diferencia de lo que sucede en la mano, los músculos intrínsecos del pie no desempeñan funciones específicas, sino que suelen trabajar en conjunto con los músculos extrínsecos para realizar funciones motoras gruesas. Los músculos intrínsecos contribuyen a estabilizar el pie durante el impulso.[40] Mann e Inman[40] explican que los principales músculos intrínsecos (abductor del dedo gordo del pie, flexor corto del dedo gordo del pie, flexor corto de los dedos y abductor del quinto dedo) forman el principal apoyo muscular del arco al ejercer una intensa fuerza de flexión sobre el antepié para ayudar a estabilizar la articulación transversa del tarso. Los músculos intrínsecos se contraen para estabilizar el pie cuando se lleva el peso hacia el antepié para actividades como pararse en puntas (*véase* fig. 8-130) o subir y bajar escaleras o una rampa. El tríceps sural, los peroneos corto y largo y los tibiales anterior y posterior se contraen con los músculos intrínsecos para aumentar la rigidez del pie en actividades como correr y escalar.[41]

Bipedestación

En la bipedestación, la línea de gravedad cae anterior al eje de la articulación del tobillo, lo que crea un torque de dorsiflexión.[36] A este torque de dorsiflexión se opone el músculo sóleo al contraerse para tirar de la tibia en dirección posterior.[36] No se requiere actividad muscular para sostener los arcos cuando se está de pie.[40]

Marcha

La siguiente descripción de la función muscular durante el ciclo de la marcha se basa en los trabajos realizados por Norkin y Levangie,[36] así como en los de Inman, Ralston y Todd.[42] Los dorsiflexores del tobillo se contraen durante la fase de oscilación del ciclo de la marcha para permitir que el pie se separe del piso. El tibial anterior, el extensor largo del dedo gordo del pie y el extensor largo de los dedos se contraen en dirección concéntrica para dorsiflexionar el tobillo desde la fase previa a la oscilación hasta la mitad de esta, y luego se contraen de manera isométrica para mantener el pie en esta posición. Estos mismos músculos se contraen de forma excéntrica para controlar el descenso del pie sobre el piso desde el contacto inicial hasta la respuesta a la carga durante la fase de apoyo del ciclo de la marcha.

Por su parte, los músculos gastrocnemio y sóleo se contraen en dirección excéntrica desde la respuesta a la carga hasta que finaliza la fase de apoyo para controlar la dorsiflexión del tobillo producida por el movimiento hacia adelante de la tibia sobre el pie fijo a medida que el cuerpo se desplaza hacia adelante. En la fase previa a la oscilación, los músculos gastrocnemio, sóleo, peroneo largo, peroneo corto y flexor largo del dedo gordo del pie se contraen de manera concéntrica y el talón se eleva del piso. La contracción del flexor largo del dedo gordo del pie contribuye a las grandes fuerzas que se producen bajo dicho dedo en la parte final de la fase de apoyo; estas fuerzas aumentan de acuerdo con velocidades de marcha más rápidas.[43] El peroneo largo controla el equilibrio durante la marcha normal, sobre todo a velocidades más lentas.[44]

Los músculos intrínsecos del pie se contraen durante la fase de apoyo del ciclo de la marcha.[40] La contracción de los músculos intrínsecos coincide con el período en el que el pie requiere la máxima estabilidad.

Reber y cols.[45] describen la actividad muscular del tobillo durante la carrera.

Referencias

1. Kapandji IA. *The Physiology of the Joints. Vol. 2. The Lower Limb.* 6th ed. New York, NY: Churchill Livingstone Elsevier; 2011.
2. Williams PL, Bannister LH, Berry MM, et al., eds. *Gray's Anatomy.* 38th ed. New York, NY: Churchill Livingstone; 1995.
3. Norkin CC, White DJ. *Measurement of Joint Motion: A Guide to Goniometry.* 4th ed. Philadelphia, PA: FA Davis; 2009.
4. Daniels L, Worthingham C. *Muscle Testing: Techniques of Manual Examination.* 5th ed. Philadelphia, PA: WB Saunders; 1986.
5. Levangie PK, Norkin CC. *Joint Structure & Function: A Comprehensive Analysis.* 3rd ed. Philadelphia, PA: FA Davis; 2001.
6. Woodburne RT. *Essentials of Human Anatomy.* 5th ed. London, UK: Oxford University Press; 1973.
7. Magee DJ. *Orthopedic Physical Assessment.* 5th ed. St. Louis, MO: Saunders Elsevier; 2008.
8. American Academy of Orthopaedic Surgeons. *Joint Motion: Method of Measuring and Recording.* Chicago, IL: AAOS; 1965.
9. Berryman Reese N, Bandy WD. *Joint Range of Motion and Muscle Length Testing.* 2nd ed. St. Louis, MO: Saunders Elsevier; 2010.
10. Cyriax J. *Textbook of Orthopaedic Medicine. Vol. 1. Diagnosis of Soft Tissue Lesions.* 8th ed. London, UK: Bailliere Tindall; 1982.
11. Taylor Major KF, Bojescul Captain JA, Howard RS, Mizel MS, McHale KA. Measurement of isolated subtalar range of motion: a cadaver study. *Foot Ankle Int.* 2001;22:426-432.
12. Baumbach SF, Brumann M, Binder, J Mutschler W, Regauer M, Polzer H. The influence of knee position on ankle dorsiflexion—a biometric study. *BMC Musculoskelet Disord.* 2014;15: 246-252.
13. Whitting JW, Steele JR, McGhee DE, Munro BJ: Passive dorsiflexion stiffness is poorly correlated with passive dorsiflexion range of motion. *J Sci Med Sport.* 2013;16:157-161.
14. Kang M, Oh J: Relationship between weightbearing ankle dorsiflexion passive range of motion and ankle kinematics during gait. *J Am Podiatr Med Assoc.* 2017;107(1):39-45.
15. Costa ML, Logan K, Heylings D, Donell ST, Tucker K. The effects of Achilles tendon lengthening on ankle dorsiflexion: a cadaver study. *Foot Ankle Int.* 2006;27(6):414-417.

16. Smith LK, Weiss EL, Lehmkuhl LD. *Brunnstrom's Clinical Kinesiology.* 5th ed. Philadelphia, PA: FA Davis; 1996.
17. Fiebert IM, Correia EP, Roach KE, Carte MB, Cespedes J, Hemstreet K. A comparison of EMG activity between the medial and lateral heads of the gastrocnemius muscle during isometric plantarflexion contractions at various knee angles. *Isokinet Exerc Sci.* 1996;6:71–77.
18. Signorile JE, Applegate B, Duque M, Cole N, Zink A. Selective recruitment of the triceps surae muscles with changes in knee angle. *J Strength Cond Res.* 2002;16(3):433–439.
19. Hébert-Losier K, Schneiders AG, Sullivan SJ, Newsham-West RJ, Garcia JA, Simoneau GG. Analysis of knee flexion angles during two clinical versions of the heel-raise test to assess soleus and gastrocnemius function. *J Orthop Sports Phys Ther.* 2011;41(7):505–513.
20. Lunsford BR, Perry J. The standing heel-rise test for ankle plantar flexion: criterion for normal. *Phys Ther* 1995;75:694–698.
21. Jan MH, Chai HM, Lin YF, et al. Effects of age and sex on the results of an ankle plantar-flexor manual muscle test. *Phys Ther.* 2005;85(10):1078–1084.
22. Hébert-Losier K, Newsham-West RJ, Schneiders AG, Sullivan SJ. Raising the standards of the calf-raise test: a systematic review. *J Sci Med Sport.* 2009;12(6):594–602.
23. Janda V. *Muscle Function Testing.* London, UK: Butterworth; 1983.
24. Ikeda ER, Schenkman ML, Riley PO, Hodge WA. Influence of age on dynamics of rising from a chair. *Phys Ther.* 1991;71:473-481.
25. Livingston LA, Stevenson JM, Olney SJ. Stairclimbing kinematics on stairs of differing dimensions. *Arch Phys Med Rehabil.* 1991;72:398-402.
26. Sammarco GJ, Hockenbury RT. Biomechanics of the foot and ankle. In: Nordin M, Frankel VH eds. *Basic Biomechanics of the Musculoskeletal System.* 3rd ed. Philadelphia, PA: Lippincott Williams & Wilkins; 2001.
27. Pink M, Perry J, Houglum PA, Devine DJ. Lower extremity range of motion in the recreational sport runner. *Am J Sports Med.* 1994;22:541-549.
28. Hemmerich A, Brown H, Smith S, Marthandam SSK, Wyss UP. Hip, knee, and ankle kinematics of high range of motion activities of daily living. *J Orthop Res.* 2006;24:770-781.
29. Kapoor A, Mishra SK, Kewangan SK, Mody BS. Range of movements of lower limb joints in cross-legged sitting posture. *J Arthroplasty.* 2008;23:451-453.
30. Zhou H, Wang D, Liu T, Zeng X, Wang C. Kinematics of hip, knee, ankle of the young and elderly Chinese people during kneeling activity. *J Zhejiang Univ Sci B.* 2012;13(10):831-838.
31. Thordarson DB, Schmotzer H, Chon J, Peters J. Dynamic support of the human longitudinal arch. *Clin Orthop Relat Res.* 1995;316:165-172.
32. Soderberg GL. *Kinesiology: Application to Pathological Motion.* 2nd ed. Baltimore, MD: Williams & Wilkins; 1997.
33. Herman R, Bragin SJ. Function of the gastrocnemius and soleus muscles. *Phys Ther.* 1967;47:105–113.
34. Andriacchi TP, Andersson GBJ, Fermier RW, Stern D, Galante JO. A study of lower-limb mechanics during stair-climbing. *J Bone Joint Surg Am.* 1980;62:749–757.
35. O'Connell AL. Electromyographic study of certain leg muscles during movements of the free foot and during standing. *Am J Phys Med.* 1958;37:289–301.
36. Norkin CC, Levangie PK. *Joint Structure and Function: A Comprehensive Analysis.* 2nd ed. Philadelphia, PA: FA Davis; 1992.
37. Houtz SJ, Walsh FP. Electromyographic analysis of the function of the muscles acting on the ankle during weight-bearing with special reference to the triceps surae. *J Bone Joint Surg Am.* 1959;41:1469–1481.
38. Sarrafian SK, Topouzian LK. Anatomy and physiology of the extensor apparatus of the toes. *J Bone Joint Surg Am.* 1969; 51:669–679.
39. Cailliet R. *Foot and Ankle Pain.* Philadelphia, PA: FA Davis; 1968.
40. Mann R, Inman VT. Phasic activity of the intrinsic muscles of the foot. *J Bone Joint Surg Am.* 1964;46:469–481.
41. Sammarco GJ. Biomechanics of the foot. In: Nordin M, Frankel VH, eds. *Basic Biomechanics of the Musculoskeletal System.* 2nd ed. Philadelphia, PA: Lea & Febiger; 1989.
42. Inman VT, Ralston HJ, Todd F. *Human Walking.* Baltimore, MD: Williams & Wilkins; 1981.
43. Péter A, Hegyi A, Stenroth L, Finni T, Cronin NJ. EMG and force production of the flexor hallucis longus muscle in isometric plantarflexion and the push-off phase of walking. *J Biomech.* 2015;48:3413–3419. http://dx.doi.org/10.1016/j.jbiomech.2015.05.033.
44. Louwerens JWK, van Linge B, de Klerk LWL, Mulder PGH, Snijders CJ. Peroneus longus and tibialis anterior muscle activity in the stance phase. *Acta Orthop Scand.* 1995;66:517–523.
45. Reber L, Perry J, Pink M. Muscular control of the ankle in running. *Am J Sports Med.* 1993;21:805–810.

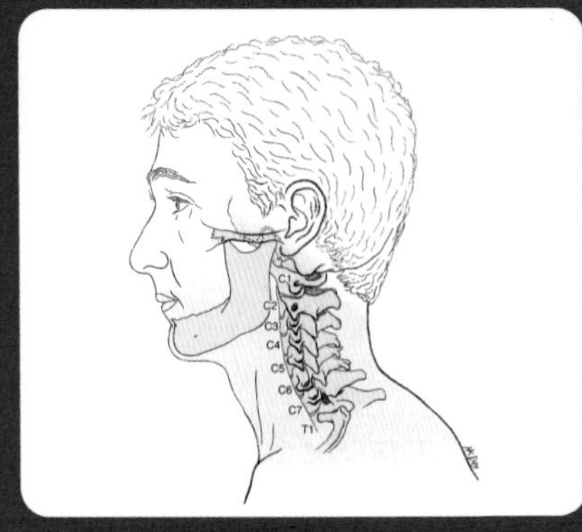

Cabeza, cuello y tronco 9

BÚSQUEDA RÁPIDA

(*continúa*)

BÚSQUEDA RÁPIDA *(continuación)*

La práctica hace al maestro: formularios de resumen y evaluación. Formularios 9-1 a 9-49 disponibles en: http://thepoint.lww.com/Clarkson4e

(continúa)

BÚSQUEDA RÁPIDA *(continuación)*

ARTICULACIONES Y MOVIMIENTOS: CABEZA Y CUELLO

En las figuras 9-1 a 9-3 se ilustran las articulaciones y los ejes correspondientes a la articulación temporomandibular (ATM) y la columna cervical. Por su parte, la estructura articular y los movimientos propios de la ATM y de la columna cervical se describen a continuación y a manera de resumen en las tablas 9-1 y 9-2.

Articulaciones temporomandibulares

Las ATM situadas a cada lado de la cabeza, justo por delante de las orejas, se describen, de manera individual, como articulaciones condíleas;[2] estas estructuras se unen por medio de la mandíbula (maxilar inferior) y juntas forman una articulación bicondílea. Las ATM se evalúan en conjunto como una unidad funcional. Las superficies articulares de la ATM son contrapartes incongruentes, pero la presencia de un disco articular colocado entre ambos extremos promueve la congruencia y divide la ATM en compartimentos superior e inferior (*véase* fig. 9-4C).

El compartimento superior de cada ATM está conformado superiormente por la fosa mandibular cóncava y por la eminencia articular convexa del temporal, que se encuentra anterior a la fosa. Estas estructuras óseas forman en conjunto la parte superior de la ATM y se articulan de manera congruente con el área superior del disco articular, que es anteroposteriormente cóncavo-convexo. La superficie inferior del disco articular es cóncava y se acopla con el cóndilo convexo de la mandíbula para formar el compartimento inferior de la ATM.

El movimiento simultáneo de las ATM produce depresión (para abrir la boca), elevación (para cerrar la boca), protrusión (también llamada *protracción*), retracción o desviación lateral de la mandíbula. La elevación y la depresión de la mandíbula se producen en el plano sagital, con movimiento alrededor de un eje frontal (*véase* fig. 9-2). Al abrir la boca, se genera una secuencia de movimiento que se lleva a cabo en dos tiempos dentro del compartimento inferior de cada ATM. Primero, el cóndilo mandibular rota y se desliza hacia abajo y hacia adelante sobre el disco articular. Después, debido a la unión posterior del disco al cóndilo mandibular, ambas estructuras se mueven juntas en dirección anterior.[2] Este movimiento da lugar al deslizamiento anterior del disco articular sobre las superficies articulares temporales dentro del compartimento superior.[2] Estos movimientos se invierten al cerrar la boca.

Cuando el maxilar inferior se protrae y se retrae, el disco articular de cada ATM se mueve junto con el cóndilo mandibular[2] siguiendo el desplazamiento de la mandíbula en el plano transversal de manera anterior y posterior, respectivamente. El movimiento dentro del compartimento superior de cada ATM se produce entre el disco articular y el hueso temporal.[14]

La desviación lateral de la mandíbula incluye la rotación del cóndilo mandibular en la fosa mandibular del lado hacia el que se produce la desviación y un deslizamiento hacia adelante del cóndilo mandibular contralateral sobre la fosa mandibular y la eminencia articular del temporal.[2]

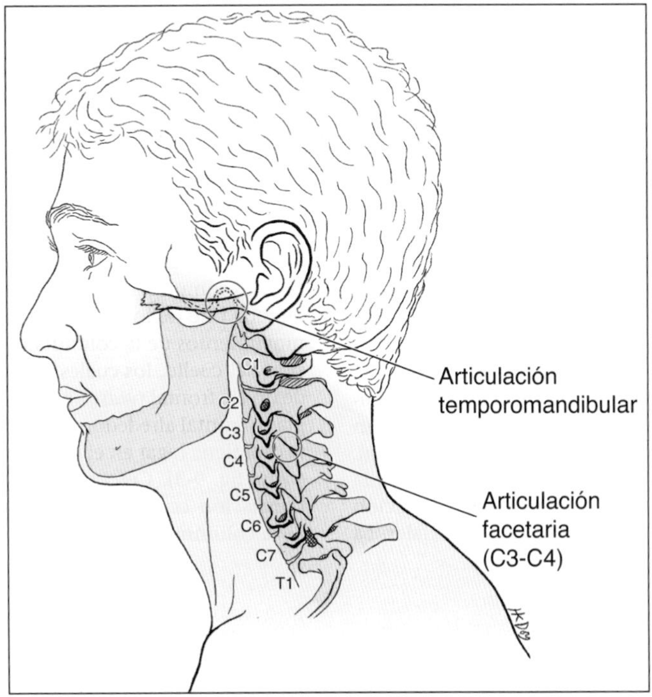

Figura 9-1 Articulaciones temporomandibular y de la columna cervical.

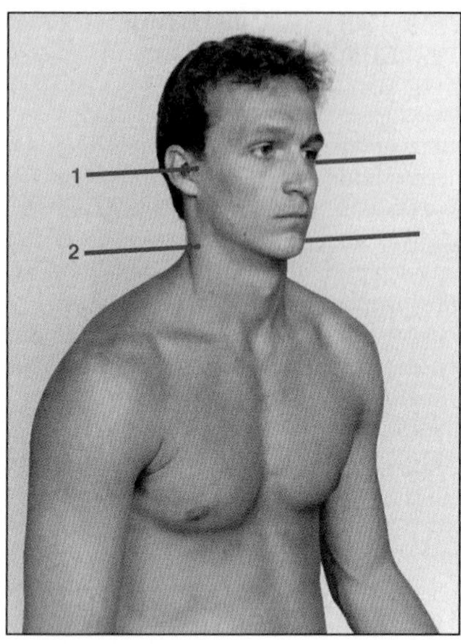

Figura 9-2 (*1*) Eje de la articulación temporomandibular: elevación y depresión; (*2*) eje de la columna cervical: flexión y extensión.

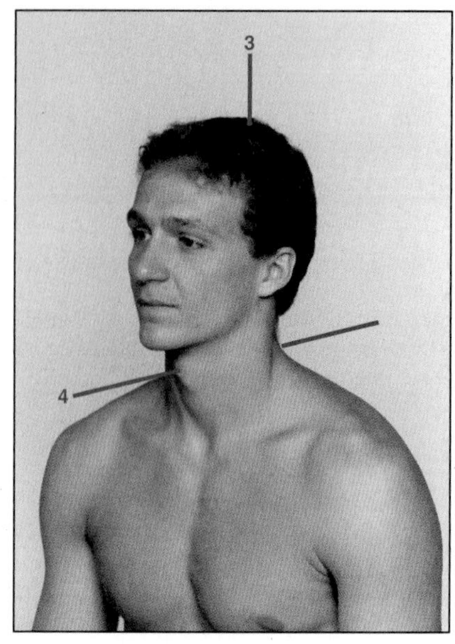

Figura 9-3 Ejes de la columna cervical: (*3*) rotación; (*4*) flexión lateral.

Cuello: columna cervical

La columna cervical está formada por siete vértebras (*véase* fig. 9-1). Las vértebras tercera a séptima (C3-C7) cuentan con una estructura similar, mientras que las C1 y C2 tienen una forma distinta.

La primera vértebra cervical, también denominada *C1* o *atlas*, se articula con el occipucio por medio de las articulaciones atlantooccipitales (*véanse* figs. 9-1 y 9-5A). Estas articulaciones están formadas, superiormente, por los cóndilos convexos del occipucio que se articulan con las carillas (facetas) articulares cóncavas superiores de C1, las cuales discurren en el plano transversal y están orientadas superior y medialmente. La orientación de las carillas determina el movimiento en las articulaciones atlantooccipitales. Los movimientos principales son la flexión y la extensión; hay una ligera flexión (inclinación) lateral[14] y ninguna rotación.[15]

Existen tres articulaciones atlantoaxiales entre el atlas (C1) y el axis (C2) (*véanse* figs. 9-1 y 9-5). Se forma una articulación trocoide[2] entre el proceso (apófisis) odontoides (con aspecto de diente) de C2 al articularse este anteriormente con la superficie posterior cóncava del arco anterior de C1 y posteriormente con la superficie posterior cartilaginosa del ligamento transverso. El ligamento transverso es el que mantiene el proceso odontoides en su sitio. Existen dos articulaciones facetarias, una a cada lado entre C1 y C2, que se sitúan en dirección posterior al ligamento transverso en el plano transversal. Cada una de las carillas inferiores de C1 se articula con una carilla superior de C2. La orientación de las carillas convierte a la rotación en el principal movimiento de las articulaciones atlantoaxiales. La mayor parte de la rotación de la columna cervical se produce en estas articulaciones.[15]

De las vértebras C2 a C7, cada segmento vertebral está compuesto de dos vértebras y las tres articulaciones entre estas vértebras. De forma anterior, el disco intervertebral se sitúa entre los cuerpos vertebrales adyacentes (*véase* fig. 9-5B y C). Dos articulaciones facetarias están situadas de manera posterior a cada lado del segmento vertebral. Cada articulación facetaria (*véase* fig. 9-1) está formada por la carilla inferior de la vértebra superior (orientada en dirección inferior y anterior) y la carilla superior de la vértebra inferior (orientada en dirección superior y posterior). Las superficies de las articulaciones facetarias forman un ángulo de unos 45° en relación con el plano transversal. La orientación de las carillas de C2 a C7 permite la flexión, la extensión, la flexión lateral y la rotación de la columna cervical.

Al evaluar la amplitud de movimiento (AdM) de la columna cervical, se evalúan y miden los movimientos combinados de los segmentos comprendidos entre el occipucio y C7, ya que el movimiento de cada uno de los segmentos no se puede medir clínicamente. Los movimientos de la columna cervical incluyen la flexión y la extensión del cuello, los cuales se producen en el plano sagital alrededor de un eje frontal (*véase* fig. 9-2); la flexión lateral, que se verifica en el plano frontal alrededor de un eje sagital (*véase* fig. 9-3); y la rotación, la cual tiene lugar en el plano transversal alrededor de un eje vertical (*véase* fig. 9-3). Cerca del 40% de la flexión cervical y del 60% de la rotación cervical se producen en el complejo occipucio-C1-C2 de la columna cervical.[16]

TABLA 9-1 Estructura articular: movimientos de la mandíbula

	Apertura de la boca (depresión)	Cierre de la boca (oclusión)	Protrusión	Retrusión	Desviación lateral
Articulación[1,2]	TM	TM	TM	TM	TM
Plano	Sagital	Sagital	Horizontal	Horizontal	Horizontal
Eje	Frontal	Frontal			
Factores limitantes normales[2,3,*] **(*véase* fig. 9-4)**	Tensión en el ligamento TM lateral y el tejido retrodiscal	Oclusión o contacto entre los dientes	Tensión en los ligamentos TM lateral, esfenomandibular y estilomandibular		Tensión en el ligamento TM lateral
AdMA normal (regla)	35-50 cm[4]	Contacto entre los dientes	3-7 mm[5]	10-15 mm[4]	
Patrón capsular[4,6]	Limitación de la apertura bucal				

*Hay pocas investigaciones concluyentes que identifiquen los factores limitantes normales (FLN) del movimiento articular. Los FLN y las sensaciones de tope aquí indicadas se basan en el conocimiento de la anatomía, la experiencia clínica y las referencias disponibles.

AdMA: amplitud de movimiento activo; TM: temporomandibular.

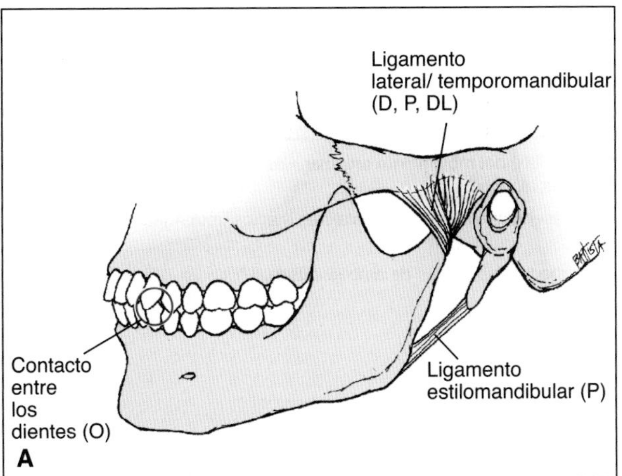

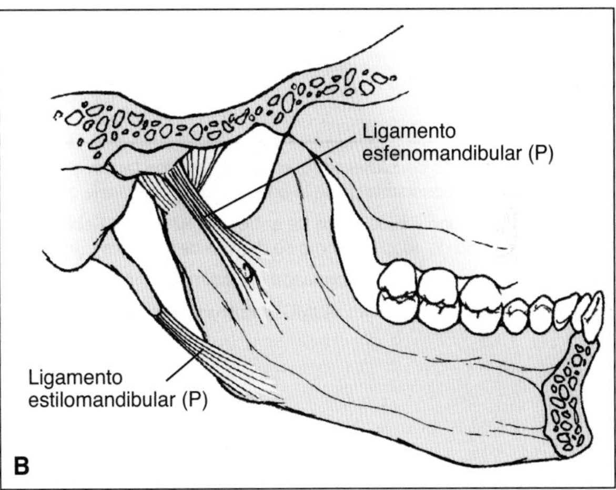

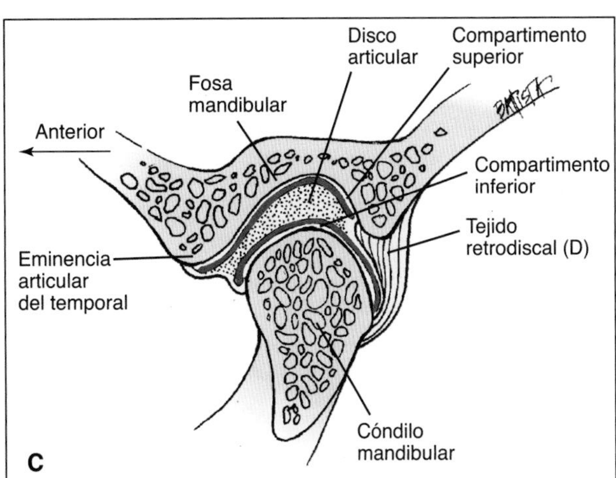

Figura 9-4 Factores limitantes normales: articulación temporomandibular. **A.** Vista lateral. **B.** Vista medial (corte sagital). **C.** Corte sagital en el que se muestran las estructuras no contráctiles que a menudo limitan el movimiento. El movimiento limitado por estructuras se identifica entre paréntesis mediante las siguientes abreviaturas: D: depresión; DL: desviación lateral: O: oclusión; P: protrusión.

TABLA 9-2 Estructura articular: movimientos de la columna cervical

	Flexión	Extensión	Flexión lateral	Rotación
Articulación[1,2]	Atlantooccipital Atlantoaxial Intervertebral	Atlantooccipital Atlantoaxial Intervertebral	Atlantooccipital Intervertebral (con rotación)	Atlantooccipital Atlantoaxial Intervertebral (con flexión lateral)
Plano	Sagital	Sagital	Frontal	Transversal
Eje	Frontal	Frontal	Sagital	Vertical
Factores limitantes normales[7,8,*] **(*véase* fig. 9-5)**	Tensión en la membrana tectoria, el ligamento atlantoaxial posterior, el ligamento longitudinal posterior, el ligamento nucal, el ligamento amarillo, los músculos posteriores del cuello y las fibras posteriores del anillo fibroso; contacto entre el borde anterior del agujero magno del cráneo y el proceso odontoides (articulación atlantooccipital)	Tensión en el ligamento longitudinal anterior y los músculos atlantoaxiales anteriores del cuello; fibras anteriores del anillo fibroso; contacto óseo entre los procesos espinosos	La tensión en el ligamento alar limita la flexión lateral hacia el lado contralateral; fibras laterales del anillo fibroso; proceso unciforme	La tensión en el ligamento alar limita la rotación hacia el lado ipsilateral; tensión en el anillo fibroso
AdMA normal				
AdMC[9,†]	0°-45°	0°-65°	0°-35°	0°-60°
Cinta métrica[10,11,‡]	3 cm	20 cm	13 cm	11 cm
Inclinómetro[12]	0°-50°	0°-60°	0°-45°	0°-80°
Goniómetro universal[13]	0°-45°	0°-45°	0°-45°	

*Hay pocas investigaciones concluyentes que identifiquen los factores limitantes normales (FLN) del movimiento articular. Los FLN y las sensaciones de tope aquí indicadas se basan en el conocimiento de la anatomía, la experiencia clínica y las referencias disponibles.

†AdMA calculada en 337 individuos sanos de entre 11 y 97 años de edad. Los valores representan la media de los valores medios (redondeados a los 5° más próximos) de cada grupo de edad, tal como se derivan de la fuente original.[9]

‡Los valores representan la media (redondeada al centímetro más próximo) de los valores medios derivados de ambos estudios.[10,11]

AdMA: amplitud de movimiento activo; AdMC: amplitud de movimiento cervical.

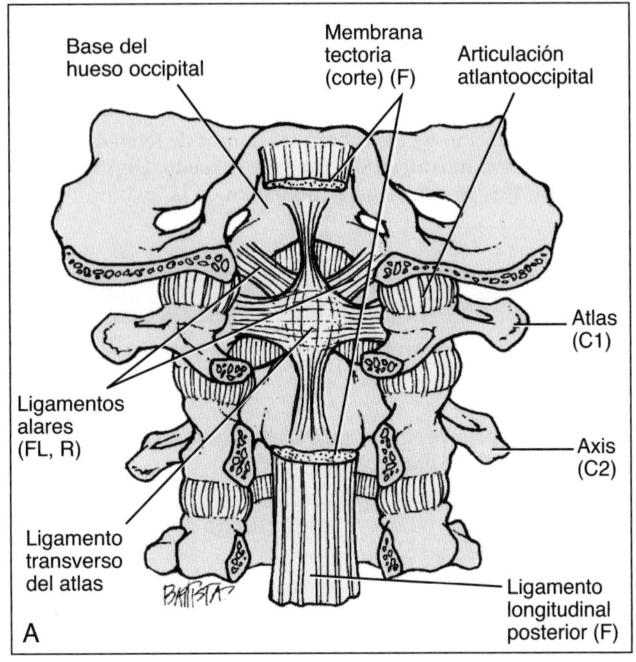

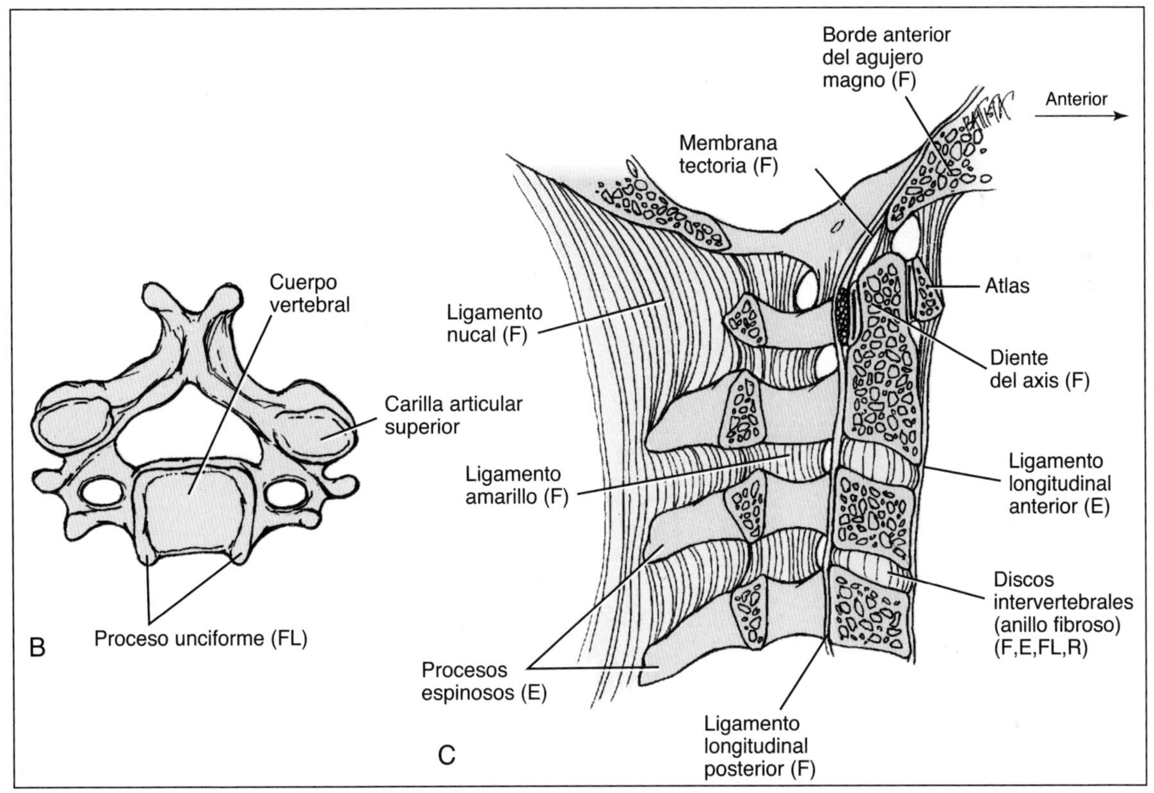

Figura 9-5 Factores limitantes normales. **A.** Vista posterior (sección frontal) del occipucio y la columna cervical superior. **B.** Vista superior de una vértebra cervical. **C.** Corte sagital del occipucio y la columna cervical (C1-C4) en el que se muestran las estructuras no contráctiles que a menudo limitan el movimiento. El movimiento limitado por estructuras se identifica entre paréntesis mediante las siguientes abreviaturas: E: extensión; F: flexión; FL: flexión lateral; R: rotación. No se ilustran los músculos que por lo general limitan el movimiento.

PUNTOS DE REFERENCIA ANATÓMICOS: CABEZA Y CUELLO (FIGS. 9-6 A 9-9)

Por medio de la descripción y la ilustración, se identifican los puntos de referencia anatómicos pertinentes para evaluar la AdM articular y la fuerza muscular de la cabeza y el cuello. Los músculos se excluyen de esta descripción ya que los puntos precisos de palpación se presentan en la revisión de cada prueba muscular más adelante en el capítulo.

Estructura	Ubicación
1. Escotadura yugular del esternón (horquilla esternal)	Depresión redondeada situada en el borde superior del esternón, entre los extremos mediales de cada clavícula.
2. Cartílago tiroideo	Cartílago laríngeo más prominente situado a la altura de la cuarta y la quinta vértebras cervicales; su proyección subcutánea se conoce como *manzana de Adán*.
3. Hueso hioides	Hueso submandibular en forma de «U» situado por encima del cartílago tiroideo, a la altura de la tercera vértebra cervical; el cuerpo se palpa en la línea media por debajo del mentón en el ángulo formado entre el piso de la boca y la parte anterior del cuello.
4. Ángulo de la mandíbula	Ángulo del maxilar inferior situado medial y distalmente al lóbulo de la oreja.
5. Ángulo de la boca	Ángulo lateral formado por los labios superior e inferior.
6. Pliegue nasolabial	Pliegue de piel que se extiende desde la nariz hasta el ángulo de la boca.
7. ATM	Puede palparse anterior al trago del oído externo, durante la apertura y el cierre de la boca.
8. Proceso mastoides	Prominencia ósea del cráneo situada detrás de la oreja.
9. Proceso del acromion	Cara lateral de la espina de la escápula en la punta del hombro.
10. Espina de la escápula	Cresta ósea que corre en dirección oblicua a través de las cuatro quintas partes superiores de la escápula.
11. Proceso espinoso de C7	Suele ser el proceso espinoso más prominente en la base del cuello.
12. Proceso espinoso de T1	Es el proceso espinoso más prominente después de C7.
13. Lóbulo de la oreja	Parte inferior suave del pabellón auricular.

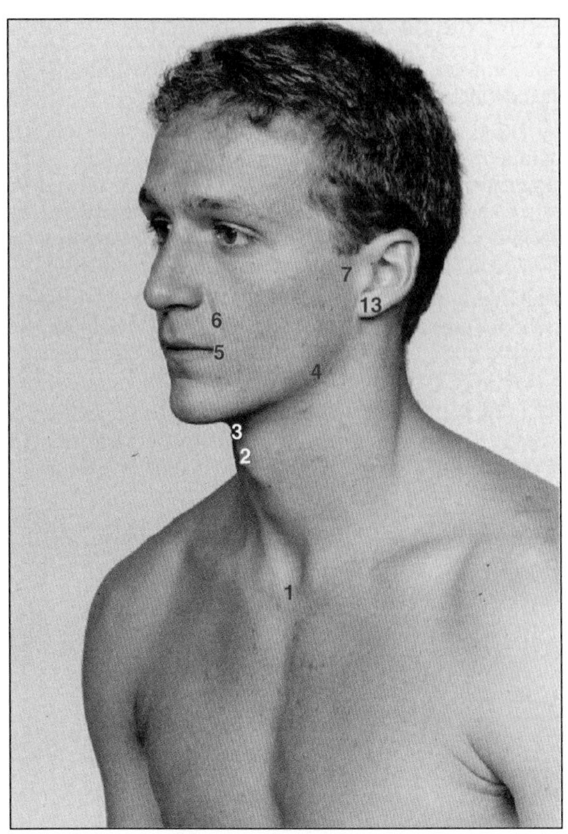

Figura 9-6 Cara anterolateral de la cabeza y el cuello.

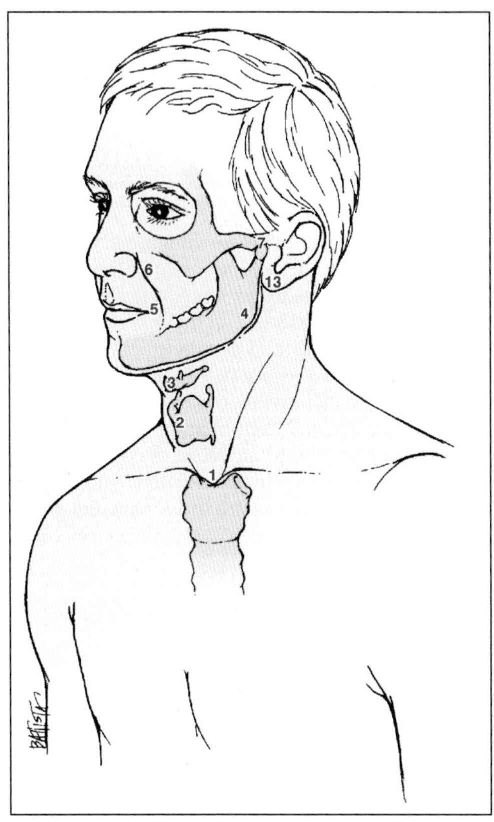

Figura 9-7 Características anatómicas superficiales: cara anterolateral de la cabeza y el cuello.

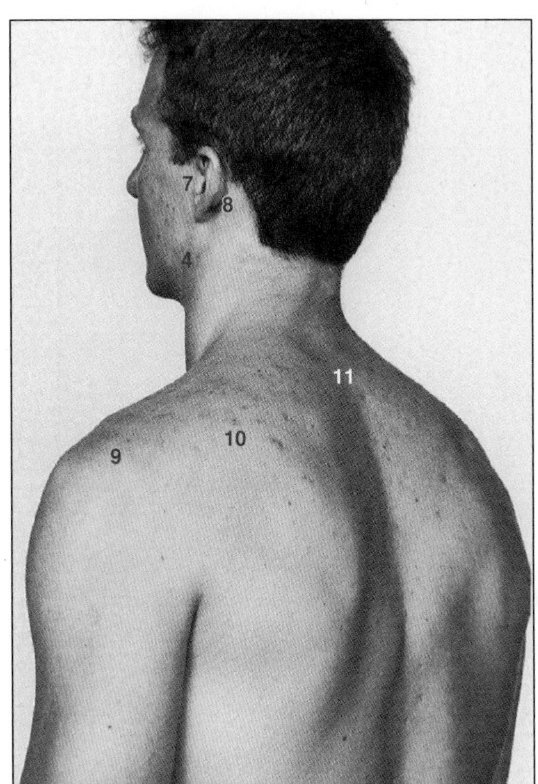

Figura 9-8 Cara posterolateral de la cabeza y el cuello.

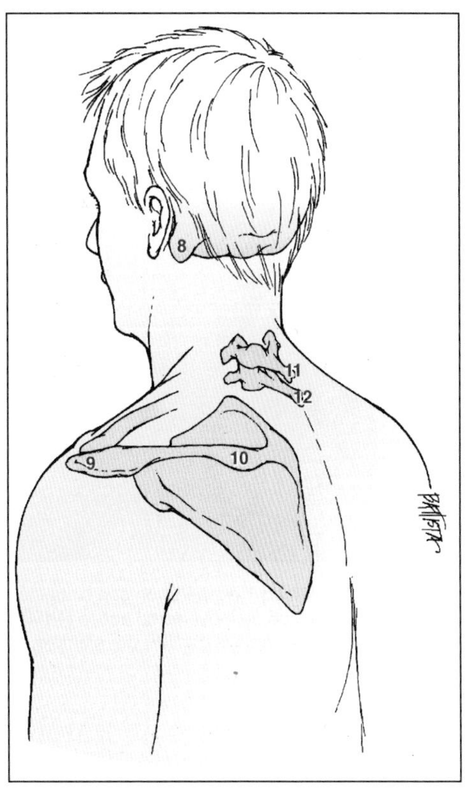

Figura 9-9 Características anatómicas óseas: cara posterolateral de la cabeza y el cuello.

Instrumentación y procedimientos de medición: ATM y columna vertebral

Las mediciones de la amplitud de movimiento activo (AdMA) de las ATM se llevan a cabo empleando una regla o compases calibradores. Los instrumentos utilizados para medir la AdMA de la columna vertebral incluyen la cinta métrica, el inclinómetro estándar, el instrumento para medir la amplitud de movimiento cervical (AdMC)[17] (Performance Attainment Associates, Roseville, MN), el instrumento para medir la amplitud de movimiento de la espalda (BROM II, *Back Range-of-Motion Instrument*) (Performance Attainment Associates, Roseville, MN) y el goniómetro universal. A continuación se describen estos instrumentos y los principios generales de uso de cada uno de ellos, a excepción del goniómetro universal y del goniómetro de «Myrin» OB, los cuales se describen con detalle en el capítulo 1.

Medición con cinta métrica, regla o compases calibradores

Para medir la AdMA de las ATM, se usan compases calibradores o reglas, y para medir la AdMA de la columna vertebral, se suele emplear una cinta métrica.

Procedimiento de medición: cinta métrica o regla

La medición lineal de la AdMA se logra utilizando una cinta métrica y aplicando alguno de los tres métodos siguientes:

Método 1 (fig. 9-10)*:* el paciente se desplaza a la posición final del movimiento que se está evaluando. Con una cinta métrica, el terapeuta mide la distancia entre dos puntos de referencia anatómicos específicos o entre un punto de referencia anatómico específico y una superficie externa fija, como la camilla de exploración o el piso, para determinar la AdM en centímetros.

Método 2 (fig. 9-11)*:* el terapeuta mide la distancia entre dos niveles vertebrales específicos en la posición inicial y en la posición final de la AdM que se está midiendo. La diferencia entre ambas medidas es la AdM en centímetros.

Método 3 (fig. 9-12)*:* la ubicación de un punto de referencia anatómico que se desplaza con el movimiento a evaluar se marca en una parte fija del cuerpo al inicio y al final de la AdM. La distancia entre estas marcas es la AdM de dicho movimiento.

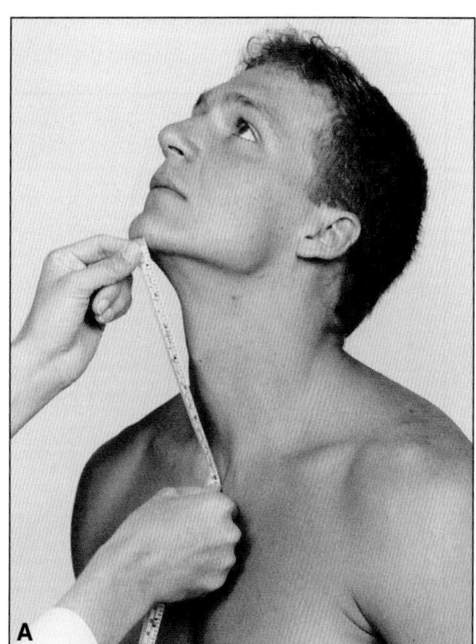

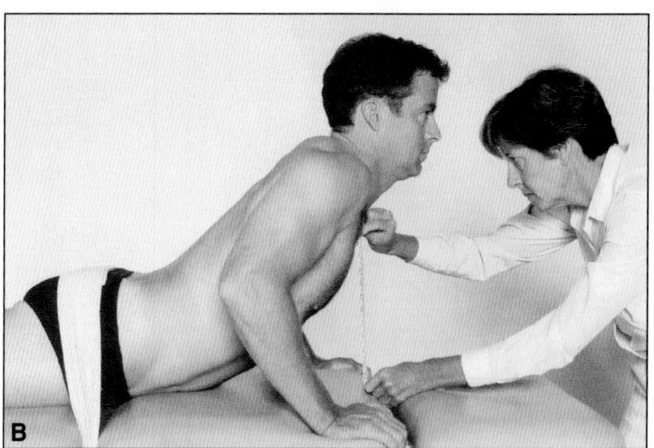

Figura 9-10 Método 1 de medición con cinta métrica: distancia medida entre (**A**) dos puntos de referencia anatómicos, por ejemplo, la amplitud de movimiento activo (AdMA) de extensión del cuello, o (**B**) un punto de referencia anatómico y una superficie externa como la camilla, por ejemplo, la AdMA de extensión toracolumbar.

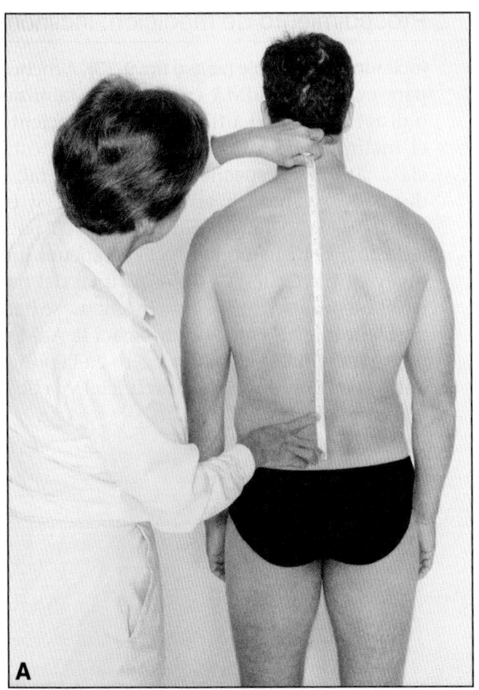

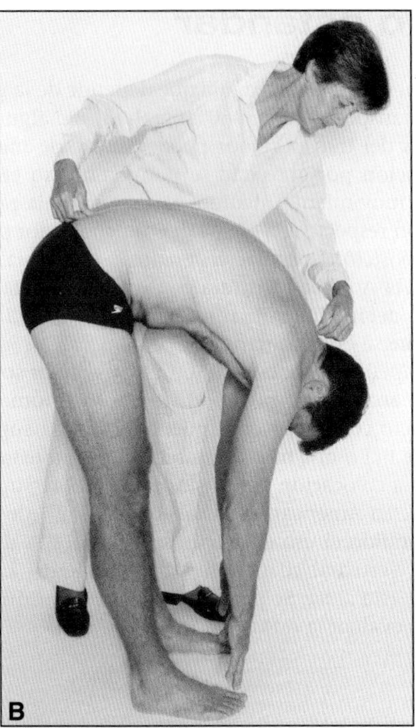

Figura 9-11 Método 2 de medición con cinta métrica: por ejemplo, amplitud de movimiento activo de flexión de la columna toracolumbar (la diferencia entre las distancias medidas entre los dos niveles vertebrales S2 y C7 en la posición [**A**] inicial y [**B**] final).

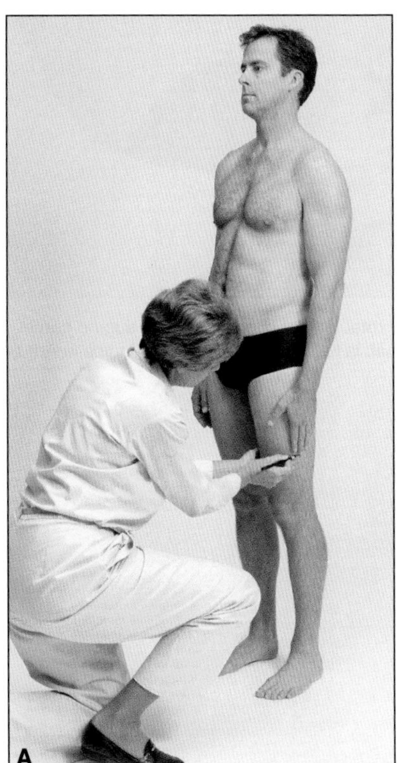

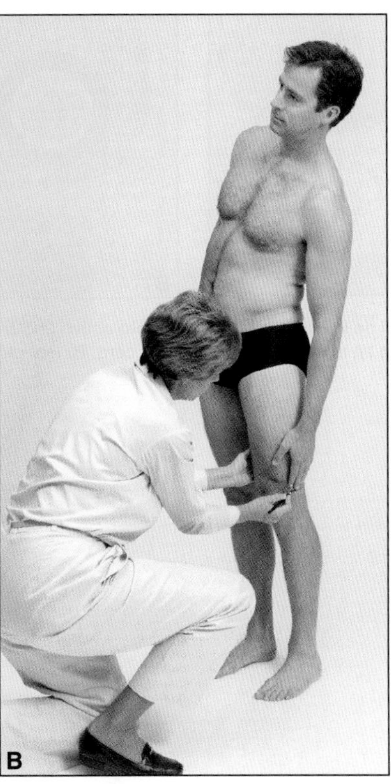

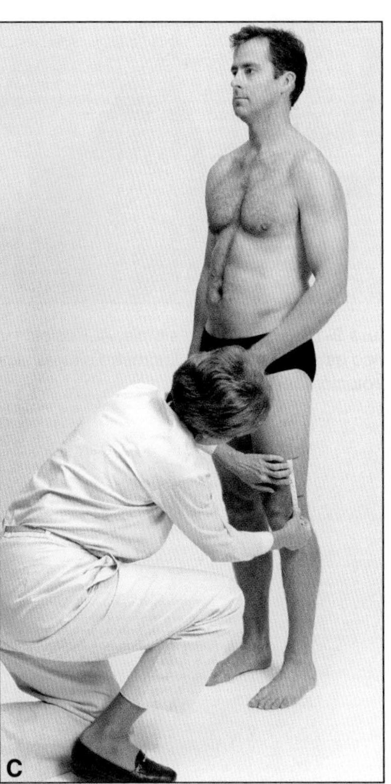

Figura 9-12 Método 3 de medición con cinta métrica: por ejemplo, amplitud de movimiento activo (AdMA) de flexión lateral del tronco (la ubicación de la punta del dedo medio se marca en el muslo en la [**A**] posición inicial y en [**B**] la posición final y [**C**] la distancia entre ambas marcas es la AdMA de flexión lateral del tronco.

Inclinómetro estándar

El inclinómetro estándar contiene una aguja que depende de la gravedad y una escala de transportador de 360° (fig. 9-13). En algunos inclinómetros, la escala del transportador puede girarse de modo que la aguja de inclinación por gravedad se ponga en cero en la posición inicial para el movimiento medido. En este caso, la posición final de la aguja con respecto a la escala del transportador proporciona la AdM o la posición articular en grados. Si la aguja no puede ponerse en cero, la AdM se registrará como la diferencia en grados entre las lecturas del inclinómetro en las posiciones inicial y final del movimiento que se está evaluando.

Por lo general, el terapeuta sujeta el inclinómetro estándar sobre un punto de referencia anatómico. La superficie del inclinómetro que se coloca en contacto con el paciente puede tener una superficie fija plana, una base fija o una base ajustable. La base ajustable (*véase* fig. 1-30) facilita la colocación del inclinómetro sobre superficies curvas del cuerpo. La American Medical Association[12] de los Estados Unidos ha defendido el uso del inclinómetro para evaluar la AdM de la columna vertebral cuando se da seguimiento a un deterioro persistente en esta zona. Se pueden usar uno o dos inclinómetros estándar para evaluar la AdM.

Procedimiento de medición: inclinómetro estándar

Inclinometría simple (*véase* fig. 9-13). A menudo se usa el inclinómetro para evaluar la AdMA cuando se estabiliza el segmento proximal o distal del cuerpo articular. Con el paciente en la posición inicial, el inclinómetro se coloca en relación con un punto de referencia anatómico específico, por lo general, situado en el extremo distal del segmento articular móvil. Si es posible, se ajusta el transportador del inclinómetro a 0° en la posición inicial o se registra la lectura del inclinómetro. El terapeuta indica al paciente que se mueva a través de la AdMA. Al final del movimiento, el terapeuta lee el inclinómetro. Si el inclinómetro se había ajustado a cero en la posición inicial, la lectura indicará la AdM en grados. Si el inclinómetro no se había ajustado a cero en la posición inicial, la diferencia entre la lectura de la posición inicial y la de la posición final se debe registrar como la AdM.

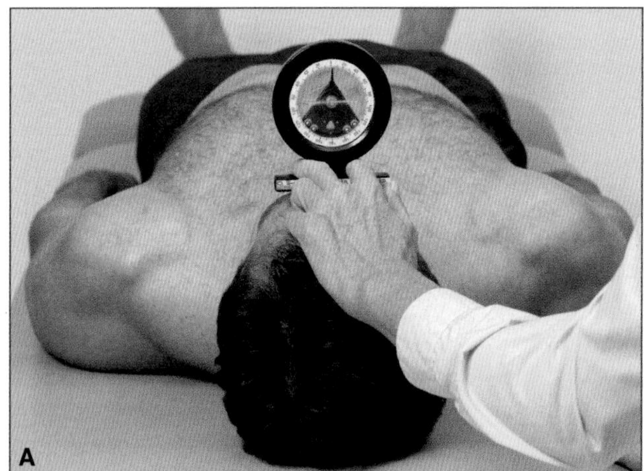

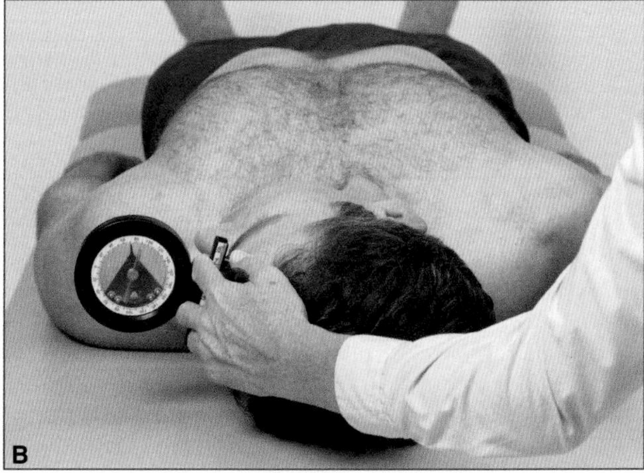

Figura 9-13 Inclinometría simple. **A.** Posición inicial de la amplitud de movimiento activo (AdMA) de rotación del cuello: decúbito supino con el tronco estabilizado y el inclinómetro simple alineado en la frente con la aguja en cero. **B.** Posición final: la lectura del inclinómetro indica la AdMA de rotación del cuello.

Inclinometría doble (fig. 9-14). Cuando se usan dos inclinómetros para evaluar la AdMA, el terapeuta coloca al paciente en posición inicial con un inclinómetro colocado en un punto de referencia anatómico específico en el extremo inferior de los segmentos vertebrales que se están midiendo. Se sitúa un segundo inclinómetro en un punto de referencia anatómico específico en el extremo superior de los segmentos vertebrales que se van a medir. El transportador de cada inclinómetro:

i. Se ajusta a 0º en la posición inicial con la ayuda de un segundo terapeuta; o bien
ii. Se registran las lecturas de los inclinómetros en la posición inicial.

El terapeuta indica al paciente que se mueva a través de la AdMA. Al final del movimiento, el terapeuta lee cada inclinómetro.

Si los inclinómetros se pusieron en cero en la posición inicial, la diferencia entre las lecturas de los dos inclinómetros en la posición final es la AdMA para el movimiento de la columna vertebral que se está evaluando.

Si los inclinómetros no se pusieron en cero, la diferencia entre las lecturas en la posición inicial y en la posición final en cada inclinómetro proporciona la AdM. La diferencia entre la AdM de cada ubicación del inclinómetro se registra como la AdM para el movimiento evaluado.

Al medir la AdM, el terapeuta se debe asegurar de que no se produzcan fuentes de error (descritas en el capítulo 1) o que estas se reduzcan al mínimo, de modo que las mediciones de la AdM sean fiables y pueda hacerse un seguimiento considerable del progreso del paciente. Mayer y cols.[18] estudiaron las fuentes de error con la medición inclinométrica de la AdM de la columna vertebral y descubrieron que «la capacitación y la práctica eran el factor de mayor importancia (para eliminar la principal fuente de error) que mejoraba el rendimiento general de la prueba».[18 (p. 1981)]

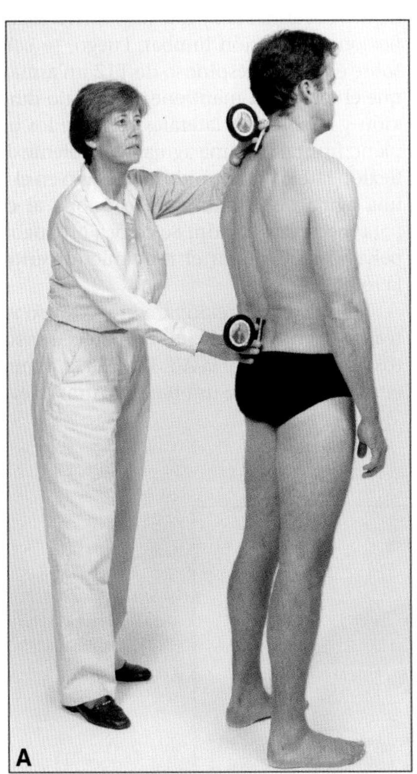

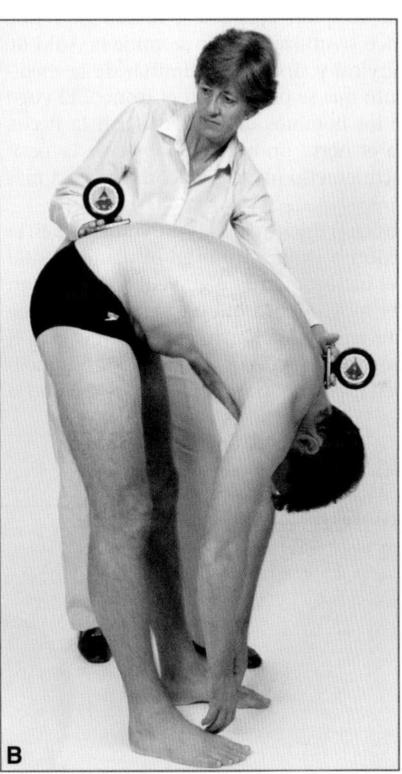

Figura 9-14 Inclinometría doble. **A.** Posición inicial para medir la amplitud de movimiento activo (AdMA) de flexión de la columna toracolumbar con inclinómetros colocados sobre S2 y C7 y ajustados en cero. **B.** Posición final: la diferencia entre las lecturas de los dos inclinómetros es la AdMA de flexión de la columna toracolumbar.

Instrumento para medir la amplitud de movimiento cervical

El instrumento para medir la AdMC[17] (fig. 9-15) está diseñado para medir el movimiento de la columna cervical. Consta de un cabezal (es decir, un armazón que alberga tres inclinómetros) y un yugo magnético. Los inclinómetros están situados en la parte frontal y lateral del instrumento; cada uno contiene una aguja de inclinación que se ve influida por la fuerza de gravedad. El tercer inclinómetro, situado en el plano transversal, contiene una aguja magnética (de brújula) que reacciona al campo magnético terrestre para medir la rotación de la columna cervical.

Procedimiento de medición: AdMC

El instrumento para medir la AdMC se coloca en la cabeza del paciente, con el puente de la estructura colocado de manera cómoda sobre la nariz y la correa occipital ajustada a la cabeza (*véase* fig. 9-15). El yugo magnético se utiliza cuando se mide la AdM de rotación de la columna cervical y sirve para eliminar de la medición el movimiento sustituto que se produce en el tronco. El yugo magnético se coloca sobre los hombros del paciente con la flecha del yugo apuntando hacia el norte (indicado al observar la posición de la aguja roja del inclinómetro magnético con el yugo a más de 1.2 m).

Con el paciente en la posición inicial para los movimientos en el plano sagital (es decir, flexión o extensión) o en el plano frontal (es decir, flexión lateral), el inclinómetro de gravedad, situado en el mismo plano que el del movimiento que se va a medir, debe indicar 0°. Con el paciente en la posición inicial para evaluar el movimiento en el plano transversal (es decir, rotación), ambos inclinómetros de gravedad deben indicar 0° tras ajustar la posición de la cabeza del paciente. A continuación, se gira el inclinómetro magnético para que se ubique en los 0°.

El paciente se desplaza por la AdMA que se va a medir. Al final del movimiento de evaluación, el terapeuta lee el inclinómetro de gravedad o de brújula, según corresponda, y registra la medición angular de la AdMA para el movimiento de la columna cervical que se está evaluando.

Instrumento para medir la amplitud de movimiento de la espalda (BROM II)

El BROM II es una herramienta relativamente nueva diseñada para medir la AdMA de la columna lumbar. Consta de dos unidades para hacer la medición. Primero, se coloca sobre S1 un armazón o estructura que contiene un transportador y se sujeta en posición con correas de velcro. Un brazo de extensión en forma de «L» se desliza dentro del armazón, y este dispositivo se emplea para medir la AdM de flexión y extensión lumbar. Luego, se coloca de manera horizontal sobre el proceso espinoso de T12 un armazón con dos inclinómetros que el terapeuta mantiene en su sitio durante la medición de la flexión y la rotación laterales. Uno de los inclinómetros se sitúa en el plano frontal con una aguja dependiente de la gravedad para medir la flexión lateral; el segundo, orientado en el plano transversal, contiene una aguja de brújula que reacciona al campo magnético terrestre para medir la rotación. Se coloca un yugo magnético alrededor de la pelvis para eliminar el movimiento sustituto de la pelvis al medir la rotación.

El BROM II es relativamente costoso y, según las investigaciones realizadas hasta la fecha, no parece ser superior a otros instrumentos de medición de la AdMA de la columna lumbar. Por este motivo, en este texto no se usa para mostrar la evaluación de la AdM.

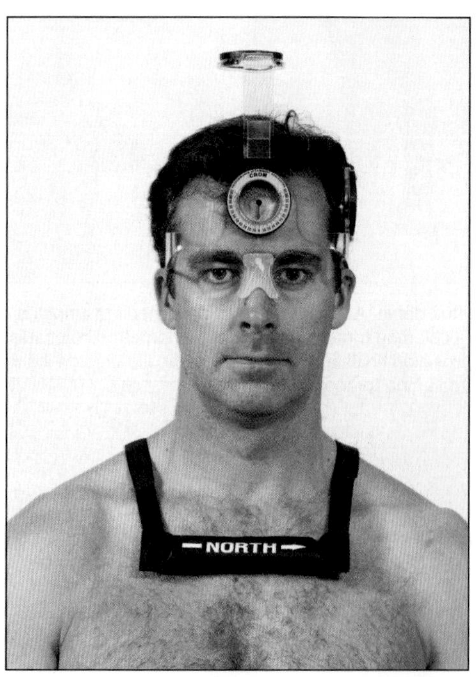

Figura 9-15 Instrumento para medir la amplitud de movimiento cervical.

Evaluación y medición de la AdMA: cabeza y cuello

La práctica hace al maestro

Para practicar las habilidades expuestas en esta sección o para hacer un repaso práctico, utilice los formularios de resumen y evaluación «La práctica hace al maestro» que se encuentran en:

http://thepoint.lww.com/Clarkson4e.

En los siguientes apartados se describe e ilustra el uso de la regla y de compases calibradores para medir la AdMA de la ATM.

Movimientos de la ATM

Posición inicial. El paciente está sentado con la cabeza, el cuello y el tronco en posición anatómica. Permanece en esta posición durante todos los movimientos de la evaluación. Es importante que el paciente conserve una posición estándar de la cabeza y el cuello porque la magnitud de la apertura de la mandíbula se ve afectada por la posición de la cabeza y el cuello.[20,21] Desde la posición de reposo (sin hacer contacto entre los dientes), el paciente hace la elevación, depresión, protrusión o desviación lateral de la mandíbula.

Elevación de la mandíbula

El paciente eleva el maxilar inferior hasta una posición en la que **los dientes entren en contacto en elevación completa** (fig. 9-16). El terapeuta observa la posición relativa de los dientes mandibulares respecto a los dientes maxilares.

Depresión de la mandíbula

Formulario 9-1

El terapeuta pide al paciente que abra la boca. Durante la apertura lenta y activa de la boca, el terapeuta observa si la mandíbula se desvía de la línea media. En la apertura normal de la boca, la mandíbula se mueve en línea recta. La desviación de la mandíbula hacia la izquierda haciendo una curva en forma de «C» es indicativa de una hipomovilidad de la ATM situada en el lado convexo de la curva o, por el contrario, una hipermovilidad de la articulación en el lado cóncavo de la curva.[4] La desviación en forma de «S» puede indicar un desequilibrio muscular o un desplazamiento del cóndilo.[4]

La *AdM funcional* que a menudo se requiere para las actividades de la vida diaria (AdVD) se determina colocando dos o tres articulaciones interfalángicas proximales flexionadas entre los incisivos centrales superiores e inferiores (fig. 9-17).[4] Los tres dedos suman una distancia de unos **25 a 35 mm**.[4]

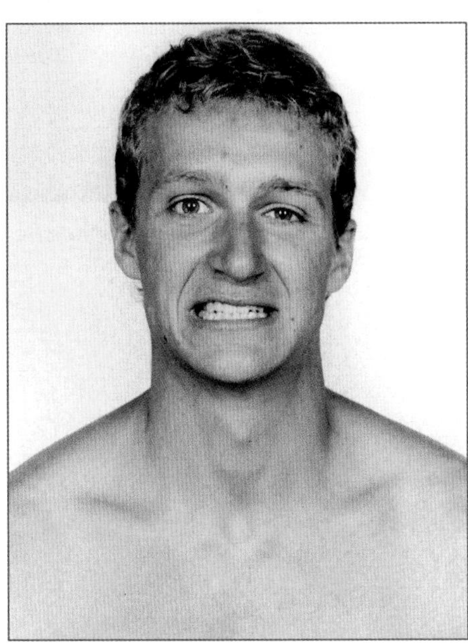

Figura 9-16 Oclusión de los dientes.

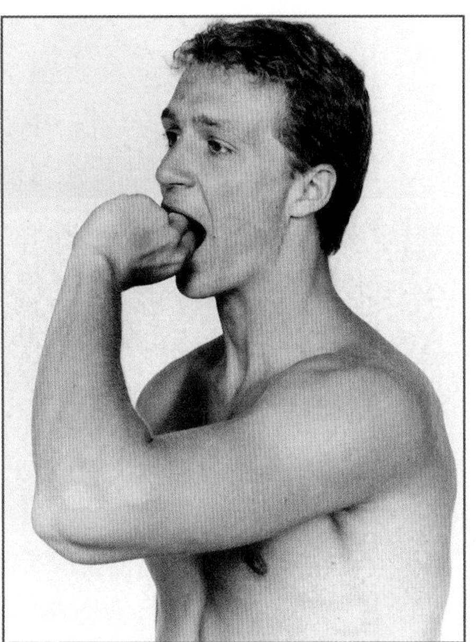

Figura 9-17 Amplitud de movimiento funcional: apertura de la boca (depresión de la mandíbula).

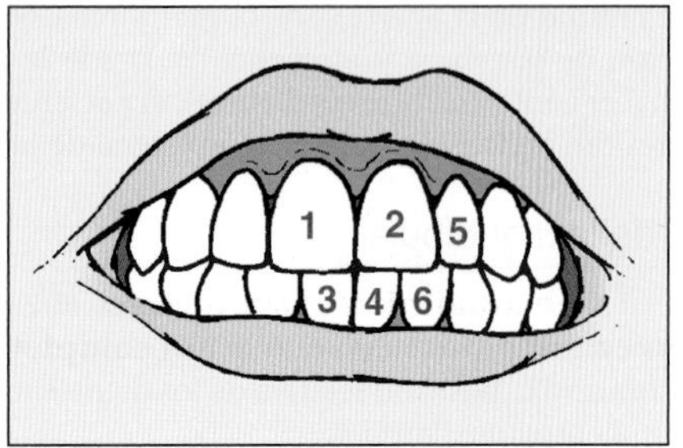

Figura 9-18 Dientes ocluidos: (*1*, *2*) incisivos centrales maxilares; (*3*, *4*) incisivos centrales mandibulares; (*5*, *6*) incisivos laterales.

Usando una regla y los bordes de los incisivos centrales superiores e inferiores (fig. 9-18) como referencia, se puede obtener una medida de la apertura[22] para estar en posibilidad de registrar el cambio (fig. 9-19). También se pueden emplear compases calibradores Vernier para medir la distancia entre los bordes de los incisivos centrales superiores y los inferiores y así establecer la amplitud de la depresión de la mandíbula (fig. 9-20). **La depresión normal de la mandíbula (apertura de la boca) es de 35 a 50 mm.**[4]

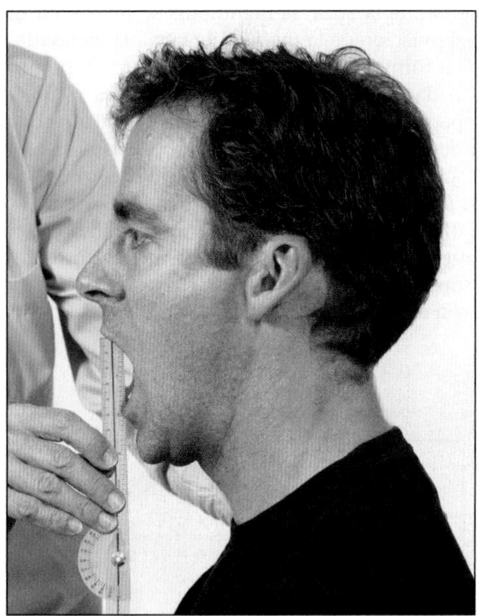

Figura 9-19 Depresión de la mandíbula medida con una regla.

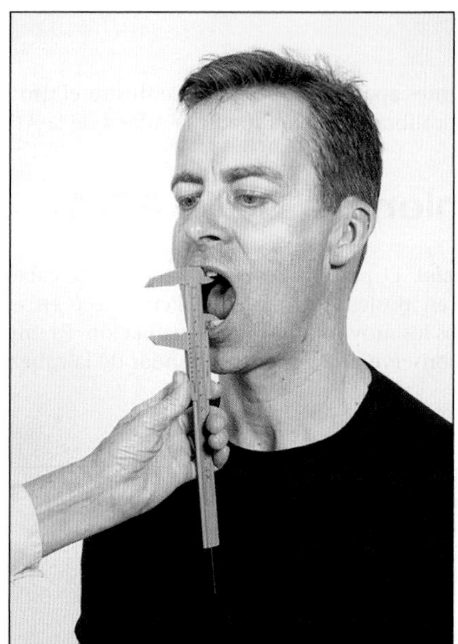

Figura 9-20 Los calibradores Vernier miden la depresión de la mandíbula.

Protrusión de la mandíbula

Formulario 9-2

El paciente protruye el maxilar inferior (fig. 9-21) para colocar los dientes inferiores más allá de los superiores. La medición con una regla se logra midiendo la distancia entre los incisivos centrales superiores y los inferiores (*véase* fig. 9-21).[22] Desde la posición de reposo, **la protrusión normal es de 3 a 7 mm.**[5]

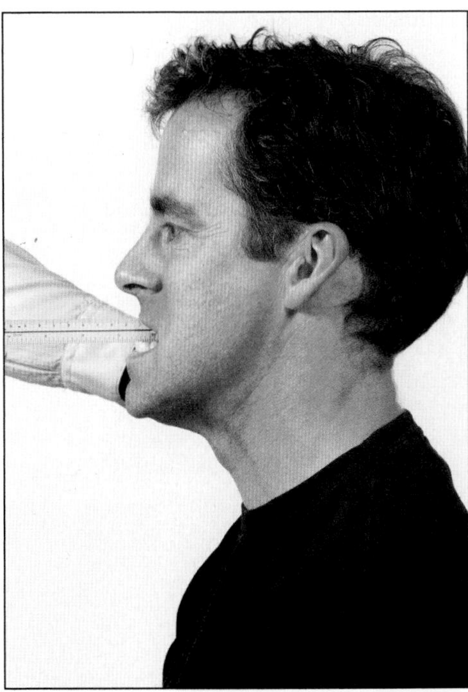

Figura 9-21 Medición con regla de la distancia entre los incisivos centrales superiores y los inferiores, una medida de la protrusión de la mandíbula.

Desviación lateral de la mandíbula

Formulario 9-3

El paciente desvía el maxilar inferior hacia un lado y luego hacia el otro (fig. 9-22). La desviación lateral de la mandíbula debe ser simétrica. A efectos de registro, se obtiene un resultado midiendo la distancia entre dos puntos seleccionados que se encuentren al mismo nivel, uno en los dientes superiores y otro en los inferiores,[4] por ejemplo, el espacio entre los incisivos centrales. **La amplitud normal de la desviación lateral es de 10 a 15 mm.**[4]

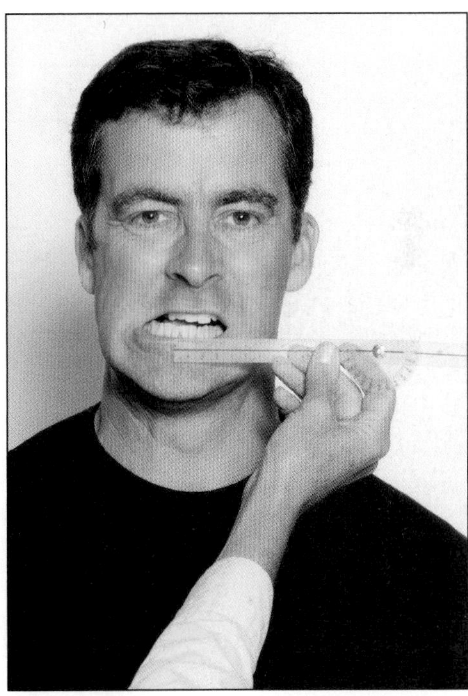

Figura 9-22 Desviación lateral de la mandíbula.

Movimientos del cuello

Las evaluaciones del movimiento de la cabeza y el cuello pueden estar contraindicadas en algunos casos. Las contraindicaciones incluyen afecciones que pueda causar inestabilidad de la columna o de las arterias vertebrales. En ausencia de contraindicaciones, se puede evaluar la AdMA de la columna cervical.

Enseguida se describe e ilustra la medición de la AdMA de la columna cervical empleando la cinta métrica, el inclinómetro, el instrumento para medir la AdMC y el goniómetro universal. Al medir la AdMA de la columna cervical, la posición de inicio (sedestación) y la estabilización serán iguales para todos los movimientos del cuello, sin importar el instrumento empleado para medirla, con una excepción: la posición inicial para la rotación activa de la columna cervical deberá ser la de decúbito supino cuando se use el inclinómetro.

Posición inicial. El paciente está sentado en una silla con respaldo. Los pies están apoyados en el piso y los brazos relajados a los lados. La cabeza y el cuello se colocan en posición anatómica (neutra) (fig. 9-23).

Estabilización. El respaldo de la silla proporciona apoyo a las columnas torácica y lumbar. El terapeuta debe indicar al paciente que evite el movimiento sustituto; por su parte, el terapeuta puede estabilizar el tronco.

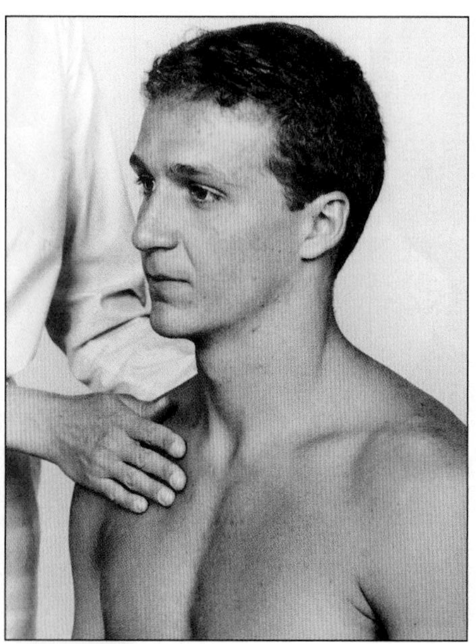

Figura 9-23 Posición inicial para todos los movimientos del cuello, con excepción de la rotación cuando se mide con inclinómetro.

Flexión y extensión del cuello

Posiciones finales. *Flexión:* el paciente flexiona el cuello hasta el límite del movimiento. *Extensión:* el paciente extiende el cuello hasta el límite del movimiento.

Movimiento sustituto. Apertura de la boca (para mediciones con cinta métrica) y flexión y extensión del tronco.

Medición con cinta métrica

Formularios 9-4 y 9-5

Flexión. La distancia se mide entre la punta del mentón y la escotadura yugular del esternón. Se toma una medida en posición flexionada (fig. 9-24). La medida lineal refleja la **AdMA de flexión del cuello (3 cm).**

Extensión. Se utilizan los mismos puntos de referencia. Se toma una medida en posición extendida (fig. 9-25). La medida lineal refleja la **AdMA de extensión del cuello (20 cm).**

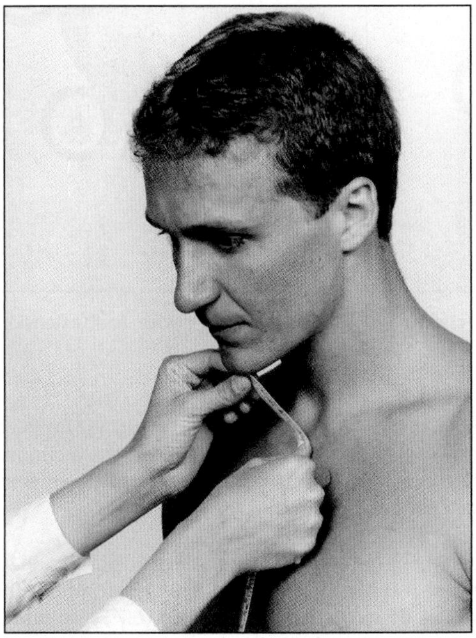

Figura 9-24 Flexión del cuello: amplitud de movimiento activo limitada.

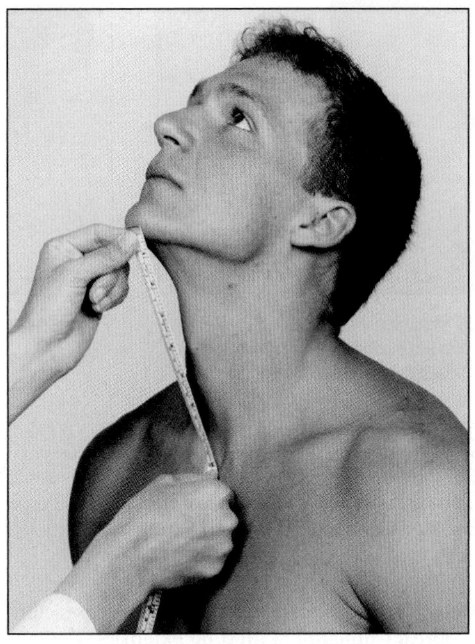

Figura 9-25 Extensión del cuello: amplitud de movimiento activo completa.

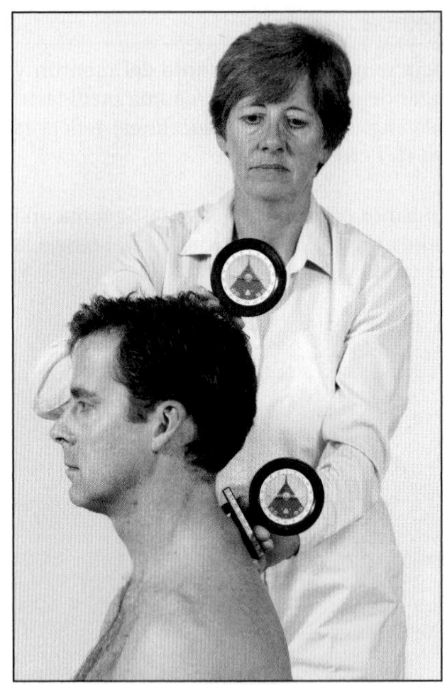

Figura 9-26 Posición inicial: flexión y extensión del cuello con los inclinómetros colocados en el vértice de la cabeza y sobre la espina de T1.

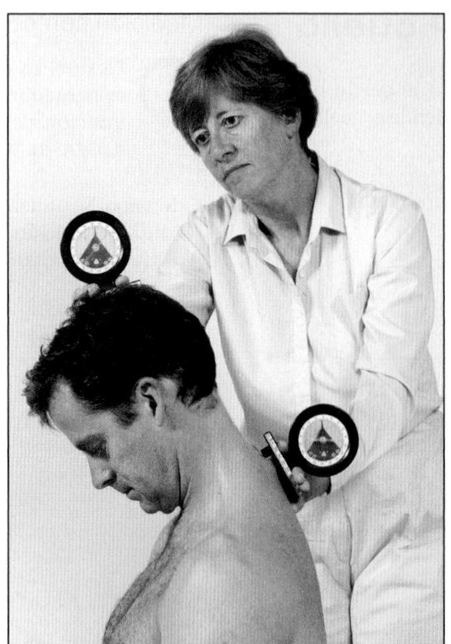

Figura 9-27 Posición final: flexión del cuello.

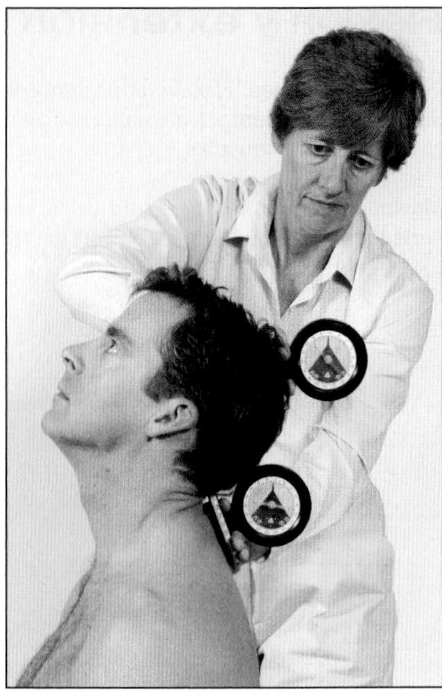

Figura 9-28 Posición final: extensión del cuello.

Medición con inclinómetro

Formularios 9-6 y 9-7

Colocación del inclinómetro. *Superior:* en el vértice (es decir, la parte superior)[23] de la cabeza. *Inferior:* en la espina de T1. En la posición inicial (fig. 9-26), los inclinómetros se ajustan a cero.

Medición alterna con inclinómetro. Si la posición del inclinómetro sobre T1 dificulta la AdM de extensión del cuello o una AdM de extensión del cuello amplia desplaza el inclinómetro, el dispositivo inferior se puede colocar sobre la espina de la escápula,[24] tal como se muestra en la figura 9-29.

Flexión. En el límite de la flexión del cuello (fig. 9-27 o 9-30), el terapeuta registra las mediciones angulares de ambos inclinómetros. La **AdMA de flexión del cuello (50°)** resultará de la diferencia entre las lecturas de los dos inclinómetros.

Extensión. En el límite de la extensión del cuello (fig. 9-28 o 9-31), el terapeuta registra las mediciones angulares de ambos inclinómetros. La **AdMA de extensión del cuello (60°)** resultará de la diferencia entre las lecturas de los dos inclinómetros.

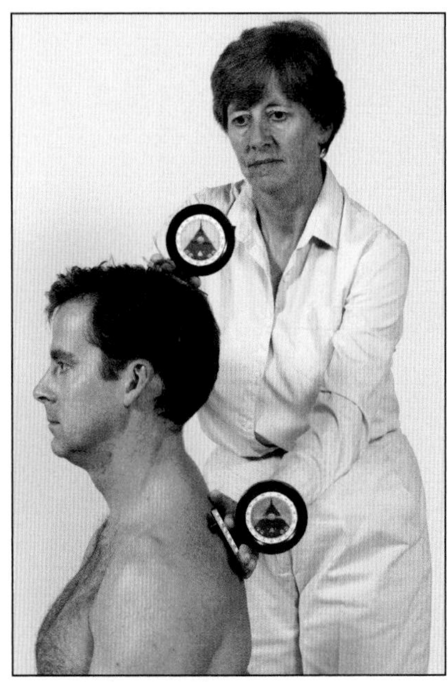

Figura 9-29 Colocación alterna del inclinómetro. Posición inicial: flexión y extensión del cuello con los inclinómetros colocados en el vértice de la cabeza y sobre la espina de la escápula.

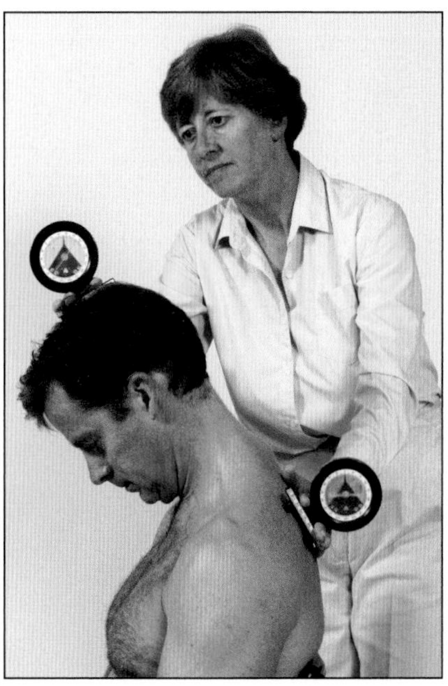

Figura 9-30 Posición final: flexión del cuello.

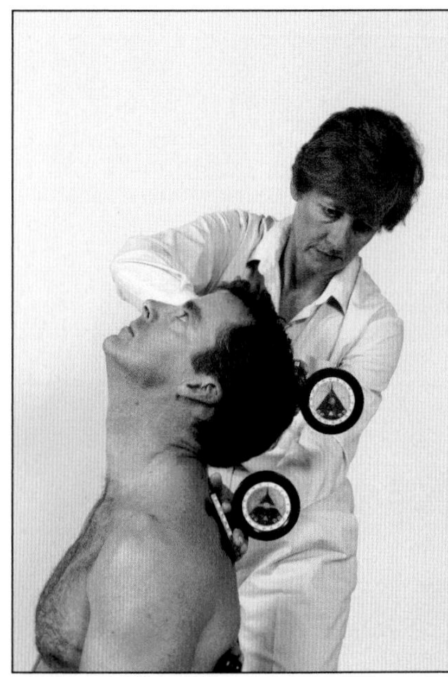

Figura 9-31 Posición final: extensión del cuello.

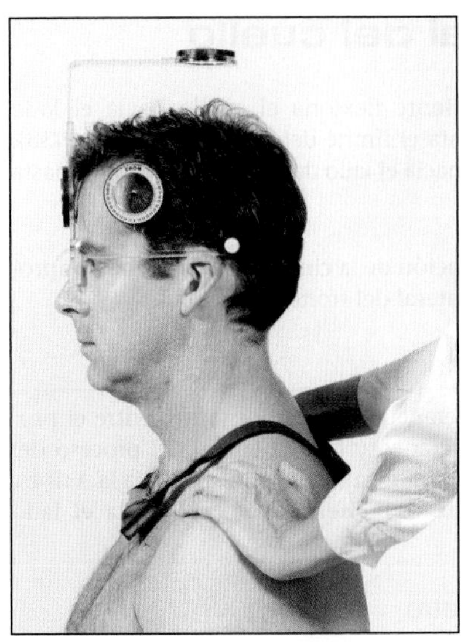

Figura 9-32 Posición inicial: flexión y extensión del cuello.

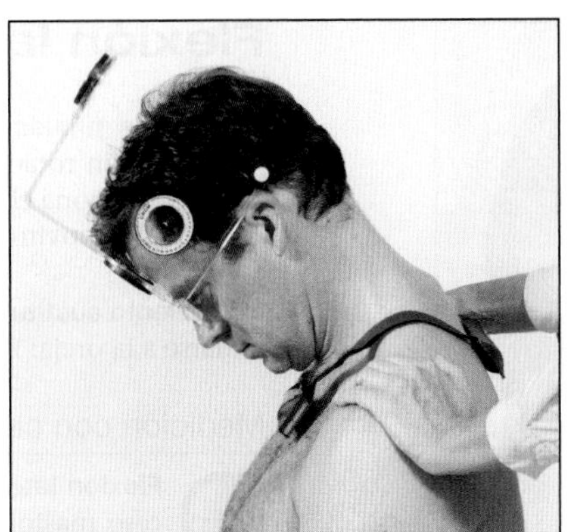

Figura 9-33 Posición final: flexión del cuello.

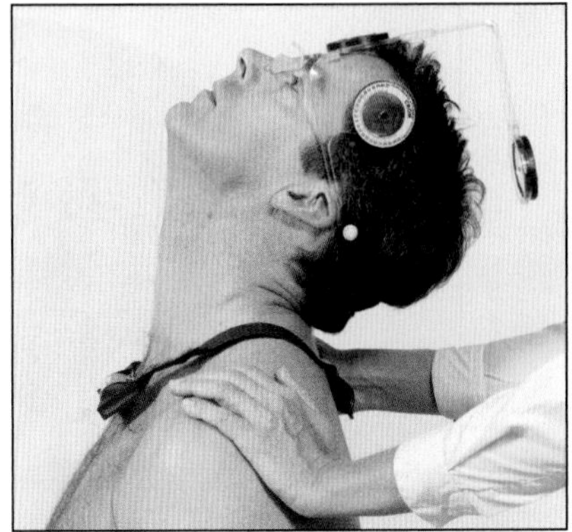

Figura 9-34 Posición final: extensión del cuello.

Medición con el instrumento para medir la AdMC

Formularios 9-8 y 9-9

Una vez posicionada la cabeza del paciente, el inclinómetro situado en la cara lateral del instrumento para medir la AdMC se ajusta en cero en la posición inicial (fig. 9-32).

Flexión. El paciente flexiona el cuello hasta el límite del movimiento, y la lectura en el inclinómetro lateral es la **AdMA de flexión del cuello (45°)** (fig. 9-33).

Extensión. El paciente extiende el cuello hasta el límite del movimiento, y la lectura en el inclinómetro lateral es la **AdMA de extensión del cuello (65°)** (fig. 9-34).

Medición con goniómetro universal

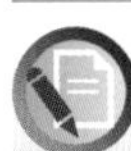

Formularios 9-10 y 9-11

Eje del goniómetro. Se coloca sobre el lóbulo de la oreja (fig. 9-35)

Brazo fijo. Se ubica perpendicular al piso.

Brazo móvil. Se posiciona paralelo a la base de las fosas nasales. En la posición inicial (*véase* fig. 9-35), el goniómetro indicará 90°. Esto se registra como 0°.

Flexión. El terapeuta realinea el goniómetro en el límite de la flexión del cuello (fig. 9-36). El número de grados que el brazo móvil se aleja de la posición de 90° se registra como la **AdMA de flexión del cuello (45°)**.

Extensión. El terapeuta realinea el goniómetro en el límite de la extensión del cuello (fig. 9-37). El número de grados que el brazo móvil se aleja de la posición de 90° se registra como la **AdMA de extensión del cuello (45°)**.

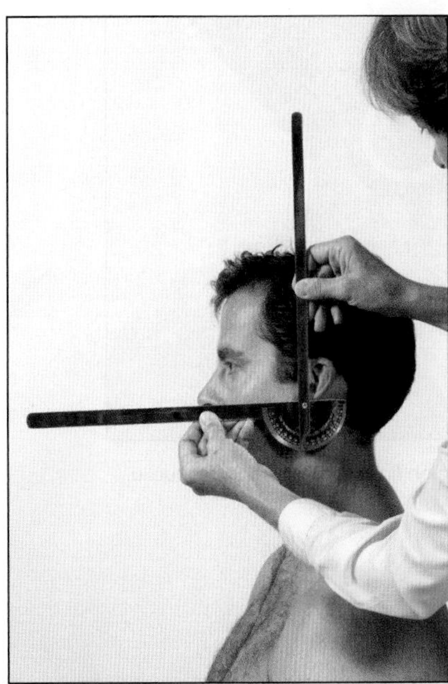

Figura 9-35 Posición inicial: colocación del goniómetro universal para medir la flexión y la extensión del cuello.

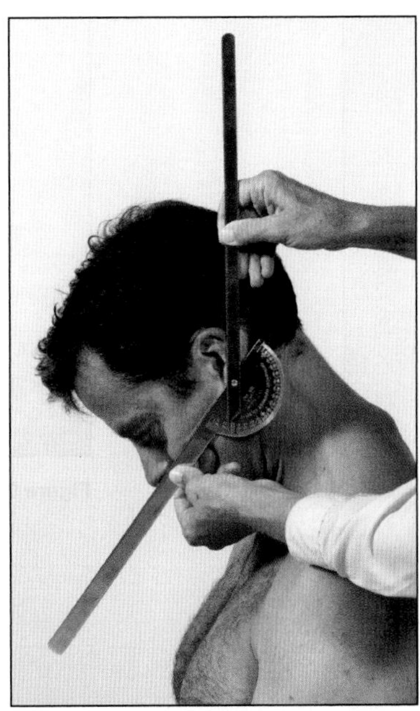

Figura 9-36 Posición final: flexión del cuello.

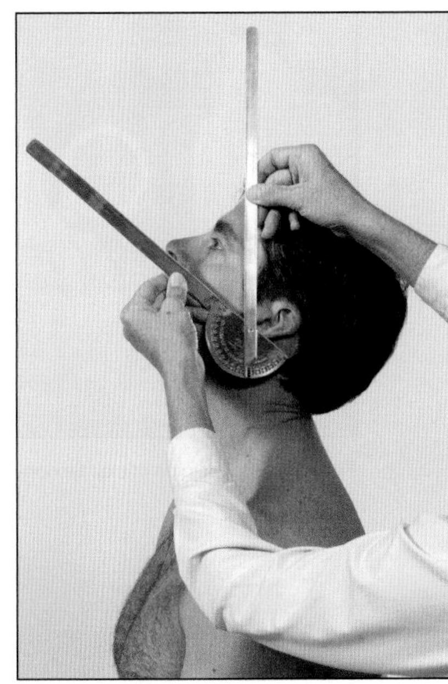

Figura 9-37 Posición final: extensión del cuello.

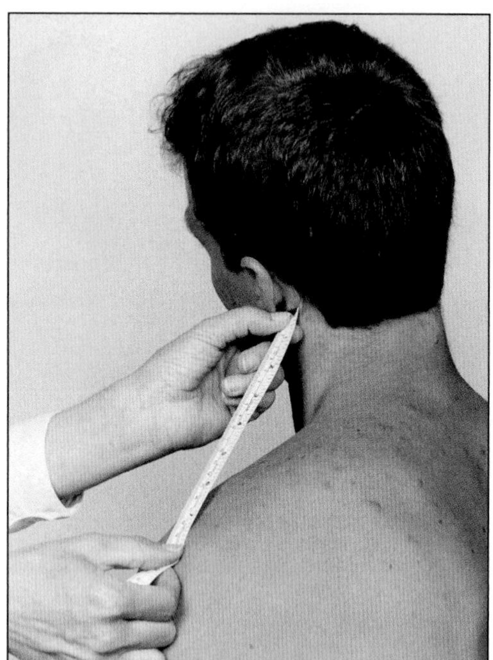

Figura 9-38 Flexión lateral del cuello.

Flexión lateral del cuello

Posiciones finales. El paciente flexiona el cuello hacia el lado izquierdo (sin rotación) hasta el límite del movimiento (fig. 9-38). Después, flexiona el cuello hacia el lado derecho (sin rotación) hasta el límite del movimiento.

Movimiento sustituto. Elevación de la cintura escapular hasta aproximarse a la oreja; flexión lateral del tronco ipsilateral.

Medición con cinta métrica

Flexión lateral. El terapeuta mide la distancia entre el proceso mastoides del cráneo y la cara lateral del proceso del acromion (*véase* fig. 9-38). La medida lineal refleja la **AdMA de flexión lateral del cuello (13 cm)** hacia el lado medido.

Medición con inclinómetro

Colocación del inclinómetro. *Superior:* en el vértice (es decir, la parte superior) de la cabeza. *Inferior:* en la espina de T1. En la posición inicial (fig. 9-39), los inclinómetros se ajustan en cero.

Flexión lateral. En el límite de la flexión lateral del cuello (fig. 9-40), el terapeuta registra las mediciones angulares de ambos inclinómetros. La **AdMA de flexión lateral del cuello (45°)** es la diferencia entre las lecturas de los dos inclinómetros.

Figura 9-39 Posición inicial: flexión lateral del cuello.

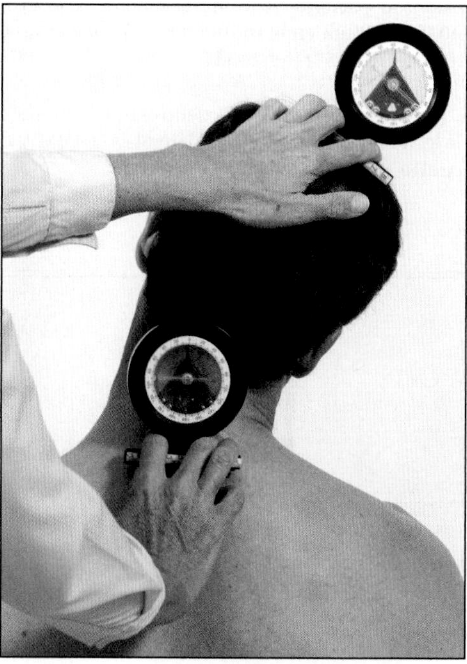

Figura 9-40 Posición final: flexión lateral del cuello.

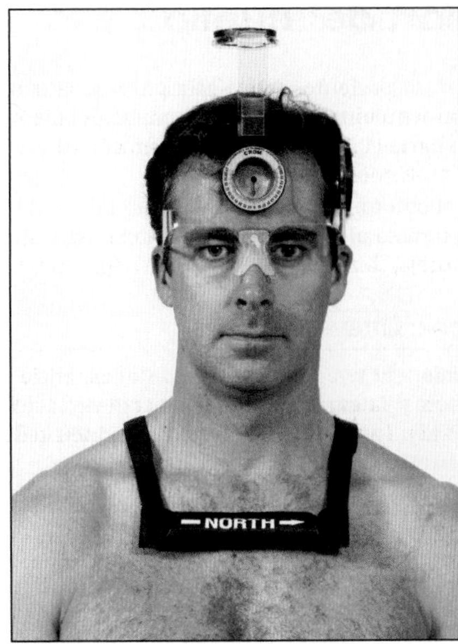

Figura 9-41 Posición inicial: flexión lateral del cuello.

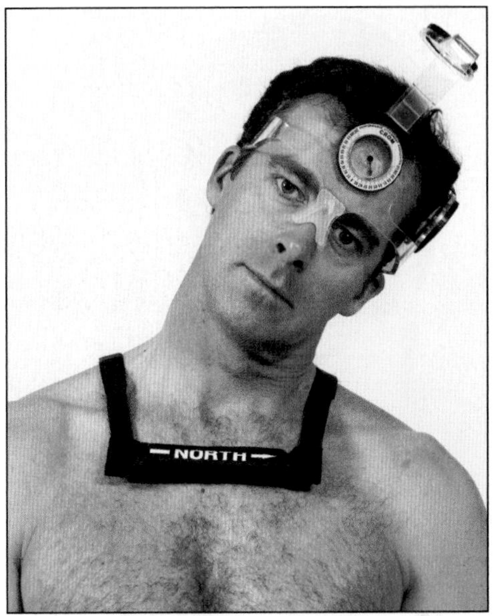

Figura 9-42 Flexión lateral del cuello.

Medición con el instrumento para medir la AdMC

Formulario 9-14

Una vez posicionada la cabeza del paciente, el inclinómetro situado en la cara anterior del instrumento para medir la AdMC se pone en cero en la posición inicial (fig. 9-41).

Flexión lateral. El cuello se flexiona de forma lateral hasta el límite del movimiento, y la lectura en el inclinómetro anterior es la **AdMA de flexión lateral del cuello (35°)** hacia el lado medido (fig. 9-42).

Medición con goniómetro universal

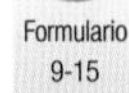

Formulario 9-15

Eje del goniómetro. Se coloca sobre el proceso espinoso de C7 (fig. 9-43).

Brazo fijo. Se ubica a lo largo de la columna vertebral y perpendicular al piso.

Brazo móvil. Se sitúa apuntando hacia el punto medio de la cabeza. En la posición inicial (*véase* fig. 9-43), el goniómetro indicará 0°.

Flexión lateral. El goniómetro se realinea en el límite de la flexión lateral del cuello (fig. 9-44). El número de grados que el brazo móvil se aleja de la posición de 0° se registra como la **AdMA de flexión lateral del cuello (45°)** hacia el lado medido.

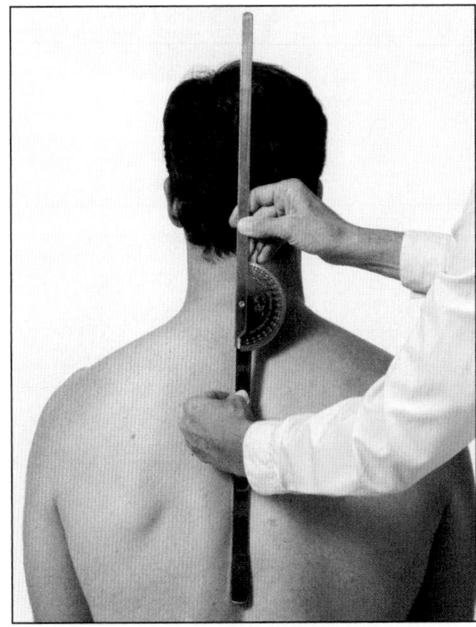

Figura 9-43 Posición inicial: alineación del goniómetro universal para medir la flexión lateral del cuello.

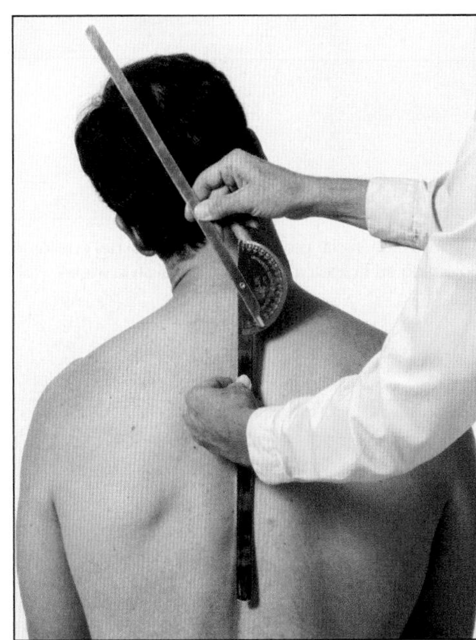

Figura 9-44 Posición final: flexión lateral del cuello.

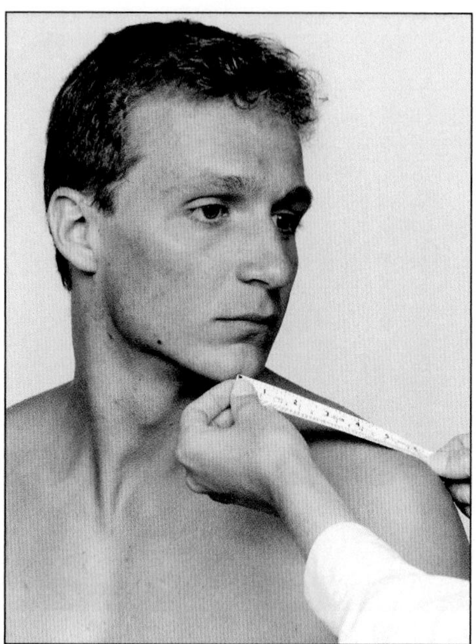

Figura 9-45 Rotación del cuello.

Rotación del cuello

Posición final. El paciente gira la cabeza hacia la izquierda hasta el límite del movimiento (fig. 9-45). Después, gira la cabeza hacia el lado derecho hasta el límite del movimiento.

Movimiento sustituto. Elevación o protrusión de la cintura escapular para aproximarla al mentón (medición con cinta métrica); rotación del tronco.

Medición con cinta métrica

Formulario 9-16

Rotación. El terapeuta mide la distancia entre la punta del mentón y la cara lateral del proceso del acromion (*véase* fig. 9-45). La medida lineal refleja la **AdMA de rotación del cuello (11 cm)** hacia el lado medido.

Medición con inclinómetro

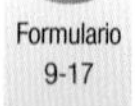

Formulario 9-17

Posición inicial. El paciente está en decúbito supino con la cabeza y el cuello en posición anatómica (fig. 9-46).

Colocación del inclinómetro. Se coloca en la línea media en la base de la frente. En la posición inicial, el inclinómetro se pone en cero.

Rotación. En el límite de la rotación del cuello (fig. 9-47), el terapeuta registra la lectura del inclinómetro como la **AdMA de rotación del cuello (80º)** hacia el lado medido.

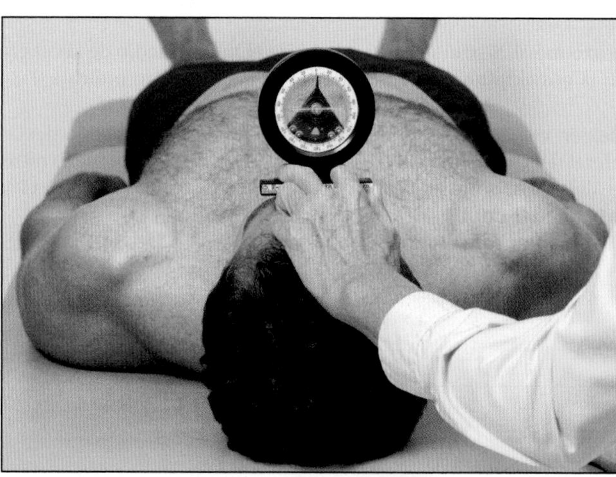

Figura 9-46 Posición inicial para medir la rotación del cuello con el inclinómetro colocado en la línea media en la base de la frente.

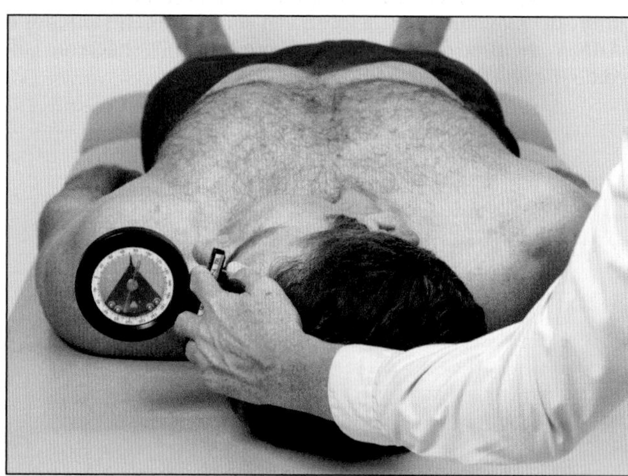

Figura 9-47 Posición final: rotación del cuello.

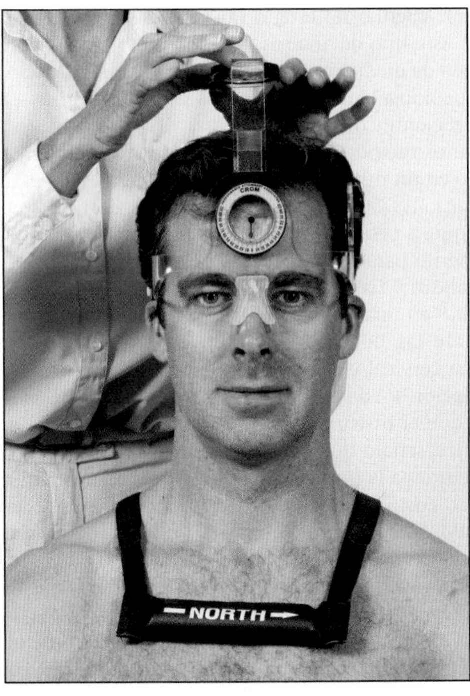

Figura 9-48 Posición inicial: rotación del cuello.

Figura 9-49 Rotación del cuello.

Medición con el instrumento para medir la AdMC

Formulario 9-18

El terapeuta coloca el yugo magnético sobre los hombros del paciente, con la flecha del yugo apuntando hacia el norte. Con el paciente en la posición inicial, ambos inclinómetros de gravedad deben indicar 0º (lo que se consigue ajustando la postura de la cabeza del paciente). A continuación, se gira el inclinómetro de brújula hasta que se lea 0º (fig. 9-48).

Rotación. El paciente gira el cuello hasta el límite del movimiento, y la lectura en el inclinómetro magnético es la **AdMA de rotación del cuello (60º)** hacia el lado medido (fig. 9-49).

Medición con goniómetro universal

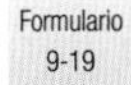
Formulario 9-19

Eje del goniómetro. Se posiciona sobre el punto medio de la parte superior de la cabeza (fig. 9-50).

Brazo fijo. Se coloca paralelo a una línea que une los dos procesos del acromion.

Brazo móvil. Se alinea con la nariz. En la posición inicial (*véase* fig. 9-50), el goniómetro indicará 90º. Esto se registra como 0º.

Rotación. El goniómetro se realinea en el límite de la rotación del cuello (fig. 9-51). El número de grados que el brazo móvil se aleja de la posición de 90º se registra como la AdMA de rotación del cuello.

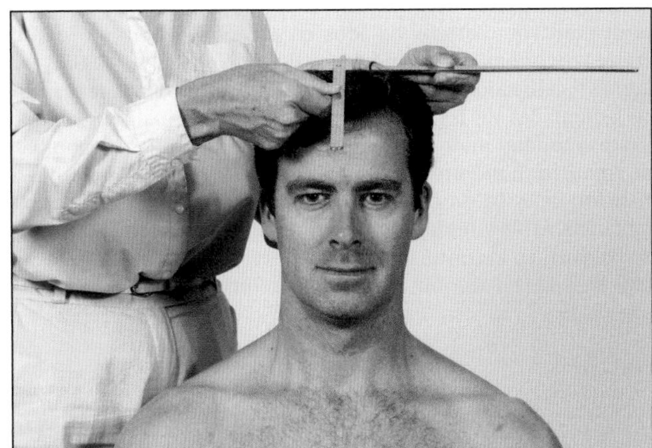

Figura 9-50 Posición inicial: alineación del goniómetro universal para medir la rotación del cuello.

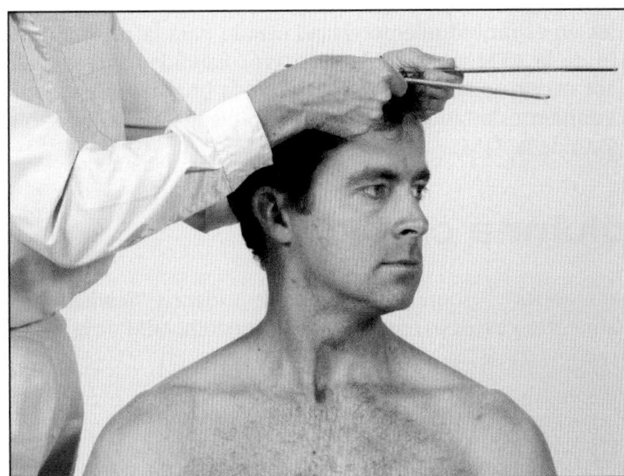

Figura 9-51 Posición final: rotación del cuello.

VALIDEZ Y FIABILIDAD: MEDICIÓN DE LA AdMA DE LA ATM Y LA COLUMNA CERVICAL

Articulación temporomandibular

La regla y los compases calibradores son las herramientas que se han elegido para medir la AdMA de la ATM en este texto.

Walker, Bohannon y Cameron[25] evaluaron la *validez* teórica del uso de una regla para medir la AdMA de las ATM para la depresión, la desviación lateral y la protrusión mandibulares. La medida de la apertura de la boca fue el único valor que indicó validez teórica para identificar alguna afección de la ATM. Por lo tanto, los autores concluyeron que la apertura de la boca medida con una regla podría ser un posible método para documentar y dar seguimiento al estado de los pacientes con alteraciones de la ATM.

Después de evaluar la *fiabilidad* intra- e interevaluador de las reglas para medir la AdMA de apertura de la boca, los investigadores[21,25-28] concluyeron que el uso de esta herramienta era fiable. Dijkstra y cols.[26] señalaron que la longitud mandibular podría influir en la capacidad que tiene una persona para abrir la boca. Por lo tanto, al comparar a diferentes individuos con la misma apertura lineal de la boca, no se puede concluir que su movilidad de la ATM sea similar. Sin embargo, el uso de una regla para medir la distancia entre los incisivos centrales en la apertura máxima de la boca es una medición fiable y precisa de la movilidad de la ATM cuando se evalúa el progreso en el mismo individuo a lo largo del tiempo.

Al-Ani y Gray[28] compararon la fiabilidad entre emplear una regla y usar un compás calibrador de mordida Alma® para medir la apertura de la boca. Este calibrador es un juego de calibradores con hendiduras en los brazos para facilitar su colocación contra los bordes de los incisivos centrales. Estos investigadores descubrieron que el calibrador de mordida Alma® tenía una mayor fiabilidad y facilidad en su uso en comparación con la regla.

Para las mediciones de la desviación lateral y la protrusión de la ATM empleando una regla, Walker, Bohannon y Cameron[25] hallaron una fiabilidad intraevaluador aceptable y una fiabilidad interevaluador de buena a excelente; sin embargo, Dworkin y cols.[27] informaron una fiabilidad interevaluador inferior a la deseable. Dworkin y cols.[27] también descubrieron que los evaluadores capacitados en el procedimiento estandarizado para la medición de la AdMA de la ATM mostraron una mayor fiabilidad interevaluador que los no capacitados, lo que respalda la importancia de aplicar procedimientos estandarizados para una medición clínica fiable de la AdMA de la ATM.

Columna cervical

Las revisiones[29-32] sobre los estudios de *validez* y *fiabilidad* de las herramientas y pruebas empleadas para medir la AdM de la columna cervical dan cuenta del estado que guarda la investigación sobre este tema. Este tipo de análisis llevado a cabo para seleccionar una herramienta de medición adecuada para evaluar la AdM es difícil de sustentar debido a la falta de diseños de estudio óptimos, a la información deficiente contenida en ellos, a la falta de investigaciones sobre algunos métodos de medición y a que las investigaciones se han hecho en un número limitado de poblaciones de pacientes.[31]

Las revisiones de Williams y cols.[31] y de Koning y cols.[30] concluyeron que, a pesar de que se necesita una mayor investigación, el instrumento para medir la AdMC y el inclinómetro simple eran los más válidos y fiables para evaluar la AdM de la columna cervical. Jordan,[29] en una revisión previa de la literatura médica sobre la fiabilidad de las herramientas utilizadas para medir la AdM de la columna cervical en contextos clínicos, no pudo dar «ninguna recomendación sólida para alguna herramienta en particular», pero encontró que el instrumento para medir la AdMC era el más fiable. También señaló que aunque este instrumento es prometedor, puede que no sea la herramienta más práctica en el ámbito clínico debido a su costo, portabilidad y especificidad de uso para medir solo la AdM de la columna cervical. Jordan[29] sugirió que la cinta métrica podría ser la opción clínica preferida, ya que es económica, portátil y clínicamente aceptable, pero consideró que su empleo requiere mayor fundamento en la literatura médica. Williams y cols.[31] consideraron que la estimación visual era el método menos fiable y, al mismo tiempo, con menor validez, y junto con Koning y cols.[30] recomendaron no utilizarla para medir la AdM de la columna cervical.

Una revisión sistemática llevada a cabo por Rondoni y cols.[32] trató de comparar la fiabilidad intraevaluador y la fiabilidad interevaluador en la medición de la AdMA de la columna cervical en adultos con dolor de cuello inespecífico empleando dispositivos tecnológicos costosos frente a dispositivos económicos usados de manera cotidiana en el contexto clínico. Entre los dispositivos económicos más usados se encontraban el goniómetro universal estándar, el inclinómetro universal, el inclinómetro de gravedad y el instrumento para medir la AdMC. Entre los dispositivos tecnológicos costosos (es decir, con un costo superior a los quinientos dólares), se encontraban el Electronic Digital Inclinometer 320® (EDI-320®; un inclinómetro digital electrónico) de Cybex, el Computerized Anatometry 6000 Spine Motion Analyzer® (un analizador de movimiento de la columna vertebral por antropometría computarizada) de Orthopedic Systems Incorporated y el sistema de seguimiento electromagnético *Flock-of-Birds*.

Rondoni y cols.[32] descubrieron que no había diferencias considerables en la fiabilidad interevaluador y la fiabilidad intraevaluador de las medidas de AdMA de la columna cervical empleando los dispositivos costosos basados en tecnología frente a los dispositivos económicos de medición de uso frecuente. Los investigadores[32] calificaron la capacidad para brindar conclusiones bien fundamentadas de las revisiones y de los metaanálisis, debido a la escasa calidad metodológica de las investigaciones disponibles. Sin embargo, Rondoni y cols.[32] llegaron a la conclusión de que la medición de la AdMA de la columna cervical puede llevarse a cabo de manera fiable y rentable empleando dispositivos económicos de uso habitual en el contexto clínico, reservando los dispositivos costosos basados en tecnología para usos clínicos o de investigación específicos.

Evaluación de la fuerza muscular: músculos de la cara (Tabla 9-3)

La práctica hace al maestro

Para practicar las habilidades expuestas en esta sección o para hacer un repaso práctico, utilice los formularios de resumen y evaluación «La práctica hace al maestro» que se encuentran en:

http://thepoint.lww.com/Clarkson4e.

Los músculos de la cara y de los ojos (figs. 9-52 a 9-55) son inervados por los nervios craneales (NC). Las funciones motoras de los NC III, IV, V, VI, VII y XII se evalúan como parte integral de una exploración neurológica. Los objetivos de la evaluación son determinar la presencia o ausencia de disfunción y las implicaciones funcionales de la debilidad o parálisis para el paciente. Los músculos se evalúan de manera conjunta, de acuerdo con su inervación y función en común.

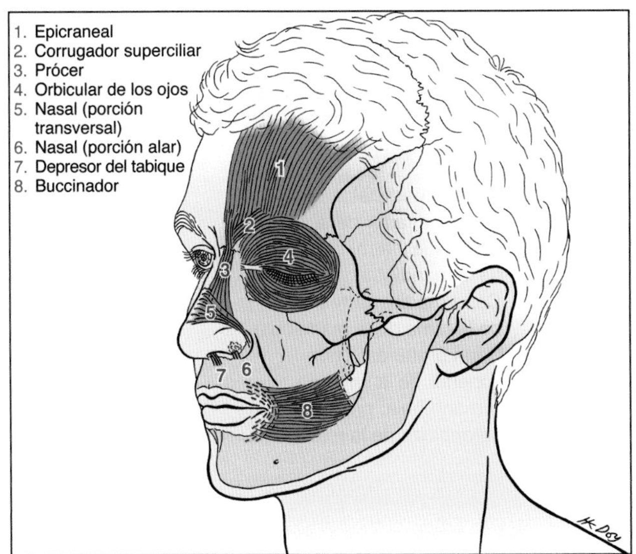

Figura 9-52 Músculos profundos del ojo, la nariz y la mejilla.

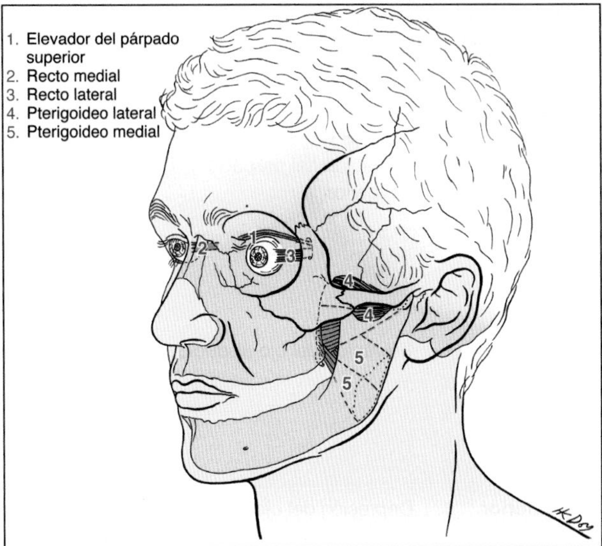

Figura 9-53 Músculos de la región ocular y temporomandibular.

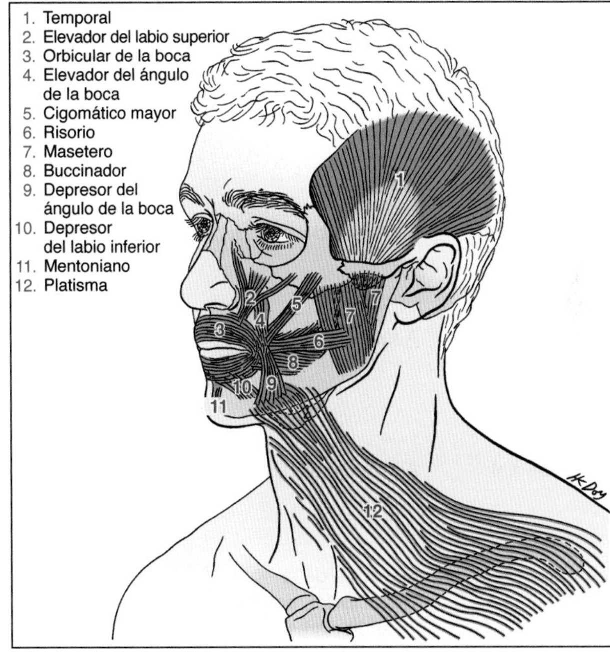

Figura 9-54 Músculos de la boca, músculos de la región temporomandibular y músculo platisma.

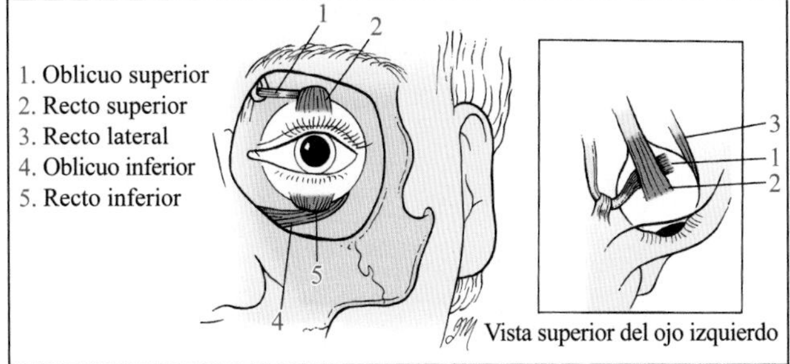

Figura 9-55 Músculos que controlan los movimientos oculares.

TABLA 9-3 Acciones, inserciones e inervación de los músculos: cara y ojos[2]

Músculo	Acción muscular primaria	Origen muscular	Inserción muscular	Nervio craneal
Elevador del párpado superior	Elevación del párpado superior	Superficie inferior del ala menor del esfenoides, superior y anterior al conducto óptico	Piel del párpado superior; superficie anterior del tarso superior; fondo de saco conjuntival superior; tubérculo del hueso cigomático; cara superior del tabique orbitario	III
Recto superior	Elevación del ojo abducido	Anillo tendinoso común (anillo fibroso que rodea los bordes superior, medial e inferior del conducto óptico)	Esclerótica superior, posterior al borde de la córnea	III
Recto inferior	Depresión del ojo abducido	Anillo tendinoso común	Cara inferior de la esclerótica, posterior al borde de la córnea	III
Oblicuo superior	Depresión del ojo aducido	Cuerpo del esfenoides, superomedial al conducto óptico; unión tendinosa del recto superior	El tendón pasa a través de la tróclea (un asa fibrocartilaginosa unida a la fosa del hueso frontal) y luego discurre en dirección posterior, lateral y descendente para insertarse en la esclerótica posterior, en el ecuador de la cara superolateral del globo ocular	IV
Oblicuo inferior	Elevación del ojo aducido	Superficie orbitaria del maxilar, lateral al conducto nasolagrimal	Parte lateral de la esclerótica, posterior al ecuador del globo ocular	III
Recto lateral	Aducción del ojo	Anillo tendinoso común; superficie orbitaria del ala mayor del hueso esfenoides	Cara lateral de la esclerótica, posterior al borde de la córnea	VI
Recto medial	Aducción del ojo	Anillo tendinoso común	Cara medial de la esclerótica, posterior al borde de la córnea	III
Temporal	Elevación de la mandíbula; movimientos mandibulares de trituración lateral	Fosa temporal; superficie profunda de la fascia temporal	Proceso coronoides de la mandíbula; borde anterior de la rama de la mandíbula, casi a la altura del último molar	V
Masetero	Elevación de la mandíbula; pequeño efecto en los movimientos laterales, de protracción y de retracción de la mandíbula	a. Capa superficial: proceso maxilar del hueso cigomático; dos tercios anteriores del arco cigomático b. Capa media: cara medial de los dos tercios anteriores del arco cigomático; borde inferior del tercio posterior de la rama de la mandíbula c. Capa profunda: superficie profunda del arco cigomático	a. Capa superficial: ángulo y mitad inferior de la superficie lateral de la rama de la mandíbula b. Capa media: parte central de la rama de la mandíbula c. Capa profunda: parte superior de la rama de la mandíbula; proceso coronoides de la mandíbula	V

TABLA 9-3 Acciones, inserciones e inervación de los músculos: cara y ojos (*continuación*)

Músculo	Acción muscular primaria	Origen muscular	Inserción muscular	Nervio craneal
Pterigoideo medial	Elevación de la mandíbula; protrusión de la mandíbula (con el pterigoideo lateral); movimientos laterales de la mandíbula	Cara medial de la fosa pterigoidea lateral; proceso piramidal del hueso palatino; tuberosidad del maxilar	Parte posteroinferior de las superficies mediales de la rama y del ángulo de la mandíbula	V
Pterigoideo lateral	Protrusión de la mandíbula (con el pterigoideo medial); apertura de la boca; control del movimiento posterior del disco articular de la articulación temporomandibular y del cóndilo de la mandíbula durante el cierre de la boca; movimientos laterales de la mandíbula	a. Cabeza superior: parte inferior y superficie lateral del ala mayor del hueso esfenoides b. Cabeza inferior: superficie lateral de la fosa pterigoidea lateral	Depresión en la cara anterior del cuello de la mandíbula; cápsula y disco articulares de la articulación temporomandibular	V
Músculos suprahioideos (digástrico, estilohioideo, milohioideo y geniohioideo)				
Digástrico	Depresión de la mandíbula; elevación del hueso hioides (deglución, masticación)	Vientre posterior: proceso mastoides del hueso temporal Vientre anterior: fosa digástrica en la base de la mandíbula, cerca de la línea media	El transcurso del músculo cambia de dirección a medida que pasa por un asa fibrosa que está unida al hueso hioides	V, VII
Estilohioideo	Elevación y retracción del hueso hioides (deglución)	Cara posterior del proceso estiloides del hueso temporal	Cuerpo del hueso hioides en su unión con el cuerno mayor	VII
Milohioideo	Elevación del piso de la boca (deglución); elevación del hueso hioides; depresión de la mandíbula	Toda la línea milohioidea de la mandíbula	Cuerpo del hueso hioides; rafe fibroso medio desde la sínfisis mentoniana de la mandíbula hasta el hueso hioides	V
Geniohioideo	Elevación y protracción del hueso hioides; depresión de la mandíbula	Espina mentoniana inferior, en la cara posterior de la sínfisis mandibular	Cara anterior del cuerpo del hueso hioides	XII
Epicraneal (occipitofrontal)	Elevación de las cejas y de la piel sobre la raíz de la nariz, lo que causa arrugas transversales en la frente	Porción frontal: aponeurosis epicraneal, anterior a la sutura coronal	Sus fibras se continúan con las del prócer, el corrugador superciliar y el orbicular de los ojos; la piel de las cejas y la raíz de la nariz	VII

(*continúa*)

TABLA 9-3 **Acciones, inserciones e inervación de los músculos: cara y ojos (*continuación*)**

Músculo	Acción muscular primaria	Origen muscular	Inserción muscular	Nervio craneal
Corrugador superciliar	Acercamiento de las cejas, lo que da lugar a arrugas verticales en la franja supranasal de la frente	Extremo medial del arco superciliar	Piel por arriba del borde supraorbitario	VII
Prócer	Tracción hacia abajo del ángulo medial de la ceja para arrugar de manera transversal la piel sobre el puente de la nariz	Fascia que recubre la porción inferior del hueso nasal; porción superior del cartílago nasal lateral	Piel de la cara inferior de la frente, entre las cejas	VII
Orbicular de los ojos	a. Porción orbitaria: aprieta los párpados, jalando la piel de la frente, la sien y la mejilla en dirección medial hacia la nariz b. Porción palpebral: cierra despacio los párpados	a. Porción orbitaria: parte nasal del hueso frontal; proceso frontal del maxilar; ligamento palpebral medial b. Porción palpebral: ligamento palpebral medial y el hueso situado en seguida por encima y por debajo de este c. Porción lagrimal: fascia lagrimal; parte superior de la cresta y parte adyacente del hueso lagrimal	Las fibras recorren la circunferencia de la órbita; piel y tejidos subcutáneos de la ceja; tarsos de los párpados; rafe palpebral lateral	VII
Nasal				
1. Porción alar	Ensanchamiento de la abertura nasal	Maxilar, superior al diente incisivo lateral	Cartílago alar de la nariz	VII
2. Porción transversal	Estrechamiento de la abertura nasal	Maxilar, lateral a la escotadura nasal	A través de una aponeurosis que se fusiona en el puente de la nariz con el músculo del lado contralateral; aponeurosis del músculo prócer	VII
Depresor del tabique	Ensanchamiento de la abertura nasal	Maxilar, superior al diente incisivo central	Tabique nasal	VII
Orbicular de la boca	Cierre de los labios; protrusión de los labios	Columela (modiolo) en el ángulo lateral de la boca; varias capas de fibras musculares de otros músculos faciales que se insertan en los labios, sobre todo el buccinador	La mayor parte de las fibras en la superficie profunda de la piel y la membrana mucosa	VII
Buccinador	Compresión de las mejillas contra los dientes	Procesos alveolares de la mandíbula y del maxilar, opuestos a los tres molares; borde anterior del rafe pterigomandibular	La piel y la mucosa de los labios que se entremezclan con el orbicular de los labios; columela	VII

TABLA 9-3 **Acciones, inserciones e inervación de los músculos: cara y ojos (*continuación*)**

Músculo	Acción muscular primaria	Origen muscular	Inserción muscular	Nervio craneal
Elevador del ángulo de la boca	Elevación del ángulo de la boca; producción del surco nasolabial	Fosa canina del maxilar, inmediatamente inferior al agujero infraorbitario	La columela en el ángulo lateral de la boca se entremezcla con las fibras del orbicular de la boca y del depresor del ángulo de la boca; piso dérmico de la parte inferior del surco nasolabial	VII
Risorio	Retracción del ángulo de la boca	Fascia parotídea sobre el masetero; fascia parotídea; arco cigomático; fascia que rodea la porción columelar del platisma; fascia sobre el proceso mastoides	Columela en el ángulo lateral de la boca	VII
Cigomático mayor	Tracción superior y lateral del ángulo de la boca	Hueso cigomático, anterior a la sutura cigomaticotemporal	La columela en el ángulo lateral de la boca se entremezcla con fibras del elevador del ángulo de la boca y con el orbicular de la boca	VII
Platisma	Depresión de la comisura de los labios y del labio inferior; depresión de la mandíbula; tensión de la piel del cuello	Fascia que recubre la porción superior de los músculos pectoral mayor y deltoides	Borde inferior de la mandíbula; la piel y los tejidos subcutáneos inferiores de la cara y la comisura de la boca en la columela; se mezcla con el platisma contralateral de forma medial; mitad lateral del labio inferior	VII
Depresor del ángulo de la boca	Depresión del ángulo de la boca	Línea oblicua de la mandíbula	Columela en el ángulo lateral de la boca	VII
Depresor del labio inferior	Depresión y desplazamiento lateral del labio inferior	Línea oblicua de la mandíbula, entre el agujero mentoniano y la sínfisis mentoniana	Piel del labio inferior que se entremezcla con el depresor del labio inferior contralateral y el orbicular de la boca	VII
Elevador del labio superior	Elevación y eversión del labio superior	Borde inferior orbitario, inmediatamente superior al agujero infraorbitario, a la altura de los huesos maxilar y cigomático	Tejido muscular de la mitad lateral del labio superior	VII
Cigomático menor	Elevación del labio superior	Cara lateral del hueso cigomático, inmediatamente posterior a la sutura cigomaticomaxilar	Tejido muscular de la cara lateral del labio superior	VII
Elevador del labio superior y del ala de la nariz	Elevación del labio superior; dilatación de las narinas	Cara superior del proceso frontal del maxilar superior	Ala de la nariz; piel y tejido muscular en la cara lateral del labio superior	VII

(*continúa*)

TABLA 9-3 Acciones, inserciones e inervación de los músculos: cara y ojos (*continuación*)

Músculo	Acción muscular primaria	Origen muscular	Inserción muscular	Nervio craneal
Mentoniano	Elevación y protrusión del labio inferior	Fosa incisiva de la mandíbula	Piel de la barbilla	VII
Geniogloso	Protrusión de la lengua; depresión de la región media de la lengua	Tubérculo geniano superior, en la superficie interna de la sínfisis de la mandíbula	Superficie inferior de la lengua desde la raíz hasta el vértice; a través de una aponeurosis hasta la cara superior de la superficie anterior del hueso hioides	XII

Calificación: músculos de la cara

La calificación convencional no aplica para las evaluaciones de los músculos faciales, ya que no siempre es práctico o posible palparlos, aplicar resistencia o poner en posición al paciente. Los resultados de las pruebas pueden ser descriptivos o registrarse de acuerdo con una serie de parámetros definidos de la siguiente manera:[8]

- 5 N (normal) El paciente realiza el movimiento de evaluación con facilidad y control.
- 3 R (regular) El paciente realiza el movimiento de evaluación con dificultad.
- 1 I (indicio) No hay movimiento; hay una mínima contracción muscular.
- 0 0 (cero) El paciente no puede producir ninguna contracción muscular.
- El terapeuta registra la observación de movimiento asimétrico.

Junto con los músculos faciales, se incluye una descripción de la valoración hecha a los músculos infrahioideos debido a la importancia funcional de estos en la masticación y la deglución. La deglución es un proceso complejo en el que participan músculos de la mandíbula, la lengua, los labios, el paladar blando, la faringe, la laringe y los grupos musculares suprahioideo e infrahioideo. La debilidad o parálisis de cualquiera de estos músculos puede afectar la capacidad del paciente para mover los alimentos de la lengua a la faringe y, luego, al esófago. El control de la cabeza también es necesario para deglutir. Al evaluar los músculos faciales, submandibulares y del cuello, el terapeuta debe preguntar con frecuencia al paciente si experimenta alguna dificultad para deglutir, o bien, observar al paciente mientras traga un líquido o un bolo de alimento.

Nervios oculomotor, troclear y abducens (NC III, IV y VI)

Función motora. Las funciones motoras de estos nervios son la apertura de los párpados (elevador del párpado superior) (*véase* fig. 9-53) y el control de los movimientos oculares (los seis músculos extraoculares) (*véanse* figs. 9-53 y 9-55).

Movimientos evaluados. Los movimientos evaluados son la elevación de los párpados superiores y la elevación, abducción, depresión y aducción de los globos oculares.

Elevación de los párpados superiores

Elevador del párpado superior

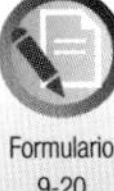

Formulario 9-20

Evaluación. El paciente eleva o levanta el párpado superior (fig. 9-56). El término clínico utilizado para describir la incapacidad para realizar este movimiento es blefaroptosis (*ptosis palpebral*).

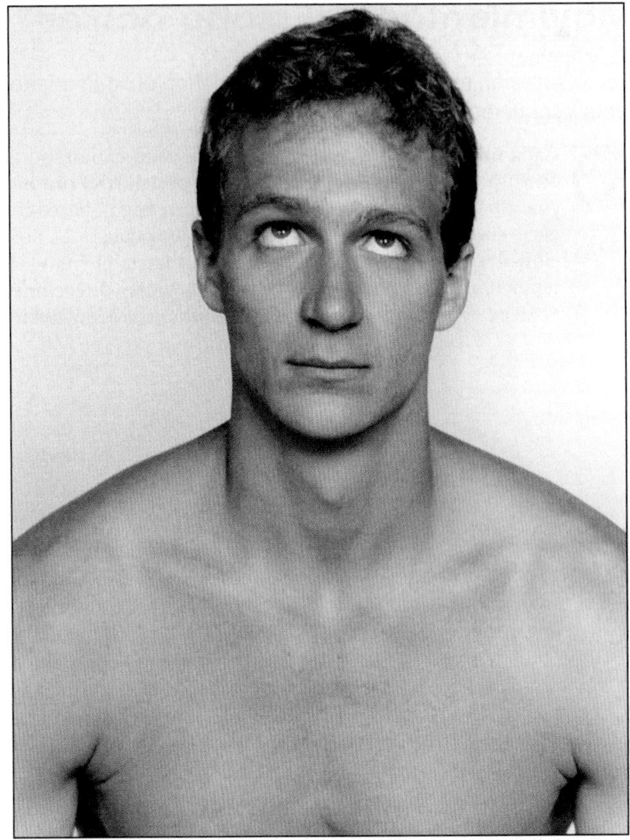

Figura 9-56 Elevación del párpado superior.

Movimientos del globo ocular

Recto superior, recto inferior, oblicuo superior, oblicuo inferior, recto lateral, recto medial

Formularios 9-21 a 9-26

Cada músculo extraocular debe ser evaluado explorándolo en su posición de mayor eficacia. Esta posición se produce cuando la acción muscular se encuentra en ángulo recto con el eje alrededor del cual se desplaza el globo ocular.[33] La posición inicial es con el paciente mirando hacia el frente. El terapeuta pide al paciente que mire en varias direcciones. Se debe determinar la presencia de diplopía (visión doble), así como evaluar cada músculo individualmente.[33-35] *Todos los movimientos de evaluación descritos pertenecen al ojo derecho del paciente* (figs. 9-57 a 9-62). La observación simultánea de movimientos específicos en ambos ojos combina las evaluaciones musculares, lo cual podría ser preferible. Las combinaciones musculares son:

1. Recto superior derecho y oblicuo inferior izquierdo (*véase* fig. 9-57)
2. Recto inferior derecho y oblicuo superior izquierdo (*véase* fig. 9-58)
3. Oblicuo superior derecho y recto inferior izquierdo (*véase* fig. 9-59)

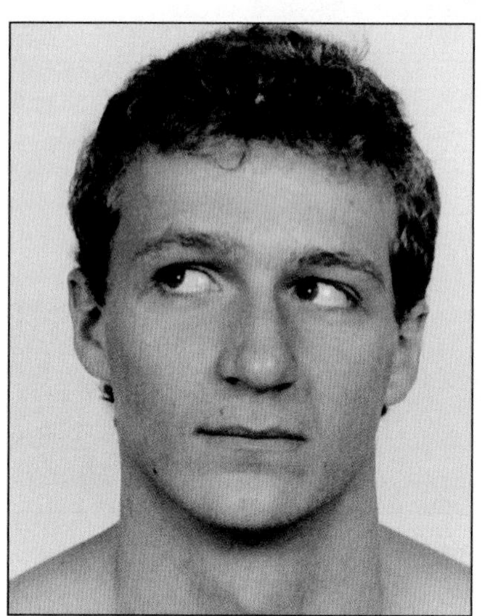

Figura 9-57 El recto superior se evalúa pidiendo al paciente que mire hacia arriba y hacia afuera. Observe si hay limitación en la elevación.

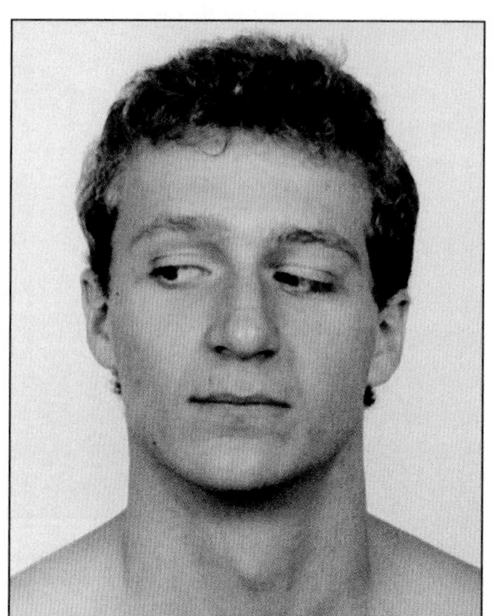

Figura 9-58 El recto inferior se evalúa pidiendo al paciente que mire hacia abajo y hacia afuera. Observe si existe limitación en la depresión.

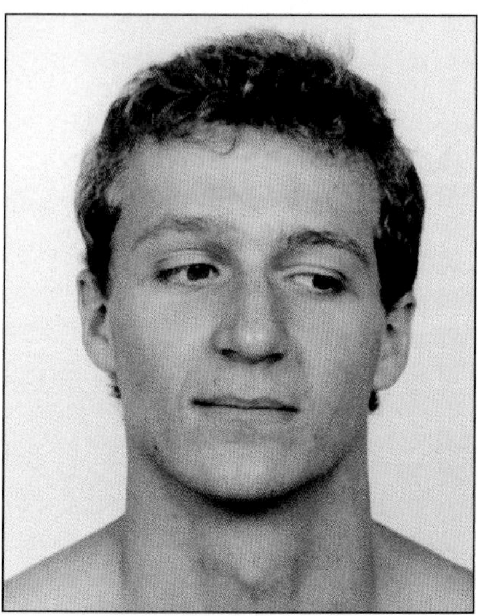

Figura 9-59 El oblicuo superior se evalúa pidiendo al paciente que mire hacia abajo y hacia adentro. Observe si hay limitación en la depresión.

4. Oblicuo inferior derecho y recto superior izquierdo (*véase* fig. 9-60)
5. Recto lateral derecho y recto medial izquierdo (*véase* fig. 9-61)
6. Recto medial derecho y recto lateral izquierdo (*véase* fig. 9-62)

Observe si el movimiento se realiza con normalidad (es decir, se produce de manera fluida a través de toda la AdM) o es anómalo.[8]

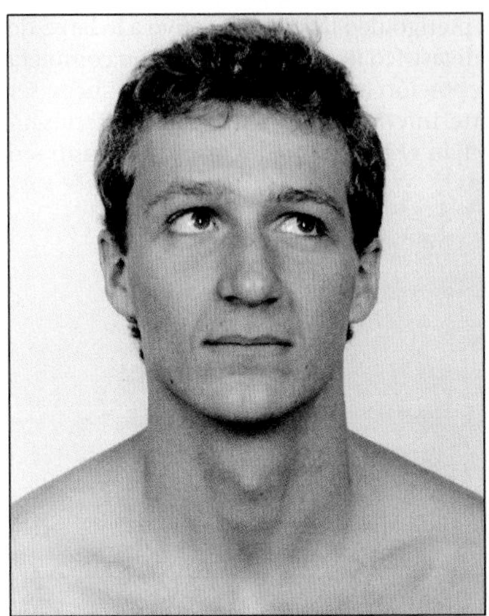

Figura 9-60 El oblicuo inferior se evalúa pidiendo al paciente que mire hacia arriba y hacia adentro. Observe si existe limitación en la elevación.

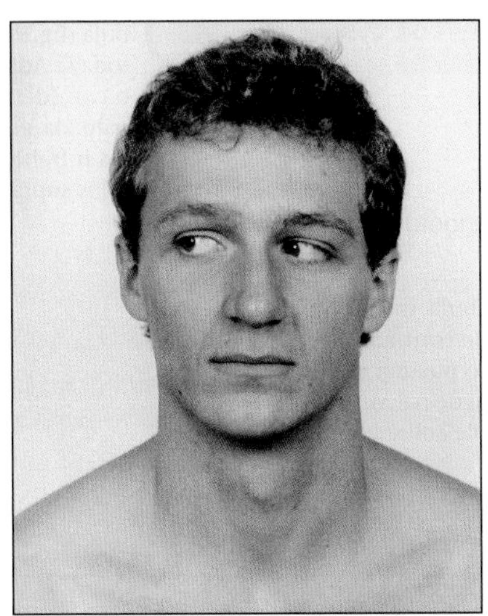

Figura 9-61 El recto lateral se evalúa pidiendo al paciente que mire hacia afuera (abducción). Observe si hay limitación en la abducción.

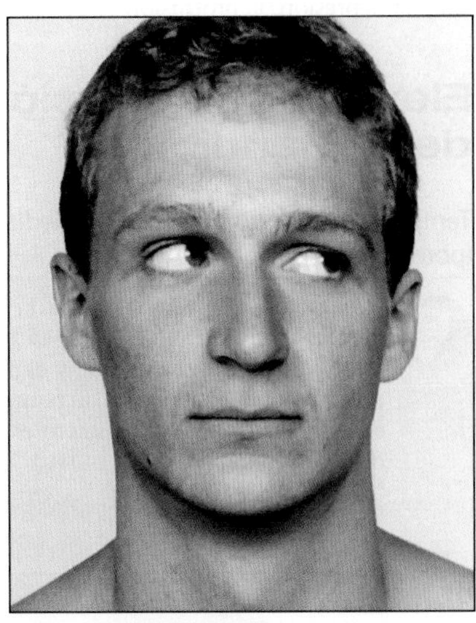

Figura 9-62 El recto medial se evalúa pidiendo al paciente que mire hacia adentro (aducción). Observe si existe limitación en la aducción.

Nervio trigémino (NC V)

Función motora. Su función motora es la masticación.

Movimientos evaluados. Los movimientos a evaluar son la elevación, la depresión, la protrusión y la retrusión de la mandíbula.

Elevación y retrusión de la mandíbula

Temporal, masetero, pterigoideo medial y pterigoideo lateral (porción superior)

Evaluación. El paciente cierra la mandíbula y aprieta los dientes con fuerza (fig. 9-63). La fuerza de contracción y la masa muscular del temporal y el masetero pueden determinarse mediante palpación. El temporal puede palparse sobre el hueso temporal. El masetero es palpable sobre el ángulo de la mandíbula.

Depresión de la mandíbula

Pterigoideo lateral y suprahioideos (milohioideo, digástrico, estilohioideo y geniohioideo)

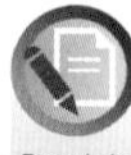

Evaluación. El paciente abre la boca al deprimir la mandíbula (fig. 9-64). El pterigoideo lateral está activo a lo largo de toda la AdM, y el digástrico lo está en la depresión completa o con fuerza.[36] La porción anterior del digástrico puede ser palpada en la parte inferior de la mandíbula. Los músculos infrahioideos fijan el hueso hioides cuando se contraen los músculos suprahioideos.[37]

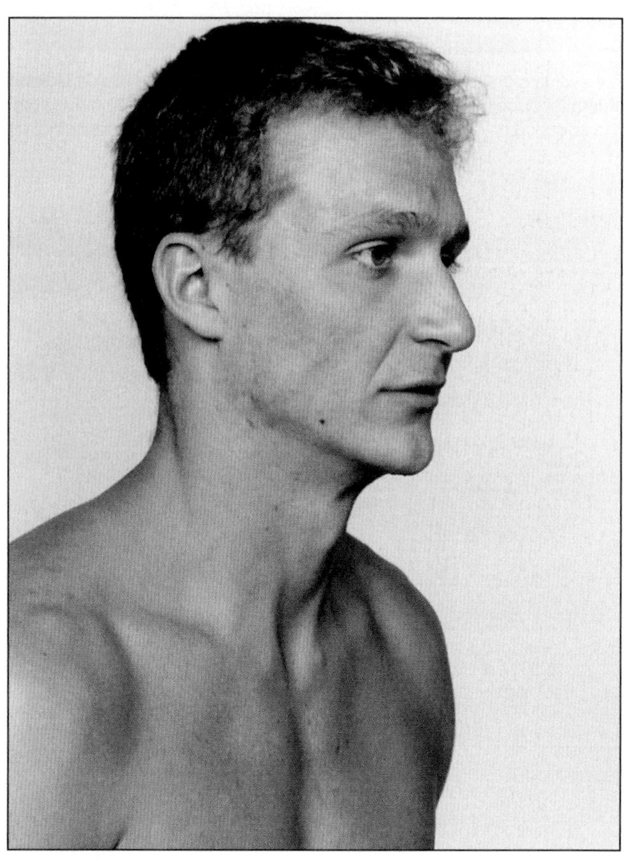

Figura 9-63 Elevación y retrusión de la mandíbula.

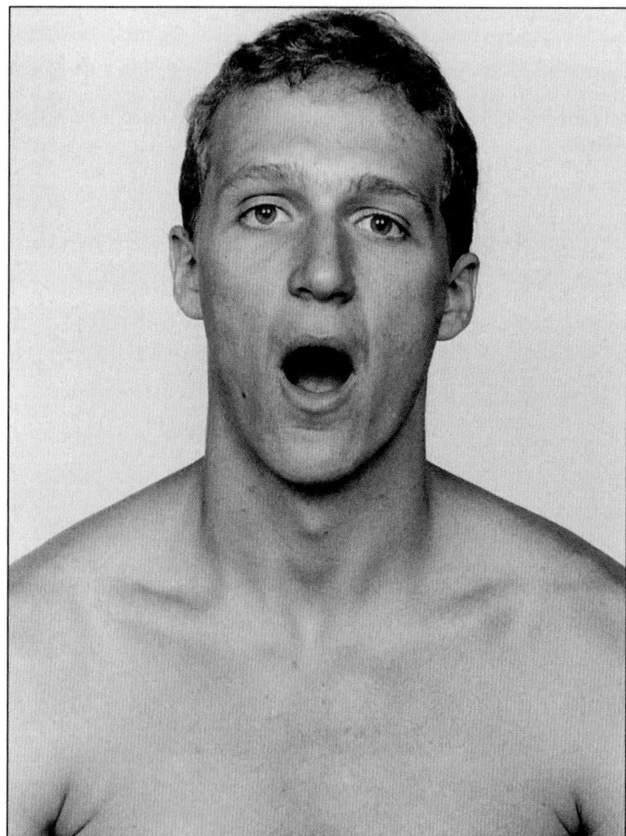

Figura 9-64 Depresión de la mandíbula.

Protrusión de la mandíbula

Pterigoideos medial y lateral

Formulario 9-29

Evaluación. Con la boca parcialmente abierta, el paciente protruye la mandíbula (fig. 9-65).

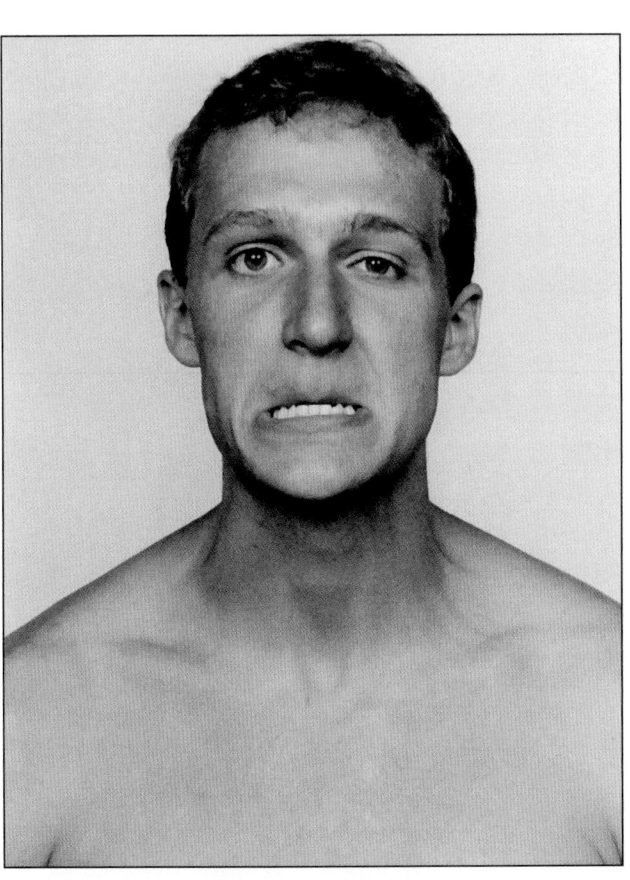

Figura 9-65 Protrusión de la mandíbula.

Desviación lateral de la mandíbula

Temporal, pterigoideos medial y lateral y masetero

Formulario 9-30

Evaluación. Con la boca ligeramente abierta, el paciente desvía el maxilar inferior hacia un lado y luego hacia el otro (fig. 9-66).

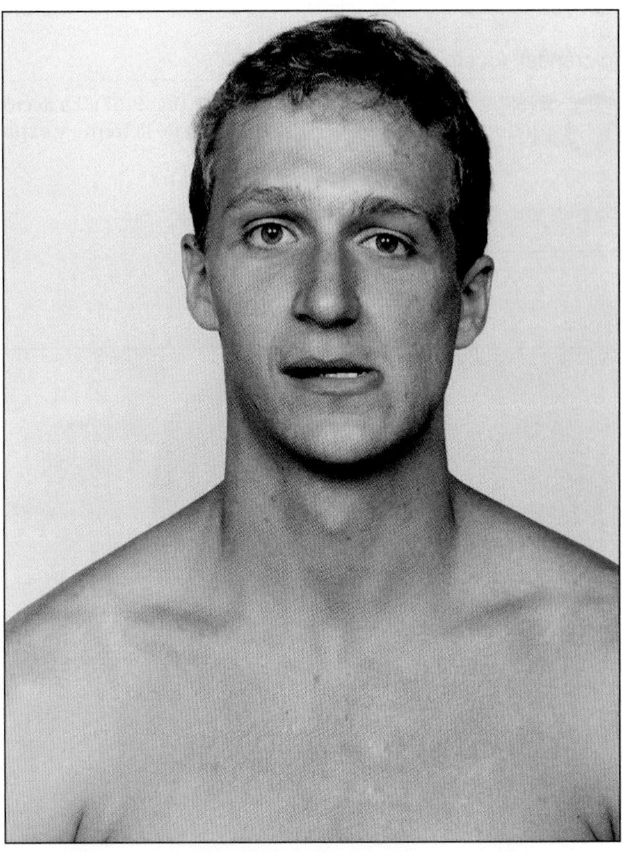

Figura 9-66 La contracción del temporal izquierdo y de los pterigoideos medial y lateral derechos produce la desviación lateral de la mandíbula hacia la izquierda.

Nervio facial (NC VII)

Función motora. Las funciones motoras son la expresión facial y el control de la musculatura de las cejas, los párpados, la nariz y la boca.

Movimientos evaluados. Los movimientos a evaluar son los siguientes. *1*) Elevación, aducción y depresión de las cejas. *2*) Cierre de los párpados. *3*) Dilatación y constricción de la abertura nasal. *4*) Cierre y protrusión de los labios; compresión de las mejillas; elevación, retracción y depresión del ángulo de la boca; elevación del labio superior; y elevación y protrusión del labio inferior.

Elevación de las cejas

Epicraneal (occipitofrontal)

Formulario 9-31

Evaluación. El paciente eleva las cejas (fig. 9-67). La acción produce arrugas transversales en la piel de la frente y expresión de sorpresa.

Aducción de las cejas

Corrugador superciliar

Formulario 9-32

Evaluación. El paciente trata de juntar la cara medial de las cejas (fig. 9-68). Esta acción forma arrugas verticales entre las cejas y expresión de ceño fruncido.

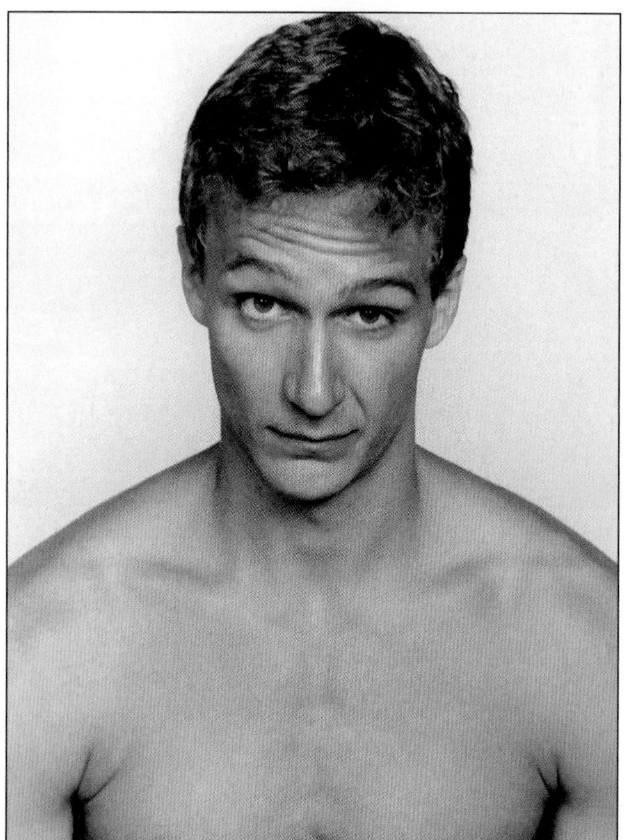

Figura 9-67 Elevación de las cejas.

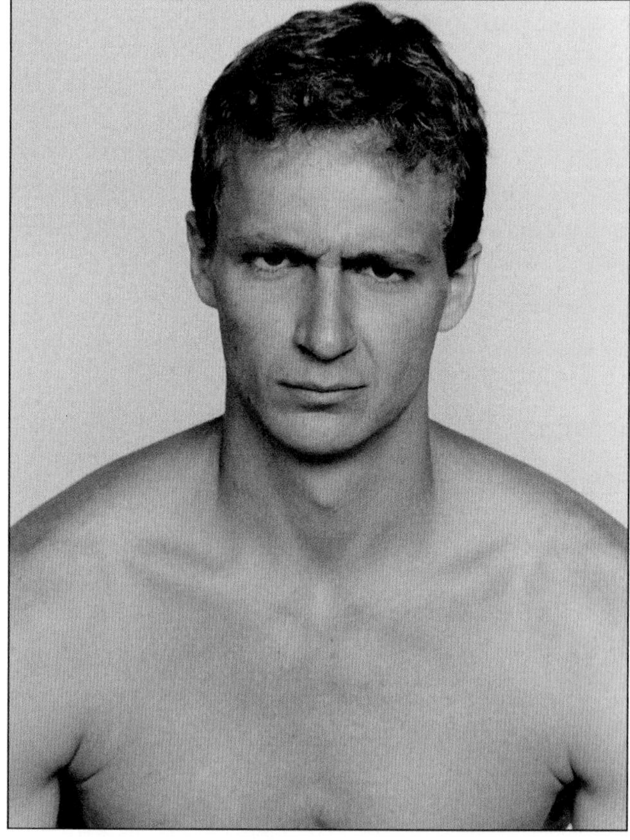

Figura 9-68 Aducción y depresión de las cejas.

Depresión del ángulo medial de la ceja

Prócer

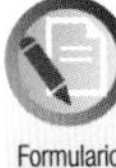
Formulario 9-33

Evaluación. El paciente jala el ángulo medial de las cejas hacia abajo y eleva la piel de la nariz (fig. 9-69). Esta acción produce arrugas transversales sobre el puente de la nariz. El terapeuta puede pedir al paciente que arrugue la piel sobre el puente de la nariz, como para expresar disgusto.

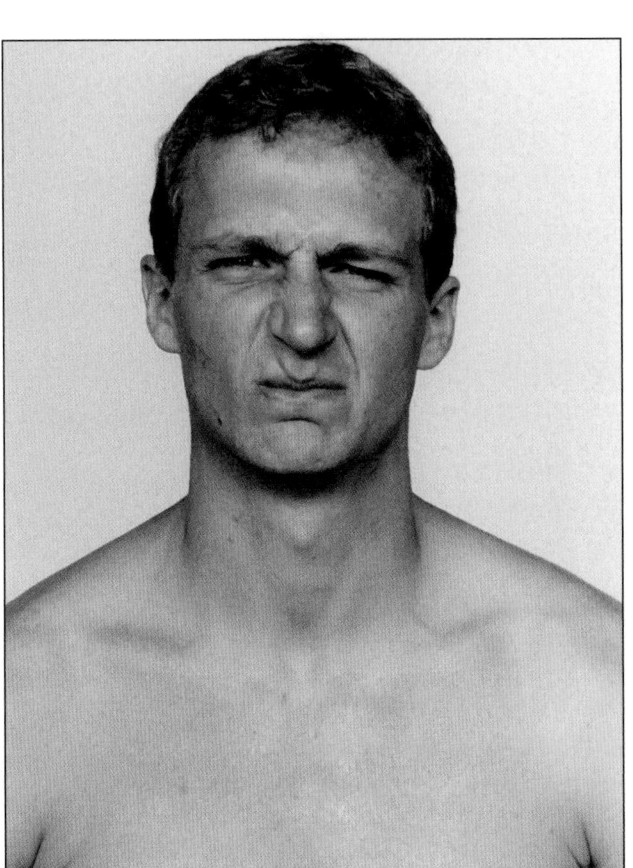

Figura 9-69 Depresión del ángulo medial de la ceja.

Cierre de los párpados

Orbicular de los ojos

Formulario 9-34

Evaluación. El paciente aprieta los párpados con fuerza (fig. 9-70). Esta acción tira de la piel de la frente, la sien y la mejilla en dirección medial hacia la nariz.

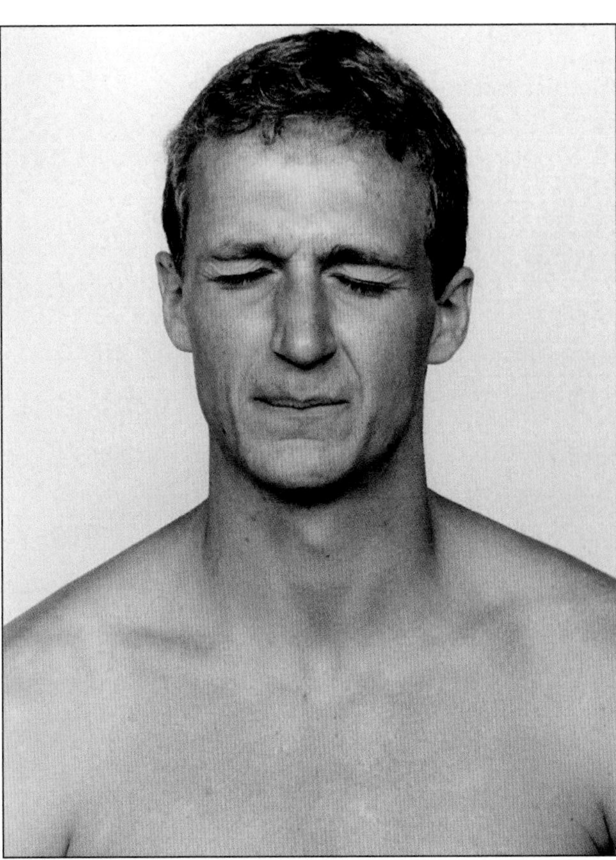

Figura 9-70 Cierre de los párpados.

Dilatación de la abertura nasal

Depresor del tabique nasal (porción alar)

Formulario 9-35

Evaluación. El paciente dilata o ensancha las fosas nasales (fig. 9-71). Para realizar el movimiento, el terapeuta puede pedir al paciente que haga una respiración profunda.

Constricción de la abertura nasal

Nasal (porción transversal)

Formulario 9-36

Evaluación. El paciente comprime entre sí las fosas nasales (fig. 9-72).

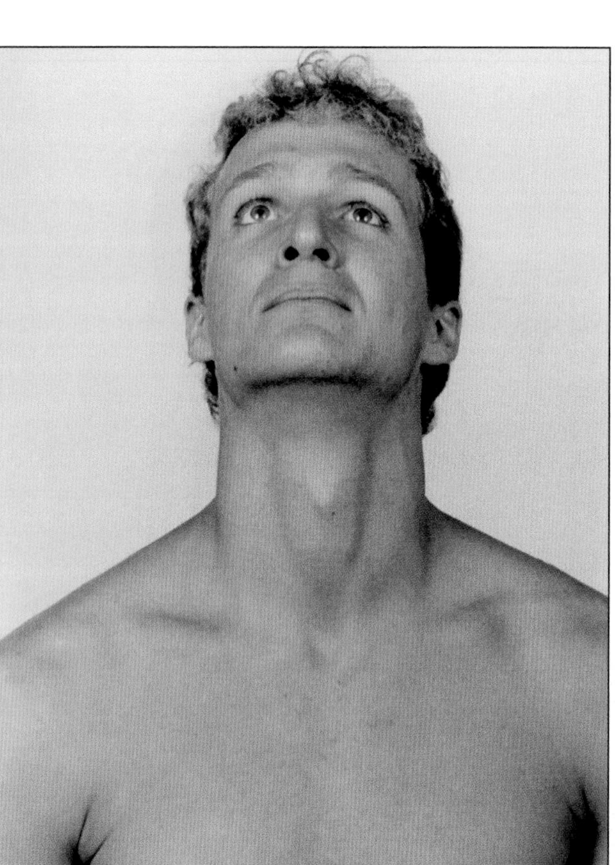

Figura 9-71 Dilatación de la abertura nasal.

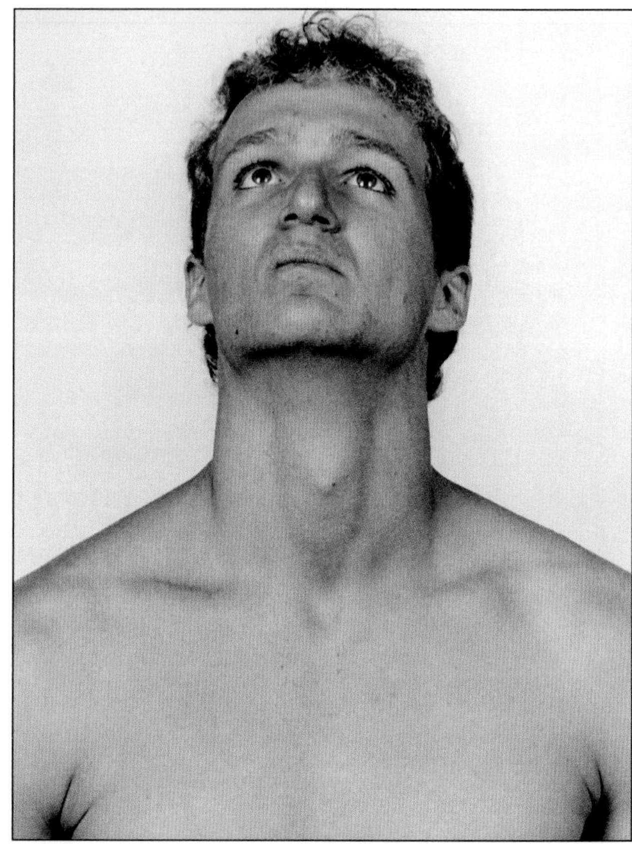

Figura 9-72 Constricción de la abertura nasal.

Cierre y protrusión de los labios

Orbicular de la boca

Formulario 9-37

Evaluación. El paciente cierra y protruye los labios (fig. 9-73). El terapeuta puede pedir al paciente que simule silbar frunciendo los labios.

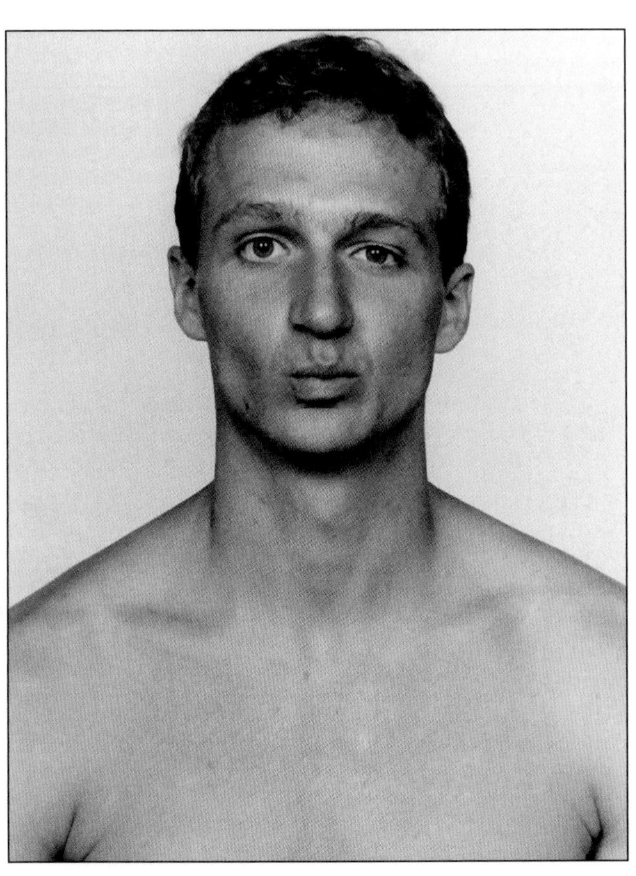

Figura 9-73 Cierre y protrusión de los labios.

Compresión de las mejillas

Buccinador

Formulario 9-38

Evaluación. El paciente comprime las mejillas contra los dientes (fig. 9-74). El terapeuta puede pedir al paciente que simule la acción de soplar para tocar un instrumento de viento. El buccinador puede palparse en la mejilla durante el movimiento.

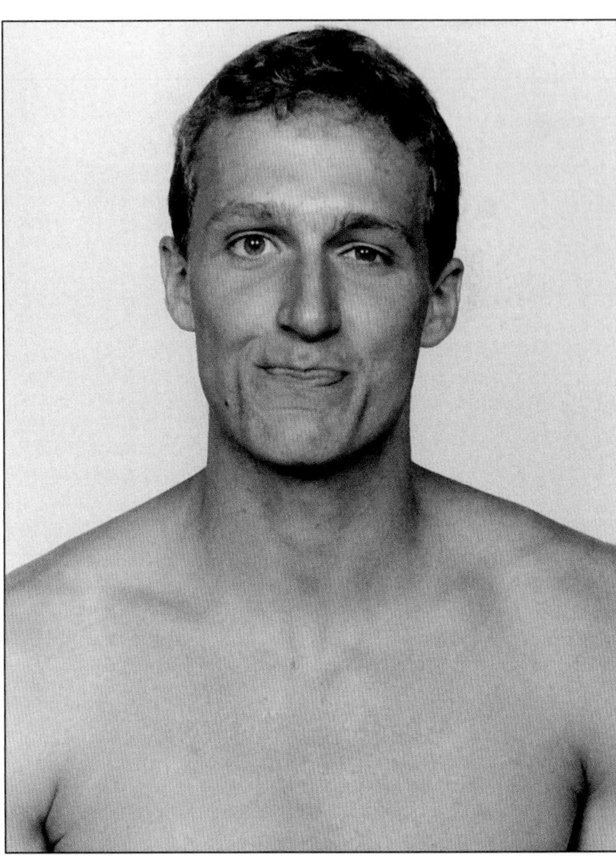

Figura 9-74 Compresión de las mejillas contra los dientes.

Elevación del ángulo de la boca

Elevador del ángulo de la boca

Formulario 9-39

Evaluación. El paciente eleva el ángulo o la comisura de los labios (fig. 9-75). Esta acción profundiza el pliegue nasolabial.

Elevación y retracción del ángulo de la boca

Cigomático mayor

Formulario 9-40

Evaluación. El paciente desplaza el ángulo de la boca hacia arriba y lateralmente (fig. 9-76). Esta acción dibuja una expresión facial de sonrisa. El músculo puede palparse por encima y a un lado del ángulo de la boca.

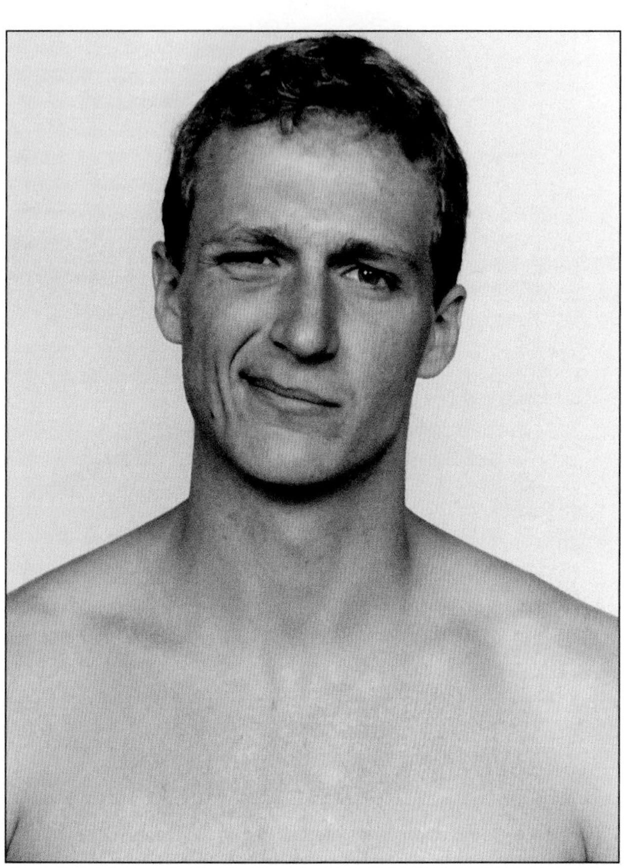

Figura 9-75 Elevación del ángulo de la boca.

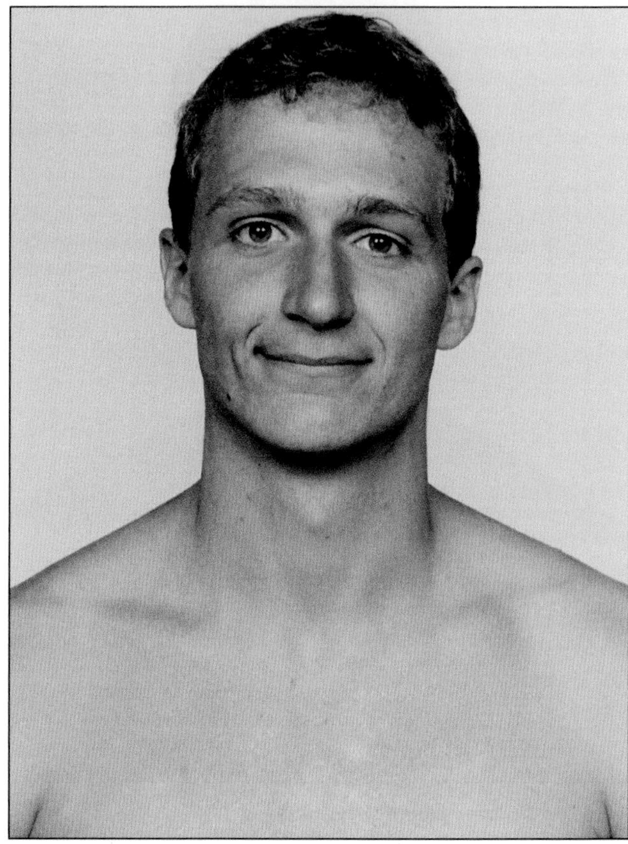

Figura 9-76 Elevación y retracción del ángulo de la boca.

Retracción del ángulo de la boca

Risorio

Formulario 9-41

Evaluación. El paciente retrae o jala el ángulo de la boca en dirección posterior (fig. 9-77). Esta acción forma la expresión facial de una mueca.

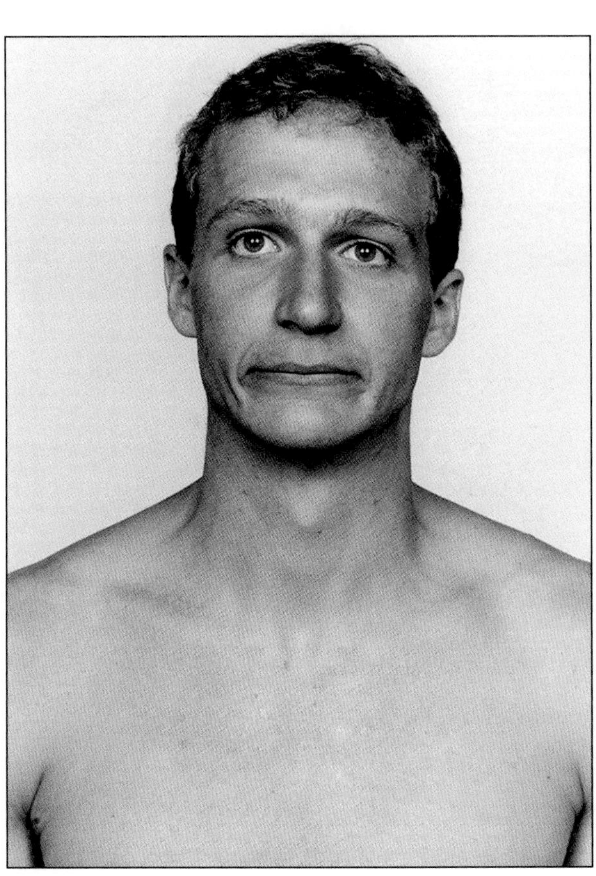

Figura 9-77 Retracción del ángulo de la boca.

Depresión del ángulo de la boca y del labio inferior

Platisma, depresor del ángulo de la boca y depresor del labio inferior

Formulario 9-42

Evaluación. El paciente deprime el labio inferior y los ángulos de la boca jalando hacia abajo las comisuras de los labios y tensando la piel entre el mentón y la clavícula (fig. 9-78). El terapeuta puede pedir al paciente que simule el movimiento de aflojar la presión de una playera con cuello de tortuga ajustado.

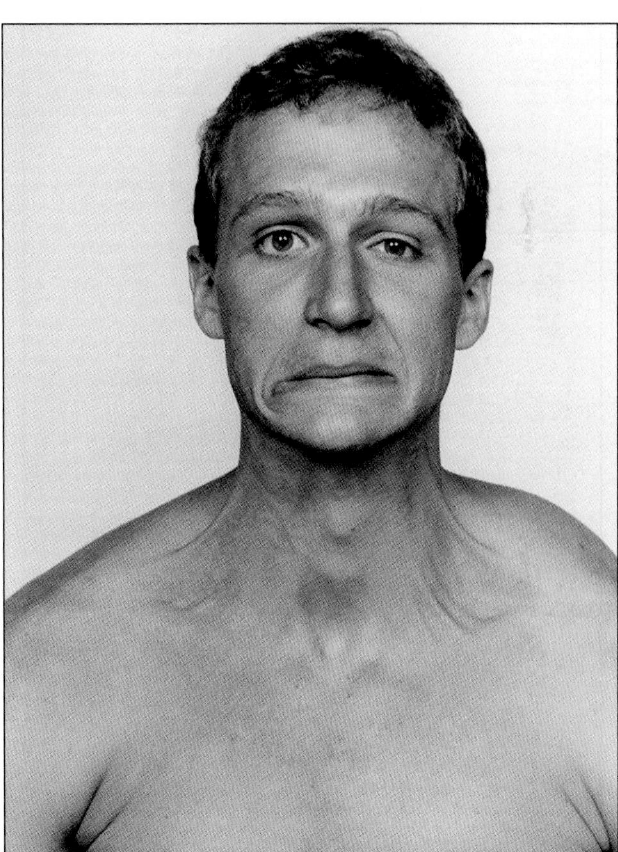

Figura 9-78 Depresión del ángulo de la boca.

Elevación del labio superior

Elevador del labio superior y cigomático menor

Formulario 9-43

Evaluación. El paciente eleva y protruye (everte) el labio superior (fig. 9-79) como para mostrar los incisivos o la encía superior.

Elevación y protrusión del labio inferior

Mentoniano

Formulario 9-44

Evaluación. El paciente eleva la piel del mentón y protruye el labio inferior (fig. 9-80). Esta acción dibuja en la cara una expresión de puchero (gesto que precede al llanto).

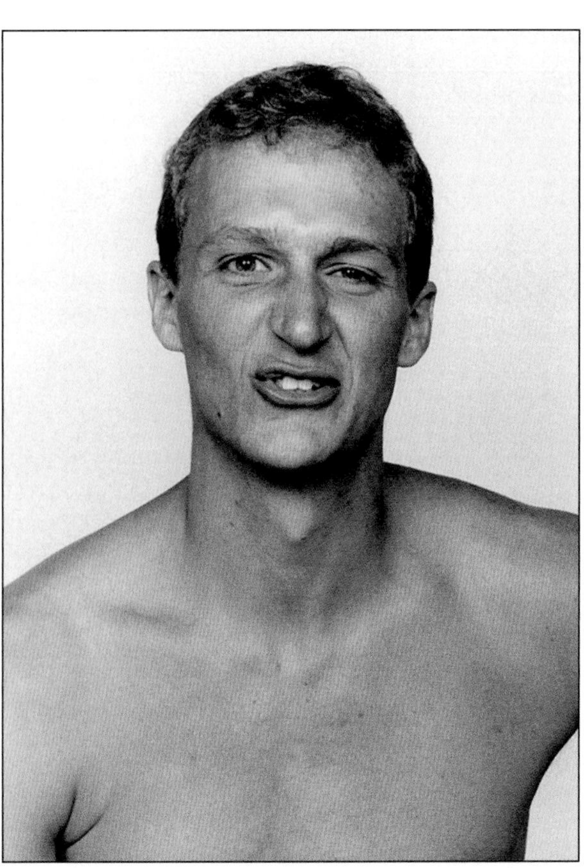

Figura 9-79 Elevación del labio superior.

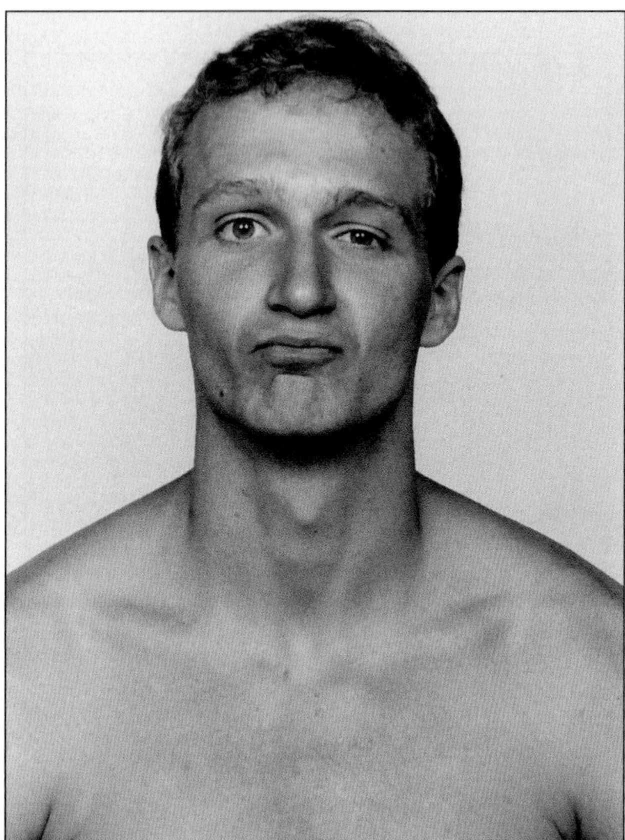

Figura 9-80 Elevación y protrusión del labio inferior.

Nervio hipogloso (NC XII)

Función motora. Los músculos inervados por el hipogloso producen movimientos de la lengua para realizar funciones de masticación, degustación, deglución, habla e higiene bucal.

Movimientos evaluados. La protrusión de la lengua es el único movimiento que se evalúa.

Protrusión de la lengua

Geniogloso

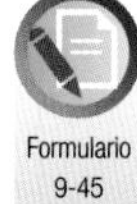
Formulario 9-45

Evaluación. El paciente tiene la boca abierta y la lengua descansa en el piso de la cavidad bucal. Se coloca un depresor lingual (abatelenguas) de madera en la línea media del mentón para obtener una línea de referencia con relación a la línea media de la lengua.[33] El terapeuta pide al paciente que protruya la lengua de forma que la punta de esta toque el depresor lingual (fig. 9-81). Observe de cualquier desviación hacia el lado de la lesión, observando la línea que se forma entre el surco medio de la lengua y el borde del depresor lingual. Durante el movimiento de la lengua, el músculo geniohioideo tira del hueso hioides en dirección anterosuperior. El movimiento del hueso hioides puede palparse. Se inspecciona la lengua en busca de atrofia en el lado de la lesión.

Nota: en caso de riesgo de infección o contacto con líquidos corporales, el terapeuta debe utilizar las precauciones generales y llevar guantes, mascarilla y bata, según la necesidad.

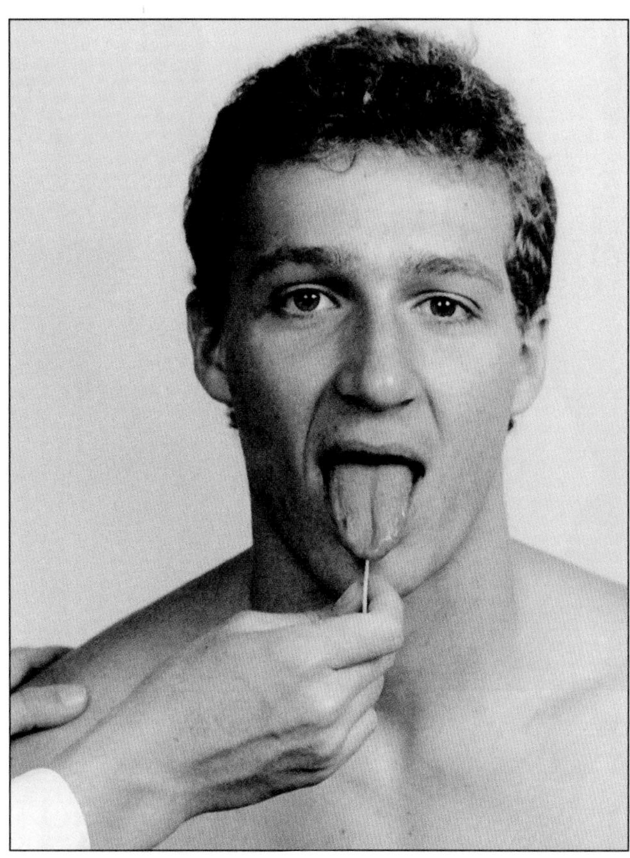

Figura 9-81 Protrusión de la lengua.

Asa cervical (C123) y nervio hipogloso (NC XII, C1). Depresión del hueso hioides

Músculos infrahioideos (esternohioideo, tirohioideo y omohioideo)

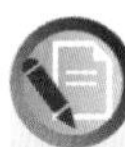

La función principal de los músculos infrahioideos es deprimir el hueso hioides durante la deglución y el habla.

Formulario 9-46

Movimientos evaluados. Depresión del hueso hioides (músculos infrahioideos) con depresión de la lengua (músculo hipogloso).

Evaluación. El terapeuta pide al paciente que presione la raíz de la lengua, como sucede en la deglución (figs. 9-82 y 9-83). El terapeuta puede palpar la contracción de los músculos infrahioideos en la superficie inferior del hueso hioides.

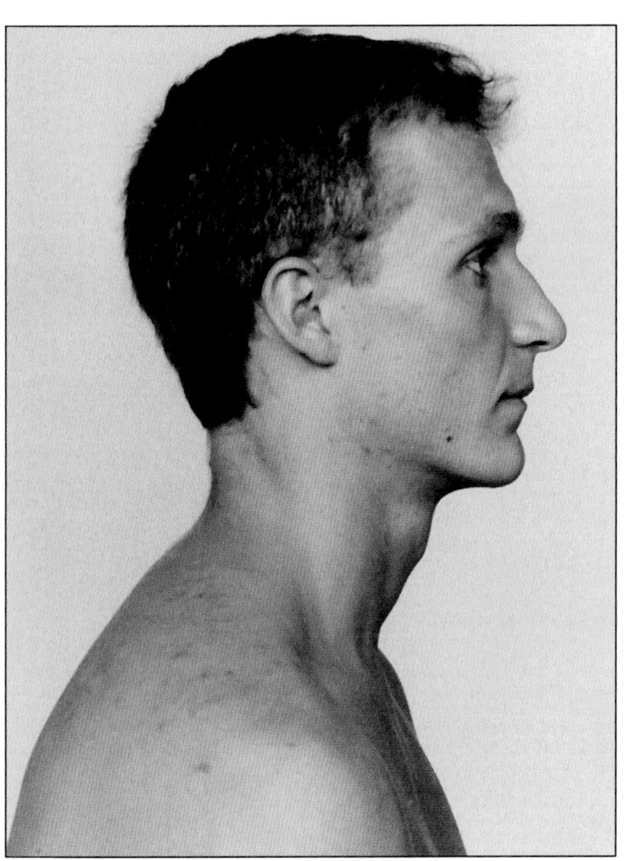

Figura 9-82 Posición relajada del hueso hioides.

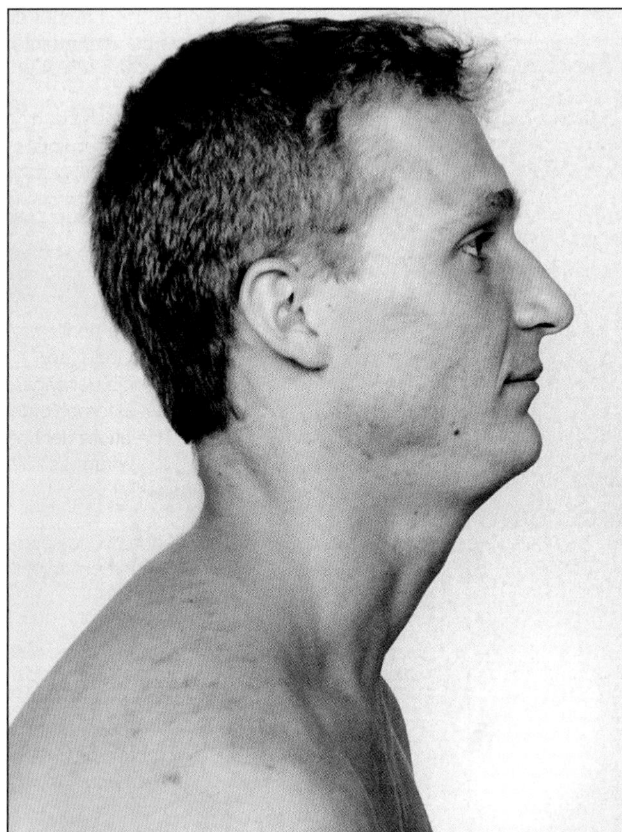

Figura 9-83 Depresión del hueso hioides.

Evaluación de la fuerza muscular: músculos de la cabeza y el cuello (Tabla 9-4)

La práctica hace al maestro

Para practicar las habilidades expuestas en esta sección o para hacer un repaso práctico, utilice los formularios de resumen y evaluación «La práctica hace al maestro» que se encuentran en:
http://thepoint.lww.com/Clarkson4e.

TABLA 9-4 Acciones, inserciones e inervación de los músculos: cabeza y cuello[2]

Músculo	Acción muscular primaria	Origen muscular	Inserción muscular	Nervio periférico (craneal)	Raíz nerviosa
Músculos infrahioideos (esternohioideo, esternotiroideo y tirohioideo)					
Esternohioideo	Depresión del hueso hioides	Cara posterior del extremo medial de la clavícula; ligamento esternoclavicular posterior; caras superior y posterior del manubrio	Cara inferior del cuerpo del hioides	Asa cervical	C123
Esternotiroideo	Depresión de la laringe	Cara posterior del manubrio, por debajo del origen del esternohioideo, a la altura del borde del primer cartílago costal	Línea oblicua sobre la lámina del cartílago tiroideo	Asa cervical	C123
Tirohioideo	Depresión del hueso hioides; elevación de la laringe	Línea oblicua sobre la lámina del cartílago tiroideo	Borde inferior del cuerno mayor y parte adyacente del cuerpo del hueso hioides	(NC XII hipogloso)	C1
Omohioideo	Depresión del hueso hioides	Borde superior de la escápula cerca de la escotadura escapular; ligamento escapular transverso superior	Una banda de fascia cervical profunda sujeta la porción intermedia del músculo hacia la clavícula y la primera costilla y el curso del músculo cambia de dirección en este punto; borde inferior del cuerpo del hioides	Asa cervical	C123
Esternocleido-mastoideo	Extensión del cuello; flexión del cuello; rotación contralateral del cuello; flexión lateral ipsilateral del cuello	a. Cabeza esternal: cara superior del manubrio b. Cabeza clavicular: superficie superior del tercio medio de la clavícula	Cara lateral del proceso mastoides; mitad lateral de la línea nucal superior	(NC XI)	C234

(*continúa*)

TABLA 9-4 Acciones, inserciones e inervación de los músculos: cabeza y cuello (*continuación*)

Músculo	Acción muscular primaria	Origen muscular	Inserción muscular	Nervio periférico (craneal)	Raíz nerviosa
Largo del cuello	Flexión del cuello; rotación contralateral del cuello (fibras oblicuas inferiores); flexión lateral del cuello (fibras oblicuas)	a. Porción oblicua inferior: cara anterior de los cuerpos de T1-T3 b. Porción oblicua superior: tubérculos anteriores de los procesos transversos de C3-C5 c. Porción vertical: cara anterior de los cuerpos de T1-T3 y de C5-C7	a. Porción oblicua inferior: tubérculos anteriores de los procesos transversos de C5 y C6 b. Porción oblicua superior: superficie anterolateral del tubérculo sobre el arco anterior del atlas c. Porción vertical: caras anteriores de los cuerpos de C2-C4		C23456
Largo de la cabeza	Flexión de la cabeza	Tubérculos anteriores de los procesos transversos de C3-C6	Superficie inferior de la cara basilar del hueso occipital		C123
Recto anterior de la cabeza	Flexión de la cabeza	Cara anterior de la masa lateral del atlas; raíz del proceso transverso del atlas	Superficie inferior de la cara basilar del hueso occipital, anterior al cóndilo occipital		C12
Recto lateral de la cabeza	Flexión lateral ipsilateral de la cabeza	Cara superior del proceso transverso del atlas	Cara inferior de el proceso yugular del hueso occipital		C12
Escaleno anterior	Flexión del cuello y flexión lateral ipsilateral del cuello; rotación contralateral del cuello	Tubérculos anteriores de los procesos transversos de C3-C6	Tubérculo escaleno en el borde interno de la primera costilla y la cresta, en la parte superior de la costilla, anterior al surco para la arteria subclavia		C456
Escaleno medio	Flexión lateral ipsilateral del cuello	Proceso transverso del axis; cara anterior de los tubérculos posteriores de los procesos transversos de C3-C7	Cara superior de la primera costilla, entre el tubérculo de la costilla y el surco para la arteria subclavia		C3-8
Escaleno posterior	Flexión lateral ipsilateral del cuello	Tubérculos posteriores de los procesos transversos de C4-C6	Superficie lateral de la segunda costilla		C678
Fibras superiores del trapecio	Extensión de la cabeza y el cuello	Tercio medial de la línea nucal superior del hueso occipital; protuberancia occipital externa; ligamento nucal	Borde posterior del tercio lateral de la clavícula	(NC XI)	
Esplenio de la cabeza	Extensión del cuello; rotación ipsilateral del cuello	Mitad inferior del ligamento nucal; procesos espinosos de C7 y de T1-T4 y sus ligamentos supraespinosos correspondientes	Proceso mastoides del hueso temporal; hueso occipital, inferior al tercio lateral de la línea nucal superior	Nervios cervicales medios	

TABLA 9-4 Acciones, inserciones e inervación de los músculos: cabeza y cuello (*continuación*)

Músculo	Acción muscular primaria	Origen muscular	Inserción muscular	Nervio periférico (craneal)	Raíz nerviosa
Esplenio del cuello	Extensión del cuello; rotación ipsilateral del cuello	Procesos espinosos de T3-T6	Tubérculos posteriores de lo procesos transversos de las tres vértebras cervicales superiores	Nervios cervicales inferiores	
Recto posterior mayor de la cabeza	Extensión de la cabeza y rotación ipsilateral de la cabeza	Proceso espinoso del axis	Porción lateral de la línea nucal inferior y área ósea justo inferior a la línea	Primer nervio cervical	
Recto posterior menor de la cabeza	Extensión de la cabeza	Tubérculo del arco posterior del atlas	Parte medial de la línea nucal inferior y zona ósea entre la línea y el agujero magno	Primer nervio cervical	
Oblicuo inferior de la cabeza	Rotación ipsilateral de la cabeza	Cara lateral de la columna vertebral y cara superior adyacente de la lámina del axis	Caras inferior y posterior del proceso transverso del atlas	Primer nervio cervical	
Oblicuo superior de la cabeza	Extensión de la cabeza y flexión lateral ipsilateral de la cabeza	Área superior del proceso transverso del atlas	Hueso occipital entre las líneas nucales superior e inferior, lateral al semiespinoso de la cabeza	Primer nervio cervical	

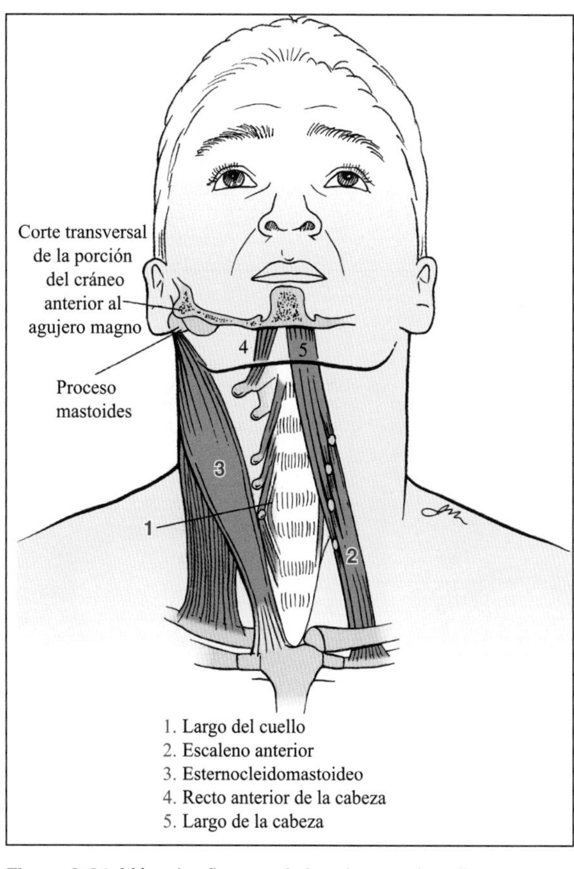

Figura 9-84 Músculos flexores de la cabeza y el cuello.

Nota: los exámenes manuales de los músculos de la cabeza y el cuello están contraindicados en algunos casos. Las contraindicaciones incluyen afecciones que puedan causar inestabilidad de la columna o alteraciones de las arterias vertebrales. En ausencia de contraindicaciones para realizar los movimientos contra resistencia en la cabeza y el cuello, se debe tener cuidado de no aplicar demasiada resistencia a los músculos que se evalúan.

Flexión de la cabeza y el cuello

Recto anterior de la cabeza, largo de la cabeza, largo del cuello, escaleno anterior y esternocleidomastoideo

Formulario 9-47

Músculos accesorios: escaleno medio, escaleno posterior, suprahioideo, infrahioideo y recto lateral de la cabeza.

Los flexores de la cabeza y el cuello (*véase* fig. 9-84) se evalúan en posición contra la gravedad. Los flexores anteriores de la cabeza y el cuello se evalúan en grupo, seguido del aislamiento de los músculos esternocleidomastoideos.

Posición inicial. El paciente se encuentra en posición de decúbito supino (fig. 9-85). Los brazos se colocan sobre la cabeza, apoyados en la camilla de exploración. Los codos están flexionados.

Estabilización. El tronco se estabiliza con ayuda de la camilla. Los músculos abdominales anteriores deben ser lo suficientemente fuertes como para brindar fijación anterior del tórax en la pelvis.[37] En un paciente con músculos abdominales débiles, la estabilización se consigue cuando el terapeuta presiona hacia abajo con su mano sobre el tórax (fig. 9-86).

Movimiento. El paciente flexiona la cabeza y el cuello de forma parcial (grado 2) o completa (grado 3) (fig. 9-87). El terapeuta indica al paciente que mantenga la barbilla hundida (es decir, metida hacia el manubrio del esternón) mientras el cuello se encuentra flexionado.

Palpación. El *largo de la cabeza*, el *largo del cuello* y el *recto anterior de la cabeza* son demasiado profundos como para palparlos. Los músculos *esternocleidomastoideos* pueden palparse proximales a la clavícula o al esternón. Estos músculos se palpan con mayor facilidad en la prueba aislada que comprende rotación. El *escaleno anterior* puede palparse por arriba de la clavícula y por detrás del esternocleidomastoideo.

Ubicación de la resistencia. Se aplica en la frente (fig. 9-88).

Dirección de la resistencia. Extensión de la cabeza y el cuello.

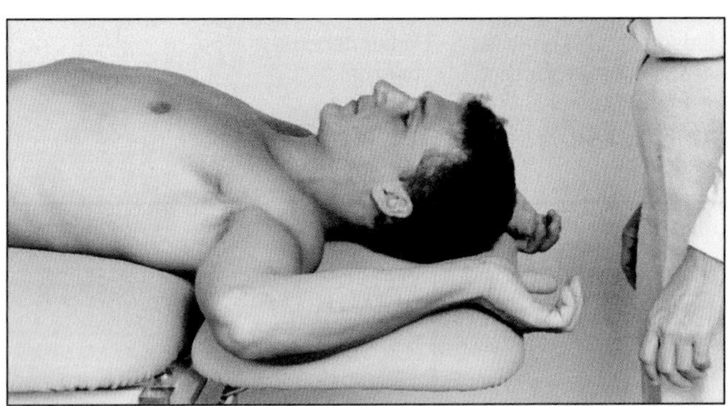

Figura 9-85 Posición inicial para la flexión de la cabeza y el cuello.

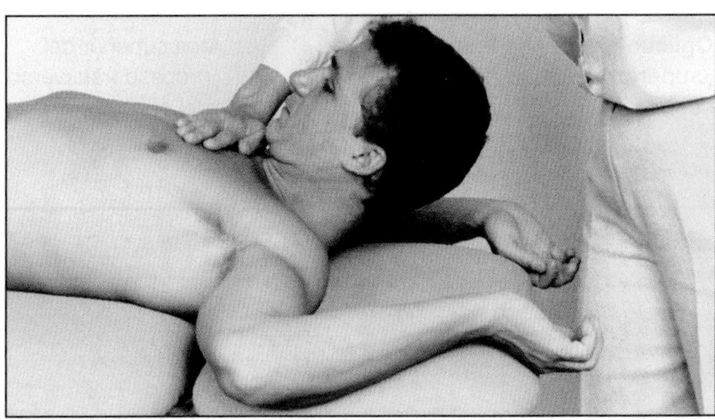

Figura 9-86 Posición de exploración: flexión de la cabeza y el cuello con estabilización.

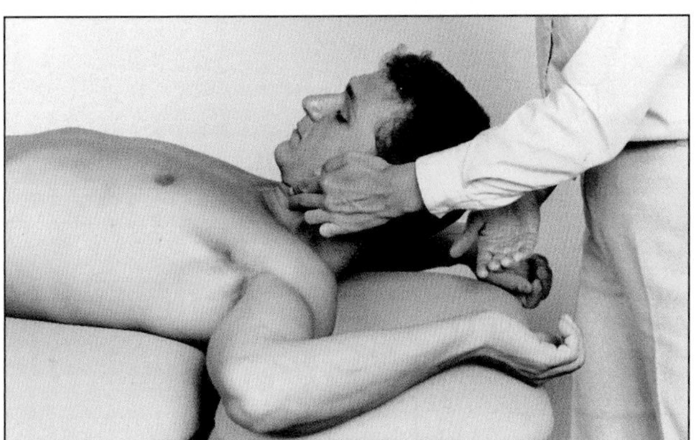

Figura 9-87 Posición de exploración: flexión de la cabeza y el cuello.

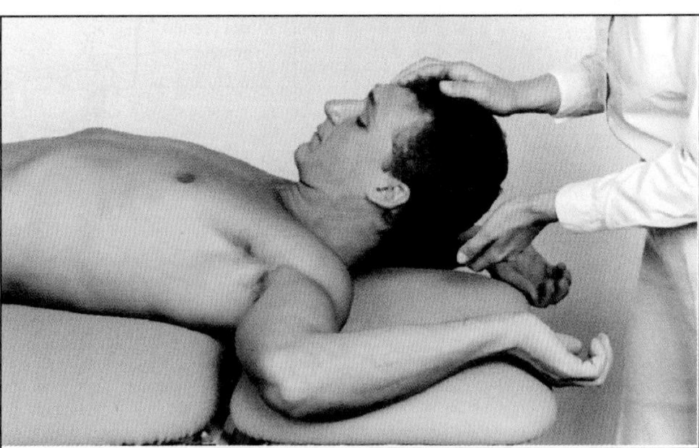

Figura 9-88 Resistencia: flexores de la cabeza y el cuello.

Flexión, rotación y flexión lateral de la cabeza y el cuello

Esternocleidomastoideo

Formulario 9-48

Posición inicial. El paciente se encuentra en posición de decúbito supino (fig. 9-89). Los brazos se colocan sobre la cabeza, apoyados en la camilla. Los codos están flexionados.

Estabilización. El tronco se estabiliza con ayuda de la camilla. En caso de debilidad de los músculos abdominales, es necesario que el terapeuta estabilice el tórax del paciente.[38]

Movimiento. El paciente flexiona el cuello en dirección lateral hacia el lado de la prueba y lo rota hacia el lado opuesto (fig. 9-90). Se evalúa cada uno de los lados. El paciente realiza una flexión lateral parcial (grado 2) o completa (grado 3).

Palpación. Cada músculo esternocleidomastoideo puede palparse en cualquier punto a lo largo del borde oblicuo del músculo, desde el proceso mastoides hasta el esternón o la clavícula.

Ubicación de la resistencia. El terapeuta utiliza sus dedos para aplicar resistencia en la región temporal de la cabeza (figs. 9-91 y 9-92).

Dirección de la resistencia. Dirección posterior oblicua y rotación ipsilateral.

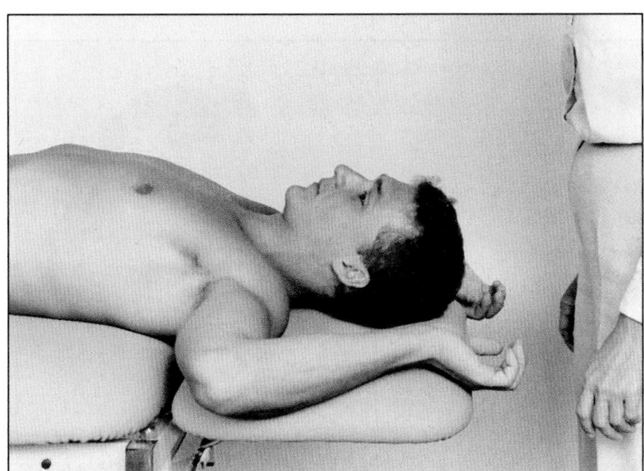

Figura 9-89 Posición inicial: esternocleidomastoideo.

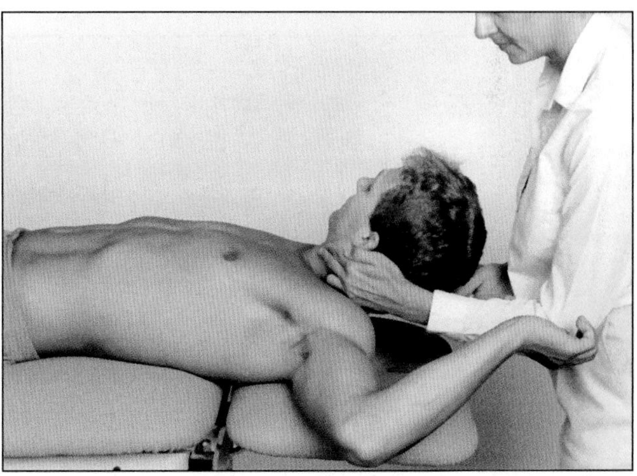

Figura 9-90 Posición de exploración: esternocleidomastoideo.

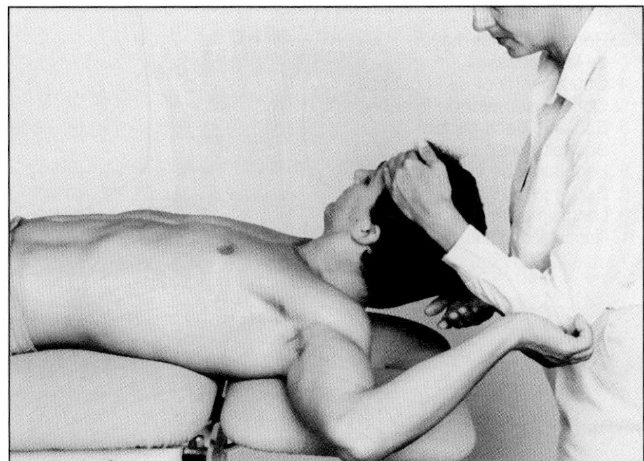

Figura 9-91 Resistencia: esternocleidomastoideo.

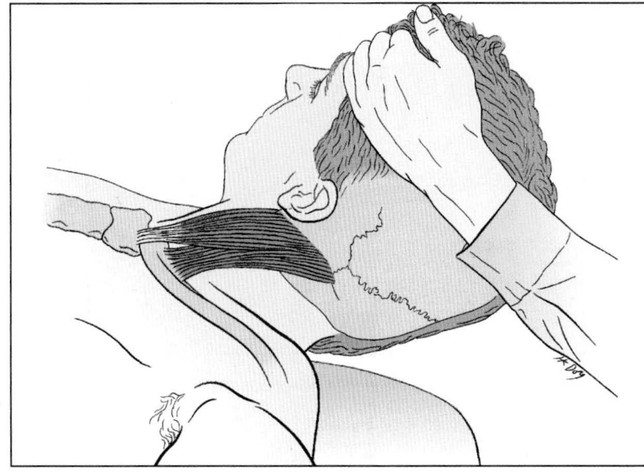

Figura 9-92 Esternocleidomastoideo.

Extensión de la cabeza y el cuello

Extensores de la cabeza y el cuello

Formulario 9-49

Los extensores de la cabeza y el cuello se evalúan en grupo en posición contra la gravedad. Se trata de los músculos semiespinoso de la cabeza, recto posterior de la cabeza (mayor y menor), oblicuo de la cabeza (inferior y superior), esplenio de la cabeza, semiespinoso cervical, longísimos cervical y de la cabeza, esplenio cervical, espinosos cervical y de la cabeza e iliocostal cervical.

Se evalúa la fuerza del trapecio superior como elevador de la escápula.

Posición inicial. El paciente se encuentra en posición de decúbito prono (fig. 9-93). Los brazos se colocan por encima de la cabeza, apoyados a los lados de la camilla. Los codos están flexionados.

Estabilización. El paciente se sujeta al extremo de la camilla de exploración para estabilizarse. El terapeuta puede estabilizar la región torácica superior para evitar la extensión del tronco.

Movimiento. El paciente extiende y rota la cabeza y el cuello (fig. 9-94).

Palpación. Los músculos extensores (*véanse* figs. 9-94 y 9-96) se palpan en grupo de forma paravertebral.

Ubicación de la resistencia. Se aplica en la cabeza, justo proximal al occipucio (fig. 9-95).

Dirección de la resistencia. Flexión y rotación de la cabeza y el cuello.

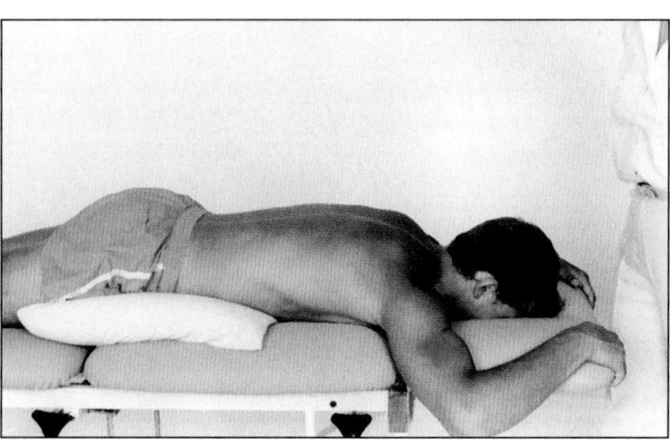

Figura 9-93 Posición inicial: extensores de la cabeza y el cuello.

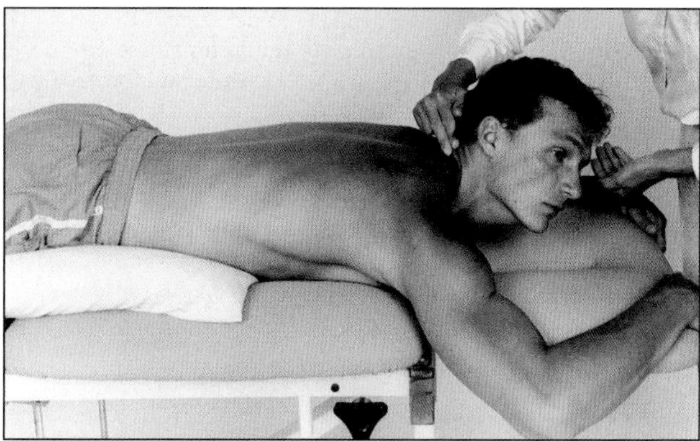

Figura 9-94 Posición de exploración: extensores derechos de la cabeza y el cuello.

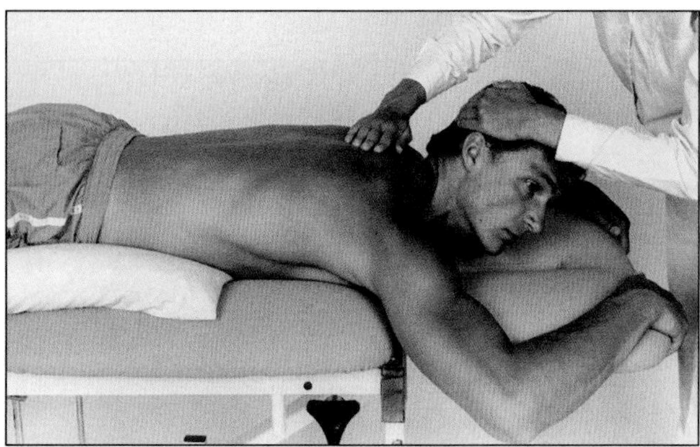

Figura 9-95 Resistencia: extensores derechos de la cabeza y el cuello.

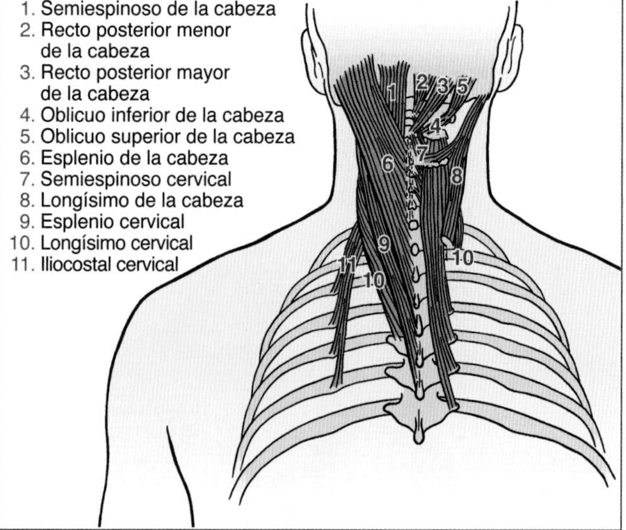

Figura 9-96 Extensores de la cabeza y el cuello.

Articulaciones y movimientos: tronco

Tronco: columnas torácica y lumbar

En las figuras 9-97 a 9-99 se ilustran las articulaciones y los ejes articulares del tronco. La estructura articular y los movimientos del tronco se describen a continuación y se presentan a manera de resumen en la tabla 9-5.

Se encuentran 12 vértebras en la columna torácica y cinco en la columna lumbar (*véase* fig. 9-97). Para describir las articulaciones de la columna vertebral se hace referencia a los segmentos vertebrales. Un segmento vertebral está formado por dos vértebras y las tres articulaciones entre ellas (*véase* fig. 9-100). Anteriormente, los discos intervertebrales se sitúan entre los cuerpos vertebrales adyacentes. Sin embargo, es la orientación de las articulaciones facetarias, situadas posteriormente a cada lado del segmento vertebral, la que determina los movimientos predominantes que se producen entre estos segmentos. Cada articulación facetaria está formada por la carilla inferior de la vértebra superior que se articula con la carilla superior de la vértebra inferior.

Aunque todos los segmentos de las columnas torácica y lumbar contribuyen a la flexión, la extensión, la flexión lateral y la rotación del tronco, la contribución regional a estos movimientos varía. Las superficies de las articulaciones facetarias en la columna torácica se encuentran en el plano frontal, lo que favorece los movimientos

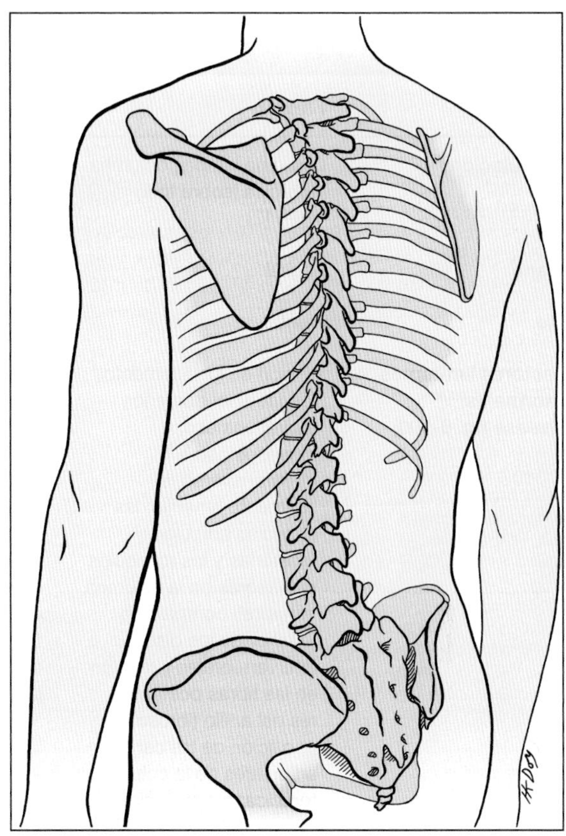

Figura 9-97 Articulaciones del tronco.

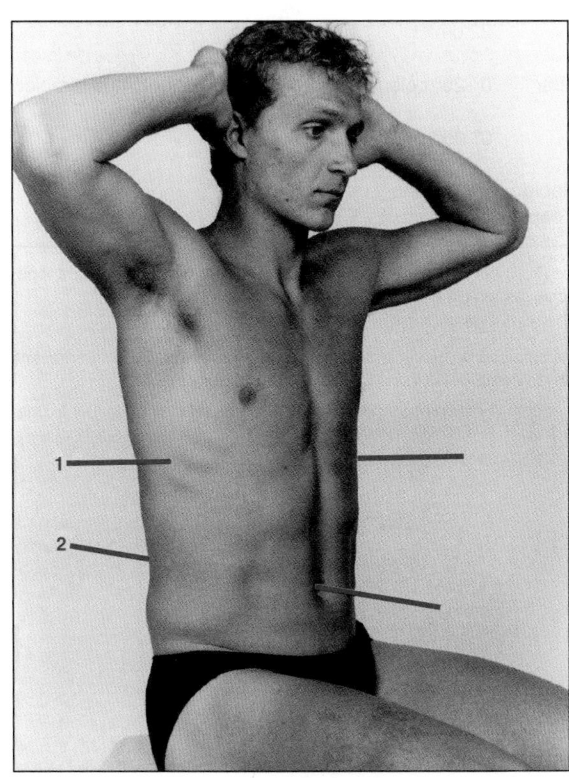

Figura 9-98 Ejes del tronco: (*1*) flexión y extensión; (*2*) flexión lateral.

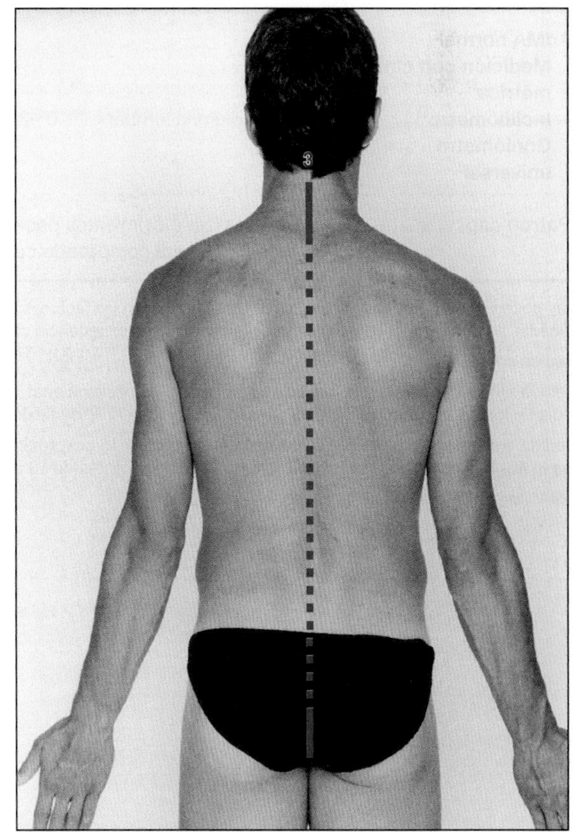

Figura 9-99 Eje del tronco: (*3*) rotación.

TABLA 9-5 Estructura articular: movimientos del tronco

	Flexión	Extensión	Flexión lateral	Rotación
Articulación[39]	Columna lumbar, columna torácica (sobre todo T6-T12)	Columna lumbar, columna torácica (sobre todo T6-T12)	Columna lumbar, columna torácica	Columna torácica, articulación lumbosacra
Plano	Sagital	Sagital	Frontal	Horizontal
Eje	Frontal	Frontal	Sagital	Vertical
Factores limitantes normales[8,9,40,*] **(*véase* fig. 9-100)**	Tensión en los ligamentos longitudinal posterior, supraespinoso, interespinoso e intertransverso, el ligamento amarillo, las cápsulas articulares facetarias y los músculos extensores de la columna vertebral; compresión anterior de los discos intervertebrales y tensión en las fibras posteriores del anillo fibroso; aposición de las carillas articulares de la columna torácica; caja torácica	Tensión en el ligamento longitudinal anterior, los músculos abdominales, las cápsulas articulares facetarias y las fibras anteriores del anillo fibroso; contacto entre los procesos espinosos adyacentes; aposición de las carillas articulares de la columna torácica	Contacto entre la cresta ilíaca y el tórax; tensión en los flexores laterales del tronco contralateral, los ligamentos intertransverso e iliolumbar y las cápsulas articulares facetarias; tensión en las fibras contralaterales del anillo fibroso; aposición de las carillas articulares de la columna lumbar	Tensión en los ligamentos costovertebrales, supraespinosos, interespinosos, intertransversos e iliolumbares y en las cápsulas articulares facetarias, la columna lumbar y el anillo fibroso de los discos intervertebrales; tensión en los músculos oblicuo externo del abdomen ipsilateral y oblicuo interno del abdomen contralateral; aposición de las carillas articulares de la columna lumbar
AdMA normal				
Medición con cinta métrica	10 cm[5,†] 6 cm[41,§]		22 cm[42,‡]	
Inclinómetro[12]	0°-60°+ columna lumbar	0°-25° columna lumbar	0°-25° columna lumbar	0°-30° columna torácica
Goniómetro universal[3]			0°-35°	
Patrón capsular	Es difícil realizar movimientos pasivos del tronco debido a su tamaño y peso Por lo tanto, resulta complicado calcular el patrón capsular del tronco[6]			

*Hay pocas investigaciones concluyentes que identifiquen los factores limitantes normales (FLN) del movimiento articular. Los FLN y las sensaciones de tope aquí indicadas se basan en el conocimiento de la anatomía, la experiencia clínica y las referencias disponibles.

†Medida entre C7 y S1.

‡Medida entre el nivel del dedo medio sobre el muslo en posición anatómica y el final de la amplitud de movimiento (AdM) de flexión lateral. El valor representa la media de los valores medios de la fuente original[42] para la AdM de flexión lateral derecha e izquierda de 39 individuos sanos.

§Medida entre el nivel de la espina ilíaca posterosuperior y 15 cm proximales. El valor representa la media redondeada de los valores medios de la fuente original[41] para la AdM de flexión de columna lumbar de 104 adolescentes de 13 a 18 años de edad.

AdMA: amplitud de movimiento activo.

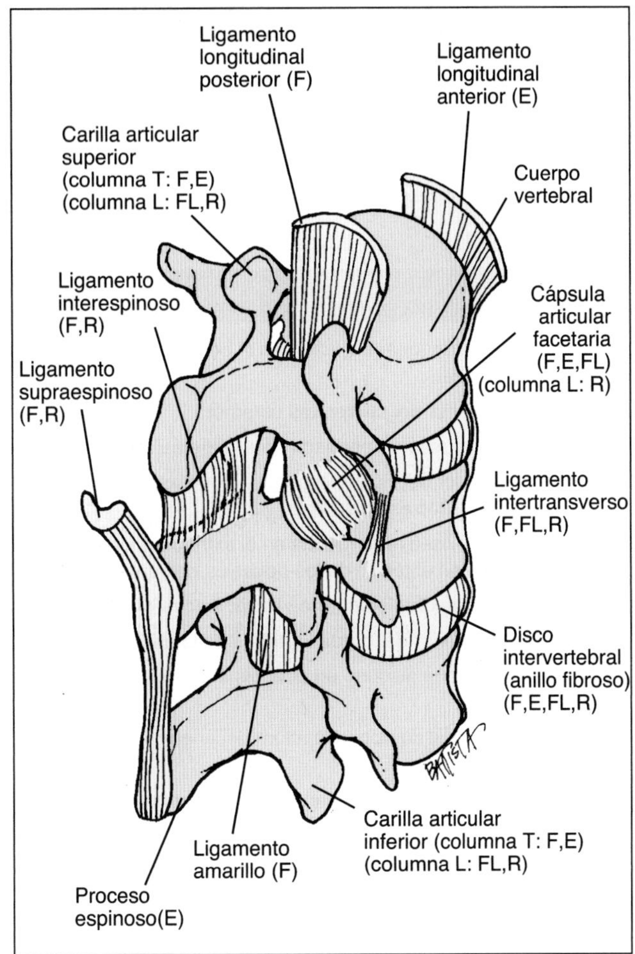

Figura 9-100 Factores limitantes normales. Vista posterolateral de la columna vertebral en la que se muestran las estructuras no contráctiles que a menudo limitan el movimiento en las columnas torácica y lumbar. El movimiento limitado por estructuras se identifica entre paréntesis mediante las siguientes abreviaturas: E: extensión; F: flexión; FL: flexión lateral; R: rotación. No se ilustran los músculos que por lo general limitan el movimiento.

de flexión y rotación lateral. Las superficies articulares facetarias de la columna lumbar están orientadas en el plano sagital, lo que propicia la flexión y la extensión.

Al evaluar la AdM de las columnas torácica y lumbar, se evalúan y miden los movimientos combinados de los segmentos, ya que el movimiento segmentario no puede medirse de manera individual en el contexto clínico. Los movimientos de las columnas torácica y lumbar incluyen la flexión y la extensión, que se producen en el plano sagital alrededor de un eje frontal (*véase* fig. 9-98); la flexión lateral, que tiene lugar en el plano frontal alrededor de un eje sagital (*véase* fig. 9-98); y la rotación, que se efectúa en el plano transversal alrededor de un eje vertical (*véase* fig. 9-99).

PUNTOS DE REFERENCIA ANATÓMICOS: TRONCO (FIGS. 9-101 A 9-104)

Por medio de la descripción y la ilustración, se identifican los puntos de referencia anatómicos pertinentes para evaluar la AdM articular y la fuerza muscular del tronco. Los músculos se excluyen de esta descripción ya que los puntos precisos de palpación se presentan en la revisión de cada prueba muscular más adelante en el capítulo.

Estructura	Ubicación
1. Escotadura yugular del esternón	Depresión redondeada situada en el borde superior del esternón, entre los extremos mediales de cada clavícula.
2. Proceso xifoides	Extremo inferior del cuerpo del esternón.
3. Espina ilíaca anterosuperior (EIAS)	Prominencia ósea redondeada en el extremo anterior de la cresta ilíaca.
4. Cresta ilíaca	Borde superior del ilion; cresta ósea convexa, cuya parte superior se encuentra a la altura del espacio entre las espinas de L4 y L5.
5. Espina ilíaca posterosuperior (EIPS)	Prominencia ósea redondeada en el extremo posterior de la cresta ilíaca, que se palpa de manera subcutánea en el fondo de los hoyuelos de Venus de la cara proximal de las nalgas.
6. Proceso espinoso de S2	En el punto medio de una línea trazada entre cada EIPS.
7. Ángulo inferior de la escápula	En la cara inferior del borde vertebral de la escápula.
8. Espina de la escápula	Cresta ósea que discurre en dirección oblicua a través de las cuatro quintas partes superiores de la escápula.
9. Proceso espinoso de T7	Línea media del cuerpo, a la altura del ángulo inferior de la escápula, con el cuerpo en posición anatómica.
10. Proceso espinoso de T3	Con el cuerpo en posición anatómica, se encuentra en el punto medio de una línea trazada entre las raíces de las espinas de cada escápula.
11. Proceso espinoso de C7	Suele ser el proceso espinoso más prominente en la base del cuello.
12. Proceso espinoso de T1	Es el proceso espinoso más prominente después de C7.
13. Proceso del acromion	Cara lateral de la espina de la escápula en la punta del hombro.
14. Trocánter mayor	Con la punta del pulgar ubicada en la cara lateral de la cresta ilíaca, la punta del tercer dedo colocada de manera distal en la cara lateral del muslo se encuentra con el borde superior del trocánter mayor.

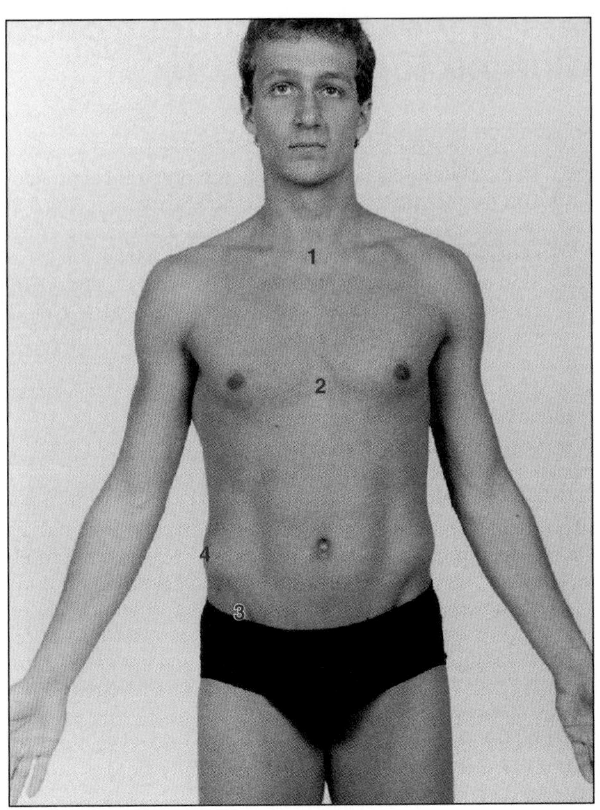

Figura 9-101 Cara anterior del tronco.

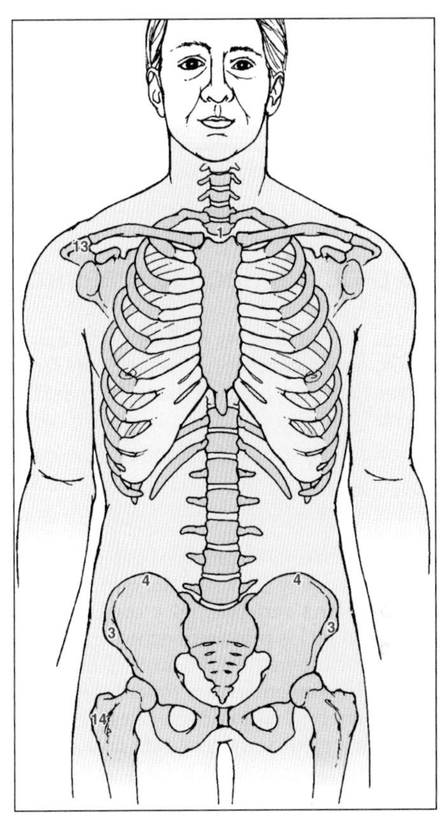

Figura 9-102 Características anatómicas óseas: cara anterior del tronco.

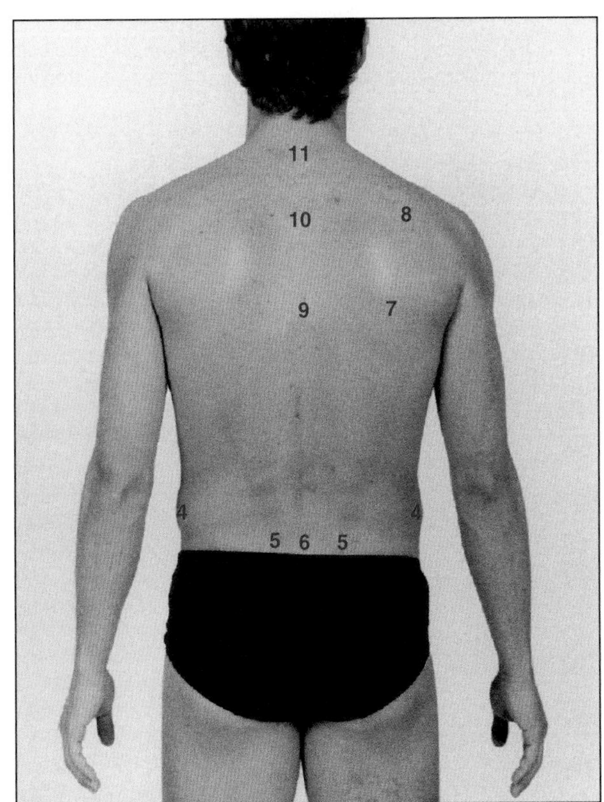

Figura 9-103 Cara posterior del tronco.

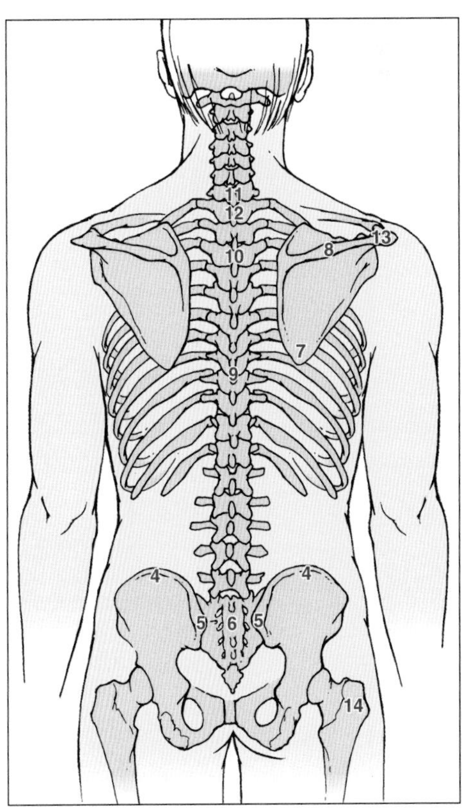

Figura 9-104 Características anatómicas óseas: cara posterior del tronco.

Evaluación y medición de la AdMA: tronco

La práctica hace al maestro

Para practicar las habilidades expuestas en esta sección o para hacer un repaso práctico, utilice los formularios de resumen y evaluación «La práctica hace al maestro» que se encuentran en:

http://thepoint.lww.com/Clarkson4e.

La cinta métrica, el goniómetro universal y el inclinómetro estándar son las herramientas que se emplean para medir de manera objetiva la AdMA de la columna vertebral, tal y como se presenta en este libro. La descripción de los principios generales de aplicación de la cinta métrica, el inclinómetro estándar y el BROM II se encuentra en la sección «Instrumentación y procedimientos de medición: ATM y columna vertebral» al principio de este capítulo. Enseguida se describe e ilustra la medición de la AdMA de la columna vertebral.

Flexión y extensión del tronco: columna toracolumbar

Medición con cinta métrica

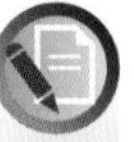

Formularios 9-50 y 9-51

Posiciones iniciales. *Flexión:* el paciente se encuentra de pie, con los pies separados al ancho de los hombros (fig. 9-105). Se usa una cinta métrica para medir la distancia entre los procesos espinosos de C7 y S2. *Extensión:* para medir la extensión de la columna toracolumbar, las manos del paciente se posicionan sobre las crestas ilíacas y en la parte baja de la espalda (fig. 9-106). Se usa una cinta métrica para medir la distancia entre los procesos espinosos de C7 y S2. El terapeuta indica al paciente que mantenga las rodillas rectas al realizar los movimientos de evaluación.

Movimiento sustituto. Ninguno.

Posiciones finales. *Flexión:* el paciente flexiona el tronco hacia adelante hasta el límite del movimiento para la flexión de la columna toracolumbar (fig. 9-107). El terapeuta vuelve a medir la distancia entre los procesos espinosos de C7 y S2. La diferencia entre las medidas de las posiciones inicial y final es la AdM de flexión de la columna toracolumbar. *Extensión:* el paciente extiende el tronco hacia atrás hasta el límite del movimiento para la extensión de la columna toracolumbar (fig. 9-108). El terapeuta vuelve a medir la distancia entre los procesos espinosos de C7 y S2. La diferencia entre las medidas de las posiciones inicial y final es la AdM de extensión de la columna toracolumbar.

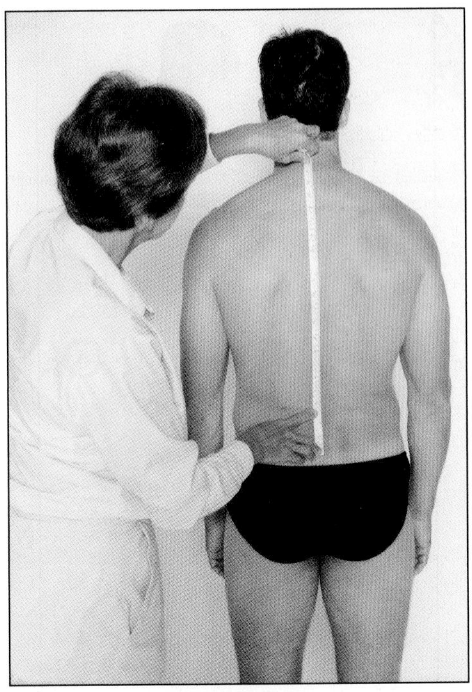

Figura 9-105 Posición inicial: flexión de la columna toracolumbar. La distancia se mide entre los procesos espinosos de C7 y S2.

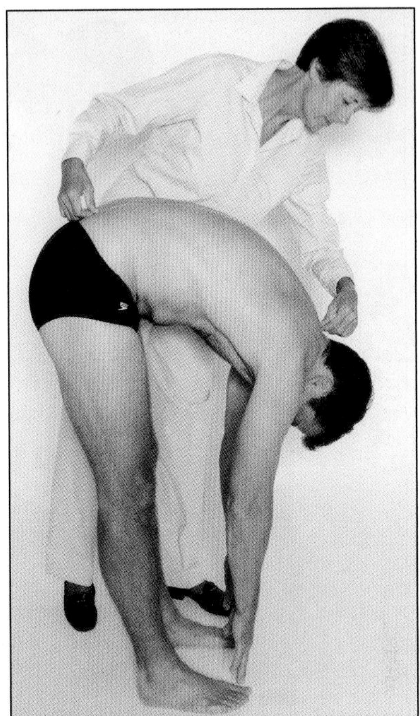

Figura 9-107 Posición final: flexión de la columna toracolumbar.

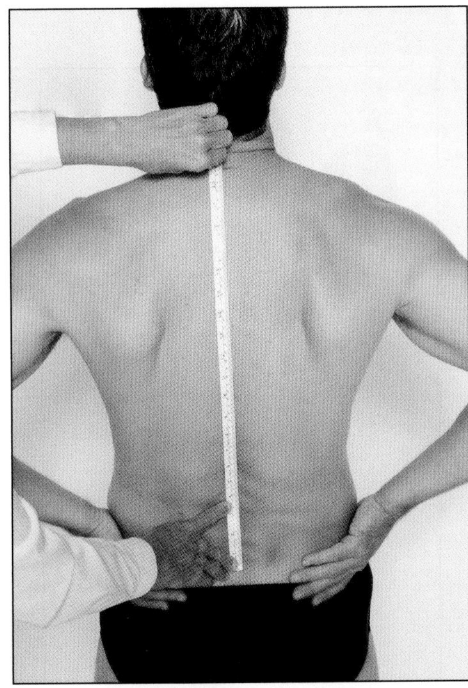

Figura 9-106 Posición inicial para medir la extensión de la columna toracolumbar.

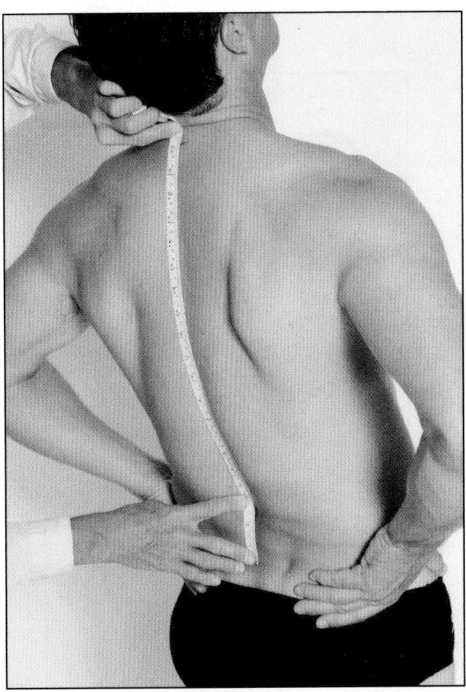

Figura 9-108 Posición final: extensión de la columna toracolumbar.

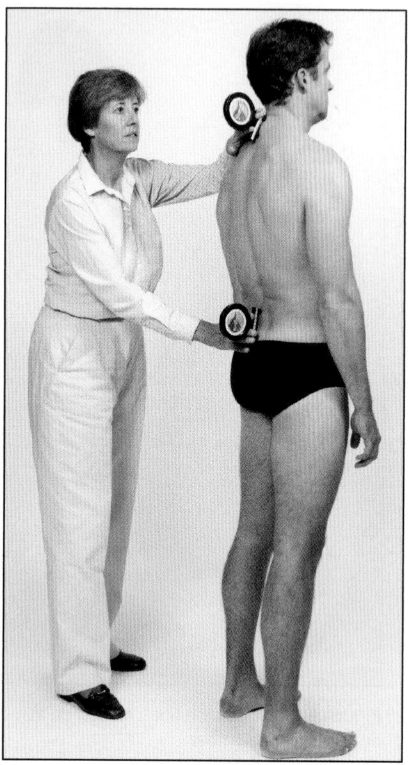

Figura 9-109 Posición inicial: flexión de la columna toracolumbar con el inclinómetro colocado sobre las espinas de C7 y S2.

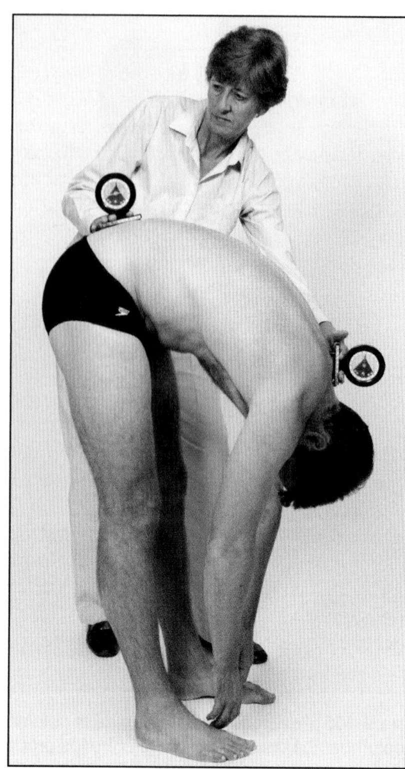

Figura 9-111 Flexión de la columna toracolumbar.

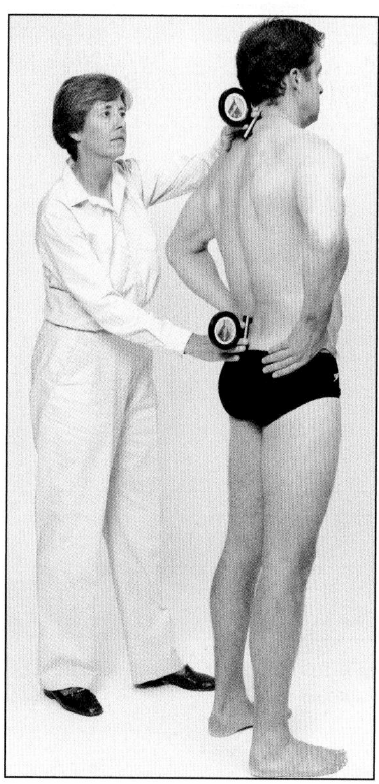

Figura 9-110 Posición inicial: extensión de la columna toracolumbar.

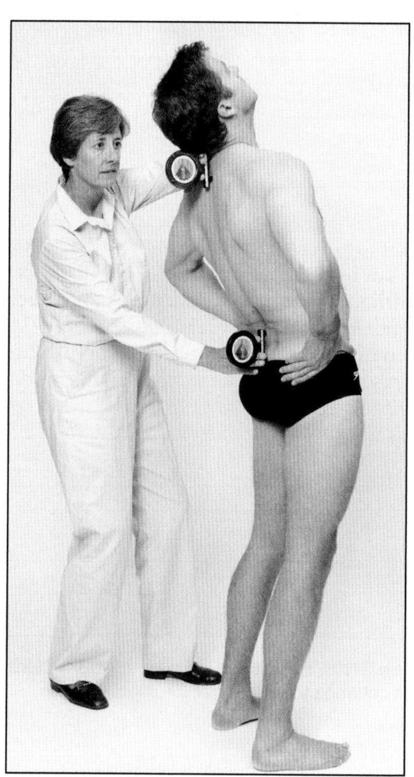

Figura 9-112 Posición final: extensión de la columna toracolumbar.

Medición con inclinómetro

Formularios 9-52 y 9-53

Posición inicial. El paciente se coloca de pie, con los pies separados al ancho de los hombros (*véase* fig. 9-109). Para medir la extensión de la columna toracolumbar, las manos del paciente se colocan sobre las crestas ilíacas y en la parte baja de la espalda (*véase* fig. 9-110). El terapeuta coloca los inclinómetros y los pone en cero en cada posición inicial. El terapeuta indica al paciente que mantenga las rodillas rectas al realizar los movimientos de evaluación.

Movimiento sustituto. Ninguno.

Colocación del inclinómetro. *Superior:* en la espina de C7. *Inferior:* en la espina de S2.

Posiciones finales. El paciente flexiona el tronco hacia adelante hasta el límite del movimiento para la flexión de la columna toracolumbar (*véase* fig. 9-111).

El paciente extiende el tronco hacia atrás hasta el límite del movimiento para la extensión de la columna toracolumbar (*véase* fig. 9-112). En la posición final de cada movimiento, el terapeuta registra las mediciones angulares de ambos inclinómetros.

La AdMA del movimiento medido es la diferencia entre las lecturas del inclinómetro.

Extensión del tronco: columna toracolumbar

Medición con cinta métrica (plancha en decúbito prono)

Formulario 9-54

Posición inicial. El paciente se encuentra en posición de decúbito prono (fig. 9-113). Las manos se colocan sobre la camilla de exploración a la altura de los hombros.

Estabilización. El terapeuta coloca una correa sobre la pelvis del paciente.

Movimiento sustituto. Elevación de la pelvis de la camilla.

Posición final. El paciente extiende los codos para elevar el tronco y extiende la columna toracolumbar (fig. 9-114). El terapeuta utiliza una cinta métrica para medir la distancia perpendicular entre la escotadura yugular del esternón y la camilla al final del movimiento. Este método no es adecuado para pacientes con debilidad muscular en los miembros superiores o que se sienten incómodos en la posición de decúbito prono. En estos casos, la extensión de la columna vertebral se evalúa en bipedestación empleando una cinta métrica.

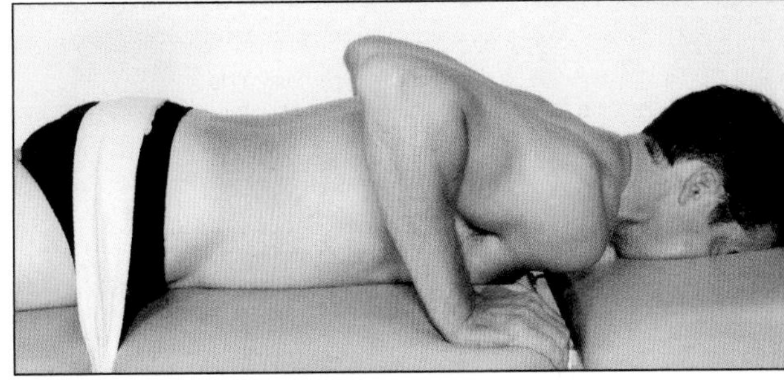

Figura 9-113 Posición inicial: extensión de la columna toracolumbar.

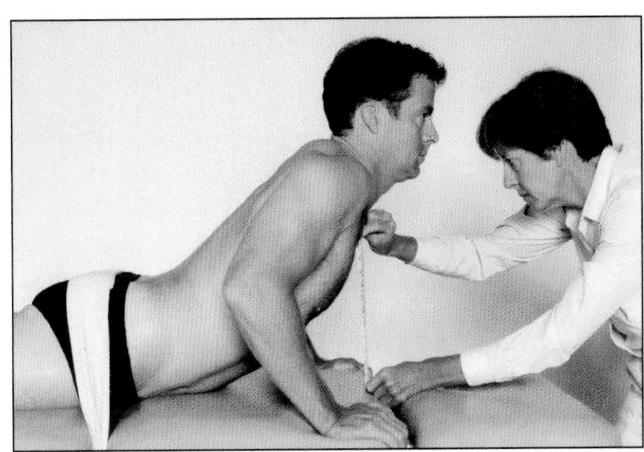

Figura 9-114 Posición final: extensión de la columna toracolumbar.

Flexión y extensión del tronco: columna lumbar

Medición con cinta métrica

Posiciones iniciales. *Flexión:*[41] el paciente se encuentra de pie, con los pies separados al ancho de los hombros. Con el paciente en esta posición, el terapeuta usa una cinta métrica para medir y marcar un punto a 15 cm por arriba del punto medio de la línea que une las EIPS (es decir, el proceso espinoso de S2) (fig. 9-115). *Extensión:* para medir la extensión de la columna lumbar, las manos del paciente se colocan sobre las crestas ilíacas y en la parte baja de la espalda (fig. 9-116). El terapeuta indica al paciente que mantenga las rodillas rectas al hacer los movimientos de evaluación.

Posiciones finales. *Flexión:* el paciente flexiona el tronco hacia adelante hasta el límite del movimiento de flexión de la columna lumbar (fig. 9-117). Al llegar al final de la AdM de flexión de la columna lumbar, el terapeuta toma una segunda medida para calcular la distancia entre la EIPS y la marca cutánea a los 15 cm. La diferencia entre las medidas inicial y final es la AdM de flexión de la columna lumbar. Esta técnica de medición se denomina *método doblemente modificado de Schöber*. *Extensión:* el paciente extiende el tronco hacia atrás hasta el límite del movimiento para la extensión de la columna lumbar (fig. 9-118). Al llegar al final de la AdM de extensión de la columna lumbar, el terapeuta toma una segunda medida para calcular la distancia entre la EIPS y la marca cutánea a los 15 cm. La diferencia entre las medidas inicial y final es la AdM de extensión de la columna lumbar.

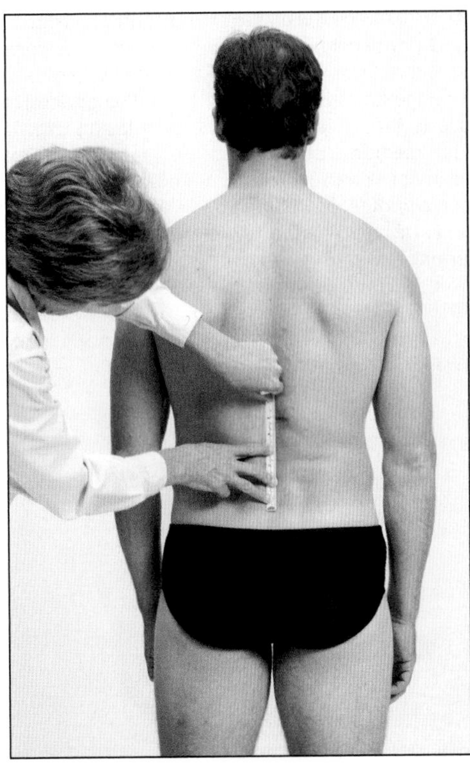

Figura 9-115 Posición inicial: flexión de la columna lumbar, método doblemente modificado de Schöber. La distancia que se mide es entre la espina de S2 y un punto situado 15 cm por encima de S2.

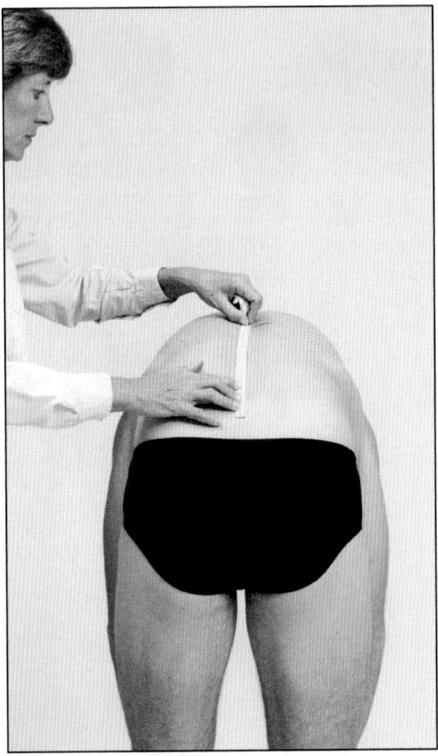

Figura 9-117 Posición final: flexión de la columna lumbar, método doblemente modificado de Schöber.

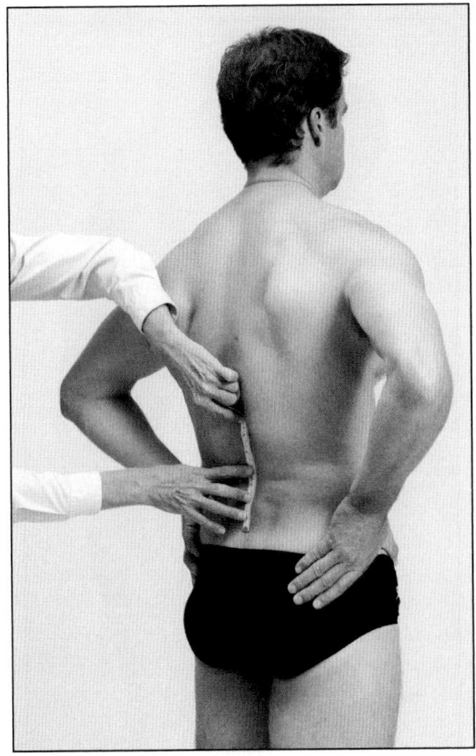

Figura 9-116 Posición inicial: extensión de la columna lumbar.

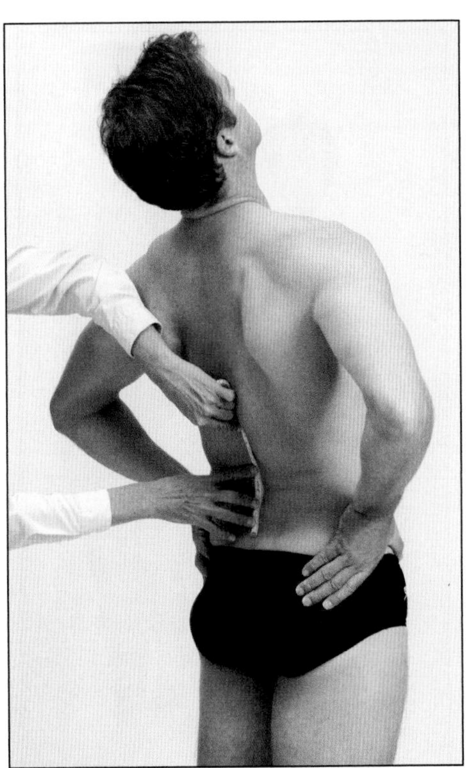

Figura 9-118 Posición final: extensión de la columna lumbar.

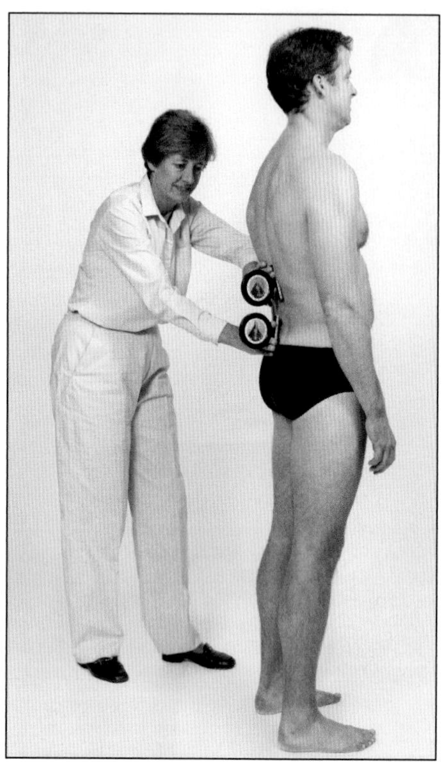

Figura 9-119 Posición inicial: flexión de la columna lumbar con el inclinómetro colocado sobre la espina de S2 y sobre una marca a 15 cm por encima de la espina de S2.

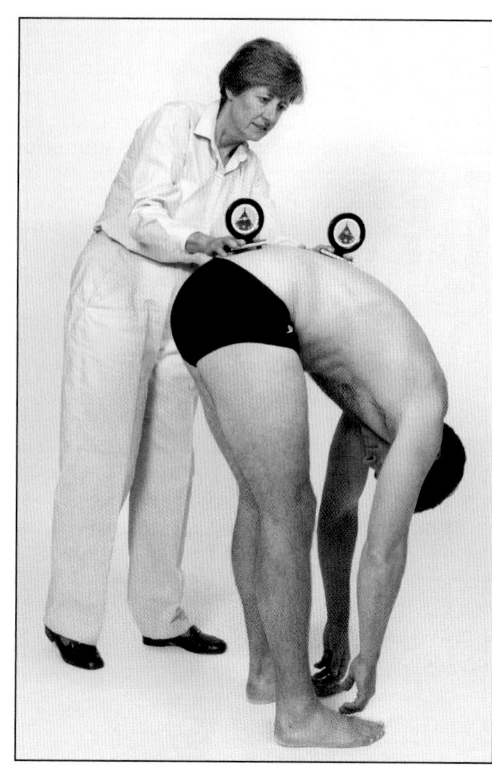

Figura 9-121 Flexión de la columna lumbar.

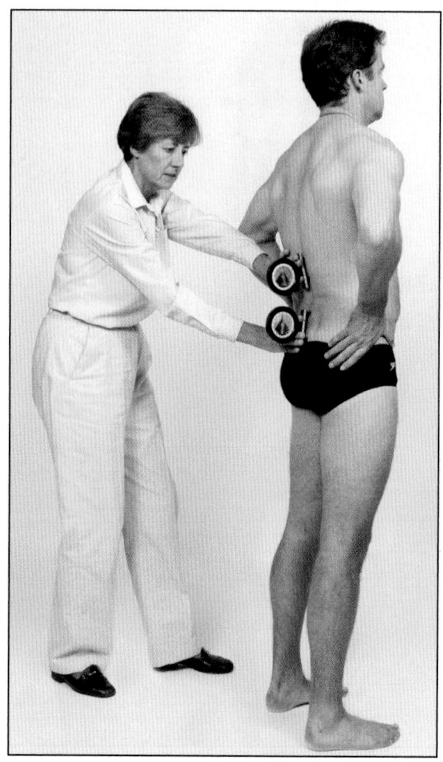

Figura 9-120 Posición inicial: extensión de la columna lumbar.

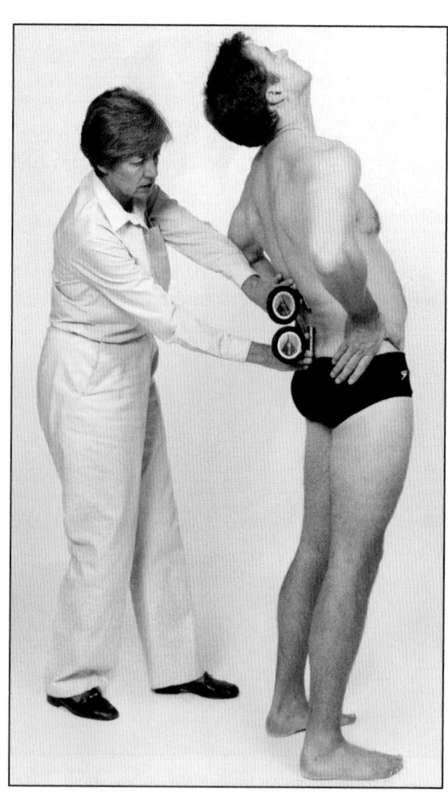

Figura 9-122 Extensión de la columna lumbar.

Medición con inclinómetro

Formularios 9-57 y 9-58

Posiciones iniciales. *Flexión:* para medir la flexión de la columna lumbar, el paciente se encuentra de pie, con los pies separados al ancho de los hombros (*véase* fig. 9-119). *Extensión:* para medir la extensión de la columna lumbar, las manos del paciente se colocan sobre las crestas ilíacas y en la parte baja de la espalda (*véase* fig. 9-120).

El terapeuta coloca los inclinómetros y los pone en cero en cada posición inicial. El terapeuta indica al paciente que mantenga las rodillas rectas al llevar a cabo los movimientos de evaluación.

Colocación del inclinómetro. *Superior:* en una marca a 15 cm por arriba del proceso espinoso de S2. *Inferior:* en la espina de S2.

Posiciones finales. *Flexión:* el paciente flexiona el tronco hacia adelante hasta el límite del movimiento para la flexión de la columna lumbar (*véase* fig. 9-121). *Extensión:* el paciente extiende el tronco hacia atrás hasta el límite del movimiento para la extensión de la columna lumbar (*véase* fig. 9-122). En la posición final de cada movimiento, el terapeuta registra las medidas angulares de ambos inclinómetros.

La AdMA para la flexión o extensión de la columna lumbar es la diferencia entre las lecturas de los inclinómetros en la posición final para el movimiento que se está midiendo.

Flexión lateral del tronco

Medición con cinta métrica (método de la punta del dedo al piso)

Formulario 9-59

Posición inicial. El paciente se coloca de pie, con los pies separados al ancho de los hombros (fig. 9-123). El terapeuta indica al paciente que mantenga ambos pies apoyados en el piso cuando haga los movimientos de evaluación.

Estabilización. Ninguna.

Movimiento sustituto. Flexión del tronco, extensión del tronco, flexión de la cadera y de la rodilla ipsilaterales, levantamiento del pie contralateral o ipsilateral del piso.

Posición final. El paciente flexiona de forma lateral el tronco hasta el límite del movimiento (fig. 9-124). Se utiliza una cinta métrica para medir la distancia entre la punta del tercer dedo y el piso.

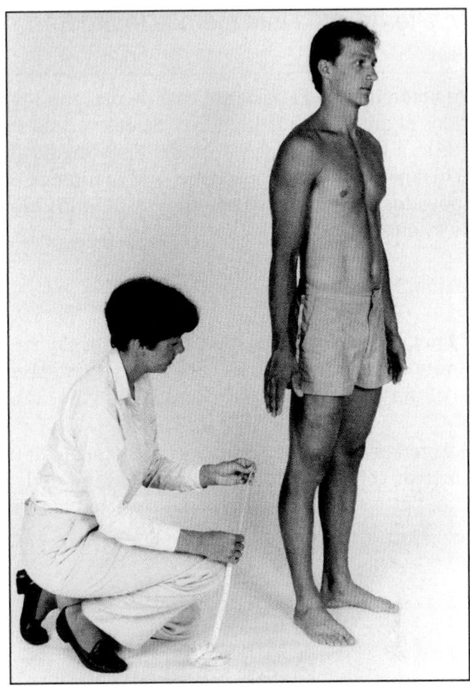

Figura 9-123 Posición inicial: flexión lateral del tronco.

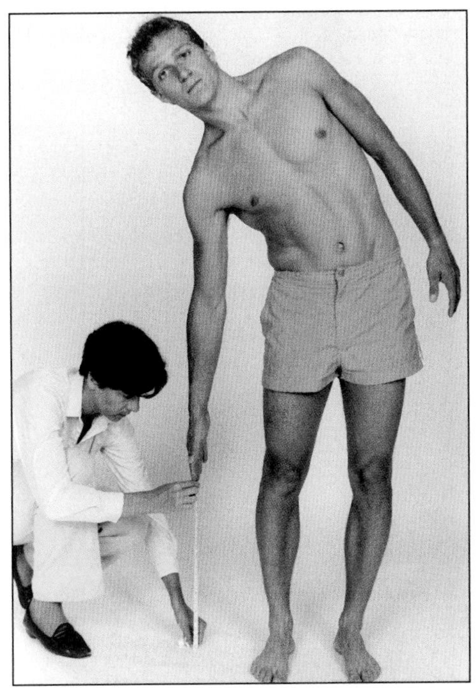

Figura 9-124 Posición final: flexión lateral del tronco.

Medición alterna con cinta métrica (método del muslo)[42]

Formulario 9-60

Posición inicial. El paciente está de pie, con los pies separados al ancho de los hombros. Se coloca una marca en el muslo a la altura de la punta del dedo medio (fig. 9-125). El terapeuta indica al paciente que mantenga ambos pies apoyados en el piso cuando lleve a cabo los movimientos de evaluación.

Estabilización. Ninguna.

Posición final. El paciente flexiona de manera lateral el tronco hasta el límite del movimiento. Se coloca una segunda marca en el muslo a la altura de la punta del dedo medio (fig. 9-126).

Medición. El terapeuta usa una cinta métrica para medir la distancia entre las marcas colocadas en el muslo a la altura de la punta del dedo medio, tanto en la posición inicial como en la posición final (fig. 9-127). La distancia medida representa la AdM de flexión lateral.

Medición con inclinómetro

Formulario 9-61

Posición inicial. El paciente permanece de pie, con los pies separados al ancho de los hombros. El terapeuta coloca los inclinómetros y los pone en cero (fig. 9-128). El terapeuta indica al paciente que mantenga ambos pies apoyados en el piso cuando realice los movimientos de evaluación.

Colocación del inclinómetro. *Superior:* en la espina de T1. *Inferior:* en la espina de S2.

Posición final. El paciente flexiona en dirección lateral el tronco hasta el límite del movimiento (fig. 9-129). En la posición final, el terapeuta registra las medidas angulares de ambos inclinómetros. La AdMA para la flexión lateral es la diferencia entre las lecturas de los inclinómetros.

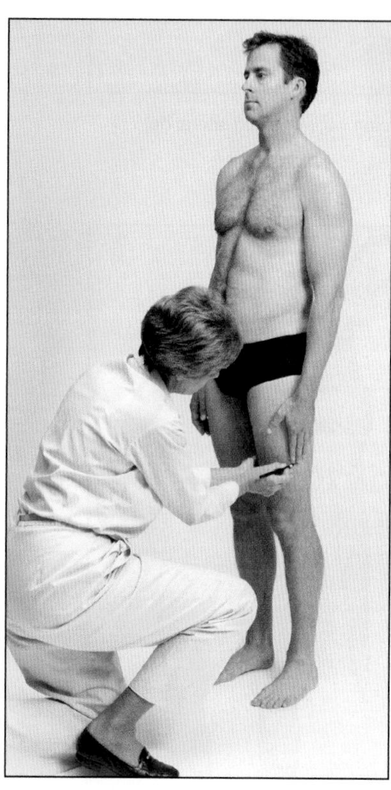

Figura 9-125 Posición inicial: flexión lateral del tronco.

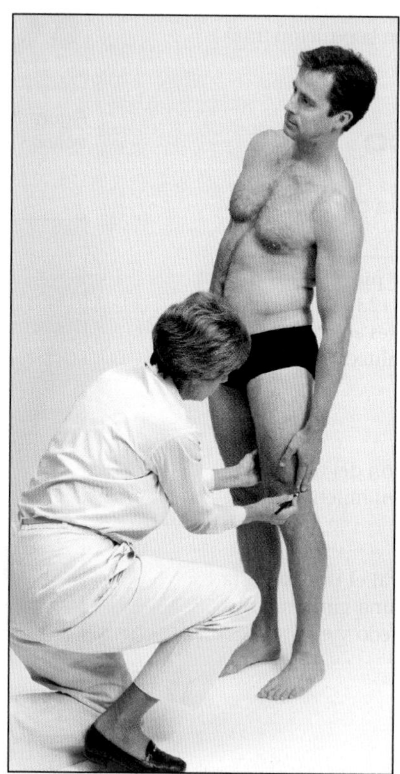

Figura 9-126 Posición final: flexión lateral del tronco.

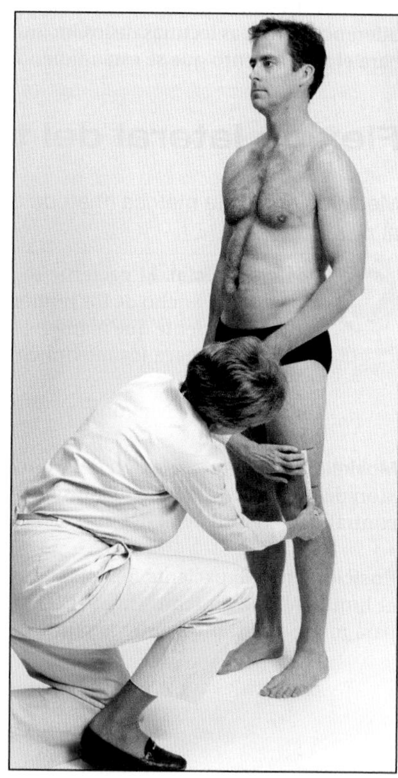

Figura 9-127 Medición: flexión lateral del tronco.

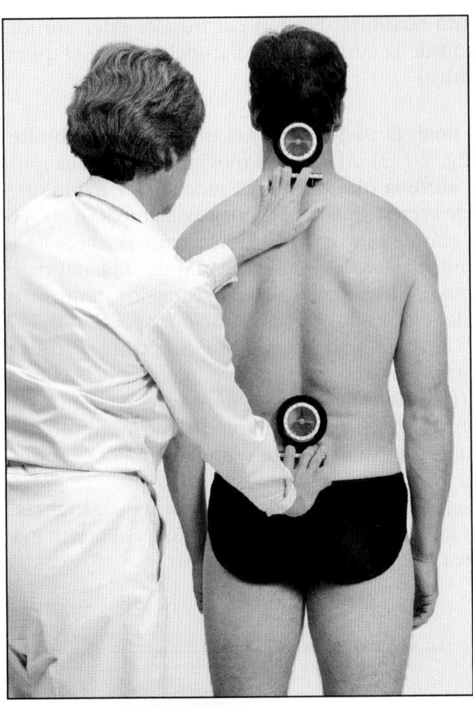

Figura 9-128 Colocación del inclinómetro (espinas de T1 y S2) para medir la flexión lateral del tronco.

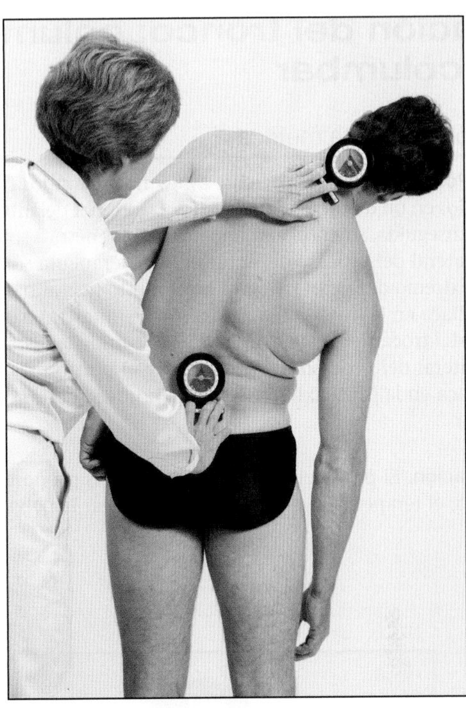

Figura 9-129 Posición final: flexión lateral del tronco.

Medición con goniómetro universal

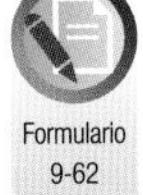

Formulario 9-62

Posición inicial. El paciente se coloca de pie (fig. 9-130).

Eje del goniómetro. Se coloca en la línea media (es decir, sobre el proceso espinoso de S2), a nivel de la EIPS.

Brazo fijo. Se sitúa perpendicular al piso.

Brazo móvil. Se posiciona apuntando hacia la espina de C7.

Flexión lateral. El goniómetro se realinea en el límite de la flexión lateral del tronco (fig. 9-131). El número de grados que el brazo móvil se aleja de la posición de 0º se registra como la AdM de flexión lateral de la columna toracolumbar hacia el lado medido.

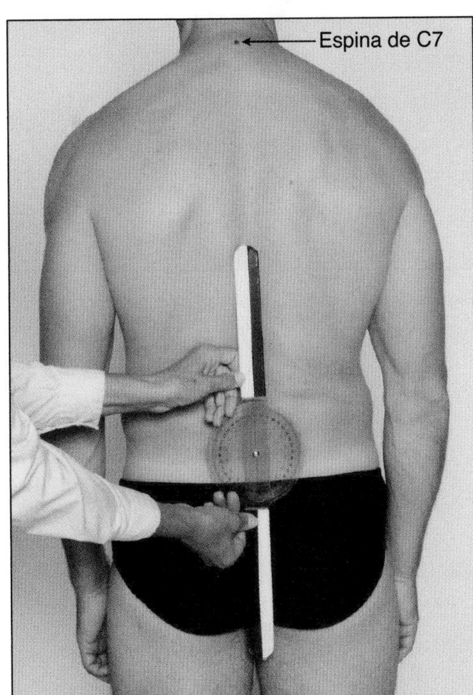

Figura 9-130 Posición inicial: colocación del goniómetro universal para medir la flexión lateral del tronco.

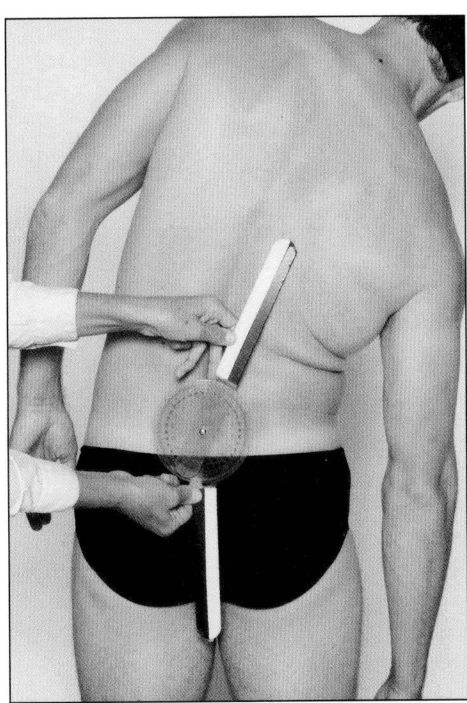

Figura 9-131 Posición final: flexión lateral del tronco.

Rotación del tronco: columna toracolumbar

Medición con cinta métrica

Formulario 9-63

Posición inicial. El paciente está sentado con los pies apoyados en un taburete y los brazos cruzados por delante del tórax. Enseguida, sujeta el extremo de la cinta métrica sobre la cara lateral del proceso del acromion. El terapeuta sujeta el otro extremo de la cinta métrica en el punto más alto de la cresta ilíaca en la línea axilar media (no se muestra) o en el borde superior del trocánter mayor (fig. 9-132). Se mide la distancia entre la cara lateral del proceso del acromion y el punto más alto de la cresta ilíaca en la línea axilar media o el borde superior del trocánter mayor.

Estabilización. El peso del cuerpo sobre la pelvis proporciona estabilización; el terapeuta también puede estabilizar la pelvis.

Movimiento sustituto. Flexión del tronco, extensión del tronco y protracción de la cintura escapular (del lado en el que se sujeta la cinta métrica).

Posición final. El paciente rota el tronco hasta el límite del movimiento (fig. 9-133). Al final del movimiento de rotación, se mide la distancia entre la cara lateral del proceso del acromion y el punto más alto de la cresta ilíaca en la línea axilar media o en el borde superior del trocánter mayor. La diferencia entre las medidas tomadas en la posición inicial y la final es la AdM de rotación de la columna toracolumbar. El terapeuta debe registrar los puntos de referencia superficiales empleados en la evaluación.

Frost y cols.[43] describieron el uso de la cinta métrica para medir la rotación del tronco (utilizando la prominencia clavicular posterior y el trocánter mayor como puntos de referencia) y señalaron que la definición y la palpación precisas de los puntos de referencia empleados en la evaluación son fundamentales para una medición confiable.

Clarkson recomienda usar como puntos de referencia superficiales la cara lateral del proceso del acromion y el punto más alto de la cresta ilíaca, ya que son fáciles de palpar.

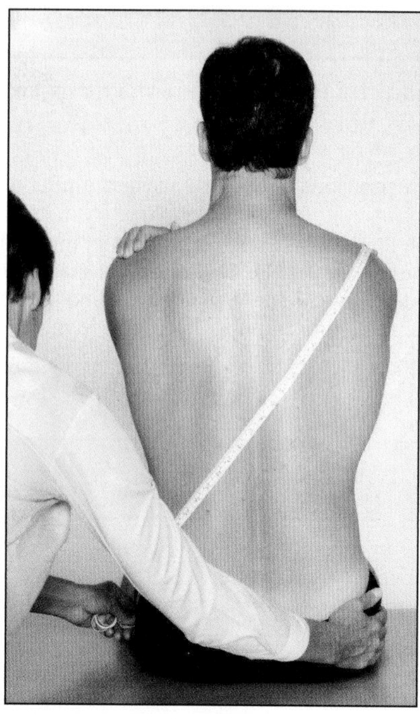

Figura 9-132 Posición inicial: rotación del tronco.

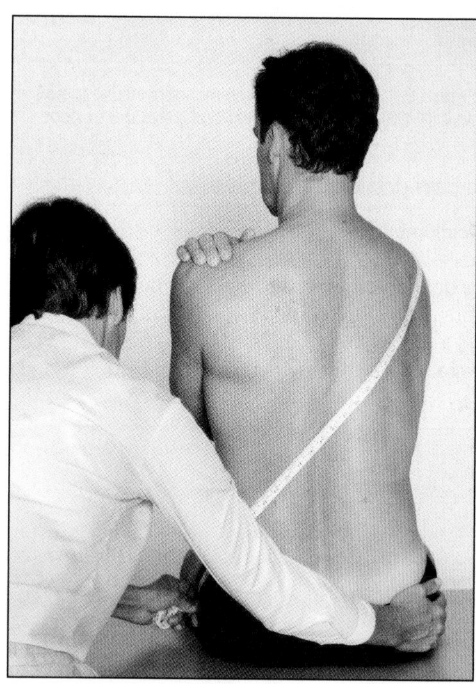

Figura 9-133 Posición final: rotación del tronco.

Rotación del tronco: columna torácica

Medición con inclinómetro

Formulario 9-64

Posición inicial. El paciente está de pie con los brazos cruzados por delante del tórax. A continuación, se inclina hacia adelante con la cabeza y el tronco paralelos al piso o lo más cerca posible a esta posición. El terapeuta coloca los inclinómetros y los pone en cero (fig. 9-134).

Colocación del inclinómetro. *Superior:* en la espina de T1. *Inferior:* en la espina de T12.

Posiciones finales. El paciente rota el tronco hasta el límite del movimiento (fig. 9-135). Al llegar a la posición final, el terapeuta registra las medidas angulares de ambos inclinómetros. La AdMA para la rotación de la columna torácica es la diferencia entre las lecturas de los inclinómetros.

Movimiento sustituto. Flexión y extensión del tronco. La amplitud de rotación del tronco es menor cuando se mide en posición inclinada hacia adelante o encorvada que cuando se mide con el paciente estando sentado.[44] Esto puede deberse a la contracción de los músculos de la espalda necesaria para mantener la postura encorvada, que ponen rígida la columna vertebral y restringen la rotación del tronco.[44]

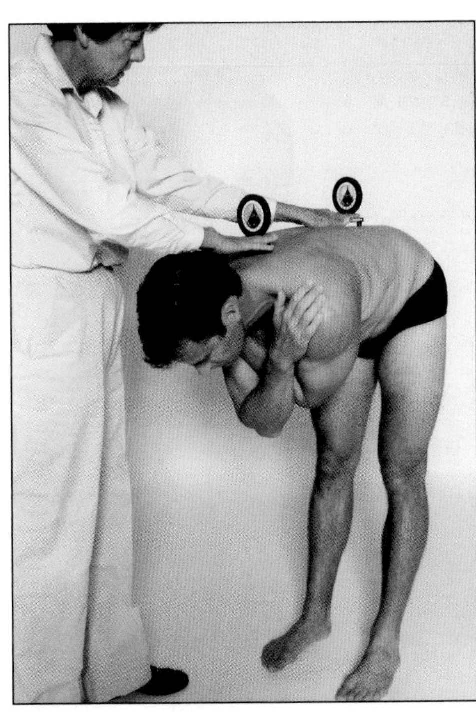

Figura 9-134 Posición inicial: rotación de la columna torácica con inclinómetros colocados sobre las espinas de T1 y T12.

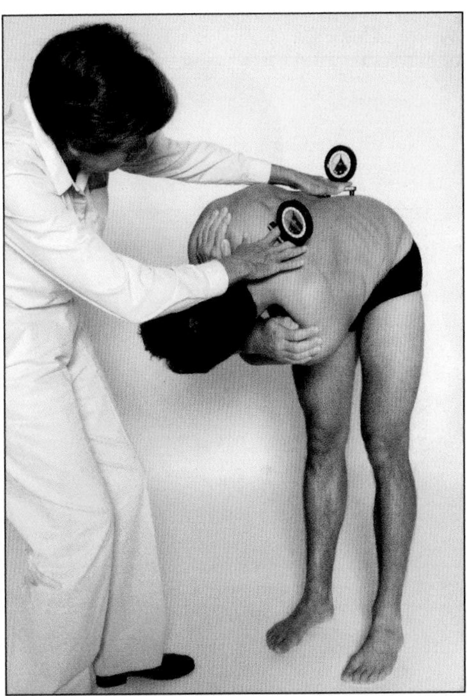

Figura 9-135 Posición final: rotación de la columna torácica.

Expansión torácica

Medición con cinta métrica

Formulario 9-65

Posición inicial. El paciente está sentado. Para comenzar la evaluación, el terapeuta pide al paciente que realice una espiración completa (fig. 9-136).

Posición final. El paciente hace una inspiración completa (fig. 9-137).

Medición. El terapeuta utiliza una cinta métrica para medir el perímetro del tórax a la altura de la articulación xifoesternal. Las medidas se toman en espiración e inspiración completas. La diferencia entre ambas medidas es la expansión torácica. La expansión del tórax también se puede medir a la altura de la línea del pezón y del pliegue axilar anterior. La expansión torácica medida en estos últimos puntos es, por poco, inferior a la de la articulación xifoesternal. Se recomienda[45] que se empleen dos sitios distintos de medición, en específico, el xifoides y la axila, y mantener una posición constante del paciente para obtener una evaluación completa del estado pulmonar. Existe una amplia gama de valores dentro de la normalidad para la expansión torácica «normal». Al llegar al final de la tercera década de la vida, la expansión torácica disminuye de forma gradual con el aumento de la edad.[46] La disminución de la expansión torácica puede ser indicativa de afectación de la articulación costovertebral en ciertas enfermedades[47] o puede producirse a partir de una enfermedad pulmonar obstructiva crónica (p. ej., enfisema).

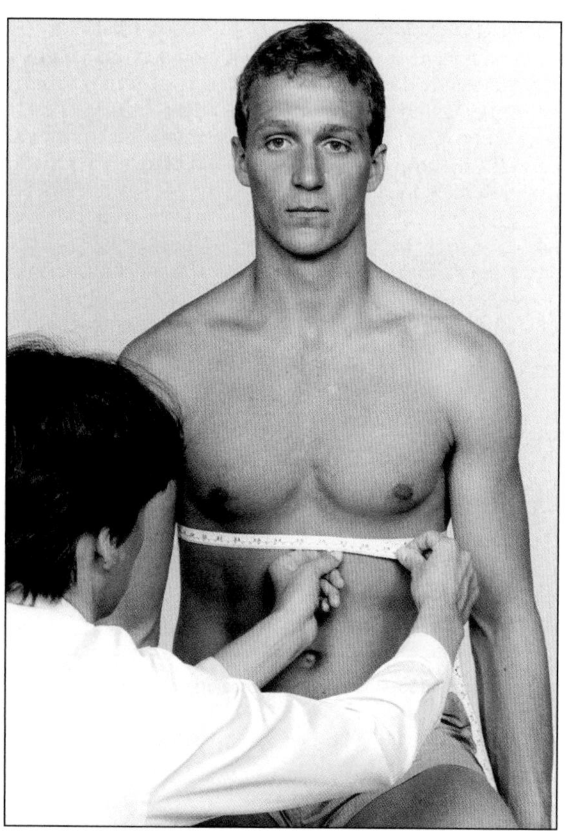

Figura 9-136 Posición inicial: espiración completa medida a la altura de la articulación xifoesternal.

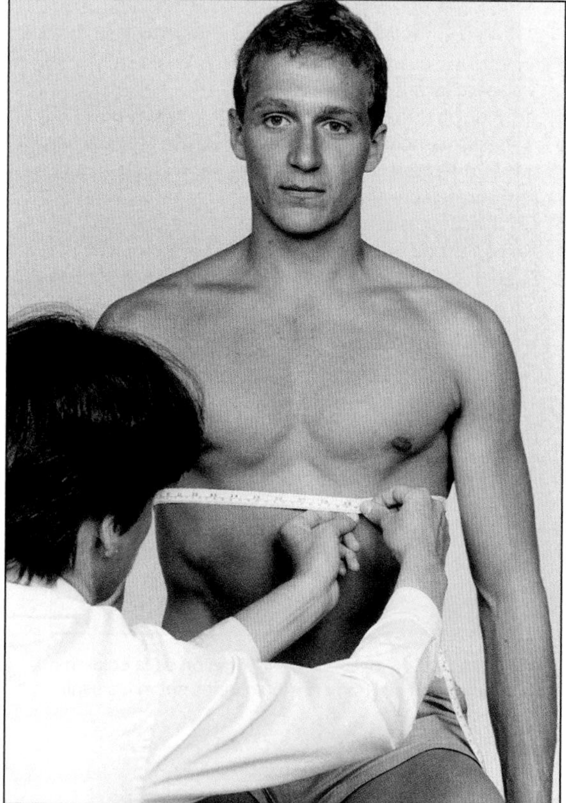

Figura 9-137 Posición final: inspiración completa medida a la altura de la articulación xifoesternal.

VALIDEZ Y FIABILIDAD: MEDICIÓN DE LA AdMA DE LAS COLUMNAS TORÁCICA Y LUMBAR

Littlewood y May[48] revisaron estudios acerca de la validez de procedimientos clínicos que emplean poca tecnología, es decir, métodos frecuentes, sencillos de usar y no invasivos que se aplican en el contexto clínico, en comparación con los estudios radiográficos (método de referencia) de la AdM de la columna lumbar en pacientes con dolor lumbar inespecífico. Solo se encontraron cuatro estudios que cumplían con los criterios de inclusión para la revisión cualitativa. Littlewood y May[48] encontraron datos limitados de la validez del método doblemente modificado de Schöber para medir la AdM de flexión de la columna lumbar y del método de inclinometría doble para medir la flexión o la extensión de la columna lumbar total y la AdM de extensión de la columna lumbar. También hubo datos contradictorios sobre la validez del método de inclinometría doble para medir la AdM de flexión lumbar. Por lo tanto, Littlewood y May[48] no pudieron llegar a «conclusiones contundentes». Estos investigadores indican[48] que se necesitan investigaciones de mejor y mayor relevancia que informen la validez (mediante comparación radiográfica) de los métodos clínicos sencillos usados cotidianamente para medir la AdM de la columna lumbar en poblaciones de pacientes.

En una línea similar, Castro y cols.[49] llevaron a cabo una revisión sistemática de la literatura médica para determinar la validez de concordancia de criterios de los procedimientos de evaluación clínica frecuentes empleados para determinar la AdM de la columna vertebral en pacientes con espondilitis anquilosante (p. ej., las diversas pruebas de Schöber, la distancia del dedo al piso, la goniometría y la inclinometría), en comparación con las mediciones radiográficas (método de referencia). Diez artículos cumplieron los criterios de inclusión en esta revisión, pero solo uno fue considerado de gran relevancia, con algunas limitaciones. Castro y cols.[49] no encontraron estudios relevantes que respaldaran la validez de concordancia de criterios de los procedimientos de evaluación clínica habituales usados para evaluar la AdM de la columna vertebral en pacientes con espondilitis anquilosante, y recomendaron realizar más investigaciones para identificar pruebas clínicas que midan con precisión la AdM de la columna vertebral.

Essendrop, Maul, Läubli y cols.[50] revisaron la *fiabilidad* de las pruebas de evaluación de la AdM, la fuerza y la resistencia lumbares. Este equipo de investigación buscó en bases de datos estudios publicados desde 1980 hasta 1999 en la literatura médica danesa, alemana e inglesa. Solo seis estudios sobre la fiabilidad de las pruebas de evaluación de la AdM lumbar cumplieron los criterios de calidad predeterminados y calificaron para su revisión. Los métodos más fiables para medir la movilidad de la zona lumbar, cuando se comparan grupos pero no individuos, parecen ser la cinta métrica para la flexión del tronco, así como la cinta métrica y las mediciones goniométricas con el EDI-320® de Cybex para la flexión lateral del tronco; no se encontraron métodos de medición fiables para la extensión o la rotación del tronco. Essendrop y cols.[50] no pudieron hacer una recomendación de consenso y remarcan la necesidad de hacer más investigaciones de calidad e informar sobre los estudios de fiabilidad de las mediciones de la función lumbar.

Evaluación y medición de la longitud muscular: tronco

 La práctica hace al maestro

Para practicar las habilidades expuestas en esta sección o para hacer un repaso práctico, utilice los formularios de resumen y evaluación «La práctica hace al maestro» que se encuentran en:
http://thepoint.lww.com/Clarkson4e.

Extensores del tronco e isquiotibiales (prueba de tocarse los dedos de los pies)

Formulario 9-66

Los músculos extensores del tronco son los erectores de la columna (iliocostales torácico y lumbar, longísimo torácico, espinoso torácico, semiespinoso torácico y transversoespinosos); los extensores de la cadera y los flexores de la rodilla son los isquiotibiales (semitendinoso, semimembranoso y bíceps femoral). La prueba de tocarse los dedos de los pies proporciona una medida integral de la AdM de la cadera, la columna vertebral y la cintura escapular.

Posición inicial. El paciente se encuentra de pie (fig. 9-138).

Movimiento sustituto. Flexión de la rodilla.

Estabilización. Ninguna.

Posición final. El paciente flexiona el tronco y las caderas y se estira hacia los dedos de los pies hasta el límite del movimiento (fig. 9-139).

Medición. El terapeuta utiliza una cinta métrica para medir la distancia entre el piso y el punto más distante alcanzado por ambas manos. La AdM se considera dentro de la normalidad si el paciente puede tocarse los dedos de los pies. Si el paciente puede alcanzar más allá del nivel del piso, la prueba puede llevarse a cabo con el paciente parado sobre un escalón o una plataforma que permita medir el alcance más allá de la superficie de apoyo.

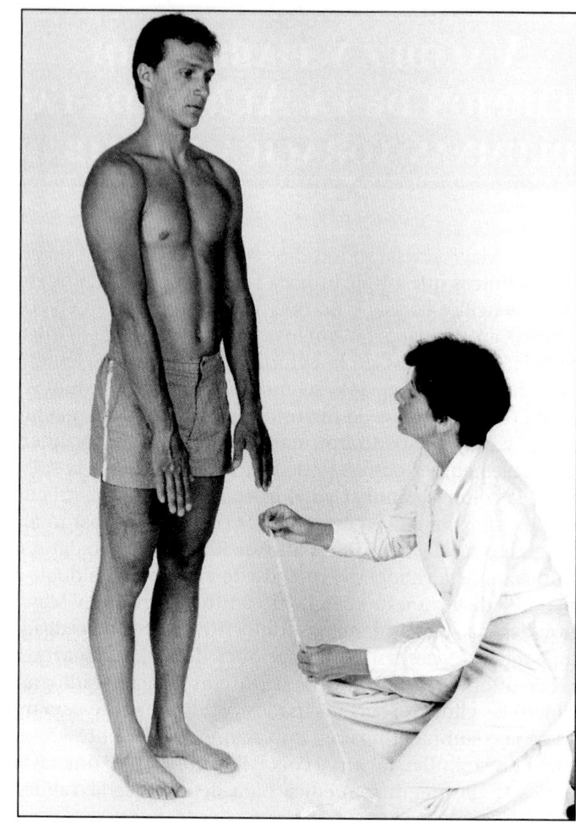

Figura 9-138 Posición inicial: prueba de tocarse los dedos de los pies.

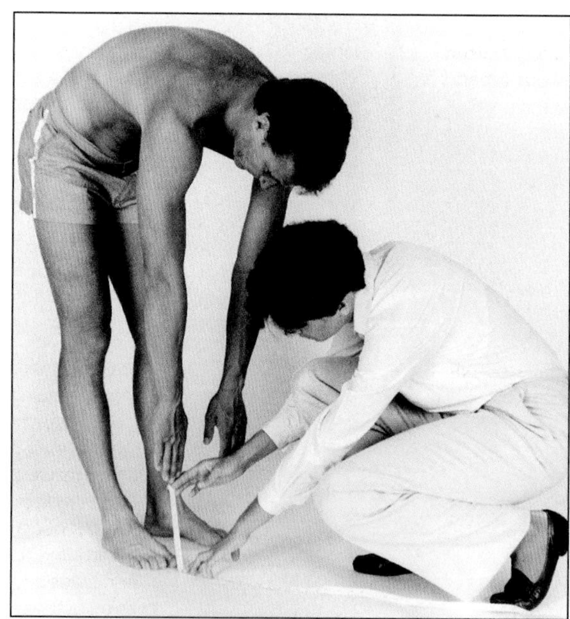

Figura 9-139 Posición final: longitud de los músculos extensores del tronco e isquiotibiales.

Evaluación de la fuerza muscular: músculos del tronco (Tabla 9-6)

La práctica hace al maestro

Para practicar las habilidades expuestas en esta sección o para hacer un repaso práctico, utilice los formularios de resumen y evaluación «La práctica hace al maestro» que se encuentran en:

http://thepoint.lww.com/Clarkson4e.

TABLA 9-6 Acciones, inserciones e inervación de los músculos: tronco, cabeza y cuello[2]

Músculo	Acción muscular primaria	Origen muscular	Inserción muscular	Nervio periférico	Raíz nerviosa
Recto abdominal	Flexión del tronco	Cresta y rama superior del pubis; ligamentos que cubren la superficie anterior de la sínfisis del pubis	Quinto, sexto y séptimo cartílagos costales	Los seis o siete nervios torácicos inferiores	T5-12
Oblicuo externo del abdomen	Rotación del tronco; flexión del tronco	Ocho digitaciones desde las superficies externas e inferiores de las ocho costillas inferiores	Mitad anterior del labio externo de la cresta ilíaca; a través de una aponeurosis para unirse con otra aponeurosis similar del lado opuesto en la línea alba desde el proceso xifoides hasta la sínfisis del pubis; como el ligamento inguinal en la espina ilíaca anterosuperior y el tubérculo púbico	Los seis nervios torácicos inferiores	T6-12
Oblicuo interno del abdomen	Rotación del tronco; flexión del tronco	Dos tercios laterales del ligamento inguinal; dos tercios anteriores de la cresta ilíaca; fascia toracolumbar	Bordes inferiores de las tres o cuatro costillas inferiores; cresta púbica y cara medial de la cresta pectínea; a través de una aponeurosis que se divide alrededor del recto abdominal y se inserta en la línea alba y en los cartílagos de las costillas siete, ocho y nueve	Los seis nervios torácicos inferiores y los primeros nervios lumbares	T6-12, L1
Transverso del abdomen	Compresión del contenido abdominal	Tercio lateral del ligamento inguinal; dos tercios anteriores del labio interno de la cresta ilíaca; fascia toracolumbar entre la cresta ilíaca y la duodécima costilla; caras internas de los cartílagos costales de las seis costillas inferiores	A través de una aponeurosis en la cresta pectínea y en la línea alba	Los seis nervios torácicos inferiores y los primeros nervios lumbares	T6-12, L1
Cuadrado lumbar	Elevación de la pelvis; flexión lateral del tronco	Ligamento iliolumbar y cara posterior adyacente de la cresta ilíaca	Mitad medial del borde inferior de la duodécima costilla; a través de cuatro pequeños tendones en las puntas de los procesos transversos de las cuatro vértebras lumbares superiores	El duodécimo nervio torácico y los primeros tres o cuatro nervios lumbares superiores	T12, L1-4

(continúa)

TABLA 9-6 **Acciones, inserciones e inervación de los músculos: tronco, cabeza y cuello (*continuación*)**

Músculo	Acción muscular primaria	Origen muscular	Inserción muscular	Nervio periférico	Raíz nerviosa
Erector de la columna	El erector de la columna se sitúa a los lados de la columna vertebral. El músculo se compone de tres grandes columnas de masa muscular (de lateral a medial: el iliocostal, el longísimo y el espinoso), todas ellas con un origen común:				C1-8 T1-12 L1-5
		Caras posteriores del sacro y la cresta ilíaca; ligamentos sacrotuberoso y sacroilíaco dorsal; procesos espinosos de L1-L5 y T11 y T12 y el ligamento supraespinoso correspondiente			
	Las tres columnas tienen, además del origen común, otros puntos de unión. Estas tres columnas se identifican a distintos niveles en la región lumbar. Cada columna se compone de tres partes más pequeñas que abarcan de 6 a 10 segmentos de la columna vertebral				
a. Iliocostales **1. Iliocostal lumbar**	Extensión del tronco; flexión lateral del tronco		Bordes inferiores de los ángulos costales cinco a doce	Nervios cervicales inferiores, torácicos y lumbares superiores	
2. Iliocostal torácico	Extensión del tronco; flexión lateral del tronco	Bordes superiores de los ángulos costales seis a doce	Bordes superiores de los ángulos costales uno a seis; cara posterior del proceso transverso de C7		
3. Iliocostal cervical	Extensión del cuello; flexión lateral del cuello	Ángulos costales tres a seis	Tubérculos posteriores de los procesos transversos de C4-C6		
b. Longísimo **1. Longísimo torácico**	Extensión del tronco	Caras posteriores de los procesos transversos y accesorios de L1-L5; capa media de la fascia toracolumbar	Puntas de los procesos transversos de T1-T12; entre los tubérculos y los ángulos de las costillas inferiores nueve a diez	Nervios cervicales inferiores, torácicos y lumbares	
2. Longísimo cervical	Extensión del cuello	Procesos transversos de T1-T5	Tubérculos posteriores de los procesos transversos de C2-C6		
3. Longísimo de la cabeza	Extensión de la cabeza y el cuello; rotación de la cabeza y el cuello (ipsilateral)	Procesos transversos de T1-T5; procesos articulares de C3-C7	Proceso mastoides		
c. Espinoso **1. Espinoso torácico**	Extensión del tronco	Procesos espinosos de L1, L2, T11 y T12	Procesos espinosos de T1-T4 o T8	Nervios cervicales inferiores y torácicos	

TABLA 9-6 Acciones, inserciones e inervación de los músculos: tronco, cabeza y cuello (*continuación*)

Músculo	Acción muscular primaria	Origen muscular	Inserción muscular	Nervio periférico	Raíz nerviosa
2. Espinoso cervical	Extensión del cuello	Cara inferior del ligamento nucal, procesos espinosos de C7, T1 y T2	Procesos espinosos de C1-C3		
3. Espinoso de la cabeza	Extensión de la cabeza	Puntas de los procesos transversos de C7 y de T1-T7; procesos articulares de C5-C7	Región comprendida entre las líneas nucales superior e inferior del occipucio		
Transversoespinosos					
a. Semiespinoso 1. Semiespinoso torácico	Extensión del tronco; rotación contralateral del tronco	Procesos transversos de T6-T10	Procesos espinosos de C6, C7 y T1-T4	Nervios cervicales y torácicos	
2. Semiespinoso cervical	Extensión del cuello; rotación contralateral del cuello	Procesos transversos de T1-T6	Procesos espinosos de C2-C5		
3. Semiespinoso de la cabeza	Extensión de la cabeza; rotación contralateral de la cabeza	Puntas de los procesos transversos de C7 y de T1-T7; procesos articulares de C4-C6	Cara medial de la región comprendida entre las líneas nucales superior e inferior del hueso occipital		
b. Transverso-espinoso	Extensión del tronco; flexión lateral del tronco; rotación del tronco (control de la postura)	Cara posterior del sacro; aponeurosis de los erectores de la columna; espina ilíaca posterosuperior; ligamento sacroilíaco dorsal; procesos transversos de C4-L5	En los procesos espinosos de las vértebras una a cuatro (de arriba a abajo)	Ramo dorsal de los nervios espinales	
Rotadores	Rotación del tronco (control de la postura)	Caras superior y posterior de los procesos transversos de las vértebras cervicales, torácicas y lumbares	Caras inferior y lateral de la lámina vertebral sobre las regiones cervical, torácica y lumbar	Ramo dorsal de los nervios espinales	
Interespinosos	Extensión del tronco (control de la postura)	Fascículos musculares cortos entre las espinas de las vértebras contiguas, laterales por ambos lados al ligamento interespinoso en las regiones cervical, torácica y lumbar		Ramo dorsal de los nervios espinales	
Intertransversos	Flexión lateral del tronco (control de la postura)	Músculos cortos situados entre los procesos transversos de las vértebras contiguas en las regiones cervical, torácica y lumbar		Ramos dorsal y ventral de los nervios espinales	

Flexión del tronco

Se debe comprobar la fuerza de los flexores del cuello y de la cadera antes de comprobar la fuerza de los músculos abdominales.[37] Si los flexores del cuello son débiles, habrá que brindar apoyo a la cabeza durante la evaluación.

Para evaluar la fuerza de los músculos abdominales, se realiza medio abdominal. El movimiento comienza desde una posición de decúbito supino con los pies sin apoyo. Al inicio del movimiento, el paciente bascula la pelvis hacia atrás para flexionar la columna lumbar, flexiona la columna cervical y, a continuación, flexiona la columna torácica para levantar la cabeza y las escápulas de la camilla de exploración.

Hacer el abdominal con los pies libres de apoyo es más eficaz para activar el músculo recto abdominal que hacer el movimiento completo desde la posición de decúbito supino mientras alguien sujeta los pies.[51] La primera fase del abdominal, desde la posición inicial hasta los 45°, la lleva a cabo principalmente el recto abdominal, mientras que la segunda fase, desde los 45° hasta la posición de sedestación, la realiza sobre todo el músculo ilíaco.[52] Por lo tanto, se sugiere hacer medio abdominal para comprobar la fuerza del músculo abdominal.

Recto abdominal

Formulario 9-67

Músculos accesorios: iliopsoas, recto femoral, oblicuo interno del abdomen y oblicuo externo del abdomen.

El músculo recto abdominal (*véase* fig. 9-145) se evalúa en posición contra la gravedad para todos los grados.

Posición inicial. El paciente está en decúbito supino.

Estabilización. La flexión de la columna cervical contribuye a fijar el tórax y, cuando se combina con una inclinación pélvica posterior, proporciona la postura óptima para disminuir la lordosis lumbar, reducir la tensión en la parte baja de la espalda y activar los músculos abdominales[53] al realizar el ejercicio. Si el paciente es incapaz de hacer una basculación pélvica posterior y mantener la columna lumbar en posición flexionada cuando se lleva a cabo la evaluación de la fuerza muscular abdominal, se interrumpe la prueba.

Para evitar la contracción del músculo iliopsoas y una mayor hiperextensión de la columna lumbar, el terapeuta no debe estabilizar los pies.[54]

Movimiento. Al inicio, el paciente inclina la pelvis hacia atrás para flexionar la columna lumbar, flexiona la columna cervical levantando la cabeza de la camilla de exploración y, a continuación, flexiona la columna torácica para hacer el abdominal. El movimiento debe ser lento.

Movimiento sustituto. Flexores de la cadera (lordosis lumbar).[37]

Palpación. Lateral a la línea media, en la pared abdominal anterior, a medio camino entre el esternón y el pubis.

Calificación.

- Grado 0: no hay movimiento ni contracción palpable.
- Grado 1 (fig. 9-140): no es posible para el paciente realizar ningún movimiento, pero puede palparse un breve intento de contracción muscular. En las pruebas de grado 1, también se puede pedir al paciente que tosa mientras el terapeuta observa y palpa la presencia de contracción muscular.
- Grado 2 (fig. 9-141): con los brazos extendidos por delante del tronco, el paciente levanta la cabeza y la columna cervical de la camilla. Las escápulas permanecen en la camilla.
- Grado 3 (fig. 9-142): con los brazos extendidos por delante del tronco, el paciente levanta de la camilla los ángulos inferiores de las escápulas.

Resistencia. El terapeuta no aplica la resistencia de forma manual, sino mediante la colocación de los brazos del paciente. La resistencia de la cabeza, el tronco y los miembros superiores aumenta a medida que estos se desplazan hacia la cabeza. En consecuencia, los brazos del paciente se colocan cruzados sobre el tórax (fig. 9-143) o por encima del nivel de los hombros con las manos junto a las orejas (fig. 9-144) durante todo el movimiento para los grados 4 y 5, respectivamente. *Nota:* para las pruebas de grado 5, las manos del paciente se colocan junto a las orejas, en lugar de detrás de la cabeza, para evitar que se ejerza tensión de forma inadvertida sobre la columna cervical durante la prueba.

Calificación.

- Grado 4 (*véase* fig. 9-143): con los brazos cruzados sobre el tórax, el paciente levanta los ángulos inferiores de las escápulas y los separa de la camilla.
- Grado 5 (*véase* fig. 9-144): con las manos colocadas junto a las orejas, el paciente levanta los ángulos inferiores de las escápulas para separarlos de la camilla.

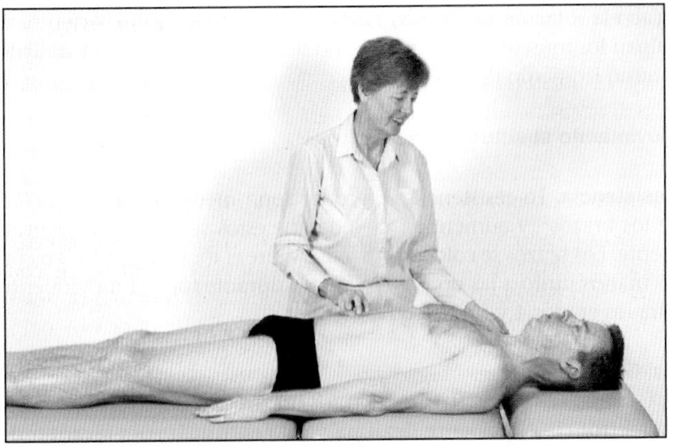

Figura 9-140 Posición de evaluación: recto abdominal, grado 0 o 1. El terapeuta pide al paciente que tosa mientras palpa la contracción muscular.

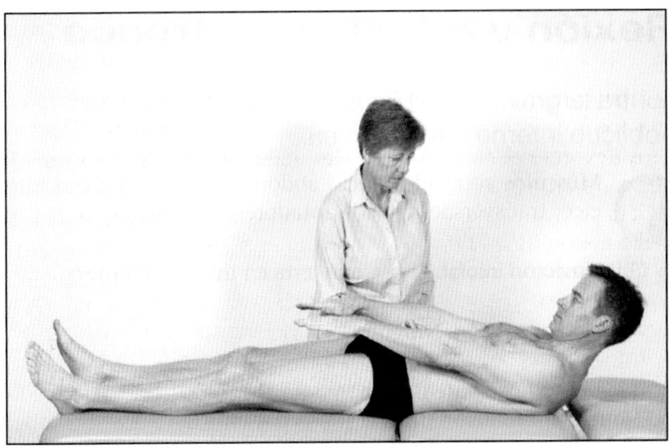

Figura 9-141 Posición de evaluación: recto abdominal, grado 2.

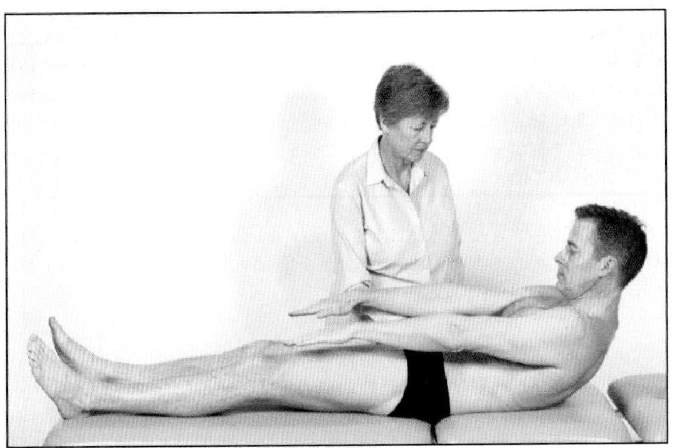

Figura 9-142 Posición de evaluación: recto abdominal, grado 3.

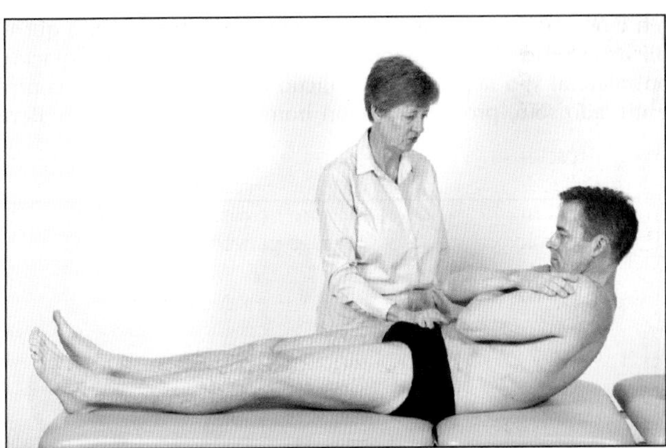

Figura 9-143 Posición de evaluación: recto abdominal, grado 4.

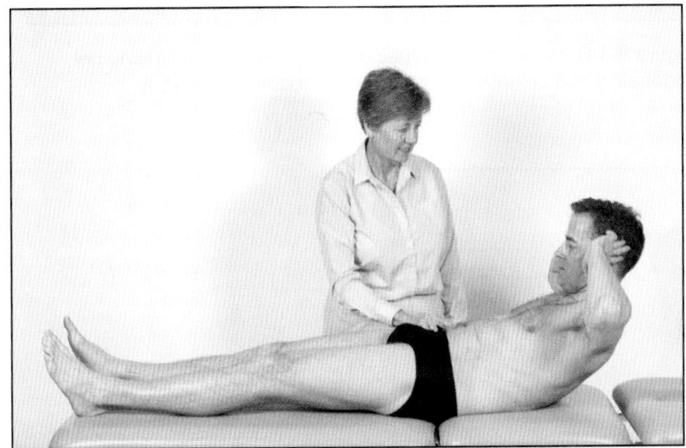

Figura 9-144 Posición de evaluación: recto abdominal, grado 5.

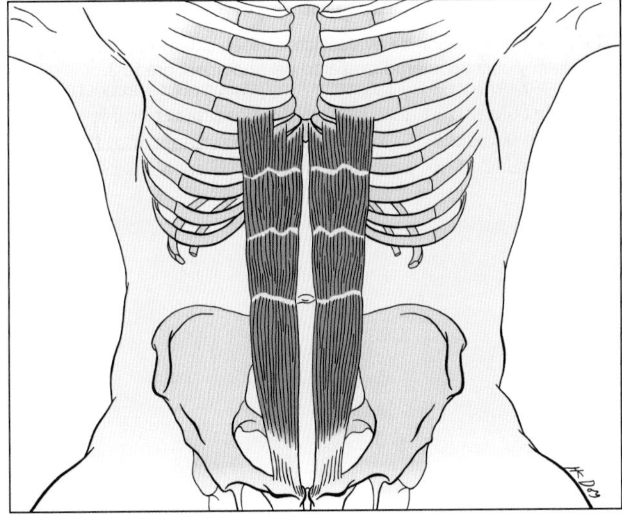

Figura 9-145 Recto abdominal.

Flexión y rotación del tronco

Contra la gravedad: oblicuo externo del abdomen y oblicuo interno del abdomen

Formulario 9-68

Músculos accesorios: recto abdominal, semiespinoso torácico, transversoespinosos, rotadores y dorsal ancho.

Posición inicial. El paciente está en decúbito supino.

Estabilización. Ninguna.

Movimiento. El paciente flexiona y rota el tronco para hacer medio abdominal con rotación (fig. 9-146). El paciente lleva acabo el movimiento lentamente.

Palpación. *Oblicuo externo del abdomen:* en el borde inferior de la caja torácica. *Oblicuo interno del abdomen:* medial y por arriba de la EIAS.

Cuando se realiza la rotación del tronco hacia el lado derecho del paciente, se palpan los músculos oblicuo externo izquierdo del abdomen y oblicuo interno derecho del abdomen (esto se debe a que el oblicuo externo, cuando se contra de un lado solo, produce rotación contralateral y, a la inversa, el oblicuo interno, cuando se contra de un lado solo, produce rotación homolateral). Cuando se lleva a cabo la rotación del tronco hacia el lado izquierdo del paciente, se palpan los músculos oblicuo externo derecho del abdomen y oblicuo interno izquierdo del abdomen.

Movimiento sustituto. Ninguno.

Resistencia. La resistencia se proporciona mediante la colocación de los brazos[38] y aumenta a medida que estos se desplazan cranealmente. Los brazos se colocan cruzados sobre el tórax (fig. 9-147) o con las manos junto a las orejas (fig. 9-148) durante todo el movimiento para los grados 4 y 5, respectivamente.

Calificación.

- Grado 3 (*véase* fig. 9-146): con los brazos extendidos por delante del tronco, el paciente flexiona y rota el tronco para levantar de la camilla los ángulos inferiores de las escápulas.
- Grado 4 (*véase* fig. 9-147): con los brazos colocados sobre el tórax, el paciente flexiona y rota el tronco para levantar los ángulos inferiores de las escápulas y separarlos de la camilla.
- Grado 5 (*véase* fig. 9-148): con las manos colocadas junto a las orejas, el paciente flexiona y rota el tronco para levantar los ángulos inferiores de las escápulas y separarlos de la camilla.

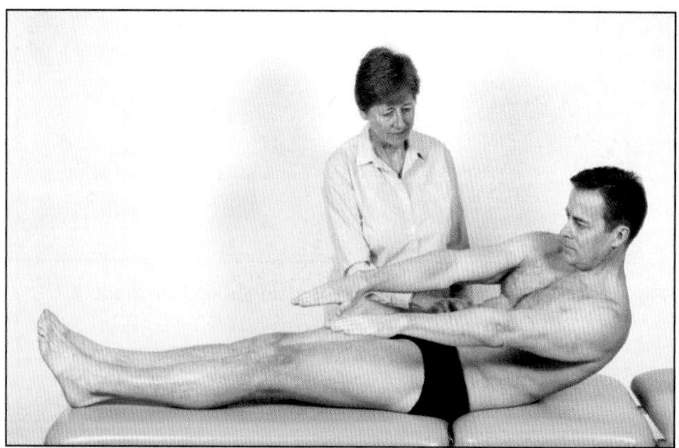

Figura 9-146 Posición de evaluación: oblicuo externo derecho del abdomen y oblicuo interno izquierdo del abdomen, grado 3.

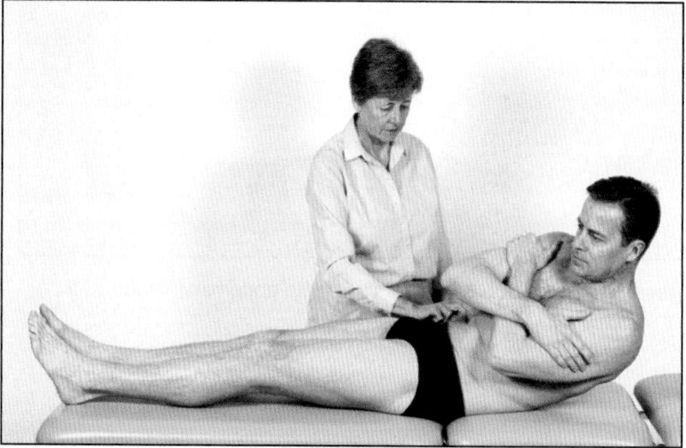

Figura 9-147 Posición de evaluación: oblicuo externo derecho del abdomen y oblicuo interno izquierdo del abdomen, grado 4.

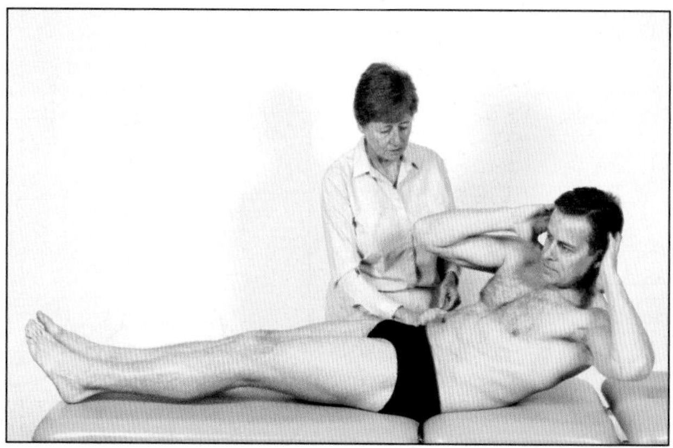

Figura 9-148 Posición de evaluación: oblicuo externo derecho del abdomen y oblicuo interno izquierdo del abdomen, grado 5.

Gravedad eliminada: oblicuo externo del abdomen y oblicuo interno del abdomen

Posición inicial. El paciente está sentado con las manos fuera de la camilla y los pies apoyados en un taburete (fig. 9-149).

Estabilización. La estabilización de la pelvis se logra con el peso corporal del paciente.

Posición final. El paciente rota el tórax con una ligera flexión (figs. 9-150 y 9-151).

Movimiento sustituto. Ninguno.

Desviación del ombligo:[37] cuando existe una marcada debilidad de los músculos abdominales, puede producirse una desviación del ombligo mientras se realiza la prueba de evaluación. El ombligo se acercará hacia el músculo o los músculos más fuertes y se alejará del músculo o los músculos más débiles. El ombligo también puede ser tirado y desviado hacia un músculo que está acortado y que está siendo estirado. La palpación de los músculos puede servir para confirmar la presencia de una desviación del ombligo debida a un desequilibrio muscular.

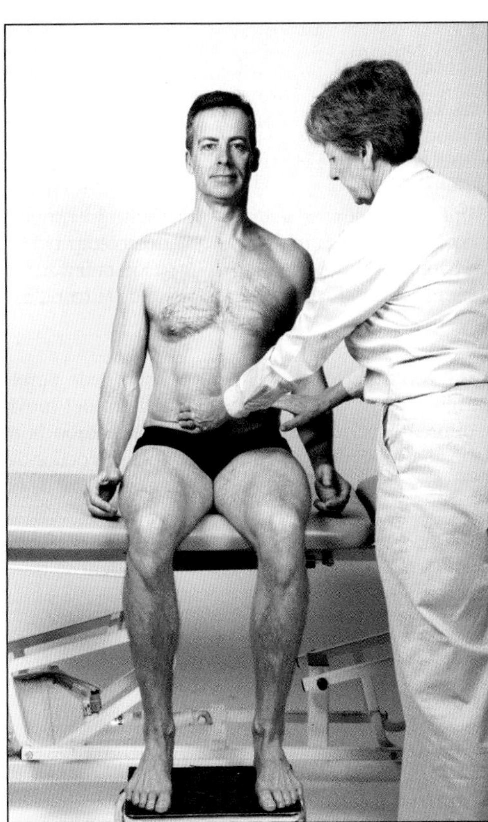

Figura 9-149 Posición inicial: oblicuo externo del abdomen y oblicuo interno del abdomen.

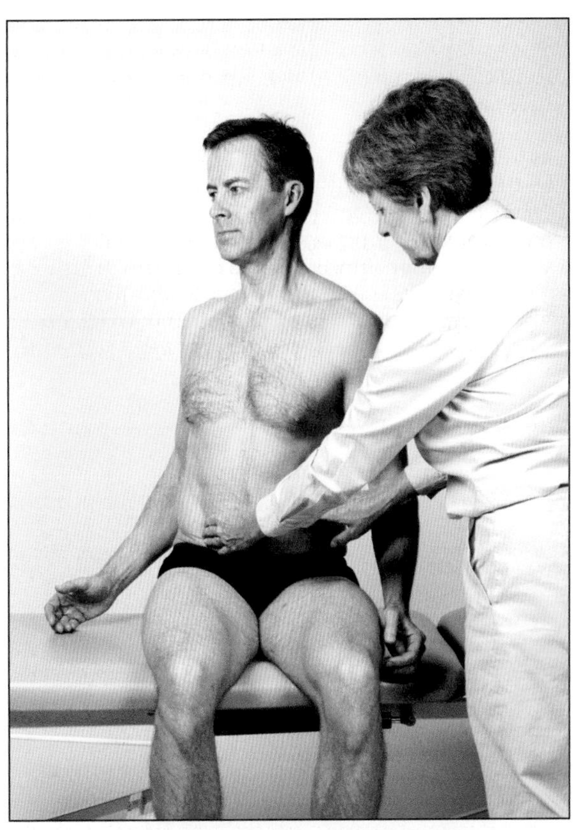

Figura 9-150 Posición final: oblicuo externo izquierdo del abdomen, oblicuo interno derecho del abdomen, grado 2.

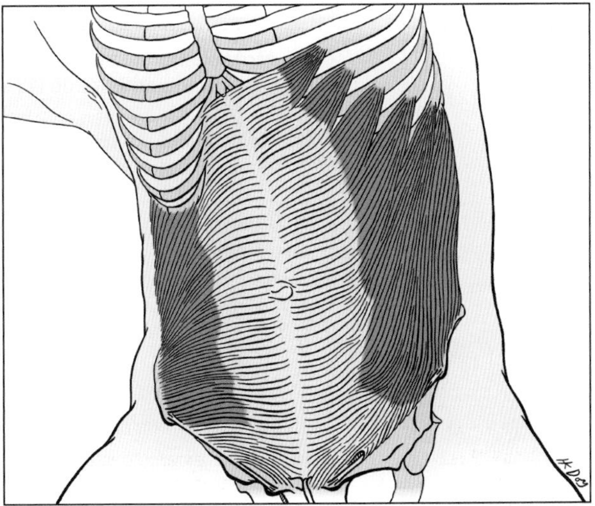

Figura 9-151 Oblicuo externo izquierdo del abdomen y oblicuo interno derecho del abdomen.

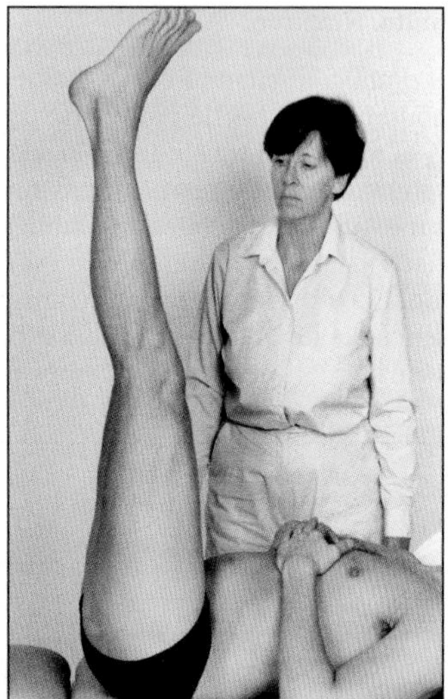

Figura 9-152 Posición inicial: descenso con las dos piernas rectas.

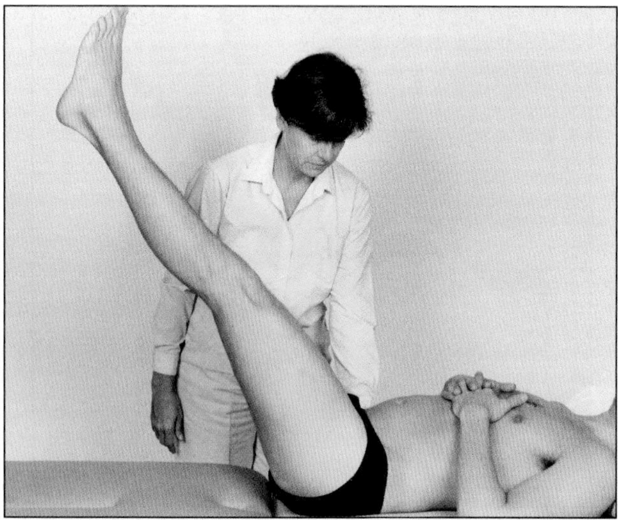

Figura 9-153 Posición de evaluación: flexión de la cadera a 60°, grado 3+.

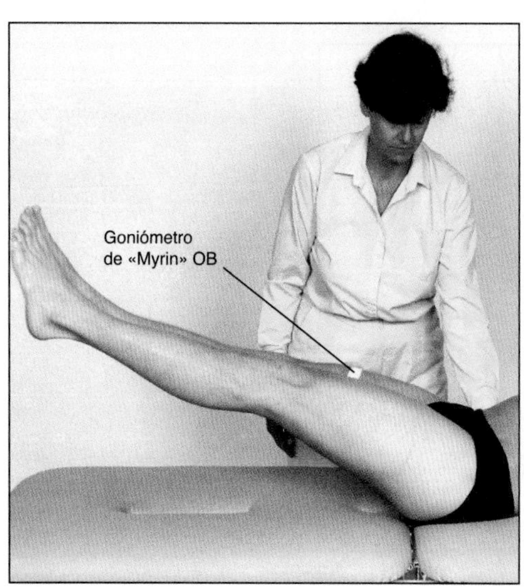

Figura 9-154 Posición de evaluación: flexión de la cadera a 20°, grado 4−.

Descenso con las dos piernas rectas[55]

Oblicuo externo del abdomen, oblicuo interno del abdomen y recto abdominal

Posición inicial. El paciente se coloca en decúbito supino. El terapeuta eleva las piernas del paciente hasta una posición de 90° de flexión de la cadera (fig. 9-152). El paciente inclina la pelvis hacia atrás para flexionar la columna lumbar y aplanar la parte baja de la espalda sobre la camilla.

Estabilización. Ninguna.

Movimiento. El terapeuta coloca una mano tocando la cara posterolateral del ilion para asegurarse de que se mantiene la basculación pélvica posterior mientras el paciente baja lentamente las piernas hasta la camilla.

El movimiento se detiene cuando el paciente ya no puede mantener la basculación pélvica posterior. Cuando el terapeuta siente que la pelvis del paciente empieza a rotar en dirección anterior, sostiene las piernas y observa el ángulo entre estas y la camilla antes de bajarlas por completo.

Medición. El goniómetro de «Myrin» OB se puede emplear para medir el ángulo de flexión de la cadera al final del movimiento. Este procedimiento permite al terapeuta llevar a cabo la medición de manera fácil y sin ayuda. La correa se coloca alrededor de la parte distal del muslo y el disco se posiciona en la cara lateral de este (*véase* fig. 9-154).

Calificación.[37] Los ángulos de flexión de la cadera se traducen en grados de la siguiente manera:

- Grado 3: 90° a 75°.
- Grado 3+: 74° a 60° (fig. 9-153).
- Grado 4−: 59° a 45°.
- Grado 4: 44° a 30°.
- Grado 4+: 29° a 15° (fig. 9-154).
- Grado 5: 14° a 0°.

Palpación. *Oblicuo externo del abdomen:* en el borde inferior de la caja torácica. *Oblicuo interno del abdomen:* medial y por encima de la EIAS. *Recto abdominal:* lateral a la línea media en la pared abdominal, a medio camino entre el esternón y el pubis.

Movimiento sustituto. Aumento de la lordosis lumbar debido a la basculación anterior de la pelvis.

Resistencia. La resistencia no es aplicada de forma manual por el terapeuta, sino que se proporciona a través del aumento del torque creado por las extremidades inferiores del paciente a medida que se mueven desde la flexión de 90° de la cadera hasta la superficie de la camilla.

Extensión del tronco

Erector de la columna: iliocostales torácico y lumbar, longísimo torácico, espinoso torácico, semiespinoso torácico y transversoespinosos

Formulario 9-70

Músculos accesorios: interespinoso, cuadrado lumbar y dorsal ancho.

El terapeuta debe comprobar la fuerza de los extensores del cuello y de la cadera antes de evaluar la fuerza de los músculos extensores del tronco.[38] Si los extensores del cuello son débiles, habrá que dar apoyo a la cabeza durante la prueba. Si los extensores de la cadera son débiles o están paralizados, la pelvis no podrá fijarse de forma adecuada en una posición extendida sobre el muslo cuando el paciente intente la extensión del tronco y, por lo tanto, le será imposible completar la prueba.[37]

Los extensores del tronco se prueban de manera conjunta contra la gravedad.

Posición inicial. El paciente está en decúbito prono con los pies sobre el extremo de la camilla y una almohada bajo el abdomen (fig. 9-155).

Estabilización. Se coloca una correa sobre la pelvis para aislar los músculos extensores lumbares,[56] y el terapeuta estabiliza las piernas a la altura de los tobillos.

Movimiento sustituto. Ninguno.

Palpación. Los músculos extensores del tronco (*véase* fig. 9-160) se palpan al mismo tiempo como un grupo paravertebral a las espinas lumbares o torácicas.

Calificación.

- Grado 0: no hay movimiento ni contracción palpable.
- Grado 1: no es posible ningún movimiento, pero puede palparse u observarse un intento de contracción muscular cuando el paciente trata de levantar la cabeza.
- Grado 2: con los brazos colocados a los lados, el paciente levanta la cabeza y la parte superior del esternón de la camilla de exploración (fig. 9-156).
- Grado 3: con las manos sujetas por detrás de la parte baja de la espalda, el paciente extiende el tronco a través de una AdM parcial (fig. 9-157).

Resistencia. El terapeuta no aplica resistencia de forma manual. Esta se proporciona mediante la posición de los brazos del paciente y aumenta a medida que los miembros superiores se colocan cerca de la cabeza. Las manos se colocan detrás de la parte baja de la espalda (fig. 9-158) o detrás de la cabeza (fig. 9-159) para evaluar los grados 4 y 5, respectivamente.[38]

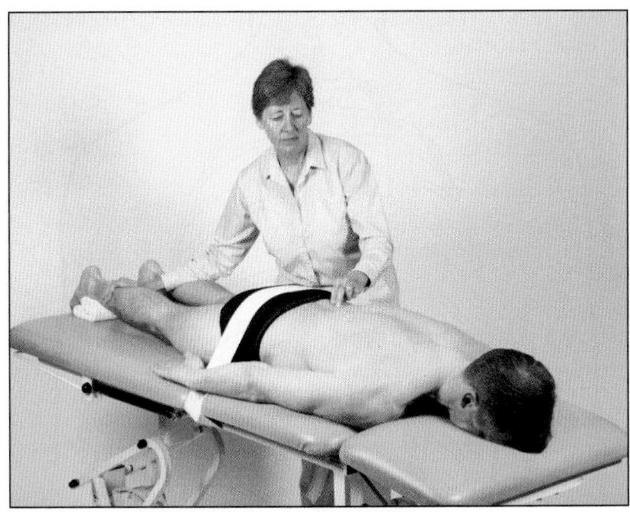

Figura 9-155 Posición de evaluación: extensores del tronco, grado 0 o 1.

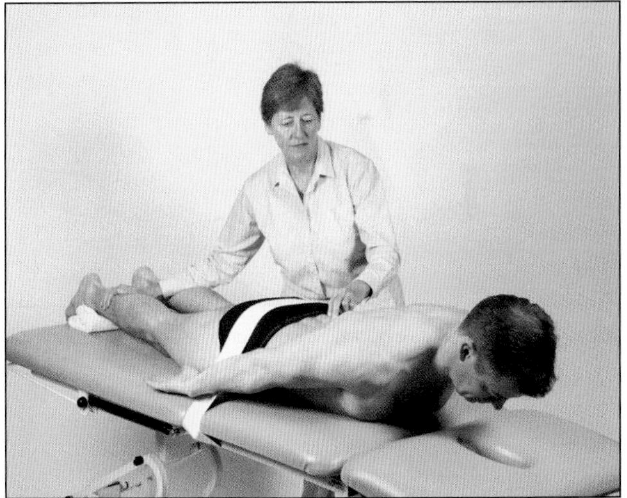

Figura 9-156 Posición de evaluación: extensores del tronco, grado 2.

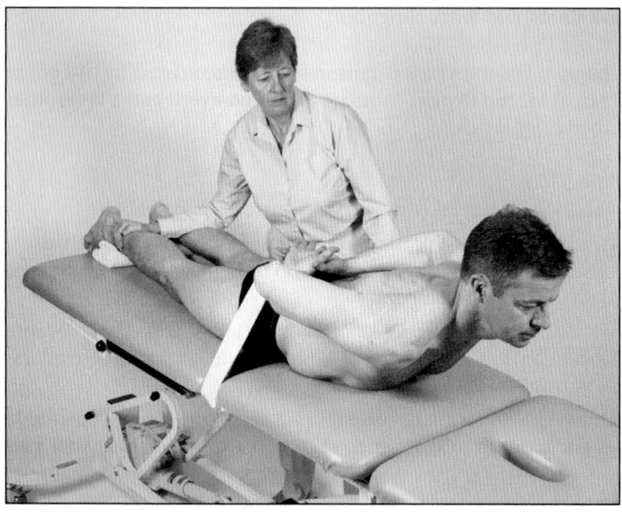

Figura 9-157 Posición de evaluación: extensores del tronco, grado 3.

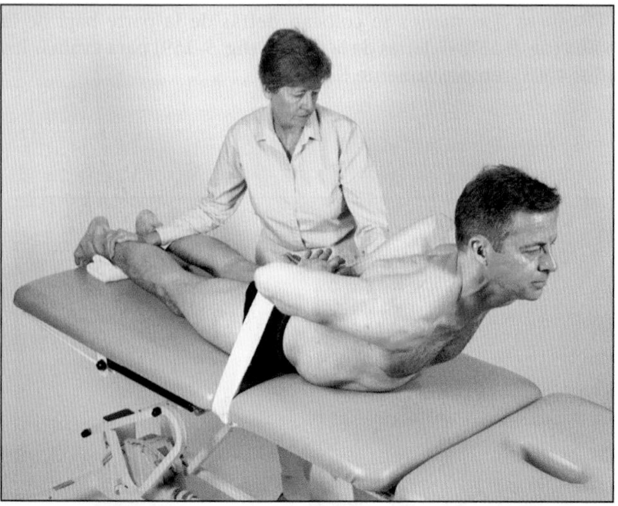

Figura 9-158 Posición de evaluación: extensores del tronco, grado 4.

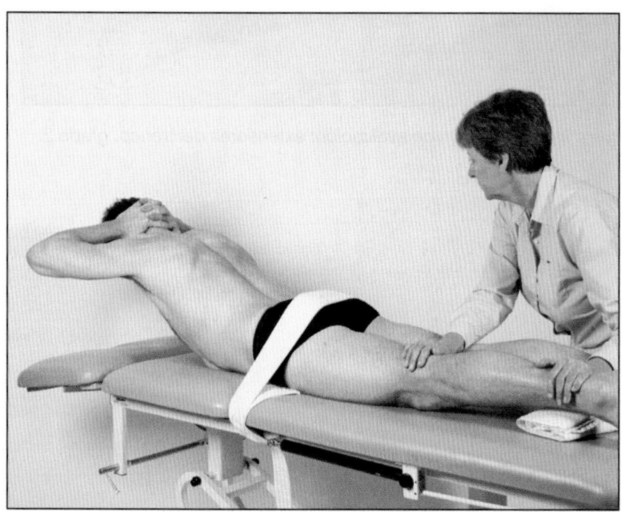

Figura 9-159 Posición de evaluación: extensores del tronco, grado 5.

Calificación.

- Grado 4: con las manos sujetas por detrás de la espalda, el paciente extiende el tronco a través de la AdM completa, es decir, levanta la cabeza y la porción superior del esternón, de modo que el proceso xifoides deje de estar en contacto con la camilla (*véase* fig. 9-158).
- Grado 5: con las manos colocadas por detrás de la cabeza, el paciente extiende el tronco hasta la AdM completa y eleva la cabeza y el esternón, de modo que el proceso xifoides deje de estar en contacto con la camilla (*véase* fig. 9-159).

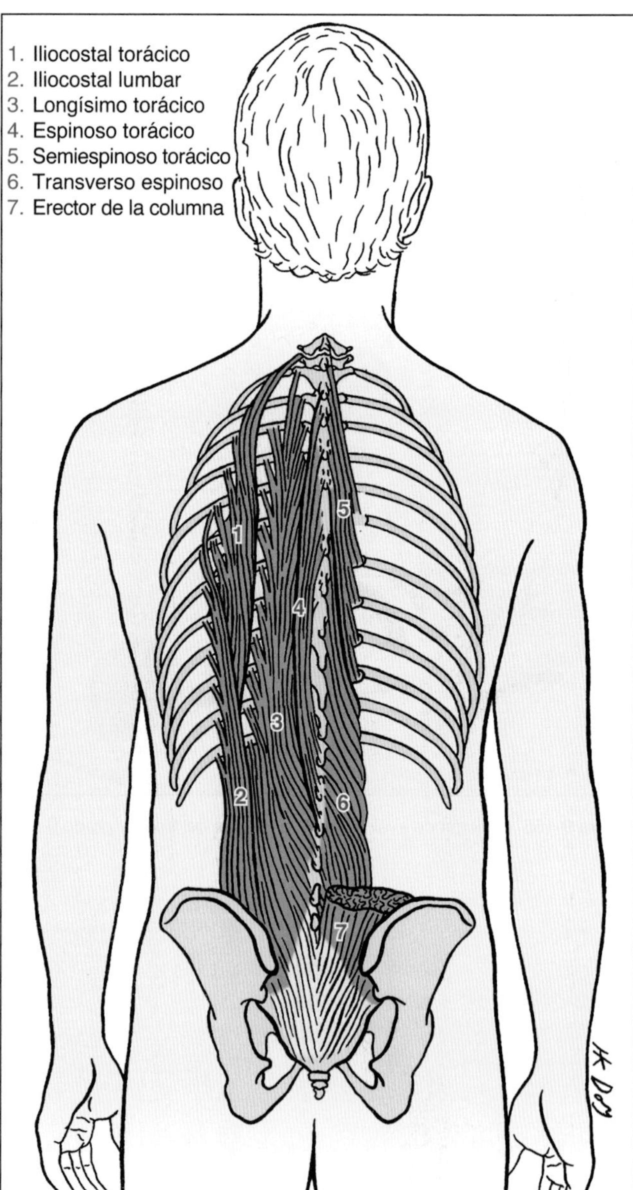

Figura 9-160 Extensores del tronco.

Elevación de la pelvis

Gravedad eliminada: cuadrado lumbar

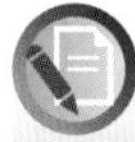
Formulario 9-71

Músculos accesorios: dorsal ancho, abductores contralaterales de la cadera, oblicuo interno del abdomen, oblicuo externo del abdomen y erector de la columna.

El músculo cuadrado lumbar se evalúa en posición con gravedad eliminada.

Posición inicial. El paciente se encuentra en decúbito supino o prono (fig. 9-161), con los pies fuera del extremo de la camilla, la cadera en abducción y una ligera extensión.

Estabilización. Se logra con el peso del tronco; el paciente sujeta los bordes de la camilla.

Palpación. Se palpa por encima de la cresta del ilion, lateral a los músculos extensores paravertebrales, aunque el cuadrado lumbar es difícil de palpar.

Movimiento sustituto. Fibras laterales del oblicuo externo del abdomen y oblicuo interno del abdomen, dorsal ancho y erector de la columna.

Calificación.

- Grado 0: no hay movimiento ni contracción palpable.
- Grado 1: no puede palparse ningún movimiento, pero sí un breve intento de contracción muscular (*véase* la nota anterior sobre la palpación) cuando el paciente intenta elevar la cresta ilíaca hacia las costillas.
- Grado 2: el paciente eleva la cresta ilíaca hacia las costillas a través de la AdM completa (fig. 9-162).

Gravedad eliminada resistida: cuadrado lumbar

Posición inicial. El paciente se recuesta en decúbito supino o prono (*véase* fig. 9-161), con los pies fuera del extremo de la camilla, la cadera en abducción y una ligera extensión.

Estabilización. Se logra con el peso del tronco; el paciente sujeta los bordes de la camilla.

Movimiento. El paciente eleva la cresta ilíaca hacia las costillas a través de la AdM completa.

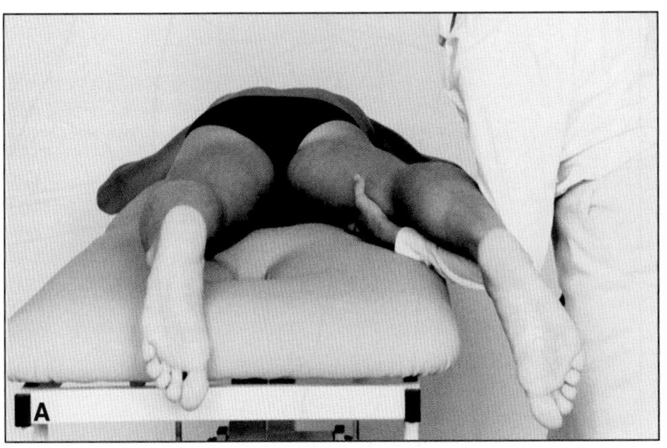

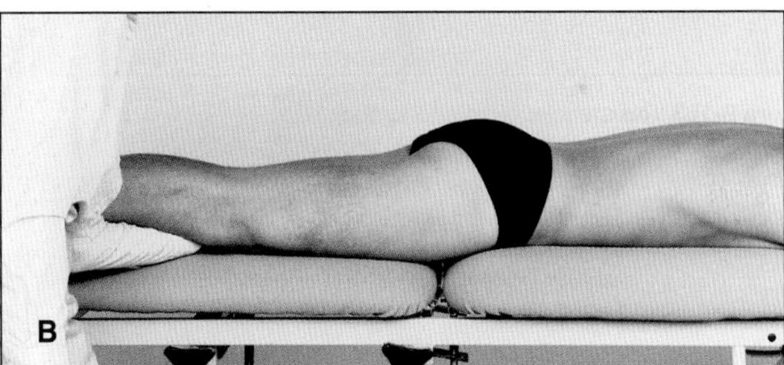

Figura 9-161 Posición inicial: cuadrado lumbar.

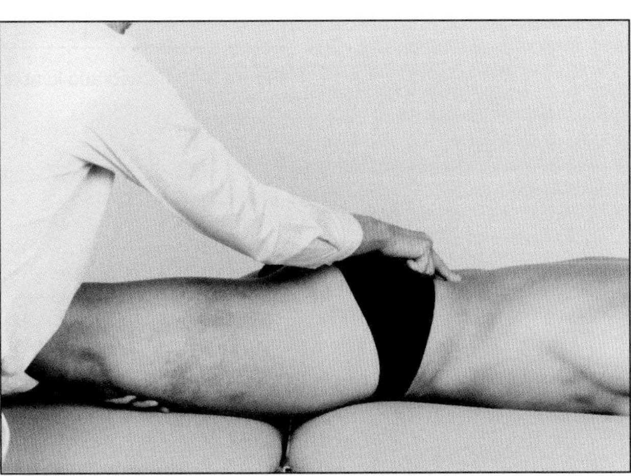

Figura 9-162 Posición final: cuadrado lumbar.

Ubicación de la resistencia. Cara anterior del extremo distal del fémur (fig. 9-163). Como alternativa, se puede aplicar resistencia en la cara posterolateral de la cresta ilíaca si existe una afección de la cadera (fig. 9-164).

Dirección de la resistencia. Se aplica una fuerza de tracción al fémur equivalente al peso de la pierna (cuando se realiza una prueba de exploración), y para los grados 4 y 5 se agrega una resistencia adicional.

Calificación.

- Grado 3: el paciente eleva la cresta ilíaca hacia las costillas a través de la AdM completa contra una resistencia igual al peso del miembro inferior (*véase* fig. 9-163).
- Grado 4: el paciente eleva la cresta ilíaca hacia las costillas a través de la AdM completa contra una resistencia igual al peso del miembro inferior más una resistencia moderada.
- Grado 5: el paciente eleva la cresta ilíaca hacia las costillas a través de la AdM completa contra una resistencia igual al peso del miembro inferior más una resistencia máxima.

Como alternativa, el cuadrado lumbar puede evaluarse contra la gravedad en bipedestación. El terapeuta se debe asegurar de que los abductores de la cadera contralateral del paciente no se contraigan para descender la pelvis ipsilateral y eleven la cresta ilíaca del lado donde se evaluará el cuadrado lumbar.[38]

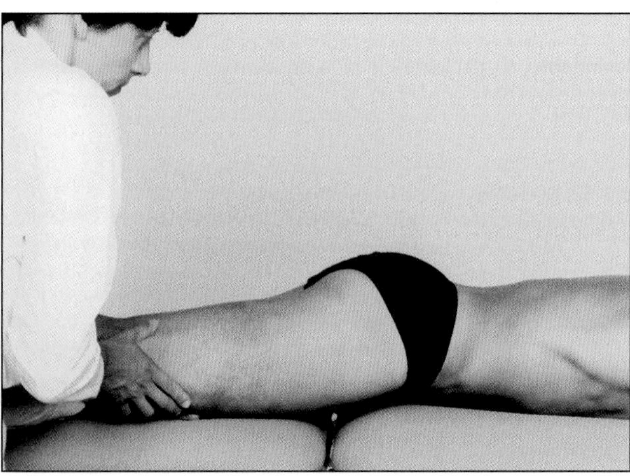

Figura 9-163 Resistencia: cuadrado lumbar.

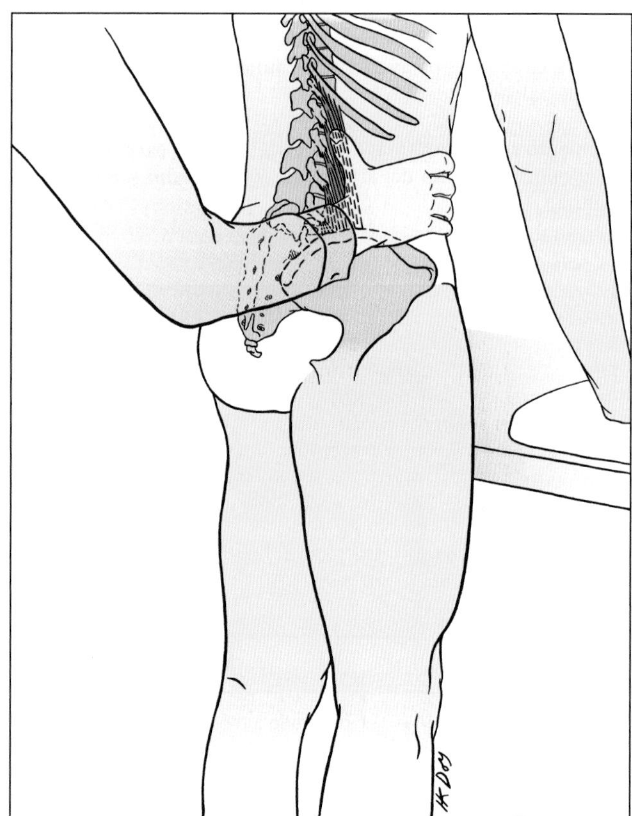

Figura 9-164 Cuadrado lumbar.

APLICACIÓN FUNCIONAL: CUELLO Y TRONCO

Función articular: cuello y tronco

Las articulaciones del complejo articular del tronco incluyen la columna vertebral, el sacro y el cóccix, las costillas, los cartílagos costales y el esternón. La columna vertebral y su sistema articular tienen una relevancia considerable en la aplicación funcional de la AdM y la fuerza. Algunas de las funciones de estabilidad de la columna vertebral incluyen resistir las fuerzas de compresión; cargar la mayor parte del peso corporal; sostener la cabeza, los brazos y el tronco contra la fuerza de la gravedad; amortiguar los golpes; proteger la médula espinal; y proporcionar una estructura estable para el movimiento de las extremidades.[7,57]

Las articulaciones intervertebrales y las articulaciones facetarias de la columna vertebral hacen posible el movimiento en flexión, extensión, flexión lateral y rotación para permitir la movilidad del cuello y de la espalda. La AdM funcional de la región inferior de la columna vertebral aumenta con la inclinación de la pelvis. El movimiento total de la columna vertebral es el resultado de los movimientos conjuntos de las articulaciones de los distintos segmentos vertebrales,[7,14,58] con AdM funcionales que varían entre los individuos.[58] La restricción del movimiento en cualquiera de sus nivel puede dar lugar a un aumento de la movilidad en otro nivel.[58] En el segmento cervical de la columna vertebral, la movilidad es máxima en todos los planos. La columna torácica tiene una movilidad limitada en todos los planos debido a las restricciones impuestas por el tórax.[1,7,14] Mediante los movimientos de la pared torácica, el volumen intratorácico aumenta o disminuye en la inspiración y la espiración. La columna lumbar es la que tiene mayor movilidad en el plano sagital. A continuación se describe la AdM funcional para las columnas cervical, torácica y lumbar.

AdM funcional

Columna cervical

Los componentes móviles de la columna cervical permiten el movimiento para el funcionamiento de los órganos de los sentidos dentro de la cabeza[59] y la expresión de la comunicación no verbal, incluidas las respuestas afirmativas (asentir con la cabeza) o negativas. El mantenimiento de la AdM en la flexión, la extensión, la flexión lateral y la rotación es de especial importancia para que el individuo interactúe con el entorno a través del sentido de la visión. La importancia de la interdependencia que existe entre la visión y los movimientos del cuello queda constatada en muchas de las tareas de autocuidado, ocio y ocupacionales.

Durante las AdVD, la flexión y la extensión son los movimientos del cuello que se realizan con mayor frecuencia, el doble que la flexión y la rotación laterales.[60] En realidad, no se requiere una AdM completa en todos los planos para la mayoría de las actividades de autocuidado (tabla 9-7) (figs. 9-165 y 9-166). La mayor parte de la AdM del cuello empleada durante las AdVD es inferior a los 15° (es decir, una mediana de la AdM de 13° para la flexión, la extensión y la rotación; y de 10° para la flexión lateral).[60]

Pueden ser necesarias AdM que se aproximen a los valores completos para actividades como conducir (en un coche con volante a la izquierda: la rotación del cuello alcanza, en ocasiones, 36° a la izquierda y 43° a la derecha)[62] (fig. 9-167), pintar un techo, colocar un objeto en un estante alto (fig. 9-168), mirar las estrellas (extensión) y muchas tareas específicas de ocio y ocupacionales que vinculan la visión y los movimientos del cuello. Cuando la movilidad ocular está restringida, puede ser necesaria una mayor AdM de la columna cervical[64] o la postura de la cabeza puede verse afectada[65] para adaptarse al campo visual limitado.

Es necesario extender el cuello para beber de un vaso (fig. 9-169). La forma del vaso y el diámetro del borde son factores que determinan la extensión del cuello que se necesita para beber de dicho objeto.[66] Las copas abombadas y las de borde estrecho requieren una mayor extensión del cuello.[66] Por ejemplo, se requiere una extensión del cuello casi completa (es decir, una media de 40°) para

TABLA 9-7 AdM de la columna cervical necesarias para realizar determinadas AdVD[61-63]

Actividad	AdM de flexión máxima	AdM de extensión máxima	AdM de rotación máxima	AdM de flexión lateral máxima
AdM de la columna cervical				
Ponerse champú en el cabello[61]	46°	–	–	–
Lavarse la cara[61]	16°	–	–	–
Comer[61]	–	8°	–	–
Conducir[62,*] (un automóvil con volante del lado izquierdo)	–	–	36° izquierda, 43° derecha	–
AdM de la columna lumbar				
Ponerse un calcetín (media) estando sentado[63*]	48°	–	3°	4°

*Valores medios tomados de la fuente original[62,63] redondeados al grado más próximo.

AdM: amplitud de movimiento; AdVD: actividades de la vida diaria.

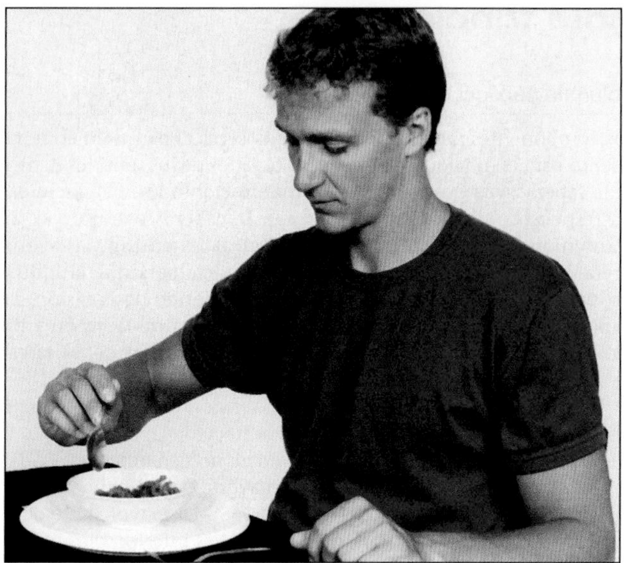

Figura 9-165 Comer precisa una amplitud de movimiento de flexión del cuello menor a la completa.

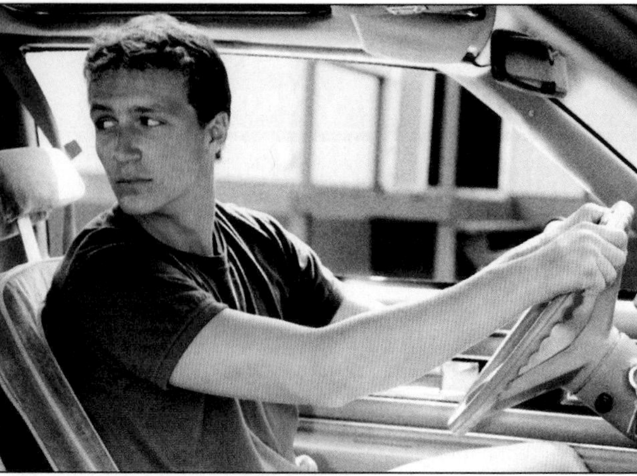

Figura 9-167 Conducir requiere una amplitud de movimiento completa de rotación del cuello.

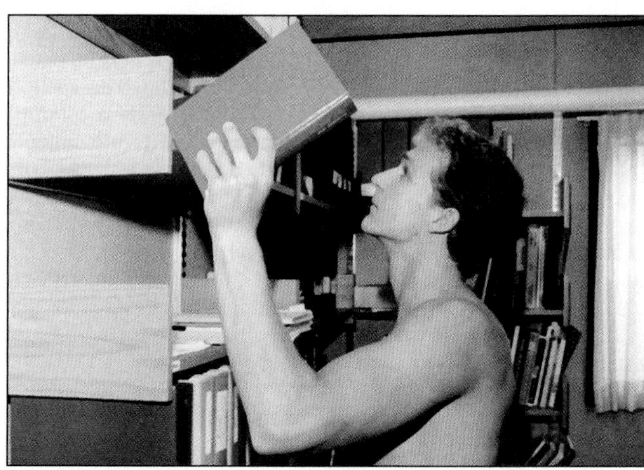

Figura 9-168 Colocar un objeto en un estante alto requiere una amplitud de movimiento de extensión del cuello completa.

beber de una copa de champán estrecha, frente a 0° para una copa de champán «antigua» que tiene el borde más amplio.[66]

Columnas torácica y lumbar

La rotación del tronco extiende el alcance de las manos más allá del lado contralateral del cuerpo, permite al individuo mirar en distintas direcciones sin mover los pies (fig. 9-170) y le ayuda a rodarse cuando se encuentra en decúbito. La rotación del tronco se consigue a través de los componentes móviles de las columnas torácica y lumbar, a lo cual se suma una ligera flexión lateral.[36,57,58] La rotación es un movimiento que es más libre en los segmentos superiores de la columna vertebral y disminuye de forma progresiva en los segmentos inferiores.[36]

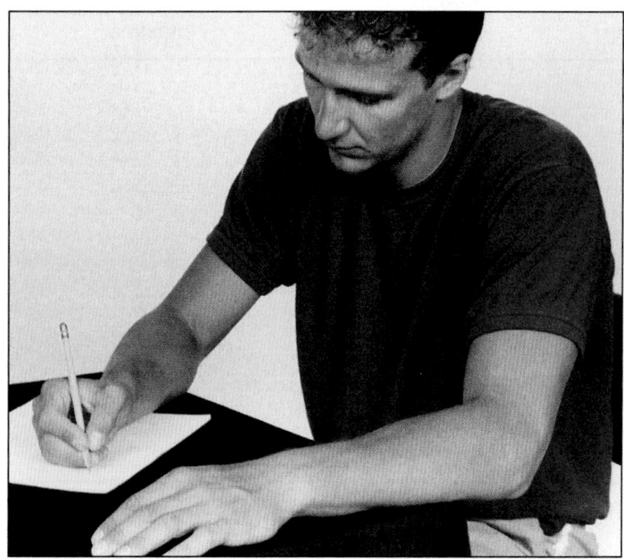

Figura 9-166 Para escribir en un escritorio, se requiere una amplitud de movimiento de flexión del cuello inferior a la completa.

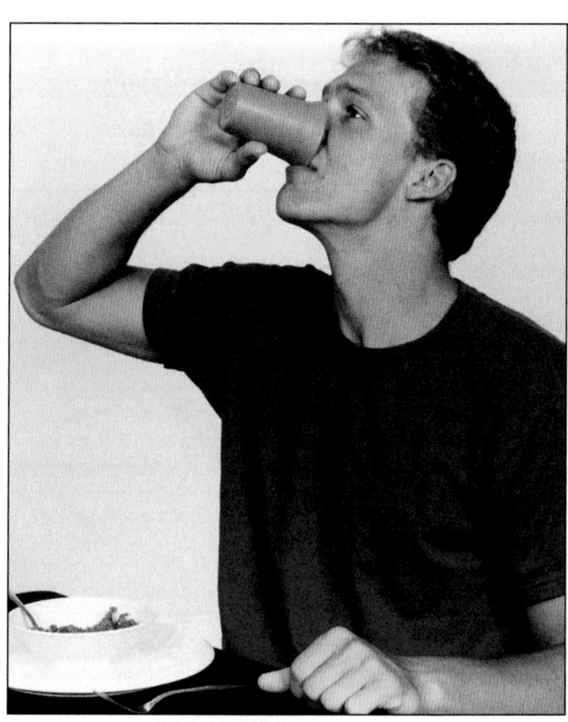

Figura 9-169 Beber de un vaso requiere extensión del cuello.

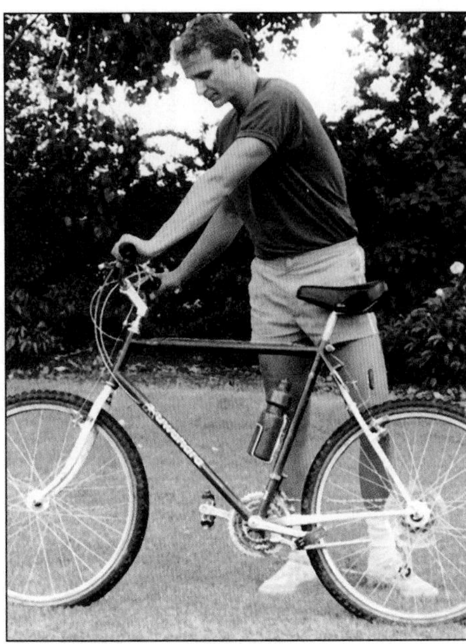

Figura 9-170 Rotación del tronco.

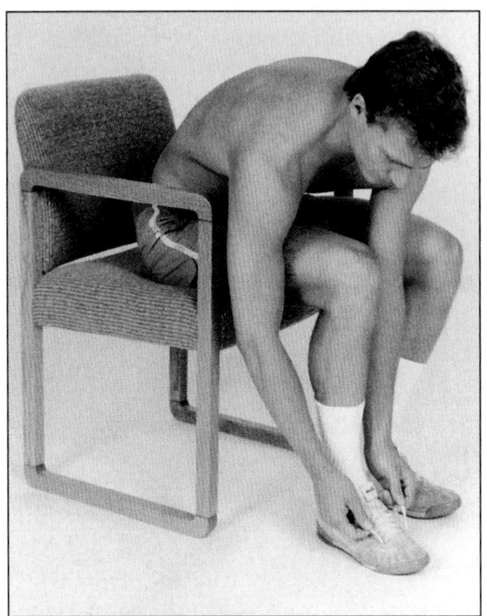

Figura 9-172 Atar un cordón de zapato con el pie apoyado en el piso requiere flexión de las columnas torácica y lumbar y extensión del cuello.

La mayor contribución de la movilidad de la columna lumbar al funcionamiento del día a día se produce a través de los movimientos de flexión y de extensión. Cuando se combina con los segmentos torácico y cervical, el individuo puede alcanzar las partes más distales de los miembros inferiores y los objetos del entorno (figs. 9-171 a 9-173; *véase* fig. 9-168). Los últimos grados de la AdM funcional se consiguen por medio de la interacción de la pelvis y la cadera.[7,14]

Cuando la persona se flexiona hacia adelante para tocar los dedos de los pies (*véanse* figs. 9-138 y 9-139), se produce un patrón de movimiento coordinado entre la columna lumbar y la pelvis, denominado *ritmo lumbopélvico*,[67] el cual genera un movimiento fluido y un gran desplazamiento para el miembro inferior y el tronco. La columna lumbar y la cadera (a medida que la pelvis se desplaza sobre el fémur) contribuyen con una media de unos 40° de flexión de la columna lumbar y 70° de flexión de la cadera, respectivamente, para

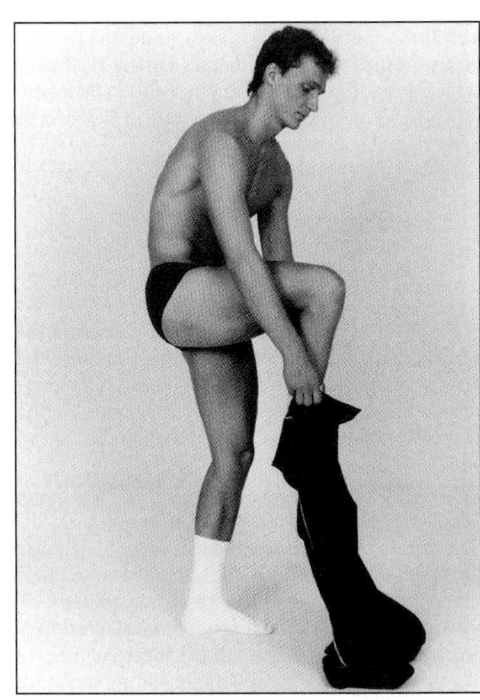

Figura 9-171 Ponerse un pantalón requiere flexión de las columnas torácica y lumbar.

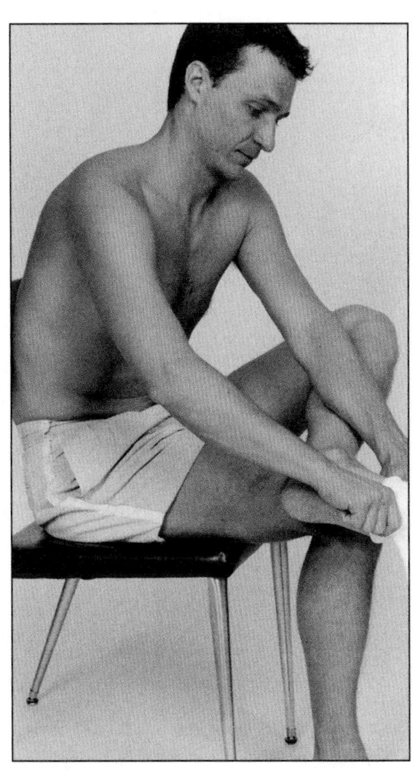

Figura 9-173 Flexión lumbar.

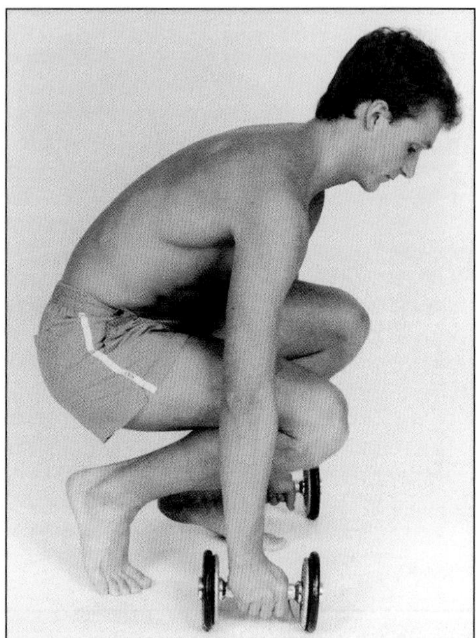

Figura 9-174 Ponerse en cuclillas para recoger un objeto del piso requiere una flexión lumbar casi completa (es decir, alrededor del 95%).[70]

completar el movimiento de flexión que se requiere para doblar el cuerpo hacia adelante.[68] Los movimientos lumbares y pélvicos son casi simultáneos, con distintos grados de contribución de la columna lumbar y la pelvis a lo largo de toda la AdM.[68,69] El cambio de velocidad del movimiento, el levantamiento de cargas de distintos tamaños y los antecedentes de lumbalgia pueden influir en el ritmo lumbopélvico.[68,69]

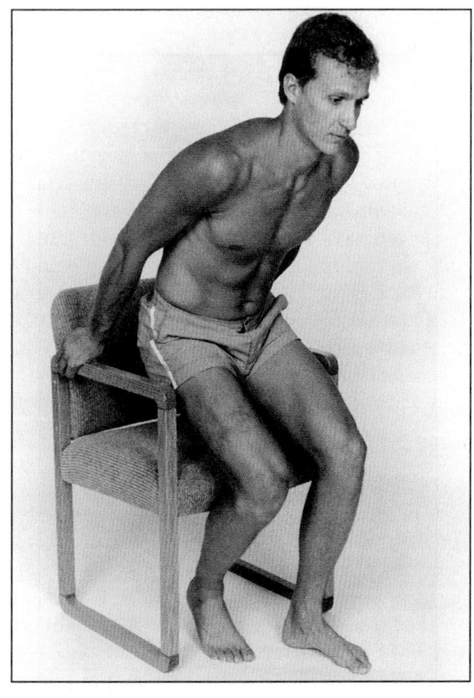

Figura 9-175 Para pasar de la posición de pie a la sedestación y luego volverse a levantar, se requiere entre un 56% y un 66% de la amplitud de movimiento de flexión de la columna lumbar completa.[70]

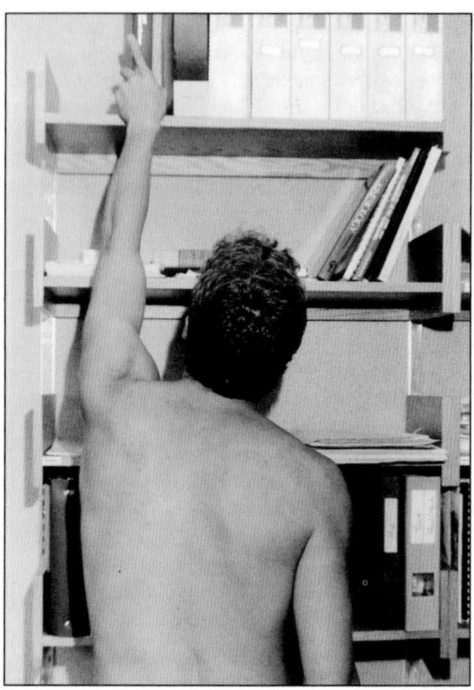

Figura 9-176 Alcanzar objetos por encima de la cabeza precisa la flexión lateral del tronco.

La AdM normal para la flexión de la columna lumbar es de unos 60º.[70] Sentarse para ponerse un calcetín (media) (*véase* fig. 9-173) y ponerse en cuclillas para recoger un objeto del piso (fig. 9-174) son ejemplos de actividades que requieren una flexión casi completa de la columna lumbar (es decir, cerca del 90% y del 95% de flexión, respectivamente).[70] Pasar de estar de pie a estar sentado y volver a la posición de pie requiere alrededor de entre el 56% y el 66% de la AdM completa de flexión de la columna lumbar[70] (fig. 9-175). Las articulaciones de la columna lumbar y L5/S1 se aproximan a la flexión completa cuando la persona se sienta en posición encorvada.[71]

Las actividades que requieren de la flexión lateral de la columna son, por ejemplo, agacharse para recoger un objeto que se encuentra a un lado en una superficie más baja, pasar de una posición de decúbito lateral a sentarse en el borde de una cama y alcanzar objetos por encima de la cabeza (fig. 9-176). Para montar en bicicleta, se levanta una pierna sobre el asiento de la bicicleta y se flexiona el tronco en dirección lateral hacia el mismo lado.

Función muscular

Cabeza y cuello

Los músculos de la cabeza y del cuello mantienen la postura de la cabeza, la acomodan para facilitar la visión y las actividades de alimentación y ayudan a la respiración y a toser. Enseguida se describe el conjunto de las acciones musculares, así como algunas acciones musculares individuales de la cabeza y del cuello, en relación con su función.

Flexores de la cabeza y del cuello. El músculo largo del cuello, el largo de la cabeza, el esternocleidomastoideo y los escalenos anterior, medio y posterior, cuando se contraen de forma bilateral, flexionan la cabeza y el cuello. Los esternocleidomastoideos, al contraerse bilateralmente, flexionan la columna cervical en relación con la columna torácica; también flexionan la cabeza cuando los músculos prevertebrales se contraen para aplanar la columna cervical y mantenerla rígida.[1] Los músculos escalenos, de igual forma, se contraen de manera bilateral para flexionar la columna cervical sobre la columna torácica cuando los músculos prevertebrales mantienen rígida la columna cervical.[1] Masticar, tragar y hablar son las principales funciones de los músculos infrahioideo y suprahioideo, que actúan sobre el hueso hioides, la mandíbula y el cartílago tiroideo.[57] Estos músculos también flexionan la columna cervical cuando los músculos masetero y temporal se contraen para mantener cerrada la mandíbula.[1] Los músculos recto anterior y recto lateral de la cabeza se contraen bilateralmente para flexionarla sobre la columna cervical.[1]

Los flexores de la cabeza y el cuello se contraen cuando la flexión se produce contra resistencia, como al soportar el peso de la cabeza. Flexionan la cabeza y el cuello y mantienen la cabeza en esta posición cuando la persona se levanta de la superficie que le da apoyo en decúbito supino, como se ilustra al pararse de una cama (fig. 9-177). Los flexores controlan la extensión del cuello cuando la cabeza desciende hacia la superficie de apoyo para descansar en decúbito supino. En posturas erguidas, los flexores de la cabeza y del cuello se contraen cuando la flexión es completa y forzada, como cuando se mira hacia abajo para manipular los botones de la parte superior de una camisa o cuando se cierra el broche de un collar en la nuca.

Al comer, la contracción bilateral del esternocleidomastoideo tira de la cabeza hacia adelante y ayuda al largo del cuello a flexionar la columna cervical.[2] El estudio electromiográfico ha mostrado suficiente actividad bilateral en los músculos largo del cuello y esternocleidomastoideo durante la protrusión anterior de la cabeza a fin de mantenerla en esta posición[72] (fig. 9-178).

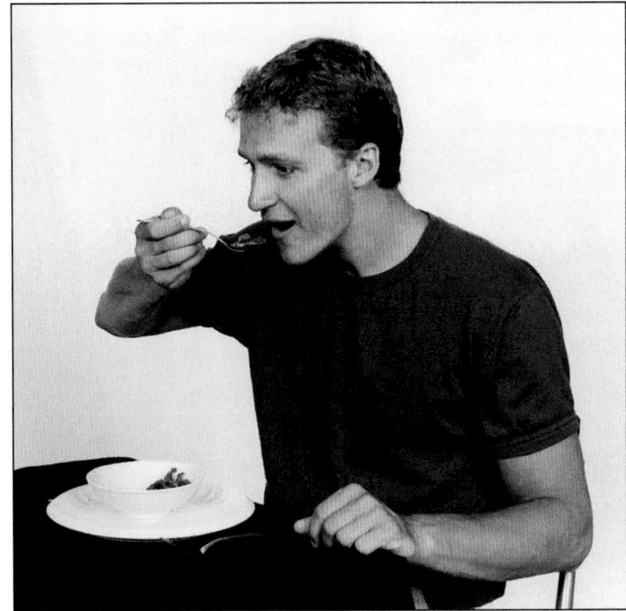

Figura 9-178 El esternocleidomastoideo y el largo del cuello funcionan para protruir la cabeza en dirección anterior.

Extensores de la cabeza y del cuello. Los músculos extensores de la cabeza y del cuello incluyen los semiespinosos cervical y de la cabeza, los esplenios cervical y de la cabeza, los rectos posteriores mayor y menor de la cabeza, los oblicuos inferior y superior de la cabeza y el erector de la columna (es decir, los músculos iliocostal cervical, longísimos cervical y de la cabeza y espinosos cervical y de la cabeza). El elevador de la escápula, el esternocleidomastoideo y las fibras superiores del trapecio también actúan para extender la cabeza y el cuello. El esternocleidomastoideo, al hacer una contracción bilateral, actúa como extensor de la cabeza y flexiona la columna cervical sobre la columna torácica cuando la primera se encuentra flexible y no aplanada y rígida a causa de los músculos prevertebrales.[1] La contracción unilateral del esternocleidomastoideo produce extensión del cuello con flexión lateral hacia el mismo lado y rotación hacia el lado opuesto.[1] Los oblicuos inferior y superior de la cabeza y los rectos posteriores mayor y menor de la cabeza, cuando se contraen bilateralmente, extienden la cabeza y la columna cervical superior.[1] La contracción bilateral de los músculos extensores de la cabeza y del cuello produce extensión del cuello, eliminando las acciones de flexión lateral y rotación que se generan cuando estos músculos se contraen unilateralmente.

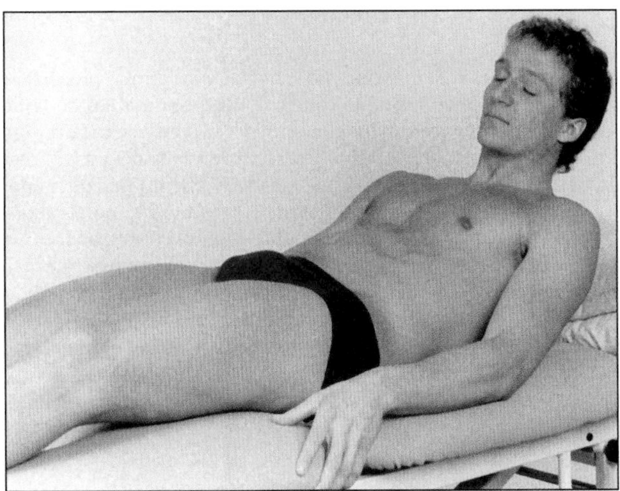

Figura 9-177 Función de los músculos flexores del cuello y abdominales.

Los extensores de la cabeza y del cuello se contraen cuando se fuerza la extensión al final de la AdM o el movimiento se produce contra una resistencia. Las actividades realizadas por encima de la cabeza requieren la contracción de los extensores al final de la AdM, como cuando se trata de alcanzar un libro de un estante alto (fig. 9-179). Otras actividades que requieren contracción al final de la AdM son beber de un vaso (fig. 9-180) y mirar hacia la pista de bolos una vez que la bola se ha soltado de la mano. Los extensores del cuello se contraen y trabajan contra la resistencia para levantar la cabeza de una superficie de apoyo, como cuando se está recostado en decúbito prono, y controlan la flexión del cuello cuando se vuelve a bajar la cabeza a la superficie. Los extensores se contraen en actividades en las que la cabeza se inclina hacia adelante, como escribir (*véase* fig. 9-166) y leer.[57] La actividad de los extensores del cuello cesa cuando el cuello se flexiona por completo y la tensión del ligamento nucal mantiene la cabeza en posición.[57]

Flexores laterales de la cabeza y del cuello. La contracción unilateral de los extensores de la cabeza y del cuello, y de muchos de los flexores de la cabeza y del cuello, flexiona en dirección lateral la cabeza y el cuello hacia el mismo lado. De forma funcional, estos músculos se contraen para flexionar en dirección lateral la columna cervical y posicionar y controlar la inclinación de la cabeza a fin de apreciar de manera correcta los objetos que no se encuentran a la misma altura. Los flexores laterales pueden contraerse para posicionar la cabeza y ayudar a realinear el cuerpo en la postura erguida cuando se parte de una postura recostada o invertida. Los flexores laterales se contraen para mantener la cabeza bien posicionada cuando se pasa del decúbito lateral a la sedestación al levantarse de la cama.

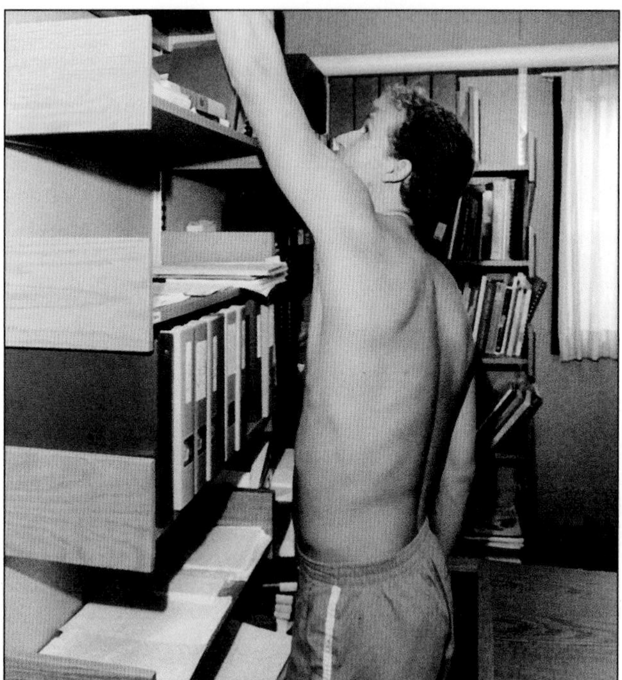

Figura 9-179 Función de los músculos extensores del cuello.

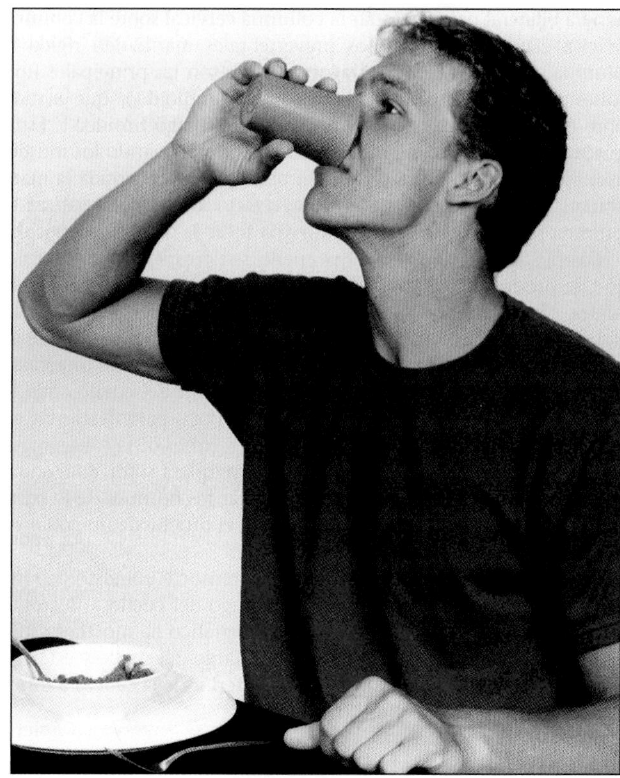

Figura 9-180 Los extensores del cuello se contraen cuando se alcanza la extensión completa del cuello al beber de un vaso.

Rotadores de la cabeza y del cuello. Los músculos rectos mayor y menor de la cabeza; oblicuos superior e inferior de la cabeza; esternocleidomastoideo; escalenos anterior, medio y posterior; fibras superiores del trapecio; semiespinoso cervical; esplenios cervical y de la cabeza; transversoespinosos; rotadores; y erector de la columna (es decir, iliocostal cervical, longísimo de la cabeza y longísimo cervical) rotan la cabeza y el cuello cuando la contracción es unilateral. La función principal de los rotadores es girar la cabeza y el cuello para mirar de un lado a otro, como se haría para mirar sobre los hombros al conducir (*véase* fig. 9-167) o seguir la pelota durante un partido de tenis. Al rodar del decúbito supino al lateral o al prono, el movimiento del tronco puede iniciarse girando la cabeza y el cuello en la dirección del movimiento. Los rotadores se contraen cuando se da una respuesta negativa a una pregunta. Al llevar a cabo actividades como cepillarse el cabello, que requieren la colocación de la mano en la parte posterior de la cabeza, la columna cervical y la cabeza podrían rotar.

Respiración.[57] Algunos músculos del cuello ayudan con la respiración. Los escalenos anterior, medio y posterior son músculos primarios de la inspiración y elevan la primera y la segunda costillas cuando la columna cervical está fija. Por su parte, los esternocleidomastoideo, suprahioideo e infrahioideo actúan como músculos accesorios de la inspiración y se activan al respirar de forma enérgica, por ejemplo, al realizar ejercicio. La tos requiere la contracción de los músculos primarios, accesorios y estabilizadores de la respiración.

Postura. La posición de la línea de gravedad anterior a la articulación atlantooccipital del cuello produce un momento de flexión que tiende a hacer que la cabeza caiga hacia adelante. La flexión hacia adelante de la cabeza en sedestación y bipedestación se evita por medio de la contracción de los extensores de la cabeza y del cuello. El peso de la cabeza y la fuerza de contracción de los extensores del cuello aumentan la lordosis cervical.[73] La contracción del largo del cuello estabiliza y contrarresta las fuerzas que tienden a aumentar la lordosis, manteniendo así una adecuada lordosis cervical.[73]

Tronco

Los músculos del tronco estabilizan el tórax, la pelvis y la columna vertebral para que se puedan hacer movimientos de cabeza y de las extremidades, mantienen la postura y ayudan a respirar, toser y a hacer esfuerzos. Los abdominales también sostienen y protegen las vísceras abdominales, contribuyen a un patrón de marcha normal y se contraen para proteger la columna vertebral en situaciones de carga de peso.

Flexión del tronco. El músculo psoas mayor y los grupos musculares abdominales y erectores de la columna son responsables de la flexión del tronco. Los músculos abdominales se contraen al hacer una flexión del tronco contra resistencia, como sería la del propio peso corporal. Por lo tanto, son los que más movimiento tienen cuando una persona se levanta de la posición de decúbito supino al pararse de la cama (*véase* fig. 9-177). En decúbito supino, el recto abdominal es el músculo que se mantiene más activo cuando se eleva la cabeza,[74] contrayéndose para estabilizar el tórax. Los músculos abdominales se contraen de forma isométrica y su principal función es estabilizar el tórax y la pelvis al realizar actividades de empuje, tracción o carga de peso.[61]

La flexión del tronco en bipedestación se produce, por ejemplo, al recoger un objeto del piso o al atarse los cordones de los zapatos. La flexión del tronco se inicia con la contracción de los músculos abdominales y de la porción vertebral del psoas mayor.[58] Una vez que el tronco se inclina hacia adelante, la gravedad se encarga de flexionarlo. La flexión del tronco se controla entonces por medio de la contracción del músculo erector de la columna hasta que se alcanza una «posición crítica» en la que el músculo erector de la columna se relaja y se produce una mayor flexión a través de la flexión de la cadera.[75] La capa posterior de la fascia toracolumbar,[76] las fuerzas elásticas generadas en la musculatura extensora como resultado del estiramiento pasivo de los músculos[77] y los ligamentos intervertebrales posteriores sostienen el tronco en la posición de flexión completa mientras el erector de la columna se encuentra relajado. Wolf y cols.[78] identifican la posición crítica a más de 70° de flexión del tronco, con mayor frecuencia entre los 80° y los 90°. Si se requiere una mayor flexión al final de la AdM, los músculos abdominales se deben contraer para forzar el movimiento.[79]

Extensión del tronco. El músculo erector de la columna se debe contraer para iniciar la extensión del tronco en bipedestación; una vez iniciada, la gravedad tira del tronco hacia una mayor extensión y el movimiento es controlado por la contracción de los músculos abdominales.[58] El erector de la columna se contrae de nuevo, en caso de que haya necesidad, para forzar la extensión al final de la AdM.[58] Cuando la extensión del tronco se hace contra resistencia, el músculo erector de la columna se contrae para llevar a cabo el movimiento completo. Esto podría suceder, por ejemplo, al estar sentado, cuando el tronco se extiende desde una posición inclinada hacia adelante y, en decúbito prono, cuando el tronco se extiende para alcanzar un interruptor de luz situado en la cabecera de la cama.

Cuando se levantan objetos del piso desde una posición flexionada, el patrón de actividad muscular es el inverso al necesario para flexionar el tronco hacia adelante estando en bipedestación. No hay contracción de los músculos erectores de la columna al inicio de la elevación; la fascia toracolumbar, las fuerzas elásticas generadas en la musculatura extensora y los ligamentos intervertebrales posteriores soportan la carga, y el movimiento de extensión se produce, en un inicio, en las articulaciones de la cadera a medida que la pelvis rota hacia atrás. Si el movimiento continúa, el músculo erector de la columna se contrae cerca de la posición crítica, y la contracción continúa hasta que se alcanza la posición erecta.[75] Se ejercen grandes fuerzas sobre el tronco cuando el cuerpo se levanta de una posición flexionada hacia el frente; por lo tanto, se debe desaconsejar esta posición y sugerir, en cambio, realizar el levantamiento con la espalda recta y las rodillas flexionadas,[80] colocando el objeto que se quiere levantar lo más cerca posible del cuerpo. Cuando se levantan objetos pesados y se ejercen grandes fuerzas sobre la columna vertebral, los músculos abdominales (sobre todo el transverso abdominal),[81] el diafragma y los músculos intercostales se contraen para aumentar las presiones intraabdominal e intratorácica, de modo que el tórax y el abdomen se conviertan en cilindros semirrígidos.[82] Esto hace que parte de la fuerza del peso se transmita a través de los brazos al tórax y el abdomen y luego a la pelvis, lo que libera a la columna vertebral de parte de la carga.[82] Esto también genera una estabilización adicional del tronco y un momento extensor es aplicado a la columna lumbar[81] mediante la activación del transverso abdominal y el consiguiente aumento de la tensión en la fascia toracolumbar.

Flexión lateral del tronco. El erector de la columna, las fibras intertransversales y posterolaterales del oblicuo externo del abdomen, el cuadrado lumbar y el iliopsoas contribuyen a la flexión lateral del tronco. La flexión lateral no se emplea con frecuencia en las AdVD, a menos que sea para recoger un objeto de una mesa situada a un lado en un nivel más bajo o al pasar de una posición de decúbito lateral a la de sedestación en el borde de una cama, o viceversa. Los flexores laterales se contraen en el lado ipsilateral para iniciar el movimiento y se contraen en el lado contralateral para modificar el movimiento en posición erguida.[58]

Rotación del tronco. Los músculos rotadores del tronco incluyen los erectores de la columna, los transversoespinosos, los rotadores y los oblicuos interno y externo del abdomen. Los oblicuos internos y externos del abdomen son los principales rotadores del tronco.[83] Los músculos extensores funcionan para contrarrestar el torque de flexión creado por los músculos abdominales oblicuos durante la rotación del tronco.[83] Los músculos se contraen para rotar el tronco con la finalidad de cambiar de posición mientras se está en decúbito, así como para girar y mirar en dirección posterior o extender la(s) mano(s) para alcanzar objetos en direcciones laterales o posteriores al tronco.

Postura. Los estudios electromiográficos informan una ligera actividad en el músculo erector de la columna[75] y una sutil contracción en el músculo oblicuo interno del abdomen[74] en la bipedestación. Los erectores de la columna se contraen al sentarse en posición erguida sin apoyo, pero se relajan al desplomarse para sentarse con la columna vertebral en flexión completa.[75]

Respiración. El erector de la columna se activa durante la inspiración cuando aumenta la demanda ventilatoria.[84] Con un mayor esfuerzo inspiratorio, las fuerzas se transmiten a la columna vertebral a través de las articulaciones costovertebrales y costotransversas, favoreciendo la flexión de la columna. Dicha flexión de la columna vertebral llevará a una reducción de la caja torácica. Este efecto de constricción se verá contrarrestado por la contracción de los erectores de la columna que endurecen y extienden la columna vertebral.

Los músculos abdominales están inactivos durante la espiración en reposo. Cuando aumentan las demandas ventilatorias, los músculos abdominales (recto, oblicuo externo, oblicuo interno y transverso) se contraen para tirar la caja torácica hacia abajo y aumentar la presión intraabdominal, empujando así el contenido abdominal y el diafragma hacia arriba dentro de la cavidad torácica, disminuyendo el volumen pulmonar para expulsar el aire.[85]

Marcha.[7] A medida que la pelvis rota hacia adelante en el lado de la pierna que se desplaza, el tronco también rota hacia adelante en el lado opuesto para mantener el cuerpo mirando hacia el frente durante el ciclo de la marcha. Los músculos erectores de la columna se contraen en el lado contralateral a la pierna de apoyo para evitar que el tronco caiga hacia adelante debido al momento de flexión de la cadera creado en la pierna de apoyo. Los músculos erectores de la columna se contraen en el contacto inicial y antes de la fase de oscilación. Por lo regular, los músculos abdominales no se contraen al caminar en superficies planas.[86]

Referencias

1. Kapandji AI. *The Physiology of the Joints. Vol. 3. The Spinal Column, Pelvic Girdle and Head.* 6th ed. London, UK: Churchill Livingstone Elsevier; 2008.
2. Williams PL, Bannister LH, Berry MM, et al., eds. *Gray's Anatomy.* 38th ed. New York, NY: Churchill Livingstone; 1995.
3. Berryman Reese N, Bandy WD. *Joint Range of Motion and Muscle Length Testing.* 2nd ed. St. Louis, MO: Saunders Elsevier; 2010.
4. Magee DJ. *Orthopedic Physical Assessment.* 4th ed. Philadelphia, PA: Saunders; 2002.
5. American Academy of Orthopaedic Surgeons. *Joint Motion: Method of Measuring and Recording.* Chicago, IL: AAOS; 1965.
6. Cyriax J. *Textbook of Orthopaedic Medicine. Vol. 1. Diagnosis of Soft Tissue Lesions.* 8th ed. London, UK: Bailliere Tindall; 1982.
7. Levangie PK, Norkin CC. *Joint Structure and Function: A Comprehensive Analysis.* 3rd ed. Philadelphia, PA: FA Davis; 2001.
8. Daniels L, Worthingham C. *Muscle Testing: Techniques of Manual Examination.* 5th ed. Philadelphia, PA: WB Saunders; 1986.
9. Youdas JW, Garrett TR, Suman VJ, Bogard CL, Hallman HO, Carey JR. Normal range of motion of the cervical spine: an initial goniometric study. *Phys Ther.* 1992;72:770–780.
10. Balogun JA, Abereoje OK, Olaogun MO, Obajuluwa VA. Inter- and intratester reliability of measuring neck motions with tape measure and Myrin gravity-reference goniometer. *J Orthop Sports Phys Ther.* 1989;10:248–253.
11. Hsieh C-Y, Yeung BW. Active neck motion measurements with a tape measure. *J Orthop Sports Phys Ther.* 1986;8:88–92.
12. American Medical Association. *Guides to the Evaluation of Permanent Impairment.* 5ª ed. Chicago, IL: AMA Press; 2001.
13. American Medical Association. *Guides to the Evaluation of Permanent Impairment.* 2nd ed. Chicago, IL: AMA Press; 1984.
14. Soderberg GL. *Kinesiology: Application to Pathological Motion.* 2nd ed. Baltimore, MD: Williams & Wilkins; 1997.
15. Iglarsh ZA, Snyder-Mackler L. Temporomandibular joint and the cervical spine. In: Richardson JK, Iglarsh ZA, eds. *Clinical Orthopaedic Physical Therapy.* Philadelphia, PA: WB Saunders; 1994.
16. Moskovich R. Biomechanics of the cervical spine. In: Nordin M, Frankel VH, eds. *Basic Biomechanics of the Musculoskeletal System.* 3rd ed. Philadelphia, PA: Lippincott Williams & Wilkins; 2001.
17. Performance Attainment Associates. *CROM Procedure Manual: Procedure for Measuring Neck Motion with the CROM.* St. Paul, MN: University of Minnesota; 1988 (copyright University of Minnesota).
18. Mayer TG, Kindraske G, Beals SB, Gatchel RJ. Spinal range of motion: accuracy and sources of error with inclinometric measurement. *Spine.* 1997;22:1976–1984.
19. Performance Attainment Associates, 958 Lydia Drive, Roseville, MN: 55113.
20. Calder I, Picard J, Chapman M, O'Sullivan C, Crockard HA. Mouth opening: a new angle. *Anesthesiology.* 2003;99:799–801.
21. Higbie EJ, Seidel-Cobb D, Taylor LF, Cummings GS. Effect of head position on vertical mandibular opening. *J Orthop Sports Phys Ther.* 1999;29:127–130.
22. Thurnwald PA. The effect of age and gender on normal temporomandibular joint movement. *Physiother Theory Pract.* 1991;7:209–221.
23. Venes D, ed. *Taber's Cyclopedic Medical Dictionary.* 19th ed. Philadelphia, PA: FA Davis; 2001.
24. American Medical Association. *Guides to the Evaluation of Permanent Impairment.* 3rd ed. (Revised). Chicago, IL: AMA Press; 1990.
25. Walker N, Bohannon RW, Cameron D. Discriminant validity of temporomandibular joint range of motion measurements obtained with a ruler. *J Orthop Sports Phys Ther.* 2000;30:484–492.
26. Dijkstra PU, De Bont LGM, Stegenga B, Boering G. Temporomandibular joint mobility assessment: a comparison between four methods. *J Oral Rehabil.* 1995;22:439–444.
27. Dworkin SF, LeResche L, DeRouen T, VonKorff M. Assessing clinical signs of temporomandibular disorders: reliability of clinical examiners. *J Prosthet Dent.* 1990;63:574–579.
28. Al-Ani MZ, Gray RJ. Evaluation of three devices used for measuring mouth opening. *Dent Update.* 2004;31(6):346–348, 350.
29. Jordan K. Assessment of published reliability studies for cervical range-of-motion measurement tools. *J Manip Physiol Ther.* 2000;23:180–195.
30. de Koning CHP, van den Heuvel SP, Staal JB, Smits-Engelsman BCM, Hendriks EJM. Clinimetric evaluation of active range of motion measures in patients with non-specific neck pain: a systematic review. *Eur Spine J.* 2008;17:905–921.
31. Williams MA, McCarthy CJ, Chorti A, Cooke MW, Gates S. Literature Review. A systematic review of reliability and validity studies of methods for measuring active and passive cervical range of motion. *J Manipulative Physiol Ther.* 2010;33(2):138.
32. Rondoni A, Rossettini G, Ristori D, et al. Intrarater and interrater reliability of active cervical range of motion in patients with nonspecific neck pain measured with technological and common use devices: a systematic review with meta-regression. *J Manipulative Physiol Ther.* 2017;40(8):597–608.
33. Moore KL. *Clinically Oriented Anatomy.* Baltimore, MD: Williams & Wilkins; 1980.
34. Gilroy J, Holliday PL. *Basic Neurology.* New York, NY: MacMillan, 1982.
35. Mancall EL. *Alpers and Mancall's Essentials of the Neurologic Examination.* 2nd ed. Philadelphia, PA: FA Davis; 1981.
36. MacConaill MA, Basmajian JV. *Muscles and Movements: A Basis for Human Kinesiology.* Huntington, NY: RE Krieger; 1977.
37. Kendall FP, McCreary EK, Provance PG. *Muscles Testing and Function.* 4th ed. Baltimore, MD: Williams & Wilkins; 1993.
38. Kendall FP, McCreary EK. *Muscles Testing and Function.* 3rd ed. Baltimore, MD: Williams & Wilkins; 1983.
39. White AA, Panjabi MM. *Clinical Biomechanics of the Spine.* Philadelphia, PA: JB Lippincott; 1978.
40. Neumann DA. *Kinesiology of the Musculoskeletal System: Foundations for Rehabilitation.* 2nd ed. St. Louis, MO: Mosby Elsevier; 2010.
41. van Adrichem JAM, van der Korst JK. Assessment of the flexibility of the lumbar spine. *Scand J Rheumatol.* 1973;2:87–91.
42. Mellin GP. Accuracy of measuring lateral flexion of the spine with a tape. *Clin Biomech (Bristol, Avon).* 1986;1:85–89.
43. Frost M, Stuckey S, Smalley LA, Dorman G. Reliability of measuring trunk motions in centimeters. *Phys Ther.* 1982;62:1431–1437.
44. Pearcy MJ. Twisting mobility of the human back in flexed postures. *Spine.* 1993;18:114–119.
45. Harris J, Johansen J, Pedersen S, LaPier TK. Site of measurement and subject position affect chest expansion measurements. *Cardiopulm Phys Ther.* 1997;8:12–17.
46. Moll JMH, Wright V. An objective clinical study of chest expansion. *Ann Rheum Dis.* 1972;31:1–8.
47. Neustadt DH. Ankylosing spondylitis. *Postgrad Med.* 1977;61:124–135.
48. Littlewood C, May S. Measurement of range of movement in the lumbar spine—what methods are valid? A systematic review. *Physiotherapy.* 2007;93:201–211.
49. Castro MP, Stebbings SM, Milosavljevic S, Bussey MD. Criterion-concurrent validity of spinal mobility tests in ankylosing spondylitis: a systematic review of the literature. *J Rheumatol.* 2015;42(2):243-251.
50. Essendrop M, Maul I, Läubli T, Riihimäki H, Schibye B. Measures of low back function: a review of reproducibility studies. *Phys*

Ther Sport. 2003;4:137–151. Reprinted from *Clin Biomech (Bristol, Avon)*. 2002;17:235–249.
51. Beim GM, Giraldo JL, Pincivero DM, Borror MJ, Fu FH. Abdominal strengthening exercises: a comparative EMG study. *J Sport Rehabil*. 1997;6:11–20.
52. Flint MM. An electromyographic comparison of the function of the iliacus and the rectus abdominis muscles. *J Am Phys Ther Assoc*. 1965;45:248–253.
53. Shirado O, Toshikazu I, Kaneda K, Strax TE. Electromyographic analysis of four techniques for isometric trunk muscle exercises. *Arch Phys Med Rehabil*. 1995;76:225–229.
54. Norris CM. Abdominal muscle training in sport. *Br J Sports Med*. 1993;27:19–27.
55. Gilleard WL, Brown JMM. An electromyographic validation of an abdominal muscle test. *Arch Phys Med Rehabil*. 1994;75:1002–1007.
56. Graves JE, Webb DC, Pollock ML, et al. Pelvic stabilization during resistance training: its effect on the development of lumbar extension strength. *Arch Phys Med Rehabil*. 1994;75:210–215.
57. Smith LK, Weiss EL, Lemkuhl LD. *Brunnstrom's Clinical Kinesiology*. 5th ed. Philadelphia, PA: FA Davis; 1996.
58. Lindh M. Biomechanics of the lumbar spine. In: Nordin M, Frankel VH, eds. *Basic Biomechanics of the Musculoskeletal System*. 2nd ed. Philadelphia, PA: Lea & Febiger; 1989.
59. Cailliet R. *Neck and Arm Pain*. 3rd ed. Philadelphia, PA: FA Davis; 1991.
60. Sterling AC, Cobian DG, Anderson PA, Heiderscheit C. Annual frequency and magnitude of neck motion in healthy individuals. *Spine*. 2008;33(17):1882–1888.
61. Henmi S, Yonenobu K, Masatomi T, Oda K. A biomechanical study of daily living using neck and upper limbs with an optical three-dimensional motion analysis system. *Mod Rheumatol*. 2006;16:289–293.
62. Shugg JAJ, Jackson CD, Dickey JP. Cervical spine rotation and range of motion: pilot measurements during driving. *Traffic Inj Prev*. 2011;12:82–87.
63. Shum GLK, Crosbie J, Lee RYW. Symptomatic and asymptomatic movement coordination of the lumbar spine and hip during an everyday activity. *Spine*. 2005;30(23):E697–E702.
64. Hutton JT, Shapiro I, Christians B. Functional significance of restricted gaze. *Arch Phys Med Rehabil*. 1982;63:617–619.
65. Muñoz M. Congenital absence of the inferior rectus muscle. *Am J Ophthalmol*. 1992;121:327–329.
66. Pemberton PL, Calder I, O'Sullivan C, Crockard HA. The champagne angle. *Anaesthesia* 2002;57:402–403.
67. Cailliet R. *Low Back Pain Syndrome*. 5th ed. Philadelphia, PA: FA Davis; 1995.
68. Esola M, McClure PW, Fitzgerald GK, Siegler S. Analysis of lumbar spine and hip motion during forward bending in subjects with and without a history of low back pain. *Spine*. 1996;21(1):71–78.
69. Granata KP, Sanford AH. Lumbar-pelvic coordination is influenced by lifting task parameters. *Spine*. 2000;25(11): 1412–1418.
70. Hsieh CJ, Pringle RK. Range of motion of the lumbar spine required for four activities of daily living. *J Manipulative Physiol Ther*. 1994;17:353–358.
71. Dunk NM, Kedgley AE, Jenkyn TR, Callaghan JP. Evidence of a pelvis-driven flexion pattern: are the joints of the lower lumbar spine fully flexed in seated postures? *Clin Biomech (Bristol, Avon)*. 2009;24:164–168.
72. Vitti M, Fujiwara M, Basmajian JV, Iida M. The integrated roles of longus colli and sternomastoid muscles: an electromyographic study. *Anat Rec*. 1973;177:471–484.
73. Mayoux-Benhamou MA, Revel M, Vallee C, Roudier R, Barbet JP, Bargy F. Longus colli has a postural function on cervical curvature. *Surg Radiol Anat*. 1994;16:367–371.
74. Carman DJ, Blanton PL, Biggs NL. Electromyographic study of the anterolateral abdominal musculature utilizing indwelling electrodes. *Am J Phys Med*. 1972;51:113–129.
75. Floyd WF, Silver PHS. The function of the erectores spinae muscles in certain movements and postures in man. *J Physiol*. 1955;129:184–203.
76. Bogduk N, Macintosh JE. The applied anatomy of the thoracolumbar fascia. *Spine*. 1984;9:164–170.
77. McGill SM, Kippers V. Transfer of loads between lumbar tissues during the flexion-relaxation phenomenon. *Spine*. 1994;19:2190–2196.
78. Wolf SL, Basmajian JV, Russe TC, Kutner M. Normative data on low back mobility and activity levels. *Am J Phys Med*. 1979;58:217–229.
79. Basmajian JV, DeLuca CJ. *Muscles Alive: Their Functions Revealed by Electromyography*. 5th ed. Baltimore, MD: Williams & Wilkins; 1985.
80. Davis PR, Troup JDG, Burnard JH. Movements of the thoracic and lumbar spine when lifting: a chrono-cyclophotographic study. *J Anat*. 1965;99:13–26.
81. Cresswell AG, Thorstensson A. Changes in intra-abdominal pressure, trunk muscle activation and force during isokinetic lifting and lowering. *Eur J Appl Physiol*. 1994;68: 315–321.
82. Morris JM, Lucas DB, Bresler B. Role of the trunk in stability of the spine. *J Bone Joint Surg Am*. 1961;43:327–351.
83. Macintosh JE, Pearcy MJ, Bogduk N. The axial torque of the lumbar back muscles: torsion strength of the back muscles. *Aust N Z J Surg*. 1993;63:205–212.
84. Cala SJ, Edyvean J, Engel LA. Chest wall and trunk muscle activity during inspiratory loading. *J Appl Physiol (1985)*. 1992;73:2373–2381.
85. Epstein SK. An overview of respiratory muscle function. *Clin Chest Med*. 1994;15:619–639.
86. Sheffield FJ. Electromyographic study of the abdominal muscles in walking and other movements. *Am J Phys Med*. 1962;41:142–147.

SECCIÓN III

Apéndices

Apéndice A

Modelo de formulario de registro numérico: evaluación y medición de la amplitud de movimiento

Apéndice B

Modelo de formulario de registro: evaluación manual de la fuerza muscular

Apéndice C

Resumen de las diferentes posiciones del paciente para la evaluación y medición del movimiento articular, la longitud muscular y la fuerza muscular

Apéndice D

Marcha

Apéndice E

Formularios de resumen y evaluación «La práctica hace al maestro»

Modelo de formulario de registro numérico: evaluación y medición de la amplitud de movimiento

Nombre/#Id. del paciente ______________________

Edad ______________________

Diagnóstico ______________________

Fecha de inicio ______________________

Terapeuta ______________________

AdMA ☐ AdMP ☐

Firma del terapeuta ______________________

Instrumento de medición ______________________

Registro:

1. Las mediciones de la AdM se registran en grados, a menos que se indique lo contrario.
2. Para la medición y el registro se usa el método del cero neutro definido por la American Academy of Orthopaedic Surgeons.[1]
3. Entre paréntesis figuran las amplitudes promedio definidas por la American Academy of Orthopaedic Surgeons.[1]
4. Las columnas designadas con asterisco (*) se utilizan para indicar la limitación en la amplitud de movimiento y como referencia para el resumen.
5. Al final de cada sección se deja espacio para registrar amplitudes hipermóviles y los comentarios relativos a la posición del paciente o del segmento corporal, el instrumento de medición, la presencia de edema o dolor, o la sensación de tope.

Lado izquierdo					Lado derecho			
	*		*	**Iniciales del terapeuta**	*		*	
				Fecha de la medición				
				Cabeza, cuello y tronco				
				Mandíbula: Depresión				
				Protrusión				
				Desviación lateral				
				Cuello: Flexión (0°-45°)				
				Extensión (0°-45°)				
				Flexión lateral (0°-45°)				
				Rotación (0°-60°)				
				Tronco: Flexión (0°-80°, 10 cm)				
				Extensión (0°-20°-30°)				
				Flexión lateral (0°-35°)				
				Rotación (0°-45°)				
				Hipermovilidad: Comentarios:				

Nombre del paciente/#Id. del paciente ______________________ Terapeuta ______________________

Lado izquierdo					Lado derecho			
	*		*	**Inciales del terapeuta**	*		*	
				Fecha de la medición				
				Escápula				
				Elevación				
				Depresión				
				Abducción				
				Aducción				
				Complejo articular del hombro				
				Elevación a través de flexión (0°-180°)				
				Elevación a través de abducción (0°-180°)				
				Articulación del hombro (glenohumeral)				
				Flexión (0°-120°)[1]				
				Abducción (0°-90°-120°)[2]				
				Extensión (0°-60°)				
				Abducción horizontal (0°-45°)				
				Aducción horizontal (0°-135°)				
				Rotación interna (0°-70°)				
				Rotación externa (0°-90°)				
				Hipermovilidad: Cometarios:				
				Codo y antebrazo				
				Flexión (0°-150°)				
				Supinación (0°-80°)				
				Pronación (0°-80°)				
				Hipermovilidad: Comentarios:				

Nombre del paciente/#Id. del paciente ______________________ Terapeuta ______________________

Lado izquierdo					Lado derecho			
	*		*	**Iniciales del terapeuta**	*		*	
				Fecha de la medición				
				Muñeca				
				Flexión (0°-80°)				
				Extensión (0°-70°)				
				Desviación cubital (0°-30°)				
				Desviación radial (0°-20°)				
				Hipermovilidad: Comentarios:				
				Pulgar				
				Flexión CMC (0°-15°)				
				Extensión CMC (0°-20°)				
				Abducción CMC (0°-70°)				
				Flexión MCF (0°-50°)				
				Flexión IF (0°-80°)				
				Oposición				
				Hipermovilidad: Commentarios:				
				Dedos				
				Flexión MCF 2.° dedo (0°-90°)				
				extensión (0°-45°)				
				abducción				
				aducción				
				Flexión MCF 3.er dedo (0°-90°)				
				extensión (0°-45°)				
				abducción (radial)				
				aducción (cubital)				
				Flexión MCF 4.° dedo (0°-90°)				
				extensión (0°-45°)				
				abducción				
				aducción				

Nombre del paciente/#Id. del paciente ______________________ Terapeuta ______________________

Lado izquierdo					Lado derecho			
	*		*	**Iniciales del terapeuta**	*		*	
				Fecha de la medición				
				Dedos (*continuación*)				
				Flexión MCF 5.° dedo (0°-90°)				
				extensión (0°-45°)				
				abducción				
				aducción				
				Flexión IFP 2.° dedo (0°-100°)				
				flexión 3.er (0°-100°)				
				flexión 4.° (0°-100°)				
				flexión 5.° (0°-100°)				
				Flexión IFD 2.° dedo (0°-90°)				
				flexión 3.er (0°-90°)				
				flexión 4.° (0°-90°)				
				flexión 5.° (0°-90°)				
				Abducción del dedo/extensión del pulgar compuesta—distancia entre:				
				Pulgar-2.° dedo				
				2.° dedo-3.er dedo				
				3.er dedo-4.° dedo				
				4.° dedo-5.° dedo				
				Flexión compuesta-distacia entre:				
				Yema del dedo-pliegue palmar distal				
				Yema del dedo-pliegue palmar proximal				
				Hipermovilidad: Comentarios:				

Nombre del paciente/#Id. del paciente ______________________ Terapeuta ______________________

Lado izquierdo					Lado derecho			
	*		*	**Iniciales del terapeuta**	*		*	
				Fecha de la medición				
				Cadera				
				Flexión (0°-120°)				
				Extensión (0°-30°)				
				Abducción (0°-45°)				
				Aducción (0°-30°)				
				Rotación interna (0°-45°)				
				Rotación externa (0°-45°)				
				Hipermovilidad: Comentarios:				
				Rodilla				
				Flexión (0°-135°)				
				Rotación tibial				
				Movilidad rotuliana: deslizamiento distal				
				Movilidad rotuliana: deslizamiento mediolateral				
				Hipermovilidad: Comentarios:				
				Tobillo				
				Dorsiflexión (0°-20°)				
				Flexión plantar (0°-50°)				
				Inversión (0°-35°)				
				Eversión (0°-15°)				
				Hipermovilidad: Comentarios:				

Nombre del paciente/#Id. del paciente ______________________ Terapeuta ______________________

Lado izquierdo					Lado derecho			
	*		*	**Iniciales del terapeuta**	*		*	
				Fecha de la medición				
				Dedos de los pies				
				Flexión MTF del dedo gordo (0°-45°)				
				extensión (0°-70°)				
				abducción				
				Flexión MTF 2.° dedo (0°-40°)				
				extensión (0°-40°)				
				Flexión MTF 3.er dedo (0°-40°)				
				extensión (0°-40°)				
				Flexión MTF 4.° dedo (0°-40°)				
				extensión (0°-40°)				
				Flexión MTF 5.° dedo (0°-40°)				
				extensión (0°-40°)				
				Flexión IF del dedo gordo (0°-90°)				
				Flexión IFP 2.° dedo (0°-35°)				
				Flexión IFP 3.er dedo (0°-35°)				
				Flexión IFP 4.° dedo (0°-35°)				
				Flexión IFP 5.° dedo (0°-35°)				
				Hipermovilidad: Comentarios:				

Resumen de la limitación:

Comentarios adicionales:

[1] American Academy of Orthopaedic Surgeons: *Joint Motion: Method of Measuring and Recording*. Chicago: AAOS; 1965.
[2] Levangie PK, Norkin CC. *Joint Structure and Function: A Comprehensive Analysis.* 3.ª ed. Philadelphia: FA Davis; 2001.

Apéndice B

Modelo de formulario de registro: evaluación manual de la fuerza muscular

Evaluación manual de la fuerza muscular

Nombre/#Id. del paciente ____________________ Edad ____________________

Diagnóstico ____________________ Fecha de inicio ____________________

Terapeuta ____________________

Firma del terapeuta ____________________

Método utilizado para el examen manual de los músculos (EMM)

Fecha de evaluación: ____________ Método utilizado para el EMM: ____________

Fecha de evaluación: ____________ Método utilizado para el EMM: ____________

Fecha de evaluación: ____________ Método utilizado para el EMM: ____________

Fecha de evaluación: ____________ Método utilizado para el EMM: ____________

Clave: método utilizado para el EMM.

C Calificación convencional «a lo largo de la amplitud»

I Calificación «isométrica»: **r**: prueba de romper, o **h**: prueba de hacer (p. ej., **Ir** indica prueba «isométrica» de romper)

Lado izquierdo						Lado derecho		
			Iniciales del terapeuta					
			Fecha de la evaluación					
			Movimiento	**Músculo**	**Inervación**			
			Ojos					
			Elevación de los párpados	Elevador del párpado superior	NC III			
			Cierre de los párpados	Orbicular de los ojos	NC VII			
			Elevación del globo ocular	Recto superior Oblicuo inferior	NC III NC III			
			Depresión del globo ocular	Recto inferior Oblicuo superior	NC III NC IV			
			Abducción del globo ocular	Recto lateral	NC VI			
			Aducción del globo ocular	Recto medial	NC III			
			Cejas					
			Elevación	Epicraneal	NC VII			
			Aducción	Corrugador superciliar	NC VII			
			Depresión	Prócer	NC VII			
			Mandíbula					
			Elevación	Temporal/masetero/pterigoideo medial	NC V			
			Depresión	Pterigoideo lateral/suprahioideo	NC V			
			Protrusión	Pterigoideo	NC V			

Observaciones:

Nombre/#Id. del paciente ______________________________

Lado izquierdo						Lado derecho		
			Iniciales del terapeuta					
			Fecha de la evaluación					
			Movimiento	**Músculo**	**Inervación**			
			Abertura nasal					
			Dilatación	Nasal/depresor del tabique	NC VII			
			Constricción	Nasal	NC VII			
			Labios/boca					
			Cierre de los labios	Orbicular de la boca	NC VII			
			Compresión de las mejillas	Buccinador	NC VII			
			Elevación del ángulo	Elevador del ángulo de la boca	NC VII			
			Retracción del ángulo	Cigomático mayor/risorio	NC VII			
			Depresión del ángulo	Platisma/depresor del ángulo de la boca/depresor del labio inferior	NC VII			
			Elevación del labio superior	Elevador del labio superior/cigomático menor	NC VII			
			Elevación del labio inferior	Mentoniano	NC VII			
			Lengua					
			Protrusión	Geniogloso	NC XII			
			Cuello					
			Depresión del hueso hioides	Grupo infrahioideo	Cervical			
			Flexión	Grupo flexor	Cervical			
				Esternocleidomastoideo	Cervical			
			Extensión	Grupo extensor	Cervical			
			Escápula					
			Abducción Rotación lateral	Serrato anterior	Torácico largo			
			Elevación	Trapecio superior Elevador de la escápula	Accesorio, NC XI Dorsal Escapular			
			Aducción	Trapecio medio	Accesorio, NC XI			
			Aducción Rotación medial	Romboides	Dorsal Escapular			
			Depresión	Trapecio inferior	Accesorio, NC XI			

Observaciones:

Nombre/#Id. del paciente ______________________________

Lado izquierdo						Lado derecho		
			Iniciales del terapeuta					
			Fecha de la evaluación					
			Movimiento	**Músculo**	**Inervación**			
			Hombros					
			Flexión	Deltoides anterior	Axilar			
			Flexión-aducción	Coracobraquial	Musculocutáneo			
			Extensión	Dorsal ancho Redondo mayor	Toracodorsal Subescapular			
			Abducción	Deltoides medio Supraespinoso	Axilar Supraescapular			
			Aducción	Pectoral mayor Redondo mayor Dorsal ancho	Pectoral Subescapular Toracodorsal			
			Aducción horizontal	Pectoral mayor	Pectoral			
			Abducción horizontal	Deltoides posterior	Axilar			
			Rotación interna	Subescapular	Subescapular			
			Rotación externa	Infraespinoso Redondo menor	Supraescapular Axilar			
			Codo/antebrazo					
			Flexión	Bíceps	Musculocutáneo			
				Braquiorradial (supinador largo) Braquial	Radial Musculocutáneo/radial			
			Extensión	Tríceps	Radial			
			Supinación	Supinador	Radial			
			Pronación	Pronador redondo Pronador cuadrado	Mediano			
			Muñecas					
			Flexión	Flexor radial del carpo (palmar mayor)	Mediano			
				Flexor cubital del carpo (cubital anterior)	Cubital			
			Extensión	Extensor radial largo del carpo Extensor radial corto del carpo	Radial Radial			
				Extensor cubital del carpo (cubi-tal posterior)	Radial			
Observaciones:								

Nombre/#Id. del paciente ______________________________

Lado izquierdo						Lado derecho		
			Iniciales del terapeuta					
			Fecha de la evaluación					
			Movimiento	**Músculo**	**Inervación**			
			Dedos de la mano					
			Extensión MCF	Extensor de los dedos Extensor propio del índice Extensor del meñique	Radial Radial Radial			
			Abducción MCF	Interóseos dorsales	Cubital			
				Abductor del meñique	Cubital			
			Aducción MCF	Interóseos palmares	Cubital			
			Flexión MCF-extensión IF	Lumbricales 1 y 2 Lumbricales 3 y 4	Mediano Cubital			
			Flexión 5.ª MCF	Flexor corto del meñique	Cubital			
			Flexión IFP 2º dedo	Flexor superficial de los dedos	Mediano			
			3º dedo					
			4º dedo					
			Flexión IFD 2º dedo	Flexor profundo de los dedos	Mediano			
			3º dedo		Mediano			
			4º dedo		Cubital			
			5º dedo		Cubital			
			Pulgares					
			Flexión IF	Flexor largo del pulgar	Mediano			
			Flexión MCF	Flexor corto del pulgar	Cubital			
			Extensión IF	Extensor largo del pulgar	Radial			
			Extensión MCF	Extensor corto del pulgar	Radial			
			Abducción radial	Abductor largo del pulgar	Radial			
			Abducción palmar	Abductor corto del pulgar	Mediano			
			Aducción	Aductor del pulgar	Cubital			
			Oposición	Oponente del pulgar	Mediano			
				Oponente del meñique	Cubital			
			Tronco					
			Flexión	Recto abdominal	Torácico			
			Rotación	Oblicuo externo Oblicuo interno	Torácico Torácico			
			Extensión	Grupo extensor	Torácico			
			Elevación pélvica	Cuadrado lumbar	Lumbar			

Observaciones:

Nombre/#Id. del paciente_______________________________

Lado izquierdo						Lado derecho		
			Iniciales del terapeuta					
			Fecha de la evaluación					
			Movimiento	**Músculo**	**Inervación**			
				Cadera				
			Flexión	Psoas mayor Ilíaco	Lumbar Femoral			
				Sartorio	Femoral			
			Extensión	Glúteo mayor Bíceps femoral Semitendinoso Semimembranoso	Glúteo Ciático Ciático Ciático			
			Abducción	Glúteo medio Glúteo menor	Glúteo Glúteo			
				Tensor de la fascia lata	Glúteo			
			Aducción	Grupo aductor	Obturador			
			Rotación interna	Glúteo medio Glúteo menor Tensor de la fascia lata	Glúteo Glúteo Glúteo			
			Rotación externa	Grupo rotador externo	Sacro/lumbar			
				Rodillas				
			Flexión	Bíceps femoral	Ciático			
				Semitendinoso Semimembranoso	Ciático Ciático			
			Extensión	Cuádriceps	Femoral			
				Tobillos				
			Dorsiflexión	Tibial anterior	Peroneo			
			Flexión plantar	Gastrocnemio (gemelos)	Tibial			
				Sóleo	Tibial			
			Inversión	Tibial posterior	Tibial			
			Eversión	Peroneo largo Peroneo corto	Peroneo Peroneo			
				Dedos de los pies				
			Flexión MTF	Flexor corto del dedo gordo	Tibial			
				Lumbricales	Tibial			
			Flexión IF	Flexor largo del dedo gordo	Tibial			
				Flexor largo de los dedos Flexor corto de los dedos	Tibial			
			Abducción MTF	Abductor del dedo gordo	Tibial			
				Abductor del meñique	Tibial			
				Interóseos dorsales	Tibial			
			Extensión	Extensor largo del dedo gordo	Peroneo			
				Extensor corto de los dedos Extensor largo de los dedos				

Observaciones:

Apéndice C

Resumen de las diferentes posiciones del paciente para la evaluación y medición del movimiento articular, la longitud muscular y la fuerza muscular

La tabla contenida en este apéndice es un recurso que el terapeuta puede emplear para facilitar una evaluación organizada y eficaz de la amplitud de movimiento (AdM) articular y de la longitud y la fuerza musculares a fin de evitar cambios innecesarios en la posición del paciente e inducir así cansancio en él.

Para realizar la evaluación y la medición del movimiento articular, es decir, para medir la AdM articular y la longitud y la fuerza musculares, se propone, en primer lugar, una *posición inicial preferida*. Estas posturas se han elegido porque ofrecen la mejor estabilización. En algunos casos, se documentan *posiciones iniciales alternas*, las cuales se utilizan de manera habitual en la práctica clínica.

La siguiente tabla resume las posiciones iniciales *preferidas* (*P*) y *alternas* (*A*) utilizadas por el terapeuta al evaluar y medir la AdM articular o la posición de la articulación, así como al evaluar de forma manual la fuerza muscular. Para evaluar una fuerza muscular superior al grado 2, el paciente se coloca en posición *contra la gravedad* (*CG*) para el movimiento de prueba, y para una fuerza inferior o igual al grado 2, el paciente se coloca en posición con *gravedad eliminada* (*GE*), a menos que se indique lo contrario.

Movimiento articular	Sentado	Supino	Prono	Lateral	De pie	Fuerza muscular	Sentado	Supino	Prono	Lateral	De pie
Complejo articular del hombro						**Complejo articular del hombro**					
Movimientos escapulares	P			P		Serrato anterior	P(GE)/A(CG)	P(CG)			
Elevación mediante flexión	A	P				Trapecio superior, elevador de la escápula	P(CG)		P(GE)		
Flexión de la articulación glenohumeral		P				Trapecio medio	P(GE)		P(CG)		
Extensión	A		P			Romboides	P(GE)		P/A(CG)		
Elevación mediante abducción	A	P				Trapecio inferior			P(GE)/P(CG)		
Abducción de la articulación glenohumeral	A	P				Deltoides anterior	P(CG)			P(GE)	
Aducción	A	P				Coracobraquial		P(CG)		P(GE)	
Aducción/abducción horizontal	P					Dorsal ancho, redondo mayor			P(CG)	P(GE)	
Rotación interna	A		P			Deltoides medio, supraespinoso	P(CG)	P(GE)			
Rotación externa	A	P				Pectoral mayor	P(GE)	P(CG)			
Longitud del pectoral mayor		P				Deltoides posterior	P(GE)		P(CG)		
Longitud del pectoral menor		P				Subescapular	P(GE)/A(GE)		P(CG)		
						Infraespinoso, redondo menor	P(GE)		P(CG)		
Codo y antebrazo						**Codo y antebrazo**					
Flexión/extensión	A	P				Bíceps	P(GE)	P(CG)			
Supinación/pronación	P					Braquiorradial/braquial	P(GE)	P(CG)			
Longitud del bíceps braquial		P				Tríceps	P(GE)	P(CG)	A(CG)	A(GE)	
Longitud del tríceps	P	A				Supinador	P(CG)	P(GE)			
						Pronador redondo, pronador cuadrado	P(CG)	P(GE)			
Muñeca y mano						**Muñeca y mano**					
Todos los movimientos de la muñeca	P					Todos los músculos	P				
Todos los movimientos de los dedos y el pulgar	P										
Longitud de los flexores largos de los dedos	A	P									
Longitud de los extensores de los dedos	P										
Longitud de los lumbricales	P										

Movimiento articular	Sentado	Supino	Prono	Lateral	De pie	Fuerza muscular	Sentado	Supino	Prono	Lateral	De pie
Cadera						**Cadera**					
Flexión		P				Iliopsoas	P(CG)	A(CG)		P(GE)	
Extensión			P			Sartorio	P/A(CG) P(CG asistida)*				
Abducción/aducción		P				Glúteo mayor, isquiotibiales		A(CG)	A(CG)	P(GE)	P(CG)
Rotación interna/externa	P	A	A			Glúteo medio, glúteo menor		P(GE)		P(CG)	
Longitud de los flexores de la cadera (prueba de Thomas)		P				Tensor de la fascia lata		P(GE)		P(CG)	
Longitud de los isquiotibiales (elevación pasiva con la pierna recta)		P				Aductores		P(GE)		P(CG)	
Longitud del tensor de la fascia lata (prueba de Ober)				P							
Longitud del tensor de la fascia lata (prueba de Ober: tronco en decúbito prono)			P			Rotadores internos	P(CG)	P(GE)			
Longitud de los aductores		P				Rotadores externos	P(CG)	P(GE)			
Rodilla						**Rodilla**					
Flexión/extensión		P				Isquiotibiales			P(CG)	P(GE)	
Deslizamiento de la rótula		P				Cuádriceps	P(CG)			P(GE)	
Rotación tibial	P										
Longitud del recto femoral (en decúbito prono con un pie en el piso)			P								
Longitud del recto femoral (prueba de Ely)			P								
Longitud del recto femoral (posición alterna: posición de la prueba de Thomas)		P									
Longitud de los isquiotibiales (extensión pasiva de la rodilla en decúbito supino)		P									
Longitud de los isquiotibiales (posición alterna: sentado)	P										
Tobillo y pie						**Tobillo y pie**					
Dorsiflexión	A	P			P	Tibial anterior	P(CG)			P(GE)	
Flexión plantar	A	P				Gastrocnemio			P(CG) (descarga)	P(GE)	P(CG) (carga)
Supinación/pronación: componentes de inversión/eversión	P					Sóleo			P(CG) (descarga)	P(GE)	P(CG) (carga)

(*continúa*)

Movimiento articular	Sentado	Supino	Prono	Lateral	De pie
Tobillo y pie (*continuación*)					
Inversión/eversión de la articulación subastragalina		P	P		
Todos los movimientos de los dedos de los pies		P			
Longitud del gastrocnemio		A			P
Longitud del sóleo					P
Columna vertebral					
Flexión					P
Extensión			P		A
Rotación	P				
Flexión lateral					P
Extensores del tronco, isquiotibiales (prueba de tocarse los dedos de los pies)					P
Cuello					
Flexión	P				
Extensión	P				
Flexión lateral	P				
Rotación	P	A			
Articulación temporomandibular					
Todos los movimientos de la articulación temporomandibular	P				

Fuerza muscular	Sentado	Supino	Prono	Lateral	De pie
Tobillo y pie (*continuación*)					
Tibial posterior		P(GE)		P(CG)	
Peroneo largo, peroneo corto		P(GE)		P(CG)	
Todos los músculos del pie		P			
Tronco					
Recto abdominal		P			
Oblicuo externo, oblicuo interno	P(GE)	P(CG)			
Grupo extensor			P		
Cuadrado lumbar			P(GE resistida)[†] P(GE)		
Cuello					
Grupo muscular infrahioideo	P				
Grupo flexor		P			
Esternocleidomastoideo		P			
Grupo extensor			P		
Mandíbula y cara					
Todos los músculos de la mandíbula y la cara	P				

*P(GE) equivale a P(CG asistida): cuando el paciente está en posición CG para evaluar una fuerza inferior o igual al grado 2, el terapeuta ofrece una asistencia igual al peso de la extremidad para asemejarse a la situación con gravedad eliminada.
[†]P(CG) equivale a P(GE resistida): cuando el paciente está en posición con GE para evaluar una fuerza superior al grado 2, el terapeuta ofrece una resistencia igual al peso de la extremidad para asemejarse a la situación contra la gravedad.

Marcha

Introducción

El *ciclo de la marcha* consiste en una serie de movimientos que se producen entre los contactos iniciales consecutivos de una pierna.[1] Se divide en dos fases: la de apoyo, cuando el pie está en contacto con el piso y el cuerpo avanza sobre la extremidad que soporta el peso; y la de oscilación, cuando el miembro inferior deja de soportar el peso y avanza hacia adelante como preparación para la siguiente fase de apoyo. Cada fase se subdivide a su vez en un total de ocho instantes[1] o imágenes congeladas. Cinco instantes se producen en la fase de apoyo y tres en la fase de oscilación del ciclo de la marcha. Se proporciona esta descripción del patrón de marcha normal para que puedan comprenderse las implicaciones de los hallazgos en la evaluación de la amplitud de movimiento articular y la fuerza muscular en relación con la marcha. Las posiciones normales y los movimientos de las articulaciones durante el ciclo de la marcha que se informan en este apéndice fueron adaptados de los formularios de análisis de la marcha de Rancho Los Amigos, citados en Levangie y Norkin.[2] La pierna derecha se utiliza para ilustrar las posiciones y movimientos articulares del miembro inferior a lo largo del ciclo de la marcha.

Fase de apoyo

El miembro inferior avanza por enfrente del cuerpo durante la fase de oscilación, y la fase de apoyo comienza a partir del contacto inicial (fig. D-1), cuando el talón hace el primer contacto entre el pie y el piso. Con el contacto inicial, la pelvis gira hacia adelante y el tronco gira hacia atrás en el lado de apoyo. La rotación de la pelvis contrarresta la rotación del tronco para evitar un movimiento excesivo de este. En el lado opuesto, el miembro superior está flexionado en el hombro. A medida que el cuerpo avanza sobre la extremidad de apoyo (en la misma fase de apoyo), la pelvis rota hacia atrás y el tronco rota hacia delante en el lado de la oscilación. A medida que la pierna que soporta el peso se extiende en la cadera, el miembro superior del lado opuesto también se extiende. A continuación se describen e ilustran las posiciones promedio de las articulaciones y los movimientos del miembro inferior derecho en el plano sagital.

Movimiento de *A* a *B* (fig. D-2; *véase* fig. D-1). *Cadera:* extensión (30°-25° de flexión); *rodilla:* flexión (0°-15° de flexión); *tobillo:* flexión plantar (0°-15° de flexión plantar); *articulaciones metatarsofalángicas (MTF) de los dedos del pie:* 0°.

Movimiento de *B* a *C* (fig. D-3; *véase* fig. D-2). *Cadera:* extensión (25°-0° de flexión); *rodilla:* extensión (15°-5° de flexión); *tobillo:* dorsiflexión (15° de flexión plantar a 5°-10° de dorsiflexión); *articulaciones MTF de los dedos del pie:* permanecen en 0°.

Movimiento de *C* a *D* (fig. D-4; *véase* fig. D-3). *Cadera:* extensión (0° de flexión a 10°-20° de extensión); *rodilla:* extensión (5° de flexión a 0°); *tobillo:* dorsiflexión (5°-10° de dorsiflexión a 0° de dorsiflexión); *articulaciones MTF de los dedos del pie:* extensión (0°-20° de extensión).

Movimiento de *D* a *E* (fig; D-5, *véase* fig. D-4). *Cadera:* flexión (10°-20° de extensión a 0°); *rodilla:* flexión (0°-30° de flexión); *tobillo:* flexión plantar (0°-20° de flexión plantar); *articulaciones MTF de los dedos del pie:* extensión (30° de extensión a 50°-60° de extensión).

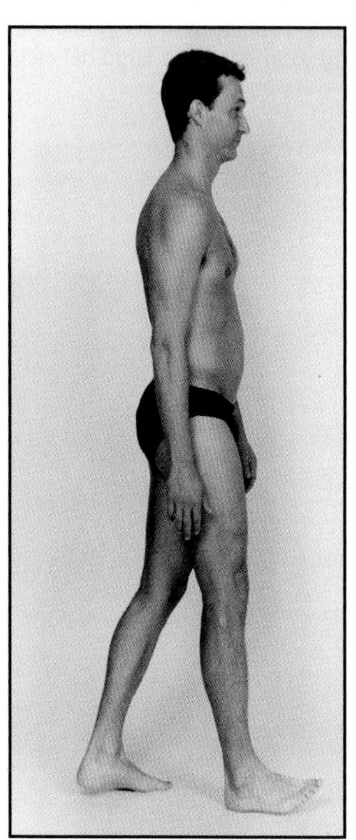
Figura D-1 Contacto inicial (*A*).

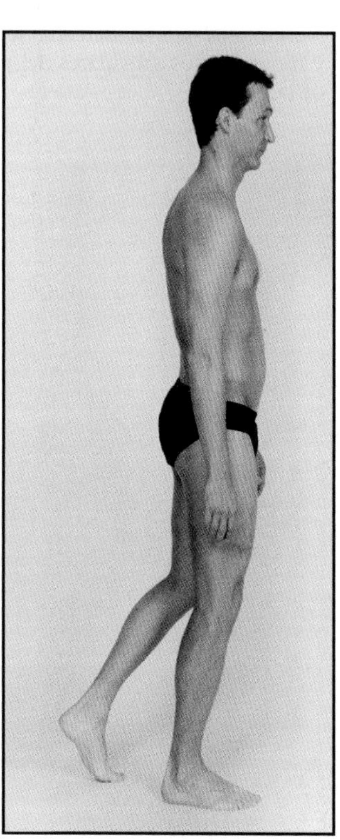
Figura D-2 Respuesta a la carga (*B*).

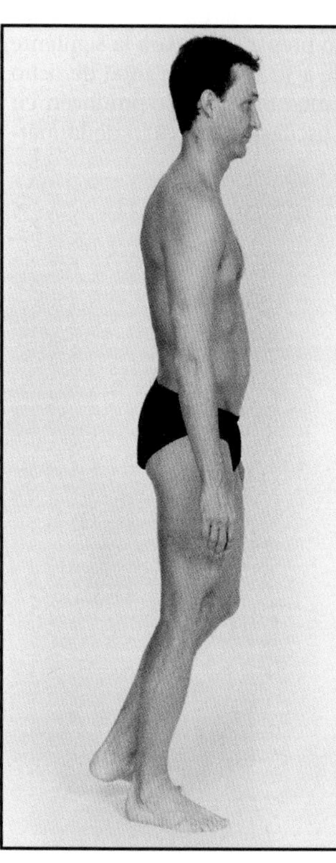
Figura D-3 Apoyo intermedio (*C*).

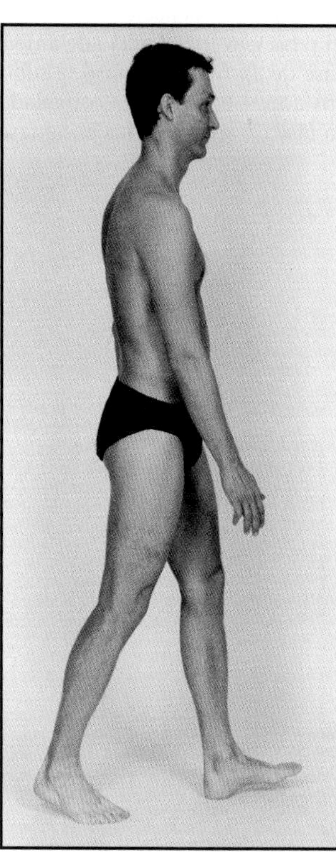
Figura D-4 Apoyo final (*D*).

Fase de oscilación

La fase de oscilación comienza tras la fase previa a la oscilación, cuando el pie se despega del piso y avanza hacia adelante en la línea de progresión, preparándose para el contacto inicial. A continuación se describen e ilustran las posiciones y los movimientos del miembro inferior derecho.

Movimiento de *E* a *F* (fig. D-6; *véase* fig. D-5). *Cadera:* flexión (0º-20º de flexión); *rodilla:* flexión (30º de flexión a 60º de flexión); *tobillo:* dorsiflexión (20º de flexión plantar a 10º de flexión plantar).

Movimiento de *F* a *G* (fig. D-7; *véase* fig. D-6). *Cadera:* flexión (20º de flexión a 30º de flexión); *rodilla:* extensión (60º de flexión a 30º de flexión); *tobillo:* dorsiflexión (10º de flexión plantar a 0º).

Movimiento de *G* a *H* (fig. D-8; *véase* fig. D-7). *Cadera:* permanece flexionada a 30º; *rodilla:* extensión (30º de flexión a 0º); *tobillo:* permanece en 0º.

Movimiento de *H* a *A* (*véanse* figs. D-8 y D-1). *Cadera:* permanece flexionada a 30º; *rodilla:* permanece extendida en 0º; *tobillo:* permanece en 0º.

Referencias

1. Koerner I. *Observation of Human Gait.* Edmonton, Alberta: Health Sciences Media Services and Development, University of Alberta; 1986.
2. Levangie PK, Norkin CC. *Joint Structure & Function: A Comprehensive Analysis.* 3rd ed. Philadelphia, PA: FA Davis; 2001.

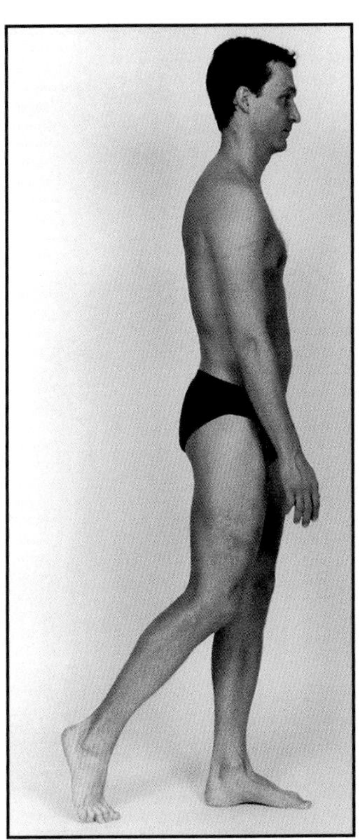

Figura D-5 Previo a la oscilación (*E*).

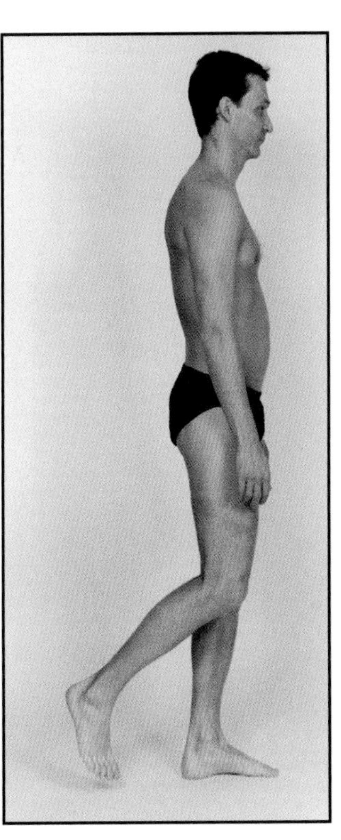
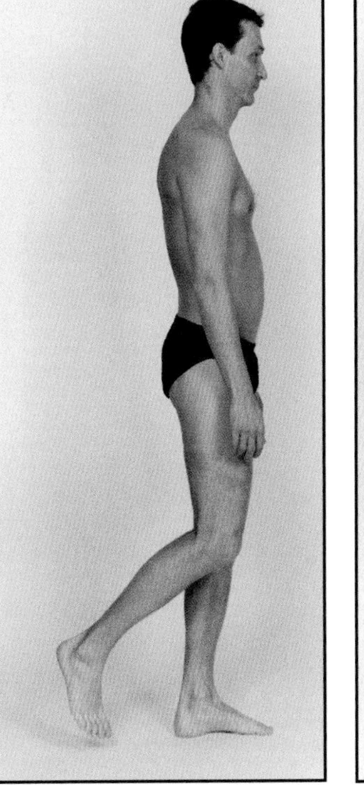
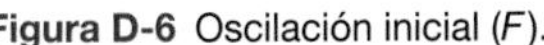

Figura D-6 Oscilación inicial (*F*).

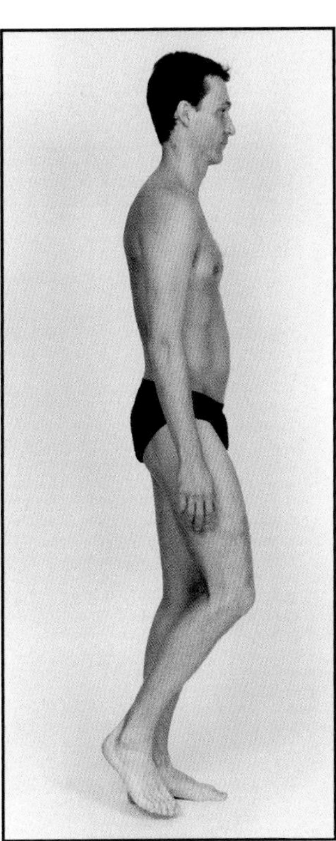

Figura D-7 Oscilación media (*G*).

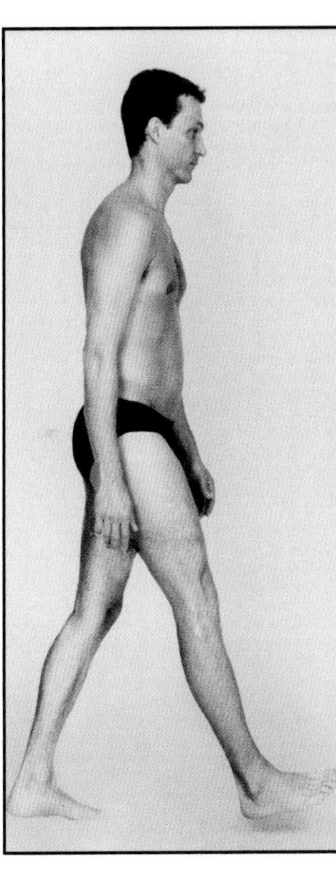

Figura D-8 Oscilación final (*H*).

Apéndice **E**

Formularios de resumen y evaluación «La práctica hace al maestro»

Introducción

La práctica hace al maestro

Para practicar las habilidades expuestas en este libro o para hacer un repaso práctico, utilice los formularios de resumen y evaluación «La práctica hace al maestro» que se encuentran en:

http://thepoint.lww.com/Clarkson4e.

Dominar las habilidades clínicas para evaluar y medir la amplitud de movimiento (AdM) articular y la longitud muscular y realizar la evaluación manual de la fuerza muscular requiere conocimientos, atención a los detalles y mucha práctica.

Los criterios usados para hacer las técnicas de evaluación y medición presentadas en este libro se enumeran en el formato de la tabla/lista de comprobación en los **formularios de resumen y evaluación «La práctica hace al maestro» (formularios PHM)**.

Los formularios de los apéndices A y B, usados para registrar los resultados de la evaluación de la AdM y de la evaluación manual de la fuerza muscular, pueden usarse junto con los formularios PHM.

Estos últimos, así como los formularios de registro de evaluaciones, pueden imprimirse o usarse de forma interactiva en un dispositivo informático o iPad. Para emplear los formularios PHM, al hacer clic en una casilla se inserta una «X» para indicar que se cumple el criterio.

Véanse los formularios en: http://thepoint.lww.com/Clarkson4e.

Este apéndice E incluye:

- Un *índice* de los formularios PHM disponibles.
- *Ejemplos* de los formularios PHM para la evaluación de la amplitud de movimiento activo (AdMA) y la amplitud de movimiento pasivo (AdMP) articulares, así como de la longitud muscular, y para los exámenes manuales de los músculos.

Los formularios PHM sirven como:

i. Excelentes resúmenes y una herramienta de referencia clínica rápida de las habilidades clínicas presentadas en este texto.
ii. Un instrumento para comprobar su competencia al aplicar las habilidades clínicas descritas y como preparación para los exámenes prácticos y las prácticas clínicas.
iii. Formularios de examen prácticos para uso del profesorado en la evaluación y calificación del rendimiento de los estudiantes.

Índice de los formularios de resumen y evaluación «La práctica hace al maestro»

Evaluación y medición de la AdMP: complejo articular del hombro

Evaluación y medición de la longitud muscular: complejo articular del hombro

Pruebas musculares: complejo articular del hombro

Fibras medias del deltoides y supraespinoso (formulario 3-24)
Pectoral mayor (cabezas esternal y clavicular) (formulario 3-25)
Fibras posteriores del deltoides (formulario 3-26)
Subescapular (formulario 3-27)
Infraespinoso y redondo menor (formulario 3-28)

Evaluación y medición de la AdMP: codo y antebrazo

Flexión del codo (formulario 4-1)
Extensión o hiperextensión del codo (formulario 4-2)
Supinación del antebrazo (formulario 4-3)
Pronación del antebrazo (formulario 4-4)

Evaluación y medición de la longitud muscular: codo y antebrazo

Bíceps braquial (formulario 4-5)
Tríceps (formulario 4-6)

Pruebas musculares: codo y antebrazo

Bíceps braquial (formulario 4-7)
Braquial y braquiorradial (formulario 4-8)
Tríceps (formulario 4-9)
Supinador y bíceps braquial (formulario 4-10)
Pronador redondo y pronador cuadrado (formulario 4-11)

Evaluación y medición de la AdMP: muñeca y mano

Flexión de la muñeca (formulario 5-1)
Extensión de la muñeca (formulario 5-2)
Desviación cubital de la muñeca (formulario 5-3)
Desviación radial de la muñeca (formulario 5-4)
Flexión de las articulaciones MCF de los dedos (formulario 5-5)
Extensión de las articulaciones MCF de los dedos (formulario 5-6)
Abducción de las articulaciones MCF de los dedos (formulario 5-7)
Aducción de las articulaciones MCF de los dedos (formulario 5-8)
Flexión de las articulaciones IF de los dedos (formulario 5-9)
Extensión de las articulaciones IF de los dedos (formulario 5-10)
Flexión de la articulación CMC del pulgar (formulario 5-11)
Extensión de la articulación CMC del pulgar (formulario 5-12)
Flexión de la articulación MCF del pulgar (formulario 5-13)
Extensión de la articulación MCF del pulgar (formulario 5-14)
Flexión de la articulación IF del pulgar (formulario 5-15)
Extensión de la articulación IF del pulgar (formulario 5-16)
Abducción de la articulación CMC del pulgar (formulario 5-17)
Oposición del pulgar (formulario 5-18)

Evaluación y medición de la longitud muscular: muñeca y mano

Flexor superficial de los dedos, flexor profundo de los dedos, flexor corto del meñique y palmar largo (formulario 5-19)
Extensor común de los dedos, extensor propio del índice y extensor del meñique (formulario 5-20)
Lumbricales (formulario 5-21)

Pruebas musculares: muñeca y mano

Flexor radial del carpo (formulario 5-22)
Flexor cubital del carpo (formulario 5-23)
Flexor radial del carpo y flexor cubital del carpo (formulario 5-24)
Extensor radial largo del carpo y extensor radial corto del carpo (formulario 5-25)
Extensor cubital del carpo (formulario 5-26)
Extensor radial largo del carpo, extensor radial corto del carpo y extensor cubital del carpo (formulario 5-27)
Extensor común de los dedos, extensor propio del índice y extensor del meñique (formulario 5-28)
Interóseos dorsales (formulario 5-29)
Abductor del meñique (formulario 5-30)
Interóseos palmares (formulario 5-31)
Lumbricales (formulario 5-32)
Flexor corto del meñique (formulario 5-33)
Flexor superficial de los dedos (formulario 5-34)
Flexor profundo de los dedos (formulario 5-35)
Flexor largo del pulgar (formulario 5-36)
Flexor corto del pulgar (formulario 5-37)
Extensor largo del pulgar (formulario 5-38)
Extensor corto del pulgar (formulario 5-39)
Abductor largo del pulgar (formulario 5-40)
Abductor corto del pulgar (formulario 5-41)
Aductor del pulgar (formulario 5-42)
Oponente del pulgar y oponente del meñique (formulario 5-43)

Evaluación y medición de la AdMP: cadera

Flexión de la cadera (formulario 6-1)
Extensión de la cadera (formulario 6-2)
Abducción de la cadera (formulario 6-3)
Aducción de la cadera (formulario 6-4)
Rotación interna de la cadera (formulario 6-5)
Rotación externa de la cadera (formulario 6-6)

Evaluación y medición de la longitud muscular: cadera

Isquiotibiales. Elevación pasiva con la pierna recta (formulario 6-7)

Flexores de la cadera. Prueba de Thomas (formulario 6-8)

Aductores de cadera (aductor largo, aductor corto, aductor mayor, pectíneo y grácil) (formulario 6-9)

Tensor de la fascia lata. Prueba de Ober (formulario 6-10)

Tensor de la fascia lata. Medición alterna: prueba de Ober con el tronco en decúbito prono (formulario 6-11)

Pruebas musculares: cadera

Iliopsoas (formulario 6-12)

Sartorio (formulario 6-13)

Glúteo mayor, bíceps femoral, semitendinoso y semimembranoso (formulario 6-14)

Glúteo medio y glúteo menor (formulario 6-15)

Tensor de la fascia lata (formulario 6-16)

Aductor largo, aductor corto, aductor mayor, pectíneo y grácil (formulario 6-17)

Glúteo medio, glúteo menor y tensor de la fascia lata (formulario 6-18)

Piriforme, obturador externo, gemelo superior, cuadrado femoral, gemelo inferior y obturador interno (formulario 6-19)

Evaluación y medición de la AdMP: rodilla

Flexión de la rodilla (formulario 7-1)

Extensión de la rodilla (formulario 7-2)

Movilidad rotuliana: deslizamiento distal (formulario 7-3)

Movilidad rotuliana: deslizamiento mediolateral (formulario 7-4)

Rotación tibial (formulario 7-5)

Evaluación y medición de la longitud muscular: rodilla

Isquiotibiales. Extensión pasiva de la rodilla en decúbito supino (formulario 7-6)

Isquiotibiales. Posición alterna: sedestación (formulario 7-7)

Recto femoral (formulario 7-8)

Recto femoral. Posición alterna: prueba de Ely (formulario 7-9)

Recto femoral. Posición alterna: prueba de Thomas (formulario 7-10)

Pruebas musculares: rodilla

Bíceps femoral, semitendinoso y semimembranoso (formulario 7-11)

Recto femoral, vasto intermedio, vasto lateral y vasto medial (formulario 7-12)

Evaluación y medición de la AdMP: tobillo y pie

Dorsiflexión del tobillo (formulario 8-1)

Flexión plantar del tobillo (formulario 8-2)

AdMA. Inversión y eversión subastragalina (formulario 8-3)

AdMP. Inversión subastragalina (formulario 8-4)

AdMP. Eversión subastragalina (formulario 8-5)

Supinación del tobillo y del pie: componente de inversión (formulario 8-6)

Pronación del tobillo y del pie: componente de eversión (formulario 8-7)

Flexión de la articulación MTF del dedo gordo del pie (formulario 8-8)

Extensión de la articulación MTF del dedo gordo del pie (formulario 8-9)

Abducción de la articulación MTF del dedo gordo del pie (formulario 8-10)

Aducción de la articulación MTF del dedo gordo del pie (formulario 8-11)

Flexión de la articulación IF del dedo gordo del pie (formulario 8-12)

Extensión de la articulación IF del dedo gordo del pie (formulario 8-13)

Evaluación y medición de la longitud muscular: tobillo y pie

Gastrocnemio (gemelos) (formulario 8-14)

Pruebas musculares: tobillo y pie

Tibial anterior (formulario 8-15)

Gastrocnemio y sóleo (formulario 8-16)

Prueba alterna contra la gravedad: gastrocnemio y sóleo (formulario 8-17)

Tibial posterior (formulario 8-18)

Peroneo largo y peroneo corto (formulario 8-19)

Flexor corto del dedo gordo del pie y lumbricales (formulario 8-20)

Flexor largo del dedo gordo del pie, flexor largo de los dedos y flexor corto de los dedos (formulario 8-21)

Abductor del dedo gordo del pie (formulario 8-22)

Extensor largo del dedo gordo, extensor corto de los dedos y extensor largo de los dedos (formulario 8-23)

Evaluación y medición de la AdMA: cabeza y cuello

Depresión de la mandíbula (formulario 9-1)

Protrusión de la mandíbula (formulario 9-2)

Desviación lateral de la mandíbula (formulario 9-3)

Flexión del cuello:

- Medición con cinta métrica (formulario 9-4)
- Medición con inclinómetro (formulario 9-6)
- Medición con el instrumento para medir la AdMC (formulario 9-8)
- Medición con goniómetro universal (formulario 9-10)

Extensión del cuello:

- Medición con cinta métrica (formulario 9-5)
- Medición con inclinómetro (formulario 9-7)
- Medición con el instrumento para medir la AdMC (formulario 9-9)
- Medición con goniómetro universal (formulario 9-11)

Flexión lateral del cuello:

- Medición con cinta métrica (formulario 9-12)
- Medición con inclinómetro (formulario 9-13)
- Medición con el instrumento para medir la AdMC (formulario 9-14)
- Medición con goniómetro universal (formulario 9-15)

Rotación del cuello:

- Medición con cinta métrica (formulario 9-16)
- Medición con inclinómetro (formulario 9-17)
- Medición con el instrumento para medir la AdMC (formulario 9-18)
- Medición con goniómetro universal (formulario 9-19)

Pruebas musculares: músculos de la cara

Elevador del párpado superior (formulario 9-20)

Recto superior (formulario 9-21)

Recto inferior (formulario 9-22)

Oblicuo superior (formulario 9-23)

Oblicuo inferior (formulario 9-24)

Recto lateral (formulario 9-25)

Recto medial (formulario 9-26)

Temporal, masetero, pterigoideo medial y pterigoideo lateral (porción superior) (formulario 9-27)

Pterigoideo lateral y suprahioideos (milohioideo, digástrico, estilohioideo y geniohioideo) (formulario 9-28)

Pterigoideos medial y lateral (formulario 9-29)

Temporal, pterigoideos medial y lateral y masetero (formulario 9-30)

Epicraneal (occipitofrontal) (formulario 9-31)

Corrugador superciliar (formulario 9-32)

Prócer (formulario 9-33)

Orbicular de los ojos (formulario 9-34)

Depresor del tabique nasal (porción alar) (formulario 9-35)

Nasal (porción transversal) (formulario 9-36)

Orbicular de la boca (formulario 9-37)

Buccinador (formulario 9-38)

Elevador del ángulo de la boca (formulario 9-39)

Cigomático mayor (formulario 9-40)

Risorio (formulario 9-41)

Platisma, depresor del ángulo de la boca y depresor del labio inferior (formulario 9-42)

Elevador del labio superior y cigomático menor (formulario 9-43)

Mentoniano (formulario 9-44)

Geniogloso (formulario 9-45)

Músculos infrahioideos (esternohioideo, tirohioideo y omohioideo) (formulario 9-46)

Pruebas musculares: músculos de la cabeza y el cuello

Recto anterior de la cabeza, largo de la cabeza, largo del cuello, escaleno anterior y esternocleidomastoideo (formulario 9-47)

Esternocleidomastoideo (formulario 9-48)

Extensores de la cabeza y el cuello (formulario 9-49)

Flexión del tronco: columna toracolumbar:

- Medición con cinta métrica (formulario 9-50)
- Medición con inclinómetro (formulario 9-52)

Extensión de tronco: columna toracolumbar:

- Medición con cinta métrica (formulario 9-51)
- Medición con inclinómetro (formulario 9-53)

Extensión de tronco: columna toracolumbar:

- Medición con cinta métrica (plancha en decúbito prono) (formulario 9-54)

Flexión del tronco: columna lumbar:

- Medición con cinta métrica (formulario 9-55)
- Medición con inclinómetro (formulario 9-57)

Extensión de tronco: columna lumbar:

- Medición con cinta métrica (formulario 9-56)
- Medición con inclinómetro (formulario 9-58)

Flexión lateral del tronco:

- Medición con cinta métrica (método de la punta del dedo en el piso) (formulario 9-59)
- Medición alterna con cinta métrica (método del muslo) (formulario 9-60)
- Medición con inclinómetro (formulario 9-61)
- Medición con goniómetro universal (formulario 9-62)

Rotación del tronco: columna toracolumbar:

- Medición con cinta métrica (formulario 9-63)

Rotación del tronco: columna torácica:

- Medición con inclinómetro (formulario 9-64)

Expansión torácica:

- Medición con cinta métrica (formulario 9-65)

Evaluación y medición de la longitud muscular: tronco

Extensores del tronco e isquiotibiales (prueba de tocarse los dedos de los pies) (formulario 9-66)

Pruebas musculares: músculos del tronco

Recto abdominal (formulario 9-67)

Oblicuo externo del abdomen y oblicuo interno del abdomen (formulario 9-68)

Oblicuo externo del abdomen, oblicuo interno del abdomen y recto abdominal) (formulario 9-69)

Erector de la columna (formulario 9-70)

Cuadrado lumbar (formulario 9-71)

Ejemplo de Formulario PHM de **evaluación y medición de la AdMA: uso de la cinta métrica**

Movimiento	Posición inicial	Estabilización	Posición final	Medición	Registro	Indicaciones	Comentarios
ROTACIÓN DEL CUELLO (CINTA MÉTRICA) Formulario 9-16	1. Sentado ☐ 2. Cabeza y cuello en posición anatómica ☐	1. El terapeuta indica al paciente como estabilizar la cintura escapular y evitar los movimientos torácico y de la columna lumbar ☐	1. Rotación del cuello hasta el límite del movimiento ☐ 2. Alcanzar la AdMA completa ☐	1. Distancia medida entre la punta de la barbilla y el ángulo lateral del proceso de acromion ☐	1. AdMA completa registrada ☐	1. Verbal (claras/ concisas) ☐ 2. Demonstración (clara) ☐ 3. Movimiento sustituto evitado ☐	

Ejemplo de Formulario PHM de **evaluación y medición de la AdMA: uso de los inclinómetros**

Movimiento	Posición inicial	Posicionamiento del inclinómetro	Posición final	Registro	Indicaciones	Comentarios
EXTENSIÓN TRONCO-COLUMNA LUMBAR (INCLINÓMETRO) Formulario 9-58	1. De pie, pies separados al ancho de los hombros, rodillas extendidas ☐ 2. Manos en las crestas ilíacas y en la espalda baja ☐ 3. Inclinómetros en 0 en la posición inicial ☐	1. Inclinómetro superior: en una marca 15 cm por encima del proceso espinoso de S2 ☐ 2. Inclinómetro inferior: en la espina de S2 ☐	1. Extensión de la columna lumbar completa hasta el límite del movimiento de la AdM ☐ 2. Registro de la medida del inclinómetro superior ☐ 3. Registro de la medida del inclinómetro inferior ☐	1. La diferencia entre las dos lecturas de los inclinómetros se registra como la AdMA de extensión lumbar ☐	1. Verbal (claras/ concisas) ☐ 2. Demostración (clara) ☐ 3. Movimiento sustituto eliminado ☐	

Ejemplo de Formulario PHM de **evaluación y medición de la AdMP: uso del goniómetro universal**

	PASO 1	PASO 2							
		Medición de la AdMP: empleando un goniómetro universal							
Movimiento	**Evaluación de la AdMP de la sensación de tope**	**Posición inicial**	**Eje**	**Brazo fijo**	**Posición final**	**Brazo móvil**	**Registro**	**Indicaciones**	**Manejo/ Comentarios**
CODO Formulario 4-1	1. Posición inicial ☐ 2. Estabilización ☐ 3. Posicionamiento de la mano distal del terapeuta ☐ 4. Posición final (AdMP completa) ☐ 5. Sensación de tope ☐	1. Decúbito supino ☐ 2. Hombro y codo en posición anatómica ☐ 3. Toalla debajo del húmero distal ☐ 4. Húmero estabilizado ☐	1. Por encima del epicóndilo lateral del húmero ☐	1. Paralelo al eje largo del húmero, apuntando hacia la punta del proceso del acromion ☐ 2. Se mantiene la colocación para la posición inicial ☐ 3. Se mantiene la colocación para la posición final ☐	1. Se mueve el antebrazo en dirección anterior al límite de la flexión del hombro ☐ 2. AdMP completa ☐ 3. Húmero estabilizado ☐	1. Paralelo al eje largo del radio, apuntando hacia el proceso estiloides del radio ☐ 2. Se mantiene la colocación para la posición inicial ☐ 3. Se mantiene la colocación para la posición final ☐	1. AdMP completa ☐ 2. Sensación de tope ☐	1. Verbal (claras/ concisas) ☐ 2. Demostración (clara) ☐	1. Adecuar el apoyo de la extremidad o segmento de la extremidad ☐ 2. Agarre cómodo ☐ 3. El terapeuta emplea una mecánica corporal segura/ adecuada ☐ Comentarios:

Ejemplo de Formulario PHM de **evaluación y medición de la longitud muscular: uso del goniómetro universal**

Músculo	**Posición inicial**	**Estabilización**	**Posición final**	**Medición de la posición articular empleando un goniómetro universal**	**Registro**	**Indicaciones**	**Manejo/ Comentarios**
ISQUIOTIBIALES EXTENSIÓN PASIVA DE LA RODILLA (EPR) SUPINA Formulario 7-6	1. Decúbito supino ☐ 2. Cadera flexionada a 90°, el paciente sujeta el muslo distal para mantener la posición ☐ 3. Rodilla flexionada ☐ 4. Tobillo relajado en flexión plantar ☐	1. Muslo estabilizado en 90° de flexión de la cadera ☐ 2. Evitar la basculación pélvica posterior ☐ 3. De ser necesario, estabilizar en la camilla el muslo no evaluado ☐	1. Rodilla extendida hasta el límite del movimiento ☐ 2. Tobillo relajado en flexión plantar ☐ 3. AdMP completa ☐ 4. Muslo estabilizado ☐ 5. Evitar la basculación pélvica posterior ☐	Flexión de la rodilla 1. Eje: por encima del epicóndilo lateral del fémur ☐ 2. Brazo fijo: paralelo longitudinalmente al eje del fémur, apuntando hacia el troncánter mayor ☐ 3. Brazo móvil: paralelo al eje largo del peroné, apuntando hacia el maléolo lateral ☐	1. AdMP completa ☐ 2. Sensación de tope ☐	1. Verbal (claras/ concisas) ☐ 2. Demostración (clara) ☐	1. Adecuar el apoyo de la extremidad o segmento de la extremidad ☐ 2. Agarre cómodo ☐ 3. El terapeuta emplea una mecánica corporal segura/adecuada ☐ Comentarios:

Ejemplo de Formulario PHM de **exámenes manuales de los músculos**

Músculo	Posición para la prueba (grado 3): CG posición inicial	CG posición final	Grados >3: CG y resistencia	Grados ≤2: GE posición inicial y final	Indicaciones	Manejo/Comentarios
PECTORAL MAYOR (CABEZAS CLAVICULAR Y ESTERNAL) Formulario 3-25	1. Decúbito supino ☐ 2. Hombro abducido a 90°, codo flexionado a 90° ☐ 3. Tronco y hombro contralateral estabilizados ☐ 4. Evaluación de la AdMP de la aducción horizontal del hombro ☐	1. Hombro en aducción horizontal tanto como sea posible a través de la AdM disponible ☐ 2. Cabeza esternal del pectoral mayor palpada en el borde anterior de la axila ☐ 3. Cabeza clavicular del pectoral mayor palpada inferior y medialmente del borde anterior de la clavícula ☐ 4. Grado (2+, 3- o 3) registrados correctamente ☐	1. Resistencia aplicada en el aspecto anterior del húmero distal ☐ 2. Agarre cómodo ☐ 3. Resistencia aplicada de forma gradual ☐ 4. Resistencia aplicada en dirección de la abducción horizontal del hombro ☐ 5. Hombro en aducción horizontal tanto como sea posible a través de la AdM completa disponible ☐ 6. Grado (3+, 4-, 4 o 5) registrados correctamente ☐	1. Sentado ☐ 2. Hombro abducido a 90°,codo flexionado a 90° ☐ 3. Peso de la extremidad superior sostenida ☐ 4. Escápula y tronco estabilizados ☐ 5. Pectoral mayor palpado ☐ 6. Hombro en aducción horizontal tanto como sea posible a través de la AdM completa disponible ☐ 7. Grado (0, 2-, o 2) registrados correctamente ☐	1. Verbal (claras/ concisas) ☐ 2. Demostración (clara) ☐	1. Paciente cómodo ☐ 2. Paciente cubierto de forma adecuada ☐ 3. El terapeuta emplea una mecánica corporal segura/adecuada ☐ 4. Movimientos sustitutos eliminados ☐ Comentarios:

Índice alfabético de materias

Nota: los folios seguidos de una «*f*» indican figuras; aquellos seguidos de una «*t*» indican tablas.

N

O

P

Q

R

S